de Gruyter Lehrbuch mit Repetitorium

Urologie

Mit Beiträgen von

K. Dreikorn, D. Fahlenkamp, A. Frankenschmidt,
E. Gerharz, O. Hakenberg, D. Heimbach, K. Höfner,
M. Hohenfellner, U. Jonas, B. Leibundgut, S. A. Loening,
M. Ludwig, A. Manseck, H. Neumann, P. Rathert,
H. Riedmiller, R.-H. Ringert, G. Rodeck, St. Roth,
K. Rüdiger, G. Rutishauser, H. G. Schiefer,
P. Schollmeyer, J. Schubert, W. Schultze-Seemann,
A. Semjonow, H. Sommerkamp, E. A. Tanagho,
J. W. Thüroff, B. Ulshöfer, S. von Kleist, W. Weidner,
U. Wetterauer, W. Wetterauer, M. Wirth, H. Wokalek

Urologie

Herausgegeben von

U. Wetterauer, G. Rutishauser, H. Sommerkamp

W DE G

Walter de Gruyter
Berlin · New York 1995

Herausgeber

Prof. Dr. med. U. Wetterauer
Abt. Urologie
Klinikum der Universität
Hugstetter Str. 55
79106 Freiburg

Prof. Dr. med. G. Rutishauser
Urologische Klinik
Departement Chirurgie
Kantonsspital
CH-4031 Basel

Prof. Dr. med. H. Sommerkamp
Abt. Urologie
Klinikum der Universität
Hugstetter Str. 55
79106 Freiburg

Dieses Buch enthält 20 Tabellen und 225 Abbildungen.

Die Deutsche Bibliothek – CIP-Einheitsaufnahme

Urologie / hrsg. von U. Wetterauer ... [Mit Beitr. von K. Dreikorn ...]. –
Berlin ; New York : de Gruyter, 1995
(De-Gruyter-Lehrbuch mit Repetitorium)
ISBN 3-11-013380-6
NE: Wetterauer, Ulrich [Hrsg.]

Printed in Germany
Didaktisches Konzept: Dr. U. Herzfeld, Gaiberg
Zeichnungen: Helmut Holtermann, Dannenberg
Umschlagentwurf: Rudolf Hübler, Berlin
Satz und Druck: Appl, Wemding
Bindung: Lüderitz & Bauer GmbH, Berlin

Vorwort

Kaum ein anderes Gebiet der Medizin hat in den vergangenen Jahren soviel Innovationen und Fortschritte zu verzeichnen wie die Urologie. Ihr weites Arbeitsfeld, welches von der endoskopischen Diagnostik und Therapie über die Tumorchirurgie und plastisch rekonstruktive Maßnahmen bei Fehlbildungen bis hin zur extrakorporalen Stoßwellenlithotripsie reicht, ist fast in jeder Sparte durch Neuerungen bereichert worden.

Die diagnostische Vielfalt des Faches integriert neben konventionellen und interventionellen sonographischen und radiologischen Verfahren endokrinologische und andrologische Abklärungen und die auf den ganzen Harntrakt erweiterten endoskopischen Untersuchungen.

Aufgabe eines Lehrbuches für Studenten und junge Ärzte ist das Zusammenführen der bewährten Lerninhalte und der Innovationen im jeweiligen Fachgebiet. Die Vermittlung von Wissen muß überdies aus dem Zusammenhang heraus erfolgen und ist deshalb auf Querverbindungen zu allen medizinischen Disziplinen angewiesen.

Aufbau und Inhalt des Lehrbuches folgen dem Gegenstandskatalog und gehen an jenen Stellen über den GK hinaus, wo neue Erkenntnisse zu vermitteln waren. Dabei stehen die häufigen urologischen Krankheitsbilder, wie z. B. Prostatahyperplasie oder Harnsteinleiden, im Mittelpunkt. Daneben sind aber auch wichtige Randgebiete, wie sexuelle Funktionsstörungen oder die Dermatologie des Genitale, berücksichtigt.

Die Gestaltung der de Gruyter-Lehrbuchreihe mit Hervorhebung von Textabschnitten, Kleindruck und randständigem Repetitorium unterscheidet klar zwischen Basiswissen und Detailkenntnissen. Durch den übersichtlichen Aufbau und die im Text gekennzeichneten Praxishinweise sollen auch Ärzte anderer Fachrichtungen angesprochen werden.

Am Ende des Buches sind, nach Kapiteln geordnet, einige weiterführende Literaturstellen genannt. Die zitierten Artikel lassen sich in fast allen Handbibliotheken der Urologischen Kliniken finden und werden, wo das gewünscht wird, zur Vertiefung des Wissens empfohlen.

Die im Buche aufgenommenen Annoncen medizinisch-technischer und pharmazeutischer Firmen ermöglichen eine auch für Studenten akzeptable Preisgestaltung.

Die Herausgeber danken allen Autoren und Mitarbeitern, die an der Verwirklichung dieses Buches mitgearbeitet haben. Besonders erwähnt sei PD Dr. R. Radke vom Verlag de Gruyter, der das Lektorat in souveräner Weise betreut und in allen Phasen der Planung und Ausarbeitung mit Rat und Hilfe zur Verfügung stand. Die leserfreundliche Ausstattung des Werks und die Einbindung in eine weitgehend komplette medizinische Buchreihe mag zur raschen Verbreitung beitragen.

Der ständige Kontakt der Autoren mit Studenten und Kollegen, auf deren Kritik und Verbesserungsvorschläge die Herausgeber großen Wert legen, wird dazu beitragen, daß dieses Lehrbuch für Urologie auch in zukünftigen Auflagen immer den aktuellen Kenntnisstand widerspiegelt.

U. Wetterauer G. Rutishauser H. Sommerkamp

im Februar 1995

Anschriftenverzeichnis der Autoren

Dreikorn, Prof. Dr. med. K.
Urologische Klinik
Zentralkrankenhaus Sankt-Jürgen-Straße
Sankt-Jürgen-Straße, 28203 Bremen

Fahlenkamp, Priv.-Doz. Dr. med. D.
Charité, Urologische Klinik
Humboldt-Univ. zu Berlin
Schumannstr. 20/21, 10117 Berlin

Frankenschmidt, Dr. med. A.
Abteilung Urologie
Klinikum der Universität
Hugstetter Str. 55, 79106 Freiburg

Gerharz, Dr. med E.
Klinik für Urologie
Klinikum der Universität
Baldinger Str., 35043 Marburg

Hakenberg, Dr. med. O.
Abteilung Urologie
Klinikum der Universität
Hugstetter Str. 55, 79106 Freiburg

Heimbach, Dr. med. D.
Urologische-Klinik
der Universität
Sigmund-Freud-Straße, 53127 Bonn

Höfner, Priv.-Doz. Dr. med. K.
Urologische Klinik
Med. Hochschule Hannover
Konstanty-Gutschow-Str. 8, 30625 Hannover

Hohenfellner, Priv.-Doz. Dr. med. M.
Klinik für Urologie und Kinderurologie
Klinikum Wuppertal-Barmen
Heusnerstr. 40, 42283 Wuppertal

Jonas, Prof. Dr. med. U.
Urologische Klinik
Med. Hochschule Hannover
Konstanty-Gutschow-Str. 8, 30625 Hannover

Leibundgut, Dr. med. B.
Urologische Klinik
Med. Fakultät Basel
Kantonsspital, CH-4410 Liestal

Loening, Prof. Dr. med. St.
Charité, Urologische Klinik
Humboldt-Univ. zu Berlin
Schumannstr. 20/21, 10117 Berlin

Ludwig, Dr. med. M.
Urologische Klinik d. Justus Liebig Univ.
Med. Zentrum f. Chirurgie, Anästhesie u. Urologie
Klinikstr. 29, 35392 Gießen

Manseck, Dr. med. A.
Klinik und Poliklinik für Urologie
Med. Akademie Carl-Gustav-Carus
Fetscherstr. 74, 01307 Dresden

Neumann, Priv.-Doz. Dr. med. H.
Abteilung Nephrologie
Med. Klinik der Universität
Hugstetter Str. 55, 79106 Freiburg

Rathert, Prof. Dr. med. P.
Klinik für Urologie und Kinderurologie
Akademisches Lehrkrankenhaus Düren
Roonstr. 30, 52351 Düren

Riedmiller, Prof. Dr. med. H.
Klinik für Urologie
Klinikum der Universität
Baldinger Straße, 35043 Marburg

Ringert, Prof. Dr. med. R.-H.
Klinik und Poliklinik für Urologie
Klinikum der Universität
Robert-Koch-Str. 40, 37075 Göttingen

Rodeck, Prof. Dr. med. G.
Posener Str. 3, 35043 Marburg-Cappel

Roth, Priv.-Doz. Dr. med. St.
Klinik und Poliklinik für Urologie
Klinikum der Universität
Albert-Schweitzer-Str. 33, 48149 Münster

Rüdiger, Dr. med. K.
Facharzt für Urologie
Schiffstr. 9, 79098 Freiburg

Rutishauser, Prof. Dr. med. G.
Urologische Klinik
Departement Chirurgie
Kantonsspital, CH-4031 Basel

Schiefer, Prof. Dr. med. H. G.
Institut für Med. Mikrobiologie
Klinikum der Justus-Liebig-Universität
Schubertstr. 1, 35392 Gießen

Schollmeyer, Prof. Dr. med. P.
Abt. Innere Medizin IV – Nephrologie
Klinikum der Universität
Hugstetter Str. 55, 79106 Freiburg

Schubert, Prof. Dr. med. J.
Urologische Universitätsklinik
Lessingstr. 1, 07743 Jena

Schultze-Seemann, Priv.-Doz. Dr. med. W.
Abteilung Urologie
Univ. Klinikum
Hugstetter Str. 55, 79106 Freiburg

Semjonow, Dr. med. A.
Klinik und Poliklinik für Urologie
Klinikum der Universität
Albert-Schweitzer-Str. 33, 48149 Münster

Sommerkamp, Prof. Dr. med. H.
Abteilung Urologie
Klinikum der Universität
Hugstetter Str. 55, 79106 Freiburg

Tanagho, Prof. Dr. E. A.
Dept. of Urology/School of Medicine
University of California
San Francisco, CA 94143-0738, USA

Thüroff, Prof. Dr. med. J. W.
Klinik für Urologie und Kinderurologie
Klinikum Wuppertal-Barmen
Heusnerstr. 40, 42283 Wuppertal

Ulshöfer, Prof. Dr. med. B.
Klinik für Urologie
Klinikum Erfurt
Nordhäuser Str. 74, 99089 Erfurt

von Kleist, Prof. Dr. Dr. med. S.
Institut für Immunbiologie
der Universität Freiburg
Stefan-Meier-Str. 25, 79104 Freiburg

Weidner, Prof. Dr. med. W.
Urologische Klinik d. Justus Liebig Universität
Med. Zentrum f. Chirurgie, Anästhesie u. Urologie
Klinikstr. 29, 35392 Gießen

Wetterauer, Dr. med. W.
Nuklearmed. Praxis
Schwabentorplatz 6, 79098 Freiburg

Wetterauer, Prof. Dr. med. U.
Abteilung Urologie
Klinikum der Universität
Hugstetter Str. 55, 79106 Freiburg

Wirth, Prof. Dr. med. M.
Klinik und Poliklinik für Urologie
Med. Akademie Carl-Gustav-Carus
Fetscherstr. 74, 01307 Dresden

Wokalek, Prof. Dr. med. H.
Facharzt für Dermatologie
Venerologie und Allergologie
Tivolistr. 15, 79104 Freiburg

Inhalt

1. Anatomie und Embryologie des Urogenitalsystems

E. A. Tanagho

Anatomie und Embryologie des Urogenitalsystems

1.1 Nieren

Nieren

1.1.1 Entwicklung des nephrogenen Systems

Entwicklung des nephrogenen Systems

Das nephrogene System entwickelt sich nacheinander – zeitlich abgestuft – in 3 funktionell unterschiedlich differenzierten Einheiten: *Vorniere, Urniere* und *Nachniere* (Abb. 1-1):

Vorniere (Pronephros). Die erste Entwicklungsstufe von Nierengewebe beim Menschen ist das Pronephros. Die Vorniere erreicht einen Differenzierungsgrad, der dem des *Nierengewebes niederer Vertebraten* entspricht. Die primitiven Ausführungsgänge der Urniere münden in die Kloake. Das Pronephros erfüllt in der Fetalperiode nur eine vorübergehende Funktion und ist mit Ablauf der 4. Embryonalwoche vollständig verschwunden.

Vorniere (Pronephros)
- **Differenzierungsgrad wie bei niederen Vertebraten**
- **Ausführungsgänge münden in Kloake**

Urniere (Mesonephros). Nach der Auflösung des Pronephros entwickelt sich das Mesonephros, das von der 4.–8. Embryonalwoche die Nierenfunktion erfüllt. Die Entwicklungsstufe dieser Urniere entspricht der des *Nierenorgans höherer Fische* und *Amphibien.*
Die Tubuli der Urniere unterscheiden sich von denen der Vorniere dadurch, daß hier bereits eine kelchförmige Ausstülpung um einen Kapillarknoten entsteht, eine primitive Form von Bowman-Kapsel und Glomerulum. Auch die Ausführungsgänge der Urnieren münden in die Kloake.
Am Ende der 8. Woche löst sich der überwiegende Teil des Mesonephros auf. Anteile des Gangsystems verbinden sich jedoch mit den männlichen Fortpflanzungsorganen.

Urniere (Mesonephros)
- **4.–8. Embryonalwoche**
- **Differenzierungsgrad wie bei Amphibien**
- **primitive Form des Glomerulum**

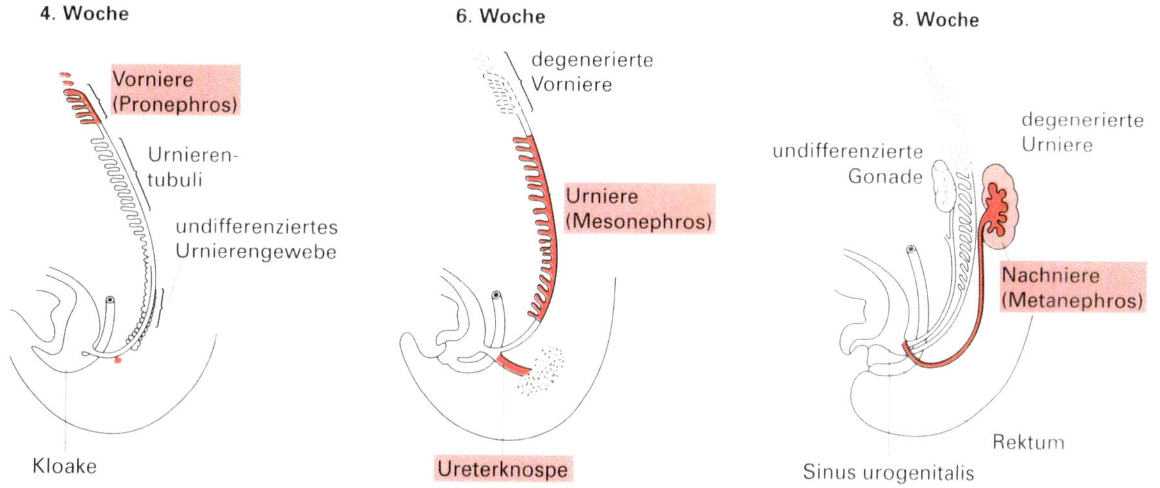

Abb. 1–1: Embryonalentwicklung des Urogenitaltrakts. Zu Beginn der 4. Woche erkennt man wenige Tubuli der Vorniere. Das Urnierengewebe erreicht Anschluß an den Urnierengang, aus dem die Ureterknospe aussproßt. Nach 6 Wochen ist die Vorniere vollständig degeneriert; die Urniere beginnt sich zurückzubilden. Die Ureterknospe, umgeben von metanephrogenem Gewebe, wächst nach dorsal/kranial. Das kraniale Ende der Ureterknospe zeigt in der 8. Woche mehrere Ausstülpungen

Nachniere (Metanephros)
- **Ausstülpung Ureterknospe aus mesonephrogenem Gang**
- **Mesodermzellen differenzieren sich in Nierengewebe**
- **Ausdifferenzierung der Glomerula mit der 36. SSW**

Nachniere (Metanephros). Die Entwicklung der Nachniere beginnt am Ende der 8. Embryonalwoche mit der Ausstülpung der Ureterknospe aus dem mesonephrogenen Gang. Er entspricht dem Ausführungsgang der Vor- und Urnieren in die Kloake. Um diese *Ureterknospe,* die aus dem mesonephrogenen Gang aussproßt und nach kranial ins Mesoderm wächst, sammelt sich aus Mesodermzellen eine Organanlage, die rasch an Größe zunimmt und sich in *Nierengewebe* differenziert.

Die Glomerula sind erst mit dem Ende der 36. Woche entwickelt, wenn der Fetus 2500 g wiegt.

Das Metanephros entsteht in Höhe des 28. Somiten (entspricht dem 4. Lumbalsegment). Bei der Geburt liegt die Niere auf Höhe des 1. Lumbal- oder 12. Thorakalwirbels. Dieser Aufstieg der Niere resultiert nicht nur aus der kranialen Aussproßung der Ureterknospe, sondern auch aus dem Wachstum anderer Unterleibsorgane.

Der Aszensus erfolgt von der 7.–9. Woche, verbunden mit einer Rotation, so daß Nierenbecken und Gefäßstiel nach medial gerichtet sind.

Anatomie der Nieren

1.1.2 Makro- und mikroskopische Anatomie

- **Nierengröße 12 × 6 cm**
- **Gewicht ca. 150 g**

Die Nieren liegen als paarige Organe retroperitoneal auf dem Psoasmuskel in Höhe von Th 12-L3 rechts und Th 11-L2 links. Die rechte Niere liegt direkt unterhalb der Leber und steht dadurch etwas tiefer als die linke. Beim Erwachsenen hat die Niere eine durchschnittliche Größe von 12 × 6 cm und wiegt ca. 150 g.

Die Nieren sind 4–5 cm atemverschieblich und in perirenales Fett eingebettet, welches von der perirenalen Faszie (Gerota-Faszie) umgeben ist.

- **Praxishinweis**

⇨

Praxishinweis: Die enge Nachbarschaft der Niere mit intraperitoneal gelegenen Organen und die zum Teil mit diesen gemeinsame vegetative Innervation bedingt häufig Mitreaktionen gastrointestinaler Organe und diffuse Schmerzausstrahlungen bei Nierenerkrankungen (Abb. 1-2).

- **Nierenrinde (Kortex)**
- **Nierenmark mit Pyramiden**
- **Nierenkelche**
- **Nierenbecken**

Im Längsschnitt besteht das Nierenorgan aus einer *äußeren Rinde* (Kortex), dem *zentralen Mark* sowie den *Kelchen* und dem *Nierenbecken.* Teile der Rinde ziehen als Columnae renales (Bertini-Säulen) zwischen den Pyramiden bis zum Nierenbecken. Das *Mark* besteht aus zahlreichen Pyramiden, in die Tubuli und Sammelrohre konvergieren und als Papillen in die Kelche münden.

Histologie
- **Nephron = funktionelle Einheit**

Mikroskopische Anatomie. Die funktionelle Einheit der Niere ist das *Nephron,* bestehend aus einem Tubulussystem mit *sekretorischen* und *exkretorischen* Funktionen.

- **sekretorischer Teil**
  - prox. Tubulus u. a.
- **exkretorischer Teil**
  - Sammelrohre

Der **sekretorische Teil** ist in der Rinde lokalisiert und setzt sich aus dem *proximalen Tubulusanteil,* der *Henle-Schleife* und den *distalen Tubuli renales contorti* zusammen. Die *Sammelrohre* bilden den **exkretorischen Teil** des Nephrons und liegen im Nierenmark.

Gefäßversorgung

Gefäßversorgung. Die Nieren erhalten ihre Blutzufuhr über jeweils eine aus der Aorta entspringende **Arterie** *(A. renalis).* Nicht selten sind akzessorische Gefäße (sog. Polarterien) vorhanden.

- Aufteilung der A. renalis in **Segmentarterien**

Die A. renalis zieht ventral vom Nierenbecken in die Niere und teilt sich in vordere und hintere Segmentarterien auf. Die *hintere Segmentarterie* versorgt den mittleren Anteil der Dorsalfläche der Niere, während die *vordere* sich wiederum in mehrere Äste teilt, die die gesamte Vorderfläche sowie den oberen und unteren Nierenpol versorgen. Beide Stromgebiete werden durch die Brödel-Linie getrennt.

- Verzweigung in **Interlobararterien** und **Aa. arcuatae**

Die einzelnen Äste laufen als *Interlobararterien* in den Columnae renales zwischen den Pyramiden und teilen sich an der Basis der Pyramiden in die *Aa. arcuatae.* Äste hiervon versorgen als *Vas afferens* das Glomerulum.

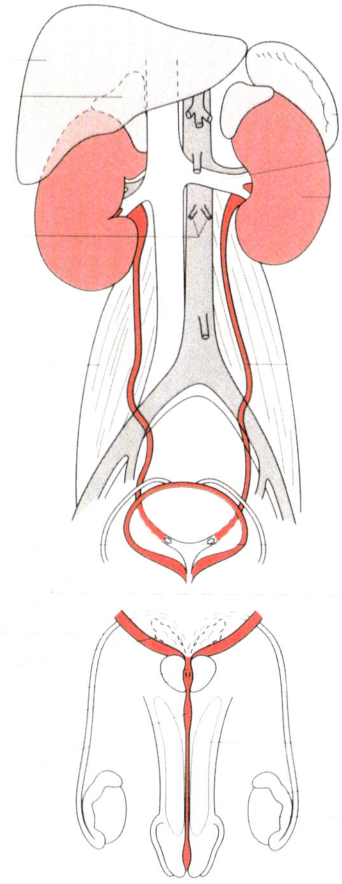

Abb. 1-2: Anatomie des männlichen Urogenitaltrakts

Die Nierenarterien sind funktionelle *Endarterien.*
Der **venöse Abfluß** erfolgt jeweils über die Nierenvene, deren Aufzweigung analog zu der der Arterien ist.

- **funktionelle Endarterien**
- Venen verlaufen wie Arterien

Die vegetative und sensorische **Innervation** der Niere erfolgt über perivaskuläre Nervengeflechte.
Der **Lymphabfluß** der Niere geht zum Nierenhilus und von dort zu den lumbalen paravertebralen Lymphknoten.

- **Lymphabfluß zum Nierenhilus**

1.1.3 Fehlbildungen des nephrogenen Systems

Fehlbildungen des nephrogenen Systems

Bei fehlender Aszension des Metanephros kommt es zu einer **ektopen Niere** (Abb. 1-3). Die Ektopie kann einfach (auf der Seite ihrer Harnleitermündung) oder gekreuzt (bei Lage der Niere auf der gegenüberliegenden Seite) sein.

- **Nierenektopie bei fehlender Aszension**

Eine **Malrotation der Nieren** entsteht, wenn es während der Aszension nicht zu einer Rotation um die eigene Achse kommt.

- **Malrotation der Nieren**

Eine Verschmelzung der paarig angelegten Nachnieren kann verschiedenartige Anomalien zur Folge haben, wobei die **Hufeisenniere** am häufigsten vorkommt.

- **Verschmelzungen der Nieren (z. B. Hufeisenniere)**

Die Harnleiterknospe aus dem Urnierengang kann sich – abhängig von der Zeit der Aufteilung der Knospe – auf verschiedenen Höhen aufzweigen und zu einem **bifiden Ureter** führen. Entwickelt sich eine zusätzliche Harnleiter-

- **bifider Ureter**

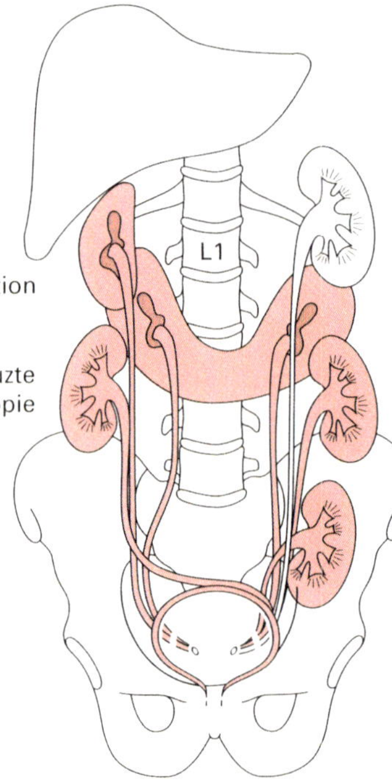

Abb. 1–3: Lageanomalien der Nieren

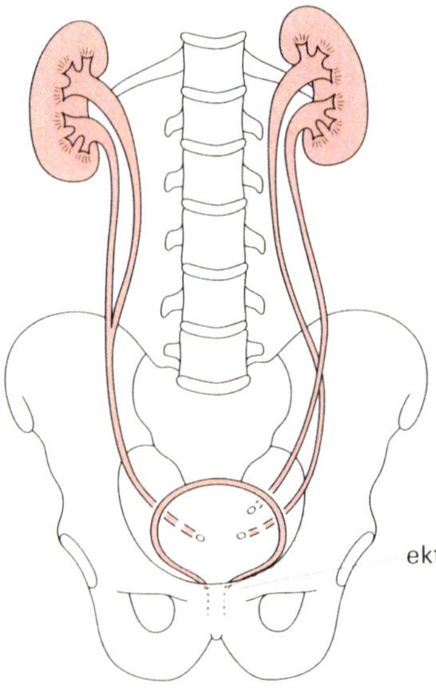

Abb. 1–4: Doppelnieren. **Rechts** Ureter fissus mit orthotoper Mündung des Ostiums in der Harnblase. **Links** Ureter duplex mit Überkreuzung der Ureteren (Meyer-Weigert-Regel) und verschiedenen Möglichkeiten der Ektopie des zum oberen Anteil gehörenden distalen Ostiums

- **Doppelureter**
- **Doppelnieren**
- **Meyer-Weigert-Regel: Doppelureteren kreuzen sich stets,** d. h. kraniale

knospe aus dem Urnierengang, entsteht ein **Doppelureter (Ureter duplex),** der gewöhnlich auf dasselbe metanephrogene Gewebe trifft. Wenn jede Knospe ihr eigenes metanephrogenes Gewebe hat, entstehen **überzählige Nieren** (Doppel-, Tripelnieren).

Meyer-Weigert-Regel. Liegen die gedoppelten Ureterknospen nahe beieinander auf dem Urnierengang, münden sie später in geringem Abstand voneinander in die Harnblase. Die Hauptknospe, die als erste erscheint und kaudal gelegen ist, erreicht die Blase zuerst. Sie wächst nach kranial und lateral, wobei ihr die zusätzliche zweite Knospe folgt. Die *Hauptharnleiterknospe*, die nun auf dem Urogenitalsinus mehr kranial liegt, versorgt den *unteren Pol* der Niere. Bei ihrer Wanderung vom Urnierengang zum Urogenitalsinus haben die 2 Harnleiterknospen ihre Lage zueinander umgekehrt. Deshalb kreuzen sich Doppelureteren stets *(Meyer-Weigert-Regel)*.

Ureterknospe versorgt unteren Nierenpol und weiter kaudal gelegene den oberen Nierenpol

Wenn die beiden Harnleiterknospen auf dem Urnierengang weit voneinander entfernt liegen, erscheint die akzessorische Knospe weiter proximal und endet in der Blase mit einem **ektopen Ostium,** welches distal der normalen Harnleitermündung liegt (Abb. 1-4). Dieses ektope Ostium kann nahe am Blasenhals, in der Urethra oder sogar in Genitalgängen münden. Entspringt eine einzelne Harnleiterknospe auf dem mesonephrogenen Gang höher als normal, kann sie ebenfalls ektop münden.

Bleibt die Entwicklung einer Harnleiterknospe aus, entwickelt sich eine **Einzelniere** und ein *Hemitrigonum*.

- **Einzelniere**
  - Hemitrigonum

1.2 Harnblase und Urethra

Harnblase und Urethra

1.2.1 Entwicklung der vesikourethralen Einheit

Entwicklung der vesikourethralen Einheit

Aus dem blinden Ende des Darmes unterhalb der Einmündung des Allantois-Ganges bildet sich die **Kloake,** die nach außen durch eine dünne Gewebsschicht (Kloakenmembran) abgeschlossen ist. Von ihrem kranialen Anteil aus teilt sich durch das Wachstum der Urorektalfalte die Kloake in 2 separate Kompartimente. Die Teilung der Kloake in einen ventralen Anteil (Sinus urogenitalis) und einen dorsalen Anteil (Rektum) ist in der 7. Entwicklungswoche abgeschlossen.

- **Teilung der Kloake in:**
  - Sinus urogenitalis und
  - Rektum

Der ventrale Teil (primitiver Sinus urogenitalis) setzt sich nach kranial in den Allantoisgang fort und öffnet sich nach außen durch das urogenitale Ostium. Der dorsale Anteil, das Rektum, bildet als externe Öffnung den Anus.

In den Urogenitalsinus münden die mesonephrischen Gänge. Das kaudale Ende distal der Ureterknospe wird nach und nach in den Urogenitalsinus integriert und bildet später das Trigonum. Ab der 7. Woche haben mesonephrischer Gang und Ureterknospen eigene Öffnungen gebildet. Die Öffnung des mesonephrischen Ganges, aus dem der *Ductus ejaculatorius* entsteht, wandert nach kaudal und medial; die Öffnung der Ureterknospe, die später zum Ureterostium wird, wandert nach kranial und lateral. Das spätere *Trigonum vesicae* ist die *einzige mesodermale Struktur* in der sonst ausschließlich entodermalen vesikourethralen Einheit.

- **Mündung der mesonephrischen Gänge in den Urogenitalsinus**
- **Trig. vesicae – einzige mesodermale Struktur**

Der **urogenitale Sinus** ist in 2 Hauptsegmente unterteilt (Abb. 1-5).

Der **ventrale und pelvine Anteil** bildet später die *Blase* sowie den proximalen Teil der *männlichen Urethra* bzw. die *gesamte weibliche Urethra*. In diesen Teil münden die Ureteren.

Urogenitalsinus

1. **ventraler und pelviner Anteil** → Harnblase, prox. Urethra

In den **urethralen oder phallischen Anteil** münden die mesonephrogenen und vereinigten Müller-Gänge. Aus diesem Teil entstehen entweder *Teile der männlichen Urethra* oder *Teile der unteren Vagina* und des *Introitus*.

2. **urethraler oder phallischer Anteil** → Vagina, Introitus, dist. männl. Harnröhre

Beim **Mann** entsteht aus dem kaudalen Anteil des Sinus urogenitalis der untere Anteil der prostatischen *Harnröhre* (unterhalb des Samenhügels) sowie die *membranöse Harnröhre*. Die penile Harnröhre entsteht durch die Verschmelzung der Urethralfalten auf der Ventralseite des Genitalhöckers.

- **männl. Harnröhre** entsteht durch Verschmelzung der Urethralfalten

Beim **weiblichen Fetus** (Abb. 1-6) bleiben die Urethralfalten getrennt und bilden die *Labia minora*.

- **beim weibl. Fetus** bleiben Urethralfalten getrennt und bilden Labia minora

Die Harnblase erstreckt sich ursprünglich bis zum Nabel, wo sie Verbindung zum Allantoisgang hat, der in der Nabelschnur verläuft. Der Allantoisgang ist gewöhnlich bis zur 15. Woche obliteriert, mit der 18. Woche beginnt die Blase

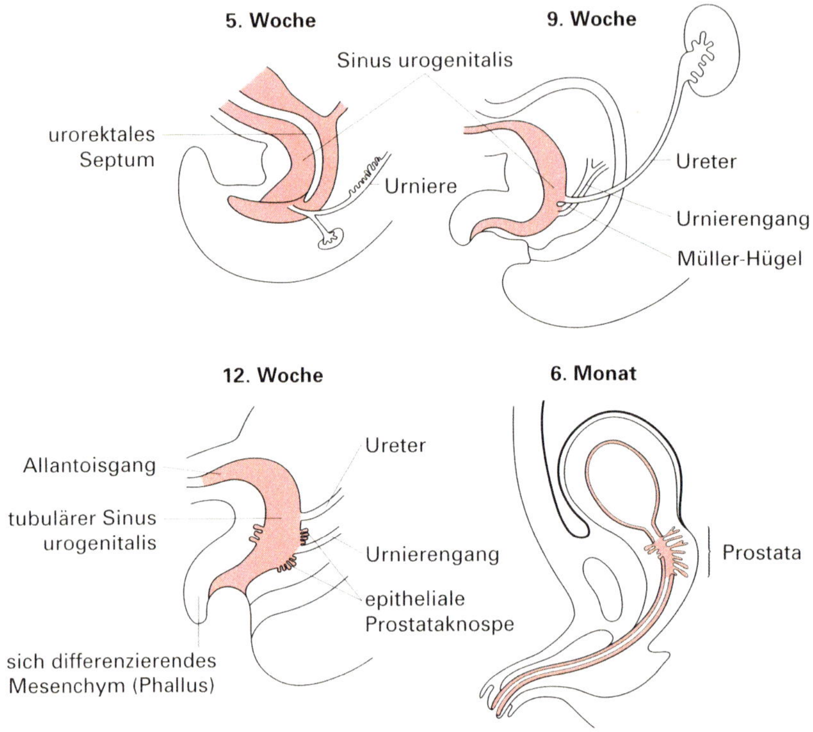

Abb. 1–5: Differenzierung des Sinus urogenitalis beim männlichen Embryo. Das nach kaudal wachsende urorektale Septum trennt den Sinus urogenitalis vom Rektum. Sowohl Urnierengang als auch Ureter münden in den Sinus urogenitalis. In der 12. Woche differenziert sich das den Urnierengang umgebende Mesenchym und bildet die Prostata. Später bildet der ventrale Anteil des Sinus urogenitalis die Harnblase, der enge pelvine Anteil bildet Teile der Harnröhre

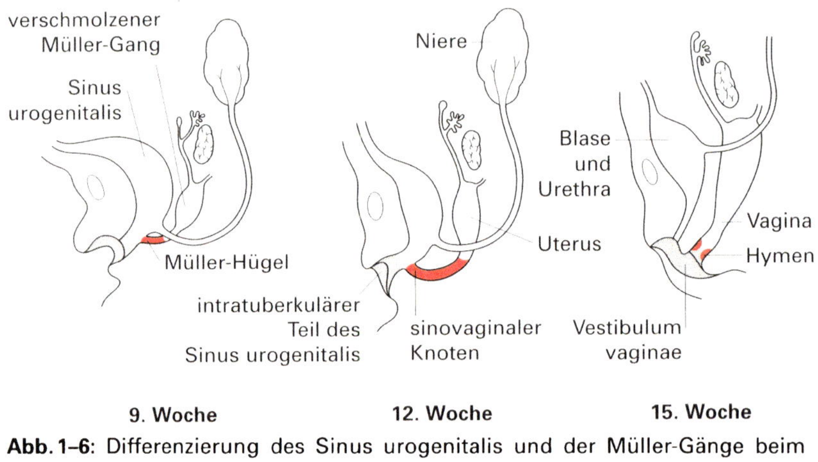

Abb. 1–6: Differenzierung des Sinus urogenitalis und der Müller-Gänge beim weiblichen Embryo in der 9., 12. und 15. Woche. Der distale Anteil des Sinus urogenitalis bildet das Vestibulum vaginae. Aus dem kranial des Müller-Hügels gelegenen Teil entstehen Harnblase und -röhre. Die verschmolzenen Müller-Gänge bilden den Uterus und die oberen $^4/_5$ der Vagina

- **Urachus = obliterierter Allantoisgang** (Lig. umbilicale mediale)

nach kaudal zu wachsen. Durch diesen Deszensus der Blase streckt sich deren Apex und zieht an dem bereits *obliterierten Allantoisgang*, den man jetzt *Urachus* nennt. Bis zur 20. Woche ist die Blase vom Nabel deutlich entfernt und der gedehnte Urachus wird zum Lig. umbilicale mediale.

1.2.2 Makro- und mikroskopische Anatomie von Harnblase und Harnröhre

Anatomie der Harnblase

1.2.2.1 Harnblase

Die Harnblase ist ein muskuläres Hohlorgan, welches als Urinreservoir dient. Bei der Frau werden Blasendach und -hinterwand durch den Uterus eingedellt. Die Harnblase des Erwachsenen hat eine Kapazität von 350–450 ml. Im leeren Zustand liegt die Blase im kleinen Becken hinter der Symphyse.

- muskuläres Hohlorgan als **Urinreservoir**

> **Praxishinweis:** Die gefüllte Harnblase steht deutlich über der Symphyse und ist der Palpation und Perkussion zugänglich. Eine übervolle Harnblase, z.B. beim Harnverhalt, kann eine sichtbare Vorwölbung im Unterbauch verursachen.

- **Praxishinweis**

Vom Blasenscheitel zieht ein fibröser Strang, das Lig. umbilicale mediale (obliterierter Urachusgang) zum Nabel. Die *Harnleiter münden* am Blasenboden von *dorsolateral in die Blase* und sind an diesem Punkt ca. 5 cm voneinander entfernt. Die *Ureterostien* in der Blase liegen auf der halbmondförmigen Ureterenleiste, ca. 2,5 cm voneinander entfernt. Die Ureterenleiste bildet die proximale Begrenzung des Trigonum, das sich nach distal in den Blasenhals erstreckt.

- **Harnleiter münden am Blasenboden auf Ureterenleiste ca. 2,5 cm voneinander entfernt**

Der interne Sphinkter oder Blasenhals ist kein zirkulärer Schließmuskel, sondern ein glattmuskulärer Wulst aus ineinander verschlungenen und konvergierenden Muskelfasern des Detrusor vesicae, die nach distal zur Urethra ziehen.

Topographische Anatomie. Beim **Mann** liegen hinter der Blase die *Bläschendrüsen, Samenleiter, Ureteren* und das *Rektum*. Bei der **Frau** liegen zwischen Blase und Rektum *Uterus* und *Vagina*.
Blasendach und -hinterwand sind von Peritoneum überzogen; die Blase ist hier dem *Colon sigmoideum und Dünndarm* unmittelbar benachbart. Die Vorderwand der Blase liegt bei beiden Geschlechtern direkt an der *Symphysenhinterwand*, die Vorderwand der vollen Blase liegt der vorderen Abdominalwand an.

Topographie
- Blasendach und -hinterwand von Peritoneum überzogen

Mikroskopische Anatomie. Die Schleimhaut der Harnblase besteht aus mehrreihigem Übergangsepithel. Darunter liegt eine kräftige Submukosa aus Bindegewebe mit zahlreichen elastischen Fasern. Außerhalb der Submukosa folgt der M. detrusor vesicae, der sich aus einem Geflecht glatter Muskelfasern in zirkulärer, longitudinaler und spiraliger Anordnung zusammensetzt. Lediglich im Bereich des Blasenhalses lassen sich 3 Schichten klar voneinander abgrenzen: Eine innere Längs-, eine mittlere Ring- und eine äußere Längsmuskelschicht.

Histologie
- **mehrreihiges Übergangsepithel**
- **dreischichtiger Detrusormuskel**

Gefäßversorgung. Die Gefäßversorgung der Harnblase erfolgt über die paarig angelegte A. iliaca interna und die A. vesicalis superior, medialis und inferior sowie über kleinere Äste aus der A. obturatoria und glutaea inferior. Bei der Frau ziehen auch Äste der A. uterina und vaginalis zur Blase.
Um die Blase herum liegt ein ausgedehnter Venenplexus, der in die Vv. iliacae internae drainiert.
Der **Lymphabfluß** aus der Blase erfolgt in die *perivesikalen* und *iliakalen Lymphknoten*.

- **Gefäßversorgung über Aa. iliacae internae**

Lymphabfluß über iliakale Lymphknoten

1.2.2.2 Harnröhre

- Die **männliche Urethra** ist durchschnittlich 15–20 cm lang und erstreckt sich vom Blasenhals bis zum Meatus externus auf der Glans penis. Unterschieden werden die *prostatische, membranöse, bulbäre* und *penile* Harnröhre.

Anatomie der Harnröhre
1. männliche Urethra
- **prostatisch**
- **membranös**
- **bulbär**
- **penil**

• Mündung der Samenleiter am Colliculus seminalis

Im Bereich der distalen prostatischen Harnröhre findet sich an der Hinterwand eine Vorwölbung (Colliculus seminalis), auf dem die beiden Samenleiter in die hintere Harnröhre münden. Zusätzlich finden sich an der Vorderwand der gesamten prostatischen Harnröhre die Ausführungsgänge der prostatischen Drüsengänge.

• prostatische Harnröhre: Übergangsepithel
• bulbäre u. penile Harnröhre: Zylinderepithel
• Fossa navicularis: Plattenepithel

Das **Epithel** der prostatischen Harnröhre besteht aus *Übergangsepithel,* die bulbäre und penile Harnröhre weist ein *Zylinderepithel* auf und geht in der Fossa navicularis in *Plattenepithel* über.

Unter der Mukosa liegt eine submuköse Schicht aus Bindegewebe und glatter Muskulatur mit darin eingebetteten zahlreichen kleinen Drüsen *(Littré-Drüsen).* Die Urethra ist vom Corpus spongiosum und der Glans penis umgeben.

Die männliche Harnröhre wird von den *Aa. bulbourethrales* und von Ästen der *A. pudenda interna* versorgt. Der venöse Abfluß erfolgt über die oberflächliche und tiefe dorsale *Penisvene.*

• Lymphabfluß:
- prox. →iliakale LK
- dist. →inguinale LK

Der *Lymphabfluß* der proximalen Harnröhre erfolgt in die *iliakalen Lymphknoten,* während der Abfluß der distalen Harnröhre zu den *inguinalen Lymphknoten* erfolgt.

2. weibliche Urethra
- 4 cm lang
- Skene-Drüsen

• Die **weibliche Harnröhre** ist ca. 4 Zentimeter lang und hat einen Durchmesser von 8 mm. Sie liegt zwischen Vaginalvorderwand und Symphyse und mündet zwischen Klitoris und Vaginaleingang. Sie ist im distalen Bereich von Plattenepithel und im proximalen Bereich von Übergangsepithel ausgekleidet. Zahlreiche submuköse Drüsen finden sich vor allem in der distalen Harnröhre, wobei die größeren, unmittelbar am Meatus periurethral gelegenen, *Skene-Drüsen* genannt werden.

Außerhalb der Submukosa liegt eine Längsschicht glatter Muskulatur als Fortsetzung der inneren Längsmuskelschicht des Blasenhalses, die von einer zirkulären Schicht umgeben wird. Beide Muskelschichten bilden den glattmuskulären Sphinkter der weiblichen Harnröhre.

• Sphincter externus:
- quergestreifte Muskelfasern des Beckenbodens

Der Sphincter externus der weiblichen Harnröhre wird von quergestreiften Muskelfasern der Beckenbodenmuskulatur gebildet, die sich ringförmig um die Harnröhre schlingen. Die *arterielle Blutversorgung* kann aus der A. vesicalis inferior sowie aus der A. pudenda interna und Vaginalarterien erfolgen.

• Lymphabfluß:
- prox. →iliakale LK
- dist. →inguinale LK

Der *Lymphabfluß* der distalen Harnröhre geht in die *inguinalen,* der der proximalen Harnröhre in die *iliakalen Lymphknoten.*

1.2.3 Fehlbildungen der vesikourethralen Einheit

Fehlbildungen der vesikourethralen Einheit

• persistierende Kloake
• rektovesikale Fisteln mit Analatresie

Eine ausbleibende Kloakenteilung ist selten und führt zu einer *persistierenden Kloake.* Häufiger ist eine inkomplette Teilung mit *rektovesikalen, -urethralen oder -vaginalen Fisteln,* die in der Regel mit einer *Analatresie* vergesellschaftet sind.

• Urachuspersistenz
- Zysten
- Divertikel
- Fisteln

Ein fehlender oder inkompletter Deszensus der Harnblase führt zu den verschiedenen Varianten von Urachuspersistenz: *Zyste, Divertikel* oder *Fistel* mit nässendem Nabel.

• Epispadie
• Blasenekstrophie

Entwickeln sich die Genitalhöcker weiter kaudal als normal, kann dies zur Entwicklung der Corpora cavernosa unterhalb des Urogenitalsinus führen, wobei die Urethralrinne dann an deren Dorsalseite zu liegen kommt. Dies führt zum Defekt der **Epispadie** in verschiedenen Ausprägungsgraden bis hin zur *Blasenekstrophie.*

• Hypospadie: Fehlender Verschluß der Urethralfalten

Ein fehlender Verschluß der Urethralfalten führt zu den verschiedenen Varianten der **Hypospadie.** Dieser Defekt erstreckt sich niemals bis zur bulbären Harnröhre, im Gegensatz zur Epispadie, die die gesamte Harnröhre bis zum Blasenhals betreffen kann.

1.3 Prostata und ableitende Samenwege

Prostata und ableitende Samenwege

1.3.1 Embryologie der Prostata und der ableitenden Samenwege

Embryologie d. Prostata

1.3.1.1 Prostata

Die Prostata enwickelt sich aus multiplen Aussprossungen des urethralen Epithels ober- und unterhalb der Einmündung des mesonephrischen Gangs. Diese tubulären Einstülpungen beginnen sich am Ende der 11. Entwicklungswoche in 5 separate Gruppen aufzuteilen, was mit dem Ende der 16. Woche abgeschlossen ist. Die Tubuli wachsen in zahlreichen Verzweigungen und Verästelungen, um die sich Mesenchymzellen aus dem Urogenitalsinus ansiedeln. Aus diesen Mesenchymzellen, die um die 16. Woche erscheinen, entsteht das muskuläre Stroma der Prostata, das mit der 22. Woche ausgebildet ist, sowie in der Peripherie die Prostatakapsel.
Aus den ursprünglichen *5 Aussprossungen* resultieren die 5 Prostatalappen: anteriorer, posteriorer, medianer sowie 2 laterale Lappen (vgl. Abb. 1-7).

- **Prostata entwickelt sich aus Aussprossungen des urethralen Epithels**
- 5 Aussprossungen ergeben **5 Prostatalappen**

Der Lobus anterior atrophiert noch vor der Geburt, die Tubulusverzweigungen bilden sich zurück.

Der *Lobus posterior* wird von den wachsenden Seitenlappen nach dorsal verdrängt und bildet die *Hinterwand der Drüse*, die rektal palpiert werden kann.

- Lobus post. wird digital rektal palpiert

1.3.1.2 Samenwege

Samenwege

Neben den indifferenten Gonaden gibt es in der früheren Embryonalentwicklung 2 eng beieinander liegende Gänge: Den primär der Nierenentwicklung zugehörigen *Wolff-Gang (pronephrischer Gang)*, der jedoch auch als *Genitalgang* benutzt wird, wenn der Embryo sich zum männlichen Geschlecht entwickelt und den *Müller Gang*, der von Anfang an als weibliche *Genitalstruktur* angelegt ist und bei männlicher Entwicklung weitgehend atrophiert (s. Abb. 1-9). Beide Gänge wachsen nach kaudal und vereinigen sich mit dem Urogenitalsinus. Der **Wolff-Gang** (pronephrischer Gang in der Frühphase) mündet in den ventralen Anteil der Kloake. Wenig oberhalb des kaudalen Endes dieses Ganges entwickelt sich die Ureterknospe, die nach kranial vorwächst, um sich mit metanephrogenem Gewebe zu vereinigen. Am Ende der 7. Woche beginnt die Entwicklung des **Müller-Gangs,** der erst spät – in der 9. Woche – den Urogenitalsinus erreicht.

- **Wolff-Gang**
  - pronephrischer Gang
  - männlicher Genitalgang
- **Müller-Gang**
  - weiblicher Genitalgang
  - wachsen nach kaudal zum Urogenitalsinus

> Die partiell verwachsenen blinden kaudalen Enden der Müller-Gänge bilden im Urogenitalsinus eine Vorwölbung, das sog. Müller-Tuberkel, den *zuverlässigsten Orientierungspunkt im ganzen Entwicklungssystem.*

- **Orientierungspunkt**

Wenn sich die Gonade in der 7. Woche zu Testes entwickelt, beginnt sich der *Wolff-Gang* zum männlichen Gangsystem umzuformen. Aus ihm entstehen *Nebenhoden, Ductus deferentes, Bläschendrüsen* und *Ductus ejaculatorii.*

- **bei Entwicklung der Gonade zu Testes:**
  - Wolff-Gang →Nebenhoden, Ductus def., Bläschendrüsen

Gleichzeitig vereinigt sich der Müller-Gang mit dem Sinus urogenitalis, um sich dann sofort wieder zurückzubilden, wobei nur das kaudale und kraniale Ende des *Müller-Gangs* beim männlichen Geschlecht als Teil des *Utriculus prostaticus* und der *Appendix testis* persistieren.

Entwickelt sich die Gonade zum Ovar (in der 8. Woche, später als der Beginn der männlichen Differenzierung) entstehen aus dem *Müller-Gang* die *Tuben*, der *Uterus* und der kraniale Anteil der *Vagina*.

- **bei Entwicklung der Gonade zum Ovar:**
  - Müller-Gang →Tuben, Uterus, prox. Vagina

Der *Wolff-Gang* bleibt rudimentär bis auf seinen Anteil am *Sinus urogenitalis.*

Nebenhoden

- **entsteht aus mesonephrischen Tubuli und kranialem mesonephrischem Gang**

1.3.1.3 Nebenhoden

Wegen der engen Nachbarschaft der Gonade und des mesonephrischen Ganges bleiben einige Tubuli des Mesonephros erhalten und verbinden sich mit dem Rete testis. Diese Tubuli bilden zusammen mit dem Teil des mesonephrischen Gangs, in den sie münden, den Nebenhoden (Epididymis). Der kraniale Teil des mesonephrischen Gangs bildet ein dichtes Konvolut im Nebenhoden, ein Beispiel für den Einschluß einer nephrischen Struktur in das Genitalsystem. Andere mesonephrische Tubuli können als rudimentäre Strukturen persistieren (Appendix epididymidis oder paradidymidis).

Ductus deferens, ejaculatorius, Bläschendrüse

- **entstehen aus kaudalem mesonephrischem Gang**

1.3.1.4 Männliches Gangsystem, Bläschendrüse

Der mesonephrische Gang kaudal des Abschnittes, aus dem der Nebenhoden entsteht, wird zum **Ductus deferens.** Kurz vor Einmündung dieses Ganges in die Urethra (Sinus urogenitalis) entsteht eine Ausstülpung (Ampulla) und das sakkuläre Konvolut, das die **Bläschendrüse** bildet. Der mesonephrische Gang zwischen Ausstülpung der Bläschendrüse und Einmündung in die Urethra bildet den **Ductus ejaculatorius.**

Ober- und unterhalb der Einmündung des mesonephrischen Gangs in die Urethra beginnt das Wachstum der **Prostata** mit multiplen epithelialen Einstülpungen und der Entwicklung glatter Muskulatur aus dem Urogenitalsinus.

Weibliches Gangsystem

- **Müller-Gang mit peritonealer Öffnung**
- **uterovaginaler Gang**
- **Müller-Tuberkel**
- **Vulva-Spalte mit separaten Öffnungen für Urethra und Vagina**
- **Hymen:** Relikt des Müller-Tuberkels

1.3.1.5 Weibliches Gangsystem

Die paarigen Müller-Gänge liegen lateral neben den mesonephrischen Gängen. Ihre Öffnung in die Zölomhöhle persistiert als peritoneale Öffnung der Tuben, das andere Ende wächst als solide Vorwölbung nach kaudal, kreuzt vor dem mesonephrischen Gang und vereinigt sich mit dem Müller-Gang der Gegenseite, zunächst noch durch ein Septum getrennt. Nach dem Verschwinden dieses Septums entsteht eine Höhle, der *uterovaginale Gang.* Das spätere Lumen der **Vagina** ist jedoch völlig mit Zellen ausgefüllt; dieser Gewebspfropf schiebt das Epithel des Urogenitalsinus nach außen vor (Müller-Tuberkel, 9. Woche). Die Vereinigung der Müller-Gänge erfolgt in der 13. Woche, der unterste Anteil des uterovaginalen Kanals entsteht dabei aus dem Sinus urogenitalis.
Aus dem *Sinus urogenitalis unterhalb des Müller-Tuberkels* entsteht durch Aufweitung die Vulvaspalte. Dies bringt die Vaginalöffnung in ihre spätere Position und bedingt **separate Öffnungen** für Urethra und Vagina. Gleichzeitig erfolgt ein Längenwachstum der Vagina; das **Vestibulum vaginae** entsteht aus dem infratuberkulären Segment des Sinus urogenitalis. Die **Labia minora** entstehen aus den Urethralfalten. Als Relikt des Müller-Tuberkels verbleibt das **Hymen** (Abb. 1-6).

1.3.2 Makro- und mikroskopische Anatomie der Prostata und ableitenden Samenwege, Gefäßversorgung

Anatomie der Prostata

- **Drüse mit fibromuskulärem Stroma**
- **ca. 20 g**

1.3.2.1 Prostata

Die Prostata ist eine Drüse mit fibromuskulärem Stroma unmittelbar unterhalb der Harnblase. Sie wiegt durchschnittlich 20 g und umschließt die hintere Harnröhre, deren Länge ca. 2,5 cm beträgt. Die Prostata wird ventral von den

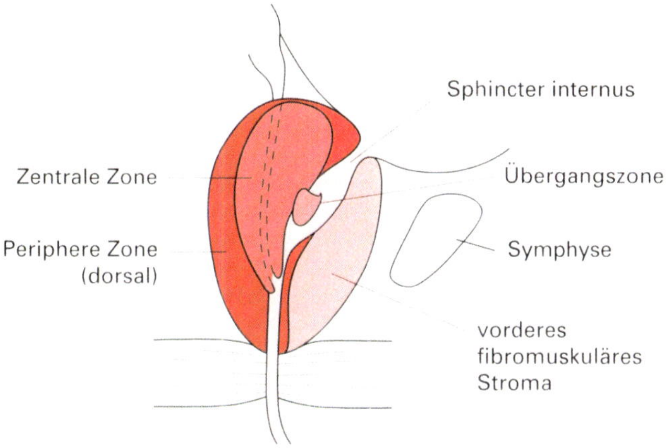

Abb. 1-7: Anatomie der Prostata. Unterteilung in 5 Segmente nach McNeal

puboprostatischen Ligamenten gehalten und liegt dem Diaphragma urogenitale auf. Sie wird in ihrem hinteren Teil von den *Ductus ejaculatorii* durchzogen, die schräg verlaufen und am *Colliculus seminalis* (Verumontanum) an der Hinterwand der prostatischen Harnröhre unmittelbar proximal des Sphinkters münden.
Die Prostata besteht aus 5 Segmenten (Lobuli): Lobus anterior, posterior, medialis sowie 2 laterale Lappen.

- **5 Segmente:**
  - periphere Zone
  - zentrale Zone
  - Transitionalzone
  - anteriores Segment
  - praeprostat. Sphinkterzone

Nach McNeal (1972) wird unter klinischen Gesichtspunkten eine andere Einteilung in periphere, zentrale und transitionale Zone, sowie ein anteriores Segment und eine präprostatische Sphinkterzone vorgenommen (Abb. 1-7).

Die prostatische Harnröhre ist von einer inneren Längsmuskelschicht umgeben, die in Kontinuität mit der entsprechenden Muskelschicht der Harnblase steht. Im **Stroma** der Prostata findet sich reichlich *glatte Muskulatur,* die sich im wesentlichen von der äußeren Längsmuskelschicht der Blase herleitet. Diese **Muskulatur** stellt den eigentlichen, glattmuskulären unwillkürlichen *Sphinkter der hinteren Harnröhre* beim Mann dar.

- **glattmuskulärer unwillkürlicher Sphinkter**

Die **adenomatöse Hyperplasie der Prostata** entsteht aus den *periurethralen Drüsen* im *Mittel-* und in den *Seitenlappen.*

Topographische Anatomie. Die Prostata liegt hinter der Symphyse. An ihrer posterosuperioren Oberfläche liegen die Samenleiter und -blasen. Dorsal ist die Prostata durch die Denonvillier-Faszie vom Rektum getrennt; ihre beiden Blätter sind die verwachsenen serösen Wände des embryonalen Douglas-Sackes, der sich ursprünglich nach kaudal bis zum Diaphragma urogenitale erstreckte.

Topographie:
Denonvillier'sche Faszie trennt Prostata vom Rektum

Mikroskopische Anatomie: Die Prostata wird von einer dünnen fibrösen Kapsel umgeben, unter der zirkulär verlaufende glatte Muskelfasern und Kollagenfasern die prostatische Harnröhre umgeben und den unwillkürlichen Sphinktermechanismus bilden. Unterhalb dieser Schicht liegt das eigentliche Prostatagewebe (Stroma), bestehend aus Bindegewebe mit elastischen Fasern und glatter Muskulatur, in das die epithelialen Drüsen eingebettet sind (Abb. 1-8).

Histologie:
- **fibröse Kapsel**
- Drüsen in **Bindegewebe** und **glatte Muskulatur** eingebettet

Gefäßversorgung. Die **arterielle** Blutversorgung stammt aus der A. vesicalis inferior, pudenda interna und rectalis medialis. Der **venöse** Abfluß erfolgt in den periprostatischen Plexus *(Plexus Santorini),* der mit den tiefen dorsalen Venen des Penis Verbindung hat.
Zahlreiche sympathische und parasympathische **Nervengeflechte** durchziehen die Prostata. Die **lymphatische Drainage** erfolgt in die *regionären Lymphknoten* an den inneren und äußeren Iliakalgefäßen und in die *perivesikalen* und *präsakralen Lymphknoten.*

Gefäßversorgung
- **periprostatischer Venenplexus**
- **Lymphabfluß:**
  - regionäre LK iliakal
  - perivesikale LK
  - präsakrale LK

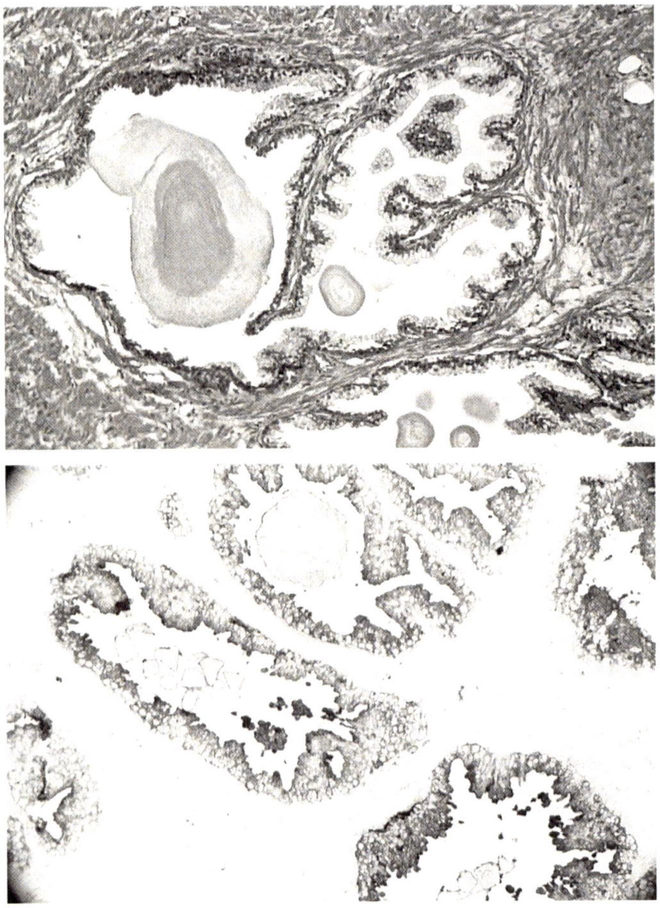

Abb. 1–8: Histologie der Prostata. a: Epitheliale Drüsen sind in Bindegewebe, elastische Fasern und glatte Muskulatur eingebettet. b: Die immunhistochemische PSA-Färbung (mit Antikörper gegen prostataspezifisches Antigen) markiert das Drüsenepithel.

1.3.2.2 Bläschendrüsen, Samenleiter, -strang

Bläschendrüsen

- **münden in Ductus ejaculatorii**
- **überwiegend sympathische Innervation**

Die paarigen **Bläschendrüsen** liegen kranial der Prostata der Blasenhinterwand an. Sie sind ca. 6 cm lang. Sie münden in die Samenleiter und bilden mit diesen die Ductus ejaculatorii, die am Samenhügel in die prostatische Harnröhre münden. Die Bläschendrüsen werden von einem Zylinderepithel ausgekleidet. Blutversorgung und Lymphabfluß erfolgen analog der Prostata. Die Innervation geschieht überwiegend sympathisch über den Plexus hypogastricus.

Samenleiter

- **verläuft im Samenstrang bis zum inneren Leistenring**
- ausgekleidet mit **Flimmerepithel, kräftige Ringmuskulatur**

Der **Samenleiter** verläuft vom Nebenhoden bis zum inneren Leistenring im Samenstrang. Dieser enthält neben dem Samenleiter die A. testicularis, die A. ductus deferentis, den venösen Plexus pampiniformis sowie Lymphgefäße und Nerven. Der Samenstrang wird von einer Bindegewebshülle sowie dem Cremastermuskel umgeben.

Der Samenleiter (Ductus deferens) ist eine enge dickwandige Röhre, die aus Flimmerepithel, Submukosa und einer dreischichtigen Muskelschicht, bei der die innere Ringmuskulatur sehr kräftig ausgebildet ist, besteht.

Der Samenleiter besitzt eine eigene *Blutversorgung* durch die A. ductus deferentis. Der *Lymphabfluß* erfolgt zu den iliakalen Lymphknoten.

1.3.2.3 Nebenhoden

Nebenhoden

Der Nebenhoden setzt sich aus 3 Teilen zusammen, dem *Nebenhodenkopf*, *-mittelteil* und *-schwanz*.
Im Bereich des Nebenhodenkopfes bestehen zahlreiche tubuläre Verbindungen zum Rete testis. Der Nebenhoden besteht aus einem *einzigen* geschlängelten Gang, der sich im Bereich des Nebenhodenschwanzes in den Samenleiter fortsetzt. Der Nebenhoden liegt kappenförmig der Hinterfläche des Hodens an. Der Nebenhodengang (Ductus epididymidis) ist von einem Zylinderepithel ausgekleidet.
Während der ca. *10tägigen Passage* durch den Nebenhoden findet eine Reifung der Spermatozoen statt.

- **aus einzigem geschlängeltem Gang mit Zylinderepithel**
- **10tägige Passage der Spermatozoen durch den Nebenhoden**

1.3.3 Fehlbildungen des gonadalen Gangsystems

Fehlbildungen des gonadalen Gangsystems

Eine mögliche fehlende Fusion des Rete testis mit den efferenten Tubuli des mesonephrischen Gangs führt bei beidseitigem Auftreten zu einer *Azoospermie* und *Sterilität*. Eine fehlende oder inkomplette Fusion der Müller-Gänge resultiert in verschiedenen Ausprägungsformen in einer Duplikatur des weiblichen Genitalsystems *(Uterus bicornis, didelphis)*.

- Azoospermie
- **Uterusduplikaturen**

Das kongenitale Fehlen einer oder beider Müller-Gangsysteme ist selten und führt zu einem fehlenden Eileiter, einer *Uterusatresie* oder einer *Vaginalatresie*.

- **Vaginalatresie**

Bleibt die Entwicklung des infratuberkulären Anteils des Sinus urogenitalis aus, persistiert dieser mit einer gemeinsamen Mündung von Urethra und Vagina *(persistierender Sinus urogenitalis)*.

- **persistierender Sinus urogenitalis**

1.4 Gonaden

Gonaden

1.4.1 Embryologie, Deszensus

Entwicklung

Die meisten Strukturen des embryonalen Genitalsystems stammen von anderen Organsystemen ab. Erst sekundär und in einer relativ späten Entwicklungsphase erfolgt ihre Anpassung an die Geschlechtsfunktion. Die frühe *Differenzierung ist geschlechtsunabhängig*, d.h. jeder Embryo besitzt zunächst alle notwendigen Strukturen zur Bildung beider Geschlechter. Eine normale Differenzierung beinhaltet die allmähliche Dominanz einer Komponente mit entsprechender Rückbildung der anderen (Abb. 1-9).
Die primitiven Geschlechtsdrüsen treten während der 5. und 6. Woche an der Genitalleiste auf. Ab der 6. Woche besteht die Gonade aus einem oberflächlichen Keimepithel und einem inneren Blastem.

- **frühe Differenzierung geschlechtsunabhängig**

> Während der 7. Woche beginnt die Gonade charakteristische Strukturen eines Hodens oder eines Ovars anzunehmen.

- **Differenzierung**

- Wenn sich die Gonade in einen **Hoden** entwickelt, nimmt die Drüse an Grösse zu, verkürzt sich zu einer kompakteren Struktur und verlagert sich nach kaudal. Ihre breite Anheftung an das Mesonephros wird zum Mesorchium (gonadales Mesenterium). Die Zellen des Keimepithels wachsen in das darunterliegende Mesenchym ein und bilden radiär angeordnete Stränge. Diese teilen sich wiederum in mehrere Tochterstränge auf, aus denen dann die *Tubuli seminiferi contorti* entstehen, in denen die Spermatozoen gebildet werden.

Tubuli seminiferi contorti →Spermatozoen

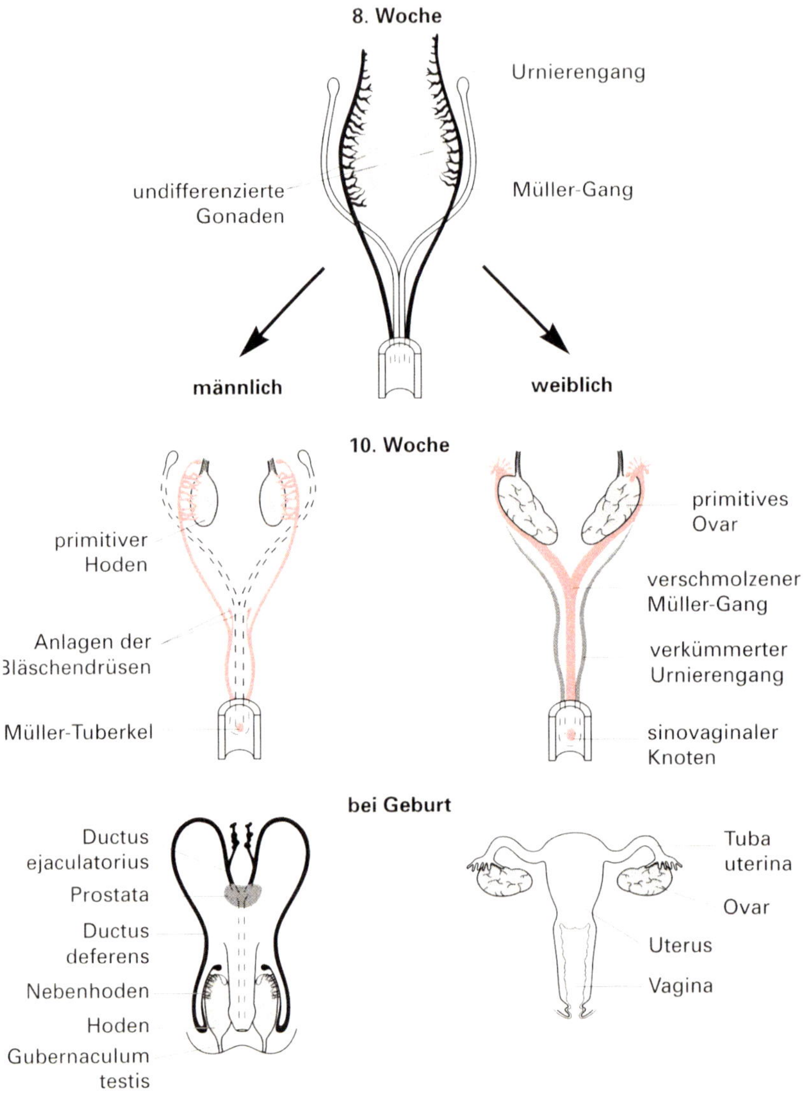

Abb. 1-9: Transformation des zunächst undifferenzierten Genitalsystems zu den definitiven männlichen und weiblichen Geschlechtsorganen

Das *Rete testis* vereinigt sich mit nephrogenen Komponenten, die später die männlichen Geschlechtsorgane und Gangsysteme formen.

• Entwickelt sich die Gonade zu einem **Ovar,** differenziert sich in der 9. Woche das innere Blastem zu einer primären *Rinde* unterhalb des Keimepithels und einem lockeren primären *Mark.* Nach 3–4 Monaten wird die innere Zellmasse zu jungen *Eizellen.* Die Rinde differenziert sich zu *Ovarfollikeln* mit darin enthaltenen Eizellen.

Deszensus

1. Hoden:
- Gubernaculum
- Ausstülpung des Peritoneum
- bis zum 7. Monat intraabdominelle Lage

Deszensus der Gonaden

• **Hoden:** Zusätzlich zu seiner vollen Wanderung nach kaudal verläßt der Hoden später die Bauchhöhle und deszendiert in das Skrotum. Ein fibromuskuläres Band (Gubernaculum) erstreckt sich vom unteren Hodenpol zum Subkutangewebe der skrotalen Schwellung. Das Peritoneum stülpt sich als Divertikel entlang der Vorderseite des Gubernaculums aus und erreicht durch die vorderen Bauchwandmuskeln (Processus vaginalis) das Skrotum. Der Hoden verbleibt bis zum 7. Monat intraabdominal und erreicht gegen Ende des 8. Monats den Skrotalsack.

- **Ovar:** Das Ovar heftet sich zusätzlich zum frühen Deszensus an den sich entwickelnden uterovaginalen Kanal an. Der Teil des Gubernaculum zwischen Ovar und Uterus wird zum ovariellen Ligament, jener zwischen Uterus und Labia majora zum Lig. rotundum des Uterus. Diese Ligamente verhindern einen weiteren Deszensus, so daß das Ovar nur bis ins Becken eintreten kann.

2. Ovar:
- Ligamente verhindern weiteren Deszensus

1.4.2 Makro- und mikroskopische Anatomie des Hodens

Anatomie des Hodens

Der normal deszendierte Hoden hat im Erwachsenenalter eine durchschnittliche Größe von *4 × 3 × 2,5 cm*. Eine derbe Faszie, die *Tunica albuginea*, hüllt ihn ein. Vom Mediastinum testis aus strahlen bindegewebige Septen in den Hoden ein, die ihn in ca. *250 Lobuli* unterteilen.

- 4 × 3 × 2,5 cm
- Tunica albuginea
- Unterteilung in Lobuli

Ventral und lateral wird der Hoden vom viszeralen Blatt der serösen Tunica vaginalis bedeckt. Diese setzt sich in das parietale Blatt fort, das den Hoden von der Skrotalwand trennt.

Histologisch enthält jeder Lobus bis zu *4* gewundene *Tubuli seminiferi*, die etwa 60 cm lang sind. Diese laufen am Mediastinum testis zusammen, verbinden sich mit den *Tubuli efferentes*, die in den *Ductus epididymidis* übergehen.

Histologie:
- **Tubuli seminiferi** → Tubuli efferentes → Ductus epididymidis

Die Tubuli seminiferi besitzen eine Basalmembran aus Bindegewebe und elastischen Fasern. Die Basalmembran umschließt die Sertoli-Zellen und die Spermatogonien.

- Sertoli-Zellen und Spermatogonien

Das Stroma zwischen den Tubuli seminiferi enthält Bindegewebe, in dem die Testosteron produzierenden Leydig-Zwischenzellen liegen.

- Leydig-Zwischenzellen

Die **Blutversorgung** des Hodens ist eng gekoppelt mit der der Nieren, was mit den entwicklungsgeschichtlichen Ursprüngen beider Organe zusammenhängt.

Gefäßversorgung

Die zum Hoden führenden Arterien *(Aa. testiculares)* entspringen unterhalb der Nierenarterien aus der Aorta und laufen mit den Samensträngen zum Hoden. Dort bestehen Anastomosen mit den *Aa. ductus deferentes*.

- **Arterien** entspringen aus der Aorta unterhalb der Nierenarterien

Das vom Hoden kommende Blut fließt über den *Plexus pampiniformis* des Samenstrangs und die sich daraus bildende *V. testicularis* ab. Auf der rechten Seite mündet die Testikularvene unmittelbar unterhalb des Abgangs der rechten Nierenvene in die V. cava. Die linke Testikularvene mündet rechtwinklig in die linke Nierenvene.

- **Venen**
  - V. testicularis dextra → **V. cava**
  - V. testicularis sinistra → **V. renalis sin.**

Die *Lymphgefäße* des Hodens laufen entlang der Gefäße zu den Lumballymphknoten im Retroperitoneum.

- **Lymphabfluß** zu lumbalen Lymphknoten im Retroperitoneum

1.4.3 Gonadale Fehlbildungen

Gonadale Fehlbildungen

Als *gonadale Agenesie* bezeichnet man eine fehlende Gonadenentwicklung. Eine unvollständige Entwicklung mit Stillstand in einer bestimmten Phase bezeichnet man als *Hypogenesie*.

- **gonadale Agenesie, Hypogenesie**

> Die häufigste Fehlbildung ist der fehlende Deszensus des Hodens. Ein Zurückbleiben im Abdomen oder eine Unterbrechnung des Deszensus an irgendeinem Punkt des natürlichen Abstiegwegs wird als **Kryptorchismus** bezeichnet. Dieser kann ein- oder beidseitig auftreten.

- **Kryptorchismus**

Kommt ein Hoden außerhalb der normalen Abstiegsbahn zu liegen, spricht man von einem *ektopen Hoden*.

- **ektoper Hoden:**
  - Lage außerhalb des Abstiegswegs

Eine ausbleibende Vereinigung von Rete testis und Gangsystem (Mesonephros) führt zu einer Separation von Hoden und Nebenhoden und damit zur Azoospermie.

Äußeres Genitale

1.5 Äußeres Genitale

Entwicklung

1.5.1 Embryologie

- **ab 8. Embryonalwoche**

Die Differenzierung des äußeren Genitale setzt während der 8. Woche ein. Allerdings bilden sich erst nach 3 Monaten charakteristische Merkmale aus, die den Unterschied zwischen männlichem und weiblichem äußeren Genitale sichtbar machen.

- 3 Protuberanzen auf der Kloakenmembran

Während des indifferenten Stadiums der Sexualentwicklung bilden sich *3 kleine Protuberanzen* auf der Kloakenmembran aus, wobei das zentrale genitale Tuberkulum bds. von den Genitalwülsten umgeben ist. Mit dem Verschwinden der Urogenitalmembran in der 7. Woche bekommt der primitive Urogenitalsinus eine getrennte Mündung an der Unterseite des Genitaltuberkels.

1. männliches Genitale
- Genitaltuberkulum bildet Phallus
- ab 10. Woche Verschmelzung der Urethralfalten → penile Harnröhre
- Präputium
- Skrotum

- Bei der Differenzierung des **männlichen äußeren Genitale** verlängert sich das *Genitaltuberkulum* und bildet so den *Phallus.* In der 7. Woche werden die Corpora cavernosa als gepaarte mesenchymale Säulen innerhalb des Penisschafts sichtbar. Ab der 10. Woche beginnen sich die Urethralfalten von der Öffnung des Urogenitalsinus zur Phallusspitze hin zu verschmelzen. Mit der 14. Woche ist die Verschmelzung abgeschlossen und resultiert in der Bildung der *penilen Harnröhre.* Das *Corpus spongiosum* entsteht durch die Differenzierung mesenchymalen Gewebes um die penile Harnröhre.

Durch die Ausbildung eines zirkulären Sulcus coronarius wird am distalen Phallusteil die Glans penis erkennbar. Die *glanduläre Harnröhre* entwickelt sich als Folge der Kanalisierung eines ektodermalen Stranges, der durch die *Glans penis* gewachsen ist und mit dem distalen Ende der schon gebildeten penilen Harnröhre zusammentrifft. Im 3. Monat wächst eine Hautfalte an der Basis der *Glans penis* nach distal und umgibt 2 Monate später als voll ausgebildetes *Präputium* die Glans penis. Die skrotalen Schwellungen verlagern sich nach kaudal, verschmelzen und bilden das *Skrotum,* welches aus 2 Kompartimenten besteht, die durch ein mittleres Septum und eine Raphe getrennt sind.

2. weibliches Genitale
- Genitaltuberkulum wird zur Klitoris

- Bei der Differenzierung zum **weiblichen äußeren Genitale** bildet sich im Gegensatz zum männlichen Individuum eine kürzere urethrale Furche aus. Das Tuberculum genitale wird zur *Klitoris.* Der am tiefsten gelegene Teil des Urogenitalsinus weitet sich und bildet das *vaginale Vestibulum.* Die urethralen Falten verschmelzen nicht und bilden die *Labia minora.* Die Genitalschwellungen vergrößern sich beidseits des Vestibulums und bilden die Labia majora.

Anatomie des Penis

1.5.2 Makro- und mikroskopische Anatomie von Penis und Skrotum

- **2 Corpora cavernosa**
- **1 Corpus spongiosum**

- **3 Faszien**
- Tunica albuginea
- Buck-Faszie
- Colle-Faszie

Der **Penis** besteht aus den beiden *Corpora cavernosa* und einem die Harnröhre umgebenden *Corpus spongiosum.* Distal werden die Schwellkörper von der *Glans penis* bedeckt. Jeder Schwellkörper ist von einer derben Faszie, der *Tunica albuginea,* umschlossen. Eine fibröse Bindegewebsschicht *(Buck-Faszie)* umgibt alle 3 Schwellkörper. Unter der Haut von Penis und Skrotum liegt die *Colle-Faszie,* die sich von der Eichel bis zum Diaphragma urogenitale erstreckt. Proximal sind die Corpora cavernosa oberhalb der Sitzbeinhöcker am Schambein fixiert. Das Corpus spongiosum verläuft in einer ventral der Corpora cavernosa gelegenen Vertiefung in der Mittellinie. Der proximale Teil des Corpus spongiosum wird vom Musculus bulbocavernosus umgeben. **Histologisch** setzen sich die Corpora cavernosa und das Corpus spongiosum sowie die Glans penis aus Septen glatter Muskulatur und vaskulären Hohlräumen zusammen. Sie sind zur Größenausdehnung fähig und werden als erektiles Gewebe bezeichnet.

Gefäßversorgung. Penis und Harnröhre werden durch die *Aa. pudendae internae* versorgt. Jede Arterie teilt sich in eine *tiefe Penisarterie*, die den Schwellkörper versorgt, eine *dorsale Penisarterie*, die auf dem Penisrücken zu Glans zieht und eine *bulbourethrale Arterie*, die Corpus spongiosum und Harnröhre versorgt.

Die reifförmig den Penisschaft umgreifenden zirkumflexen *Venen* münden in die unterhalb der Buck-Faszie liegende *V. dorsalis penis profunda*, die mit den oberflächlichen Penisvenen außerhalb der Buck-Faszie in Verbindung steht.

Die *Lymphgefäße* der Penishaut führen zu den inguinalen Lymphknoten. Die proximale Harnröhre hat ihren Lymphabfluß zu den Lymphknoten der Iliakalregion.

Unter der gefältelten Haut des **Skrotum** liegt die muskuläre *Tunica dartos*. Hieran schließen sich 3 weitere Bindegewebsschichten an, die während des Hodendeszensus ihren Ausgang von den einzelnen Bauchwandschichten genommen haben. Das parietale Blatt der *Tunica vaginalis (Periorchium)* umhüllt den Hoden.

Durch die Kontraktion und Erschlaffung der Muskelschichten des Skrotum wird die Einhaltung der für den Hoden *adäquaten Temperatur* gewährleistet.

Gefäße
- Aa. pudendae int.
- V. dorsalis penis

- **Lymphgefäße**
- Penishaut → inguinale LK
- prox. Urethra → iliakale LK

Anatomie des Skrotums
- Tunica dartos
- Hodenhüllen
- Temperaturkonstanz durch Kontraktion u. Erschlaffung

1.5.3 Fehlbildungen

Fehlbildungen des äußeren Genitale

Das Fehlen oder eine Verdopplung des Penis oder der Klitoris sind sehr selten. Häufiger findet man einen *rudimentär angelegten Penis* oder eine *Hypertrophie der Klitoris*. Dies wird allein oder in Verbindung mit einem *Pseudohermaphroditismus* beobachtet. Eine Transposition von Penis und Skrotum sind ebenfalls sehr seltene Mißbildungen.

Häufiger ist eine fehlende oder unvollständige Verschmelzung der urethralen Falte anzutreffen, die zur *Hypospadie* unterschiedlichen Ausmaßes führt (s. Abschn. 7.4.3, S. 111).

- unvollständige Verschmelzung der urethralen Falte → **Hypospadie**

Nephrologische Erkrankungen betreffen:
- **Erkrankungen der Nieren**
- des **Wasser- und Elektrolythaushalts**

2. Nephrologische Erkrankungen

P. Schollmeyer

In diesem Beitrag wird nur ein kleiner Ausschnitt aus der Nephrologie – einem Spezialgebiet der Inneren Medizin – abgehandelt: die nephrologischen Erkrankungen, die in der täglichen urologischen Praxis vorkommen.

Tubuläre Schäden

2.1 Tubuläre Schäden

- **Nephron als Funktionseinheit:**
- **Primärharn: 170 l/d**
- **Endharn: 1,5 l/d**

Das *Nephron* ist **die** Funktionseinheit der Nieren; es besteht aus dem Glomerulum und den verschiedenen Tubulusabschnitten. Der Primärharn, das Glomerulumfiltrat von 170 l/Tag, wird während der Passage durch den proximalen Tubulus, die Henle-Schleife, den distalen Tubulus und das Sammelrohr durch Reabsorption und Sekretion zum **Endharn** von ca. **1,5 l/Tag** eingeengt und konzentriert. In der Regel wirken sich Störungen der glomerulären Funktion auch auf die tubuläre Reabsorption und Sekretion aus. Die Beziehungen zwischen *Tubulusschäden und urologischen Erkrankungen* sind *wechselseitig:*

Wechselbeziehung zwischen Tubulusschäden und urologischen Erkrankungen

So führt z. B. einerseits die renale **Hyperkalzurie,** eine Funktionsstörung des distalen Tubulus, zur Nierensteinbildung, andererseits z. B. eine **Harnstauungsniere** zur Ausscheidungsstörung von Wasser, Natrium und Kalium.

Lokalisation, Art der Störung

2.1.1 Lokalisation und Art der Funktionsstörung

Tubulusschäden sind angeboren oder erworben, sie betreffen:
- **Harnkonzentrierung, -verdünnung**
- **Säureausscheidung**
- **Elektrolyt-, Uratausscheidung**

Isolierte tubuläre Funktionsstörungen treten auf im proximalen, im distalen Tubulus und im Sammelrohr. Sie sind angeboren oder erworben.
Tubuläre Schädigungen als Folge urologischer Erkrankungen betreffen die Funktion des *Sammelrohrs* und des *distalen Tubulus:*
- Harnkonzentrierung und -verdünnung, Säureausscheidung, Ausscheidung von Elektrolyten und Uraten

Ätiopathogenese

2.1.2 Ursachen und Pathogenese tubulärer Schäden

urologische Ursachen tubulärer Schäden:
1. **Entzündungen** und
2. **Harnwegsobstruktion**

Tubuläre Schäden werden durch folgende urologische Krankheiten verursacht:
- **Entzündungen:** tubulointerstitielle Nephritis bei bakteriellen oberen Harnwegsinfektionen *(Pyelonephritis), Refluxnephropathie*
- **Harnwegsobstruktionen:** Konkremente und Kristalle, Tumoren, Strikturen, äußere Ureterkompression, Mißbildungen, funktionelle Störungen.

Entzündungen

2.1.2.1 Entzündungen

- **tubulointerstitielle Nephritis**
  - Refluxnephropathie
  - Pyelonephritis

Refluxnephropathien, akute und chronische *Pyelonephritiden,* aber auch *Harnwegsinfektionen* gehen häufig mit **tubulointerstitieller Nephritis** einher, wobei die Entzündungsprozesse vom Nierenbecken aus auf das angrenzende tubulointerstitielle Nierenparenchym übergreifen. Sie führen zur zellulären Infil-

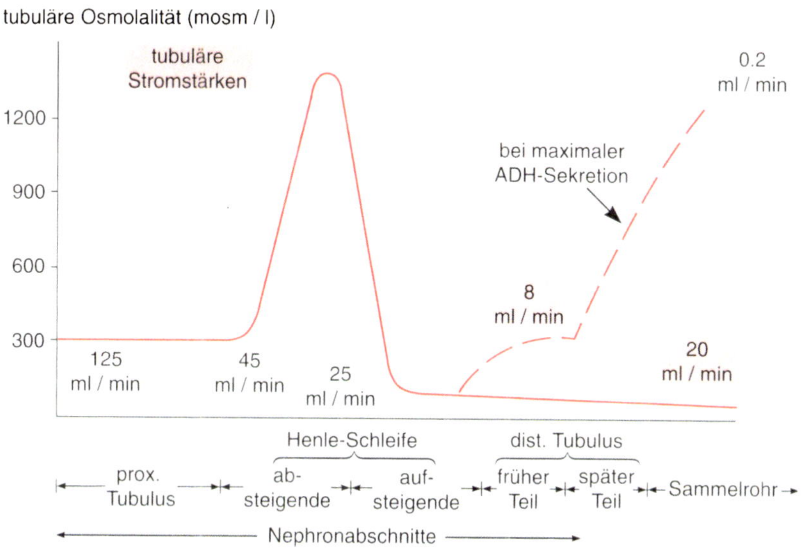

Abb. 2–1: *Volumen* und *Osmolalität* der Tubulusflüssigkeit während der Nephronpassage

tration, zum Ödem und nachfolgend zur Zerstörung der funktionellen und morphologischen Strukturen mit Fibrose und Narben. Durch diesen Prozeß wird in der inneren Markzone die Tonizität des Nierenmarks verringert und die Funktion der angrenzenden distalen Tubulusabschnitte und der Sammelrohre eingeschränkt. Schreitet der Prozeß fort, gehen ganze Nephren zugrunde, so daß im Lauf der Zeit eine **globale Niereninsuffizienz** entsteht.

• **Folge: ggf. globale Niereninsuffizienz**

2.1.2.2 Harnwegsobstruktionen

Harnwegsobstruktion

Bei allen *Harnwegsobstruktionen,* wie auch bei der *Refluxnephropathie,* kommt es zu einer **Drucksteigerung im Nierenbecken,** die sich in die Sammelrohre fortsetzt und den Harntransport einerseits einschränkt und andererseits über eine Druckschädigung die Transportfunktion der Zellen des Sammelrohrs und des distalen Tubulus reduziert. Während die Drucksteigerung bei der Refluxnephropathie nur periodisch bei jeder Miktion auftritt, besteht sie bei Harnwegsobstruktionen ständig. Häufig treten bei der Refluxnephropathie rezidivierende Harnwegsinfekte auf. Entwickelt sich bei der Refluxnephropathie eine große Proteinurie, so ist dies Ausdruck einer fokalsegmentalen Glomerulosklerose, die immunologischer Genese ist und zur fortschreitenden Niereninsuffizienz führt.

• **Drucksteigerung** → Harntransport ↓

Refluxnephropathie:
→ fokale Sklerose
→ chronische Niereninsuffizienz

2.1.3 Störungen des Konzentrations- und Verdünnungsvermögens

Konzentrationsmechanismus

Die Osmolalität des Primärharns unterliegt während der Tubuluspassage starken Veränderungen (Abb. 2-1). Die Konzentration des Endharns findet im Endteil des distalen Tubulus und in den Sammelrohren statt und wird von der Hypertonizität des Nierenmarks und der Funktion des antidiuretischen Hormons (ADH = Arginin-Vasopressin, AVP) bestimmt. Der Hormonmechanismus ist rezeptorabhängig. AVP erhöht die Wasserdurchlässigkeit des Sammelrohrs, so daß Wasser passiv entsprechend dem Konzentrationsgradienten in das hypertone Nierenmark diffundiert. Die maximale Konzentrierung ist erreicht, wenn zwischen Endharn und Markhypertonizität an der Papillenspitze die Konzen-

• **Hypertonizität des Nierenmarks**
• **ADH-Funktion:**
– H_2O-Permeabilität ↑ von dist. Tubulus und SR

tration ausgeglichen ist. Tubulointerstitielle Erkrankungen und Harnwegsobstruktionen schränken das Konzentrationsvermögen der Nieren ein.

Ursachen, Diagnostik des eingeschränkten Konzentrationsvermögens

Das **Konzentrationsvermögen** ist eingeschränkt infolge
- verringerter *Markhypertonizität* und gestörter *Markdurchblutung*
- seltener durch
  - gestörte *AVP-Rezeptorfunktionen*
  - gestörte oder fehlende *AVP-Sekretion*

Praxishinweis

Praxishinweis: Der Verlust des Konzentrationsvermögens ist die häufigste tubuläre Funktionsstörung.

Diagnostik:
- *spezifisches Gewicht* (1032) des Urins, *besser: Urinosmolalität* (max. 1400 mosmol/kg H_2O)
- ersatzweise: *Harnstoffkonzentration* nach 12stündigem Durst)

Verdünnungsfähigkeit
- dicke aufsteigende **Henle-Schleife**
- distaler **Tubulus**
  → aktiver NaCl-Transport
- **Thiazide** hemmen NaCl-Transport

Die **Verdünnungsfähigkeit** wird vom Verdünnungssegment, dem dicken aufsteigenden Schleifenteil und dem frühdistalen Tubulus, bestimmt. Hier findet ein aktiver, auswärts gerichteter Natriumchloridtransport statt, wodurch die Osmolalität der Tubulusflüssigkeit auf 30–50 mosmol/kg H_2O verdünnt wird. *Thiaziddiuretika*, die den NaCl-Transport in diesem Tubulusabschnitt hemmen, können die Ausscheidung freien Wassers und damit die Verdünnungsfähigkeit verringern.

Säureausscheidung

2.1.4 Säureausscheidung

Täglich müssen 40–80 mmol aus dem Stoffwechsel anfallende respiratorisch nicht flüchtige Säureäquivalente ausgeschieden werden. Der Urin pH-Wert sinkt normalerweise nicht unter 4,5 ab.

Mechanismus

2.1.4.1 Mechanismen der Säureausscheidung und ihre Störungen

Mechanismen:
- **Protonensekretion**
- **titrierbare Azidität**
- **Ammoniumausscheidung**

Störungen
- **renale metabolische Azidose bei:**
  - GFR-Einschränkung auf 30 %
  - tubulointerstitielle Erkrankungen
  - Harnwegsobstruktion
  - Nephrokalzinose

Zur Säureausscheidung stehen **3 Mechanismen** zur Verfügung.
- aktive *Protonensekretion* oder *Bikarbonatrückresorption*
- Ausscheidung *titrierbarer Azidität* und
- *Ammoniumausscheidung*

Die **Bikarbonatrückresorption** findet überwiegend proximal tubulär statt, die beiden anderen Mechanismen sind distal tubulär und im Sammelrohr lokalisiert. Eine gestörte Säureausscheidung führt zur **renalen metabolischen Azidose.** Eine unzureichende Säureausscheidung tritt bei jeder chronischen Niereninsuffizienz ab einer glomerulären Filtrationsrate (GFR) von etwa 30 % infolge unzulänglicher Bikarbonatresorption auf. Eine vorzeitige Einschränkung der Säureausscheidung wird bei tubulointerstitiellen Erkrankungen, im Gefolge von Harnwegsobstruktionen oder bei Nephrokalzinosen beobachtet.

Je nach Ausmaß der renalen Funktionseinschränkung sind hierbei nur die vorwiegend distal tubululär lokalisierten Mechanismen oder die Gesamtsäureausscheidung beeinträchtigt.

RTA I

2.1.4.2 Renal tubululäre Azidose (RTA) Typ I

- Urin pH >5,5

Bei der **distalen hypokaliämischen RTA Typ I** besteht ein Defekt der maximalen Säuerung des Urins. Der Urin pH-Wert sinkt nicht unter 5,5 ab. Es besteht eine systemische Azidose. Die distal tubulär lokalisierte Störung der H^+-Sekretion geht mit einer verminderten Bikarbonatregeneration einher. Anstelle von H^+-Ionen werden Na^+- und K^+-Ionen ausgeschieden. Es entsteht ein relativer Volumenmangel mit Stimulation der Renin-Aldosteron-Sekretion mit verstärkter Kaliumausscheidung und Hypokaliämie. Zusätzlich besteht eine vermehrte Kalziumausscheidung, so daß $^2/_3$ der Patienten eine Nephrokalzinose oder eine Nephrolithiasis aufweisen.

- Hypokaliämie
- systemische Azidose
- Nephrokalzurie → Nephrolithiasis

Ursachen der RTA Typ I sind:
- **primär:** idiopathisch
- **sekundär:** Sjögren-Syndrom und Lupus erythematodes
- **in Verbindung mit Nephrokalzinose:** idiopathische *Hyperkalzurie*, primärer *Hyperparathyreoidismus, Hyperthyreose, Markschwammnieren.*

Ursachen RTA I

⇐

Ist die Diagnose der RTA I unsicher, kann sie durch eine Ammoniumchlorid-Belastung gesichert werden. Zur Behandlung wird die Grundkrankheit therapiert. Symptomatisch wird oral Kalium substituiert und die Azidose mit Zitratsalzgemischen ausgeglichen.

DD: NH_4Cl-Belastung
Therapie
- Grundkrankheit
- Kalium, Zitratsalze

2.1.4.3 Renal tubuläre Azidose Typ IV

RTA IV

Die **RTA IV (hyperkaliämisch distale RTA)** entsteht bei **Aldosteronmangel** oder **gestörter Aldosteronwirkung** (kaliumsparende Diuretika). Sie geht mit einer Hyperkaliämie einher, milder Azidose und mäßiggradiger Niereninsuffizienz. Mehr als 50 % der Patienten sind Diabetiker.

- **Aldosteronmangel** (K^+-sparende Diuretika)
- überwiegend bei **spätdiabetischem Syndrom**

2.1.5 Störungen der Ausscheidung von Elektrolyten und Urat

Elektrolytausscheidung

Eine Druckerhöhung infolge einer Harnwegsobstruktion kann über einen erhöhten intratubulären Druck zur Abnahme der glomerulären Filtrationsrate führen. Die Druckschädigung der Tubulusepithelien stört transzelluläre Transportvorgänge und damit nicht nur *Konzentrationsvermögen* und *Säureausscheidung* sondern auch den *Elektrolyttransport.*

2.1.5.1 Natriumausscheidung

Na^+

Eine **vermehrte Natriumausscheidung** tritt auf
- *postobstruktiv* und nach *akutem* parenchymatösem *Nierenversagen* (ANV)
- bei chronischer unvollständiger *Obstruktion* und *interstitieller Nephritis*

Nur bei den beiden erstgenannten Störungen ist mit schwerwiegenden Hyponatriämien zu rechnen. Die Substitutionsbehandlung setzt eine exakte Flüssigkeits- und Natriumbilanzierung voraus.

4 Ursachen renaler Na^+-Verluste
- postobstruktiv
- Polyurie nach ANV
- chronische Obstruktion
- chronische interstitielle Nephritis

Praxishinweis: Die häufigste Ursache einer *Hyponatriämie* ist eine **inadäquate Diuretikatherapie.**

Praxishinweis

⇐

2.1.5.2 Kaliumausscheidung

K^+

90 % des ausgeschiedenen Kaliums werden im kortikalen Sammelrohr sezerniert. Die Kaliumausscheidung wird durch Aldosteron gesteuert. Sowohl die chronische tubulointerstitielle Nephritis wie auch Harnwegsobstruktionen können mit einer Hyper- und Hypokaliämie einhergehen.

- **Steuerung durch Aldosteron**

- **Hypokaliämie** → Nephritis
  - bei Diuretikaabusus
- **Hyperkaliämie:**
  - bei Niereninsuffizienz

• Eine **chronische Hypokaliämie** ist häufig Folge langdauernder Diuretika- oder Laxantieneinnahme. Die chronische Hypokaliämie kann ihrerseits zu einer chronischen interstitiellen Nephritis führen.
• Eine **Hyperkaliämie** ist fast immer durch *Niereninsuffizienz* verursacht.

Ca^{++}

2.1.5.3 Kalziumausscheidung

- **idiopathische Hyperkalzurie**

Veränderungen der Kalziumausscheidung sind nicht typisch für eine tubulointerstitielle Nephritis. Bei der **idiopathischen Hyperkalzurie** ist die tubuläre Kalziumreabsorption gestört. Die dadurch gesteigerte Kalziumausscheidung begünstigt die Nierensteinbildung und eine Nephrokalzinose und kann einen sekundären Hyperparathyreoidismus auslösen.

Harnsäure

2.1.5.4 Harnsäureausscheidung

Hyperurikosurie → Harnsäuresteine
1. **akute Uratnephropathie (Harnsäureverstopfungsniere)** → ANV
   - zytostatische Therapie
   - Nulldiät
2. **chronische Gichtnephropathie** → interstitielle Nephritis
   - Arthritis urica

Eine vermehrte Harnsäureausscheidung – *Hyperurikosurie* – kann zur Bildung von **Harnsäuresteinen** führen. Eine **akute Uratnephropathie** – Harnsäureverstopfungsniere – geht mit einem akuten Nierenversagen einher. Sie entsteht bei akutem Harnsäureanfall, wie unter zytostatischer Therapie von Lymphomen und Leukämien oder bei der sogen. Nulldiät, begünstigt durch die gleichzeitige Keto-(Hunger)-Azidose. Die Behandlung erfolgt durch Alkalisierung, z. B. Bikarbonat, ggf. Dialyse.
Die **chronische Gichtnephropathie** tritt bei Patienten mit Arthritis urica und schlecht kontrollierten Harnsäurespiegeln auf und zeigt das Bild der chronisch-interstitiellen Nephritis.

Niereninsuffizienz (NI)

2.2 Niereninsuffizienz

- **Anstieg harnpflichtiger Substanzen = Azotämie**
- **Urämie:** Symptomatologie bei NI

Eine Niereninsuffizienz entsteht durch die Einschränkung der exkretorischen Nierenfunktion. Sie ist Folge des Ausfalls funktionstüchtiger Nephrone. Der damit verbundene Anstieg der harnpflichtigen Substanzen wird als **Azotämie** bezeichnet. Die aus der Niereninsuffizienz folgenden klinischen Symptome werden unter dem Begriff **Urämie** zusammengefaßt.

Akutes Nierenversagen (ANV)

2.2.1 Akutes Nierenversagen (ANV)

Als ANV wird eine akut auftretende Niereninsuffizienz ohne vorbestehende Nierenschädigung bezeichnet, die zur *Azotämie* führt, sehr häufig mit einer *Oligoanurie* einhergeht und im Prinzip reversibel ist.

Definition: Akute Niereninsuffizienz oft mit Anurie, Oligurie

⇒

> *Kriterium für das ANV* ist die **GFR-Abnahme** mit täglichem **Anstieg des Serumkreatinins.**
> Als **Anurie** wird eine 24-Stunden-Harnmenge von weniger als 100 ml/24 h, als **Oligurie** eine Harnmenge von weniger als 500 ml/24 h bezeichnet.

Es gibt auch **normurische** und primär **polyurische Versagen.**

Einteilung, Pathogenese

2.2.1.1 Einteilung und Pathogenese

Ursachen des ANV:

Das ANV wird nach seinen **Ursachen** unterschieden.

- **prärenales ANV durch glomeruläre Minderperfusion:**
  - *Volumenverlust* (Exsikkose, Blutung, Flüssigkeitssequestration, Diuretikaüberdosierung)
  - verringertes *Herz-Zeit-Volumen* (Herzinsuffizienz, kardiogener Schock)
  - *Vasodilatation* (Sepsis, antihypertensive Therapie)
  - *Vasokonstriktion* (hepatorenales Syndrom, Katecholamininfusion)
- **renales ANV durch akute Tubulusnekrose:**
  - *zirkulatorisch* (hämorrhagischer, septischer Schock, Pankreatitis)
  - *toxisch* (Hämolyse, Myolyse, Antibiotika, organische Lösungsmittel, Schwermetalle)
  - bei *renalen Erkrankungen* (Vaskulitis, akute und perakute Glomerulonephritis, akute interstitielle Nephritis)
- **postrenales ANV durch Obstruktion:**
  - *intrarenal* (Ausfällung von Harnsäure, Oxalsäure, Sulfonamiden)
  - *postrenal* (Nierensteine, Koagel, Ureterenkompression, Ureter-/Blasentumoren, Prostatahyperplasie, neurogene Blasenlähmung, Urethrastrikturen)

1. prärenal → Minderperfusion

2. renal → akute Tubulusnekrose

3. postrenal → Obstruktion

2.2.1.2 Klinik, Diagnose, Verlauf

Klinik

Klinik. Das prärenale ANV ist zunächst nur eine funktionelle Störung, d. h. die Nierenfunktion erholt sich rasch, wenn die Ursachen beseitigt sind. Bei längerem Bestehen ist der Übergang in ein renales ANV möglich. Auch beim *postrenalen ANV* kommt die Nierenfunktion schnell wieder in Gang, wenn die Abflußstörung beseitigt ist, oft mit einer postobstruktiven Polyurie.

- **prärenales ANV** → Restitution bzw. → renales ANV
- **postrenales ANV** → Restitution

Die **Diagnose** ergibt sich aus der *Vorgeschichte*, den Begleitumständen des Entstehens, dem schnellen Anstieg von *Serumkreatinin*, ca. 1 mg/dl/Tag und *Serumharnstoff*, ca. 40 mg/dl/Tag und ggf. der *Oligoanurie*. Bei ausgeprägtem Eiweißkatabolismus (postoperativ, Fieber, Sepsis) kann sich der tägliche Anstieg der genannten Parameter mehr als verdoppeln (hyperkataboles Nierenversagen). Entscheidend für die Diagnose sind die zeitliche Entwicklung der *Azotämie* und die *quantitative Urinausscheidung*; ferner die *Sonographie*, die die Bestimmung der Nierengröße erlaubt und ein mögliches Abflußhindernis erkennen läßt.

Diagnose
- **Kreatinin ↑**
- **Azotämie, zeitliche Entwicklung**
- quantitative **Urinausscheidung**
- **Sonographie**
- Nierengröße
- Harnstau

Verlauf. Das typische ANV durchläuft *4 Stadien*
- *Schädigungsphase, oligoanurisches* Stadium
- *polyurisches und* Restitutionsstadium

Das oligoanurische Stadium kann wenige Tage dauern oder bis zu 4 Wochen anhalten. Das anschließende polyurische Stadium dauert im Mittel 8 Tage. Das ANV, das ohne Oligoanurie einhergeht, hat einen kürzeren Krankheitsverlauf.

4 ANV-Stadien
- Schädigung
- Oligoanurie
- Polyurie
- Restitution

> **Praxishinweis:** Der Patient mit ANV ist gefährdet durch
> - eine **Überwässerung:** Flüssigkeitslunge im Thoraxröntgenbild
> - eine **Hyperkaliämie** >7 mmol/l und **Urämie**
> - polyurisches Stadium: Gefahr von **Exsikkose, Hyponatriämie** und **-kaliämie.**

Praxishinweis

⇦

2.2.1.3 Therapie

Therapie

Zunächst sind die auslösenden und das ANV unterhaltenden Faktoren möglichst zu beseitigen. Die **Flüssigkeits- und Elektrolytbilanz** mit Hilfe der *Urinsammlung* im 24-Stunden-Rhythmus, sind sowohl im oligoanurischen wie im polyurischen Stadium die Grundlage der Therapie. Bei *renalem ANV* wird in der oligo-anurischen Phase zunächst versucht, den Harnfluß durch eine kontinuierliche Infusion mit Furosemid und Dopamin in Gang zu bringen oder auf-

- **Grundlage: Flüssigkeits-, Elektrolytbilanz**
- **Infusion von Furosemid/Dopamin**

• **Ernährung: 35 kcal/kg/Kg**

rechtzuerhalten. Gelingt dies nicht, ist die Dialyse indiziert. Die tägliche **Kalorienzufuhr** soll 35 kcal/kg/KG betragen, bei vermehrtem Katabolismus ist der Kalorienbedarf höher. Die Eiweißzufuhr ist auf 40 g täglich zu beschränken.

Praxishinweis

⟹

Praxishinweis: Indikationen zur Dialyse beim ANV sind:
• *Überwässerung,* urämische *Perikarditis, Hyperkaliämie, Harnstoff* >200 mg/dl.

Prognose: gut, abhängig von Zahl gestörter Vitalfunktionen

Die **Prognose** für die Niere ist in Abhängigkeit von der Ursache des ANV gut. Eine vollständige Obstruktion von mehr als 3 Wochen führt jedoch zur irreversiblen Nierenschädigung. Die Überlebenschance sinkt mit dem Ausfall weiterer Vitalfunktionen dramatisch ab.

Chronische Niereninsuffizienz

2.2.2 Chronische Niereninsuffizienz (CNI)

Eine chronische Niereninsuffizienz entsteht allmählich in Monaten bis Jahren bei fortschreitendem und irreversiblem Ausfall funktionstüchtiger Nephren. Sie kann durch alle Nierenerkrankungen und bei urologischen Erkrankungen dann entstehen, wenn diese Rückwirkungen auf die Nierenfunktion haben.

Symptome

2.2.2.1 Symptome und klinisches Bild

1. laborchemisch:
• **Azotämie**
• **Hyperphosphatämie/Hypokalzämie**
• **Hyperkaliämie**
• **Azidose**
• **Anämie**
2. klinische Symptome:
• **Hypertonie**
• **Anämie**
• **renale Osteopathie**
• Flüssigkeitsausscheidung verzögert
• **Trinkmenge** >2,5 l/d → Harnstoffausscheidung ↑
• **Eiweißbeschränkung:** ≤ 40 g/d

Die laborchemischen Veränderungen gehen den klinischen Symptomen voraus. Beide sind Folge des zunehmenden Verlustes der exkretorischen und inkretorischen Nierenfunktion. Die **laborchemischen Veränderungen** in diesem Stadium sind
• *Azotämie:* Serumkreatininerhöhung abhängig von der Muskelmasse, Harnstofferhöhung abhängig von der Eiweißzufuhr, *Anämie,* Hyperkaliämie
• Hyperphosphatämie, Hypokalzämie und metabolische Azidose

Mit **klinischen Symptomen** ist etwa ab einem *Serumkreatininwert von 4 mg/dl,* entsprechend einer glomerulären Filtrationsrate von 20–25 ml/min (normal: 120) zu rechnen:
• arterielle *Hypertonie* in über 80 %, *renale Anämie* infolge Erythropoietinmangels
• *renale Osteopathie* wegen des Mangels an Dihydroxycholecalciferol (1,25 OH_2-D_3) und wegen ungenügender Phosphatausscheidung und dem daraus folgenden sekundären Hyperparathyreoidismus
• eine *verzögerte Ausscheidung* zugeführter Flüssigkeit mit Nykturie.

Das eingeschränkte Ausscheidungsvermögen für Harnstoff kann in diesem Stadium durch Steigerung der Trinkmenge auf 2,5 l/Tag evtl. mit Gabe von Schleifendiuretika im Fall der Wassereinlagerung und der Beschränkung der Eiweißzufuhr auf 40 g/Tag (0,6 bis 0,7 g/kg/KG) verbessert werden.

Urämie

2.2.2.2 Urämie

• **Symptome der Urämie ab Serumkreatinin 7–9 mg/dl**

Urämiesymptome:
– Leistungsabfall
– Überwässerung
– braunes Hautkolorit, Pruritus
– Neuropathie, Somnolenz
– Perikarditis u. a.

Im Stadium der terminalen Niereninsuffizienz, d. h. etwa ab einem *Serumkreatininwert von 7–9 mg/dl* weist der Patient meist Symptome der Urämie auf. **Urämische Symptome** sind:
• Leistungsabfall, Müdigkeit, Brechreiz, Übelkeit
• Zeichen der Überwässerung, Thrombozytenfunktionsstörungen, Amenorrhoe, Impotenz
• braunes Hautkolorit, Pruritus, erosive Gastritis
• periphere Neuropathie, Muskelkrämpfe, „restless legs“, Somnolenz, Perikarditis

2.2.2.3 Progressionsfaktoren

Progressionsfaktoren

Das Fortschreiten einer chronischen Niereninsuffizienz läßt sich nachweislich verzögern durch eine *kontrollierte Blutdruckeinstellung* und eine *frühzeitige Eiweißrestriktion* auf 40 g (0,6 bis 0,7 g/kg/KG). Letzeres geschieht mit Hilfe der Diätberatung. Zusätzlich ist eine orale phosphatbindende Therapie mit *Aluminiumhydroxid* oder *Kalziumkarbonat* oder *-azetat* notwendig.

- **Hypertonie** → Behandlung
- Eiweißzufuhr → ≤ 40 g/d

- Aluminiumhydroxid
- Kalziumkarbonat

2.2.2.4 Nierenersatztherapie

Nierenersatztherapie

Die Nierenersatztherapie bei CNI ist indiziert bei
- urämischer Symptomatologie, anhaltenden Serumharnstoffspiegeln > 200 mg/dl
- diätetisch nicht beherrschbarer Hyperkaliämie und Überwässerung.

Die Nierenersatztherapie durch **Dialyse** ersetzt nur die exkretorische Nierenfunktion und das nur unvollkommen.
Die **chronische Hämodialyse** erfordert einen geeigneten Gefäßzugang.

bei
1. **urämischen Symptomen**
2. **Serumharnstoffspiegel** >200 mg/dl
3. **Hyperkaliämie (diätetisch nicht beherrschbar)**
4. **Überwässerung**

3 Verfahren:
1. **chronische Hämodialyse** 3 mal wöchentlich für 4–5 Stunden

Die „Blutreinigung", d.h. die Korrektur der veränderten Blutparameter unter Wasserentzug erfolgt extrakorporal mit Hilfe eines Dialysators nach den Prinzipien der Diffusion, Konvektion und Filtration.

Sie erfolgt diskontinuierlich 3 mal wöchentlich für 4–5 Stunden.

Behandlungsprobleme ergeben sich aus der intermittierenden Kreislaufbelastung, der systemischen Antikoagulation, den Gefäßzugängen und der ungenügenden Elimination harnpflichtiger Substanzen mittleren Molekulargewichts.

- Für die **Peritonealdialyse** wird ein Plastikkatheter dauerhauft chirurgisch in die Peritonealhöhle eingelegt. Hier dient das Peritoneum als Dialysemembran. 4–5 mal werden 1,5–2 l Dialysat am Tag in die Peritonealhöhe eingebracht und nach 4–8 Stunden wieder abgelassen. Die Behandlung erfolgt kontinuierlich und ambulant durch den Patienten **(CAPD).**

2. **Peritonealdialyse:**
- kontinuierlich
- Peritoneum als Dialysemembran

- **CAPD:** moderne Form der Heimdialyse

Probleme entstehen durch Infektionen des Peritoneums oder im subkutanen Kathetertunnel.

- Nur die **Nierentransplantation,** die bei jedem Patienten unter 65 Jahren möglichst anzustreben ist, ersetzt die ex- und inkretorische Nierenfunktion.

3. **Nierentransplantation**
- **ersetzt exkretorische und inkretorische Nierenfunktion**

2.3 Renale Hypertonie

Renale Hypertonie

Alle renalen Hypertonieformen gehören zu den **sekundären Hypertonien:**
Man unterscheidet
- *renal parenchymatöse Hypertonie* bei beidseitiger Nierenerkrankung
- Hochdruck bei *einseitiger Nierenerkrankung* einschließlich renovaskulärer Hypertonie, d.h. *Nierenarterienstenose*
- Hypertonie *nach Nierentransplantation*

- **renal parenchymatös**
- **einseitige Nieren(gefäß)-Erkrankung**
- **nach Transplantation**

2.3.1 Renal parenchymatöse Hypertonie

Renal parenchymatöse Hypertonie

Ca. 3–5 % aller Hochdruckformen und ca. 70 % der sekundären Form sind renal parenchymatös verursacht. Jede Nierenerkrankung, die die Nierenfunktion einschränkt, kann einen Hochdruck auslösen.
Ursachen sind:
- *Volumenexpansion* infolge renaler Natrium- und Wasserretention

- **3–5 % aller Hochdruckformen**

- **Ursachen:**
- Volumen ↑

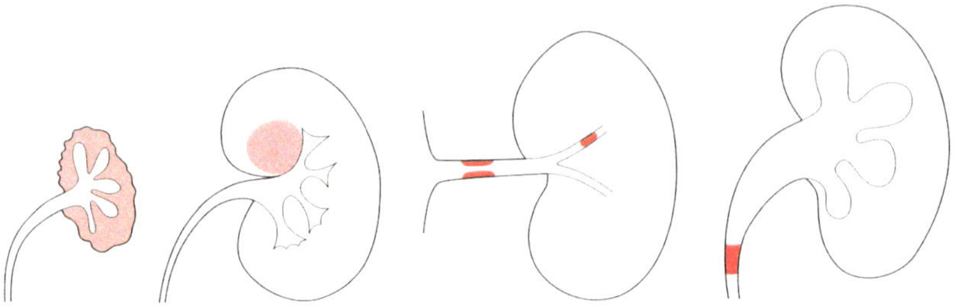

Abb. 2–2: Ursachen der Hyptertonie bei *einseitigen Nierenerkrankungen*, **a.** pyelonephritische Schrumpfniere, **b.** große Nierenzysten, **c.** Nierenarterienstenose, **d.** Harnstauungsniere

- Gefäßwiderstand ↑
- RAAS ↑
- **Folgen:**
- Nephrosklerose
- Niereninsuffizienz

- *erhöhter* peripherer (renaler) *Gefäßwiderstand*
- aktiviertes *Renin-Angiotensin-Aldosteron-System* (RAAS).

Die Hypertonie ihrerseits kann zur Nephrosklerose und damit zur Niereninsuffizienz führen. Darüberhinaus beschleunigt ein Bluthochdruck das Fortschreiten jeder Nierenerkrankung zur terminalen Niereninsuffizienz, besonders bei der diabetischen Nephropathie. Bei fortgeschrittener Niereninsuffizienz ist es nicht mehr möglich, Nephrosklerose als Hochdruckfolge und primäre Nierenerkrankung als Hochdruckursache zu unterscheiden.

- **Diagnose:**
- Nachweis einer renal-parenchymatösen Erkrankung

Die **Diagnose** gründet sich auf den Nachweis einer renal-parenchymatösen Erkrankung, wie Glomerulonephritis, primäre Nephrosklerose, interstitielle Nephritis, Zystennieren, Analgetikanephropathie, diabetische Nephropathie und andere.

- **Therapie:**
- Blutdruckeinstellung

Die **Therapie** folgt den Prinzipien der Hochdruckbehandlung unter bevorzugter Verwendung von Diuretika, Kalziumantagonisten und ACE-Hemmern.

Hochdruck bei einseitigen Nierenerkrankungen

durch

1. pyelonephritische Schrumpfniere u.a.

2. einseitige Gefäßprozesse
- Nierenarterienstenose
- fibromuskuläre Dysplasie

2.3.2 Hochdruck bei einseitiger Nierenerkrankung

Ursachen sind

- **einseitige Nierenerkrankungen** (Abb. 2-2)
- pyelonephritische Schrumpfniere, Hydronephrose
- große (>als 6 cm) zentrale Nierenzyste
- strahlenbedingte konstriktive Perinephritis
- kongenitale Hypoplasie (Hypertonie selten)
- **Gefäßprozesse** der **Nierenarterie** oder ihrer Teiläste (Abb. 2-2)
- Nierenarterienstenose, selten doppelseitig bei Arteriosklerose (75 %)
- bei fibromuskulärer Dysplasie (25 %), Aneurysma dissecans der Aorta, Aneurysma der Nierenarterie
- Embolie in das Nierenarteriensystem, Kompression der Nierenarterie (Tumor, retroperitoneale Fibrose)

- **Praxishinweis**

⇨

Praxishinweis: Der Hochdruck bei Gefäßprozessen entsteht schnell und ist ausgeprägt, insbesondere ist der diastolische Druck erhöht (>120 mmHg).

Das Ausmaß der Zielorganschäden hängt von der Dauer der Hypertonie ab und spart bei Nierengefäßprozessen die Niere selbst aus.

- **Ursache:**
- RAAS ↑

Ursache des Hochdrucks ist ein aktiviertes Renin-Angiotensin-Aldosteron-System. Er geht mit einem sekundären Hyperaldosteronismus einher. Die Blutdrucksteigerung wird direkt durch die vasokonstriktorische Wirkung von Angiotensin II und indirekt über die vermehrte Aldosteronsekretion ausgelöst, die eine gesteigerte Natriumresorption bewirkt (Abb. 2-3).

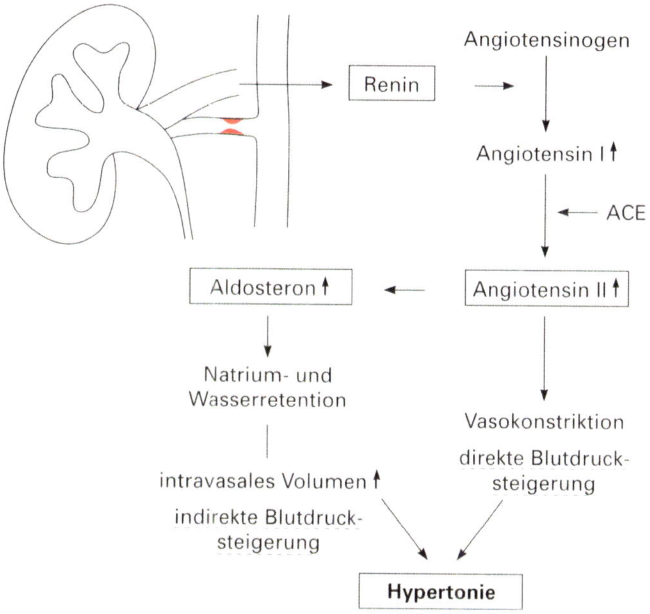

Abb. 2-3: Aktivierung des Renin-Angiotensin-Aldosteron-Systems (RAAS) am Beispiel der *Nierenarterienstenose.* Die Hypertonie wird direkt durch die vasokonstriktorische Angiotensin-II-Wirkung und indirekt über eine aldosteronbedingte vermehrte Natriumrückresorption verursacht

Für die **Diagnose** ist die *Ultraschalluntersuchung* kombiniert mit der farbkodierten *Duplexsonographie* entscheidend.

- **Diagnose:**
  - **Sonographie**
  - **Duplexsonographie**
  - **Angiographie**

Letztere läßt nicht nur die Stenose erkennen, sondern die Minderdurchblutung semiquantitativ erfassen und die Widerstände in der Niere messen. Die Duplexsonographie erlaubt eine Aussage zur hämodynamischen Wirkung der Stenose. Sie hat die übrigen diagnostischen Verfahren bis auf die Angiographie abgelöst.

Die **Therapie** des Hochdrucks bei einseitiger Nierenerkrankung ist **operativ** durch Korrektur oder Nephrektomie. Bei Nierengefäßerkrankungen ist die Angioplastie die Therapie der Wahl. Ggf. erfolgt eine Stentimplantation. Voraussetzung ist die Arteriographie, die in Dilatationsbereitschaft erfolgt.

- **Therapie:**
  - operativ
  - konservativ/medikamentös

Nur noch selten ist es notwendig, einen aortorenalen Bypass anzulegen.

Die **Prognose** ist gut, solange die gegenseitige Niere durch die Hypertonie noch nicht geschädigt ist.

2.3.3 Hochdruck nach Nierentransplantation

Hochdruck nach Transplantation

Eine Hypertonie nach Nierentransplantation entwickelt sich bei etwa 50 % der Patienten postoperativ nach 3–6 Monaten. Die Pathogenese ist heterogen, oft sind mehrere Faktoren wirksam.

Die Hypertonie wird verursacht:
- durch den **Empfänger:** eigene Schrumpfnieren, aktiver Reninmechanismus
- durch das **Transplantat:** Nierenarterienstenose des Transplantats, chronische Abstossungsreaktion, Glomerulonephritis im Transplantat
- durch die **Immunsuppression:** Cyclosporin

Hypertonieursache
- **Empfänger**
- **Transplantat**
- **Immunsuppression**

Die **Behandlung** ist die gleiche wie bei renaler Hyptertonie; ACE-Hemmer sind gefährlich. Der operativen Korrektur der Nierenarterienstenose kann ein Angioplastieversuch vorausgehen.

Therapie
- s. renale Hypertonie

3. Harnabflußstörungen

H. Sommerkamp

3.1 Pathogenese, Pathophysiologie

Pathogenese

Pathogenese. Die funktionelle und anatomische Integrität der oberen Harnwege ist an intakte urodynamische Verhältnisse gebunden, die den *(bolusartigen)* Transport des Urins vom Nierenhohlsystem in die Blase sicherstellen.

- obstruktive Uropathie, Inzidenz

⇨

Bei angeborener oder erworbener *Harntransportstörung* kommt es primär zur **Drucksteigerung** im Hohlsystem mit morphologischen und funktionellen Folgen: **„obstruktive Uropathie"**. Die Obstruktion kann *ein-* oder *doppelseitig* sein, *akut, subakut* oder *chronisch, mechanisch* oder *funktionell, primär* oder *sekundär.* Die **Inzidenz** von Harnstauungsnieren beträgt im Kindesalter rund 2 %, beim Erwachsenen etwa 4 %.

- Harnleiterobstruktion → **Erweiterung (Ektasie) des Hohlsystems**
- Endstadium: funktionslose Hydronephrose
- **akute Harnstauung** → Druck ↑ → Fornixruptur

Die anatomischen Auswirkungen einer Harntransportstörung manifestieren sich in einer *Dilatation* von Ureter und Nierenbeckenkelchsystem kranial der Obstruktionsursache. Es tritt eine **Ektasie** auf, die in Schweregrade unterteilt werden kann (Abb. 3-1). Bei kurzzeitiger Obstruktion ist die Ektasie reversibel; bei chronischer Transportstörung tritt (durch Längenwachstum des Ureters) eine Harnleiterschlängelung und eine Nierenparenchymreduktion (Atrophie) auf. Das Endstadium ist die irreversibel geschädigte Niere **(Hydronephrose).**
Bei akuter Harnstauung kann der Druck im Nierenbecken (Norm: 6–12 cm H_2O) auf Werte ansteigen (> 80 cm H_2O), die zur perirenalen Urinextravasation führen (Fornixruptur). Bei doppelseitiger Obstruktion sind Rückwirkungen auf die Homöostase des Organismus (N- und Wasserbilanz, Elektrolyte) die Folge.

- Klassifizierung der Obstruktion nach 5 Schweregraden

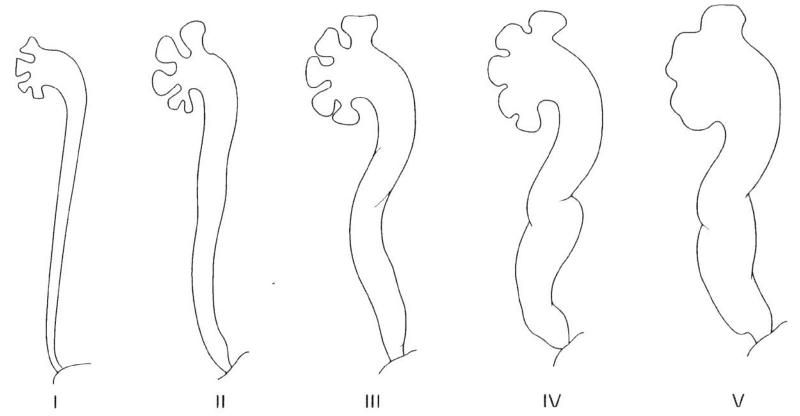

Abb. 3-1: Klassifizierung der Harnstauung (nach Emmett)

Pathophysiologie. Die Verlegung *eines Harnleiters* hat eine Reihe von Konsequenzen für die Niere, die sich auf deren Druck- und Zirkulationsverhältnisse, auf den Metabolismus und die Nierenleistung auswirken. **Primäres Phänomen ist der Anstieg des Drucks im Hohlsystem.** Dieser hat eine Reihe funktioneller und morphologischer Folgen. In der Initialphase der Obstruktion steigt die Nierendurchblutung durch Weitstellung des Vas afferens um ca. 25 % an; nach einigen Stunden geht diese Phase unter Rückgang der Druckerhöhung in eine Vasokonstriktion der präglomerulären Kapillaren über. Bereits wenige Stunden nach kompletter Ureterligatur sind größere Nierenparenchymareale nicht mehr durchblutet. Dies geht mit einer Verminderung der glomerulären Filtrationsrate auf die Hälfte oder weniger einher. Eine chronische Obstruktion führt auch zu distal-tubulären Schäden mit Herabsetzung des Konzentrationsvermögens. Bei chronischer Stauung kommt es langfristig zur Nierengewebsatrophie, d. h. zur hydronephrotischen Schrumpfniere.

Pathophysiologie

1. einseitige Abflußstörung
- **Druckanstieg, Folgen:**
- Ischämie
- glomeruläre Funktion ↓
- tubuläre Funktion ↓
- Gewebsatrophie
- chronische Stauung → **hydronephrotische Schrumpfniere**

Bei *doppelseitiger Abflußstörung* ist eine Retention harnpflichtiger Substanzen die Folge. Es resultiert eine Azotämie, Wasser- und Elektrolytretention und eine metabolische Azidose. Eine sog. postrenale Anurie bei kompletter Harnleiterverlegung (beidseits oder bei Einnierigkeit) führt durch Hyperkaliämie und Überwässerung rasch zu einer bedrohlichen klinischen Situation, die unverzüglich entlastende Maßnahmen erfordern. Nach Entlastung beobachtet man meist eine sog. postobstruktive Diurese mit Ausscheidung großer Harnvolumina (bis 20 l/die und mehr) als Ausdruck einer renalen Schädigung.

2. doppelseitige Abflußstörung:
- **Azotämie**
- **Wasser- u. Elektrolytretention**
- **metabolische Azidose**
- **ggf. postrenale Anurie (Notfall!)**

→ Entlastungspolyurie:
cave: Elektrolytstörung!

3.2 Diagnostik

Diagnostik

Die **Ultraschalluntersuchung** der oberen Harnwege ist die **Methode der Wahl** zur Diagnostik von Harnabflußstörungen (s. Abschn. 5.3.1, S. 55):
- Bestimmung des *Durchmessers von Nierenbecken, Kelchen* und *Kelchhälsen*
- *Vermessung des Parenchymmantels*, bedeutungsvoll für Befund und Verlauf (Abb. 3-2).

1. Sonographie

⇐

Der Harnleiter ist normalerweise sonographisch nicht darzustellen; er kann jedoch bei Dilatation im oberen Drittel erkannt werden.

- **Harnleiter nur bei Erweiterung darstellbar**

Röntgenuntersuchung. Intravenös injizierte Kontrastmittel werden bei Harnabflußstörungen infolge der herabgesetzten Durchblutung und glomerulären

2. Röntgenuntersuchung

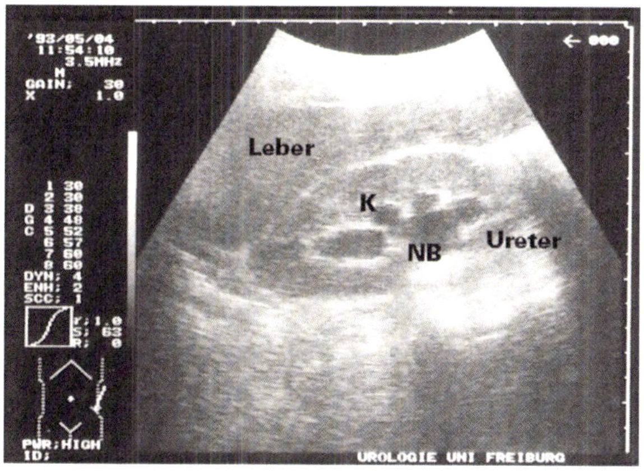

Abb. 3-2: Ultraschallbild bei Harnstauung (Emmett II). Erweiterung des Nierenbeckens (NB) und Verplumpung der Kelche (K)

a) Ausscheidungsurogramm (AUG):
- bei Obstruktion verzögerte, schwache Kontrastierung
- vollständige Ureterkontrastierung (prävesikaler Stein)
- verplumpte Kelche, Pyelektasie → chronische Harnstauung

• **AUG-Nachteil:**
- bei Niereninsuffizienz (Kreatinin > 1,5 mg/100 ml) begrenzte Aussage

Filtration verzögert ausgeschieden. Das Ausscheidungsurogramm (AUG) zeigt daher eine *flauere Kontrastanreicherung* und eine *zeitlich verzögerte Kontrastierung*. Oft sind sog. *Spätaufnahmen* (1–24 Std. nach Injektion) angezeigt, um eine Bewertung des Urogramms zu ermöglichen. Diskrete Abflußbehinderungen (Beispiel: kleiner prävesikaler Ureterstein) zeigen sich oft nur in einer vollständigen Kontrastierung des Ureters in ganzer Länge. Eine ausgeprägtere oder länger bestehende Harnstauung dokumentiert sich in verplumpten Kelchen, erweiterten Kelchhälsen und eine Pyelektasie (Abb. 3-3).

• Nachteil: Bei eingeschränkter Nierenfunktion (Serumkreatinin > 1,5 mg %) ist von der AUG nur eine begrenzte diagnostische Aussage zu erwarten und

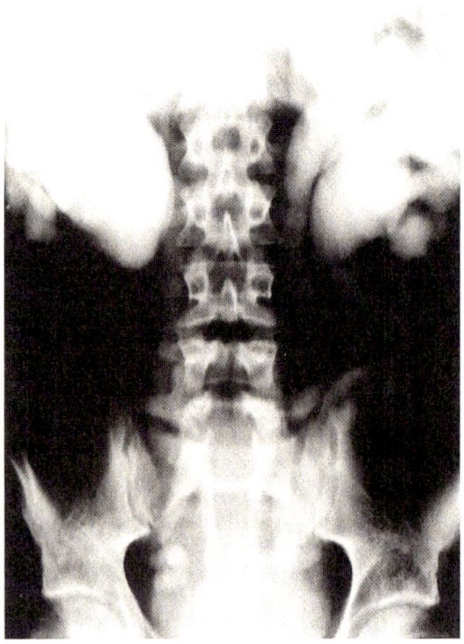

Abb. 3–3: Ausscheidungsurogramm bei subvesikaler Obstruktion. Hochgradige Dilatation der Nierenhohlsysteme und Schlängelung der Ureteren.

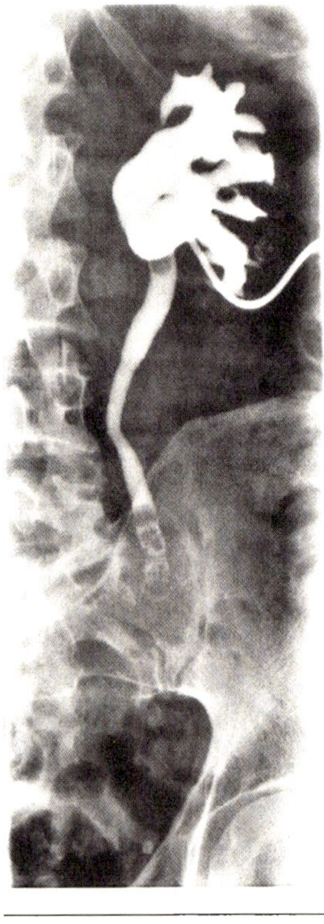

Abb. 3–4: Antegrade Pyelographie bei Abflußstörungen durch einen Tumor im mittleren Harnleiterdrittel

andere Untersuchungsmethoden vorzuziehen. Hier ist die **retrograde Pyelographie** sinnvoll (s. Abschn. 5.5.1.3, S. 74). Die Lokalisation einer Obstruktion, Ausdehnung und Ursache kann auf diese Weise definiert werden.
In besonders gelagerten Fällen kann auch eine **antegrade Pyelographie** (s. Abschn. 5.3.2.6, S. 63) indiziert sein z. B. bei Unmöglichkeit der retrograden Sondierung (Abb. 3-4).

b) retrograde Pyelographie:
- direktes Einbringen von Kontrastmittel in den Harnleiter → **Lokalisation und Ausdehnung der Obstruktion**

c) antegrades Pyelogramm:
- perkutane Nierenbeckenpunktion → KM → Lokalisation und Ausdehnung der Obstruktion
- **Indikation:** retrograde Sondierung gelingt nicht

Nuklearmedizinische Diagnostik. Wichtigste Untersuchungen zur Erkennung von Harnabflußstörungen sind die *Isotopennephrographie (ING)* und die *Nierensequenzszintigraphie*. Sie erlauben (bei geringer Strahlenbelastung) die Diagnose und Quantifizierung einer Obstruktion (s. Abschn. 5.6.1.1, S. 80).
• Bei der **Isotopennephrographie** wird eine radioaktiv markierte Substanz (^{99m}Tc-MAG 3) intravenös injiziert und die renale Verarbeitung des Isotops (Anflutung, Sekretion, Abfluß) über 2 dorsal positionierte Zählkammern (Gamma-Kamera) gemessen. Eine gesunde Niere scheidet die Aktivität innerhalb von 5–15 min aus. Bei Abflußstörung ist die renale Elimination verzögert, es zeichnet sich ein „Stauungstyp" der Kurve ab mit Verlängerung der Halbwertszeit.

3. nuklearmedizinische Untersuchung
- ermöglicht die **Diagnosesicherung und Quantifizierung einer Obstruktion**

a) ING:
- **quantifiziert Ausscheidungsfunktion der Niere**

• Die **Sequenzszintigraphie** (mit ^{131}J-Hippuran oder ^{99m}Tc-MAG 3) ermöglicht die bildliche Darstellung funktionstüchtiger bzw. -gestörter Parenchymabschnitte. Nach Injektion von Furosemid wird die sog. Auswaschphase beschleunigt. Bei signifikanter Obstruktion ist dies nicht der Fall. Es bildet sich ein plateauförmiger Kurvenverlauf im ING aus (s. Abb. 5-30).

b) Sequenzszintigraphie:
- **Darstellung pathologischer**
  - Organabschnitte
  - Funktion (Auswaschphase)

Interventionelle Diagnostik. Der Nachweis bzw. die Lokalisation einer Obstruktion kann in ausgewählten Fällen über einen direkten Zugang zum Nierenhohlsystem angezeigt sein. Nach perkutaner Nephrostomie (s. u.) kann nach Kontrastmittelinjektion die Harnleiteranatomie und der Ort der Obstruktion röntgenologisch dargestellt werden. Andererseits weist eine Manometrie des Hohlsystems eine Abflußbehinderung nach, wenn Druck-Fluß-Kurven pathologisch verlaufen.

3. interventionelle Diagnostik:
→ perkutane Nephrostomie
- **Kontrastfüllung**
- **Druckmessung**

3.3 Klinik

Klinik

Symptomatik. Akute oder chronische Abflußstörungen sind in ihrer klinischen Ausprägung sehr verschieden.

- **Symptome nicht immer eindeutig**

> • Bei **akuter** Obstruktion (häufigste Ursache: Harnleiterstein) steht die sog. **Nierenkolik** im Vordergrund. Der akute Druckanstieg im Hohlsystem löst starke *Schmerzen im Nierenlager* aus, begleitet von *Übelkeit, Erbrechen* und *kollapsartigem Zustand* (Vagusreflex). *Ausstrahlende Schmerzen* in Rücken oder Unterbauch bzw. Genitale sind – je nach Obstruktionslokalisation – üblich. Nach einigen Tagen tritt oft eine **Darmatonie mit Meteorismus** hinzu.

1. akute Harnstauung → „Nierenkolik"

• Bei **chronischer** Harnstauung (Beispiel: angeborene subpelvine Stenose) fehlen Symptome oft völlig. Allenfalls sind Mißempfindungen im Nierenlager bei verstärkter Flüssigkeitsbelastung oder körperlicher Beanspruchung vorhanden.

2. chronische Harnstauung:
- **meist asymptomatisch**

Die **häufigsten Ursachen** einer Harnwegsobstruktion sind:
• *angeboren:* subpelvine Stenose, retrokavaler Ureter, obstruktiver Megaureter, Ureterozele, dystope Mündung, sekundär bei vesikaler oder subvesikaler Ursache
• *erworben:* Harnstein, traumatisch (postoperativ), Tumorinfiltration (Blase, Prostata), Kompression (Lymphknoten, Gravidität, retroperitoneale Fibrose), Ureter-/Nierenbeckentumor, radiogene, tuberkulöse Striktur.

- **angeboren**
  - subpelvine Stenose
  - retrokavaler Ureter
  - Megaureter u. a.
- **erworben**
  - Harnstein
  - traumatisch
  - Tumor u. a.

Fallbeispiele

1. angeborene subpelvine Stenose

- **häufig:** Kindesalter
- **Pathologie:**
- abnorme Muskelstruktur
- kreuzendes Gefäßbündel

- **Diagnostik: Sonographie, AUG, retrogr. Pyelographie**

2. akute Harnstauungsniere bei Steinverschluß

Häufige Obstruktionssyndrome sind *(Fallbeispiele):*

- angeborene **subpelvine Stenose** (Abb. 3-5)

Eine Obstruktion im pyeloureteralen Harnleiterabschnitt ist im **Kindesalter** die häufigste Ursache einer Harnstauungsniere und in 20% doppelseitig. **Pathologisch-anatomisch** findet man eine *abnorme Muskelstruktur* mit erhöhtem interzellulärem Kollagen im Stenoseabschnitt, sowie ein den Harnleiter kreuzendes *akzessorisches Gefäßbündel* in 30–40%. Das Nierenbecken ist meist weitgestellt, die Kelche balloniert mit Parenchymausdünnung, je nach Ausmaß der Atrophie. Die **Diagnose** läßt sich meist bereits *sonographisch* stellen; sie wird durch *AUG* (oft Spätaufnahmen erforderlich!) und *retrograde Pyelographie* gesichert. **Klinisch** ist das Krankheitsbild häufig asymptomatisch, eine unbemerkt schleichende Nierenatrophie bis zur funktionslosen Hydronephrose häufig. Infekte treten bei der Hälfte der Patienten auf. Flankenschmerz, Hämaturie, Steinbildung und Hypertonie sind weitere Erscheinungen.

- akute **Harnstauungsniere bei Steinverschluß** (Abb. 3-6)

Eine akute Obstruktion durch einen okkludierenden Harnleiterstein läßt sich mittels Ultraschall bereits bei geringer Ausprägung erkennen (Emmett I–II). Das AUG ist

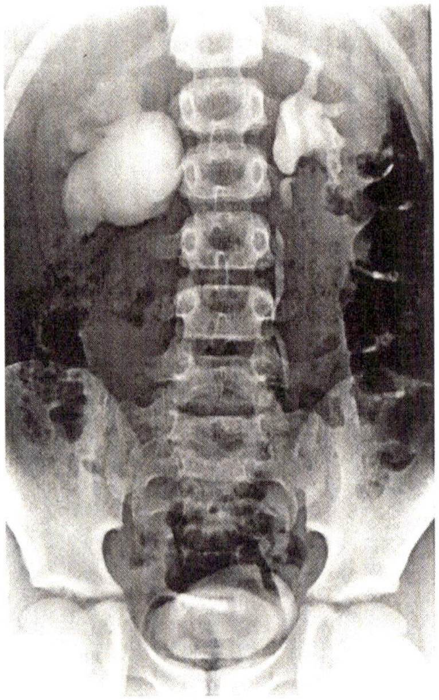

Abb. 3–5: Hochgradige Harnstauungsniere bei subpelviner Stenose (Ureterabgangsstenose) rechts. Ballonierung des Hohlsystems bei fehlender Ureterdarstellung

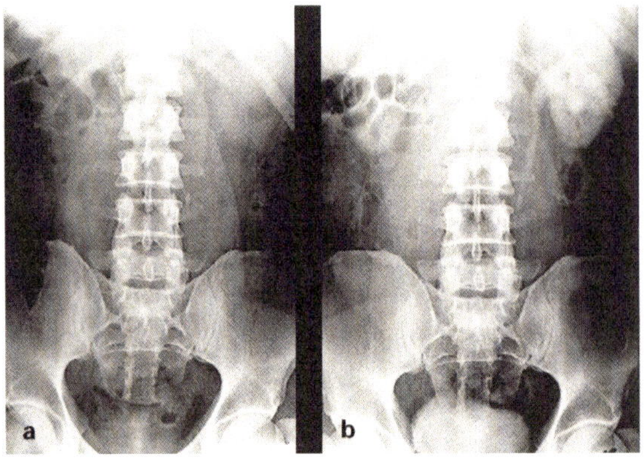

Abb. 3–6: Ausscheidungsurogramm bei linksseitigem Ureterstein, **a.** Leeraufnahme: kalkdichte Verschattung zwischen dem 3. und 4. Wirbelkörperquerfortsatz der LWS, **b.** nach Kontrastmittelapplikation: Harnstauung links mit Abbruch der Harnleiterkontrastierung am Ort des Steinsitzes

durch eine verzögerte Kontrastanreicherung gekennzeichnet, sowie durch eine Dilatation des Harnleiters bis zur Position des Steins. Auch kleinste Konkremente (1–2 mm Durchmesser) können, besonders bei ostiumnahem Sitz, beträchtliche Abflußstörungen hervorrufen. Fornixrupturen mit perirenaler Extravasation von kontrastiertem Harn sind bei Urographien im Status colicus häufig. In diesem Stadium sollte sich die Diagnostik auf eine Leeraufnahme und eine Sonographie beschränken.

- **doppelseitige Harnstauungsnieren** bei vesikaler/subvesikaler Obstruktion

3. doppelseitige Harnstauungsnieren

Eine bilaterale obstruktive Uropathie ist meist ein sich *schleichend* entwickelndes *Krankheitsbild*, das bei benigner Prostatahyperplasie (Stadium III), infiltrierend wachsenden Karzinomen von Blase, Prostata oder der weiblichen Geschlechtsorgane in Erscheinung tritt. Eine akute bilaterale Stauung wird nicht selten im Gefolge beckenchirurgischer Eingriffe (Hysterektomie, Rektumamputation) gesehen. Die Diagnose wird sonographisch oder röntgenologisch (AUG, retrogrades Pyelogramm) gestellt. Die (oft notfallmäßig erforderliche) Entlastung durch Nephrostomie oder Endokatheter sollte an der funktionell besseren Niere vorgenommen werden. Zu dieser Entscheidungsfindung tragen Sonographie (Parenchymdicke), Urographie (Seite der besseren Kontrastierung) und evtl. die seitengetrennte Isotopen-Clearance bei. Das Ausmaß der Azotämie ist zu ermitteln und von Bedeutung für die Wahl des Diagnostikverfahrens.

3.4 Therapie und Folgezustände

Therapie

- **schnelle Beseitigung der Obstruktion** als
  - Notfallmaßnahme
  - Interimslösung
  - definitive Behandlung

Therapie. Die rasche und wirksame Beseitigung einer Harnwegsobstruktion ist für die Erhaltung der Nierenfunktion von größter Bedeutung. Dabei wird das Vorgehen von Gesichtspunkten beeinflußt, die sich aus der Ätiologie der Obstruktion, der Dringlichkeit, dem Zustand des Patienten und der Akzeptanz des Therapievorschlags ergeben. Wir unterscheiden zwischen *Notfallmaßnahmen* (z. B. bei postrenaler Anurie), *Interimslösungen* und *definitiven Maßnahmen*.

1. Notfallmaßnahmen bei akuter Obstruktion

⇦

> **Notfallmaßnahmen bei akuter Obstruktion sind:**
> - **retrograde Harnleiterschienung** (Endokatheter, Splint, Doppel-J-Katheter) und **perkutane Nephrostomie.**

Durch diese interventionellen Eingriffe lassen sich die Symptome der akuten Stauungsniere sofort beheben, die negativen Auswirkungen auf die Niere anhalten, und die endgültigen Maßnahmen planen.

2. Interimslösung vor definitiver Therapie
- **Nephrostomie**
- **Katheter**

Die Verfahren werden auch als **Interimslösungen** angewandt, wenn Zeit bis zur definitiven Korrektur gewonnen werden soll. So kann eine Nephrostomie dazu dienen, die Erholungsfähigkeit einer gestauten Niere vor einer organerhaltenden Operation zu prüfen, oder z. B. die Rekonstruktion einer Ureterläsion im Becken auf einen optimalen Zeitpunkt zu verschieben. Eine Niereninsuffizienz durch bilaterale Harnstauung erfordert eine Wiederherstellung der Homöostase vor operativen oder instrumentellen Eingriffen in Narkose. Bei vesikaler oder subvesikaler Ursache (Beispiel: Überlaufblase bei BPH) ist in der Regel eine Blasenentlastung durch einen suprapubischen oder transurethralen Katheter angezeigt.

3. definitive Behandlung
- **Operation**

Definitive Eingriffe sind in der Regel operativer Natur, wie: Nierenbeckenplastik, Ureterozystoneostomie oder Ureterolyse (s. Abschn. 17.3.2, S. 293).

Folgezustände
- **hydronephrotische Atrophie**
- **Hypertonus**
- **Infektion**

Folgezustände. Eine unbehandelte chronische Harnstauung führt zur **hydronephrotischen Atrophie** der betroffenen Niere. Korrigierende operative Eingriffe erreichen meist keine wesentliche Rekompensation der Nierenleistung. Bei Doppelseitigkeit resultiert eine globale Niereninsuffizienz. Ein **Hypertonus** ist bei chronisch obstruktiver Uropathie eher die Ausnahme, bei akuter Stauung häufig. **Infektionen** der oberen Harnwege treten bei Obstruktion prinzipiell nicht häufiger auf als bei Gesunden, sind jedoch bei unkorrigierter Abflußbehinderung therapeutisch schwerer zu beeinflussen. Bei subpelviner Stenose muß in rund 15 % mit dem Auftreten eines Infekts gerechnet werden. Das Krankheitsbild einer **Pyonephrose** entsteht bei Ansammlung infizierten Urins in einer (chronischen) Stauungsniere. Ein bedrohliches Krankheitsbild kann sich entwickeln, wenn bei akuter Harnstauung mit Infekt eine hämatogene Keimstreuung auftritt. Es resultiert eine **Urosepsis,** meist mit gramnegativen Keimen, die eine hohe Letalitätsrate hat (septischer Schock).

- **Pyonephrose**
- **Urosepsis**

4. Leitsymptome urologischer Erkrankungen

U. Wetterauer

Leitsymptome urologischer Erkrankungen

Leitsymptome, die auf Erkrankungen der Nieren und ableitenden Harnwege hinweisen, sind:

- veränderte **Harnmenge** und **-qualität:** *Anurie, Oligurie, Polyurie*
- **Hämaturie:** *Makro*hämaturie, *Mikro*hämaturie
- **Schmerz:** *Dehnungsschmerz* parenchymatöser Organe, akute *Abflußbehinderung* aus Hohlorganen
- **Miktionsstörungen** und **urethraler Ausfluß**
- Symptome aus dem **Sexualbereich:** *Hämospermie, Ejakulationsstörungen,* erektile Dysfunktion.

Wichtig für eine richtige Diagnosestellung ist einerseits die Fähigkeit des Patienten, seine Symptome zu beschreiben und andererseits die korrekte Interpretation und Zuordnung derselben durch den Arzt.

- **Hämaturie**
- **Schmerz**
- **Miktionsstörungen**
- **veränderte Urinausscheidung**
- **Sexualstörungen**

4.1 Veränderung der Harnmenge und -qualität

1. Harnmenge, -qualität

Ein gesunder Mensch scheidet täglich etwa 1,5 l Harn aus. Unterschiedliche Trinkgewohnheiten sowie Körper- und Umgebungstemperatur bedingen jedoch eine große Schwankungsbreite.

- **tägliche Harnmenge ca. 1,5 l**

> **Pathologische Abweichungen** sind:
> - **Anurie:** Urinproduktion < 100 ml/24 h, **Oligurie:** Urinproduktion < 500 ml/24 h oder < 20 ml/h, **Polyurie:** Urinproduktion > 4000 ml/24 h

- **Anurie, Oligurie, Polyurie**

Die häufigste urologische **Ursache** für eine Anurie und Oligurie ist die *obstruktive Uropathie* (postrenale Anurie/Oligurie). Die Obstruktion kann supravesikal (s. Abb. 3-2, S. 29), vesikal oder infravesikal lokalisiert sein. Sowohl mechanische (z. B. eingeklemmter Harnleiterstein bei Einzelniere) als auch funktionelle Abflußbehinderungen (z. B. neurogene Blasenentleerungsstörung) können eine obstruktive Uropathie bedingen. Weitere Ursachen für eine Oligo-/Anurie sind Störungen des Elektrolyt- und Wasserhaushaltes, die terminale Niereninsuffizienz (s. Abschn. 2.2, S. 22) und Schockzustände (septisch, hypovolämisch, hämorrhagisch etc.).

- **Anurie/Oligurie, durch:**
  - Obstruktion
  - Niereninsuffizienz
  - Schock

Eine Polyurie tritt häufig nach einer Beseitigung von Stauungszuständen (z. B. Entlastung durch Katheter oder Nierenfistelung) auf.

Die **Harnschau** (Uroskopie) ist eine der ältesten ärztlichen Untersuchungsmethoden. Die Urinfarbe und -beschaffenheit kann Rückschlüsse auf Krankheiten zulassen:

- Der frisch entleerte Urin ist *hell- bis dunkelgelb* und *klar.* Die Farbe ist abhängig vom Hydratationszustand und von der Konzentrationsfähigkeit der Nieren.
- In der *Kälte* fallen die in gesättigter Lösung vorhandenen Salze aus und trüben den Urin *(Ziegelmehl).*
- Bakterien führen zu einer Harnzersetzung und können einen *Geruch* nach Ammoniak oder den typischen Geruch infizierten Urins bedingen.

- **Harnschau:**
  - Urinfarbe und -beschaffenheit

Hämaturie

4.2 Hämaturie

- **Erythrozyturie: 0–2 Erys/Gesichtsfeld physiologisch**

Eine Erythrozyturie von täglich etwa 1 Million Erythrozyten ist physiologisch. Bei der Mikroskopie des Harns von Gesunden findet man 0 bis 2 Erythrozyten pro Gesichtsfeld.

- **Praxishinweis**

> **Praxishinweis:** Eine **Mikrohämaturie** ist abklärungsbedürftig, wenn *mehr als 2 Erythrozyten* pro Gesichtsfeld mit einer Vergrößerung von 400mal sichtbar sind.

- **Makrohämaturie: „roter" Urin**
- **Mikrohämaturie:** > 2 Erys/Gesichtsfeld

Unter einer Hämaturie versteht man *mikroskopisch oder makroskopisch erkennbare Blutbeimengungen* im Urin. Eine **Makrohämaturie** ist durch einen sichtbar rot verfärbten Urin gekennzeichnet. Man unterscheidet eine *schmerzlose* von der *schmerzhaften Hämaturie.*

- **schmerzhafte Hämaturie:**
  - Urolithiasis
  - Entzündung
- **schmerzlose Hämaturie:**
  - Tumor
  - Blutung bei Prostatahyperplasie

Die **schmerzhafte Hämaturie** ist meist durch eine *Urolithiasis* oder bakterielle *Entzündung* des Harntraktes bedingt.
Eine **schmerzlose Hämaturie** läßt in erster Linie an einen *Tumor* denken, auch wenn z. B. eine *Blutung* aus Randvenen bei einer Prostatahyperplasie eine der häufigsten Ursachen der schmerzlosen Hämaturie ist. Andererseits kann aber auch ein Tumor des oberen Harntraktes duch Koagelbildung und -abgang kolikartige Schmerzen hervorrufen und eine Fehleinschätzung des Symptoms bedingen.

- **totale, initiale, terminale Hämaturie**

Eine Hämaturie kann **total** (Blutungsquelle in den oberen Harnwegen), **initial** (Blutungsquelle in der Harnröhre) oder **terminal** (Blutungsquelle im Blasenhalsbereich) sein.

- **Alarmsymptom**

> Eine Hämaturie ist immer ein Alarmsymptom, welches eine sofortige Diagnostik nach sich ziehen muß.

- **scheinbare Hämaturie:** Rotfärbung des Urins ohne Erythrozytennachweis durch Nahrungsmittel, Medikamente

Abzugrenzen von einer echten Hämaturie, bei der definitionsgemäß Erythrozyten mikroskopisch nachgewiesen werden, ist die sog. **scheinbare Hämaturie,** bei der durch *Farbstoffe* eine Rotfärbung des Urins hervorgerufen wird.
Häufige *Ursachen* für eine scheinbare Hämaturie sind eine Verfärbung des Urins nach Genuß von **roter Beete** und **Speisefarbstoffen.** Eine **Hämoglobinurie** aufgrund einer Hämolyse kann ebenfalls den Urin durchscheinend rot färben.

- **Hämaturie-Nachweis**
  - Indikatorstreifen
  - mikroskopisch!

Orientierend kann zum **Nachweis einer Hämaturie** ein Indikatorstreifen (z. B. Sangur®-Test) eingesetzt werden. Hiermit wird jedoch auch eine *Hämoglobinurie* oder *Myoglobinurie* erfaßt. Zum Nachweis einer echten Hämaturie muß jedoch immer die *mikroskopische Untersuchung* des Harns angeschlossen werden.

Ursachen der Hämaturie
1. **Nierenparenchymerkrankungen:**
   - **Glomerulonephritis**
   - **interstitielle Nephritiden**
2. **Tumoren des oberen Harntraktes:**
   - **Nierenzellkarzinom**
   - **Urothelkarzinom**

Ursachen einer Hämaturie (Abb. 4-1) können **Nierenparenchymerkrankungen** sein, wobei die *Glomerulonephritis* und *interstitielle Nephritiden* als wichtigste Vertreter erwähnt werden sollen.
Tumoren des oberen Harntraktes, wie z. B. Urothelkarzinome des Nierenbekkens, führen häufig zu rezidivierenden Makrohämaturien bei einer konstant vorhandenen Mikrohämaturie. Führt ein Nierenzellkarzinom (sog. Hypernephrom) zur Makrohämaturie, muß man einen bereits weiter fortgeschrittenen Tumor vermuten, der das Nierenhohlsystem arrodiert hat.

3. **Nierentuberkulose**

Auf eine **Nierentuberkulose** macht eine mit einer sterilen Pyurie kombinierte Hämaturie aufmerksam. Typische Veränderungen im Ausscheidungsurogramm und eine mehrfache Urinkultur sichern die Diagnose eines Nierenbefalls.

4. **Niereninfarkt**
5. **Nierenvenenthrombose**

Sowohl ein **Niereninfarkt** mit einem sektorförmigen Ausfall des Nierenparenchyms (Diagnosesicherung durch Computertomographie) als auch eine **Nierenvenenthrombose** sind seltene Ursachen einer Hämaturie.

6. **Ureterstein:** mit Koliken kombinierte Hämaturie

Typisch für **Uretersteine** ist eine zusammen mit Koliken auftretende Hämaturie.

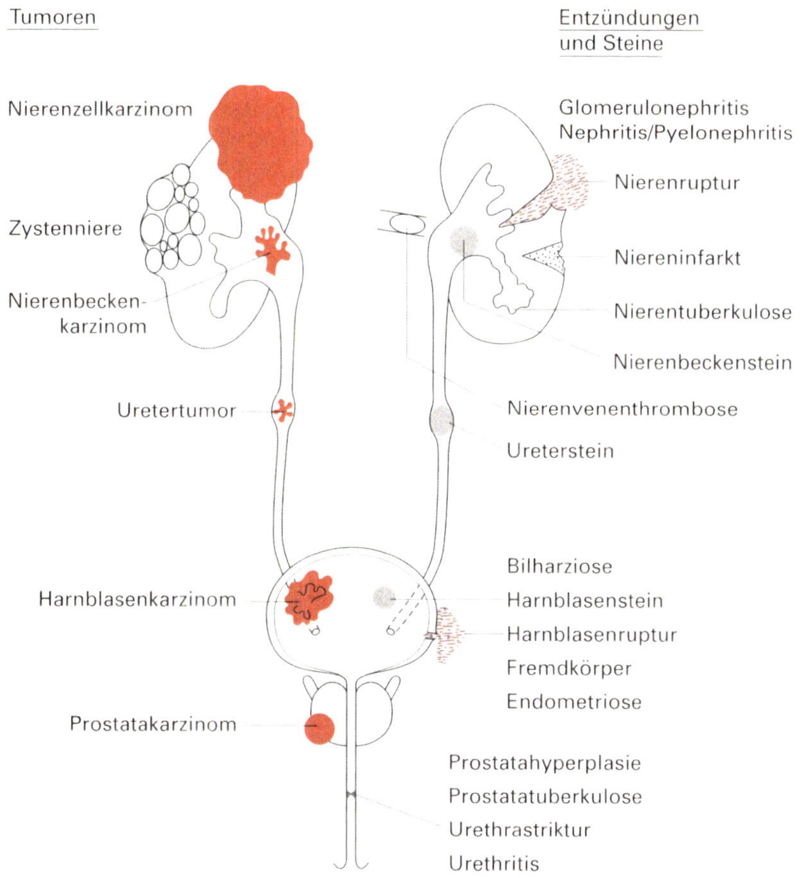

Abb. 4–1: Ursachen der Hämaturie

Harnblasensteine führen durch eine direkte Irritation der Blasenschleimhaut zu Blutbeimengungen im Urin. Im Vordergrund stehen hier jedoch Miktionssymptome wie Harnstottern oder eine Harnsperre und ein häufig gleichzeitig bestehender Harnwegsinfekt.

7. Harnblasenstein: mit Miktionssymptomen kombinierte Hämaturie

Insbesondere bei jüngeren Menschen können auch einmal **Fremdkörper,** die in masturbatorischer Absicht in die Harnröhre und Harnblase eingebracht werden, Ursache von Hämaturien und Harnwegsinfekten sein.

8. Fremdkörper

Ein Kardinalsymptom der **Harnblasentumoren** ist die Hämaturie. Durch den ständigen Wechsel des Füllungszustandes der Harnblase sind die meist papillären Tumoren mechanischen Irritationen ausgesetzt und bluten intermittierend. Trotz dieses verläßlichen Alarmsignals dauert es in der Regel mehrere Monate, bis diese Patienten einen Arzt aufsuchen und einer endoskopischen Diagnostik durch den Urologen zugeführt werden.

9. Harnblasenkarzinom: Kardinalsymptom Hämaturie

Bei älteren Männern mit einer **benignen Prostatahyperplasie** können bei einer ohnehin erschwerten Miktion durch zusätzliches Pressen Blutungen aus gestauten Randvenen auftreten und für eine Makrohämaturie bis hin zur Koagelbildung verantwortlich sein. Bei einem Prostatakarzinom tritt eine Hämaturie erst im fortgeschrittenen Stadium auf.

10. benigne Prostatahyperplasie

Schmerzhafte, von starken Miktionsbeschwerden im Sinne einer Pollakisurie begleitete Makrohämaturien sind typisch für eine **Urozystitis.** Sind die oberen Harnwege von der bakteriellen Infektion mitbetroffen, tritt zur Hämaturie noch Fieber und Flankenschmerz hinzu.

11. Urozystitis

12. Pyelonephritis

Seltene Ursachen einer Hämaturie sind die **Prostatatuberkulose** und die **Bilharziose** der Harnblase.

Schmerz

- **Dehnungsschmerz** parenchymatöser Organe
- **akute Abflußbehinderung:**
  - Ureterstein
  - Harnverhalt

4.3 Schmerz

Ein ebenfalls häufiges Leitsymptom urologischer Erkrankungen ist der Schmerz. Im Urogenitalsystem tritt er insbesondere dann auf, wenn es zu einer *Dehnung parenchymatöser Organe* kommt (z.B. Dehnungsschmerz der Capsula fibrosa der Niere oder der Tunica albuginea des Hodens) oder wenn Hohlorgane verlegt sind (z.B. Ureterstein oder akuter Harnverhalt).

lokaler Schmerz

ausstrahlender Schmerz (z.B. Ureterkolik)

Man unterscheidet den *lokalen* Schmerz und den *ausstrahlenden Schmerz*. Typische Beispiele für einen **lokalen Schmerz,** der im oder nahe beim befallenen Organ auftritt, sind die *Pyelonephritis* mit Schmerzen in der Niere bzw. Flanke oder eine Epididymitis mit Schmerzen in der Gonade. Ein Beispiel für **ausstrahlende Schmerzen** ist die *Ureterkolik:* Bei einem hochsitzenden Ureterstein kann es zu starken Schmerzen im ipsilateralen Hoden kommen, bedingt durch die gemeinsame Innervation dieser beiden Strukturen (Th 11 bis 12).

Nierenschmerz

lang anhaltender dumpfer Flankenschmerz, klopfschmerzhaftes Nierenlager

4.3.1 Nierenschmerz

Der typische Nierenschmerz wird als dumpfer und konstanter Druck im kostovertebralen Winkel und in der Flanke direkt unterhalb der 12. Rippe empfunden. Er kann zum Nabel hin und in den Unterbauch ausstrahlen. Voraussetzung für den Nierenschmerz ist eine plötzliche Druckzunahme in dem mit einer straffen Kapsel umgebenen Organ.

Dieses konstante lumbale Druckgefühl tritt bei einer akuten Pyelonephritis (mit einem plötzlichen Ödem), einer Ureterobstruktion (mit einem akuten Harnrückstau) oder selten z.B. bei einer Nierenvenenthrombose auf. Das betroffene Nierenlager weist eine erhöhte *Klopfempfindlichkeit* auf.

Beim **paranephritischen Abszeß** besteht zunächst durch die Irritation des Psoasmuskels eine Schonbeugung des Beines in der Hüfte, ein Zwerchfellhochstand und eine Lordose der Wirbelsäule.

Viele urologische Nierenerkrankungen bleiben jedoch wegen ihrer langsamen Entwicklung und des Fehlens einer plötzlichen Kapselspannung schmerzlos: Nierenkarzinome, -ausgußsteine, Zystennieren, Nierentuberkulose und Hydronephrose aufgrund einer chronischen Ureterobstruktion, z.B. durch einen gynäkologischen Tumor.

- **Praxishinweis:** ⇨

> **Praxishinweis:** *Chronische Rückenschmerzen* sind selten durch urologische Erkrankungen bedingt! Wenn diese Beschwerden **lage- und bewegungsabhängig** sind, sollte eine *orthopädische Abklärung* veranlaßt werden.

Harnleiterkolik/Nierenkolik

- **Kolikschmerz:** wellenförmig verlaufender, vernichtender Dauerschmerz mit Allgemeinsymptomen:
  - Übelkeit
  - Erbrechen
  - Darmlähmung
  - Kollaps
  - Tachykardie
- **Ursache:** eingeklemmter Stein

4.3.2 Harnleiterkolik/Nierenkolik

Der **Kolikschmerz** (Nieren-, Ureter-, Steinkolik) tritt akut ohne Prodromalsymptome auf und wird vom Patienten als wellenförmig verlaufender, einseitiger, vernichtender Dauerschmerz beschrieben. Er geht mit Übelkeit, Erbrechen und Darmlähmung einher. Durch eine vasovagale Reaktion kommen Kreislaufreaktionen mit Schweißausbruch, Kollaps, Blutdruckabfall und Tachykardie hinzu. Die typische Steinkolik wird in die *Flankengegend,* den *Unterbauch* oder das *Genitale* projiziert (Abb. 4-2).

Ursache der Ureterkolik ist typischerweise eine akute Obstruktion durch *Steine,* selten durch Blutkoagel oder abgestoßene Nierenpapillen. Über die Hälfte aller Steine gehen mit Koliken einher.

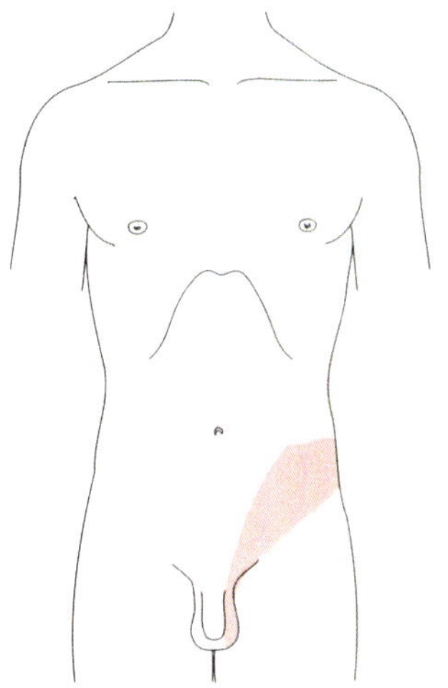

Abb. 4–2: Schmerzausstrahlung ausgehend von der Niere (hellrot) und vom Harnleiter (dunkelrot)

Verantwortlich hierfür ist eine Hyperperistaltik und ein Spasmus der glatten Muskulatur. Große unbewegliche Nierenbeckensteine oder ruhende Kelchsteine verursachen keine Koliken, sondern äußern sich gelegentlich durch einen dumpfen Druck im Nierenlager.

Aufgrund der Schmerzausstrahlung kann sowohl der Arzt als auch ein Patient mit mehreren Steinabgängen in der Anamnese ein Konkrement „lokalisieren".

Praxishinweis: Ein **eingeklemmter Stein** im *oberen Ureter* führt zu einer Schmerzausstrahlung in die *Leiste.* Bei einer Lokalisation im *mittleren Harnleiter* wird der Schmerz auf den *McBurney-Punkt* lokalisiert und kann rechts eine Appendizitis, links z. B. eine Divertikulitis vortäuschen (s. u.). Ist das Konkrement im *distalen Ureter* bzw. an der Einmündungsstelle zur Harnblase lokalisiert, kann es *Dysurien* wie imperativen Harndrang und *Pollakisurie* auslösen und zu stechenden Schmerzen in der *vorderen Harnröhre* führen.

Praxishinweis: Ureterstein – **Schmerzausstrahlung**

Differentialdiagnosen der Nieren-/Ureterkolik sind:
- **Oberbauch:** Gallenkolik, Pankreatitis, Ulcus ventriculi
- **Unterbauch und kleines Becken:** akute Appendizitis, Divertikulitis, Adnexitis, M. Crohn.

Differentialdiagnosen

Im akuten Stadium ist unverzüglich folgende **Diagnostik** einzuleiten:
- Die klinische Untersuchung zeigt ein *klopfschmerzhaftes Nierenlager* bzw. einen *druckschmerzhaften Ureterverlauf.*
- Die Urinuntersuchung mit Teststreifen und Mikroskopie zeigt eine *Hämaturie* (Mikrohämaturie, selten Makrohämaturie).
- Sonographisch läßt sich ein einseitig *gestautes Nierenhohlsystem* nachweisen.
- Eine Nierenleeraufnahme zeigt bei einem *kalkdichten Konkrement* eine Verschattung in Projektion auf den Harnleiterverlauf.
- Eine *Ausscheidungsurographie* ist im Kolikanfall *kontraindiziert!* Die durch das Röntgenkontrastmittel ausgelöste osmotische Diurese erhöht bei einem obstruierenden Stein den Druck im Nierenbeckenkelchsystem und kann zu einer *Fornix-Ruptur mit Urinextravasation* führen. Deshalb sollte die Urographie stets im beschwerdefreien Intervall durchgeführt werden.

Diagnostik:
- **Nierenlager:** Klopfschmerz
- **Urinuntersuchung:** Hämaturie
- **Sonographie:** dilatiertes Nierenhohlsystem
- **Nierenleeraufnahme:** kalkdichte Verschattung
- **AUG bei Kolik kontraindiziert**

Therapie: Eine sofort eingeleitete *intravenöse* spasmoanalgetische Therapie mit z. B. N-Butyl-Scopolamin und Metamizol, die nach Kupierung der Kolik als bedarfsgesteuerte Infusion fortgesetzt werden kann, macht den Patienten meist innerhalb weniger Minuten beschwerdefrei.

Soforttherapie:
- Spasmoanalgesie

Harnblasenschmerz

Ursache:
- **Urozystitis**
- **Harnverhalt**

1. akute Harnverhaltung:
- **„Unterbauchtumor"**
- **Kreislaufreaktion**
- **heftiger suprapubischer Schmerz**

2. chronische Harnverhaltung:
- **oft symptomlos**

4.3.3 Harnblasenschmerzen

Die häufigste Ursache von Blasenschmerzen ist die **bakterielle Zystitis.** Die Schmerzen sind in der Regel auf die *Miktion* beschränkt, wobei die Algurie bis zu unerträglichen Blasenkrämpfen und quälender Harndrang im Vordergrund stehen.

Bei der **akuten Harnverhaltung** verursacht die überdehnte Harnblase stärkste Schmerzen in der *suprapubischen Region.* Abdominell ausstrahlende Schmerzen und Allgemeinsymptome mit Kreislaufreaktionen zusammen mit dem tastbaren *„Unterbauchtumor"* und einer Darmatonie können ein akutes Abdomen vortäuschen. Die *Sonographie* oder ein *Einmalkatheterismus* klären jedoch rasch die Ursache.

Bei einer **chronischen Harnverhaltung** werden nur geringe oder gar keine Blasenschmerzen empfunden, selbst wenn die Harnblase bis zum Nabel reicht *(„Überlaufblase").* Eine häufige Ursache ist die Blasenhalsobstruktion z.B. durch eine Prostatahyperplasie oder eine neurogene Blasenentleerungsstörung.

Mißempfindungen in der Blasengegend, die insbesondere bei stärkerer Füllung ausgelöst werden, können ihre Ursache auch einmal in seltenen Krankheitsbildern wie **interstitieller Zystitis, Tuberkulose** oder **Bilharziose** haben.

Prostataschmerz

ausstrahlend in Damm und Unterbauch mit
- **Dysurie**
- **Defäkationsschmerz** und
- **Ejakulationsschmerz**

Ursache:
- Prostatitis
- **vegetatives Urogenitalsyndrom**

Hodenschmerz
Berührungs- und Druckschmerz, in Leiste ausstrahlend

4.3.4 Prostataschmerz, Hodenschmerzen

Von der **Prostata** ausstrahlende Schmerzen werden als *Druckgefühl* im Dammbereich, *Defäkationsschmerz* und *Dysurie* sowie *Ejakulationsschmerz* empfunden. Bedingt durch die Topographie der Prostata an der Vereinigungsstelle von Harntrakt und Samenwegen haben krankhafte Veränderungen nicht nur Auswirkungen auf die Miktion, sondern auch auf die Sexualsphäre.

Verursacht werden derartige Schmerzzustände im kleinen Becken mit Ausstrahlung in die Lumbosakralgegend durch die *akute bakterielle Prostatitis,* den *Prostataabszeß* oder durch die *„chronische Prostatitis",* die auch als Prostatose oder vegetatives Urogenitalsyndrom bezeichnet wird.

Hodenschmerzen. Eine *Hodentorsion, Orchitis* oder ein *direktes Trauma* äußern sich durch eine heftige Berührungs- und Druckschmerzhaftigkeit. Der

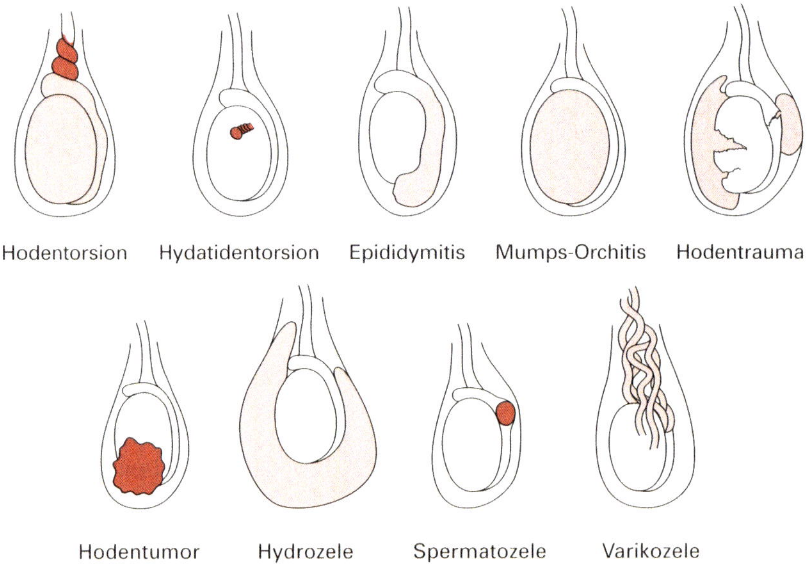

Abb. 4-3: Differentialdiagose Hodenschmerz, Hodenvergrößerung

teilweise als vernichtend empfundene lokale Schmerz kann in die Leiste und den Unterbauch ausstrahlen und eine peritoneale Reizung mit Erbrechen und Kreislaufreaktion hervorrufen.
Die *Hydrozele* (Wasserbruch des Hodens), die *Spermatozele* oder der *Hodentumor* verursachen aufgrund der langsamen Volumenzunahme nur selten Schmerzen. Sie sind, wie auch die *Varikozele*, meist mit einem dumpfen Ziehen verbunden. *Differentialdiagnostisch* kann auch ein hoher Ureterstein Hodenschmerzen verursachen.
Bei einer *Epididymitis* (Nebenhodenentzündung) ist der Nebenhoden druckschmerzhaft und in seinem kaudalen Teil entzündlich angeschwollen. Die Skrotalhaut ist berührungsempfindlich, geschwollen und gerötet. Im fortgeschrittenen Stadium ist der Nebenhoden vom Hoden palpatorisch nicht mehr abgrenzbar, so daß die Differentialdiagnose zur Hodentorsion große Schwierigkeiten bereiten kann (Abb. 4-3).

Epididymitis: oft schwierige DD zur Hodentorsion

Praxishinweis: Bei starken Hodenschmerzen ist eine sofortige Vorstellung beim Urologen bzw. eine Klinikeinweisung erforderlich: Der Hoden ist z.B. bei Torsion nur durch schnellstmögliche **operative Freilegung** zu retten.

Praxishinweis:
Hodenfreilegung!

4.4 Miktionsstörungen

Miktionsstörungen

Symptome der gestörten Miktion sind *(Übersicht):*
- *Dysurie:* schmerzhafte, erschwerte Harnentleerung, *Algurie:* Schmerzen bei der Miktion
- *Pollakisurie:* häufiger Harndrang und gehäufte Miktionsfrequenz
- *Nykturie:* gehäufte nächtliche Miktion
- *Harnverhaltung:* Unvermögen, die Harnblase zu entleeren
- *Harninkontinenz:* unwillkürlicher Urinabgang, *Enuresis (nocturna):* Einnässen (Bettnässen bei Nacht), *Streßinkontinenz:* unwillkürl. Urinabgang unter körperlicher Belastung, *Dranginkontinenz:* nicht unterdrückbarer Harnabgang, *imperativer Harndrang:* nicht unterdrückbares Miktionsbedürfnis, *Überlaufinkontinenz:* unwillkürlicher Urinabgang bei hohen Restharnmengen
- *Hämaturie:* Blutbeimengung zum Urin, *Pneumaturie:* Luftbeimengung zum Urin, *Fäkalurie:* Stuhlbeimengung zum Urin, *Chylurie:* Fett/Lymphbeimengungen zum Urin.

Übersicht Symptome

Die **Dysurie** bezeichnet als Überbegriff *Mißempfindungen* beim Wasserlassen oder eine *schmerzhafte Miktion.* Eine Dysurie ist in der Regel das erste Symptom von *Harnwegsinfektionen.*

Dysurie

Unter **Algurie** versteht man eine schmerzhafte, krampfartige Blasenentleerung. Bei einer Erhöhung der Miktionsfrequenz am Tag spricht man von einer **Pollakisurie.** Die normale Blasenkapazität beträgt ca. 400 ml. Ursachen einer Pollakisurie können ein erhöhter Restharn oder eine verminderte funktionelle Kapazität der Harnblase sein. Bei einer Entzündung der Schleimhaut nimmt die Blasenkapazität aufgrund des Dehnungsschmerzes und des entzündlichen Ödems ab. Beim Erreichen dieser oft extrem eingeschränkten Kapazität bedeutet hier die weitere Dehnung einen starken Schmerz mit imperativem Harndrang und teils unfreiwilligem Urinabgang. Unter Tenesmen werden lediglich wenige Milliliter Urin abgegeben.

Algurie

Pollakisurie bei:
- **erhöhtem Restharn**
- **verminderter Kapazität**
- **Harnwegsinfekt**

Eine Pollakisurie ist seltener auch Symptom einer Fibrose der Harnblase. Beispiele dafür sind die radiogene Zystitis, die interstitielle Zystitis oder eine Tuberkulose.

Nykturie: häufigstes Symptom bei **benigner Prostatahyperplasie** mit Restharnbildung

Die **Nykturie,** die den Schlaf unterbricht, kann durch abnorme Trinkgewohnheiten mit übermäßiger Flüssigkeitszufuhr am späten Abend oder durch eine Herzinsuffizienz mit Flüssigkeitseinlagerung in den Beinen und nächtliche Rückverteilung in den Kreislauf bei horizontaler Lage bedingt sein. Häufigste Ursache einer Nykturie ist jedoch die *benigne Prostatahyperplasie mit Restharnbildung,* die zu einer verminderten funktionellen Kapazität der Harnblase führt.

Harninkontinenz

4.4.1 Störung der Reservoir- und Entleerungsfunktion der Harnblase

Der unwillkürliche und unkontrollierte Urinabgang wird als **Harninkontinenz** bezeichnet.

1. komplette Inkontinenz:
- Epispadie
- Zerebralsklerose

Eine sog. **komplette Inkontinenz,** bei der konstant Urin abgeht und die Harnblase keine Reservoirfunktion mehr besitzt, tritt z.B. bei *Epispadien* und fortgeschrittener *Zerebralsklerose* mit nervaler Insuffizienz des Blasenverschlusses auf.

2. Streßinkontinenz:
- Sphinkterschwäche mit Urinverlust bei körperlicher Anstrengung

Zu einer **Streßinkontinenz** kommt es bei einer mehr oder weniger ausgeprägten Schwäche des Sphinktermechanismus bei gleichzeitiger körperlicher Anstrengung (Husten, Lachen, Bücken). Die Streßinkontinenz ist *typisch für Frauen,* die *mehrfach geboren* und eine *Beckenbodenschwäche* haben.

3. Dranginkontinenz: unkontrollierte Detrusorkontraktionen bei
- akuter Zystitis
- Blasentumoren
- Blasensteinen
- neurogen

Die **Urge- oder Dranginkontinenz** bezeichnet einen nicht unterdrückbaren Urinabgang. Die Patienten verspüren zwar den Harndrang, erreichen jedoch die Toilette nicht mehr. Ursache ist eine nicht hemmbare Blasenmotorik bei intaktem Verschlußmechanismus der Harnblase. Sie ist ein häufiges Symptom einer Läsion des oberen Motoneurons, aber auch eine häufige Begleiterscheinung bei einer akuten Zystitis.

4. Überlaufinkontinenz: Urinabgang bei hohen Restharnmengen infolge infravesikaler Obstruktion

Eine infravesikale Obstruktion (z.B. Prostatahyperplasie) mit großen Restharnmengen und einer muskulären Dekompensation führt zu einer **Überlaufinkontinenz.** Der Residualurin entspricht der Blasenkapazität. Der noch hinzukommende Urin überschreitet die Kapazität und „läuft über".

5. Enuresis
- **E. diurna:** Einnässen bei Tag
- **E. nocturna:** nächtl. Bettnässen

Enuresis bedeutet (nächtliches) Bettnässen. Während der ersten 2–3 Lebensjahre ist ein Einnässen physiologisch. Die Enuresis ist durch eine verzögerte

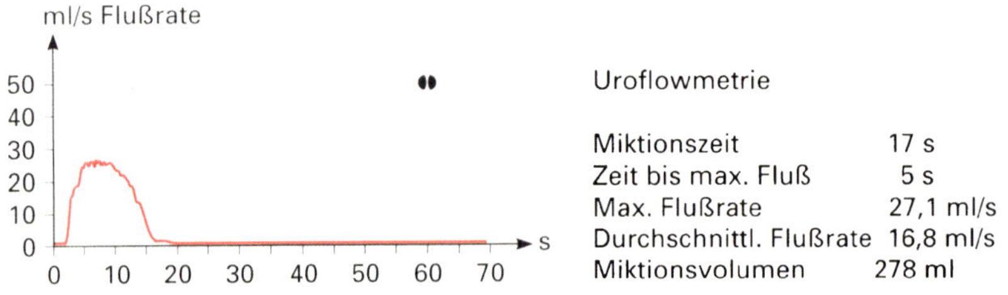

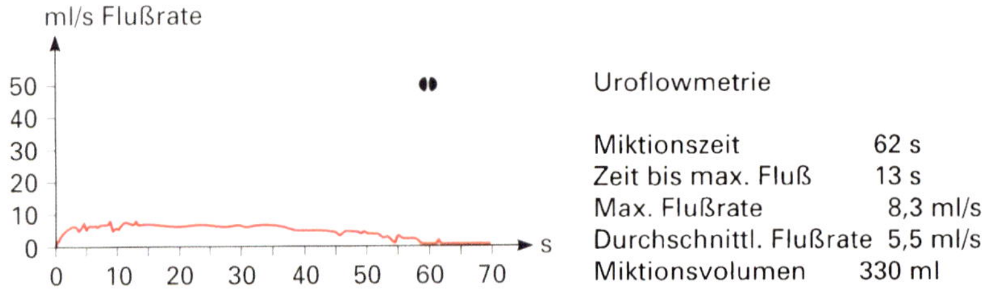

Abb. 4–4: Harnstrahlmessung (Uroflowmetrie). Die obere Kurve zeigt einen unauffälligen Verlauf mit kräftigem Harnstrahl und kurzer Miktionsdauer. Auf der unteren Kurve ist der Harnstrahl deutlich eingeschränkt und die Miktionszeit auf über 60 sek. verlängert (Befund bei einem 65jährigen Mann mit behandlungsbedürftiger Prostatahyperplasie)

neuromuskuläre Reifung bedingt oder aber Symptom einer organischen Erkrankung wie einer Infektion, Harntraktmißbildung oder neurogenen Blasenentleerungsstörung. Persistiert eine Enuresis über das 5. Lebensjahr hinaus, muß eine urologische Abklärung erfolgen.

Pneumaturie und **Fäkalurie** sind Hinweis auf vesikointestinale Fisteln, z. B. bei M. Crohn.

6. Pneumat-, Fäkalurie → M. Crohn

Beim Gesunden entleert sich die Harnblase mit einer maximalen Flußrate von 20–50 ml/sec. ohne Unterbrechung in 10–20 sec. restharnfrei. Ein gestörter Miktionsablauf äußert sich in einem verzögerten Miktionsbeginn, abgeschwächtem Harnstrahl und einer verlängerten Miktionszeit (Abb. 4-4).

Bei einer subvesikalen Obstruktion z. B. durch Prostatavergrößerung wird zusätzlich noch über Nachträufeln geklagt.

4.5 Urethraler Ausfluß

Urethraler Ausfluß

Eine **Urethritis** des Mannes ist mit Ausfluß, Stechen in der Harnröhre und Brennen bei der Miktion verbunden. Bei einer *Gonorrhoe* tritt vor allem morgens gelblich-rahmiger Eiter, bei einer *Infektion mit Chlamydien* oder *Mykoplasmen* eher weißliches glasiges Sekret aus. Harnröhrenabstriche sichern die Diagnose. Eine Partnerbehandlung ist notwendig.

- **Urethritis:** Ausfluß, Brennen bei Miktion
- **Diagnosesicherung**: Abstrich u. Kultur

4.6 Symptome aus dem Sexualbereich

Symptome aus dem Sexualbereich

• **Hämospermie.** Ein blutiges Ejakulat (Hämospermie) wird meist durch eine *Entzündung* der *Prostata oder Bläschendrüsen* verursacht.

Hämospermie: blutiges Ejakulat
Ursache:
- Prostatitis, Vesikulitis
- Prostatahyperplasie, -karzinom

Selten ist die Hämospermie Begleiterscheinung einer Prostatatuberkulose oder eines Prostatakarzinoms.

Eine urologische Abklärung durch Exprimaturin, Urographie, Urethrographie und evtl. Zystoskopie sollte immer veranlaßt werden, auch wenn sich in den meisten Fällen hinter der Hämospermie ein gutartiges Leiden verbirgt.

• **Ejakulationsstörungen.** Eine fehlende oder retrograde Ejakulation wird häufig nach radikalen retroperitonealen Lymphknotenausräumungen bei Hodentumoren gesehen. Sie ist mit einer Infertilität verbunden. Nach einer transurethralen Prostataresektion oder einer Enukleation der Prostata tritt wegen des fehlenden Verschlusses des Blasenhalses in der Regel eine retrograde Ejakulation auf. Sie beeinträchtigt jedoch die Orgasmusfähigkeit nicht und wird von den meisten Patienten nicht als störend empfunden.

Ejakulationsstörungen
- **retrograde Ejakulation**
  - mangelnder Verschluß des Blasenhalses nach Prostataresektion
  - nach retroperitonealer Lymphadenektomie

• **Erektionsstörungen.** Bei über 20 % der unter 60jährigen Männer liegen Sexualstörungen vor, die sich in einem *Libidoverlust*, einer *ungenügenden Erektion* oder einem zu *schnellen Erektionsverlust* äußern. Erektionsstörungen sind häufig Ausdruck einer zugrundeliegenden organischen Störung (s. Abschn. 21, S. 335).

Erektionsstörungen

5. Urologische Diagnostik

Körperliche Untersuchung in der Urologie

5.1 Körperliche Untersuchung bei Erkrankungen des Urogenitaltraktes

P. Rathert, A. Semjonow

Neben der **Anamnese** ist auch in der Urologie die sorgfältige **klinische Untersuchung** Grundlage der weiteren, instrumentellen Diagnostik. Meist ist eine vollständige klinische Untersuchung wünschenswert. Seltener kann die Anamnese zunächst eine nur organbezogene Untersuchung ausreichend erscheinen lassen (z.B. akuter Skrotalschmerz).

Der **Ultraschall** ist bei der urologischen Untersuchung so bedeutend geworden, daß er die *dritte Hand* des Untersuchers genannt wird.

Voraussetzungen:
- **Einverständnis**
- **ggf. Anwesenheit Assistenzpersonal**
- **Entkleidung**

Voraussetzungen zur körperlichen Untersuchung sind:
- das *Einverständnis* des Patienten oder des Sorgeberechtigten bei Kindern
- ggf. die *Anwesenheit einer Assistenzperson* aus forensischen Gründen
- die möglichst weitgehende *Entkleidung* des Patienten

Bei der Untersuchung sollte bereits auf einen vom Patienten ausgehenden **Geruch** *(urämisch, infektiös, urinös)* geachtet werden.

Inspektion

5.1.1 Inspektion, Auskultation

Die erste Untersuchungsphase ist die **Inspektion.** Hierbei sollte man auf folgende Merkmale achten:

1. Gang

- der **Gang** kann Hinweise auf eine neurogene Störung geben (M. Parkinson, Schonhaltung bei Schmerz und Metastasen), *„Seemannsgang"* bei Nebenhodenentzündung oder Hodentorsion

2. Gesichtsausdruck, Gesichtsfarbe

- **Gesichtsausdruck:** depressiv, kränklich u.a., **Gesichtsfarbe:** blaß bei Niereninsuffizienz, gerötet ggf. bei Hypertonus, bronzefarben bei Nebennierenerkrankung

3. Ohrdysplasien

- **Ohrdysplasien** können Hinweis auf eine Nierenmißbildung sein

4. Augen

- die Inspektion der **Augen** kann Hinweise auf Stoffwechselerkrankungen oder die *Aniridie* einen Hinweis auf einen Wilms-Tumor geben

5. Behaarungstyp

- der **Behaarungstyp** kann Hinweise auf eine hormonelle Störung geben: Impotenz, Fertilitätsstörung. Vermehrter Haarwuchs über dem Steißbein kann Zeichen einer Spina bifida occulta sein (neurogene Blasenstörung)

6. Vorwölbungen des Abdomens

- **Vorwölbungen** des Abdomens können einseitig oder symmetrisch Zeichen für eine prall *gefüllte Harnblase* oder eine *Hydronephrose* bzw. *Zystennieren* oder auch Inguinalhernien sein. Eine ein- oder beidseitige *Gynäkomastie* kann eine hormonelle Dysfunktion oder einen hormonaktiven Hodentumor anzeigen

7. Narben

- **Narben** geben Hinweise auf vorangegangene chirurgische oder urologische Operationen

8. Hämatome

- **Hämatome** bedürfen der sorgfältigen Dokumentation, besonders bei forensischen und versicherungsrechtlichen Fragestellungen. Bei *Kindern* sollte hierbei auch an Traumatisierungen oder an sexuellen Mißbrauch gedacht werden

- die Inspektion der **Kleidung** kann auf einen unfreiwilligen Harnabgang hinweisen
- die Inspektion des **Harnstrahls** kann die subjektiven Angaben des Patienten über sein Miktionsverhalten gelegentlich objektivieren

Auskultation

Die **Auskultation** hat in der urologischen Untersuchung keinen hohen Stellenwert.

- **Abdomen:** Ileus
- **Skrotum:** Hernie
- **Gefäße:** Arterienstenose

Lediglich bei Verdacht auf einen **Ileus** (wie bei Steinkoliken oder Tumoren) kann die Auskultation des *Abdomens* über fehlende oder klingende Darmgeräusche Aufschluß geben. Bei einer ausgedehnten Skrotalhernie können über dem **Skrotum** ebenfalls Darmgeräusche gehört werden. Selten ist eine **Nierenarterienstenose** auskultierbar (DD: Aortenaneurysma).

5.1.2 Palpation

Palpation

Praxishinweis

Praxishinweis: Bei allen Untersuchungen muß der Patient über das Vorgehen informiert und in den Untersuchungsablauf auch sprachlich eingebunden werden.

5.1.2.1 Lymphknoten

Lymphknoten

- **supraklavikulär bei Tumoren:**
  - Hoden
  - Niere
- **inguinal:**
  - Entzündungen
  - Penis-, Skrotalkarzinom

Von den tastbaren Lymphknoten haben die **Supraklavikularknoten** als Metastasierungsort für *Hoden, Nieren-* und *Urotheltumoren* sowie die **Inguinallymphknoten** als Metastasierungsort für *Penis-* und *Skrotalkarzinome* Bedeutung.

5.1.2.2 Nieren

Nieren

- **Rückenlage:**
  - bimanuelle Palpation unzuverlässig

Die Nieren werden in *Rückenlage* oder in *sitzender, leicht vorgebeugter Haltung* palpiert.
Bei der *Palpation in Rückenlage* steht der Untersucher neben dem Patienten und legt eine Hand unterhalb der 12. Rippe an und drückt die Niere der ventral untersuchenden anderen Hand entgegen (Abb. 5-1). Nur bei sehr schlanken Patienten ist die dann häufig auch sehr mobile Niere zu tasten. Bei adipösen Patienten versagt diese Untersuchungsmethode meist. Gelegentlich lassen sich jedoch Tumoren des unteren Nierenpols, Zystennieren oder auch Hydronephrosen palpieren.

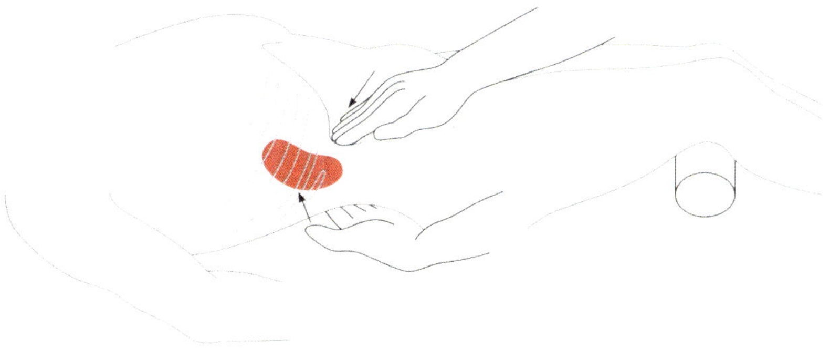

Abb. 5-1: Manuelle Palpation der Nieren beim liegenden Patienten. Die dorsal positionierte Hand drückt der ventral gelegenen die Niere entgegen

- Psoasschmerz bei paranephritischem Abszeß

Eine Rötung oder Ödeme können auf einen *paranephritischen Abszeß* hinweisen ebenso wie eine erhöhte Schmerzempfindlichkeit. Man löst einen **Psoasschmerz** aus, indem das gestreckte Bein des liegenden Patienten gegen den Widerstand des Untersuchers angehoben wird. Es wird damit ein heftiger Schmerz im Bereich des M. psoas ausgelöst.

- **beim Kind:** ggf. Wilms-Tumor

Tastet man bei einem **Kind** eine einseitige Raumforderung im Oberbauch, kann dies ein Hinweis auf einen *Wilms-Tumor* sein. Weitere Manipulationen sollten dann unterbleiben, um keine Metastasierung zu provozieren.

Ureter

5.1.2.3 Ureter, Blase

- nicht palpabel

Ureter. Auch bei schlanken Patienten und tiefer Palpation sind die Harnleiter einer manuellen Untersuchung nicht zugänglich. **Ausstrahlende Schmerzen** können auf einen *Harnleiterstein* hinweisen (s. Abschn. 4.3.2, S. 38).

Blase
- **nur bei praller Füllung tastbar**
- z. T. bis zum Nabel reichend

Die **Blase** ist bei starker Füllung oberhalb der Symphyse der Palpation und Perkussion zugänglich. Beim Harnverhalt kann sie bis *oberhalb des Nabels* reichen und ist dann bereits bei der Inspektion auffällig.

Bei der Frau kann dies den Eindruck einer **fortgeschrittenen Schwangerschaft** vortäuschen.

Äußeres weibliches Genitale

5.1.2.4 Äußeres weibliches Genitale

- **Anomalien**
- **Entzündungen**
- **Fremdkörper**
- **Verletzungen**

Die **Labien** werden inspiziert auf entzündliche Veränderungen, Schwellungen oder Traumen.

Labiensynechien sind bei Kindern nicht selten und erfordern eine sehr vorsichtige Diagnostik.

Die Form der **Klitoris** kann auf ein *adrenogenitales Syndrom* hinweisen. Die Inspektion der **Vagina** erfordert eine gute Lichtquelle, Spekula, in jedem Fall die Anwesenheit von Assistenzpersonal. Der **Meatus urethrae externus** wird beurteilt auf das Vorliegen eines *Urethralkarunkels*, eines *-prolapses* oder eines *Urethrakarzinoms*. Palpatorisch können entzündliche Veränderungen (Bartholini-Drüsen) oder Harnröhrendivertikel entdeckt werden. *Zysto- und Rektozele* treten beim Pressen oder Husten der Patientin deutlicher hervor.

Männliches Genitale

5.1.2.5 Männliches Genitale

Inspektion und Palpation

⇒

Die **Inspektion** deckt *Anomalien* (Hypo-, Epispadie, Blasenekstrophie), *Ödeme* (kardial, entzündlich), *Entzündungen* der Skrotalhaut (Ekzem, Parasitenbefall, Allergie) oder *Traumen* auf.

1. **Penis**
- **Balanitis, Tumor**
- **Phimose**

- **Penis:** Ist der Patient nicht zirkumzidiert, so sollte die *Vorhaut* vollständig zurückgezogen werden. Nur so kann eine *Balanitis* oder ein *Tumor* erkannt werden. Läßt sich die Vorhaut nicht zurückziehen *(Phimose)*, so ist die Zirkumzision angezeigt. Die Phimose beim älteren Mann kann der erste Hinweis auf einen Diabetes mellitus sein. Hinter der Phimose kann sich aber auch ein *Peniskarzinom* verbergen. Entzündliche Veränderungen rufen nach einer mikrobiologischen Abklärung (Abstrich). Bläschenartige Veränderungen sind suspekt auf einen *Herpes*. Neubildungen (Condylomata acuminata, Peniskarzinom) bedürfen der bioptischen Sicherung. Die Inspektion oder Sondierung des **Meatus** deckt eine mögliche Stenose auf. Eine Verlagerung der Harnröhrenmündung (Hypospadie und seltener Epispadie) ist häufig mit einer abnormen Biegung (Chorda) vergesellschaftet.

- **Herpes genitalis**
- **Hypospadie, Epispadie**
- **Meatusstenose**

Bei der Palpation des *Penisschaftes* kann eine **Induratio penis plastica** festgestellt werden. Verhärtungen treten auch durch *Metastasen* in den Schwellkörpern oder durch Vernarbungen nach Eingriffen an bzw. in der Urethra auf. Plötzlich auftretende, knorpelharte, noduläre Stränge im distalen Penisschaft nach sexueller Aktivität werden als **traumatische Lymphangitis** bezeichnet und bedürfen keiner Therapie.

- **Induratio penis plastica**
- **Traumatische Lymphangitis**

Selten sind **Steine** oder vom Patienten eingeführte **Fremdkörper** in der Harnröhre tastbar. Eine **abnorme Krümmung** des Gliedes ist meist nur im erigierten Zustand exakt zu beurteilen (ggf. *Autophotographie* durch den Patienten).

- **Penisdeviation** → Autophotographie

• **Skrotum:** Linke und rechte Skrotalhälfte werden vergleichend palpiert. Physiologischerweise kann einer der beiden Hoden etwas tiefer stehen. Bei einer *Varikozele* treten (meist links) die Testikularvenen (Plexus pampiniformis) deutlich hervor. Palpatorisch kann der Eindruck eines „mit Würmern gefüllten Sackes" entstehen. Eine Vergrößerung des Skrotums kann nicht nur durch tumor- oder evtl. bestrahlungsbedingte Verlegung des Lymphabflusses, sondern in den Tropen auch durch die Filariose *(Lymphskrotum)* bedingt sein.
Durch **Diaphanoskopie** können solide (Hodentumor, Hämatom) von flüssigkeitsgefüllten Raumforderungen (Hydrozele, Spermatozele) unterschieden werden.

2. **Skrotum**
- **Entzündung**
- **Ekzem**
- **Parasiten:** Filariose
- **Hydrozele**

Bei 20 % der Betroffenen tritt eine Hydrozele auch als Begleitsymptom eines malignen Hodentumors auf! Bei Tumorverdacht sollte eine Punktion unterbleiben.

• **Hoden:** Die Hoden werden mit beiden Händen vergleichend sorgfältig hinsichtlich *Oberflächenbeschaffenheit* und *Konsistenz* untersucht. Die Konsistenz des normalen Hodens ist prallelastisch. Die Druckempfindlichkeit ist sehr unterschiedlich. Jede *Verhärtung* im Hoden gilt als tumorverdächtig, bis das Gegenteil bewiesen ist.
Bei starken Schmerzen im Skrotalbereich sowie einem einseitigen Hodenhoch- und querstand besteht der Verdacht auf eine **Hodentorsion.**

3. **Hoden: Oberfläche, Konsistenz**
- **Tumor**
  - Verhärtung!
- **Hodentorsion:**
  - Schmerzen
  - höher stehender Hoden

Durch Anhebung des Hodens *(Prehn-Zeichen)* tritt bei der Hodentorsion in der Regel keine Linderung der Beschwerden ein, wie dies bei der Nebenhodenentzündung häufig der Fall ist.

Ein atrophischer Hoden findet sich kongenital, nach Mumpsorchitis oder unbehandelter Hodentorsion. Er ist häufig sehr druckempfindlich. Auch ein sehr kleiner Hoden kann maligne entarten. Starke Schmerzen bestehen neben der Hodentorsion auch bei einer *Orchitis* oder *Epididymitis.*

- **Entzündung**
  - Orchitis
  - Epididymitis

Vom 1. Lebensjahr an sollten beide Hoden im Skrotalfach tastbar sein. Durch den **Cremaster-Reflex** bleibt jedoch eine starke Mobilität der Hoden erhalten. Insbesondere bei Kindern ist es daher wichtig, mit warmen Händen und in ausreichend temperierten Räumen zu untersuchen. Ggf. sollte die Untersuchung beim Kleinkind im Sitzen erfolgen, da dann ein *Pendelhoden* meist im Skrotalfach tastbar ist und sich weitere diagnostische und therapeutische Maßnahmen erübrigen.
Die **Größe der Hoden** ist sehr individuell und läßt keinen Rückschluß auf Fertilität und Potenz zu. Die Messung erfolgt mit dem Orchidometer.

- **Hodenhochstand**
  - Hoden ab 1. Lebensjahr im Skrotalfach
  - Hodenmobilität durch Cremaster-Reflex

• **Nebenhoden, Samenleiter und Samenstranggefäße:** Normalerweise sind die **Nebenhoden** palpatorisch gut von den Hoden abgrenzbar. Eine *Nebenhodeninduration* bedeutet meist eine Infektion. Kleine Zysten (Spermatozelen) sind häufig. In der akuten Phase einer Nebenhodenentzündung sind Hoden und Nebenhoden palpatorisch nicht voneinander zu trennen und sehr empfindlich. Die Skrotalhaut ist gerötet und glatt. Eine chronisch schmerzlose Induration findet sich bei tuberkulöser, aber auch bei chronischer Epdidymitis.

4. **Nebenhoden** (NH):
- **Epididymitis:** NH induriert, schmerzhaft
- **Zysten** → Spermatozele

> **Praxishinweis:** Die **Samenleiter** sind als Stränge im Skrotum tastbar und durch ihre derbe Konsistenz von den Gefäßen deutlich zu unterscheiden.

5. **Samenleiter**

⇐

6. Gefäße:
- Varikozele (idiopathisch, symptomatisch)

Von den **Samenstranggefäßen** erkennt man den Plexus pampiniformis bei Vorliegen einer *Varikozele.* Sie ist beim stehenden Patienten (und beim Pressen) deutlicher erkennbar und tastbar. Die seltene symptomatische Varikozele (z. B. beim Nierenkarzinom) entleert sich im Liegen meist nur unvollständig oder gar nicht.

7. Prostata:
- **DRU**

- **Prostata:** Die Untersuchung der Prostata erfolgt durch die *digitale rektale Untersuchung (DRU)* (Abb. 5-2). Ausreichend Gleitmittel (Vaseline o. ä.) am behandschuhten Finger ist notwendig. Der Patient muß über den Untersuchungsvorgang informiert werden, und er muß nach der Untersuchung Gelegenheit haben, sich zu reinigen.

- **Untersuchungspositionen:**
- Seitenlage
- stehend
- Steinschnittlage
- Knie-Ellenbogen-Lage
- **Anus inspizieren**
- Fissuren
- Hämorrhoiden
- **Sphinkter-Tonus beurteilen**
- **Rektum austasten**
- **Prostata:**
- Durchmesser: 3–4 cm
- Sulcus
- Konsistenz
- Oberfläche
- Begrenzung

DD = BPH-Karzinom

- Entzündung

Die Palpation kann in *Seitenlage* mit angezogenen Knien, im *Stehen* mit vorgebeugtem Oberkörper, in *Steinschnittlage* oder in *Knie-Ellenbogen-Lage* vorgenommen werden (Abb. 5-2). Harnproben und Blutproben (prostataspezifisches Antigen!) sollten vor der Untersuchung gewonnen werden.

Vor dem Einführen des Zeigefingers in das Rektum wird der **Anus** auf Fissuren, Entzündungen, Hämorrhoiden etc. inspiziert. Beim Einführen des Fingers wird der **Sphinkter-Tonus** beurteilt und der Patient ggf. zum Pressen aufgefordert. Vor der Palpation der Prostata sollte auch das *Rektum* ausgetastet werden. Die durchschnittliche Prostata hat einen Längs- und Querdurchmesser von 3 bis 4 cm. Sie hat eine homogene, prall-elastische Konsistenz, die etwa derjenigen des angespannten Thenars entspricht. Zwischen rechtem und linken Prostataanteil befindet sich eine flache Rinne, der Sulcus. Die *Konsistenz* verändert sich bei gutartiger Vergrößerung (Prostataadenom) kaum. Die rektale Untersuchung in der Allgemeinpraxis erfolgt in der Absicht, ein **Prostatakarzinom** frühzeitig zu erfassen. Im frühen Stadium tastet sich einseitig (oder beidseitig) ein gut abgrenzbarer, nicht verschieblicher harter Knoten. Beim fortgeschrittenen Prostatakarzinom tastet man eine derb-knotige Gewebsstruktur. Die Begrenzung der Prostata auf der befallenen Seite ist unscharf.

Die akute *Prostatitis* imponiert wie der Prostataabszeß durch extreme Druckschmerzhaftigkeit und wechselnde Konsistenz. *Prostatakonkremente* sind gelegentlich schwer von einem Prostatakarzinom zu unterscheiden.

Nach der Untersuchung erfolgt die Inspektion des Fingers auf evtl. Blut- oder pathologisch verfärbte Stuhlbeimengungen.

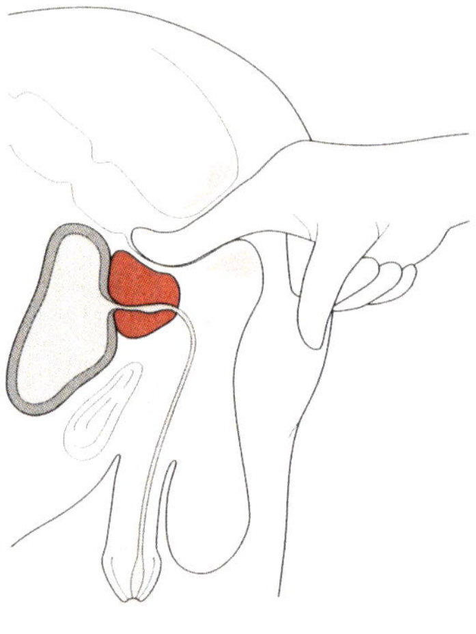

Abb. 5–2: Digitale rektale Untersuchung. Der Zeigefinger wird nach Applikation von reichlich Gleitmittel über den Damm ins Rektum eingeführt und dann um etwa 45 Grad zum Tasten der Prostata angehoben

5.2 Laboruntersuchungen

Laboruntersuchungen

A. Semjonow, P. Rathert

Laboruntersuchungen ergänzen Diagnostik und Differentialdiagnostik. In der Urologie dienen sie darüber hinaus der Überprüfung der Nierenfunktion. Schon im Mittelalter wurde die Betrachtung des Urins, die „Uroskopie", als diagnostisches Hilfsmittel verwendet. Durch Überinterpretation ihrer Aussagekraft entwickelte sich die „Uroskopie" jedoch bald zur „Uromantie" mit phantastischen Deutungen der Urinfarbe. Die heute für die Urologie allgemein bedeutsame Urin- und Serumdiagnostik wird im Folgenden dargestellt. Spezielle Untersuchungsverfahren werden im Zusammenhang mit der jeweiligen Erkrankung in den folgenden Kapiteln beschrieben.

5.2.1 Uringewinnung bei Männern, Frauen, Kleinkindern

Uringewinnung

Urin ist eine Flüssigkeit, die vom menschlichen Körper kontinuierlich produziert und intermittierend ausgeschieden wird. Er besteht zu über 90 % aus Wasser und einigen tausend Substanzen sowie zellulären Bestandteilen, die wichtige Informationen über eine Vielzahl von Krankheiten liefern.

1. Männer → Mittelstrahlurin

Bei **Männern** wird nach Zurückstreifen der Vorhaut und Desinfektion der Glans penis die erste Urinportion (ca. 20 ml) verworfen, und nur die zweite Urinportion **(Mittelstrahlurin)** untersucht. Bei einer Routineuntersuchung ist dieses Verfahren auch für bakteriologische Fragestellungen meist ausreichend.
Werden **beide Urinportionen** getrennt untersucht, können durch die Verteilung pathologischer Bestandteile Rückschlüsse auf deren Ursprungsort gezogen werden. Bestandteile, deren höchste Konzentration in der ersten Portion auftritt, stammen im wesentlichen aus der Harnröhre.

- **Praxishinweis: fraktionierte Urinproben zur Lokalisationsdiagnostik**

⇐

> **Praxishinweis:** Ähneln sich die Konzentrationen in erster und zweiter Urinportion, so liegt ihr Ursprung in der *Harnblase* oder im *oberen Harntrakt:* **Zweigläserprobe,** z. B. zur Urethritisdiagnostik, Differenzierung zwischen *initialer, totaler* oder *terminaler Hämaturie.*
> Bei der **Dreigläserprobe** wird nach Entleerung der zweiten Urinportion durch digitale rektale Massage der Prostata der Austritt von Prostatasekret in die Harnröhre provoziert. Bei erneuter Miktion erscheinen in dieser *dritten Urinportion* Bestandteile aus dem **Prostatasekret** (Abb. 5-3).

2. Frauen: ggf. **Einmalkatheter**

Bei Frauen ist es aus anatomischen Gründen schwierig, *kontaminationsfreien Mittelstrahlurin* zu gewinnen, so daß nur ein unauffälliger Mittelstrahlurinbefund Beweiskraft hat.

Bei **pathologischem Befund** sollte daher, insbesondere für bakteriologische Untersuchungen, der Urin durch steriles Einmalkatheterisieren oder in besonderen Fällen durch suprapubische Blasenpunktion gewonnen werden.

3. Kinder:
- **aufklebbare Plastikbeutel**
- **suprapubische Punktion**

Bei **Kleinkindern** kann der Urin nach Desinfektion des gesamten äußeren Genitales in *aufklebbaren Plastikbeuteln* aufgefangen werden. Alternativ kann mit etwas Geduld durch *manuelles Beklopfen* des Unterbauches bei gefüllter Blase eine Miktion ausgelöst werden oder ausnahmsweise der Urin durch suprapubische Blasenpunktion gewonnen werden.

Suprapubische Blasenpunktion: Die Punktion sollte nur bei möglichst prall gefüllter Harnblase erfolgen. *Technik:* Nach Hautdesinfektion wird die Blase in Rückenlage des Patienten ca. 2 cm kranial der Symphyse in der Mittellinie punktiert. Die sonographische Lokalisation und Füllungsbestimmung der Blase ist hilfreich. *Kontraindikationen:*

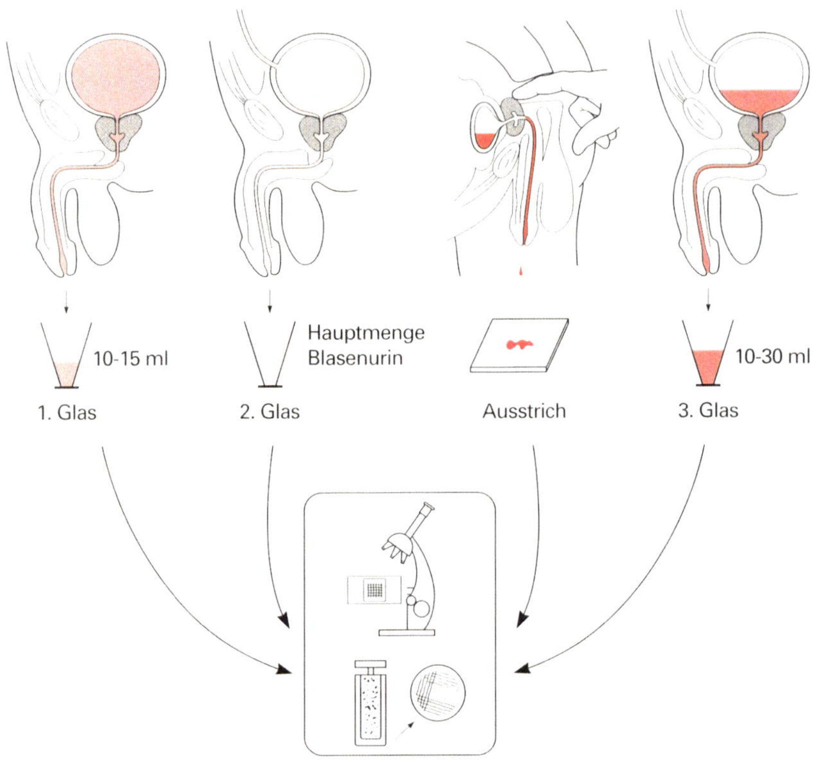

Abb. 5-3: Dreigläserprobe. Die fraktionierte mikroskopische und ggf. kulturelle Untersuchung des Urins und des Prostataexprimats ermöglicht Rückschlüsse auf den Ursprungsort pathologischer Veränderungen

Die Punktion sollte nicht durchgeführt werden bei Gravidität, Gerinnungsstörung, Tumor im Punktionsgebiet oder nach ausgedehnten Unterbauchoperationen.

24-Std. Urin:
- **Kreatinin-Clearance**
- **Steinabklärung**
- **Endokrinologie**
- **Proteinurie**

24-Std.-Urin. Die quantitative Bestimmung von Substanzen im Sammelurin dient neben der Berechnung der endogenen *Kreatinin-Clearance* zur Abklärung einer *lithogenen Stoffwechsellage,* z. B. Hyperparathyreoidismus, *speziellen endokrinologischen Fragestellungen* (Katecholamine, Ketosteroide, Harnzucker) oder einer *Proteinurie.*

Urinuntersuchung

5.2.2 Urinuntersuchung

5.2.2.1 Makroskopie, spezifisches Gewicht

1. makroskopische Untersuchung

- **sichtbare Hämaturie:** ≥ 2 ml Blut/l Urin
- **Medikamente**
- **Lebensmittelfarbstoffe**

Makroskopisch erkennbare Verfärbungen des Urins lassen bereits Rückschlüsse auf Erkrankungen zu. So ist eine **Makrohämaturie** bereits ab 2 ml Blut/l Urin erkennbar. Eine Verfärbung des Urins kann auch durch *Medikamente* (u.a. Aminopyrin, Ceftriaxon, Chinin, Chloroquin, Eisensorbit, Levodopa, Metronidazol, Nitrofurantoin, Phenacetin, Phenytoin, Rifampicin, Sulfonamide, Triamteren) und natürliche oder künstliche *Nahrungsmittelfarbstoffe* hervorgerufen werden.

2. spezifisches Gewicht
- **1001–1030**
- **Aufschluß über Nierenfunktion**
- **Methode:**
  - Urometer
  - Teststreifen

Das **spezifische Gewicht** des Urins (Norm 1001–1030) erlaubt unter Berücksichtigung der Trinkmenge eine Aussage über die *Konzentrationsfähigkeit* und damit über die Funktionstüchtigkeit der Nieren z. B. bei Niereninsuffizienz oder Diabetes insipidus (Glukosurie oder Röntgenkontrastmittel erhöhen das spezifische Gewicht unabhängig von der Nierenfunktion). Die Bestimmung ist mit einem *Urometer* oder *Teststreifen* möglich.

5.2.2.2 Chemische und bakteriologische Untersuchungen

3. pH-Wert
- **nur in frischem Urin bestimmen**
- Harnsteindiathese?
- Infektion?
- RTA?

• Der **pH-Wert** des Urins kann beim gesunden Menschen nahrungsabhängig in weiten Grenzen schwanken (4,5–8). Urin, der vor der Untersuchung lange gestanden hat, kann durch bakterielle Besiedelung *alkalisch* werden. Der pH-Wert frisch gewonnenen Urins läßt Rückschlüsse auf eine evtl. bestehende *Harnsteindiathese*, Infektion mit harnstoffspaltenden *Bakterien* oder eine renale tubuläre *Azidose* zu.

4. Eiweiß

• **Eiweiß.** Ob ein Molekül glomerulär filtriert wird, richtet sich nach seiner Größe, Ladung und Konfiguration. Moleküle mit einem effektiven Radius von mehr als 2 nm werden zurückgehalten. Dieser Radius entspricht etwa einem relativen Molekulargewicht von 40000 Dalton.

• **Proteinurie**

> *Pathologisch* ist eine *Proteinurie von mehr als 150 mg* im 24-Std.-Urin. Nach *immunchemischer Differenzierung* unterteilt man die Proteinurie klinisch: **selektiv-glomerulär, nicht selektiv-glomerulär, tubulär, nicht tubulär, Bence-Jones-Proteine** (Plasmozytom).
> Die Proteinurie kann auch durch Medikamente und Fieber verursacht sein.

• **quantitative Beurteilung der Proteinurie auch im Morgenurin:**
- Quotient aus Protein und Kreatinin

Vereinfachend kann auf die 24-Std.-Sammelperiode verzichtet werden: für den **Quotienten** aus **Protein** und **Kreatinin** im Morgenurin besteht eine gute Korrelation mit der Proteinausscheidung im 24-Std.-Sammelurin (Norm $\leq$ 0,2 mg Protein pro mg Kreatinin).
Eine durch Teststreifen nachweisbare **Mikroproteinurie** dient zur Früherkennung einer *diabetischen Nephropathie* und bestimmter *Gestoseformen*.

• **Mikroproteinurie bei diabetischer Nephropathie**

5. Glukose
• **Glukosurie**

• **Glukose.** Die physiologische Glukoseausscheidung im Urin liegt unter der Nachweisgrenze gängiger Bestimmungsverfahren. Schwangerschaft, Diabetes mellitus, Nebennierenhyperplasie und renale Schädigungen können Ursache einer **Glukosurie** sein.

Die Einnahme größerer Mengen von *Ascorbinsäure*, *Azetylsalizylsäure* oder *Cephalosporinen* kann bei der Teststreifenuntersuchung **falsch-positive Ergebnisse** hervorrufen.

6. Diagnose von Harnwegsinfektionen
- **Teststreifen**
- **Sedimentuntersuchung**

• **Nitrit, Granulozytenesterase, Eintauchnährböden (Urinkultur).** Der Nachweis von Harnwegsinfekten durch **Teststreifen** (Nitrit, Granulozytenesterase) sollte die mikroskopische *Sedimentuntersuchung* und *Urinkultur* nicht ersetzen.

• **Urinkultur**
- frischer Urin!

Die **Urinkultur** dient der Bestimmung der Keimzahl pro ml Urin, wobei die Grenzwerte abhängig von der Art der Urinprobengewinnung sind (Mittelstrahl-, Katheter- oder Punktionsurin). Insbesondere bei Patienten mit rezidivierenden oder persistierenden Harnwegsinfekten, Niereninsuffizienz oder Medikamentenallergie sollte eine Keimidentifizierung durch Bakterienkultur mit Resistenzbestimmung (Antibiogramm) folgen.

Für die Urinkultur ist die **frische Verarbeitung** des Urins wichtig, da sich die *Keimzahl* im Urin in *weniger als 1 Stunde verdoppeln* kann.

• **Praxishinweis: Keimnachweis ohne Leukozyturie = Verunreinigung?**

> **Praxishinweis:** Das pathologische Ergebnis einer Urinkultur sollte nur in Verbindung mit zusätzlichen Urinbefunden (Leukozyturie, fakultativ Nitrit) bewertet werden, denn ein **Keimnachweis ohne Leukozyturie geht meist auf eine Verunreinigung** zurück.

• **Leukozyturie ohne Keimnachweis:**
- weitere Abklärung

Ist umgekehrt bei einer Leukozyturie zunächst kein Keimnachweis zu erbringen, so kann dies neben infektiösen (schwer anzüchtbare Keime s.u.) und nicht-infektiösen Ursachen (z.B. transurethrale Resektion) auch an einem vom Patienten oft nicht angegebenen *Selbstbehandlungsversuch* liegen.

7. Hb, Bilirubin
- **Hämoglobinurie ≠ Mikrohämaturie!**
- **Bilirubin, Urobilinogen** → Leberschädigung

• **Hämoglobin, Bilirubin.** Durch Teststreifen nachgewiesenes Hämoglobin oder Myoglobin ist nicht mit einer Hämaturie (= Erythrozyturie) gleichzusetzen und bedarf der mikroskopischen Kontrolle.
Der Nachweis von Bilirubin oder *Urobilinogen* läßt Rückschlüsse auf die Art einer Leberschädigung zu.

Mikroskopische Urinuntersuchung

5.2.2.3 Mikroskopie

- **Sediment**

Trotz ihrer großen diagnostischen Bedeutung ist die mikroskopische Untersuchung des Urinsediments nur *wenig standardisiert.*

Ihre Ergebnisse sind abhängig von der *Uringewinnung,* von der Hydratation *(Konzentration),* von Art und Dauer des *Zentrifugierens,* vom *Alter* der Urinprobe, vom *Volumen* des resuspendierten Sediments, sowie von der Stärke der mikroskopischen *Vergrößerung.*
Technik: Nach Zentrifugieren von 10 ml Urin (5 min bei 400 g) wird der Überstand verworfen, und das resuspendierte Sediment auf einen Objektträger getropft. Die Beurteilung erfolgt bei 400facher Vergrößerung (40er Objektiv, 10er Okular). Es handelt sich um eine **qualitative Methode.** Für die Routinediagnostik ist keine Färbung erforderlich, die Phasenkontrastmikroskopie stellt viele Strukturen deutlicher dar. Darüber hinaus wurden **semiquantitative** Verfahren entwickelt (z.B. *Addis-Sediment*), die aber nicht routinemäßig zum Einsatz kommen.

- **alternativ frischer Nativurin** (Phasenkontrastmikroskop)

Alternativ wird die Untersuchung von **frischem Nativurin** in einer **Zählkammer** unter dem Phasenkontrastmikroskop durchgeführt.

Erythro-, Leukozyturie

• **Erythrozyten.** Obwohl die Nieren und ableitenden Harnwege für Erythrozyten physiologischerweise nicht durchlässig sind, kommt es auch bei gesunden Personen immer wieder zu einer Erythrozytenpassage in den Urin. Hieraus ergibt sich das Problem der Grenze zwischen physiologischer und pathologischer Hämaturie:

- **Mikrohämaturie, Leukozyturie, Zylinder**

⇨

> Die **Mikrohämaturie** ist nicht einheitlich definiert. Allgemein werden mehr als 2–5 Erythrozyten jeweils in 20–30 aufeinander folgenden Gesichtsfeldern als pathologisch angesehen. Bei *Frauen* muß eine Blutbeimengung während der Menstruation ausgeschlossen werden.
> • Der **Teststreifen** reagiert nicht nur auf Erythrozyten, sondern auch auf *Hämoglobin* und *Myoglobin,* daher ist bei positivem Test eine mikroskopische Kontrolle erforderlich.
> • **Erythrozytenzylinder** wie auch überwiegend *glomerulär dysmorphe Erythrozyten* (Phasenkontrast-Mikroskop oder Sedimentfärbung mit Methylenblau) lassen den Schluß auf eine **glomeruläre Ursache der Hämaturie** zu (Abb. 5-4).
> • **Leukozyten.** *Mehr als 10 Leukozyten* pro Gesichtsfeld (Vergr. 10×40) weisen auf einen Infekt, **Leukozytenzylinder** auf eine Pyelonephritis hin.

Leukozytenzylinder sind für die Diagnose allerdings nicht beweisend und müssen von Epithelienzylindern unterschieden werden.

• Der Nachweis von **Bakterien** allein genügt nicht zur Annahme eines Harnwegsinfektes. Zur weiteren Diagnostik dient die Urinkultur (s. o.).

Kristallurie
- **bei Urolithiasis**

• **Kristalle.** Eine Kristallurie wird vereinzelt bei Gesunden gefunden, kann jedoch auch der Hinweis auf eine *Urolithiasis* sein. Bei längerem Krankheitsverlauf oder größeren Konkrementen ist eine begleitende Hämaturie und Leukozyturie typisch. Darüber hinaus kann eine Kristallurie nach der Einnahme von bestimmten Substanzen beobachtet werden: Azetylsalizylsäure, Phenazetin, Ascorbinsäure, Sulfonamide, Koffein (Abb. 5-5).

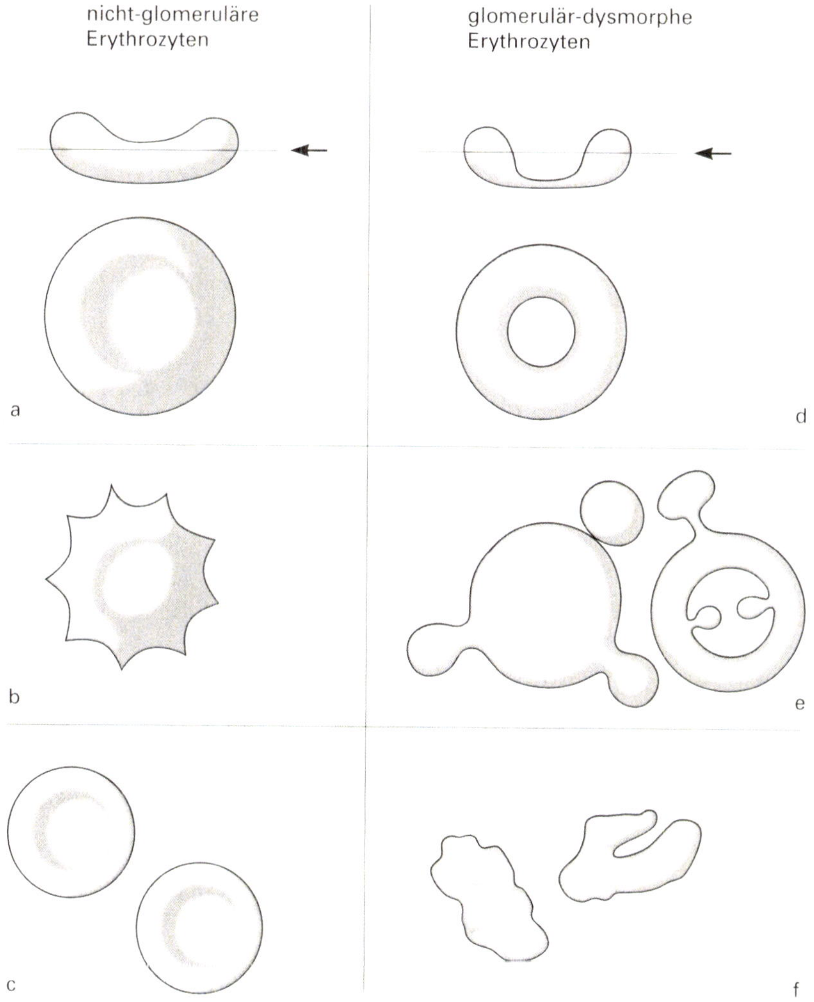

Abb. 5–4: Erythrozytenmorphologie. Nichtglomeruläre Erythrozyten (a–c): **a.** normaler Erythrozyt, mikroskopische Ebene (Pfeil). Osmotisch veränderte Formen: **b.** Stechapfelform, **c.** zarter Doppelrand bei meist noch angedeutetem zentralen Zellplasma. Glomerulär veränderte Erythrozyten (d–f): **d.** Ringstruktur mit stanzartigem Locheffekt, die mikroskopische Ebene (Pfeil) erfaßt einen scheinbar leeren Innenhof bei Anreicherung des Plasmas im äußeren Zellbereich, **e.** Vesikelformen, Akanthozyten. Ausstülpungen der Erythrozytenoberfläche in die Umgebung oder den Innenhof, **f.** destruierte Formen sind schwer von lytisch oder mechanisch veränderten Erythrozyten zu unterscheiden, treten jedoch fast immer gemeinsam mit den Formen (d) und (e) auf

5.2.2.4 Zytologie, Sedimentfärbung

Urinzytologie

- frischer Urin!
- **Beurteilung der Kernstrukturen**

Für die zytologische Untersuchung sollte *frisch gelassener Urin* verwendet werden. Durch konservierende Zusätze wird eine Haltbarkeit von etwa 1 Woche erreicht. Die Zellanreicherung erfolgt durch Zentrifugieren. Die anschließende Färbung des Sedimentes, z.B. mit Methylenblau, nach Papanicolaou oder auf farbstoffbeschichteten Objektträgern, erlaubt die Beurteilung der Kernstruktur und -form. Die Urinzytologie besitzt eine *hohe Sensitivität für schlecht differenzierte Tumoren* und für das *Carcinoma in situ.* Falsch positive Befunde können auf Entzündung, iatrogener Manipulation, Urolithiasis sowie Zellschädigungen nach vorangegangener Kontrastmittelapplikation beruhen.

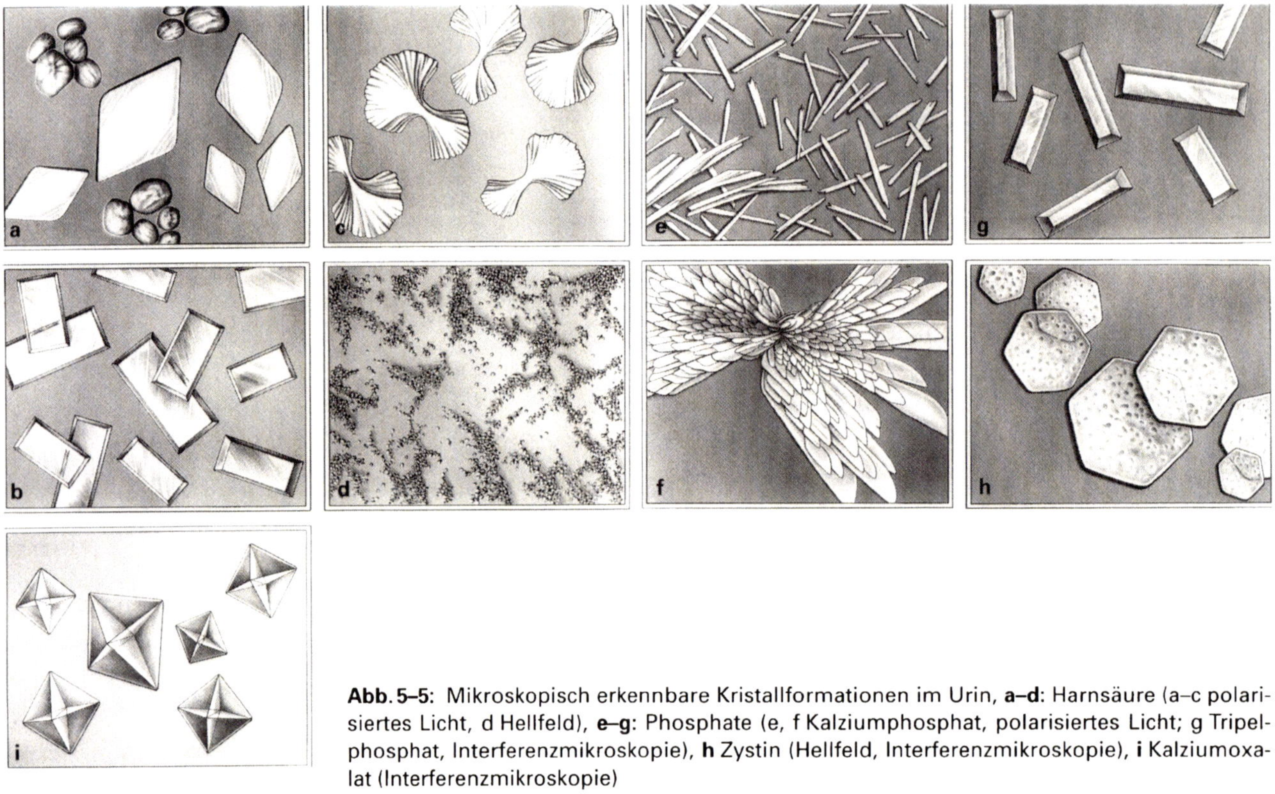

Abb. 5–5: Mikroskopisch erkennbare Kristallformationen im Urin, **a–d**: Harnsäure (a–c polarisiertes Licht, d Hellfeld), **e–g**: Phosphate (e, f Kalziumphosphat, polarisiertes Licht; g Tripelphosphat, Interferenzmikroskopie), **h** Zystin (Hellfeld, Interferenzmikroskopie), **i** Kalziumoxalat (Interferenzmikroskopie)

- **Praxishinweis**

⇨

Praxishinweis: Neben der Diagnostik und Verlaufskontrolle von **Urothelkarzinomen** ist die Urinzytologie ein wichtiges Verfahren zur Erkennung von **parasitären Erkrankungen** des Urogenitaltraktes.

- **spezielle Kulturen bei Tuberkuloseverdacht**
- **Trichomonaden im Nativurin**

• **Schwer anzüchtbare Erreger** und **Mykosen** erfordern spezielle Nährböden oder Färbungen (Gonokokken, Candida-Hyphen, Chlamydien, säurefeste Stäbchen, Mykoplasmen). Bei V. a. *Urogenitaltuberkulose* („sterile“ oder „abakterielle“ Leukozyturie) ist für den Nachweis säurefester Stäbchen die Ziehl-Neelsen-Färbung und Tuberkulosekultur erforderlich. *Trichomonaden* fallen im Nativurin durch ihre Beweglichkeit auf.

Oft sieht man ihre Geißeln nicht, die Ansatzstelle der Geißeln ist jedoch als Unterbrechung der Randkontur sichtbar.

Urethrasekret, Urethraabstriche

5.2.3 Urethrasekret, Abstriche, Serologie, Ejakulatuntersuchung

- **Gonorrhoe:** intrazelluläre Diplokokken

Weißlich-gelbes Urethrasekret ist typisch für die **Gonorrhoe** und wird nach Gramfärbung auf *gramnegative, intrazelluläre Diplokokken* untersucht.

Verunreinigungen durch Bakterien aus dem Smegma können zu falsch positiven Resultaten führen. Eine Bestätigung der Untersuchung durch spezielle Kulturen wird empfohlen.

- **Syphilis:** Abstrich aus Randbereich, serologische Untersuchung obligat

Bei Verdacht auf **Syphilis** ist die mikroskopische Untersuchung im Dunkelfeld *unblutiger*, seröser Flüssigkeit aus dem *Randbereich* des Ulkus möglich. Die *Spirochäten* zeigen eine typische Abknickbewegung. Wegen der Verwechslungsgefahr mit apathogenen Spirochäten ist jedoch eine serologische Sicherung notwendig. Die Beurteilung der Behandlungsbedürftigkeit einer Syphilis erfolgt durch den **V**enereal **D**isease **R**esearch **L**aboratory Test.

Ejakulatuntersuchungen. Das Spermiogramm erlaubt wichtige Aussagen über die möglichen Ursachen einer *Fertilitätsstörung*. Wegen der großen Schwankungsbreite zwischen einzelnen Proben ist die wiederholte Untersuchung unter möglichst standardisierten Bedingungen (2–5 Tage sexuelle Karenz) notwendig. Neben *Farbe, Geruch, Volumen* und *pH-Wert*, wird die *Verflüssigungszeit* des Ejakulates untersucht. Die Bestimmung der *Spermatozoenmotilität*, -dichte und *-morphologie* gehört zu den Grundlagen der Fertilitätsbeurteilung. Zu den biochemischen Untersuchungen gehört die Ermittlung der *Fruktosekonzentration* und bei Azoospermie die *Karnitinbestimmung*, um Rückschlüsse auf die Durchgängigkeit der Ductus deferentes zu gewinnen (s. Abschn. 23.1.2.4, S. 349).

Ejakulatuntersuchung
- **Farbe, Geruch, Volumen, pH**
- **Spermiendichte**
- **Spermienmotilität**
- **Spermienmorphologie**
- **biochemische Zusatzuntersuchungen**

5.2.4 Serumuntersuchungen und Nierenfunktionstests

Nierenfunktionstests

Praxishinweis:
- Der **Serumharnstoff** wird erst bei einem Abfall des Glomerulumfiltrates auf etwa 25 % pathologisch. Die Harnstoffkonzentration ist neben der Nierenfunktion auch vom *Stickstoffumsatz* und damit vom *Eiweißgehalt der Nahrung* abhängig.
- Eine Erhöhung des **Serumkreatinins** besteht ab einer Einschränkung des Glomerulumfiltrates auf etwa 50 %.
- Schon relativ geringfügige Einschränkungen der Nierenfunktion lassen sich durch die **endogene Kreatinin-Clearance** erkennen.

- **Praxishinweis: Harnstoff, Kreatinin, Clearance**

Die Clearance beschreibt das pro Zeiteinheit von einer bestimmten Substanz befreite Plasmavolumen. Da Kreatinin nicht nennenswert tubulär resorbiert wird, dient es als Maß für die glomeruläre Filtrationsrate. Eine genauere Bewertung der endogenen Kreatinin-Clearance wird ermöglicht, wenn sie auf die Körperoberfläche bezogen wird. Die Normbereiche sind geschlechts- und altersabhängig.

Das **spezifische Gewicht** des Urins erlaubt eine einfache und gut reproduzierbare Beurteilung der Nierenfunktion. Konzentrationsversuche sollten nicht mehr durchgeführt werden. **Blutbild** (normochrome, normozytäre Anämie), **Blutgasanalyse** und **Serumelektrolyte** ergänzen die Beurteilung der Nierenfunktion.

- **spezifisches Gewicht**
- **Blutgasanalyse**

Tumormarker s. Abschn. 14.1, S. 197

5.3 Bildgebende Verfahren in der Urologie

W. Schultze-Seemann

Bildgebende Verfahren in der Urologie

5.3.1 Ultraschalldiagnostik

Ultraschalldiagnostik

In der Rangfolge der urologischen Bildgebung steht die Sonographie an *erster Stelle*, da sie ein *nicht invasives*, jederzeit mit guter Reproduzierbarkeit *wiederholbares Verfahren* darstellt. **Alle urologischen Organe** (Niere, Blase, Prostata, Urethra, Hoden, Penis) **sind sonographisch hervorragend** abzubilden. Lediglich die *Harnleiter* sind in längeren Abschnitten einer Routinediagnostik nicht zugängig.

wichtigstes bildgebendes Verfahren in der Urologie

Die Urosonographie erfaßt im wesentlichen statische Organbefunde. Nur in wenigen Fällen sind dynamische Untersuchungen (Atembeweglichkeit, Organverschiebbarkeit) von Bedeutung.

Realtime-Sonographie (B-Bild) für Organdiagnostik

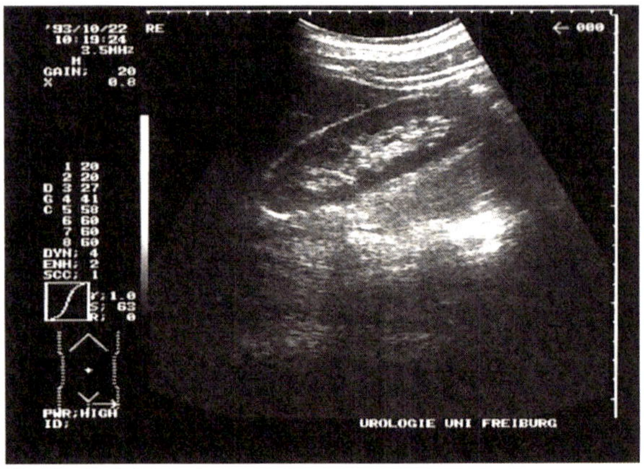

Abb. 5-6: Ultraschallbefund einer normalen Niere. Transhepatischer Longitudinalschnitt der rechten Niere mit unauffälligem Parenchym und zentralem Reflexband, welches sich aus dem Nierenhohlsystem, dem parapelvinen Fettgewebe und Gefäßstrukturen zusammensetzt

Dopplersonographie zur Messung der Blutströmung

Neben der *Realtime-Sonographie* wird in der Urologie auch die *Doppler-Sonographie* eingesetzt, die der Erfassung von Blutströmen im Rahmen funktioneller Fragestellungen (Durchblutung von Niere/Transplantat, Hoden, Penis) dient.

Niere

- **Größe:**
- longitudinal: 11–13 cm
- transversal: 6–8 cm
- Parenchymbreite: 15–20 mm
- **zentrales Reflexband**
- **Markpyramiden** echoärmer, dazwischen Bertini-Säulen

5.3.1.1 Niere

Die normal große Niere weist kraniokaudal im Longitudinalschnitt eine Länge von 11–13 cm, im Transversalschnitt von 6–8 cm auf; die Parenchymbreite ist 15–20 mm. Vom Nierenparenchym, das eine dem Leberparenchym ähnliche Echostruktur aufweist, unterscheidet man das zentrale Reflexband mit einer Breite von ca. 20 mm, welches sich aus dem Nierenbecken, dem parapelvinen Fettgewebe und Gefäßstrukturen zusammensetzt (Abb. 5-6). Im Parenchym können die gegenüber der Rinde (Cortex) etwas echoärmeren Markpyramiden und die dazwischenliegenden Bertini-Säulen differenziert werden. Sonographisch können besonders gut *Raumforderungen* und *Anomalien* erkannt werden.

Raumforderungen

1. Zysten:
- echofrei
- glatt begrenzt
- kortikal
- intraparenchymal
- parapelvin

2. Tumoren:
- meist echoarm
- unscharf begrenzt
- Parenchymtumoren sicher zu diagnostizieren.
- Nierenbeckentumoren schwer darstellbar

3. Aufstau:
- Aufspreizung des zentralen Reflexbandes

5.3.1.2 Raumforderungen in der Niere

- **Zysten** sind sonograpisch echofreie, glatt begrenzte Raumforderungen, die an der vom Schallkopf abgewandten Zirkumferenz eine Schallverstärkung aufweisen. Dabei werden kortikale, intraparenchymale und parapelvine Zysten unterschieden. Nierenzysten können solitär, multipel, uni- oder bilateral auftreten. Eine Sonderform stellt die hereditäre polyzystische Nierendegeneration mit zystischem Umbau der gesamten Niere dar.

- **Tumoren:** Bei den soliden Raumforderungen werden sowohl echoarme wie -reiche Tumoren unterschieden, die meist unscharf abgegrenzt sind, sich vereinzelt jedoch auch kreisrund mit scharfer Abgrenzung vom Parenchym abheben (Abb. 5-7). Die Parenchymkontur ist unterbrochen, eine Schallverstärkung fehlt. *Parenchymtumoren* werden mit hoher Treffsicherheit diagnostiziert, während Tumoren des Nierenbeckens häufig unzureichend darstellbar sind.

- **Aufstau:** Bei einer postrenalen Abflußbehinderung kommt es sonographisch zu einer *Aufspreizung des Zentralreflexes.* Dabei kommt das flüssigkeitsgefüll-

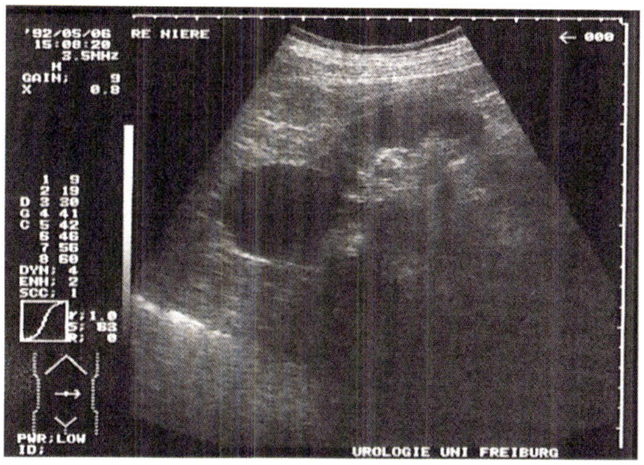

a

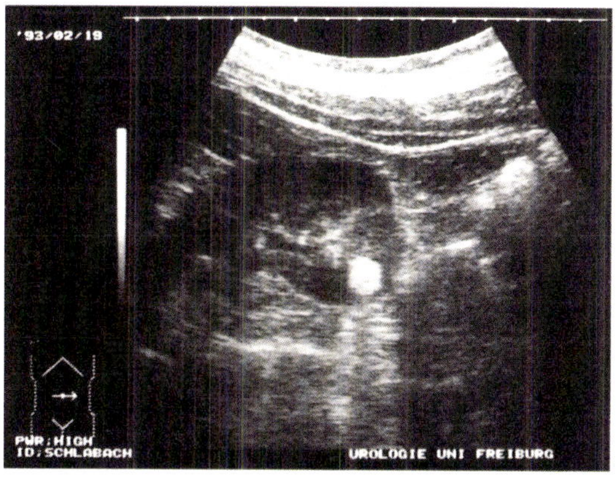

b

Abb. 5–7: **a.** Nierenzyste: Echofreie Raumforderung mit dorsaler Schallverstärkung, **b.** Echoreicher Tumor am unteren Nierenpol (Angiomyolipom)

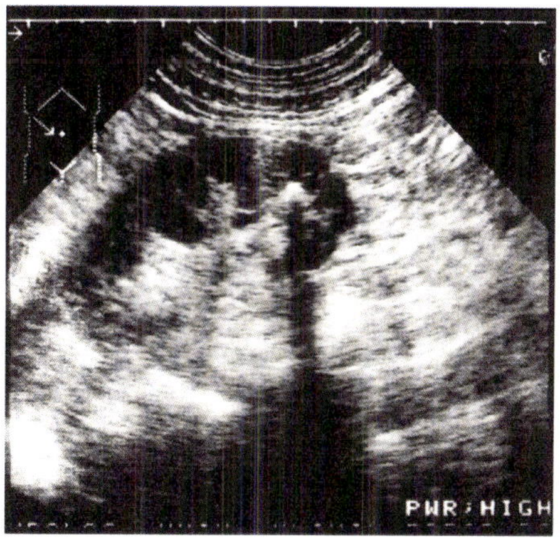

Abb. 5–8: Sonographische Darstellung eines Nierenkelchsteins. Typisch für einen Stein ist ein heller Reflex mit dorsaler Schallauslöschung aufgrund einer Reflexion der Schallwellen am Stein.

te echofreie Nierenbecken mit den Kelchen, bei einer distalen Obstruktion auch der aufgeweitete pyeloureterale Übergang sowie der proximale Ureter zur Darstellung.

Ist der Urin blutig oder eitrig, so finden sich Binnenechos im Hohlsystem. Die Ektasie des Nierenbeckenkelchsystems sollte graduell differenziert werden (s. Abb. 3-1, S. 28). ist zusätzlich eine Parenchymreduktion gegeben, so liegt eine Hydronephrose (Wassersackniere) vor.

- Binnenechos bei blutigem, eitrigem Urin

• **Steine:** Harnsteine reflektieren den Ultraschall nahezu vollständig, d. h. sie zeichnen sich sonographisch durch einen hellen Reflex mit hinter dem Stein liegenden Schallschatten aus (Abb. 5-8). Die Diagnose der Steine im Nieren-

3. Steine:
- heller Reflex
- dorsaler Schallschatten

– schwer darstellbar: Harnleitersteine

hohlsystem gelingt mit hoher Treffsicherheit, während die Abbildung im proximalen und distalen Harnleiterdrittel nur eingeschränkt möglich ist. Im mittleren Drittel ist keine sonographische Aussage zu treffen.

Anomalien

5.3.1.3 Anomalien, Verletzungen, Entzündungen der Nieren

- **sichere Diagnostik von Normvarianten der Niere**

Verletzungen
- **Hämatome**

Entzündliche Krankheitsbilder
- **eingeschränkte Diagnostik**

Sichere Aussagen sind weiterhin zur *Lage* (Dystopie-lumbal/pelvin, Malrotation), *numerischen Anomalien* (Agenesie), *Form-* und *Größenanomalien* (hypoplastische Niere, Hyperplasie, Hufeisenniere), *Anomalien des Hohlsystems* (Megakalikose, Doppelniere, Nierenbecken-Abgangsstenose) sowie *Verletzungen* der Niere (Kapselhämatom, perirenales Hämatom, Parenchymeinrisse) möglich.

Dagegen ist die Diagnostik *entzündlicher Krankheitsbilder* (Pyelonephritis, Glomerulonephritis) nur eingeschränkt und unter Kenntnis der Klinik möglich. Eine Sonderform stellt die xanthogranulomatöse Pyelonephritis mit Ausbildung eines Pseudotumors dar.

Harnblase

5.3.1.4 Harnblase

– echofreies Hohlorgan

- **Restharnmessung**

- **Wandveränderungen der Blase:** (Tumor) oder intraluminale Strukturen (Koagel, Steine)

Die Harnblase ist bei der suprapubischen Untersuchungstechnik nur in *gefülltem Zustand* beurteilbar. Dabei zeigt sich die Blase als völlig echofreies Hohlorgan. Der Blaseninhalt, insbesondere auch das *Restvolumen nach Miktion (Restharn)* können über eine Volumenformel relativ genau ermittelt werden, so daß die Restharnbestimmung über einen Katheter entbehrlich geworden ist. Weiterhin gibt die Sonographie Auskunft über die *Wandstärke* (Trabekel-Muskelhypertrophie), mögliche *Blasendivertikel,* wie ins Lumen ragende *Tumoren* oder *Wandverdickungen* als Ausdruck invasiv oder transmural wachsender Tumoren. Die Invasionstiefe (T-Stadium) kann jedoch nur unzureichend erfaßt werden. Neben Wandveränderungen können Strukturen im Blasenlumen selbst erkannt werden *(Steine, Koagel, Fremdkörper).*

Prostata

5.3.1.5 Prostata, Bläschendrüsen

- **suprapubisch** → Größenbestimmung

- **transrektal** → Tumordiagnostik incl. Biopsie

Bläsendrüsen transrektal

Die Abbildung der Prostata mit suprapubisch aufgesetzter Schallsonde erfordert eine ausreichend gefüllte Harnblase als „Schallfenster". Die Symmetrie der *Kapselkontur* und damit eine *Größenbestimmung* ist ausreichend genau beurteilbar. Eine detaillierte Beurteilung der Echostruktur sowie der Bläschendrüsen ist nicht möglich.
Eine wesentlich bessere Abbildung der Prostata ist über einen transrektal eingeführten Schallkopf (TRUS, 5 bis 10 mHz) zu erzielen (s. Abb. 14.19, S. 229). Ziel ist vorrangig die Frühdiagnostik des Prostatakarzinoms in Kombination mit der sonographisch gesteuerten Biopsie sowie die Abschätzung der Tumorausdehnung. In gleicher Weise sind die Bläschendrüsen von transrektal beurteilbar.

Hoden

5.3.1.6 Skrotalinhalt/Hoden

erfaßt:
- Tumoren
- Spermato-, Hydrozele
- Entzündungen

In der Abklärung unklarer Palpationsbefunde ist die Sonographie mit 5–10 MHz-Schallköpfen allen anderen Techniken überlegen (Abb. 5-9). Damit ist es möglich, testikuläre *(Hodentumoren)* von peritestikulären Raumforderungen *(Spermatozele, Hydrozele)* zu unterscheiden, ebenso flüssige *(Spermatozele, Hydrozele)* von soliden Strukturen *(Hoden-, Nebenhoden-Tumoren, Epididymoorchitis).*

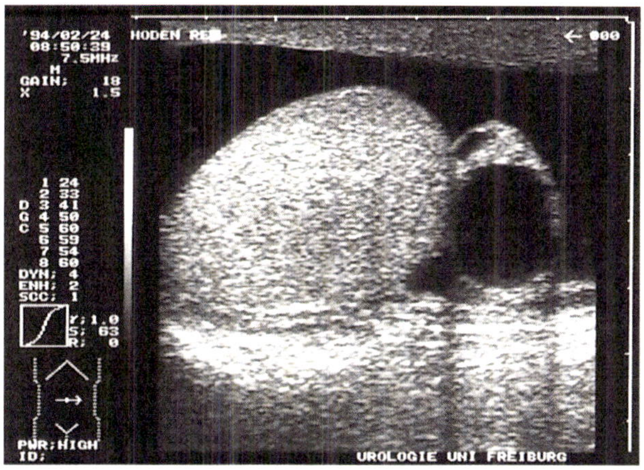

a

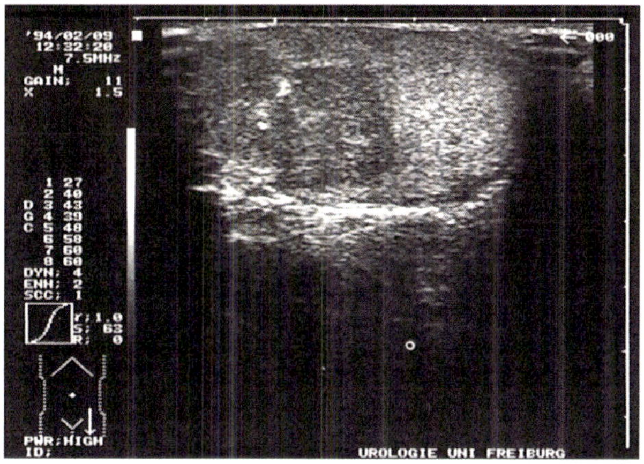

b

Abb. 5–9: Hodensonographie, **a**. Hydrozele: Der Hoden von normaler Kontur und Echodichte wird von der echofreien Hydrozelenflüssigkeit umgeben. Zusätzlich stellt sich im Nebenhodenkopf eine erbsgroße Spermatozele dar, **b**. Hodentumor: Im Hodenparenchym demarkiert sich ein echoarmer Bezirk, der typisch für einen Hodentumor ist.

5.3.1.7 Penis, Urethra

Penis

Penis: Die Sonographie erfaßt als echoreiche Veränderungen Plaques der Tunica albuginea bei *Induratio penis plastica* (IPP) in ihrem Ausmaß recht genau. Weiterhin kann der Versuch unternommen werden, sonographisch die *Infiltrationstiefe von Peniskarzinomen* zu bestimmen.

- Penissonographie bei IPP und evtl. Peniskarzinom

Urethra. Die Harnröhre ist sonographisch (5–10 MHz Schallsonden) nur nach retrograder Auffüllung mit Wasser zu beurteilen. Dabei lassen sich jedoch insbesondere Harnröhrenstrikturen, ebenso wie das Ausmaß der Narbenbildung nach vorausgegangenen Urethrotomien, *Steine* in der Harnröhre und die seltenen *Harnröhrentumoren* abbilden. Eine Beurteilung der Pars prostatica ist nicht möglich.

Urethra

- Harnröhrensonographie bei Strikturen

5.3.1.8 Doppler-Sonographie

Dopplersonographie

Die Doppler-Sonographie ist eine dynamische Untersuchung, die insbesondere der Messung des Blutflusses (Flußrichtung, Flußrate) dient. In Kombination mit der B-Bild-Technik spricht man von Duplex-Sonographie.

Duplex (B-Bild + Doppler)

Erste Indikation im urologischen Bereich war die Erfassung der *Abstoßung nach Nierentransplantation;* durch Erhöhung des peripheren Widerstandes sinkt die Durchblutung der Niere. Mittlerweile haben sich folgende weitere Indikationen etabliert:

- **Indikation:**
- **Nierentransplantatabstoßung**

- **akutes Skrotum:**
  DD: Hodentorsion, Epididymitis
- **erektile Impotenz:**
  arterielle Ursachen

Pharmako-Doppler nach Injektion vasoaktiver Substanzen

• *Akutes Skrotum:* Die Differentialdiagnose Hodentorsion, Epididymitis kann mit Hilfe der Doppler-Sonographie mit hoher diagnostischer Sicherheit getroffen werden.

• *Erektile Impotenz:* Die doppler-sonographische Messung der penilen Flußraten ist zum Ausschluß arterieller Ursachen der erektilen Impotenz unentbehrlich; da der penile Ruheflow sehr gering ist, wird die Messung nach Injektion vasoaktiver Substanzen in den Penis als pharmakodynamische Doppler-Sonographie vorgenommen.

Röntgendiagnostik

Kontrastierung der Harnwege nach Gabe von nierengängigem KM

5.3.2 Röntgendiagnostik

Verabfolgt man im Rahmen der Röntgendiagnostik nierengängige hochmolekulare Kontrastmittel, so werden die Röntgenstrahlen von diesen absorbiert und erlauben eine Beurteilung der ableitenden Harnwege. Dies ist das Grundprinzip sowohl der Ausscheidungsurographie (AUG) wie der Computertomographie (CT). Sie liefern neben der Sonographie zum Teil identische, zum Teil ergänzende und weiterführende Befunde, sind jedoch wegen der Strahlenbelastung gezielt einzusetzen.

Nierenübersicht

5.3.2.1 Nierenübersichtsaufnahme (Abdomenübersicht)

• **Grenzen:**
- kranial: Zwerchfellkuppen
- kaudal: Symphyse

• **Abbildung von:**
- Nieren, Psoaskontur
- Wirbelsäule
- Beckenknochen
- Harnblase
- Kalkdichten Konkrementen

Der Ausscheidungsurographie sollte im Rahmen der radiologischen Darstellung des oberen Harntraktes und der Harnblase eine Leeraufnahme (Abdomenübersicht im Liegen/Nierenleeraufnahme) vorangestellt werden. Nach kranial sollte die Aufnahme die Zwerchfellkuppen, nach kaudal die Symphyse einschließen. Dies muß abhängig von der Größe des Patienten durch ein ausreichendes Filmformat (Standardformat 30×40 bzw. 35×43/Halbformat 20×40) gewährleistet sein. Auf der Leeraufnahme sollten beide Nieren in Form, Lage und Größe (Tumor, Hypoplasie, Hyperplasie), die Psoas-Randkonturen, die knöcherne Lendenwirbelsäule (Spaltbildung, Osteolysen, degenerative Veränderungen), die Beckenknochen und die Weichteilkontur der Harnblase (Restharn, Überlaufblase) erkennbar sein. Bereits auf der Übersichtsaufnahme sind kalkdichte Konkremente in Projektion auf die Nieren, Ureteren und die Harnblase sichtbar (Abb. 5-10).

Differentialdiagnostisch kommen jedoch auch Phlebolithen, verkalkte Mesenteriallymphknoten, Prostatasteine, selten auch Echinokokkus-Zysten im Bereich der Nieren und verkalkte Uterusmyome im kleinen Becken in Frage.

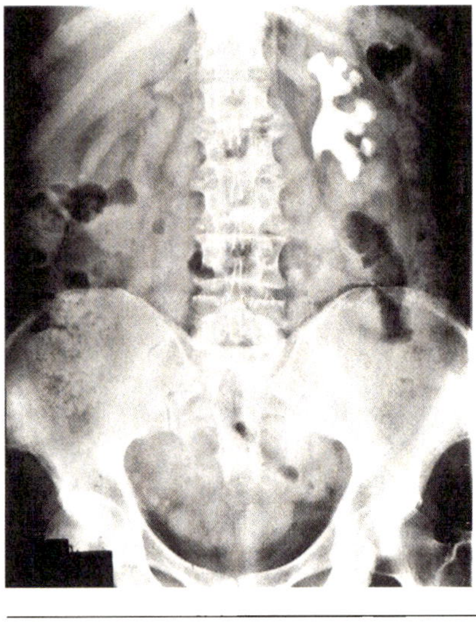

Abb. 5–10: Nierenleeraufnahme. In Projektion auf die li. Niere zeigt sich ein kalkdichter Ausgußstein des Hohlsystems. Gut zu erkennen sind zusätzlich die Psoasrandkonturen und die Organgrenze der re. Niere.

Da die Übersichtsaufnahme in nicht wenigen Fällen bereits zur Diagnose führt oder spätere Kontrastbilder ohne Kenntnis des Leerbildes nicht beurteilbar sind, ist sie integraler Bestandteil des Ausscheidungsurogramms.

Die Beurteilbarkeit kann bei extremer Stuhlfüllung oder Darmgasüberlagerung erschwert sein; hier kann eine Leerzonographie oder -Tomographie hilfreich sein, insbesondere in der Diagnostik von kleinen Konkrementen.

- **Kein Urogramm ohne Nierenübersicht!**

- **evtl. ergänzt durch**
  - Leerzono-, oder
  - Tomographie

5.3.2.2 Ausscheidungsurographie (AUG)

Ausscheidungsurographie

Am Tag vor der geplanten Untersuchung sollte eine schlackenarme Kost verabfolgt werden. Bei obstipierten Patienten kann eine Laxans zusätzlich gegeben werden, bei starkem Meteorismus auch gasbindende Mittel. Eine Flüssigkeitskarenz von ca. 6 Stunden ist empfehlenswert. Früher geübte längere Dehydratationszeiten sind bei den modernen trijodierten Kontrastmitteln nicht notwendig. Bei niereninsuffizienten Patienten soll im Gegenteil eine Dehydrierung vermieden werden. Nach Kontrastmittelunverträglichkeit, Allergien ist zu fragen.

- **Vorbereitung:**
  - schlackenarme Kost
  - evtl. Laxans
  - Flüssigkeitskarenz ca. 6 Stunden

Kontraindikationen für die Urographie sind:
- nachgewiesene *Kontrastmittelunverträglichkeit*, schwere *Niereninsuffizienz* und *Leberparenchymschaden*
- manifeste *Hyperthyreose*, *Lungenödem*, frischer *Myokardinfarkt*

Organbezogene Kontrastmittelreaktionen sind:
- *Haut und Schleimhaut:* Rötung, Juckreiz, Quaddeln, Urtikaria, Lidödem, Konjunktivitis, Glottisödem, Rhinitis
- *Atmung:* Tachypnoe, Dyspnoe, Bronchospasmus, Lungenödem, Atemstillstand (Apnoe), Husten
- *Herz-Kreislauf:* Hypertonie (hypertone Krise), Hypotonie, Herzrhythmusstörung, Asystolie
- *ZNS, Vegetativum:* Übelkeit, Erbrechen, Gähnen, Niesen, Agitation, Somnolenz, Bewußtlosigkeit, Koma, Krämpfe, Lähmung

- **Kontraindikationen:**
  - KM-Unverträglichkeit
  - Niereninsuffizienz
  - Leberparenchymschaden
  - Hyperthyreose
  - Lungenödem
  - frischer Herzinfarkt
- **KM-Reaktionen:**
  - organbezogen

Das Auftreten schwerer Kontrastmittelreaktion beträgt 0,1 % (ionische Kontrastmittel) und 0,01 % (nicht ionische Kontrastmittel). Letale Zwischenfälle werden ca. 1 : 75000 (ionische Kontrasmittel) bzw. ca. 1 : 500000 (nicht ionische Kontrastmittel) beobachtet.

- Morbidität 0,01–0,1 % und Letalität (1 : 75000–1 : 500000)

Das Auftreten allergoider leichter und mittelgradiger Reaktionen kann durch die Kombination von H 1- und H 2-Rezeptorantagonisten oder Glukokortikoide signifikant reduziert werden, letztlich jedoch sind sie nicht ganz sicher auszuschließen.

- Bei KM-Reaktionen: H 1 + H 2 Rezeptorantagonisten, evtl. Glukokortikoide

Für die Urographie ist die Abbildungsqualität vom Jodgehalt des Kontrastmittels und von der Dosis abhängig. Es sollte eine Dosierung von 0,25 bis 0,3 g Jod/kg Körpergewicht gewählt werden. Beim hochdosierten Urogramm kann die Dosis auf mehr als 30 g/70 kg Körpergewicht gesteigert werden. Insbesondere bei alten und adipösen Patienten sollte die Dosis gesteigert werden, während bei Kindern meist 20 ml ausreichen. Die Injektion sollte zügig erfolgen, die bekannten Nebenwirkungen sind nicht von der Injektionsgeschwindigkeit abhängig.

Dosierung 0,25–0,3 g Jod/kg/KG

5.3.2.3 Indikation und Ablauf der AUG

AUG-Indikation

Die **Indikation** zur AUG ist bei allen urologischen Krankheitsbildern gegeben, die eine Beurteilung der *Ausscheidungsfunktion*, der *Abflußverhältnisse* sowie der *Anatomie des oberen Harntraktes* erfordert (Urolithiasis, entzündliche Erkrankung, Tumoren, Mißbildungen).

- **Abbildung der ableitenden Harnwege**

Ablauf. Kontrastmittel werden nahezu ausschließlich glomerulär filtriert. Durch Wasserrückresorption im proximalen Tubulus erfolgt die Konzentrierung des Kontrastmittels, wobei ein Gradient zum Plasma von 5–10 : 1 erreicht wird. In der Phase der Konzentrierung des Kontrastmittels in den obe-

AUG-Ablauf
- glomeruläre Filtration
- Wasserrückresorption im proximalen Tubulus

– nephrographischer Effekt

ren Nephronabschnitten läßt sich der nephrographische Effekt beurteilen. Dieser ist auch beim Nierenversagen (Ausfall distaler Tubulusabschnitte) zu beobachten.

Im Rahmen der Diagnostik von Nierenarterienstenosen wurde früher der nephrographische Effekt durch Aufnahmen in den ersten drei Minuten im Seitenvergleich ermittelt. Durch quantitative nuklearmedizinische Techniken sowie die direkte arteriographische Darstellung ist die „Frühurographie" heute ersetzt worden.

Vorteil des AUG

⇨

Übersichtsaufnahmen 5–20 Minuten nach Kontrastmittelgabe erlauben eine Beurteilung des Pyeloureterogramms, wobei die *hohe Auflösung* konventioneller Röntgenbilder die detaillierte **Beurteilung der Kelche und Papillen** sowie des **Nierenbeckens** und des **pyeloureteralen Übergangs** ermöglicht. Hier liegt unverändert eine Stärke der Urographie im Vergleich zur Sonographie oder CT (Abb. 5-11).

- **zystographische Phase**

Die „Zystographie" im Rahmen der Urographie ist von limitiertem Wert angesichts der guten sonographischen Beruteilbarkeit der Harnblase. Eine urographische Restharnbestimmung ist überflüssig. Wird im Rahmen funktioneller Fragestellungen noch die Miktionsphase radiologisch dargestellt, so spricht man von *Panurographie*, eine detaillierte morphologische Beurteilung des unteren Harntraktes ist dabei jedoch häufig wegen zu geringer Kontrastdichte nicht möglich.

- **Panurographie:** AUG + Miktionsphase
- **Ergänzung durch Zono-/Tomographie**
- **ev. Bauchlage bei Meteorismen**
- **Kompressionsurographie mit Artefakten behaftet**
- **bei Niereninsuffizienz** → Dosiserhöhung, bei Kreatinin > 2,5 mg/dl ungeeignete Technik

Die Urographie kann durch *Zono-* und *Tomographie*, zusätzliche Aufnahmen im Stehen, gedrehte (angehobene) oder seitliche Aufnahmen ergänzt werden (Zuordnung kalkdichter Strukturen zu den Harnwegen). Ist eine Beurteilung durch starke Darmgasüberlagerung erschwert, kann eine Aufnahme in Bauchlage hilfreich sein. Die Kompressionsurographie (Aufbringen eines Kompressoriums auf das Abdomen zur stärkeren Kontrastierung des Nierenbeckenkelchsystems) ist mit einer Reihe von Interpretationsproblemen behaftet und in der Regel nicht notwendig.

Urographie bei Niereninsuffizienz: Wie dargestellt, hängt die ausreichende Kontrastierung des Nierenbeckenkelchsystems von einer intakten glomerulären und tubulären Funktion ab. Sind diese deutlich eingeschränkt, kann zunächst durch Dosiserhöhung und Gabe eines niedermolekularen Kontrastmittels eine identische Abbildungsqualität erzielt werden. Dennoch treten Kontrastmittelreaktionen bei Niereninsuffizienz gehäuft auf. Die diagnostische Aussage nimmt ab. Bei Kreatinin-Werten ab 2,5 mg/dl (2–4 mg/dl) sollten daher *Nierenszintigraphie, Sonographie* und ggf. *retrograden Pyelographie* bevorzugt werden.

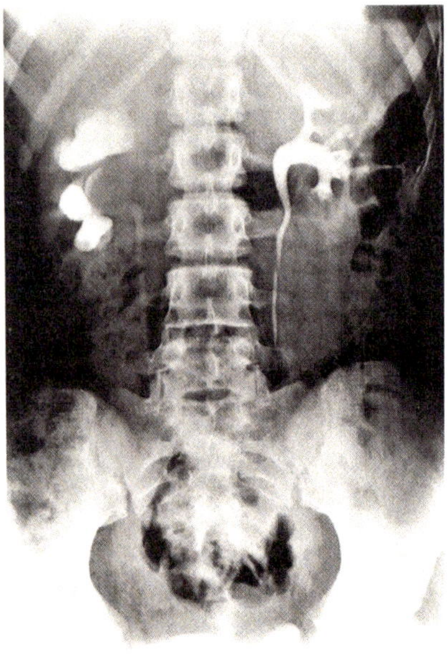

Abb. 5-11: Ausscheidungsurographie. 15 min nach Kontrastmittelinjektion zeigt sich eine Kontrastfüllung beider Nierenhohlsysteme. Li. unauffälliges Nierenbeckenkelchsystem und zarter Ureter. Re. Aufweitung der Nierenkelche bei zentral liegender Nierenzyste.

5.3.2.4 Urethrogramm

Urethrogramm

Technik: Die Urethrographie wird beim Mann meist als **retrograde** Urethrographie durchgeführt. Bei speziellen Fragestellungen (Harnröhrenklappen, Blasenhalsöffnung bei Miktion, Urethradivertikel) kann jedoch auch eine antegrade (prograde) Urethrographie nach vorausgegangener Kontrastfüllung der Harnblase durch Punktion oder eine liegende Zystostomie erfolgen. Der Patient wird bei retrograder Darstellung auf dem Rücken in Lauenstein-Position gelagert, der Penis nach Plazieren eines Urethrographie-Katheters in der Fossa navicularis durch leichten Zug gestreckt und die Füllung unter physiologischen Drücken (< 50 cm Wassersäule) durch Infusion des Kontrastmittels herbeigeführt (s. Abb. 5-19, S. 73). Es empfiehlt sich, die Untersuchung unter Röntgen-Bildwandlerkontrolle durchzuführen und sparsame Röntgenfilmdokumente anzufertigen. Die antegrade Darstellung ist kontrastschwächer, kommt jedoch den physiologischen Miktionsbedingungen näher.
Bei zu hohen Infusionsdrucken besteht die Gefahr von Mukosaeinrissen mit konsekutiver Keimeinschwemmung. Um dies zu vermeiden, sollten manuelle Kontrastmittelinjektionen vermieden werden.

- retrograd
- antegrad

Indikation: Eine Urethrographie wird bei allen Formen einer *subvesikalen Obstruktion (Striktur),* Prostatahyperplasie, Blasenhalssklerose, Blasenstein, Fremdkörper, Meatusstenose), *Harnröhrendivertikeln, Fisteln* oder *Verletzungen* der Harnröhre durchgeführt.

Zur Klärung eines *Harnröhrendivertikels der weiblichen Harnröhre* kann die Untersuchung auch mit einem Doppelballonkatheter, der vor den Meatus urethrae externus und am Blasenhals geblockt wird, vorgenommen werden.

Indikationen:
- **subvesikale Obstruktion**
- **Fisteln**
- **Verletzungen**
- **Urethrographie der Frau mit Doppelballonkatheter**

5.3.2.5 Zystographie, Miktionszystourethrographie, retrograde Pyelographie

Zystogramm

Technik: Die alleinige **Kontrastdarstellung der Harnblase** ist eine selten durchgeführte Untersuchung. Die Füllung erfolgt über einen transurethralen oder suprapubisch gelegten Katheter oder durch suprapubische Punktion der Harnblase.

- über transurethralen oder suprapubischen Katheter

Indikation: Die Zystographie dient der Beurteilung der Lage und Form der Harnblase im kleinen Becken, vor allem bei Verdacht auf *Verletzungen, Fisteln* oder *Divertikeln* oder vor Entfernung operativ plazierter *Zystostomien.*
Miktionszystourethrographie (s. Abschn. 5.5.1.2, S. 73)
Retrogrades Pyelogramm (s. Abschn. 5.5.1.3, S. 74)

Indikationen:
- Lage, Form der Blase
- Fisteln, Traumen, Reflux
- postoperative Kontrolle

5.3.2.6 Antegrade (prograde) Pyeloureterographie

Antegrade Pyelographie

Technik: Die Darstellung des Nierenbeckenkelchsystems und des Ureters erfolgt durch Einmalpunktion des Nierenhohlsystems oder häufiger über eine bereits liegende transkutane Nephrostomie.

- über Nephrostoma oder Punktion der Niere

Indikation: Es gelten die gleichen Indikationen wie für die retrograde Pyelographie. Die Untersuchung bleibt jedoch reserviert für Fälle, bei denen wegen einer distalen Ureterobstruktion (Harnblasentumor, Prostatakarzinom, obstruierender Stein) nicht retrograd vorgegangen werden kann (s. Abb. 3-4, S. 30) oder wenn ein ektopes Ureterostium gesucht wird.

Indikation
- wie bei der retrograden Pyelographie

5.3.2.7 Kavernosographie (Kavernographie)

Kavernosographie

Technik: Durch Einmalpunktion eines Corpus cavernosum penis wird eine Kontrastierung beider Schwellkörper erzielt. Im Rahmen der Abklärung der erektilen Impotenz wird die Untersuchung als Pharmakokavernosographie durchgeführt: Nach Injektion vasoaktiver Substanzen (Papaverin-Phentolamin, Prostaglandin) wird die Flußrate zur Erreichung sowie Erhaltung einer Erektion ermittelt.

- Kontrastierung der Corpora cavernosa
- meist als Pharmakokavernosographie

Indikation:
- erektile Impotenz
- IPP
- Penisfraktur

Indikation: Hauptindikation sind die *erektile Impotenz*, die *Induratio penis plastica* (Ausmaß der Plaques), sowie *Penisfrakturen* (kavernöses Leck), oder penetrierende Penisverletzungen (Abb. 15-13).

Vaso-/Vesikulographie

5.3.2.8 Vaso-/Vesikulographie

- Darstellung der Samenwege
- heute obsolet!

Technik: Es handelt sich um die radiologische Darstellung der Samenwege (Vas deferens, Ampulla ductus deferentis, Vesicula seminalis) nach Punktion oder operativer Freilegung des Samenleiters.

Indikation: Die Vaso-/Vesikulographie wurde früher zur Abklärung von Samenwegsverschlüssen durchgeführt. Der Eingriff ist wegen gleicher Aussagekraft der biochemischen Ejakulatparameter und der Gefahr von Samenwegsverklebungen durch das Kontrastmittel nicht mehr indiziert.

Phlebographie

5.3.2.9 Arterielle Renovasographie, Phlebographie

Arterielle Renovasographie (s. Abschn. 5.5.3.1, S. 78)

- Darstellung der V. renalis

Technik: Die **Phlebographie** erfolgt durch eine Katheterpunktion der V. femoralis und selektive Darstellung der V. renalis.

- Nierenvenenthrombose
→ Lysetherapie
- bei Sklerotherapie der Varikozele

Indikation: Eine Indikation besteht vor allem bei *Nierenvenenthrombose*, ggf. zur Lyse des Thrombus nach Plazieren des Phlebographiekatheters. Regelmäßig wird die Phlebographie im Rahmen der selektiven retrograden Sklerosierung der V. testicularis li. bei *Varikozele testis* vorgenommen. Bei einem Tumorzapfen in der V. renalis ist meist eine Kavographie ausreichend.

Kavographie

5.3.2.10 Kavographie

- Darstellung der V. cava transfemoral

Technik: Die Darstellung der V. cava inferior erfolgt durch Punktion der V. femoralis.

- Tumorzapfen bei Nierenzellkarzinom
- Tumorkompression
- M. Ormond

Indikation: Hauptindikation ist die Darstellung *intraluminärer Tumorzapfen* bei Nierenzellkarzinomen, aber auch bei *Tumorkompression* oder Verlagerung durch Tumoren des Retroperitoneums oder fibrotischer Einscheidung wie bei retroperitonealer Fibrose *(M. Ormond)*.

Die Bedeutung des Verfahrens ist durch die Entwicklung der Sonographie, der Computertomographie und Kernspintomographie deutlich rückläufig, so daß vor allem die erstgenannte Indikation verblieben ist.

Lymphographie

5.3.2.11 Lymphographie

- Lymphangiogramm
- Lymphadenogramm

Technik: Die pedale Lymphographie wird durch Punktion von Lymphbahnen am Fußrücken beidseits vorgenommen.

Indikation:
- Lymphknotenmetastasen bei Hodentumoren
- **Methode durch Sonographie, CT, MRT verdrängt**

Indikation: Sonographie, CT und MRT haben die Lymphographie verdrängt. Allenfalls zum Ausschluß von Lymphknotenmetastasen bei Hodentumoren ist eine Indikation verblieben, da neben der reinen Größe der Lymphknoten auch die Binnenstruktur abgebildet wird. Da die erste Lymphknotenstation der Prostata- und Harnblasenkarzinome mit der pedalen Lymphangiographie nicht erfaßt wird, kommt sie hierbei nicht zum Einsatz.

Computertomographie

5.3.2.12 Computertomographie (CT)

Technik: Gemeinsame Grundlage der konventionellen Diagnostik sowie der CT ist die Erstellung von Bildern durch Röntgenstrahlen. Die Entstehung einer computertomographischen Aufnahme ist jedoch wesentlich komplexer (s. Pschyrembel Klinisches Wörterbuch).

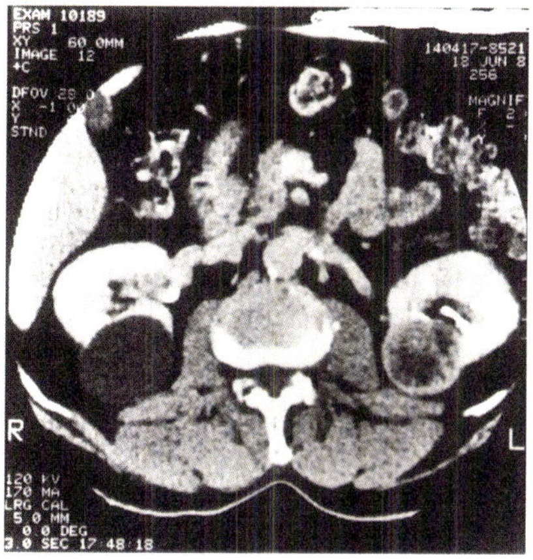

Abb. 5–12: Computertomographie der Nieren: Zyste re. und Tumor an der Dorsalseite der li. Niere. Typisch für einen Tumor ist die Kontrastmittelanreicherung in den Randbereichen.

Indikation: Wegen der hohen Auflösung in axialer Ebene von ca. 0,4 mm ist die Indikation zur CT vor allem bei sehr kleinen Nierentumoren oder Nebennierentumoren und bei unklarer Dignität von Raumforderungen der Niere (Zyste?, eingeblutete Zyste?, Nierenbuckel?) gegeben (Abb. 5-12).

Indikationen:
- Raumforderungen der Nieren

Unumstritten ist der Wert des Verfahrens bei Nierenverletzungen und Traumen der Beckenorgane (s. Abb. 15-4, S. 254), insbesondere zur Verlaufsbeurteilung und zur Planung rekonstruktiv operativer Eingriffe. Auch bei entzündlichen Erkrankungen der Niere (paranephritischer Abszeß, Nierenrindenabszeß, xanthogranulomatöse Pyelonephritis) sowie der Prostata (Prostataabszeß, Empyem der Vesicula seminalis) liefert das CT wichtige Zusatzinformationen über die Sonographie hinaus.
Bei der Erstuntersuchung und Verlaufskontrolle von Patienten mit **Hodentumoren** (zum Ausschluß oder Nachweis von Lymphknotenmetastasen im Retroperitoneum) ist die Computertomographie heute Methode der Wahl.

- Nierentrauma
- entzündliche Nierenerkrankungen (Abszeß)
- Erstuntersuchung und Verlaufskontrolle des Retroperitoneum bei Hodentumoren

Das klinische Staging des **Harnblasen- wie des Prostatakarzinoms** ist dagegen mit einer hohen Fehlerquote behaftet, ebenso die **Diagnostik des Nierenbeckens** und **Ureters.** Die Erwartung, das Lymphknotenstaging urologischer Tumoren im kleinen Becken und Retroperitoneum durch die CT zu verbessern, ist bisher ebenfalls nicht erfüllt worden, so daß trotz aufwendiger bildgebender Verfahren operative Stagingverfahren Vorrang haben.

5.3.2.13 Kernspintomographie (MRT)

MRT

Mit der Kernspintomographie (Magnetresonanztomographie) steht ein weiteres digitales bildgebendes Verfahren zur Verfügung, dessen Bilderzeugung auf der Gewebsdifferenzierung aufgrund magnetischer Gewebseigenschaften beruht. Mit Hilfe von Elektromagneten hoher Feldstärke, einem Hochfrequenzsystem und einem Prozeßrechner können Schnittbilder jeder gewünschten Ebene (multiplanar) hergestellt werden (Abb. 5-13). Der *Vorteil* des Verfahrens liegt in der multiplanaren Abbildung, insbesondere gegenüber der CT, sowie der fehlenden Strahlenbelastung. *Nachteil* ist das Unvermögen, Verkalkungen abzubilden, insbesondere in der Urolithiasisdiagnostik sowie bei postentzündlichen Verkalkungen. Dennoch hat sich die Kernspintomographie zu einem der klinisch wichtigsten Verfahren für die Darstellung urologischer Organe, insbesondere im *kleinen Becken*, entwickelt.

- Abbildung in verschiedenen Ebenen möglich
- fehlende Strahlenbelastung

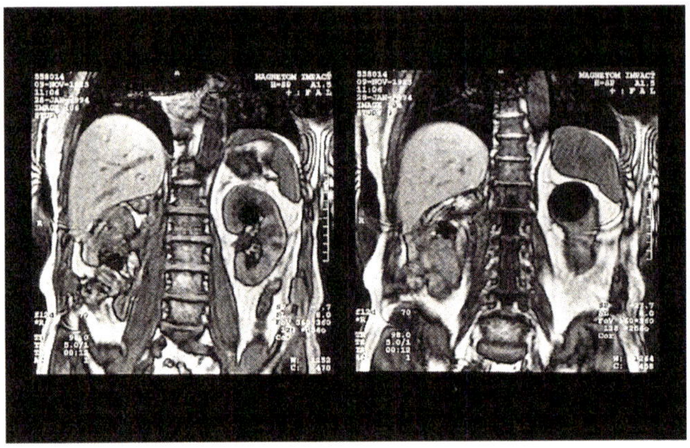

Abb. 5–13: MRT des Abdomens: Auf den beiden Sagittalschnitten stellt sich eine Zyste am linken oberen Nierenpol dar

Urologische Endoskopie und Katheterismus

5.4 Urologische Endoskopie und Katheterismus

A. Frankenschmidt

Endoskopie:
- **optische Untersuchung des Körperinneren**
- **invasive urologische Basisuntersuchung mit klarer Indikation**

Endoskopieren heißt *„von innen besehen"*. Die Spiegelung der ableitenden Harnwege ist *die* fachspezifische Untersuchungsmethode des Urologen, erfolgt aber wegen ihrer Invasivität in der Regel erst nach Ausschöpfen der bildgebenden und Laborverfahren am Ende der diagnostischen Kette; dies umso mehr als für einige uroskopische Techniken eine Anästhesie erforderlich ist. Daraus resultiert die Notwendigkeit einer klaren Indikationsstellung und die Bemühung, die endoskopische Diagnostik mit der therapeutischen Maßnahme zu kombinieren.

- **Ureterorenoskopie (URS)**
- **perkutane Nephroskopie**
- **Videoendoskopie**

Die letzten 10 Jahre brachten der **urologischen Endoskopie** deutliche Entwicklungsimpulse: Die Miniaturisierung der optischen Instrumente erlaubt heute nicht nur den Einsatz im **frühesten Kindesalter,** sondern auch das *retrograde Vordringen* in Harnleiter und Nierenbecken **(Ureterorenoskopie).** Die Kombination mit sonographischer oder radiologischer Punktionstechnik eröffnet den *perkutanen Zugang zum Nierenhohlraumsystem* und das *antegrade Vordringen* in den Harnleiter **(perkutane Nephroskopie).** Auf die Optik aufgesetzte Endokameras gestatten das Arbeiten und Weitervermitteln per **Videomonitor.**

Katheterismus: Sondierung der Blase ohne optische Kontrolle

Katheterismus. Die Sondierung der Blase ohne Optik heißt Katheterismus und wird *diagnostisch*, häufiger aber *therapeutisch* durchgeführt (s. Abschn. 5.4.6, S. 70).

Instrumente

5.4.1 Instrumente

1. Urethrozystoskop

5.4.1.1 Urethrozystoskop

- **männliche Harnröhre: 21–30 Ch.**
- weibliche Harnröhre > männliche

Obwohl moderne flexible Endoskope mit Fiberglasoptik zur Verfügung stehen, ist das *Standardzystoskop* nach wie vor *starr.* Anatomische Voraussetzung dafür ist die hohe Elastizität der Harnröhre in radialer und longitudinaler Richtung. Das passiv entfaltbare Harnröhrenkaliber mißt beim Mann an den engsten Stellen 7–10 mm, das sind 21–30 Ch., (1 Charrière ≈ $^1/_3$ mm); die weibliche Harnröhre ist weiter.

- **übliche Endoskop-Kaliber:**
  - Erwachsene: 15–24 Ch.
  - Kinder: 5–14 Ch.
- Spüllösung:
  - steriles H_2O
  - 0,9 % NaCl-Lsg.

Das Standardzystoskop mißt 15–22 Ch. Es enthält neben dem Lichtleiter eine austauschbare Optik, 2 Stutzen für den Anschluß von Spüllösungen bzw. Abflußschlauch und einen Arbeitskanal, durch den verschiedene Zusatzinstrumente eingebracht werden können (Abb. 5-14). Als *Spüllösung* wird steriles Wasser oder physiologische Kochsalzlösung verwendet. Je nach apikalem

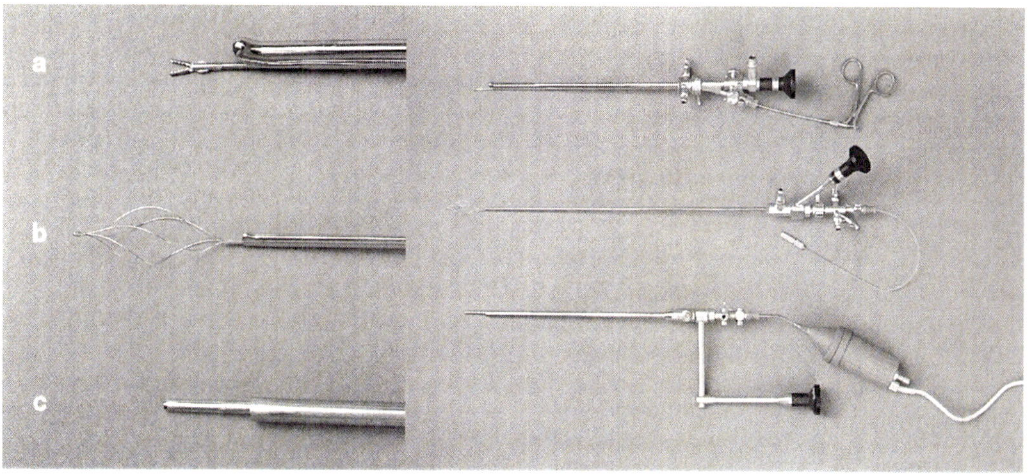

Abb. 5–14: Urologische Endoskope: **a.** Zystoskop mit Faßzange, **b.** Ureterorenoskop mit Steinkörbchen, **c.** perkutanes Nephroskop mit Steinzertrümmerungssonde (Sonotrode)

Schliff der Optik ist das Blickfeld geradeaus gerichtet oder abgewinkelt, so daß auch abgelegene Winkel der Harnblase eingesehen werden können. Für Kinderendoskopien stehen Endoskope bis 4,5 Ch. zur Verfügung.

Zystoskopische Arbeitsoptionen. Durch den Arbeitskanal kommen Biopsiezangen, kleine Faßzangen für Steine und Fremdkörper (Abb. 5-14a), Lasersonden und elektrische Koagulationssonden unter Sicht zum Einsatz. Darüber hinaus läßt sich durch diesen Kanal der Harnleiter sondieren, was häufig zur diagnostischen Kontrastierung (retrogrades Ureteropyelogramm) oder zur Einlage eines an beiden Enden gebogenen Doppel-J-Katheters in den Harnleiter genutzt wird. Auf gleichem endoskopischem Wege werden auch moderne Harnröhren-Stents appliziert.

- **zystoskopische Arbeitsoptionen:**
- – Biopsien
- – Koagulation
- – Faßzangen
- – Steinzertrümmerung
- – Lasertechnik
- – Harnleitersondierung
- – Harnröhren-Stents

Hinsichtlich weiterer instrumenteller Kombinationen zur Harnröhrenschlitzung und transurethralen Resektionstechnik wird auf die betreffenden Kapitel verwiesen (s. Abschn. 12.6, S. 189).

5.4.1.2 Ureterorenoskop, Nephroskop

2. Ureterorenoskop

Im Vergleich zum Zystoskop ist das **Ureterorenoskop** dünner (4,5–12 Ch.) und bedeutend länger, um bis ins Nierenbecken gelangen zu können (Abb. 5-14b). Durch das Instrument können Biopsiezängchen, Steinkörbchen, Steinzertrümmerungs- und Lasersonden in den oberen Harntrakt eingebracht werden.

- **erschließt optisch Harnleiter und Nierenbecken**

Als **Nephroskope** werden analog gebaute Instrumente zum perkutanen Einsatz am Nierenhohlraumsystem bezeichnet, die in Länge und Kaliber etwa den Zystoskopen entsprechen. Die Optik ist aber vom Arbeitskanal abgewinkelt (Abb. 5-14c), um bessere operative Handlungsfreiheit zu erzielen (s. Abschn. 17.6.2, S. 302).

3. Nephroskop
- **dient zum perkutanen Einsatz am Nierenhohlraumsystem**

5.4.2 Endoskopische Technik am Harntrakt

Endoskopische Technik am Harntrakt

5.4.2.1 Urethrozystoskopie

Urethrozystoskopie

Die Spiegelung von Harnröhre und Harnblase erfolgt beim Erwachsenen meist *ohne Narkose* oder Sedierung, aber unter *sterilen* lokalen *Bedingungen.* Beim Mann ist es sinnvoll, nach Desinfektion des Genitale in Steinschnittlage

- **Vorgehen:**
- – Steinschnittlage
- – Desinfektion

- Instillation von Gleitmittel
- sterile Endoskopie

die Harnröhre mit einem oberflächenanästhesierenden *Gleitmittel* zu instillieren. Beim Vorschieben des Endoskops lassen sich *Engstellen, Divertikel* und *Schleimhautverhältnisse* der Harnröhre beurteilen. Der elastische Penis wird dabei gestreckt und die bulbäre Kurvatur durch Absenken des Instruments überwunden. Nach Passage des Schließmuskelbereichs blickt man in die *Pars prostatica* der Harnröhre, die neben dem dorsal liegenden Colliculus seminalis vor allem die Größe, Form und mögliche *Obstruktion* der Prostatalappen zeigt. Nach Passage des Blasenhalses kann mit verschieden stark gewinkelten Optiken die gesamte Blase eingesehen werden. Entzündlich veränderte Mukosa, Trabekulierung, Divertikel, Blasentumoren, -steine, Blutungsquellen und Blutgerinnsel können diagnostiziert werden. Darüber hinaus gibt die Lage und Form der Ureterostien Hinweise auf einen Reflux. Durch Beobachtung des Harnausstoßes aus den Ostien kann bei Hämaturie der oberen Harnwege eine Seitendiagnostik gelingen. Bei schwieriger Identifizierung markiert die i.v.-Gabe eines blauen Farbstoffs das Ostium (Chromozystoskopie).

Was sieht man?
1. Harnröhre:
- Divertikel
- Verletzungen
- Harnröhrenklappen
- Prostataobstruktion

2. Harnblase:
- Schleimhautbild
- Trabekulierung
- Divertikel
- Steine
- Tumoren
- Blutungsquellen
- Lage/Form der Ureterostien

Ggf. werden weitere Maßnahmen mit der Zystoskopie kombiniert, wie Ausspülung von Gerinnseln, Probebiopsien, Koagulation von kleinen Blutungsquellen, Sondierung/Kontrastierung der Harnleiter u.a. Die **Instillation von Harnantiseptika** oder gar **Antibiotika** am Ende des Eingriffs **ist obsolet.**

- **keine Antibiotika oder Antiseptika instillieren!**

Ureterorenoskopie

5.4.2.2 Ureterorenoskopie

- meist Narkose nötig
- manchmal Ostienbougierung notwendig
- Technik oft schwierig

Dieser Eingriff bedarf meist einer *spinalen oder allgemeinen Anästhesie.* Nach Passage der Harnröhre wird mit dem Renoskop direkt in das Harnleiterostium eingegangen (Abb. 5-15). Zu enge Ostien können aufbougiert oder inzidiert werden. Diagnostisch lassen sich Tumoren und Steine in Harnleiter und Nierenbecken verifizieren. Bei Steinen wird der Eingriff in der Regel mit der Therapie (Körbchenextraktion, Ultraschall- oder Laserzertrümmerung) kombiniert, bei Tumorverdacht Spülzytologien oder Biopsien entnommen. Narbige Harnleiterengen können auf diesem retrograden Weg geschlitzt werden. (Weitere Formen der Endoskopie s. Abschn. 5.4.5 und 5.5)

renoskopische Arbeitsoptionen:
- **Mukosainspektion**
- **Spülzytologie**
- **Steinextraktion**
- **Steinzertrümmerung**
- **Strikturspaltung**

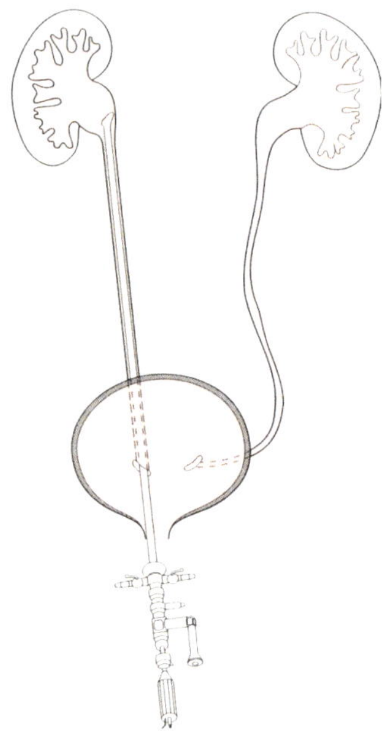

Abb. 5-15:
Ureterorenoskop in situ (schematisch)

5.4.3 Indikationen und Kontraindikationen zur Endoskopie

Indikationen und Kontraindikationen zur Endoskopie

5.4.3.1 Indikationen

• **Urethroskopie.** In der Regel wird die Urethroskopie mit einer Zystoskopie kombiniert. Indikationen zur Inspektion der Harnröhre sind *Tumor, Fremdkörperverdacht,* radiologisch ungenügend darstellbare *Strikturen, Divertikel* und *Fehlbildungen* (z. B. Duplikaturen). Der supradiaphragmale Anteil wird bisweilen bei chronisch-entzündlichen Prozessen der Prostata *(Urethritis posterior)* und häufig zur Beurteilung einer *Prostataobstruktion* inspiziert, um die Indikation zur Operation zu ergänzen oder das Operationsverfahren festzulegen.

1. Urethroskopie
Indikation
- **Harnröhrentumor**
- **Fremdkörper in der Harnröhre**
- **Harnröhrenstriktur**
- **Harnröhrenanomalie**
- **chronische Urethritis**
- **Prostataobstruktion**

• **Zystoskopie.** Die wichtigste Indikation zur Zystoskopie ist die Hämaturie, die solange tumorverdächtig ist, bis ein Tumor als Ursache ausgeschlossen ist.

Auch die *Tumornachsorge* nach erfolgreicher Entfernung eines Blasentumors muß regelmäßig zystoskopisch erfolgen. Weitere Indikationen sind *Tumoren der Nachbarschaft* (Uterus, Rektum), Darstellung von *Fisteln,* die Beurteilung von Trigonum und Harnleitermündungen bei *vesikoureteralem Reflux, Blasendivertikel, Steine, Ureterozelen* und Verdacht auf *Fremdkörper.* Manchmal muß auch im Zuge der Abklärung rezidivierender Harnwegsinfekte und Blasenentleerungsstörungen endoskopiert werden. Die Sondierung/Schienung und retrograde Kontrastierung der Harnleiter erfordert zwangsläufig eine Urethrozystoskopie.

2. Zystoskopie
Indikation
- **Hämaturie**
- **Blasentumor, Tumornachsorge**
- **Tumorinfiltration von außen**
- **Fistel, Divertikel**
- **Blasenstein, Fremdkörper in der Blase**
- **vesikoureteraler Reflux**
- **Ureterozele**
- **Harnleitersondierung, -kontrastierung**

• Die Indikationen zur **Ureterorenoskopie** erstrecken sich auf die Abklärung eines *Tumorverdachts* in Harnleiter und Nierenbecken sowie auf die therapeutischen Verfahren der *Harnleitersteinbehandlung.*

3. Ureterorenoskopie
Indikationen:
- **Harnleitertumor**
- **Nierenbeckentumor**
- **Harnleiterstein, -striktur**

5.4.3.2 Kontraindikationen

Kontraindikationen

Bei **akuten Entzündungszuständen** ist die primäre Urethrozystoskopie äußerst schmerzhaft. Zusätzlich wird die Beurteilung der Mukosaverhältnisse durch die massive Rötung (vermehrte Gefäßinjektion) beeinträchtigt. Eine weitere Kontraindikation stellt die **traumatische Urethraverletzung** dar, da hier durch die Spülflüssigkeit Keime aus der vorderen Harnröhre in die Beckenweichteile gespült werden können.

- **frisches Urethraltrauma**
- **akute Urethritis/Zystitis**

5.4.4 Komplikationen der Endoskopie

Komplikationen der Endoskopie

Bei jeder **retrograden Endoskopie** werden *Bakterien* aus der vorderen Harnröhre in den sterilen Harntrakt verschleppt. Daraus können **Infektionen** der Harnblase, des oberen Harntrakts und der männlichen Genitalorgane (Prostatitis, Epididymitis) resultieren. Bei nicht obstruktivem Harntrakt ist das Infektionsrisiko jedoch gering.
Jede instrumentelle Passage der Harnröhre verursacht *Mikroläsionen der Schleimhaut.* Gröbere Verletzungen mit Erosionen haben häufig sekundäre narbige **Strikturen** der Harnröhre zur Folge.
Bei unübersichtlichen Verhältnissen durch Blutung oder bei unsachgemäßer Durchführung kann es in seltenen Fällen zur **Perforation** der Harnröhren- oder Blasenwand *(Via falsa)* kommen, die meist narbig ausheilt.

- **Harnwegsinfektion**
- **Epididymitis**
- **Blutung ex urethra**
- **Harnröhrenverletzung** (Via falsa), **-striktur**
- **Blasenwandperforation**
- **Ureterverletzung**
- **Harnleiterstriktur, -perforation**
- **retroperitoneale Einschwemmung von Spülflüssigkeit**

Eine vorübergehende **Hämaturie** nach Zystoskopie ist vor allem beim Mann häufig und kann nicht als Komplikation gewertet werden. Sie hat ihre Ursache in Kontaktblutungen, die das Instrument an prominenten Prostatarandvenen auslöst.

Bei der **Ureterorenoskopie** sind Mukosaläsionen und Perforationen der Ureterwand nicht selten und bedürfen der vorübergehenden postoperativen Schienung mit einem Doppel-J-Katheter.

Spezielle Formen der Endoskopie

5.4.5 Spezielle Formen der urologischen Endoskopie

1. **Laparoskopie:** Abklärung
- **des nicht palpablen Hodens** und
- **intraabdomineller Genitalrudimente bei Intersexualität**

• **Laparoskopie.** Beim **Kind** wird die Laparoskopie zur Diagnostik des *nicht palpablen,* im bildgebenden Verfahren nicht darstellbaren *Hodens* benutzt. Dabei läßt sich zwischen Bauchhoden, Hodenrudiment und Anorchie differenzieren. Ggf. wird die operative Therapie in gleicher Narkose angeschlossen. Die Verifizierung *rudimentärer innerer Genitalstrukturen* und deren Biopsie bei verschiedenen Formen der Intersexualität wird gleichfalls laparoskopisch durchgeführt (s. Abschn. 18.2.2, S. 307).

2. **Genitoskopie:** Spiegelung des Genitale bei
- **Intersexformen**
- **kloakalen Fehlbildungen**
- **vaginalem Fremdkörper**

• **Genitoskopie.** Bei *Fremdkörperverdacht* in der kindlichen Vagina führt die *Vaginoskopie* rasch zur Diagnose. Bei komplizierten *intersexuellen und kloakalen Fehlbildungen* gehört die endoskopische Diagnostik des Sinus urogenitalis oder der Kloakenstruktur zur interdisziplinären Abklärung der Genitalanomalie.

Katheterismus

5.4.6 Katheterismus

Indikationen

5.4.6.1 Indikationen, Formen

1. **Diagnostik:**
- **Harnröhrenkalibrierung**
- **Gewinnung von Blasenurin**
- **Infektdiagnostik**
- **urodynamische Messungen**
- **Flüssigkeitsbilanzierung**

Indikationen. Eine Sondierung der Harnröhre kann aus **diagnostischen Gründen** zur *Kaliberbestimmung* des *Meatus* oder tieferer Abschnitte der *Harnröhre* erfolgen.

Bei Verdacht auf Anurie wird besser eine Blasensonographie durchgeführt.

Zur *Gewinnung von Blasenurin* kann ein Einmalkatheterismus durchgeführt werden. Urodynamische Untersuchungen *(Blasendruckmessung)* bedürfen einer Kathetereinlage ebenso wie die *Bilanzierung intensivpflege-bedürftiger Patienten.*

2. **Therapie:**
- **Entlastung bei Harnverhalt**
- **intermittierender (selbsttätiger) Einmalkatheterismus bei neurogener Blasenentleerungsstörung**
- **Ausspülen von Blutgerinnseln (bei Blasentamponade)**

Häufiger wird der Katheterismus **therapeutisch** zur **Entlastung bei Harnverhalt** angewendet. Dabei ist zwischen dem hoch steril durchzuführenden *Einmalkatheterismus* und dem sog. sauberen *intermittierenden Katheterismus,* der regelmäßig und mehrmals täglich durchgeführt wird, zu unterscheiden. Letzterer ahmt die normale Blasenentleerung z. B. bei neurogener Blasenentleerungsstörung nach und kann ggf. auch vom Patienten selbst getätigt werden.

Formen
2 grundsätzliche Wege:
- **transurethral**
- **suprapubisch-transkutan**
  - bei Frauen meist transurethral

Formen. Die Katheterableitung der Harnblase kann grundsätzlich auf 2 Wegen erfolgen: *transurethral* oder *suprapubisch-transkutan.*

• Bei der *Frau* ist in der Regel wegen der kurzen Harnröhre dem **transurethralen Zugang** der Vorzug zu geben. Nur genitale Verbrennungen, Lagerung im Gipsbett und manche intensivmedizinischen Indikationen rechtfertigen bei der Frau einen suprapubischen Katheter.

Vorteile des suprapubischen Katheters:
- **keine Strikturgefahr**
- **geringere Infektionsrate**
- **erleichterte Miktionsdiagnostik**

• Beim *Mann* läßt sich die hohe *urethrale Strikturgefahr* durch den **suprapubischen Katheterismus** wirkungsvoll umgehen. Dieser Katheter ist auch subjektiv angenehmer zu tragen und ermöglicht durch Abklemmen jederzeit die Prüfung der Spontanmiktion. Darüber hinaus zeigt der suprapubische Katheter ein geringeres Harnwegsinfektrisiko.

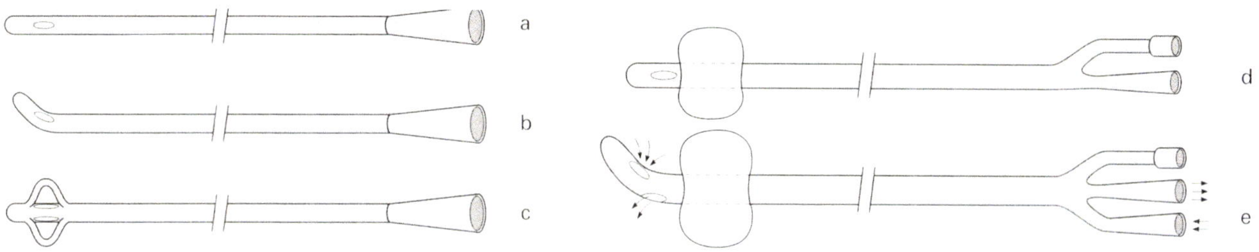

Abb. 5–16: Transurethrale Katheter: **a.** Einmalkatheter mit Nélaton-Spitze, **b.** Einmalkatheter mit Tiemann-Spitze, **c.** Verweilkatheter mit Casper-Spitze, **d.** Ballon-Verweilkatheter (Foley), **e.** Spül-Verweilkatheter

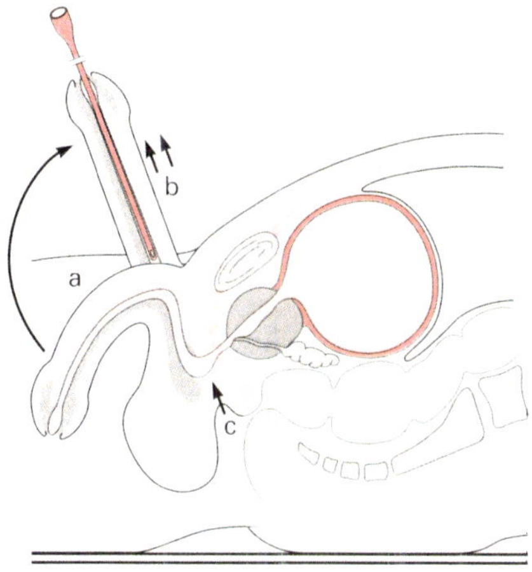

Abb. 5–17:
Transurethraler Katheterismus:
a. Strecken der penilen Kurvatur durch Hochklappen des Penis,
b. Strecken der bulbären Kurvatur durch Zug am Penis,
c. Prädilektionsort für bulbäre Verletzung (Via falsa)

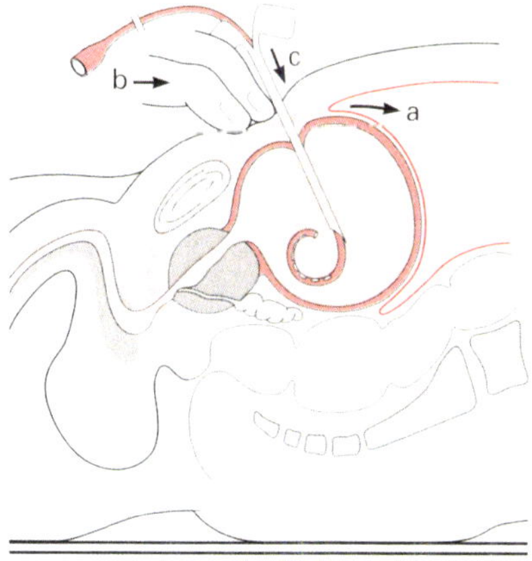

Abb. 5–18:
Suprapubischer Katheterismus:
a. bei voller Blase gleitet die Peritonealfalte nach kranial und gibt den Punktionsweg frei, **b.** Punktionsort median 2 Querfinger oberhalb der Symphyse, **c.** suprapubische Blasenpunktion im rechten Winkel zur Bauchdecke

5.4.6.2 Technik des Katheterismus

• **Transurethrale Katheter** sind aus PVC, Silikon oder Gummi und haben je nach Zweck verschiedene *Kaliber* (6–30 Ch.), verschieden geformte *Katheterspitzen* und als Verweilkatheter einen blockbaren *Ballon* (Abb. 5-16). *Spülkatheter*, wie sie bei Blasenblutungen oder nach transurethralen Operationen eingelegt werden, haben zusätzlich einen Zulaufkanal integriert.
Beim Einführen des Katheters wird reichlich Gleitmittel verwendet. Beim Mann wird die *penile Kurvatur* der Pars pendulans durch Hochklappen des Penis nach kranial mühelos überwunden (Abb. 5-17). Die *bulbäre Kurvatur* läßt sich aber nicht strecken, so daß hier der elastische Katheter nur durch die

Technik

1. Wie legt man einen transurethralen Katheter?
- **desinfizieren**
- **Gleitmittel einfüllen**
- **Penis hochklappen**
- **Katheter einführen**
- **Harnröhre durch Zug am Penis strecken**
- **Sphinkter und Prostata sanft überwinden (keine Gewalt!)**

straff anliegende Harnröhrenwand geführt wird. Da gerade im unmittelbar subsphinktären Bereich die Schienung der Harnröhre durch das Corpus spongiosum entfällt, muß zur Vermeidung einer dorsal-bulbären Via falsa die Harnröhre durch Zug am Penis maximal gestreckt werden (Abb. 5-17). Bei entspanntem Beckenboden gleitet der Katheter dann problemlos in die Blase. Eine gewaltsame Katheterisierung ist gegen die Regel der Kunst und führt immer zur Verletzung der Harnröhre.

- bei der Frau problemloses Einführen möglich

Bei der **Frau** ist das Einführen des transurethralen Katheters nach der Identifizierung des Meatus problemlos.

2. Wie legt man einen suprapubischen Katheter?
- **volle Blase sichern**
- **Lokalanästhesie**
- **suprapubische Probepunktion**
- **Blasenpunktion**
- **Katheter annähen und Verband**

• **Suprapubischer Katheter.** Die Anlage einer suprapubischen Harnableitung setzt eine *volle Harnblase* voraus. Im Zweifelsfall kann vorher eine sonographische Lokalisation erfolgen. Unter *Lokalanästhesie* der Haut wird 2 Querfinger oberhalb der Symphyse mit einer langen, dünnen Kanüle zunächst probepunktiert. Die Punktion der Blase erfolgt mit einer Hohlnadel (10–12 Ch.), die bereits mit dem Katheterschlauch bestückt ist (Abb. 5-18). Nach Entfernen der Nadel wird der Katheter an der Haut angenäht oder angeklebt. Ein kleiner Verband deckt die Punktionsstelle.

Komplikationen und Kontraindikationen

5.4.6.3 Komplikationen und Kontraindikationen

1. suprapubischer Katheter
- **Unterbauchverwachsung**
- **Aszites**
- **Schrumpfblase**
- **Blutungsübel**
- **Blasentumor**
- **in 5 % Makrohämaturie/Hämatom**

• **Suprapubische Punktion.** Voraussetzung für eine korrekte Punktion ist das Hochgleiten der prävesikalen Peritonealfalte bei zunehmender Füllung der Blase (Abb. 5-18). *Unterbauchoperationen* mit *Verwachsungen* und Aszites sind daher relative Kontraindikationen dieses Verfahrens. Strikt kontraindiziert ist die suprapubische Punktion beim *Blasentumor*, da die Gefahr der Tumorzellverschleppung in Weichteilgewebe groß ist. Schließlich sind alle Arten von *Blutgerinnungsstörungen* Kontraindikationen des suprapubischen Katheterismus. Trotzdem kommt es auch bei lege artis durchgeführter Punktion in rund 5 % der Fälle zur Makrohämaturie oder zum perivesikalen Hämatom, was gelegentlich sogar zur transurethralen Koagulation zwingen kann. Die großen Vorteile dieses Katheterismus beim Mann rechtfertigen aber das Restrisiko in den meisten Fällen.

2. transurethraler Katheter:
- **akutes Harnröhrentrauma**
- **iatrogene Via falsa**
- **akute Urethritis**
- **aszendierende Harnwegsinfektion**
- **Epididymitis**
- **Katheterinkrustation**

• **Transurethraler Katheter.** Auf die große Gefahr der *Via falsa* beim Mann durch unsachgemäße Handhabung der transurethralen Kathetereinlage wurde oben schon hingewiesen. Jeder Widerstand durch Striktur, Sphinkterspasmus oder Prostatakarzinom muß zum Abbruch des Katheterversuchs führen. Bei bekannter Via falsa und akuter Urethritis ist der transurethrale Katheterismus kontraindiziert.
Wegen der Schleimschicht zwischen Harnröhrenwand und Katheter birgt die transurethrale Form der Harnableitung auch ein hohes Risiko aszendierender Harnwegsinfektionen und beim Mann zusätzlich der Epididymitis. Infektbedingte Katheterinkrustationen und Harnsteinbildung sind beim transurethralen Dauerkatheter nicht selten.

Interventionelle Uroradiologie

5.5 Interventionelle Uroradiologie

A. Frankenschmidt

Kombination aus endourologischer Technik und bildgebendem Verfahren

Die Kombination urologischer Techniken der Endoskopie und des Katheterismus (s. Abschn. 5.4, S. 66) mit klassischen und modernen bildgebenden Methoden führte zu einer Reihe diagnostischer und therapeutischer Verfahren, die erst durch Sondierung oder Punktion eine Röntgenkontrastierung der Harnorgane ermöglichen oder die urologische Manipulation röntgenologisch bzw. sonographisch steuern. Diese Verfahren faßt man unter dem Begriff der „Interventionellen Uroradiologie" zusammen.

Je nach Spezifität der bildgebenden und der endooperativen Technik wird der Eingriff vom Urologen, Radiologen oder im Team ausgeführt.

5.5.1 Retrograde Verfahren

Retrograde Verfahren

Werden die Harnwege durch die Harnröhrenmündung gegen den Strom passiert, spricht man von retrogradem Vorgehen. Dazu gehören die *retrograde Kontrastierung* von Harnröhre, Harnblase, Harnleiter und Nierenbeckenkelchsystem, die *retrograde Applikation* von Harnröhren- und Harnleiterschienen und *bildgestützte renoskopische Techniken* zur Biopsie, Strikturspaltung und Steinsanierung.

> **Praxishinweis:** Diese retrograden Verfahren können auch bei **Kontrastmittelallergie** durchgeführt werden, da keine parenterale Kontrastmittelpassage erfolgt.

Praxishinweis: reduziertes Allergierisiko

5.5.1.1 Retrogrades Urethrogramm

Retrogrades Urethrogramm

Indikationen beim Mann:
- Harnröhrenstriktur
- Harnröhrendivertikel
- Harnröhrenfistel
- Harnröhrentrauma
- Harnröhrentumor

Die männliche Harnröhre läßt sich über einen in der Fossa navicularis sanft geblockten Ballonkatheter retrograd kontrastieren. Bei schräger Projektion und Streckung der Urethra durch Zug am Penis kommen Harnröhrenstrikturen, -divertikel, -fisteln, -tumoren, traumatische Paravasate oder Anomalien gut zur Darstellung (Abb. 5-19). Bei ausreichender Relaxation des Beckenbodens wird auch der prostatische Harnröhrenanteil abgebildet, und das Kontrastmittel tritt in die Blase über. Die Hoden sollten durch eine Bleikapsel geschützt werden.

Indikation bei der Frau:
- Harnröhrendivertikel

Die **weibliche Harnröhre** läßt sich retrograd nur über einen Doppelballonkatheter kontrastieren, der den Blasenhals und den Meatus externus abdichtet. Dies ist nur zum Nachweis oder Ausschluß eines *Harnröhrendivertikels* indiziert.

5.5.1.2 Miktionszystourethrogramm (MCU)

Miktionszystourethrogramm (MCU)

Zystographie:
- retrograd oder
- suprapubisch

Die Füllung der Harnblase mit Kontrastmittel **(Zystogramm)** erfolgt in der Regel retrograd über einen dünnen Katheter; alternativ kann das Kontrastmittel aber auch über eine suprapubische Punktion eingebracht werden.

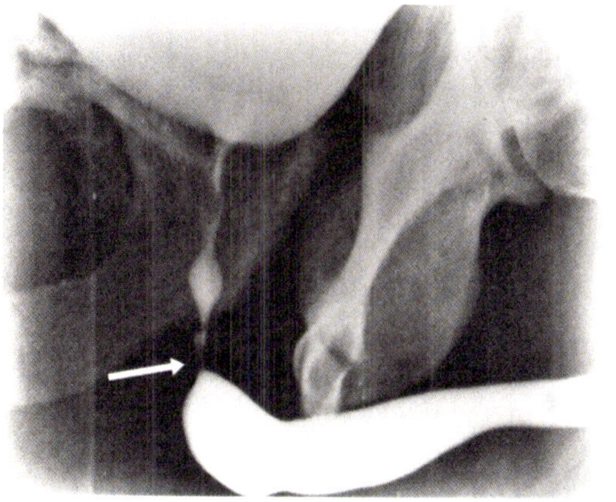

Abb. 5-19: Retrogrades Urethrogramm: bulbäre Harnröhrenstriktur

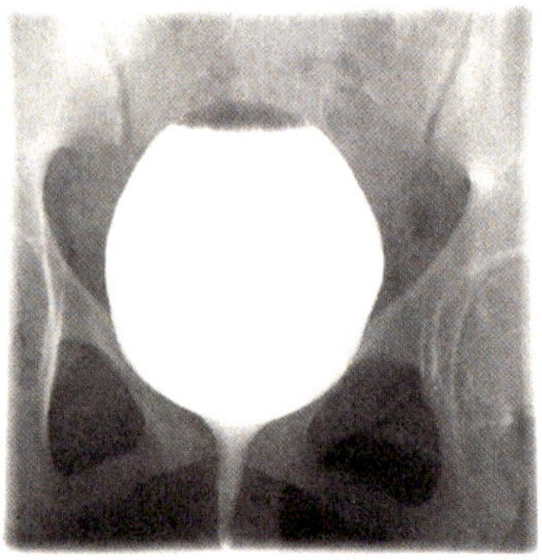

Abb. 5–20: Miktionszysturethrogramm: Normalbefund der Miktionsphase

Beurteilungskriterien im MCU:
- Lage, Form
- Größe (Kapazität)
- Kontur
- Miktionsmodus
- Reflux
- Restharnmenge
- Kontrastaussparung
- Paravasat

Risiken beim MCU:
- **Harnwegsinfekt**
- beim Mann: **Harnröhrenstriktur**

Lage, Form, Größe, Kontur und *Füllungskapazität* der Blase sind wichtige Befundkriterien. Auch ein *vesikoureteraler Reflux* kann nur zystographisch sicher nachgewiesen und klassifiziert werden. Nach Füllung der Blase wird der Katheter entfernt und die Miktion des Kontrastmittels beobachtet (MCU). Die *Formwandlung* der Blase, die Öffnung des *Blasenhalses* und der *Sphinkterregion* und die jetzt antegrade Darstellung der Harnröhre vermitteln dem Untersucher morphologische und funktionelle Hinweise über Störungen am unteren Harntrakt (Abb. 5-20). Nach Entleerung zeigt das verbleibende Kontrastmittel die *Restharnmenge* an.
Trotz der radiogenen und instrumentellen Belastung ist das MCU wegen seines hohen diagnostischen Wertes eine Basisuntersuchung der unteren Harnwege. Hinreichende Aussagekraft erzielt sie jedoch nur unter Durchleuchtungsbedingungen mit Stehbildtechnik und Untersuchung in geeigneter Projektionsebene. Iatrogen aquirierte Harnwegsinfekte müssen durch steriles Vorgehen vermieden werden.

Retrogrades Ureteropyelogramm (RP)

5.5.1.3 Retrogrades Ureteropyelogramm (RP)

Technik:
- Zystoskopie
- Harnleitersondierung
- Kontrastierung

Indikationen:
- **stumme Niere**
- **Lokalisation und Differenzierung eines Abflußhindernisses im Harnleiter → Beseitigung**
- **Tumor im Harnleiter oder Nierenbecken**
- **Harnleiteranomalien**

Wann immer die i. v.-Urographie (s. Abb. 3-3, S. 30) die oberen Harnwege ungenügend oder (z. B. bei stummer Niere) überhaupt nicht abbildet, kann das RP die Ursache dafür in der Regel klären. Dazu wird der Harnleiter zystoskopisch mit einem dünnen Ureterenkatheter intubiert und unter Bildwandlerkontrolle kontrastiert. Nicht schattengebende Harnsteine, Uretertumoren oder eine Obstruktion von außen können so meist lokalisiert und differenziert werden. Geschwülste in Harnleiter und Nierenbecken weisen häufig eine typische polyzyklische Oberflächenkontur auf. Darüber hinaus liefert die Untersuchung aber auch diagnostische Hinweise bei Anomalien des oberen Harntrakts: Ureterabgangstenose, Megaureteren, Doppelbildungen und bei Fehlfunktionen der Peristaltik (Abb. 5-21).
Wird das Hindernis passiert, erfolgt im gleichen Arbeitsgang die *Entlastung der proximal gestauten Harnwege.* Da die Untersuchung sehr invasiv ist und die Gefahr der postinstrumentellen Harnwegsinfektion oder sogar einer Harnleiterperforation birgt, muß die Indikation besonders streng gestellt werden.

Doppel-J-Katheter

5.5.1.4 Doppel-J-Katheter

- **innere Harnleiterschiene, die das Nierenbecken mit der Blase verbindet**
- **Einlage erfolgt über das Zystoskop**

Dünne *innere Harnleiterschienen,* deren endständige Krümmungen in Nierenbecken und Blase zu plazieren sind, werden in gleicher retrograd-endoskopischer Technik eingelegt und ihre Position röntgenologisch oder sonographisch kontrolliert (Abb. 5-22). Diese Doppel-J-Katheter dienen der suffizienten Harndrainage bei Harnleiterstrikturen, Ureterobstruktion von außen (Bek-

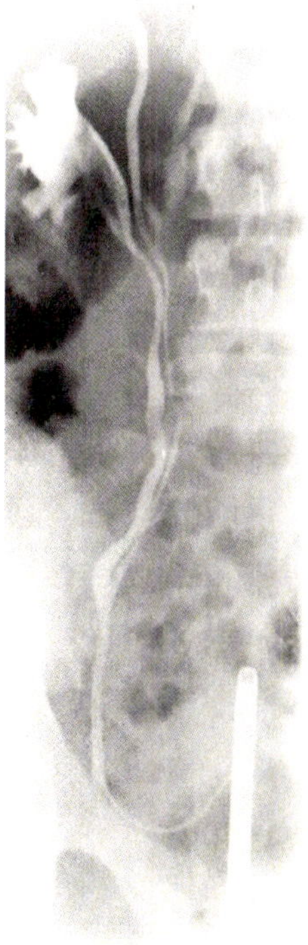

Abb. 5–21: Retrograde Ureteropyelographie: Nachweis eines Ureter fissus bei Doppelniere

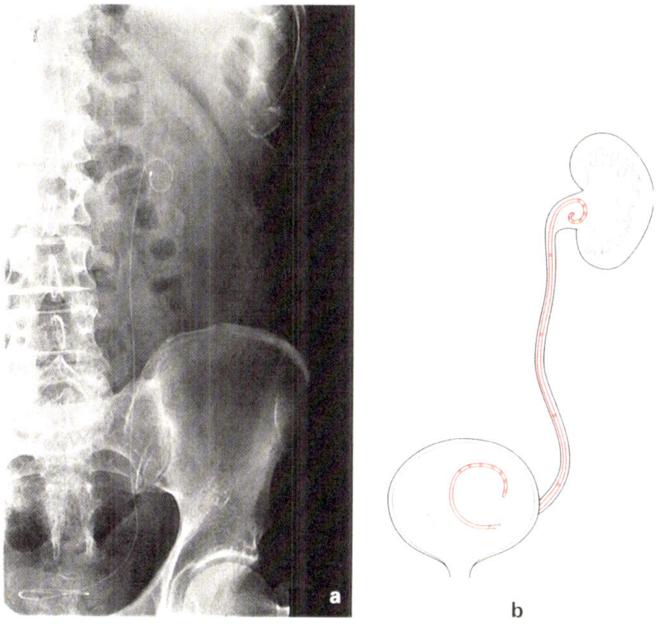

Abb. 5–22: Doppel-J-Katheter: a. in situ, **b.** schematisch

kentumor, M. Ormond, Schwangerschaft), zur Schienung nach Ureterverletzung oder als auxiliäre Maßnahme zur Vorbeugung obturierender „Steinstraßen" nach extrakorporaler Stoßwellenlithotripsie (ESWL).
Als Fremdkörper im Harntrakt sind diese Schienen aber **infektionsträchtig** und bedingen naturgemäß einen artifiziellen *vesikorenalen Reflux.*

Indikationen:
- **Harndrainage bei Obstruktion**
- **Schienung bei Harnleiterverletzung**
- **auxiliäre Maßnahme bei ESWL**

Risiken:
- **Harnwegsinfekt**
- **artifizieller Reflux**
- **Harnleiterperforation**

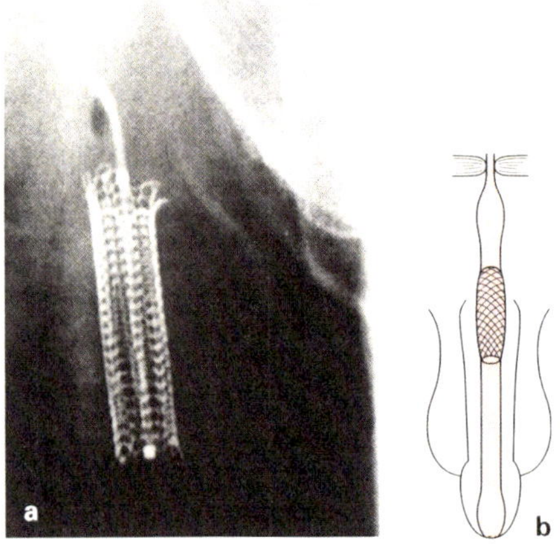

Abb. 5–23: Harnröhren-Stent:
a. Stent im Röntgenleerbild,
b. Stent schematisch

Ureterorenoskopische Eingriffe

technische Optionen:
- **Steinextraktion**
- **Steinzertrümmerung** (mit Ultraschall, elektrohydraulisch, mit Laser)
- **Strikturspaltung**

5.5.1.5 Ureterorenoskopische Eingriffe, Implantate

Prinzipiell können **ureterorenoskopische Operationen** ohne Bildwandler durchgeführt werden (s. Abschn. 5.4.2.2, S. 68). Wenn sich jedoch Sonden und Steinkörbchen wegen Schleifenbildung des Harnleiters oder schlechter Sichtverhältnisse der endoskopischen Kontrolle entziehen, wenn der Verbleib von Steinfragmenten zu klären oder eine Kontrastierung des proximalen Hohlraumsystems notwendig ist, kann der renoskopische Eingriff unter Röntgensicht gesteuert werden.

Implantate zur Strikturbehandlung
Urethrale Stents halten die Harnröhre permanent offen
Indikationen:
- **Rezidivstrikturen**
- **inoperables obstruktives Prostataadenom/-karzinom**

Implantate zur Strikturbehandlung. Netzartig aufgebaute Metallhülsen werden in jüngster Zeit zur Behandlung rezidivierter Strikturen in die Urethra implantiert. In komprimierter Form werden diese Schienen (stents) unter endoskopischer Kontrolle in die frisch gespaltene Strikturregion eingebracht und vor Ort an die Harnröhrenwand gepreßt. Die exakte Entfaltung und Positionierung der Hülse kann im Bildwandler kontrolliert werden (Abb. 5-23). Das Implantat hält die Strikturzone offen, überwuchert mit Urothel und verhindert die Restrikturierung.

Analoge Implantate für den Harnleiter sind in klinischer Erprobung.

In gleicher Weise können spiral- oder netzförmige Metallhülsen bei obstruktiver Prostata in die proximale Harnröhre plaziert werden und den Harnfluß gewährleisten, wenn das Risiko einer transurethralen Elektroresektion zu groß ist.

Perkutane Verfahren

5.5.2 Perkutane Verfahren

- **Optionen**

⟹

Nierenzysten, -parenchym und **-beckenkelchsystem** lassen sich unter sonographischer oder radiologischer Steuerung gezielt sub- oder interkostal in der hinteren Axillarlinie perkutan punktieren.

- **Technik:**
  - Infiltrationsanästhesie
  - Punktionsort: hintere Axillarlinie, sub-/interkostal
  - sonographisch gesteuerte Organpunktion

Eine Infiltrationsanästhesie reicht dazu in der Regel aus; nur bei ausgedehnten Manipulationen in Nieren und Harnleiter ist eine Regional- oder Allgemeinnarkose erforderlich. Schwere *Gerinnungsstörungen* sind eine generelle *Kontraindikation* perkutaner Verfahren.

5.5.2.1 Transkutane Nierenbiopsie, Nierenzystenpunktion

Perkutane Nierenbiopsie, Zystenpunktion

Nicht selten liefern die modernen bildgebenden Verfahren widersprüchliche oder unsichere Befunde, deren Dignität nur durch gezielte *Feinnadelbiopsie* eruiert werden kann. Auch die Differentialdiagnose entzündlicher Nierenparenchymerkrankungen erfordert manchmal eine histologische Sicherung.
Die Nierenpunktion wird sonographisch mit einem speziellen Punktionsschallkopf durchgeführt. Eine Punktionspistole reduziert dabei den Schmerz und erhöht die bioptische Ausbeute. Die Gefahr der Nachblutung ist bei Verwendung einer Feinnadel minimal.
In gleicher Technik können **Nierenzysten** gezielt punktiert, der Zysteninhalt ggf. zytologisch untersucht und der Zystenhohlraum kontrastiert werden. Große Zysten können auf diesem Wege verödet werden (z.B. durch Instillation von 5–10 ml 96%igem Alkohol). Eine Indikation dazu besteht aber nur bei symptomatischen Zysten oder solchen, die den Harnabfluß erheblich behindern.

Indikationen zur Nierenpunktion:
- **bildgebend nicht zu klärende Raumforderung**
- **Glomerulonephritis, nephrotisches Syndrom**
- **Nierenabszeß**
- **Abstoßung bei Transplantat**
- **Technik:**
- sonographisch gesteuerte Punktion

Nierenzystenpunktion
- **Technik:**
- sonographisch gesteuerte Punktion
- ggf. Zytologie entnehmen
- ggf. Zyste kontrastieren
- Verödung symptomatischer Zysten

5.5.2.2 Perkutane Nephrostomie (PNS)

Perkutane Nephrostomie (PNS)

Die perkutane Kathetereinlage ins Nierenhohlraumsystem ist ein heute häufig angewandtes Verfahren, um eine akut syptomatische oder infizierte Stauung der oberen Harnwege notfallmäßig zu entlasten. Bei Urosepsis muß aber die Gerinnungssituation beachtet werden.

Technik: Das Hohlraumsystem wird sonographisch lokalisiert, mit dem Punktionsschallkopf entlang der orthograden Achse eines Nierenkelchs punktiert, unter Röntgenkontrolle ein Führungsdraht ins Nierenbecken vorgeschoben, der Punktionskanal darüber aufbougiert und schließlich über den Draht ein sogen. Pigtail-Katheter eingeführt (Abb. 5-24).

Die notfallmäßige Nephrostomie beseitigt die Gefahr der Urosepsis und die Schmerzen, verbessert die Nierenfunktion und bietet einen Zugang für weitere diagnostische oder therapeutische Maßnahmen. Eiter kann über diesen Schlauch ausgespült und das Hohlraumsystem im Intervall mit Kontrastmittel dargestellt werden (antegrade Ureterographie, s. Abb. 3-4, S. 30).
Ist das Abflußhindernis nicht zu beseitigen (Tumorleiden), kann der Kanal erweitert und ein Ballonkatheter als permanente palliative Harnableitung ins Nierenbecken plaziert werden.

- **Technik:**
- sonographisch und radiologisch gesteuerte Punktion
- Einlage eines Pigtail- oder Ballon-Nephrostomiekatheters
- Katheterfixation und Verband
- **Indikationen:**
- Entlastung bei symptomatischem Harnstau
- drohende Urosepsis durch Obstruktion
- Nephrolitholapaxie
- auxiliäre Maßnahme bei ESWL

Perkutane Nephrolitholapaxie (PNL). Bei großen Steinmassen, bei -matrix oder erfolgloser extrakorporaler Lithotripsie (ESWL) ist eine perkutane Steinsanierung indiziert. Der oben beschriebene Punktionskanal (s. Abb. 5-24) wird soweit aufbougiert, daß ein Nephroskop (Ch. 24-30) ins Nieren-

Perkutane Nephrolitholapaxie
perkutane Steinzertrümmerung und -entfernung im Nierenhohlraumsystem

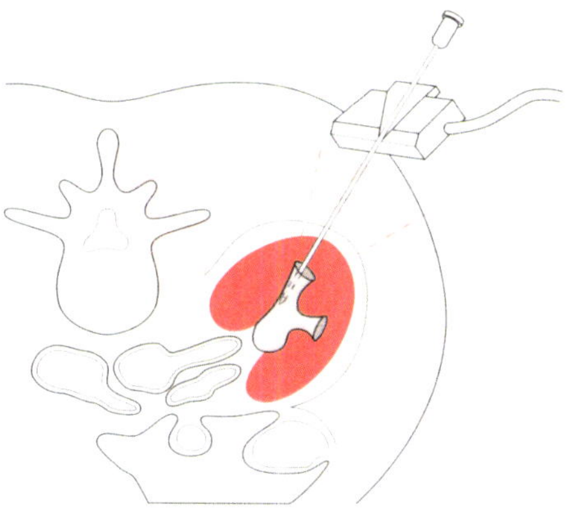

Abb. 5-24: Perkutane Nephrostomie (schematisch)

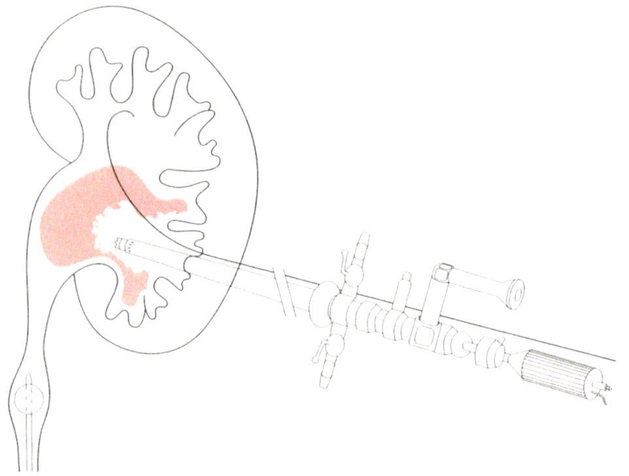

Abb. 5–25: Perkutane Nephrolitholapaxie (schematisch)

- **Indikationen:**
- Nierenausgußstein/große Steinmassen
- erfolglose ESWL
- kombinierte Behandlung mit ESWL
- **Risiken:**
- Blutung durch Punktion und Bougierung
- Nierenbeckenperforation mit Einschwemmung von Spülflüssigkeit

beckenkelchsystem eingeführt werden kann. Durch dessen Arbeitskanal lassen sich die Steine mit Ultraschallwellen, elektrohydraulisch oder mit Lasertechnik zertrümmern und die Fragmente mit kleinen Zangen extrahieren oder herausspülen (Abb. 5-25). Auf diesem Weg kann auch der proximale Harnleiter erreicht und von Steinen befreit werden. Blutungen und Nierenbeckenperforationen mit Einschwemmen von Spülflüssigkeit sind seltene, aber ernste Komplikationen. Gegenüber der ESWL ist dieser aufwendige Eingriff daher nicht nur invasiver, sondern auch risikoreicher.

Nephroskopie, antegrade Ureterotomie

Nephroskopie:
- seltener Eingriff

antegrade Ureterotomie bei
- Ureterabgangsstenose
- sekundärer narbiger Harnleiterstriktur

5.5.2.3 Nephroskopie und antegrade Ureterotomie

In seltenen Fällen wird der oben beschriebene perkutane Zugang zur Inspektion und Biopsie unklarer Befunde im Nierenhohlraumsystem benutzt. Oberflächliche, gestielte Urotheltumoren im Nierenbecken lassen sich sogar nephroskopisch elektroresezieren. Auch Ureterabgangsstenosen können auf diesem perkutanen Weg inzidiert und vorübergehend geschient werden.

Angiographische Verfahren

5.5.3 Angiographische Verfahren

Die selektive Renovasographie und die daraus entwickelten uroradiologischen Interventionen werden wegen der erforderlichen Röntgentechnik vom Radiologen durchgeführt. Sie sind wichtige Verfahren zur Diagnostik und Therapie urologischer Krankheitsbilder. Sie benötigen nur eine Lokalanästhesie an der Punktionsstelle.

- **strenge Indikationen**

⇨

Renovasographie und Embolisation sind aber wegen der *arteriellen Sondierung*, der Verwendung größerer *Kontrastmittelmengen* und der hohen *Strahlenexposition* sehr invasiv, hinsichtlich *Thrombosen* oder *Blutungen* an der punktierten Arterie nicht ohne Risiko und daher ganz **spezifischen Indikationen** vorbehalten.

Arterielle Renovasographie

konventionelle Nierenangiographie: Darstellung von
- **Gefäßbaum** und
- **durchblutetem Parenchym**

5.5.3.1 Arterielle Renovasographie

Der **Gefäßbaum der Niere** wird in der Regel über den arteriellen Schenkel kontrastiert. Dazu wird in Seldinger-Technik die A. femoralis punktiert und ein Angiographiekatheter über einen Führungsdraht in die Aorta vorgeführt.

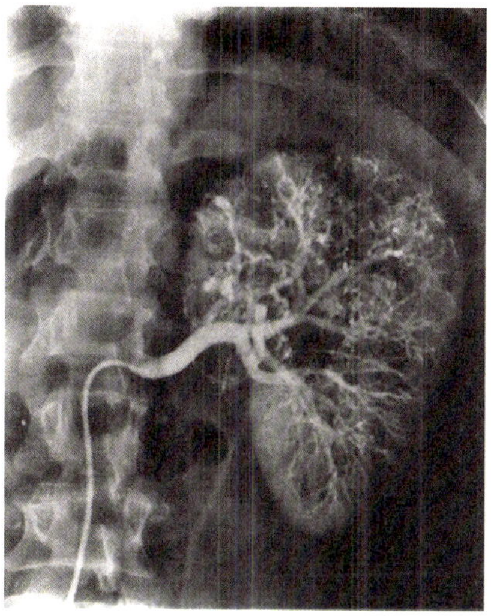

Abb. 5–26: Nierenarteriographie beim Nierentumor: bei der selektiven Darstellung der li. Nierenarterie stellt sich ein gr. Tumor am oberen Nierenpol mit Kaliberschwankungen, AV-Shunts und pathologischen Gefäßen dar.

Hier kann zunächst eine abdominelle Übersichtsaortographie erfolgen. Dann werden nacheinander die Nierenarterien beider Seiten selektiv sondiert und unter schneller Bildsequenz Kontrastmittel in die Nierengefäße injiziert (DSA-Technik).
Die Bildreihe zeigt in *arterieller und Parenchymphase* das Gefäßbild und Durchblutungsmuster des Organs. Zusätzlich müssen manchmal akzessorische Polgefäße gesondert sondiert und kontrastiert werden. Raumfordernde Prozesse können pathologische Gefäßkriterien (Korkenzieher-Gefäße, Kontrastmittel-Pooling, arteriovenöse Shunts) aufweisen (Abb. 5-26) oder aber gefäßarm sein. Zysten können die Gefäßverläufe ausspannen. *Nierenarterienstenosen* werden in Lage und Konfiguration dargestellt. Beim *Nierentrauma* demonstriert das Kontrastmittelparavasat die Lokalisation und das Ausmaß der Nierenruptur und zeigt durch fehlende Kontrastierung abgesprengte Parenchymfragmente an (s. Abb. 15-5, S. 255).
In der Tumordiagnostik haben **CT und MRT** die Nierenangiographie weit zurückgedrängt. Bei unklaren Befunden, bei sehr großen, nierenüberschreitenden Tumoren und aus operationsstrategischen Gründen (Tumor in der Einzelniere) ist aber eine Renovasographie vor der Operation nach wie vor erforderlich.

- **Indikationen:**
- große Nierentumoren
- unklare Raumforderung der Niere
- Nierenarterienstenose
- akutes Nierentrauma mit Blutverlust
- Operationsplanung bei Nierenteilresektion

5.5.3.2 Arterielle Embolisation

Die Embolisation der gesamten Niere kann bei intaktem kontralateralem Organ zur Behandlung lebensbedrohlicher Blutungen *(Hämangiom)*, traumatischer Blutungen oder aber zur **palliativen Behandlung blutender Nierentumoren** erfolgen. Gelegentlich werden auch superselektiv periphere Nierenarterienäste okkludiert, wenn umschriebene Blutungen infolge Trauma, Hämangiom, Aneurysma oder arteriovenöser Fistel nicht spontan zum Stillstand kommen.

Unter Anwendung der Seldinger-Technik werden zur Embolisation gekrümmte, steuerbare Katheter transfemoral über einen Führungsdraht bis in die zu okkludierende Gefäßregion vorgeschoben und das Embolisat (nicht resorbierbare Gelatine, Polyvinyl-Alkohol, Cyanoacrylat, Metallspiralen, Mikroballons) darüber appliziert. Die erforderlichen Kontrastmittelmengen zur Orientierung im Gefäßbaum sind dabei beträchtlich, und die Gefahr, daß das Embolisat in gesunde Nierenareale abgeschwemmt wird, nicht zu vernachlässigen.

Arterielle Embolisation

selektiver oder superselektiver Verschluß der Nierenarterie/-äste
- **Indikationen:**
- blutendes Nierenmalignom
- blutendes Nierentrauma
- blutendes Hämangiom
- blutendes Aneurysma
- arteriovenöse Fistel

- **Risiken:**
- Abschwemmen des Embolisats in gesunde Nierenregionen oder andere Organe

Dennoch werden rund 90 % der Blutungen mit dieser Methode erfolgreich gestillt. Patienten mit **palliativer Tumorembolisation** können durch diese Therapie sogar eine partielle Remission ihres Tumorleidens erfahren. Als **Nebenwirkung** treten nach Embolisation analog zum ausgedehnten Niereninfarkt über einige Tage lokale Schmerzen, Fieber, Übelkeit und vereinzelt auch leichte Darmparalysen auf.

- **Nebenwirkungen:**
- Schmerzen, Fieber, gastrointestinale Symptome

Spezielle Verfahren der Uroradiologie

5.5.4 Spezielle Verfahren der Uroradiologie

Abszeßdrainage
- Paranephritische Abszesse werden primär perkutan punktiert und drainiert.

- **Abszeßdrainage.** Die sonographisch oder radiologisch gesteuerte Punktion von paranephritischen Abszessen mit Aufbougierung des Punktionskanals und Einlage einer oder mehrerer Drainageschläuche über einen Führungsdraht hat die offene Drainageoperation heute weitgehend verdrängt.

- **Nachweis urologischer Fisteln:**
- transkutane Kontrastierung
- im i.v.-Urogramm
- im Zystogramm

- **Fisteldarstellungen.** Wie in der Allgemeinen Chirurgie werden auch auf urologischem Sektor urokutane Fistelsysteme perkutan sondiert und kontrastiert. Fisteln zur Nachbarorganen (Ureter-, Blasenscheiden-, enterovesikale Fistel) werden urographisch oder endoskopisch nachgewiesen.

- **Genitogramm**
- zur Abklärung bei Intersexualität

- **Genitogramm.** Bei manchen intersexuellen Fehlbildungen ist zur diagnostischen Abklärung die Kontrastierung des urogenitalen Sinus erforderlich (s. Abschn. 6.4, S. 101).

Conduitogramm
- **zur Abklärung von Abflußstörungen im Conduit**

- **Conduitogramm.** Die Kontrastierung eines zwischen Harnleiter und Haut geschalteten Darmsegments (Conduit) kann Engstellen und Abknickung des Conduits als Ursache einer Abflußstörung aufzeigen. Bei nicht antirefluxiver Implantationstechnik, kommen dabei auch die oberen Harnwege zur Darstellung.

Nuklearmedizinische Untersuchungen

5.6 Nuklearmedizinische Untersuchungen

W. Wetterauer

5.6.1 Nieren und ableitende Harnwege

Nierenfunktionsszintigraphie

5.6.1.1 Nierenfunktionsszintigraphie

Beurteilung von:
- **gesamter und seitengetrennter Nierenfunktion**
- **Abflußverhältnissen**

Durch den Einsatz neuer Radiopharmazeutika in Verbindung mit hochtechnisierten Gammakamera-Computersystemen sind qualitative und quantitative Funktionsprüfungen der Nieren möglich.
Die Funktionsszintigraphie der Nieren ist ein einfaches, schnell durchzuführendes und nicht invasives Verfahren, das eine Beurteilung der globalen und seitengetrennten Funktion der Nieren sowie der Harnabflußverhältnisse erlaubt. Nebenwirkungen sind nicht bekannt. Die Strahlenbelastung der Gonaden ist deutlich geringer als bei der Ausscheidungsurographie.

Indikationen:
- **seitengetrennte Funktionsbeurteilung vor Operationen**
- **stumme Niere im AUG**
- **obstruktive Uropathie**
- **nach Nierentransplantation**

Indikationen zur Nierenfunktionsszintigraphie:
- *seitengetrennte Funktionsbeurteilung* der Nieren vor operativen Eingriffen und postoperative *Therapiekontrolle*
- Entscheidungshilfe bei der Frage *organerhaltende Operation/Nephrektomie*
- *Verlaufskontrolle* bei bekannter Nierenerkrankung
- *stumme Niere* im Ausscheidungsurogramm
- *obstruktive Uropathie,* zur Diagnosesicherung und Verlaufskontrolle nach Operation
- Bestimmung des Schweregrades einer *Harnabflußstörung*

- Klärung einer lageabhängigen *Funktionseinschränkung bei Ren mobilis*
- Sicherung/Ausschluß einer *renovaskulären Hypertonie*
- Verlaufskontrolle vor und unter einer Behandlung mit *nephrotoxischen Medikamenten*
- Verlaufskontrolle nach *Nierentransplantation*
- Nachweis von *dystopem Nierengewebe.*

• renovaskuläre Hypertonie

Radiopharmazeutika. Mit ^{99m}Tc MAG 3 (Technetium-markiertes Mercaptoacetylglycin) steht eine Substanz zur Verfügung, die sich durch rasche Anreicherung in den Nieren und gute renale Elimination pro Nierenpassage auszeichnet. Die Ausscheidung erfolgt durch tubuläre Sekretion. Durch die Markierung mit dem reinen Gammastrahler Technetium, der eine Halbwertszeit von nur 6 Stunden hat, wird eine gute Abbildungsqualität bei geringer Strahlenbelastung für Patient und Umwelt erreicht.
Die mit ^{123}Jod markierte **Ortho-Jodhippursäure** hat ähnlich gute Abbildungsqualitäten, ist jedoch als Zyklotronprodukt nicht immer verfügbar und sehr teuer.
Die über Jahre verwendete Referenzsubstanz ^{131}Jodhippuran sollte wegen höherer Strahlenbelastung des Patienten bei schlechterer Abbildungsqualität nicht mehr verwendet werden.

- gute renale Elimination des Radiopharmazeutikums pro Nierenpassage durch tubuläre Sekretion
- geringe Strahlenbelastung

Prinzip. Nach Bolusinjektion des Radiopharmazeutikums wird dessen Anflutung, Sekretion und Ausscheidung in das harnableitende System seitengetrennt erfaßt.

Durchführung. Nach ausreichender Hydrierung des Patienten und nach Entleerung der Harnblase erfolgt eine Bolus-Injektion von 60 bis 150 MBq ^{99m}Tc MAG 3.
Mit der Gammakamera werden aus dorsaler Sicht erstellt:

- **Sequenzszintigramme** zur visuellen Beurteilung der Nierenfunktion und der Abflußverhältnisse (Abb. 5-27).

Mit einer Expositionsdauer von 1–3 Minuten werden Sequenzaufnahmen über den gesamten Untersuchungszeitraum von 30 Minuten angefertigt. In der Perfusionsphase können Sequenzbilder mit kürzerer Aufnahmezeit zusätzlich erstellt werden.

- **Zeitaktivitätskurven** über beiden Nieren mittels „Regions of Interest-Technik" (ROI) durch gleichzeitige Computer-Akquisition der Daten:

In die Szintigrammserie können beliebige Regions of Interest (ROI) eingezeichnet und der zeitliche Aktivitätsverlauf innerhalb dieser Areale errechnet werden.

Durchführung
- Hydrierung
- Harnblasenentleerung
- Tc-Injektion

1. Sequenzszintigramme:
• Nierenfunktion
• Abflußverhältnisse

2. Zeitaktivitätskurven:
• 3 Phasen:
- Perfusionsphase
- Sekretionsphase
- Exkretionsphase

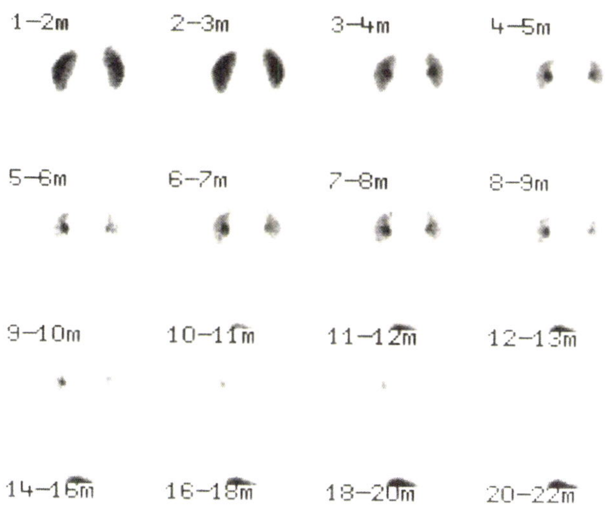

Abb. 5-27: Nierensequenzszintigraphie: Normalbefund mit seitengleicher und zeitgerechter Perfusion, intrarenalem Transport und Ausscheidung in die ableitenden Harnwege

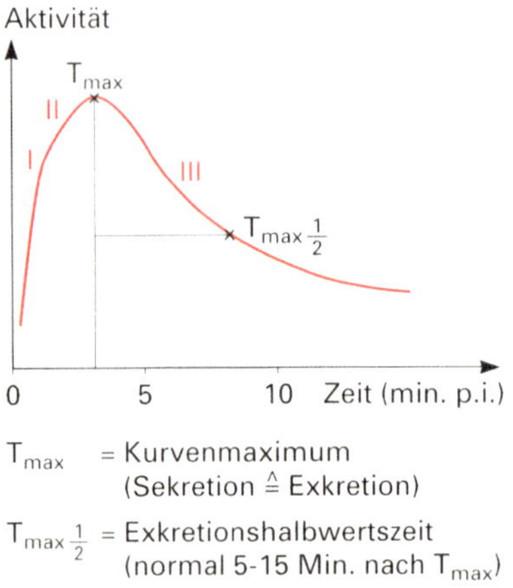

Abb. 5–28: Isotopennephrogramm, **I.** Perfusionsphase: Aktivitätsanflutung in der Niere innerhalb weniger Sekunden, **II.** Sekretionsphase: tubuläre Sekretion in die ableitenden Harnwege (bis ca. 3 min), **III.** Exkretionsphase: Abfluß über das harnableitende System

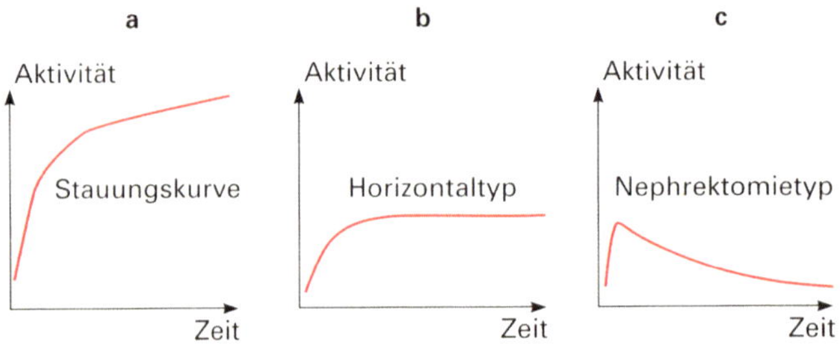

Abb. 5–29: Typische Kurvenverläufe des Isotopennephrogramms, **a.** Stauungskurve (Abflußstörung bei guter Funktion): stetiger Kurvenanstieg während des gesamten Untersuchungszeitraums, **b.** Horizontaltyp (Isosthenurie): hochgradige Funktionseinschränkung, **c.** Nephrektomie-Typ: funktionslose Niere. Die Kurve entspricht dem Abfall der Hintergrundaktivität

Der normale Zeitaktivitätsverlauf des Radiopharmakons *(Isotopennephrogrammkurve)* läßt sich in 3 Phasen einteilen (Abb. 5-28).

pathologische ING sind:

- **Stauungstyp → postrenale Schädigung**
- **Isosthenurietyp → intrarenale Schädigung**
- **Nephrektomietyp → Niere nicht nachweisbar**

Charakteristische **pathologische Isotopennephrogamme (ING)** sind (Abb. 5-29 a–c):

- *Akkumulationstyp (Stauungstyp):* Mißverhältnis zwischen Sekretion und Exkretion, einer postrenalen Schädigung entsprechend
- *Horizontal- bzw. Isosthenurietyp:* schwere Funktionseinschränkung bei intrarenaler Schädigung
- *Nephrektomietyp:* kein Nachweis von funktionstüchtigem Nierenparenchym

Clearance-Bestimmung:

1. Gesamtclearance

Clearance-Bestimmung:

- **Gesamtclearance.** Aus der Gesamtkörper-Retentionskurve und dem Aktivitätsgehalt in 1 oder 2 Blutproben (nach 15–25 min entnommen) kann die Gesamtclearance für die verwendete Substanz bestimmt werden.

2. seitengetrennte Clearance

- **Seitengetrennte Clearance.** Aus dem Aktivitätsanstieg in den Nieren während der Sekretionsphase bis 120 Sekunden p.i. wird die relative Seitenleistung der Nieren errechnet. Die absolute Funktion jeder Niere errechnet sich aus der relativen Seitenleistung durch Multiplikation mit der Gesamtclearance.

Folgende Nierenfunktionsszintigraphie-Verfahren haben sich bewährt:

Furosemid-Szintigraphie zur Differentialdiagnose mechanische Obstruktion/ampulläres Nierenbecken

- **Furosemid-Szintigraphie.** Die Diurese-Funktionsszintigraphie ist eine Ergänzung zur Nierenfunktionsszintigraphie und wird in der Regel im Anschluß an die Ausgangsuntersuchung bei Feststellung einer Harnabflußstörung angeschlossen.

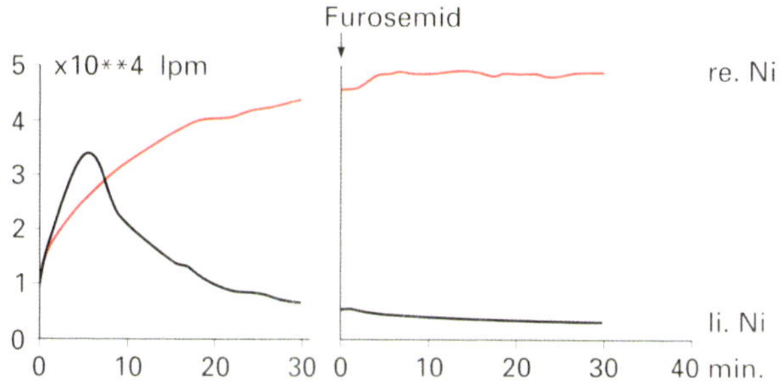

Abb. 5–30: Furosemid-Szintigraphie bei mechanischer Obstruktion rechts. Stauungskurve rechts und leichte Funktionseinschränkung (erkennbar am flachen Kurvenanstieg). Nach Gabe von Furosemid i. v. kein Kurvenabfall

Nach Blasenentleerung werden 0,5 mg/kg Körpergewicht Furosemid i. v. injiziert und Sequenzaufnahmen (1 Bild/min) über 15–20 min durchgeführt. Die quantitative Auswertung erfolgt wiederum über ROI-Technik, die Nieren und Nierenhohlraumsysteme beider Nieren einschließen.

Beurteilungsparameter sind Kurvenverlauf und Aktivitätsabfall in der jeweiligen Niere nach 15 min. Eine mechanische Obstruktion liegt vor, wenn der Aktivitätsabfall in der entsprechenden Niere unter 50 % liegt. **Indikationen** zur Durchführung einer Furosemid-Szintigraphie sind einerseits die Beurteilung des Schweregrads einer Harnabflußstörung und andererseits die *Differentialdiagnose zwischen ampullärem Nierenbecken* und urodynamisch wirksamer *subpelviner Stenose.* Bei einem ampullären Nierenbecken kommt es zu einem raschen Abfall der Zeit-Aktivitäts-Kurve, während bei einer Ureterabgangsstenose kein nennenswerter Abfall erfolgt (Abb. 5-30).

Funktionsszintigraphie mit Captopril
Klärung einer renoveskulären Hypertonie

- Die **Funktionsszintigraphie nach Captopril-Gabe** ist eine nicht invasive Methode zur Erfassung hämodynamisch relevanter Nierenarterienstenosen. Die szintigraphisch erfaßbaren Veränderungen sind auf das Absinken der glomerulären Filtrationsrate der betroffenen Niere unter der Wirkung von ACE-Hemmern zurückzuführen. Es resultieren eine Abnahme der Funktion, ein verzögerter intrarenaler Transport mit verzögerter Aktivitätserscheinung im Nierenbecken. Nierenarterienstenosen ohne hämodynamische Relevanz zeigen einen weitgehend unauffälligen szintigraphischen Befund.

Refluxdiagnostik

- **Refluxdiagnostik.** Im Anschluß an eine Funktionsszintigraphie oder nach direkter Instillation einer radioaktiven Substanz in die Harnblase werden unter Miktion Sequenzszintigramme von Blase, Harnleitern und Nieren angefertigt. Ein Aktivitätsanstieg im Ureter oder Nierenhohlsystem ist beweisend für einen Reflux.

Transplant-Szintigraphie
Erfassung der Nierenfunktion postoperativ:
- **Tubulusnekrose?**
- **Abstoßungsreaktion?**
- **Obstruktion?**

- **Transplantat-Szintigraphie.** Die Nierenfunktions-Szintigraphie erlaubt eine Beurteilung der arteriellen Perfusion, der tubulären Funktion, der Harnproduktion und des Harnabflusses ohne Einsatz nephrotoxischer Kontrastmittel.
Hiermit ist es möglich, zwischen akuter *Tubulusnekrose, Abstoßungsreaktion* und *Harnabflußstörung* zu unterscheiden.

5.6.1.2 Statische Nierenszintigraphie

Statische Nierenszintigraphie

Durch Einsatz von Technetium-markierten Radiopharmazeutika (z. B. ^{99m}Tc DMSA-Dimercaptobernsteinsäure), die in der Nierenrinde tubulär gespeichert und nur gering in das Nierenhohlraumsystem ausgeschieden werden, ist es möglich, das funktionsfähige Parenchym der Niere darzustellen. Die Methode spielt durch den Einsatz von Sonographie und CT heute nur eine *untergeordnete Rolle.*

5.6.2 Nebennieren, Hoden

Nebennierenrinde
- **Adenome bei Conn-Syndrom oder M. Cushing**
- **Hyperplasie**

Nebennierenrinde. Die Nebennierenrinden-Szintigraphie mit radioaktiv markierten Cholesterin-Derivaten wird zur Lokalisationsdiagnostik von *kortisol- oder aldosteronproduzierenden Nebennierenrindentumoren* und zur Abklärung einer bilateralen *Nebennierenrindenhyperplasie* eingesetzt.
Die Nebennierenrinden-Szintigraphie ist mit einer hohen **Strahlenbelastung** verbunden und deshalb diagnostischen Problemfällen vorbehalten.

Nebennierenmark
- **Phäochromozytom** – Diagnostik

Nebennierenmark. Zur Darstellung adreno- oder extramedullärer Phäochromozytome ist die Nebennierenmark-Szintigraphie mit ^{131} oder ^{123}J MIBG (Metajodobenzyl-Guanidin) geeignet.

Guanidin verhindert die Speicherung und Freisetzung von Noradrenalin an sympathischen Nervenfasern. Prinzipiell gelingt dadurch eine Darstellung sämtlicher Tumoren neuroendokrinen Ursprungs (Tumoren des APUD-Systems).

Hoden
Differentialdiagnose:
- **Hodentorsion**
- **Orchitis, Epididymitis**

Die **Hoden-Szintigraphie** ist ein nicht invasives Verfahren zur differentialdiagnostischen Unterscheidung einer frischen Hodentorsion von einer Entzündung des Hodens und Nebenhodens. Sie hat eine hohe diagnostische Treffsicherheit.

Die Untersuchung wird nach i.v. Bolus-Injektion von 100–550 MBq ^{99m}Tc DTPA (Diäthylendiamin-Essigsäure) durchgeführt. Die Auswertung erfolgt visuell nach Aufnahme mit der Gammakamera.

Eine *frische Hodentorsion* zeigt eine fehlende Perfusion des Hodens. Eine *ältere Hodentorsion* ist dagegen durch eine zentral verminderte Perfusion mit ringförmiger Anreicherung charakterisiert.
Die *Epididymitis* zeigt eine vermehrte Durchblutung und einen erhöhten Blutpool.

Skelett

5.6.3 Skelett

- **Praxishinweis**

Praxishinweis: Die **Metastasensuche** ist die häufigste Indikation zur Skelettszintigraphie. Viele maligne Tumoren des Urogenitaltraktes metastasieren bevorzugt in den Knochen *(Prostatakarzinom, Nierenkarzinom).* Sie ist das **sensitivste Verfahren zum Nachweis von Knochenmetastasen** und geht dem Röntgenbefund häufig um Monate voraus.

Indikationen
- **Metastasensuche**
- **Knochenschmerzen**
- **Anstieg PSA**
- **Verlaufskontrolle**

Indikationen für das Skelettszintigramm sind:
- initiales Staging eines Tumors vor Therapie oder *Metastasensuche* und *Verlaufskontrolle* unter einer Therapie
- *Knochenschmerzen* und Anstieg von *Tumormarkern* (z.B. prostataspezifisches Antigen, PSA).

Prinzip und Radiopharmazeutika. Radioaktive osteotrope Substanzen werden im Skelett in Abhängigkeit von Perfusion und Intensität des regionalen Knochenstoffwechsels angereichert. Nur ein Teil des Radiopharmakons wird in das Skelett eingebaut; der Rest wird über die Nieren durch glomeruläre Filtration ausgeschieden. Eine Niereninsuffizienz mit Kreatininwerten über 3 mg % führt zu einer schlechten Skelettdarstellung infolge herabgesetzter Ausscheidung des Radiopharmakons über die Nieren mit dadurch erhöhter Weichteilanreicherung.
Die Verteilung im Knochen wird mit Hilfe einer Gammakamera von außen erfaßt und dargestellt. Die Anreicherung erfolgt immer im stoffwechselaktiven Randsaum einer Metastase und nicht im Tumor selbst.
Die Skelettszintigraphie wird heute ausschließlich mit ^{99m}Technetium markierten Phosphatverbindungen durchgeführt. ^{99m}Tc hat als reiner Gammastrahler eine hervorragende Abbildungsqualität und führt durch seine kurze physikalische Halbwertszeit von 6 Stunden zu einer geringen Strahlenbelastung. Als knochenaffine Trägermoleküle wer-

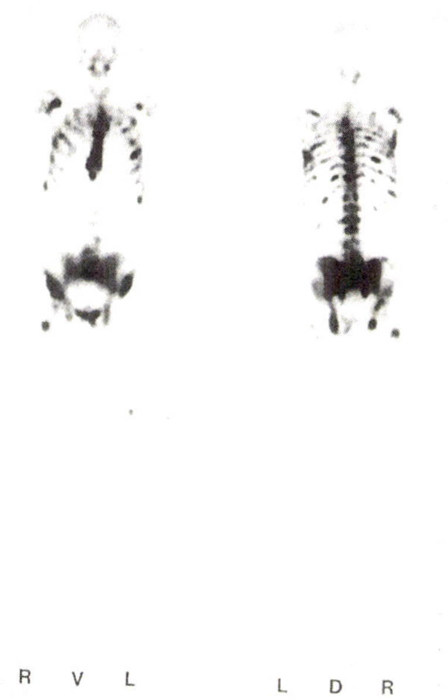

Abb. 5–31: Skelettszintigramm von ventral (links) und dorsal (rechts). Multiple Speicherherde in Becken, Wirbelsäule und Rippen, die multiplen Metastasen bei einem Patienten mit Prostatakarzinom entsprechen.

den Phosphatverbindungen (HMDP = Hydroxymethylendiphosphonat, MDP = Methylendiphosphonat, DPD = Dipropylphosphonat) verwendet. Die Strahlendosis des Knochens liegt bei 30 mGy, die des Knochenmarks und der Gonaden bei 0,3–0,6 mGy.

Durchführung. Zum Nachweis oder Ausschluß einer Metastasierung in den Knochen ist eine *Ganzkörperszintigraphie* ausreichend. 2–4 Stunden nach Injektion von 400–700 MBq ^{99m}Tc-MDP oder DPD wird nach Blasenentleerung in einer Übersichtsaufnahme von ventral und dorsal das gesamte Skelett abgebildet.

Durchführung
- Ganzkörperaufnahmen mit Gammakamera

Um einzelne Bezirke überlagerungsfrei darstellen zu können, können zusätzlich mit einer rotierenden Gammakamera sog. **SPECT** *(Single Photon Emission Computed Tomography)-Aufnahmen* angefertigt werden.

- ggf. **SPECT**

Zur *Differentialdiagnose* benigner/degenerativer und maligner/entzündlicher Knochenprozesse ist es häufig sinnvoll, die Skelettszintigraphie in **Mehrphasentechnik** (mit Frühaufnahmen zur Beurteilung der lokalen Durchblutung) durchzuführen.

- ggf. **Mehrphasentechnik**

Die **Auswertung** der Skelettszintigraphie erfolgt in der Regel visuell. Eine quantitative Auswertung ist bei speziellen Fragestellungen möglich. Typisch für eine Metastasierung urologischer Tumoren ist eine *verstärkte Aktivitätsanreicherung* in den befallenen Knochenarealen. Einen typischen Befund eines metastasierten Prostatakarzinoms mit multiplen Speicherherden in Stammskelett und Rippen zeigt Abb. 5-31.

Beurteilung:
- **Aktivitätsanreicherung $\uparrow \rightarrow$ Metastasen**

Bei diffuser Metastasierung kann die Radionuklideinlagerung in das Skelett insgesamt verstärkt sein, so daß unter Berücksichtigung des Alters des Patienten eine auffallend gute szintigraphische Darstellung resultiert, das Bild eines sog. *Superscan*.

Herde mit verminderter Anreicherung (cold lesions) sind selten; sie finden sich bei osteolytischen Prozessen, die keine reaktiv vermehrten Knochenumbauprozesse aufweisen (typischerweise beim Plasmozytom).

- **Aktivität $\downarrow \rightarrow$ Plasmozytom**

Urodynamische Untersuchungen

5.7 Urodynamische Untersuchungen

K. Höfner, U. Jonas

Grundfunktionen des unteren Harntraktes:
- **Harnsammlung**
- **Urethraverschluß**
- **Miktion**

Grundparameter der Urodynamik:
- **Druck**
- **Harnfluß**
- **EMG**

Untersuchungskombinationen:
- **Uroflow** (Harnflußmessung)
- **Zystometrie**
- **Urethradruckprofil**
- **Druck-Fluß-Messung**

Um Funktionsstörungen des unteren Harntraktes erfassen zu können, sind Messungen der Grundfunktionen *Harnsammlung, Urethraverschluß* und *Miktion* erforderlich. Urodynamische Meßmethoden sind standardisiert und gehören, abgestuft eingesetzt, zur urologischen Routinediagnostik.
Die Grundparameter urodynamischer Messungen, die erfaßt werden können, sind *Druck, Harnfluß und Elektromyogramm* und werden in den klassischen Untersuchungskombinationen *Uroflowmetrie* (Harnflußmessung), *Zystometrie* (Blasendruckmessung), *Urethradruckprofil und Druck-Fluß-Messung* aufgezeichnet (Tab. 5-1).

Uroflowmetrie

5.7.1 Uroflowmetrie

Harnflußkurve (ml/s)

Definition: Harnflußkurve, nichtinvasive Aufzeichnung einer Harnfluß-Zeit-Kurve (Harnfluß pro Zeiteinheit in ml/s).

Parameter:
- **Volumen**
- **Miktionszeit**
- **Flußrate**

Durchführung und Parameter: Bei der Uroflowmetrie wird die *Harnmenge (ml)*, die die Urethra pro *Zeiteinheit (s)* während einer Miktion verläßt, als *Harnflußrate (ml/s)* aufgezeichnet. Mit handelsüblichen Uroflowmetern unterschiedlicher Meßprinzipien ist die direkte Registrierung einer Harnflußkurve möglich (Tab. 5-2).

Tab. 5-1: Klassische urodynamische Untersuchungsverfahren

Verfahren	Parameter	Untersuchungsziel
Uroflowmetrie	Harnfluß	Miktionsbeurteilung
Zystometrie	Blasendruck Rektumdruck Detrusordruck (Blasen- minus Rektumdruck)	Reservoirfunktion der Harnblase
Urethradruckprofil	Blasendruck Urethradruck Verschlußdruck (Urethra- minus Blasendruck)	Verschlußfunktion der Urethra
Druck-Fluß-Messung	Blasendruck Rektumdruck Detrusordruck (Blasen- minus Rektumdruck) Harnfluß Elektromyogramm	detaillierte Miktionsanalyse (Detrusorleistung und urethraler Widerstand)

Tab. 5-2: Uroflowmetrie: Definitionen

Parameter	Bedeutung	Einheit
Flußrate (Q)	Urinvolumen pro Zeiteinheit	ml/s
Flußzeit (t)	Zeit, während Harnfluß registriert wird	s
Miktionsdauer	Dauer der Miktion bei intermittierendem Fluß	s
Max. Harnfluß (Qmax)	maximaler Wert der Flußrate	ml/s
Mittl. Harnfluß (Qave)	Miktionsvolumen dividiert durch Flußzeit	ml/s
Miktionsvolumen (V)	Gesamtvolumen der Miktion	ml

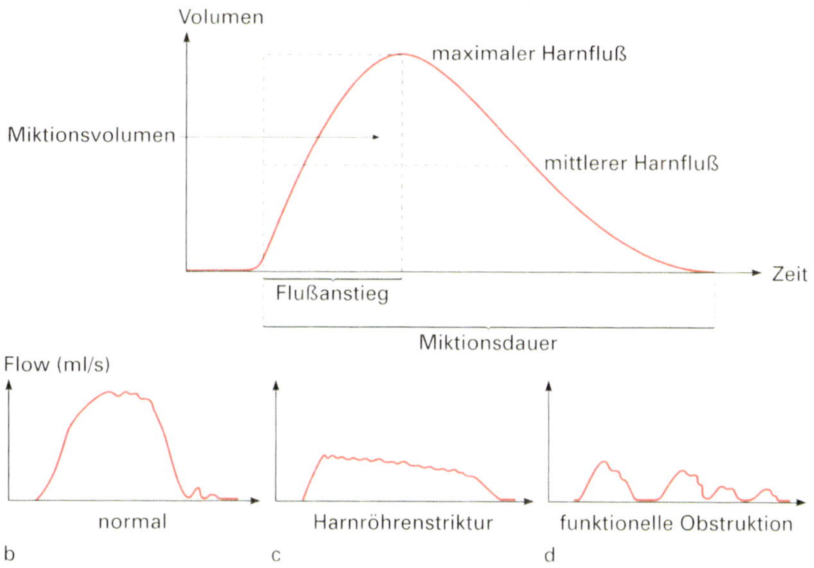

Abb. 5–32: **a.** Schematische Darstellung der Uroflowmetrie (Harnflußmessung) und charakteristische Miktionsbilder **(b–d)**

> **Praxishinweis:** Der wichtigste klinische Parameter zur Beurteilung von Blasenentleerungsstörungen ist der **maximale Harnfluß** (Abb. 5-32).

Praxishinweis

⇦

Dieser verändert jedoch seine Größe mit der Menge des entleerten Urinvolumens, so daß die Beurteilung nur im Vergleich mit *Nomogrammen* möglich ist. Von Wichtigkeit ist die Beurteilung des sog. *Miktionsbildes*. Aus Abweichungen von der Normalkurve ergeben sich mit gewissen Einschränkungen bestimmte Verdachtsdiagnosen (Abb. 5-32).

Beurteilung des Miktionsbildes:
- **normal**
- **Harnröhrenstriktur**
- **funktionelle Obstruktion**

Das *Untersuchungsziel* besteht in der *graphischen Aufzeichnung des Miktionsverlaufes*, um eine Blasenentleerungsstörung zu erfassen.

5.7.2 Zystometrie

Zystometrie

Definition: Untersuchung zur Beurteilung des *Detrusorverhaltens während der Blasenfüllung* (s. Abb. 11-8, S. 177).

Detrusorverhalten bei Blasenfüllung

Durchführung und Parameter: Gemessen wird der *intravesikale Druck* bei kontinuierlicher Blasenfüllung. Da die Harnblase intraabdominell liegt und

Parameter:

Tab. 5-3: Zystometrie: Definitionen

Parameter	Bedeutung	Einheit
Restharn	Urinvolumen in der Blase nach Miktion	ml
max. Blasenkapazität	Fassungsvolumen des Detrusors	ml
effektive Blasenkapazität	max. Blasenkapazität minus Restharn	ml
Detrusor-Compliance	Dehnbarkeit des Detrusors (Quotient aus max. Blasenkap./intraves. Druckzuwachs)	ml/ cm H_2O
erster Harndrang	Blasenvolumen an der Schwelle des ersten Harndrangs	ml
instabile Detrusor-Kontraktion	unwillkürlicher, isolierter Druckanstieg im Detrusordruck mit oder ohne begleitende Inkontinenz	

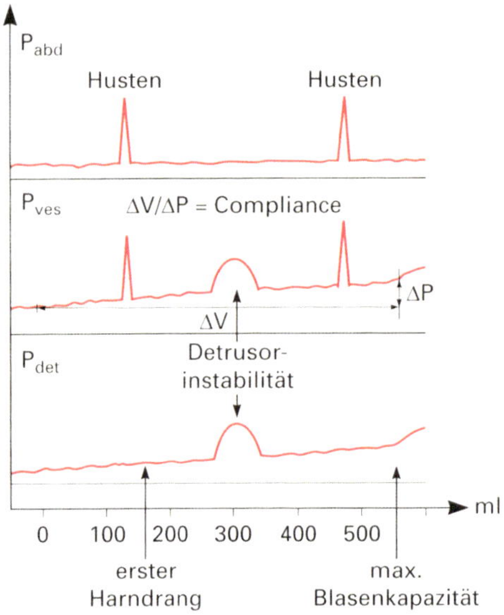

Abb. 5-33: Zystometrie (P_{abd} = Abdominaldruck, P_{ves} = Blasendruck, P_{det} = Detrusordruck, Kurvenbasis = intravesikales Volumen)

- **Blasendruck**
- **Abdominaldruck**

- **Detrusordruck**

sich somit alle Druckerhöhungen im Abdomen bei Bewegung, Husten, Pressen etc. auf den *Blasendruck* auswirken, ist eine simultane Registrierung des *Abdominaldrucks* (gemessen im *Rektum*) erforderlich. Durch Subtraktion des Abdominaldrucks vom Blasendruck wird es möglich, Rückschlüsse auf den *Detrusordruck* zu ziehen und somit isolierte, ausschließlich intravesikal entstehende Druckschwankungen bei Detrusorkontraktionen zu registrieren. Es werden die Eigenschaften des Detrusors während der Blasenfüllung, d.h. dessen *Kapazität*, seine *Stabilität oder Instabilität* bei zunehmender Füllung, die *Dehnbarkeit (Detrusor-Compliance)* und seine *Sensibilität* für steigende Füllmengen (Registrierung des Harndranggefühls) erfaßt. Die abgeleiteten Parameter sind in der Tab. 5-3 zusammengefaßt. Die Abb. 5-33 zeigt schematisch die Ableitung einer Zystometriekurve.

Untersuchungsziel:
- Reservoirfunktion der Harnblase:
- Kapazität
- Stabilität
- Dehnbarkeit
- Sensibilität

Untersuchungsziel: Die Zystometrie dient der Beurteilung der *Reservoirfunktion* der Harnblase mit Erfassung von *Kapazität, Stabilität, Dehnbarkeit (Compliance)* und *Sensibilität* des Detrusors.

Urethradruckprofil
- in Ruhe
- bei Belastung → Streßinkontinenz

5.7.3 Urethradruckprofil

Definition: Untersuchung zur Dokumentation des urethralen Verschlusses als Druckprofil in Ruhe und unter Streßbedingungen (Erhöhung des intraabdominellen Drucks) zur Diagnostik einer Streßinkontinenz.

Parameter:
- **Urethradruck**
- **Blasendruck**
- **Verschlußdruck**

Durchführung und Parameter: Simultane Messung von *Blasen-* und *Urethradruck* mit speziellen Mehrkanal-Kathetern, um den *Verschlußdruck* (Urethraminus Blasendruck) erfassen zu können. Um ein *Druckprofil* (Abb. 5-34) über den gesamten Verlauf der Urethra aufzuzeichnen, wird während der Druckmessung der Meßkatheter mit konstanter Geschwindigkeit (maschinell) zurückgezogen. Die Parameter des Urethradruckprofils sind standardisiert (Tab. 5-4). Im *Verschlußdruckprofil* unter Streßbedingungen (bei Erhöhung des intraabdominellen Drucks = Husten, Niesen, Pressen oder Bewegung) wird festgestellt, inwieweit auch unter abdomineller Druckbelastung in der Urethra ein positiver Druckgradient aufrechterhalten werden kann. Fällt der Verschlußdruck beim Husten auf Null oder wird negativ, so liegt eine Streßinkontinenz vor.

Verschlußdruckprofil
- **Kontinenz:**
- Verschlußdruck = positiv
- **Streßinkontinenz:**
- Verschlußdruck = Null/negativ

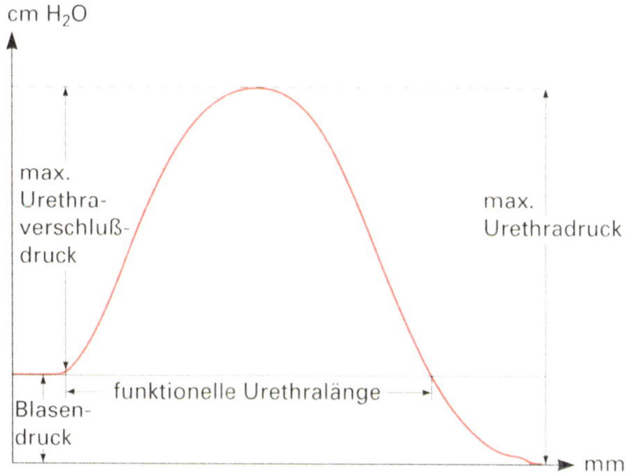

Abb. 5–34: Urethradruckprofil. Druckmessung bei Rückzug des Meßkatheters mit konstanter Geschwindigkeit

Tab. 5-4: Urethradruckprofil: Definitionen

Parameter	Bedeutung	Einheit
max. Urethradruck	Maximaldruck des Urethradruckprofils	cm H_2O
max. Urethraverschluß-druck	maximaler Urethradruck minus Blasendruck	cm H_2O
intravesikaler Druck	simultan gemessener Blasendruck	cm H_2O
funktionelle Urethra-länge	Strecke, auf der der Urethradruck den Blasendruck übersteigt	cm H_2O
Ruheprofil	Druckprofilmessung in Ruhe	
Streßprofil	Druckprofilmessung bei abdomineller Druckerhöhung (Husten, Pressen)	

5.7.4 Druck-Fluß-Messung

Definition: Detaillierte Beurteilung *aller Faktoren der Miktion* aus Detrusordruck und Harnfluß.
Da zur Realisierung des Harnflusses sowohl der *Detrusor als Leistungsquelle* als auch die *Urethra als wesentlicher Miktionswiderstand* von Bedeutung sind, ermöglicht erst die Messung von Druck *und* Fluß die detaillierte Analyse der Miktion.

Durchführung und Parameter: Parameter zur Miktionsanalyse sind der *Detrusordruck* (als Differenzdruck aus Blasen- minus Rektumdruck) und der *Harnfluß*. Bei Verdacht auf eine funktionelle Blasenentleerungsstörung ist es darüber hinaus erforderlich, diese Messung mit der Ableitung des *Elektromyogramms* (EMG) aus dem externen urethralen (s. Abb. 11-10, S. 178) oder analen Sphinkter zu kombinieren. Auf diesem Weg gewinnt man Informationen über den Aktivitätszustand der urethralen Verschlußmuskulatur. Normalerweise kommt es bei Miktion zur *Relaxation* der Urethra-Muskulatur, die durch eine „Nullinie" im EMG nachgewiesen werden kann (Abb. 5-35a).
Bei *Detrusor – externer Sphinkter/Beckenboden-Dyssynergie* erfolgt eine simultane Kontraktion des Beckenbodens, die mit einem Aktivitätsanstieg im EMG einhergeht (Abb. 5-35b). Die Dyssynergie ist somit eine *funktionelle*, nur bei Miktion nachweisbare Blasenentleerungsstörung.

Druck-Fluß-Messung

Miktionsbeurteilung aus:
- **Detrusordruck** und
- **Harnfluß**
- Detrusor: *Leistungsquelle*
- Urethra: *Miktionswiderstand*

Parameter:
- **Detrusordruck**
- **Harnfluß**
- **EMG**

- **synerge Miktion:**
- normale Relaxation der Urethramuskulatur

- **dyssynerge Miktion:**
- simultane Kontraktion der Urethramuskulatur

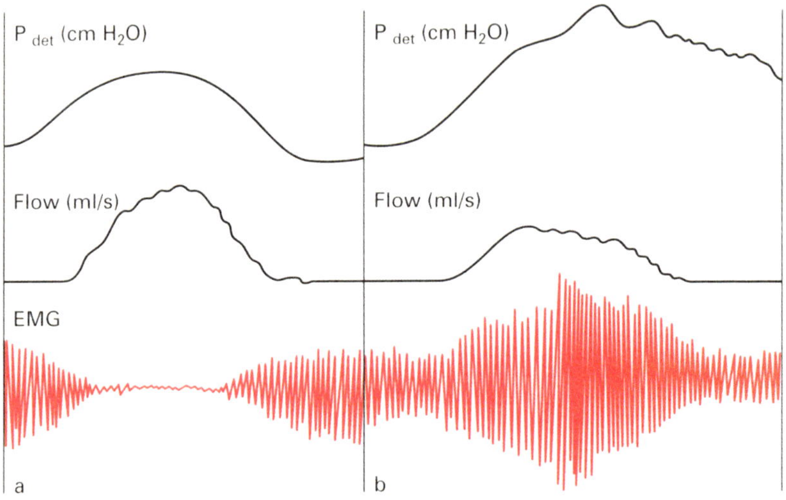

Abb. 5–35: Druck-Fluß-Messung bei normaler Miktion **(a)** und Detrusor – externer Sphinkter/Beckenboden – Dyssynergie **(b)** (P_{det} = Detrusordruck)

– Obstruktion kann bedingt sein:
- **mechanisch**
- **funktionell**

Die Diagnostik von Quantität und Qualität einer *mechanischen* Obstruktion erfolgt aus der Analyse der *Druck-Fluß-Relation.*

Untersuchungsziel

⇨

Die Druck-Fluß-Messung ist die einzige Methode, um detaillierte Informationen über verschiedene **Obstruktionsformen** und die **Detrusorleistung** zu gewinnen.

6. Fehlbildungen

R.-H. Ringert

Fehlbildungen

Fehlbildungen der *Nieren, ableitenden Harnwege* und *Genitalorgane* machen **35–40 % aller angeborenen Veränderungen** aus. Sie kommen sowohl solitär als auch im Rahmen von Syndromen vor. Normvarianten müssen von behandlungsbedürftigen Fehlbildungen abgegrenzt werden.

• **Epidemiologie**

6.1 Fehlbildungen der Nieren

Nieren

6.1.1 Nierenagenesie, -aplasie und -hypoplasie

1. Agenesie

Bei der **Nierenagenesie** fehlt eine Nierenanlage vollständig. Sie stellt die früheste und schwerste Form einer Hemmungsfehlbildung dar.

• Die **beidseitige Nierenagenesie** ist mit einer schweren *Lungenhypoplasie* vergesellschaftet. Eine *Gesichtsdysplasie* ist charakteristisch und hat nach dem Erstbeschreiber zur Bezeichnung **Potter-Syndrom** geführt. Kinder mit beidseitiger Nierenagenesie sind nicht lebensfähig, klinische Bedeutung hat deshalb diese schwerste Fehlbildung nicht.

• Die **einseitige Nierenagenesie** ist häufig, die Inzidenz wird mit 1 : 1000 bis 1 : 1500 angegeben. Die linke Niere fehlt etwas häufiger als die rechte, Männer sind doppelt so häufig wie Frauen betroffen.

• **vollständiges Fehlen der Nierenanlage**

• **beidseitige = Potter-Syndrom:**
- Lungenhypoplasie
- Gesichtsdysplasie

• **einseitige:**
- Inzidenz: ≥ 1 : 1500
- li. Niere fehlt häufiger
- ♀ : ♂ = 1 : 2

Auf der betroffenen Seite fehlen bei der Agenesie auch der Harnleiter, die Hälfte des Blasentrigonums, der Ductus deferens und der ipsilaterale Prostatalappen – also alle Abkömmlinge des Wolff-Ganges. Dies kann bei der Beurteilung der Fertilität von Männern mit Einzelniere von Bedeutung sein.

Die **Nierenaplasie** setzt voraus, daß Teile des metanephrogenen Blastems vorhanden sind, die Entwicklung der Niere jedoch nicht vollständig erfolgte. Aplastisches Gewebe entspricht undifferenziertem Blastem, das z.B. später als Zufallsbefund als verkalktes Gebilde im Röntgenleerbild dargestellt werden kann. Ein atretischer Harnleiter läßt sich oft nachweisen. Genitalanomalien können auch in diesen Fällen vorhanden sein, jedoch ist nicht mit Regelmäßigkeit von einem Fehlen der Abkömmlinge des Wolff-Ganges auszugehen.

2. Aplasie
• metanephrogenes Blastem vorhanden, unvollständige Nierenentwicklung

Die **Nierenhypoplasie** und die **-dysplasie** sind die häufigsten Hemmungsfehlbildungen, die zu einer *verkleinerten und malformierten Niere* führen.

Praxishinweis

• **Nierenhypoplasie** bedeutet, daß eine *verkleinerte, morphologisch* jedoch völlig *normal* angelegte Niere vorliegt. Es findet sich eine verringerte Anzahl von Kelchgruppen. Mehr als 90 % der zu beobachtenden Nierenhypoplasien sind *sporadisch* auftretende Fehlbildungen, d.h. die Nierenhypoplasie ist zumeist keine vererbte Fehlbildung. Die Nierenhypoplasie ist meist *einseitig* und hat eine *Inzidenz* von 1 : 1000. Sie verursacht keinen Hypertonus und

3. Hypoplasie
• **verkleinerte, normale Niere**
- Kelchgruppenzahl ↓
- meist sporadisch (> 90 %)
- einseitig
- Inzidenz: 1 : 1000
- kein Krankheitswert

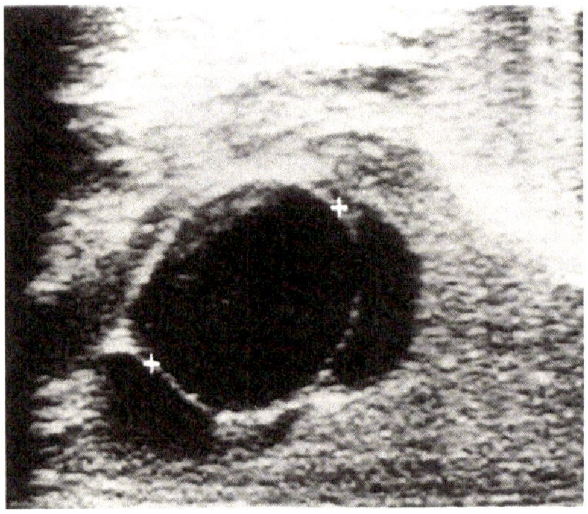

Abb. 6-1: Multizystische Nierendysplasie (Typ II a nach Potter) 4 Tage postpartal

- **beidseitige Hypoplasie**
  - Nierenfunktion ↓

auch keine vermehrte Infektanfälligkeit. Es gibt keine Indikation zur Entfernung einer hypoplastischen Niere ohne Zusatzerkrankung. Die beidseitige Hypoplasie geht mit einer Einschränkung der globalen Nierenfunktion einher und ist wesentlich seltener als die einseitige Form.

4. Dysplasie
- **abnorme Entwicklung des metanephrogenen Gewebes**
- **häufig mit zystischen Veränderungen einhergehend (Potter II)**
  - meist mit Fehlbildungen von Ureter, Blase, Urethra
- **Potter-Einteilung:** ein-, beidseitig
  - II a-Dysplasie: unilaterale multizystische große Niere (♀ : ♂ = 1 : 2)
  - II b-Dysplasie: kleine, aplastische Niere

• **Nierendysplasie** entsteht durch eine abnorme Entwicklung des metanephrogenen Gewebes mit Veränderungen der strukturellen Organisation und abnormaler Entwicklung der gesamten Nephrone. Die Dysplasie ist keine hereditäre Erkrankung. Dysplasien gehen zwar mit zystischen Veränderungen einher (Typ II nach Potter), sind jedoch streng zu trennen von polyzystischen Nierenerkrankungen. Dysplastische Nieren können klein aber auch nahezu normal groß, solide und zystisch, nierenförmig oder von der Form her fehlgebildet sein. Ihre Funktionsfähigkeit kann sehr unterschiedlich sein und ist häufig auch abhängig von den zusätzlichen Fehlbildungen der Harnleiter, Blase und Urethra, die in nahezu 90 % der Fälle leichtere oder schwere Fehlbildungen aufweisen. *Potter* teilte 1972 die Dysplasie in die Typen *II a* und *II b* ein. Die **Potter II a-Dysplasie** ist die zumeist unilaterale multizystische große Niere, die bei Knaben doppelt so häufig wie bei Mädchen auftritt (Abb. 6-1). **Potter II b-Dysplasie** ist die kleine, eher solide, aplastische Nierendysplasie. Beide Formen der Nierendysplasie können einseitig, beidseitig und auch segmental an einer Niere auftreten.

Bildgebende Untersuchungsverfahren können die Dysplasie nicht sicher erfassen. Sie ist eine histologische Diagnose mit dem Nachweis primitiver Sammelrohre, undifferenziertem Epithel und einer inselförmigen Knorpelmetaplasie.
Störungen der Entwicklung der Ureterknospe, die ektop entspringt und auf anomales metanephrogenes Gewebe stößt, sind Ursache für viele Typ II a Dysplasien, die häufig mit einer Atresie des Ureters einhergehen.

Therapie:
- **die betroffene Niere wird in der Regel belassen**
- Nachsorge zur Kontrolle der Nierenfunktion notwendig

Therapie. Eine Entfernung der typischen unilateralen multizystischen Niere wird heute nicht mehr empfohlen. Das Risiko, in einer solchen Niere einen malignen Tumor zu entwickeln, ist ausgesprochen gering. Diese Kinder bedürfen aber der regelmäßigen Nachsorge, um zu sehen, ob es in der Folgezeit zu einer spontanen Verkleinerung dieses Organs kommt oder ob sich eine Vergrößerung einstellt. In letzterem Fall ist die *Nephrektomie* durchzuführen unter Beachtung von Funktion und Morphologie des kontralateralen Organs, das gehäuft Störungen aufweist.

Nierenlage, -form

6.1.2 Fehlbildungen der Nierenlage und -form

Lage-, Drehungsanomalien:
- unvollständiger **Aszensus**
- unvollständige **Rotation**

Nach Vereinigung der Ureterknospe mit dem metanephrogenen Blastem beginnt die Nachniere ihre Wanderung aus der Sakralregion, tritt in Kontakt mit der Nebenniere und erreicht bei einer Scheitel-Steiß-Länge des Embryos von 25 mm die endgültige Nierenposition hoch lumbal. Gleichzeitig erfolgt eine 90°-Drehung um die Längsachse, die den primär nach ventral orientierten Nierenhilus wirbelsäulenwärts dreht (7.–8. SSW).

Aszensus und *Rotation* erklären die sehr häufigen **Lageanomalien (Dystopien)** der Nieren.

• Entsprechend dem Wanderungsweg werden *sakrale, iliakale, lumbale Dystopien* differenziert (vgl. Abb. 1-3).

• Vielfach weisen diese Nieren zumeist auch **Drehungsanomalien (Malrotationen)** auf, bei denen die Konvexität der Nierenkontur nicht wie üblich nach lateral sondern nach dorsal zeigt. Diese Anomalien lassen sich leicht im Ausscheidungsurogramm darstellen, während in der Sonographie leichte Formen der Malrotation häufig übersehen werden.

a) Dystopien:
- sakral
- iliakal
- lumbal

b) Malrotation:
- bei orthotoper Niere: Normvariante
- bei dystoper: Harnabflußstörungen ausschließen

Drehungsanomalien sind bei orthotop gelegenen Nieren als Normvarianten anzusehen. Klinische Bedeutung kommt ihnen selten zu.

Bei dystop gelegenen Nieren kann bei Harnabflußstörungen eine operative Korrektur notwendig werden.

• Bei **gekreuzten Dystopien** liegen beide Nieren auf einer Körperseite. Sie sind zumeist miteinander **verschmolzen.** Die nichtgekreuzte Niere liegt in normaler, die gekreuzte in dystoper Position unterhalb des orthotopen Organs. Der Harnleiter der dystopen Niere kreuzt vor der Wirbelsäule auf die Gegenseite. Die beiden Ureterostien liegen jedoch in annähernd orthotoper Lage im Blasentrigonum.

c) gekreuzte Dystopie
- beide Nieren liegen auf einer Körperseite

Die **thorakale Ektopie** ist die seltenste Lageanomalie und findet sich in Zusammenhang mit einer Zwerchfellhernie oder Relaxation.

d) thorakale Ektopie

Die häufigste Form der **Verschmelzungsniere** ist die **Hufeisenniere.** Zumeist verbindet eine Parenchymbrücke die beiden Unterpole, seltener auch die Oberpole.

e) Hufeisenniere

Die verschmolzenen Nieren weisen zusätzlich Malrotationen auf. Die Hufeisenniere liegt tiefer als normale Nieren, die Harnleiter verlaufen ventral der Parenchymbrücke. Die Gefäßversorgung einer solchen Verschmelzungsniere besteht aus einer variablen Zahl von Arterien und Venen. Die Achsenstellung dieser Nieren divergiert in einem nach kranial offenen Winkel (Abb. 6-2).

Therapie. Alle Lage- und Formanomalien der Nieren machen selten Krankheitszeichen. Werden sie entdeckt, so ist nur dann durch bildgebende und funktionelle Diagnostik eine weitere Abklärung notwendig, wenn klinische Zeichen wie *Schmerzen, Harnwegsinfekte* oder *Steinbildungen* im Hohlsystem

Therapie
- **nur bei entsprechender Klinik erforderlich:**
  - Schmerzen
  - Konkremente
  - Harnabflußstörungen
  - Harnwegsinfekte

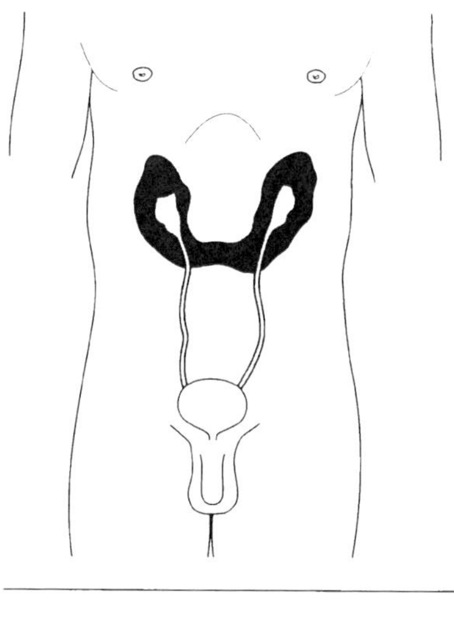

Abb. 6-2: Hufeisennieren, divergierende Achsenstellung, ventral gelegenes Nierenbecken

hinzutreten. Beschwerden treten bei diesen Fehlbildungen insbesondere durch *Harnabflußstörungen* auf.

Zystennieren

6.1.3 Zystennieren

- **DD im Ultraschall: Harnstauungsnieren**

Sonographisch zu differenzieren von Aufweitungen des Hohlsystems der Nieren bei Harntransportstörungen sind echoarme Raumforderungen bei Neugeborenen und Säuglingen, die zystischen Nierenerkrankungen zuzuordnen sind.

- **Klassifikation nach Potter:**
- Typ I
- Typ II a, b
- Typ III
- Typ IV

Potter führte 1964 eine **Klassifikation** der zystischen Nierenveränderungen ein, die allgemein akzeptiert wird (dahinter die Synonyme):

- **Potter I-Typ:** *infantile polyzystische Nierenerkrankung* oder autosomal rezessive *polyzystische Nephropathie (ARPN)*
- **Potter II-Typ:** II a = multizystische, II b = hypoplastische Nierendysplasie
- **Potter III-Typ:** *adulte polyzystische Nierenerkrankung,* autosomal dominante polyzystische Nephropathie *(ADPN)*
- **Potter IV-Typ:** zystische Nierendysplasie bei Obstruktion der unteren Harnwege

- Potter-Syndrom: Fruchtwassermangel
- Potter-Gesicht
- funktionslose Nieren → intrauteriner Fruchttod

Zu trennen von dieser Klassifikation nach Potter ist das **Potter-Syndrom.** Dies ist ein klinisches Syndrom, das durch langanhaltenden intrauterinen Fruchtwassermangel unterschiedlicher Ursache entsteht. Es ist charakterisiert durch das **„Potter-Gesicht“,** bewirkt durch *Hypertelorismus, Verbreiterung* und *Abflachung der Nasenwurzel, Epikanthus, Lidwinkelwangenfalte, Mikrognathie* und *tiefansetzende, dysplastische Ohrmuscheln.* Daneben werden *Klumpfüße, Gelenkkontrakturen* und *plumpe Hände* beschrieben.

Dieses Syndrom ist ein „*Nonfunction-Syndrom*“ der Nieren, das nicht mit dem Überleben der Kinder zu vereinbaren ist. Es sagt nichts über die Ursachen des Verlustes der Nierenfunktion aus.

Neben bilateraler Nierenagenesie können auch schwere Formen der Typ-II-Zystennieren nach Potter Ursache des gleichnamigen Syndroms sein.

Typ I-Zystennieren
- **Vorkommen: Kindesalter**
- perinatal, neonatal
- infantil
- juvenil
- **Nierenvergrößerung, Sammelrohrzysten**

- **Typ I-Zystennieren (ARPN).** Diese Form der zystischen Nierenanomalie fällt klinisch bereits im **Kindesalter** auf. Es werden je nach Manifestationsalter eine *perinatale* von einer *neonatalen, infantilen* und *juvenilen Form* unterschieden. Die Nieren sind beidseits vergrößert, die Sammelrohre sind zystisch erweitert. Obligat vergesellschaftet ist diese Erkrankung mit einer *cholangiodysplastischen Fibrose* der Leber. Respiratorische Komplikationen führen durch die *Lungenhypoplasie* häufig in der Neugeborenen- oder Säuglingszeit zum Tode. Überleben diese Kinder, werden die Symptome der sich entwickelnden *portalen Hypertension* bei gleichzeitiger Niereninsuffizienz bedeutsam.

- **Typ II-Zystennieren,** s. Nierendysplasie.

Typ III-Zystennieren

⇒

- **Erwachsenentyp**

- **Typ III-Zystennieren (ADPN).** Polyzystische Nieren vom Erwachsenentyp gehören zu den *häufigsten monogen erblichen Erkrankungen* überhaupt. Klinisch treten sie erst nach dem 3. Lebensjahrzehnt in Erscheinung. Etwa 50 % der Anlageträger erreicht bis zum 6. Lebensjahrzehnt des Stadiums der *terminalen Niereninsuffizienz.* Pankreas, Lunge, Leber und Milz können ebenfalls zystische Veränderungen aufweisen. Immer sind *beide Nieren* betroffen. *Bluthochdruck, Flankenschmerzen, Hämaturie* und eine *Nephrolithiasis* sind häufige klinische Symptome.

Etwa die Hälfte der Kinder eines Betroffenen sind Anlageträger und entwickeln im Verlaufe ihres Lebens Symptome.

Therapie: symptomatisch!
- **Eiweißrestriktion**
- **Elektrolytausgleich**
- **Hochdruckbehandlung**

Eine kausale **Therapie** gibt es nicht. Elektrolytausgleich und Eiweißreduktion verlangsamen die fortschreitende Niereninsuffizienz. Der Hypertonus bedarf strenger Kontrolle und guter Einstellung, da unbehandelte Hypertoniker häufig an Rupturen der Hirnstammarterien sterben.

Infizierte Zysten und Blutungen in große Zysten können eine operative Freilegung erfordern. Eine Nephrektomie ist selten indiziert. Selbst sehr große Nieren machen kaum Verdrängungserscheinungen.
Letztendlich ist eine *Nierenersatztherapie* notwendig. Vor oder bei einer *Nierentransplantation* ist aus Platzgründen häufig die Entfernung einer polyzystischen Niere angezeigt.

- **ggf. Nephrektomie**
- **Dialyse**
- **Transplantation**

- **Typ IV-Zystennieren.** Eine fetale Obstruktion geht oft mit einer zystischen Dysplasie einher. Inwieweit diese Form zystischer Nierenerkrankungen eigenständig und vom Typ II a nach Potter abzutrennen ist, wird diskutiert.

Typ IV-Zystennieren
- **ähnlich Typ II a**
- **kortikale Zysten**
- **Nierenfunktion oft normal**

Die **pathologisch-histologische Klassifikation** der zystischen Nierenerkrankungen (n. Bernstein) ordnet diesen Typ der Dysplasie zu:

1. zystische Nierendysplasie
   a. multizystische Nieren
   b. zystische Dysplasie mit Obstruktion des Harntrakts
   c. segmentale Dysplasie
   d. diffuse zystische Dysplasie
2. polyzystische Nierenerkrankung
   a. Potter Typ I (infantile Form)
   b. Potter Typ III (adulte Form)
3. glomerulozystische Erkrankungen
4. medulläre Nierenzysten
   a. Markschwammniere
   b. medullär zystische Erkrankung
5. einfache Nierenzysten und multilokulär zystisches Nephrom
6. erworbene Nierenzysten

Typ IV-Zysten sind in der Regel *kortikale Zysten*. Die Nieren sind meist nur wenig vergrößert. Häufig besteht keine Einschränkung der Nierenfunktion. Die kortikalen Zysten bedürfen keiner Therapie.

6.1.4 Markschwammnieren, Nierenzysten

Markschwammnieren

Markschwammnieren sind gekennzeichnet durch **zystische Erweiterungen der Sammelrohre** im Papillenbereich. Meist sind beide Nieren betroffen, jedoch nicht alle Papillen. Die Entstehung von Steinen in den Sammelrohren mit Steinabgängen, Koliken, Harnstauung und seltener Harnwegsinfektionen führen oft erst im Erwachsenenalter zu klinischer Symptomatik. Männer erkranken häufiger als Frauen. Familiäre Häufungen sind bekannt, ohne daß ein einheitlicher Erbgang bisher beschrieben wurde.
Die *Nierenleeraufnahme* und das nachfolgende intravenöse *Ausscheidungsurogramm* sind charakteristisch mit den kontrastschwachen kleinen Konkrementen und den kontrastmitteldargestellten Markzysten und büschelartigen Pyramiden.

- **Sammelrohrzysten beider Nieren**
- **Klinik:**
  - Konkremente
  - Koliken
  - Harnstau
- **Diagnostik**
  - Nierenleeraufnahme
  - AUG

Nierenzysten. Einfache Zysten können solitär oder multipel auftreten. Sie sind beim Kind sehr selten und jenseits des 30. Lebensjahres häufig. Sie liegen zumeist polständig, können aber auch intrarenal (parapelvin) gelegen sein. Durch die Routinesonographie werden sie heute leicht erkannt.

Nierenzysten
- solitär oder multipel
- **Diagnostik:** Sonographie

Therapie. Nierenzysten bedürfen in aller Regel keiner Behandlung. Auch perkutane Zystenpunktionen sind nicht notwendig, wenn es sich um „einfache" Nierenzysten handelt. Typische Nierenzysten sind rund, die Wand ist regelmäßig und glatt begrenzt, das angrenzende Gewebe zeigt keine sonographischen Auffälligkeiten. Multilokuläre Zysten, Zysten mit Binnenechos und Wandunregelmäßigkeiten erfordern eine weitere Abklärung. Parapelvine Zysten können selten Obstruktionen der ableitenden Harnwege bewirken oder Ursache einer renalen Hypertonie sein und müssen dann behandelt werden.

- **Therapie:** „einfache" Nierenzysten bedürfen in der Regel keiner Therapie

Hohlsystem-, Ureterfehlbildungen

6.2 Fehlbildungen des Hohlsystems und der Harnleiter

Anomalien des Nierenbeckenkelchsystems (NBKS)
- **NBKS:** zahlreiche Formvarianten ohne Krankheitswert
- – unterschiedliche Zahl der Kelche
- – ampulläres Nierenbecken

6.2.1 Anomalien des Nierenhohlsystems

Die Form des Hohlsystems der Nieren (NBKS) unterliegt sehr großen individuellen Formvarianten. Die Zahl der Pyramiden, Papillen und Kelche schwankt zwischen 4 und 14. Die Kelchhälse können kurz sein und direkt an das Nierenbecken angrenzen. Sie können jedoch auch 2–3 Kelchgruppen bilden, die sich dann gemeinsam an das Nierenbecken anschließen. Das Nierenbecken ist teils intra-, teils extrarenal gelegen, es kann ampullär oder dendritisch aufgezweigt sein.

- **Megakalikosis:**
- – Kelchaufweitung ohne Krankheitswert

Die **Megakalikosis** ist eine Formvariante des Kelchsystems mit einer erheblichen Aufweitung der Kelche ohne eine funktionell wirksame Obstruktion der Kelchhälse. Eine Aufweitung des Nierenbeckens besteht in der Regel nicht, der Harnleiter ist zart. Die Megakalikosis bedarf keiner Therapie.

- **Erweiterungen des Harntraktes sonografisch intrauterin erkennbar**
- – meist kein Krankheitswert

Sonographisch erkennt man Aufweitungen des Harntraktes schon in der Fetalzeit. Erste Verdachtsdiagnosen können in der 12.–14. SSW gestellt werden. Vergleicht man die bekannte Inzidenz der unterschiedlichen Harntransportstörungen mit der Rate der pränatal diagnostizierten Harntrakterweiterungen, so darf nicht vergessen werden, daß bis zu $^4/_5$ der pränatal diagnostizierten Harntrakterweiterungen direkt postnatal *keine Krankheitszeichen* aufweisen.

Diese Neugeborenen sind vor der Anwendung der Sonographie bei der Untersuchung der Schwangeren nicht erkannt worden. Der sonografische Nachweis einer Aufweitung des Mittelechos der Nieren oder der Nachweis von echoarmen Raumforderungen hinter der gefüllten Harnblase kann zwar ein Hinweis auf eine Obstruktion sein, die Sonographie kann jedoch weder pränatal noch postnatal eine Obstruktion beweisen.

- **Nierenkelchzysten (bzw. -divertikel)**
- – ggf. Sitz von Divertikelsteinen

Nierenkelchzysten oder Kelchdivertikel sind angeborene zystische Ausbuchtungen des Hohlsystems, die mit Urothel ausgekleidet sind. Sie sind im Ausscheidungsurogramm als rundlicher Hohlraum dargestellt, der mit einem Kelch über einen engen Hals (Divertikelhals) verbunden ist. Sie bedürfen keiner Therapie, können jedoch Sitz von *Divertikelsteinen* sein.

Doppelbildungen

6.2.2 Doppelbildungen des Hohlsystems und der Harnleiter

- **Vorkommen**

⇨

> Doppelbildungen kommen etwa bei **1 von 100 Personen** vor und sind die *häufigsten Anomalien der Harnorgane.* Alle Doppelungen der **Harnleiters** gehen mit einer Doppelniere einher. Die Doppelung der **Niere** bedeutet jedoch nur, daß 2 getrennte Hohlsysteme vorliegen. Die Zahl der Nephrone einer Doppelniere ist jedoch nicht erhöht.

- **Hohlsystem-Dichotomie**
- **Ureter fissus (bifidus)**
- – doppeltes Nierenhohlsystem
- – doppelter Ureter (Vereinigung oberhalb der Blase)

Häufig ist der obere Anteil der Doppelniere kleiner und der obere Harnleiter drainiert nur 3 von 7 Pyramiden. Die obere Kelchgruppe des Nierenbeckens kann wie „abgesprengt" von der mittleren und unteren imponieren.
Hierdurch ergibt sich die einfachste Form einer Teilung des Hohlsystems der Niere: **Dichotomie des Hohlsystems.** Solche Formen gehen in das Bild des **Ureter fissus** (Ureter bifidus) über. Hiervon spricht man, wenn die Doppelung nicht nur das Hohlsystem der Niere sondern auch den Harnleiter betrifft, die Vereinigung der beiden Harnleiter jedoch oberhalb des Blasenniveaus lokalisiert ist. Als **Ureter duplex** bezeichnet man ein Harnleitersystem einer Niere, bei dem 2 bis zur Mündung in die Blase vollständig getrennte Harnleiter vor-

liegen. Entsprechend der Meyer-Weigert Regel, die embryologisch begründet ist, kreuzen sich die Harnleiter im pelvinen Bereich, so daß der das obere Doppelnierensegment drainierende Harnleiter weiter kaudal, der untere Segmentharnleiter dagegen weiter kranial in die Blase mündet.

- **Ureter duplex:**
- doppelter Harnleiter mit 2 Ostien (2 Ureterknospen)
- Kreuzung der Harnleiter nach der Meyer-Weigert Regel

Ursache der kompletten Doppelung ist das Entstehen zweier Ureterknospen, die getrennt das metanephrogene Gewebe erreichen. Die inkomplette Harnleiterdoppelung wird durch die frühe Teilung einer Ureterknospe erklärt.

Die **Diagnose** einer Doppelniere kann eindeutig nur durch die *Ausscheidungsurographie* gestellt werden. Aufweitungen des Hohlsystems, die einen Großteil der „kranken" Doppelnieren ausmachen, lassen sich andererseits gut sonographisch darstellen. Die Frage – Ureter fissus oder Ureter duplex – ist nicht immer durch die Ausscheidungsurographie zu entscheiden. In solchen Fällen hat die *Blasenspiegelung* mit Aufsuchen der Harnleiterostien und die retrograde Pyelographie ihre Berechtigung behalten.

Diagnostik:
- **AUG:** Doppelniere
- **Sonographie:** Hohlystemerweiterungen
- **Zystoskopie:** Ureter fissus sive duplex

Klinik. Nicht alle ureterorenalen Fehlbildungen haben Krankheitswert. Insbesondere **Doppelnieren** mit einem Ureter fissus weisen selten behandlungsbedürftige Erkrankungen auf. Es ist sehr fraglich ob ein „Pendelreflux" zwischen den beiden Harnleitern Krankheitswert hat und ziehende Beschwerden in der Flanke erklären kann.
Bei den **kompletten Doppelbildungen** sind schwere Fehlbildungen mit Krankheitswert und auch sekundäre pathologische Veränderungen recht häufig. Die *Ureterektopie* mit und ohne *Ureterozele* einerseits und der **vesikorenale Reflux** in einen Doppelnierenanteil andererseits haben in der Fehlposition der Harnleitermündung in der Harnblase ihre pathogenetische Ursache. Sie machen die häufigsten krankmachenden Anomalien der Doppelniere aus.

Klinik:
- Doppelnieren mit Ureter fissus haben selten Krankheitswert
- Fehlpositionen der Harnleitermündungen bedingen:
- Ureterozele
- vesikorenaler Reflux

6.2.2.1 Ureterektopie

Ureterektopie: Mädchen

- **Mädchen.** Die ektope Mündung des Harnleiters liegt bei Mädchen am Blasenhals, in der Harnröhre, am Meatus urethrae, in der vorderen Scheidenwand oder gar im Uterus (Abb. 6-3). Aus der Lokalisation der ektopen Uretermündung ist zu erkennen, daß der überwiegende Teil der ektopen Uretermündungen extrasphinktär liegt.

- **Uretermündung meist extrasphinktär**

Beim Mädchen ist die **persistierende Urininkontinenz** deshalb klinisches Leitsymptom.

- **Praxishinweis**

Die sonographische Darstellung des manchmal nur sehr wenig aufgeweiteten Hohlsystems am Oberpol einer ansonsten unauffälligen Niere ist schwierig.

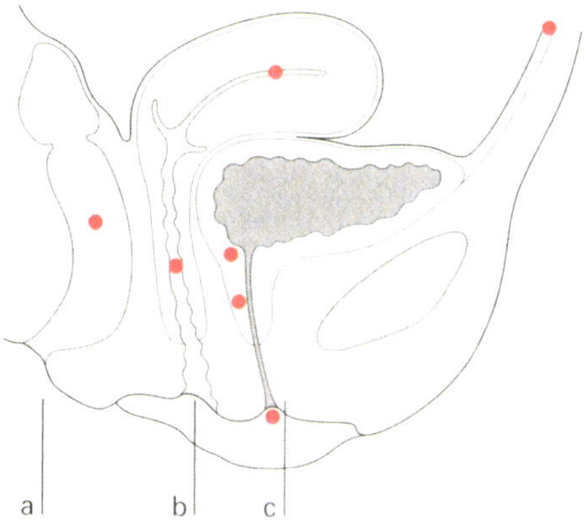

Abb. 6-3: Lokalisation ektoper Harnleitermündungen bei der Frau, **a.** Rektum, **b.** Vagina, **c.** Meatus urethrae

Diagnostik:
- **AUG: diagnoseweisend**
- Impressionseffekt
- obere Kelchgruppe fehlt
- Achsenabweichung des Hohlsystems

Die Gabe eines Farbstoffes ist wenig erfolgversprechend, da das vorhandene Parenchym dieses kleinen, dysplastischen Doppelnierenanteils nicht ausreicht, um den Farbstoff zu konzentrieren. Auch in der Ausscheidungsurographie verrät sich das aufgeweitete Hohlsystem nur durch Impressionseffekte an dem normal ausscheidenden unteren Hohlraumsystem. Das Ausscheidungsurogramm kann jedoch durch indirekte Röntgenzeichen wie divergierende Achse des Hohlraumsystems, eine verminderte Anzahl von Nierenkelchen oder das Fehlen der oberen Kelchgruppe diagnostisch wegweisend sein.

Therapie:
- **Resektion des dysplastischen Nierenanteils mit dazugehörendem Harnleiter**

Therapie. Die Behandlung besteht in der Resektion dieses dysplastisch veränderten Nierenanteils mit gleichzeitiger vollständiger Entfernung des Harnleiters. Ein Belassen eines kleinen Harnleiterstumpfes ist möglich.

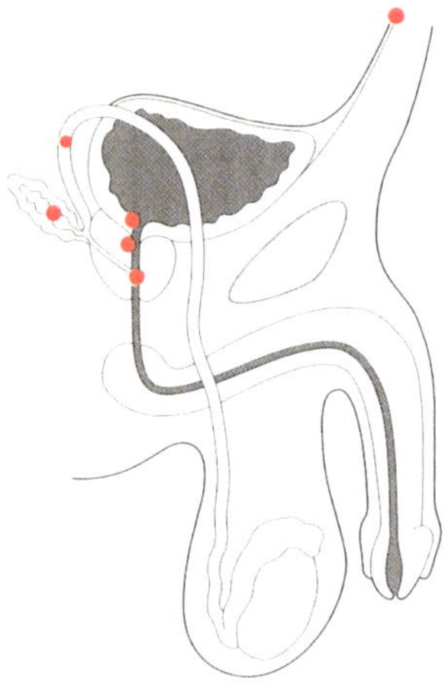

Abb. 6-4: Lokalisation ektoper Harnleitermündungen beim Mann

Ureterektopie: Knaben
- Mündung oberhalb des Schließmuskels
- keine Inkontinenz

- **Knaben.** Beim Knaben mündet der ektope Harnleiter in die hintere Harnröhre oberhalb des Sphinkter externus oder in den Genitaltrakt (Abb. 6-4). Da die ektope Mündung immer oberhalb der Schließmuskelregion liegt, ist eine Urininkontinenz nie zu verzeichnen. Bei Mündung in den Genitaltrakt findet sich fast nie eine Doppelbildung des Hohlsystems.

Ureterozele

6.2.2.2 Ureterozele

Man unterscheidet die *orthotope* und *ektope Ureterozele*.

1. orthotope Ureterozele:
- ca. 25% der Ureterozelen
- angeborene Dilatation des terminalen Harnleiters
- selten Krankheitswert

- Die **orthotope Ureterozele** ist mit 25 % die seltenere Form. Sie entsteht als angeborene Dilatation des terminalen Harnleiters und reicht nicht bis in den Blasenhals hinein. Sie wird auch als *einfache Ureterozele, Erwachsenenform der Ureterozele* bezeichnet, da sie selten Krankheitswert hat und zumeist im Erwachsenenalter als Nebenbefund diagnostiziert wird.

Sie ist *sonographisch* in der gefüllten Harnblase als schmaler, echoreicher Saum zu sehen, der zwei echoarme Bereiche voneinander trennt. Im *Ausscheidungsurogramm* imponiert sie als typisches Schlangenkopfphänomen des terminalen Harnleiters.

2. ektope Ureterozele:
- **Uretermündung distal der regelhaften Mündung**
- Hohlsystem komplett gedoppelt
- Nierenteil der ektopen Ureterozele dysplastisch

- Die **ektope Ureterozele** (75 % der Fälle) wird zumeist schon im Kindesalter symptomatisch und diagnostiziert. Die Uretermündung liegt definitionsgemäß distal der normalen trigonalen Uretermündung. Die ektope Ureterozele ist in aller Regel mit einer kompletten Doppelung des Hohlsystems der betroffenen Niere vergesellschaftet (Abb. 6-5). Die Mündung liegt häufig in der hinteren Harnröhre und der Blasenhals sowie die proximale Harnröhre können dementsprechend verändert sein. Der Nierenanteil, der durch den Harnleiter mit Ureterozele drainiert wird, ist dysplastisch und hat häufig eine stark eingeschränkte Ausscheidungsfunktion.

Das Ausmaß der Dysplasie des Nierenanteils und damit auch das Ausmaß der Funktionsstörung sind durch das Ausmaß der Fehllage der ektopen Uretermündung bestimmt.

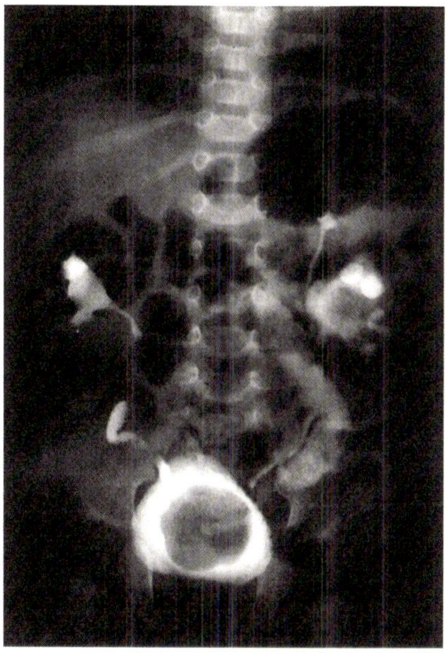

Abb. 6-5: Ausscheidungsurogramm: 8 Wochen alter Säugling mit Ureterozele rechts bei Doppelnieren beidseits mit Megaureter links

Therapie. Behandlungsbedürftig werden **orthotope Ureterozelen** nur bei einer Harnstauungsniere und bei Steinen innerhalb der Ureterozele. Eine *transurethrale Inzision* ist bei kleinen Steinen die Therapie der Wahl im Erwachsenenalter. Bei ausgedehntem Befund und bei den seltenen Fällen im Kindesalter ist die Exzision der Ureterozele und die Neueinpflanzung des Harnleiters mit Rekonstruktion des Trigonum und falls nötig eine terminale Modellage des Harnleiters zu empfehlen.

Eine transurethrale Inzision kann als Notfallmaßnahme auch bei einer **ektopen Ureterozele** eine Entlastung der septischen Obstruktion bringen. Das weitere und endgültige Vorgehen wird von der Dysplasie und Funktion des zugehörigen Nierenanteils bestimmt. Häufig ist die *Polresektion* mit Ureterektomie die Therapie der Wahl.

Therapie:
- **orthotope Ureterozele: transurethrale Inzision**

- **ektope Ureterozele:**
- abhängig von Funktion des zugehörigen Nierenanteils
- evtl. Polresektion mit Ureterektomie und Ureterozelenausschälung

Unterschiedliche Anschauungen bestehen zur Frage, ob in gleicher Sitzung von einem zweiten Zugang die Ureterozele entfernt und der verbleibende Ureter neuimplantiert werden soll. Entscheidet man sich gegen eine vollständige Korrektur, muß man in bis zur Hälfte der Fälle später diesen Schritt nachholen.

6.2.2.3 Vesikoureteraler Reflux (VUR)

Primärer VUR

> Der Rückfluß von Urin aus der Harnblase in Harnleiter und Nierenbekken wird als vesikoureteraler oder vesikorenaler Reflux bezeichnet und ist eine der wichtigsten Anomalien der Harnwege und Nieren im *Kindesalter.*

⇦

Fehlbildungen im Bereich der ureterovesikalen Verbindung aber auch Fehlbildungen und Erkrankungen der Harnblase selbst und der subvesikalen Harnwege können Rückfluß von Urin aus der Blase in die Nieren hervorrufen. Bei *Ureter duplex* bewirkt die dystope Lage des kranialen Ureters zumeist den Reflux in den unteren Doppelnierenanteil.

- **bei Kindern häufig**: durch
- Fehlbildungen
- Harnblasenerkrankungen
- Ureter duplex

Bei **normaler Anatomie** tritt der Harnleiter schräg durch die Muskulatur der Blase hindurch und ist mit dieser durch spiralige Muskelzüge verbunden. Durch den intravesikalen Druck von 8–15 mm Hg (Ruhedruck) wird das Dach des Harnleiters gegen die darunterliegende Muskulatur gedrückt und der Harnleiter dadurch passiv verschlossen.

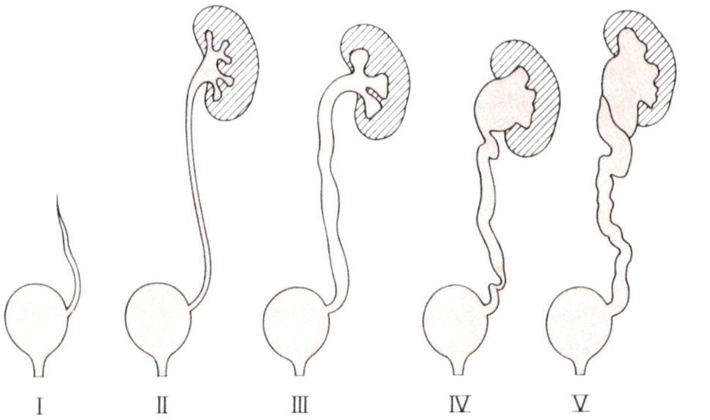

Abb. 6-6: Einteilung des vesikoureterorenalen Refluxes (VUR) die Grade I bis V nach Parkkulainen.

Die peristaltische Harnleiterkontraktion erhöht den intraureteralen Druck und entläßt von Zeit zu Zeit einen Bolus Urin in die Harnblase. Entscheidend für den Verschluß des distalen Harnleiters ist das Verhältnis von Länge zu Durchmesser des intramuralen, submukösen Harnleiterabschnitts.

Refluxnephropathie durch
1. Ureterostiuminsuffizienz und
2. Keimbesiedlung der Niere → infizierter Urin

- **intrarenaler Reflux:**
- obere, untere Kelchgruppen: haben klaffende Sammelrohrostien → Interstitium
- pyelonephritische Schrumpfnieren bes. bei Säuglingen, Kleinkindern

Pathophysiologie. Der Rückfluß von Urin aus der Harnblase in den Harnleiter und das Nierenbecken bewirkt für sich allein betrachtet keine Erkrankung. Die **Refluxnephropathie** entsteht zwar auf dem Boden eines angeborenen Defektes **(angeborene Ureterostiuminsuffizienz)** bedarf jedoch zusätzlich des schädigenden Einflusses *bakterieller Besiedlung der Niere:* Der Reflux infizierten Urins erreicht nicht nur das Nierenbecken, sondern auch in das Tubulussystem der Nieren. Dieser **intrarenale Reflux** wird inbesondere an den unteren und oberen Kelchgruppen beobachtet. An den Papillen in diesen Kelchen finden sich anlagebedingt klaffende Sammelrohrostien (Compound-Papillen), die den intrarenalen Reflux gestatten. Der in das Interstitium der Niere gepreßte, infizierte Urin schädigt die Niere. Besonders empfindlich sind die Nieren im Säuglings- und frühen Kleinkindalter. Es kommt zur Ausbildung von segmentalen Nierennarben, bei Fortschreiten der Erkrankung zu progredienter Vernarbung *(pyelonephritische Schrumpfniere).* Als Folge kommt es zu einer Senkung der glomerulären Filtrationsrate und in 10–20 % der Fälle zu einer reninabhängigen arteriellen Hypertonie.

Sekundärer VUR
- **Ursache:**
- subvesikale Obstruktion
- „neurogene Blase"
- Blasenentzündung

Zu trennen von diesen angeborenen, primären Formen des VUR sind die **sekundär erworbenen Formen,** die bei *subvesikaler Obstruktion, neurogener Blasenentleerungsstörung* oder auch passager *bei Entzündungen der Harnblase* entstehen. (s. Abschn. 11, S. 170)

Diagnostik. Sonographie, MCU und nuklearmedizinische Untersuchung können heute den vesikorenalen Reflux und seine Auswirkungen auf den oberen Harntrakt bestimmen (s. Abschn. 7.2.1.1, S. 107).
Das Ausmaß der Aufweitung des Harnleiters und Nierenbeckens im MCU ist Grundlage für die Klassifizierung des Refluxes in die Grade I bis V (Abb. 6-6). Grad I erreicht nur den Harnleiter, Grad II auch das Nierenbecken. Die Grade III bis V zeigen zusätzlich eine zunehmende Dilatation des Nierenbeckenkelchsystems.

Fehlmündungen der Harnröhre

⇨

6.3 Fehlmündungen der Harnröhre

Unter den Fehlmündungen der Harnröhre werden die **Hypospadie** (s. Abschn. 7.4.3, S. 111) als häufigste (5/1000 Geburten) und die isolierte **Epispadie** (1/120 000 Geburten) als seltenste Form zusammengefaßt.

Die Hypospadie wird als untere Harnröhrenspalte und die Epispadie als obere Harnröhrenspalte definiert. Epispadien treten häufiger zusammen mit der Ekstrophie als kombinierter **Epispadie-Ekstrophie-Komplex** auf (3,3/100000 Geburten). **Blasenekstrophie** s. Abschn. 7.4.1, S. 109

Blasenekstrophie s. Abschn. 7.4.1, S. 109

6.4 Anomalien der Sexualdifferenzierung

Anomalien der Sexualdifferenzierung

Die sexuelle Differenzierung erfolgt in 3 Schritten: *chromosomal, gonadal* und *phänotypisch.*

- **3 Schritte der sexuellen Differenzierung:**
  - chromosomal
  - gonadal
  - phänotypisch

Bis zur *6. Embryonalwoche* verläuft die gonadale Entwicklung bei beiden Geschlechtern gleich, die *testikuläre Differenzierung* beginnt in der 7., die *ovarielle* in der *11. Embryonalwoche.* Sie ist insgesamt eng mit der Entwicklung des Harntraktes verbunden. Abb. 6-7 zeigt die Entwicklung der äußeren weiblichen und männlichen Genitalorgane aus der gemeinsamen Anlage.

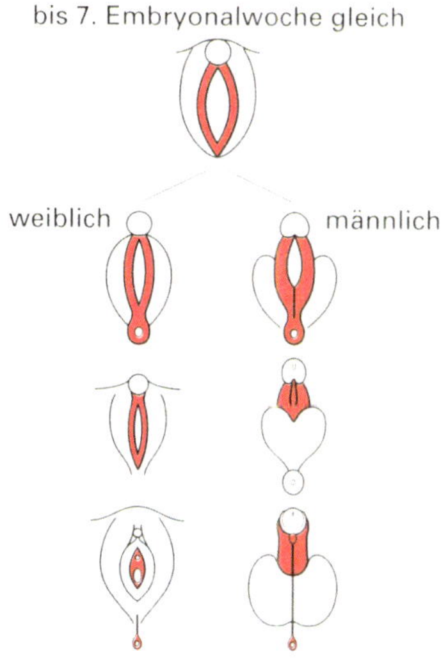

Abb. 6-7: Entwicklung des äußeren weiblichen und männlichen Genitale

Zur Beurteilung des intersexuellen Genitale wird die **Einteilung nach Prader** herangezogen (Abb. 6-8):

Intersexuelles Genitale:

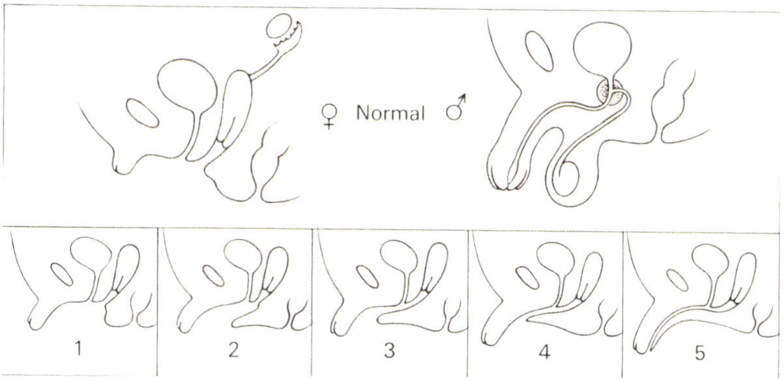

Abb. 6-8: Klassifikation des intersexuellen Genitale, Typ I–V nach Prader

– **Prader-Einteilung** Stadium I–V

- *Stadium I* bedeutet eine Vergrößerung der Klitoris
- *Stadium IV* entspricht einer perinealen Hypospadie
- *Stadium V* einem regelrechten äußeren männlichen Genitale.

• **nach dem Karyotyp unterscheidet man 3 Gruppen:**

Der **Karyotyp** ist Grundlage der Zuordnung der intersexuellen Merkmale in 3 große Gruppen: *Pseudohermaphroditismus masculinus, Pseudohermaphroditismus femininus* und *Hermaphroditismus verus.*

1. Pseudohermaphroditismus masculinus

6.4.1 Männliche Pseudohermaphroditen

- **unzureichende männliche Ausprägung des äußeren Genitale**
- **phänotypisch: Mädchen**

Ursachen:
- Androgensynthesestörung
- Alpha-Reduktase-Mangel
- Androgen-Rezeptor-Defekte
- Ovidukt-Persistenz

Hierbei handelt es sich um Knaben, deren äußeres Genitale nicht regelrecht männlich ausgeprägt wurde. Das äußere Genitale ist phänotypisch zwittrig oder weiblich. Eine Reihe von Ursachen kann diesem Befund zugrunde liegen:
- **dysgenetische Entwicklung der Hoden mit Androgensynthesestörung**
- **5-Alpha-Reduktasemangel (Testosteron-Konversionsstörung)**
- **Androgen-Rezeptor-Defekte (Androgen-Utilisationsstörung)**
- **Ovidukt-Persistenz bei Mangel des Anti-Müller-Faktors**

Zu entscheiden ist bei allen sexuellen Differenzierungsstörungen schon im Neugeborenen- spätestens im sehr jungen Säuglingsalter – über die Geschlechtszuordnung des Kindes. Damit können spätere Geschlechtswechsel vermieden werden.

• **maligne Entartung bei:**
- gemischte Gonadendysgenesie
- dysgenetischem Pseudohermaphroditismus
- XY-Karyotyp

→ **Gonadektomie**

Testikuläre Feminisierung (komplette Androgenresistenz)

Die Gefahr einer **malignen Entartung** der Gonade besteht bei *dysgenetischen Gonaden.* Deshalb ist in diesen Fällen die beidseitige **Gonadektomie** durchzuführen. Diese Kinder werden als Mädchen aufgezogen. Kinder mit einem erheblichen Androgen-Rezeptor-Defekt sollten eher in die weibliche Richtung operativ korrigiert werden. Die stärkste Verweiblichung erfolgt bei kompletter Androgenresistenz *(testikuläre Feminisierung).* Die Brustentwicklung in der Pubertät ist typisch weiblich wie auch der äußere Genitalbefund. Die pubertäre Behaarung bleibt aber aus. Die als Mädchen verkannten sterilen Knaben fallen klinisch meist durch eine primäre Amenorrhoe auf. Die Vagina ist kurz, der Uterus fehlt. Kinder mit einem 5-Alpha-Reduktasemangel erleben in der Pubertät eine erhebliche Virilisierung, so daß bei diesen ein Wechsel des Geschlechts manchmal angestrebt wird.

• **therapeutischer Grundsatz**

> Insgesamt ist nur bei ausreichend virilisiertem Genitale eine kosmetisch gute Korrektur in die männliche Richtung möglich. Bei allen anderen Kindern sollte eher eine **Gonadektomie** und eine **feminisierende Genitoplastik** durchgeführt werden.

2. Pseudohermaphroditismus femininus

6.4.2 Weibliche Pseudohermaphroditen

- **Maskulinisierung nur „äußerlich"**
- **$^2/_3$ durch AGS bedingt**
- **Therapie:** Korrektur des äußeren Genitale in weibliche Richtung

Diese Sexualdifferenzierungsstörungen finden sich insbesondere beim **adrenogenitalen Syndrom** ($^2/_3$ aller Fälle von Pseudohermaphroditismus femininus). Auch die seltenen durch Arzneimittel und durch Tumoren hervorgerufenen Maskulinisierungen des weiblichen Genitale sind rein äußerlich und betreffen nicht das innere Genitale. Alle weiblichen Pseudohermaphroditen sind potentiell reproduktionsfähig. Die weibliche Zuordnung und entsprechende Korrekturen des äußeren Genitale in die weibliche Richtung sind aus diesen Gründen zwingend.

3. Hermaphroditismus verus

6.4.3 Echte Hermaphroditen

- **Hoden und ovarielles Gewebe**
- **selten, 10 % aller Intersexformen**

Die Patienten weisen *Hoden* und *ovarielles Gewebe* auf. Diese Form des Intersexes macht in Europa nur 10 % aller Fälle aus. Das äußere Genitale geht mehr in die männliche Richtung, so daß diese Kinder bisher zumeist als Jungen aufgezogen werden. Der Gonadenbefund kann jede Kombination von Hoden, Ovar und Ovotestes darstellen. Das ovarielle Gewebe ist immer normal und als Mädchen zugeordnete echte Hermaphroditen mit belassenen Ovarien erleben zumeist eine spontane weibliche Pubertät. Im Gegensatz dazu ist das Hodengewebe zumeist dysgenetisch und als Jungen aufgezogene Hermaphroditen sind infertil. Es ist darüber hinaus nicht sicher, ob für die Einleitung der Pubertät die eigene Testosteronbildung ausreichen wird.

- **spontane weibliche Pubertät,** Hoden dysgenetisch **(infertil)** → Zuordnung zum weiblichen Geschlecht

Alle diese Gründe machen es deshalb wünschenswert, bei echten Hermaphroditen eine Zuordnung zum weiblichen Geschlecht anzustreben. Eine Laparoskopie ist notwendig, um gonadales Gewebe, das dem nicht gewählten Geschlecht entspricht, zu entfernen.

Therapie. Kinder mit einem intersexuellen Genitale, die als **Jungen** erzogen werden, bedürfen einer operativen Korrektur, die den Methoden der schweren Formen der Hypospadie entspricht. Auch die eventuell notwendige Orchidopexie ist vor Abschluß des 2. Lebensjahres einzuplanen. Der beste Zeitabschnitt für diese Korrekturen liegt wie bei der Hypospadie zwischen dem 6. und 18. Lebensmonat.

In einem größeren Anteil der Fälle wird man aber aus plastisch-chirurgischen Gründen eine **feminisierende Korrektur** anstreben. Auch diese Korrektur wird bevorzugt zwischen dem 6.–18. Lebensmonat durchgeführt. Hierbei wird der vergrößerte Phallus verkleinert, so daß die Klitoris nach Form, Lage und Größe der eines Mädchens entspricht. Zusätzlich sind die Labia minora und der Introitus vaginae neu zu bilden.

- meist feminisierende Korrektur:
  - Klitoris
  - Labia minora
  - Introitus vaginae

Kinderurologie

7. Kinderurologie

J. Schubert

Das richtige Einordnen kinderurologischer Krankheitsbilder durch den Erstbehandler ist von entscheidender Bedeutung für die Prognose.
Durch die interdisziplinäre Zusammenarbeit zwischen Geburtshelfer, Neonatologen, Kinderarzt, Arzt für Allgemeinmedizin und den Kinderurologen kann der optimale Zeitpunkt des Therapiebeginns erfaßt und festgelegt werden.
Besonders der Einsatz von Ultraschalluntersuchungen bereits in der pränatalen Phase erlaubt eine Früherfassung von Störungen der ableitenden Harnwege, so daß hierdurch eine frühzeitige Behandlung möglich wird. Miniaturisierte endoskopische Instrumente und mikroskopische Operationstechniken sind dem kindlichen Organismus angepaßte Formen der Therapie. Sie werden neben konservativen Behandlungsmethoden in kinderurologischen Einrichtungen praktiziert.
Auf Grund der komplizierten embryonalen Entwicklung der Urogenitalorgane ist eine Vielzahl von Fehlbildungen möglich. In diesem Beitrag werden die häufigsten kinderurologischen Erkrankungen vorgestellt.

7.1 Häufige Anomalien des oberen Harntraktes

Subpelvine Ureterstenosen

7.1.1 Subpelvine Ureterstenosen

- **Ätiologie:**
- neuromuskuläre Dysfunktionen
- aberrierende Gefäße
- Briden

Ätiologie. Die von den Nierenkelchen zum distalen Harnleiter verlaufende Peristaltik wird durch Störungen am pelviureteralen Übergang gehemmt. Ursächlich kommen *neuromuskuläre Dysfunktionen, aberrierende Gefäße* oder auch *Briden* hierfür in Frage. Das prästenotische Nierenbecken kann eine *Windkesselfunktion* ausüben und dilatiert durch die ständige Druckbelastung. Später kommt es zur *Parenchymschädigung* (Abb. 7-1).

- **Symptomatik:**
- Säuglings-, Kleinkindesalter
- Gedeihstörungen

Symptomatik. Im Säuglings- und Kleinkindesalter bestehen uncharakteristische Gedeihstörungen. Im späteren Alter werden von den Kindern Druckge-

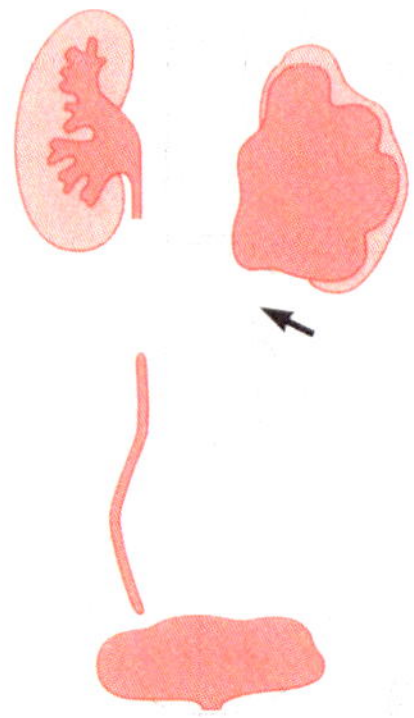

Abb. 7-1: Schematische Darstellung einer Ureterabgangsstenose links. Deutliche Erweiterung des Nierenbeckens, Verschmälerung des Parenchyms, Verplumpung der Kelche. Der Pfeil markiert die Stenose

fühl im Oberbauch oder Appetitlosigkeit angegeben. Bei der Vergesellschaftung der Störung mit einem akuten Harnwegsinfekt imponieren Zeichen der Pyelonephritis, bei Nierensteinen dominieren kolikartige Schmerzen.

- Druckgefühl im Oberbauch
- Appetitlosigkeit

Diagnostik. Die *Sonographie* zeigt ein dilatiertes Nierenbeckenkelchsystem und erlaubt eine Beurteilung des Nierenparenchyms.
Ein *Ausscheidungsurogramm* deckt die Art und Lokalisation der Harnabflußstörung auf. Durch ein Isotopennephrogramm unter forcierter Diurese mit Furosemid oder ein Diurese-Sonogramm können relative Stenosen objektiviert werden (s. Abschn. 5.6.1).

- **Diagnostik**
- Sonographie
- AUG
- ING
- Furosemid-Belastungstext

Therapie. Subpelvine Stenosen bedürfen der *operativen Beseitigung*, wobei Ureter und Nierenbecken nach der Stenosenresektion wieder anastomosiert werden. Die Ziele des Eingriffes bestehen in einem Erhalt der Nierenfunktion, der Beseitigung subjektiver Beschwerden und sollen eine sekundäre Harnsteinbildung verhindern.

- **Therapie:**
- operative Beseitigung der Stenose

7.1.2 Megaureter

7.1.2.1 Primärer kongenitaler Megaureter

Primärer kongenitaler Megaureter

Ätiologie. Infolge von Störungen während der Embryonalentwicklung kommt es zur *Stenose* des juxtavesikalen Uretersegments.

Stenose des juxtavesikalen Uretersegments

Pathologie. In Abhängigkeit vom Stenosegrad und Diagnosezeitpunkt liegt eine unterschiedliche Erweiterung des prästenotischen Harntraktes vor.

Unter Umständen kann durch das weitere Wachstum und die fortschreitende Entwicklung die prä- und postnatal diagnostizierte Stenose spontan ausheilen.

Bei einem Teil der primären kongenitalen Megaureteren ist die Mündung der Ureteren in die Harnblase regelrecht und weist einen suffizienten Verschlußmechanismus auf. Einige Patienten weisen allerdings einen vesikoureteralen Reflux auf.

- **Pathologie:**
- Uretererweiterung
- Vergesellschaftung mit VUR ist möglich

Klinik. Die Verläufe sind häufig *asymptomatisch*. Durch die breite Anwendung der perinatalen Sonographie wird diese Störung sehr frühzeitig diagnostiziert. *Therapieresistente Harnwegsinfekte* können auf einen Megaureter zurückzuführen sein. Die Sicherung des Befundes erfolgt durch die *Ausscheidungsurographie* (Abb. 7-2).

- **Klinik:**
- asymptomatisch oder
- therapieresistente Harnwegsinfekte
- **Diagnostik:**
- AUG

Therapie. Die Indikationsstellung zur operativen oder konservativen Behandlung des primären Megaureters wird *individuell* ermittelt. Sie richtet sich nach dem *Grad der Stenose*, einer *Begleitpyelonephritis*, der *Nierenfunktion*,

- **Therapie:**
- individuell nach
- Stenosegrad
- Nierenfunktion

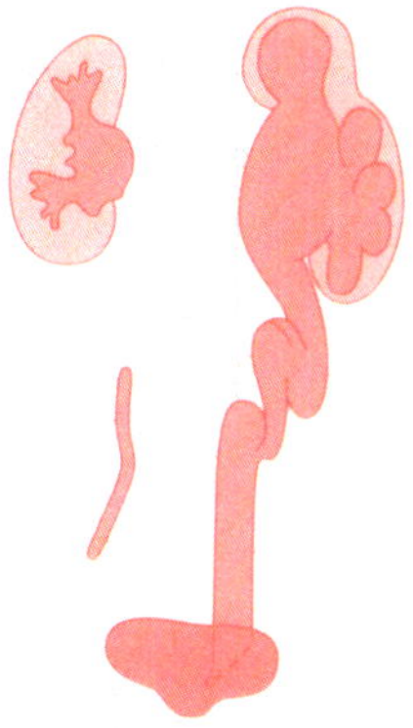

Abb. 7-2: Megaureter. Deutliche Schlängelung und Erweiterung des Harnleiters, Erweiterung des Nierenbeckenkelchsystems

- Alter
- begleitenden Infekten

der *Dilatation* und dem *Alter* des Kindes sowie der Vergesellschaftung mit einem vesikoureteralen *Reflux*.

Sekundärer Megaureter

Entleerungsstörungen der Harnblase

7.1.2.2 Sekundärer Megaureter

Ätiologie. Höhergradige *Entleerungsstörungen* der *Harnblase* oder *Urethrastenosen* führen konsekutiv zur Dilatation der übergeordneten Harnwege (s. auch Harnröhrenstenosen beim Kind).

- **Klinik:**
- Niereninsuffizienz möglich
- gleichzeitige Pyelonephritis führt zu schwerem Krankheitsverlauf

Klinik. Bei fortgeschrittenen Megaureteren liegen Zeichen der *Niereninsuffizienz* und Gedeihstörungen vor. Eine *Urosepsis* kann bei der Vergesellschaftung von Pyelonephritis und Harnabflußstörung zu einem lebensbedrohlichen Zustand insbesondere im Säuglingsalter führen.

- **Diagnostik:**
- Sonographie
- AUG

Diagnostik. Die *Ultraschalluntersuchung* und das *Ausscheidungsurogramm* lokalisieren einen ein- oder beidseitigen Megaureter und lassen eine Graduierung der Parenchymbeteiligung zu.

- **Therapie:**
1. Entlastung der Nieren
2. Stabilisierung der Nierenfunktion
3. operative kausale Therapie

Therapie. Die *Entlastung* der prästenotischen Harnwege und eine *Flüssigkeitsbilanzierung* stehen im Vordergrund bei akuten Krankheitszuständen.
Nach Stabilisierung der Stoffwechselsituation erfaßt eine weiterführende Diagnostik (Ausscheidungsurogramm, Miktionszystourethrogramm) die Ursache der Harnabflußstörung und einen möglichen Reflux. Sie ist Grundlage für eine kausale operative Therapie.

Vesikoureteraler Reflux

Rückfluß von Urin aus der Harnblase in die oberen Harnwege

7.2 Vesikoureteraler Reflux (VUR)

Definition: VUR ist das Zurückfließen des Urins aus der Harnblase in den Harnleiter oder das Nierenbecken.

Einteilung und Ätiologie

1. Dysplasie des Trigonum vesicae und distalen Ureters → primärer angeborener Reflux

7.2.1 Einteilung, Ätiologie, Folgen

- Beim **primären VUR** liegt eine *Dysplasie* des Trigonum vesicae, des Ureterostiums (Abb. 7-3) und des terminalen Ureters vor. Ausdruck hierfür ist ein *lateral von der Harnleiterleiste* lokalisiertes *klaffendes Harnleiterostium* und ein kurzer intramuraler Harnleiterverlauf. Durch die Störung des sog. vesikoureteralen Klappenmechanismus kommt es zum Rückfluß von Urin aus der Harnblase in die oberen Harnwege.

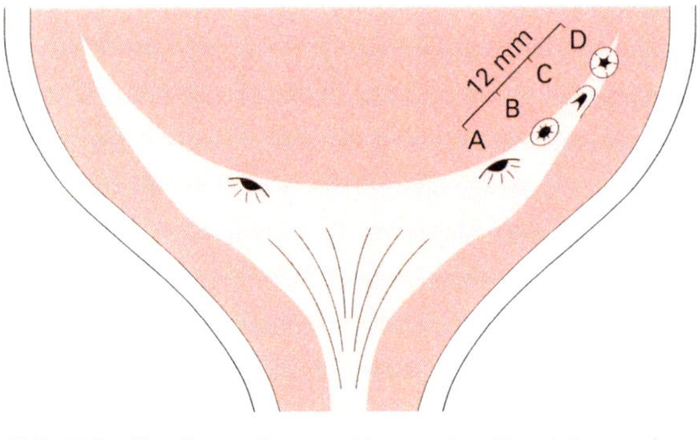

Abb. 7-3: Konfiguration und Lage des Harnleiterostiums, **A.** normales Ostium, **B.** stadionförmiges Ostium, leichte Lateralisation, **C.** hufeisenförmiges Ostium zur Harnleiterleiste deutliche Lateralisation, **D.** Golflochostium, ausgeprägte Lateralisation

> Im Laufe der ersten frühkindlichen Phase *(bis ca. zum 3. Lebensjahr)* kann es noch zur Reifung dieser dysplastischen Einheit und damit zur **Spontanheilung** kommen *(Maturation).*

- **Spontanheilung**

Bei fortgeschrittener Anomalie dieser Funktionseinheit besteht der Reflux auch über diesen Zeitabschnitt hinaus. Zum Rückfluß von Urin aus der Harnblase in die oberen Harnwege kann es bereits unter dem zunehmenden Füllungsdruck der Harnblase kommen *(Niederdruckreflux).* Eine weniger ausgeprägte Verschlußinsuffizienz ermöglicht erst bei höheren Harnblasendruckwerten, wie sie bei der Miktion auftreten, einen Reflux *(Hochdruckreflux).*

- fortgeschrittene Anomalie führt zur Persistenz

- **Niederdruckreflux**
- **Hochdruckreflux**

• Der **sekundäre erworbene Reflux** beim Kind ist *nicht primär in der angeborenen Verschlußunfähigkeit* des Klappenmechanimus *zu sehen,* sondern tritt bei anderen pathologischen Zuständen wie chronischen Harnblasenentzündungen, neurogenen Blasenentleerungsstörungen oder subvesikalen Abflußbehinderungen (Meatusstenose, Urethralklappen) auf.

2. sekundär erworbener Reflux
- **Folge anderer Erkrankungen im Bereich der Harnblase oder Urethra (seltener)**

> Beim Kind steht der **primäre angeborene VUR** im Vordergrund.

Folgeerscheinungen des Refluxes:
(1) Die ständige Druck- und Volumenbelastung führt zur Hypertrophie der Harnleitermuskulatur.
(2) Der Harnblasen- oder Miktionsdruck überträgt sich nach dem Prinzip der kommunizierenden Systeme auch auf die Niere und führt hier zu Schädigungen.
(3) Der Pendelurin fördert die Keimaszension von der Harnblase zu den Nieren.
(4) Ein unbehandelter Harnwegsinfekt bei gleichzeitig bestehendem Reflux kann zu Funktionseinschränkungen einer oder beider Nieren führen (chronische Pyelonephritis, pyelonephritische Schrumpfniere).

Folgen
a) Hypertrophie der Uretermuskulatur
b) Druckübertragung auf die Nieren
c) Keimaszension
d) chronische Pyelonephritis, Schrumpfniere

7.2.1.1 Primärer oder angeborener VUR

Primärer angeborener VUR

Klinik. Mädchen sind häufiger als Knaben betroffen. Im Säuglings- und Kleinkindesalter sind bei rezidivierenden Harnwegsinfekten auf der Basis des vesikoureteralen Refluxes unklare Gedeih- und Entwicklungsstörungen sowie uncharakteristische Bauchschmerzen Hinweise für einen VUR.

- **Klinik:**
- ♀ > ♂
- beim Kleinkind: uncharakteristische Beschwerden

> Bei *asymptomatischer Bakteriurie* oder *unklaren Fieberschüben* muß ein VUR ausgeschlossen werden: 30–50 % der **rezidivierenden Harnwegsinfekte** sind mit einem VUR vergesellschaftet.

- **Praxishinweis: DD**

Diagnostik
• *Sonographie/Ausscheidungsurographie:* Diese Untersuchungen gestatten die Beurteilung von narbigen Veränderungen an den Nieren als Refluxfolge, die Größenverhältnisse der Nieren, Harnabflußstörungen und weitere Anomalien.
• *Miktionszystourethrogramm (MCU):* Bei Füllung der Harnblase mit Kontrastmittel kann unter Bildwandlerkontrolle deren Form, Kapazität und ein möglicher Reflux in die oberen Harnwege beurteilt werden. Die Graduierung des Refluxes wird nach röntgenologischen Kriterien vorgenommen (s. Abb. 6-6, S. 100). Die Durchleuchtung während der Miktion kann Hinweise auf einen Hochdruckreflux geben und Urethrastenosen oder -klappen aufdecken sowie den Restharn dokumentieren.
• *Endoskopie:* Sie beurteilt die Ostienlokalisation, Form und Verschlußfähigkeit (s. Abb. 7-3).

Diagnostik:
1. Sonographie/AUG: Narben an den Nieren, Harnabflußstörungen, Anomalien

2. MCU: Beurteilung von
- Urethra und
- Harnblase sowie
- Grad des Refluxes

3. Endoskopie:
- Ostienkonfiguration, -topik und -verschluß

Therapie: konservativ, minimal-invasiv, operativ

a) konservativ:
- antibiotische Langzeitprophylaxe

b) endoskopisch:
- submuköse Kollagenunterspritzung

c) operativ:
- Bildung eines verlängerten intramuralen Ureterverlaufs

Therapie. Die Therapie richtet sich nach Alter, der Infektsituation, Refluxgrad, Nierenfunktion und Ostienkonfiguration:

- **Die konservative Behandlung** wird bei niedrigen Refluxgraden mit diskreter Ostienveränderung, einmaligem Harnwegsinfekt und guter Medikamentenverträglichkeit durchgeführt. *Ziel:* Erreichen der Maturation und damit Verschwinden des Refluxes unter gezieltem antibiotischen Schutz.
Nachteil: langfristige antibiotische Behandlung, gute Compliance erforderlich.
- **Endoskopische submuköse Kollagenunterspritzung** im Bereiche des Ostiums. *Ziel:* Verhinderung des Refluxes, insbesondere bei niedrigen Refluxgraden.
Nachteil: zeitlich befristeter Effekt.
- **Operation:** Schaffung eines Antirefluxmechanismus durch operative Verlagerung des Ureters.
Ziel: definitive Refluxkorrektur insbesondere bei höhergradigen Refluxen und hochpathologischen Ostien. *Nachteil:* operativer Eingriff.

7.3 Harnabflußstörungen im Bereich der Urethra

7.3.1 Proximale Harnröhrenklappen bei Knaben

Proximale Harnröhrenklappen bei Knaben

Ätiologie. Am Übergang der embryonal angelegten primären Urethra (Pars prostatica, Pars membranacea) zur sekundären Harnröhre (Pars bulbosa, pars penilis) können im unterschiedlichen Grad *Stenosen* oder *Klappen* ausgebildet sein.

- **Pathophysiologie:**
- proximal der Stenose Harnröhrendilatation, Detrusorhypertrophie
- Reflux
- Pyelonephritis

Pathophysiologie. Grad und Dauer der Obstruktion sind verantwortlich für die sich entwickelnden *Sekundärschäden.* Proximal der Enge kommt es zu einer Harnröhrendilatation und zu einer Detrusorhypertrophie. Eine gleichzeitig mögliche Ostienverschlußinsuffizienz mit vesikorenalem Reflux führt zur Druckbelastung der Harnleiter und der Nieren. Eine assoziierte Pyelonephritis kann zu einer Urosepsis führen.

- **Klinik:**
- **Neugeborene:** Erbrechen, Gedeihstörungen, Urosepsis
- **Kleinkinder:** abgeschwächter Harnstrahl
- **Schulkinder:** Enuresis

Klinik. Je nach Alter und dem Grad der Abflußstörung treten individuelle Störungen auf:

- Beim *Neugeborenen* imponieren Erbrechen, Gedeihstörungen, und bei gleichzeitiger Pyelonephritis kann sich eine Urosepsis entwickeln.
- Im *Kleinkindesalter* imponieren ein abgeschwächter Harnstrahl und rezidivierende Harnwegsinfekte.
- Im *Schulalter* können Zeichen der Enuresis vorliegen.

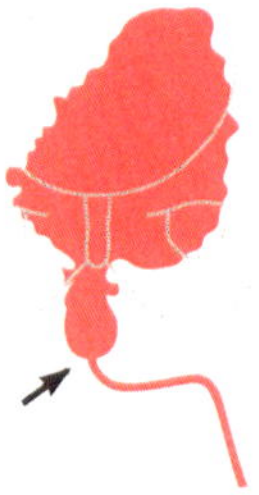

Abb. 7-4: Schematische Darstellung von Harnröhrenklappen (Miktionszystourethrogramm). Der Pfeil markiert den Ort der Abflußbehinderung. Proximal deutliche Harnröhrenerweiterung, gezähnelte Randkontur der Harnblase (Muskelhypertrophie)

Diagnostik. Die in den einzelnen Altersgruppen bestehende Symptomatik muß die Verdachtsdiagnose hervorrufen. *Klinisch* kann ein Unterbauch- (gefüllte Harnblase) oder ein Oberbauchtumor (Hydronephrose) imponieren. *Sonographisch* lassen sich erweiterte Nierenbeckenkelchsysteme, Ureteren, eine übervolle Harnblase oder eine verdickte Harnblasenwandung nachweisen. Ein *MCU* stellt die Klappe und die erweiterte prästenotische Harnröhre dar (Abb. 7-4).

- **Diagnostik:**
- Symptomatik in den Altersgruppen
- Sonographie
- MCU

Therapie. Die Behandlung richtet sich nach dem Allgemeinzustand, dem Alter und der Ausprägung der Harnröhrenklappen. Endoskopisch können die Klappen reseziert werden.

- **Therapie:**
- Beseitigung der Klappen

Differentialdiagnose: Strikturen der kindlichen Harnröhre (postentzündlich, traumatisch), Meatusstenosen.

7.3.2 Distale Urethrastenose beim Mädchen

Harnröhrenstenosen beim Mädchen

Die Urethrastenose bei Mädchen ist selten.

selten

Ätiologie. Morphologische Enge der distalen Urethra entsprechend der Öffnung der embryologisch primär angelegten Urethra *oder* funktionelle Störungen der urethralen Harnentleerung.

Symptomatik. *Harnblasendysfunktion* mit *rezidivierenden Harnwegsinfekten.* Bei gleichzeitig bestehendem Reflux kann intermittierend eine Pyelonephritis ausgelöst werden. Desweiteren fällt ein abgeschwächter Harnstrahl auf.

- **Symptomatik:**
- Harnblasendysfunktion
- rezidivierende Harnwegsinfekte

Diagnostik. Sie erfordert zunächst den Ausschluß einer morphologischen Störung. Hierzu werden sog. *Bougie à boule* (Sonden mit kugeligen Enden) eingesetzt. Mit diesen Instrumenten wird die Harnröhrenweite überprüft (normale Harnröhrenweite wird nach Charrière berechnet). In der Regel entspricht 10 + Alter der Harnröhrenweite in Charrière. Das *MCU* unter Monitorkontrolle zeigt eine Weitstellung der gesamten Harnröhre während der Miktion.

- **Diagnostik:**
- Harnröhrenkalibrierung
- MCU
- Urodynamik

7.4 Blasenekstrophie, Epi-, Hypospadie

7.4.1 Blasenekstrophie

Blasenekstrophie

Definition. Infolge einer embryonalen Fehlentwicklung der Kloakenmembran kommt es nicht zum Verschluß der unteren Bauchwand, so daß die Harnblasenschleimhaut mit den Harnleitermündungen freiliegt.

fehlender Verschluß der Kloakenmembran

Klinik. Die offenliegende Harnblasenschleimhaut geht in die normale Haut des Unterbauchs über (Abb. 7-5). Die Ureteren münden mit einem kurzen intramuralen Verlauf und zeigen deshalb keine vollständige Verschlußfähigkeit. Auf Grund der örtlichen Gegebenheiten kann eine Pyelonephritis entstehen. Beim Knaben ist der Penis verkürzt, und liegt bei Erektion fast der Bauchwand an. Die beiden Klitorishälften beim Mädchen sind deutlich lateralisiert. Der Symphysenspalt ist beträchtlich erweitert. Es liegt eine Außenrotation der Beckenschaufeln vor, was zur Beeinträchtigung des Ganges führt. Der M. rectus abdominis ist nach lateral verlagert. Infolge der ständigen Urinbenetzung und des Kontaktes der Harnblasenschleimhaut mit Gewebe treten ekzematöse Veränderungen in der Umgebung der fehlangelegten Harnblase auf. Darüber hinaus resultieren metaplastische Veränderungen der Harnblasenschleimhaut.

- **Klinik:**
- Harninkontinenz
- Hautmazeration
- Pyelonephritis
- dorsale Penisverkrümmung
- laterale Dislokation beider Klitorisschwellkörper
- erweiterter Symphysenspalt
- Gangbeeinträchtigung

Therapie. Diese schwere Fehlbildung erfordert die enge *interdisziplinäre Zusammenarbeit* zwischen Neonatologen, Pädiatern, Orthopäden und Kinder-

- **Therapie:**
- primäre Harnblasenrekonstruktion

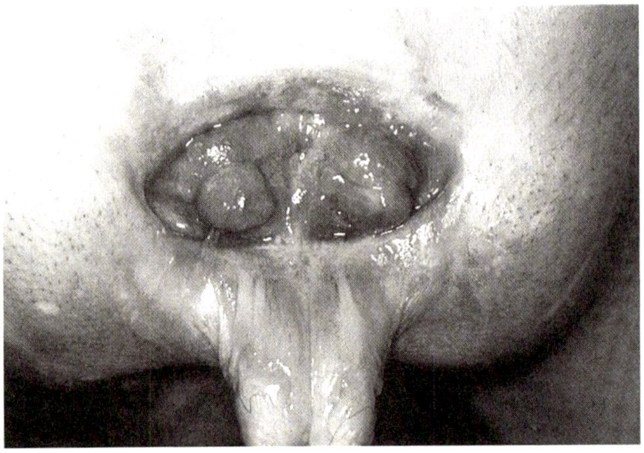

Abb. 7-5: Blasenekstrophie bei einem Knaben. Freiliegende Harnblasenschleimhaut bei fehlender -vorderwand. Gespaltene dorsale Harnröhre, fehlender Sphinktermechanismus

- Penis/Klitoris bzw. Vulvarekonstruktion

urologen: Angestrebt wird die *sofortige primäre Harnblasenrekonstruktion* in der Neugeborenenphase mit Aufbau des Sphinktermechanismus sowie des männlichen oder weiblichen Genitale.

Epispadie

unzureichender Verschluß der Kloakenmenbran

- **Klinik:**
- Harnröhrenmündung auf der Dorsalseite des Penis
- bei Erektion: Penisverkrümmung nach dorsal

- **Folgen:**
- Miktionsstörungen
- Behinderung des Sexualkontaktes

- **Therapie:**
- Penisaufrichtung
- Harnröhrenrekonstruktion

7.4.2 Epispadie

Definition. Die Fehlbildung der Kloakenmenbran ist geringer als bei der Blasenekstrophie.

Klinik. Die *Harnröhrenöffnung* liegt auf der *Dorsalseite* des Penis. Die Einteilung erfolgt in *glanduläre* oder *penile Epispadie.* Bei schweren Formen (Mons pubis) fehlt der Blasenschließmuskel mit den Folgen der Inkontinenz. Bei der Inspektion fällt eine *Spaltung der Glans penis und der Urethra* auf. Zusätzlich zur Epispadie können Becken-, Skelett- und Bauchdeckenmalformationen vorliegen (Abb. 7-6). Im erigierten Zustand ist der Penis nach dorsal verkrümmt.

Folgen der Störung: Oft liegen kosmetische Beeinträchtigungen und Miktionsstörungen vor. Bei ungenügender Korrektur der Anomalie kann es zur Behinderung des Sexualkontaktes mit psychosexuellen Komplikationen kommen.

Therapie. Ausgleich der Peniskrümmung mit *plastischer Rekonstruktion* der Glans penis und Schaffung einer Neourethra.

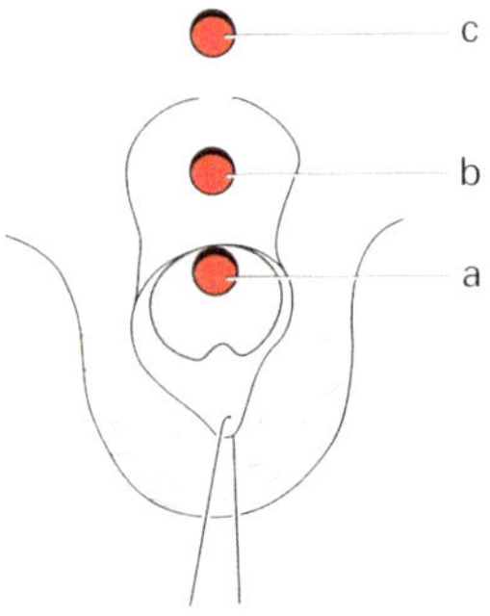

Abb. 7-6: Epispadieformen (Mündung der Harnröhre auf der Dorsalseite des Penis), **a.** Epispadia glandis, **b.** Epispadia penis, **c.** Epispadia pubis

7.4.3 Hypospadie

Definition: Hemmungsfehlbildung bei der Urethralfaltenverschmelzung. Die Hypospadie ist eine relativ *häufige Fehlbildung* und kommt bei 0,5 % der neugeborenen Knaben vor. Der *Meatus urethrae mündet proximal* von der sonst an der Glansspitze orthotopen Öffnung. Die distale Strecke vom dystopen Meatus bis zur Glans besteht nur aus bindegewebigem Material (Chorda). Diese Fehlanlage ist für die *Verkrümmung des Penis* nach ventral bei der Erektion verantwortlich. Die Vorhaut ist an der Ventralseite gespalten (Abb. 7-7).

Klinik. Es fällt der dystope Meatus urethrae an der Ventralseite des Penis auf. Eine *Meatusstenose kann vorliegen,* die bei konsekutiver Harnstauung zur entsprechenden Symptomatik führt. Eine nicht regelrechte Urinentleerung kann zu *ekzematösen Hautveränderungen* im Genitalbereich führen. Folgen der Fehlbildung sind eine ventrale Verkrümmung des Gliedes bei der Erektion. Dadurch kommt es ohne Korrektur zu *Störungen der Immissio penis* sowie fehlender regelrechter Deponierung des Spermas in die hintere Vagina.

Klassifikation. Die Hypospadie wird nach der Lage des dystopen Meatus eingeteilt in (Abb. 7-8): *glanduläre, penile, penoskrotale, skrotale, perineale* Hypospadie.

Therapie. Die Behandlung verfolgt mehrere Ziele. Sie bestehen in einer vollständigen *Aufrichtung des Gliedes,* dem *Aufbau einer Neourethra* und einer Verlagerung des Meatus an die Glansspitze. Als *Operationszeitpunkt* wird das *1.–2. Lebensjahr* angestrebt, um spätere Probleme im psychosexuellen Be-

Hypospadie

ungenügende Urethralspaltenverschmelzung
- **häufig:** 0,5 % der männlichen Neugeborenen betroffen
  - Meatus urethrae liegt dystop an der Ventralseite des Penis
  - bei Erektion ventrale Penisverkrümmung
  - Vorhautspaltung
- **Klinik:**
  - Meatusstenose kann vorliegen
  - gestörte Miktion
  - Behinderung der Immissio penis
  - Dislokation des Spermas

- **Klassifikation:**
  - glanduläre
  - penile
  - penoskrotale
  - perineale Hypospadie
- **Therapie:**
  - operative Aufrichtung des Gliedes
  - Bildung einer Neourethra
  - Operationszeitpunkt: 1.–2. Lebensjahr

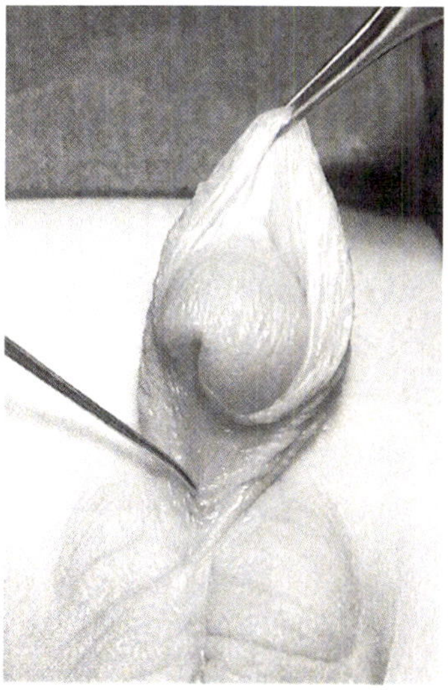

Abb. 7-7: Hypospadie 3. Grades mit Vorhautschürze und penoskrotaler Harnröhrenmündung

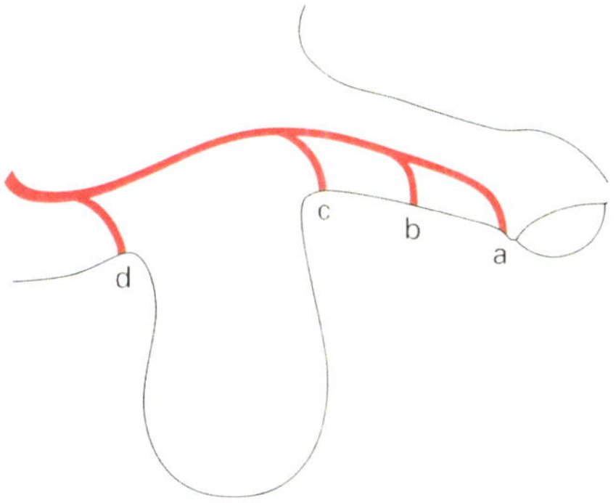

Abb. 7-8: Hypospadieformen,
a. glanduläre Hypospadie,
b. penile Hypospadie,
c. penoskrotale Hypospadie,
d. perineale Hypospadie

reich zu vermeiden. Damit bestehen hohe Anforderungen an mikrochirurgische Operationstechniken.

- **Besonderheiten:**
- Ausschluß weiterer Fehlbildungen

Besonderheiten: Hochgradige Hypospadieformen erfordern den Ausschluß genetischer Störungen. Je höhergradiger die Hypospadie, um so häufiger sind weitere Fehlbildungen zu erwarten.

Weitere, seltene Penisfehlbildungen: Mikropenis, angeborene *ventrale Penisverkrümmung* ohne Hypospadie.

Maldescensus testis

7.5 Maldescensus testis

extraskrotal liegender Hoden
- **Hodenretention:** Hoden extraskrotal im Verlauf des Deszensusweges
- **Hodenektopie:** Hoden extraskrotal außerhalb des Deszensusweges

Definition: Unter Maldescensus testis oder Kryptorchismus versteht man alle Arten von extraskrotal liegenden Hoden. Synonym: *Hodendystopie.* Eine Unterteilung erfolgt in *Hodenretention* (der Hoden befindet sich extraskrotal an einer Stelle des physiologischen Deszensusweges) und der *Hodenektopie* (der Hoden liegt extraskrotal und außerhalb dieses Verlaufs).

- **Ätiologie:**
1. Störungen der Hypothalamus-Hypophysen-Gonaden-Achse
2. anatomische Deszensusbarrieren

Ätiologie. Ursachen für einen Maldescensus testis sind einerseits *Störungen* in der *Hypothalamus-Hypophysen-Gonaden-Achse,* und andererseits kommen als Hauptursachen *anatomische Hindernisse* im Bereiche des Deszensusweges in Frage.

- **Nomenklatur:**
- Pendelhoden
- Gleithoden
- Retentio testis inguinalis
- Retentio testis abdominalis
- Ektopia testis

Nomenklatur. *Pendelhoden* werden zufällig sowohl inguinal als auch skrotal angetroffen. Sie gelten als Normvariante und bedürfen keiner Therapie. *Gleithoden* liegen präskrotal und lassen sich unter Zug der Samenstranggebilde in das Skrotum verlagern. Nach Aufheben des Zuges gleiten sie wieder in ihre Ausgangslage zurück. Bei einem *Leistenhoden* (Retentio testis inguinalis) ist der Hoden im Leistenbereich palpabel. Er läßt sich bei manuellen Manipulationen nicht in das Skrotum mobilisieren. Beim *Kryptorchismus* ist der Hoden nicht tastbar. Ursachen hierfür können eine Retentio abdominalis (Bauchhoden) oder eine Aplasie des Hodens sein.
Bei der *Ektopia testis* liegt der Hoden außerhalb des normalen Deszensusweges und befindet sich zum Beispiel epifaszial oder auch perineal (Abb. 7-9).

Diagnostik

Diagnostik. Die Angaben der Eltern über die Hodenlage beim Kind (z. B. im warmen Bad) sind wichtig. Die klinische Untersuchung soll in einem warmen Raum erfolgen.

- Palpation

⇨

> Zu vermeiden sind kalte Hände und ein primäres Berühren des Skrotums (Kremasterreflex mit Hodenverlagerung).

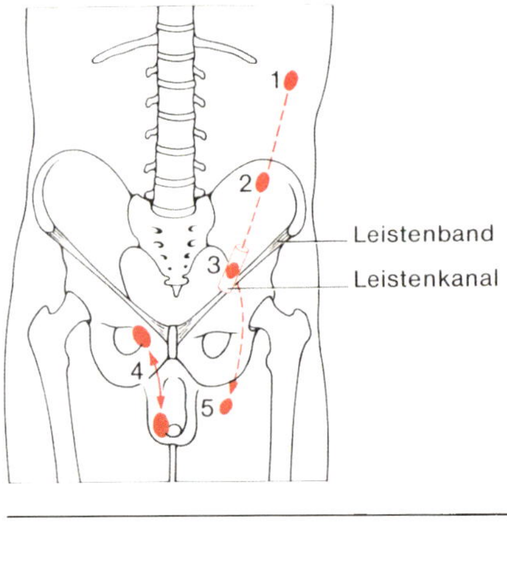

Abb. 7-9: Lageanomalien des Hodens: 1 Hodenanlage, 2 Retentio testis abdominalis, 3 Retentio testis inguinalis, 4 Pendelhoden, 5 Hodenektopie

Problematisch kann die Diagnostik von Bauchhoden sein. Hier finden sowohl der *HCG-Stimulationstest* zur Differentialdiagnostik (bilaterale Dystopie, Anorchie), Sonographie, aber auch das Magnetresonanztomogramm, die Laparoskopie und chirurgische Exploration ihre Anwendung.

- spezielle Diagnostik bei Retentio testis abdominalis

Häufigkeit des Maldescensus testis:
- nach *Alter:* Neugeborene 5, Frühgeborene 20, Ende des 1. Lebensjahr 1 %
- nach *Retentionsform:* abdominal 7, inguinal 60, präskrotal 24, Ektopie 11 %.

- **Häufigkeit des Maldescensus testis:**
- Ende 1. Lebensjahr 1%
- über die Hälfte Leistenhoden

Folgen eines Maldeszensus testis. Intraabdominal gelagerte Hoden neigen zu einer 6fach höheren *karzinomatösen Entartung*. Desweiteren weisen Männer mit einem nicht oder zu spät behandelten Maldeszensus *Fertilitätsstörungen* auf.

- **Folgen des Maldeszensus testis:**
- maligne Entartung möglich
- Fertilitätsstörungen

Therapie. Wegen eines möglichen Spontandeszensus sollte die Behandlung erst am *Ende der zweiten Hälfte des ersten Lebensjahres* begonnen werden.

- **Therapie**
- **Zeitpunkt:** Ende des 1. Lebensjahres

⇦

- Die *Operation* erfolgt primär (ohne hormonelle Vorbehandlung) beim Vorliegen eines Maldescensus testis mit Begleithernie oder einer Hodenektopie. Sie hat das Ziel, den Samenstrang so zu mobilisieren, daß der Hoden spannungsfrei im Skrotalfach fixiert werden kann (Funikulolyse und Orchidopexie).
- *Hormonelle Therapie* mit GnRH, mit HCG oder Kombinationstherapie von GnRH und HCG (Stimulation der Testosteronproduktion in den Leydig-Zellen).

1. Op.
- bei anatomischen Ursachen der R. t. oder Versagen der Hormontherapie
- Funikulolyse und Orchidopexie

2. Hormontherapie: GnRH, HCG

Zur hormonellen Therapie des Kryptorchismus und deren Dosierung nach den Richtlinien der WHO s. Abschn. 23.4.1, S. 353).

- **Weiteres Vorgehen:** Eine Kontrolle des Hormoneffektes ist erforderlich. Bei Therapieversagen ist die operative Orchidopexie angezeigt. Eine Langzeitbeobachtung ist notwendig. Der Patient sollte zur *Selbstpalpation* angehalten werden (höhere Malignitätsraten im fertilen Alter als in der normalen Population auch bei behandeltem Maldescensus testis).

3. Therapiekontrolle:
- nach Hormonapplikation
- nach Op.
- Malignitätsrate auch nach Behandlung erhöht!

7.6 Vorhautverklebung, Phimose

Phimose

Im Säuglingsalter und bis zum 3. Lebensjahr ist eine physiologische Vorhautverklebung von der eigentlichen Phimose zu differenzieren.

bis 3. Lebensjahr physiologische Vorhautverklebung

In der embryonalen Phase ist die Vorhaut mit der Glans verwachsen, und erst später kommt es durch Gewebedegeneration des inneren Vorhautblattes zum Lösen der Vorhaut von der Glans (bis zum 3. Lebensjahr).

Manuelle und instrumentelle Vorhautdehnung führen zu Einrissen und Vernarbungen mit narbiger Phimose.

Praxishinweis: Bis zum *3. Lebensjahr* soll keine forcierte Lösung der Vorhautverklebung vorgenommen werden.

- **Praxishinweis**

⇦

Eine *primäre Phimose* liegt bei einer angeborenen Enge des äußeren Vorhautringes vor. Dadurch läßt sich das Präputium nicht reponieren. Es entfällt damit die Möglichkeit der Reinigung des Präputialsackes.

- **primäre Phimose** ist Enge des äußeren Vorhautringes

Komplikationen. *Paraphimose* (s. Abb. 24-5, S. 364). Bei hochgradigen Vorhautverengungen kann es zu *akuten Harnverhaltungen* oder chronischen Harnabflußstörungen und zur *rezidivierenden Balanitis* kommen.

- **Komplikationen:**
- Paraphimose
- akute oder chronische Harnabflußstörungen
- rezidivierende Balanitis

• **Therapie:**
- Op. (Zirkumzision)

Therapie. In der Regel wird eine *komplette Resektion* der Vorhaut durchgeführt (Zirkumzision). Die Op. erfolgt bei rezidivierender Balanitis, Harnverhalt und ausgeprägter Phimose.

Akutes Skrotum

• **Differentialdiagnose:**
- Hodentorsion
- Hydatidentorsion
- Orchitis
- Epididymitis

7.7 Akutes Skrotum im Kindesalter

Die häufigste akute Erkrankung des Skrotum in dieser Lebensphase ist die *Hodentorsion*. Diese ist differentialdiagnostisch von Torsionen von Anhangsgebilden des Hodens und Nebenhodens (Hydatidentorsion) abzugrenzen.

Seltener können *Insektenstiche* zur Skrotalschwellung führen.

Hodentorsion

Abnorme Hodenbeweglichkeit infolge anatomischer Anomalien

7.7.1 Hodentorsion

Ätiologie. Eine *ausgeprägte Beweglichkeit des Hodens* (langes Gubernaculum testis – keine ausreichende Fixation zwischen Hoden und Nebenhoden) kann insbesondere bei abrupten Bewegungen zur Drehung des Hodens um seine Längsachse führen.
Man unterscheidet die *intravaginale* von der *supravaginalen* Hodentorsion (s. Abb. 24-3, S. 362).

• **Pathogenese:**
- venöse und arterielle Durchblutungsstörung
- hämorrhagischer Infarkt

Pathogenese. In Abhängigkeit zum Drehwinkel des torquierten Hodens sind *venöser* und *arterieller Schenkel* betroffen. In der Regel wird der venöse Abfluß stärker blockiert bei noch erhaltener arterieller Zufuhr. Die Folge ist ein *hämorrhagischer Infarkt* des Hodens.

• **Klinik**
- Häufigkeitsgipfel

⇨

- plötzliche Unterbauch- und Hodenschmerzen
- peritoneale Symptomatik
- Gangbehinderung
- hochstehender Hoden
- Rötung des Skrotalfaches
- Druckschmerz
- kein Fieber

> **Klinik.** Es besteht ein typischer Alters-Häufigkeitsgipfel für Hodentorsionen im *Neugeborenenalter* und zum Zeitpunkt der *Pubertät*.

Typischerweise treten plötzlich einsetzende starke Unterbauch- und Hodenschmerzen auf. Das Ereignis wird besonders nach abrupten Bewegungen beobachtet. Eine *peritoneale Symptomatik* ist möglich (Erbrechen), ebenso kann bei starker Schmerzhaftigkeit eine Gangbehinderung vorliegen. Bei der Untersuchung fallen in Abhängigkeit zur Erkrankungsdauer ein hochstehender Hoden (Gegenseite beachten), eine Rötung des Skrotalfaches, eine Druckschmerzhaftigkeit, bei extravaginaler Hodentorsion eine Schnürfurche des Funiculus spermaticus sowie *kein* Fieber auf. Das Anheben des Hodens führt typischerweise nicht zur Schmerzerleichterung. Der Kremasterreflex ist auf der betroffenen Seite nicht auslösbar.

• **Diagnostik**
- Symptomatik
- Klinik
- Op.

Diagnostik. Das typische Alter des Kindes, die akute Symptomatik und die klinischen Befunde müssen vorrangig an eine Hodentorsion denken lassen. Schwierigkeiten können bei der *Differentialdiagnostik* zur *Hydatidentorsion* (Appendix testis, entspricht Rudimenten des Müller-Ganges) bestehen. Die Dopplеruntersuchung der Hodengefäße und die Sonographie des Hodens geben oft keine zuverlässigen Aussagen.

> Unklare Hodenbefunde erfordern immer die sofortige Hodenfreilegung!

• **Therapie:**
- keine Zeitverzögerung

Therapie. Langwierige Diagnostikmaßnahmen oder konservative Behandlungsversuche kosten unnötige Zeit und können zu irreparablen Funktionsstörungen führen.

Die *sofortige dringliche Einweisung* ins Krankenhaus ist daher indiziert. Eine über 4 Stunden dauernde Hodentorsion verschlechtert die Prognose des Hodens evident. Nicht detorquierte Hoden führen zur aseptischen Nekrose oder

Atrophie. Bei der operativen Freilegung wird die Erhaltungsfähigkeit des Hodens überprüft. Im positiven Falle wird eine *Orchidopexie* durchgeführt. Da die Anomalie häufig beidseits vorliegt, wird auch der kontralaterale Hoden im Skrotalfach fixiert (gleichzeitige kontralaterale Orchidopexie).

- operative Hodenfreilegung
- Orchidopexie oder Ablatio testis
- simultane kontralaterale Orchidopexie

Differentialdiagnose: *Hydatidentorsion* (s. Abb. 24-4, S. 363) häufigste differentialdiagnostische Erkrankung im Kindesalter, *Insektenstiche* (Anamnese, Einstiche), inkarzerierte *Skrotalhernie, Epididymitis, Orchitis, Tumor.*

- **Differentialdiagnostik:**
- **Hydatidentorsion**
- Orchitis
- Skrotalhernie
- Epididymitis

7.8 Harnsteinleiden im Kindesalter

Harnsteinleidem in Kindesalter

Das Harnsteinleiden ist im Kindesalter eine relativ seltene Erkrankung (2 % aller Harnsteine).

- **selten (2 % aller Harnsteine)**

Die frühzeitige Diagnose, eine adäquate Therapie und eine konsequente Nachsorge sind allerdings entscheidend für die zukünftige Lebensqualität des Patienten.

Ca. *2 Drittel* aller Steine sind **Kalziumoxalat/Phosphatsteine.** Diese können Ausdruck einer angeborenen *metabolischen Störung* sein. *1 Drittel* der Steine sind hingegen **Infektsteine** (besonders im Kleinkindesalter).

- **Arten der Steine**

⇐

Angeborene Stoffwechselstörungen führen zur Bildung von Oxalatsteinen, Harnsäure-, Xanthin- und Zystinsteinen.
Generell lassen sich unterschiedliche Merkmale in den Gruppen der aseptischen und der Infektsteine feststellen.

Klinik. Der Harnstein als Endprodukt einer *Stoffwechselstörung* kann zuerst auf diese Erkrankung aufmerksam machen.

- **Symptomatik**

⇐

Die typische Symptomatik der Harnsteinkolik des Erwachsenen ist bei kleineren Kindern nicht ohne weiteres erkennbar. Reflektorisch wird der Magen-Darm-Trakt in Mitleidenschaft gezogen. Hervortretende Symptome sind deshalb Erbrechen, Wind- oder Stuhlverhaltungen bis zum Subileus.

- Symptome des Magen-Darm-Traktes

Fieber, Dysurie, Enuresis und trüber Urin sind hingegen Ausdruck einer begleitenden Zystopyelonephritis.
Bei größeren Kindern imponiert der *Flankenschmerz.* Eine Hämaturie kann von den Eltern oder den Kindern beobachtet werden.

- Fieber, Leukozyturie, Bakteriurie weisen auf sekundäre Pyelonephritis hin
- größere Kinder: Flankenschmerzen

Diagnostik (s. Abschn. 10.3.1, S. 155)
- **Anamnese:** Die familiäre Disposition und zurückliegende Steinleiden, Ernährungsgewohnheiten sowie ein Medikamentenabusus sind vorrangig zu erfragen.
- **Sonographie:** besonders indiziert bei röntgennegativen Steinen, Nierenparenchymbeurteilung sowie bei -beckenkelchsystem- oder Uretererweiterung.
- **Abdomenübersichtsaufnahme:** Steinnachweis bei röntgenpositiven Steinen.
- **Ausscheidungsurographie:** erfaßt anatomische Anomalien sowie Art und Topik der Harnabflußstörung.
- **Nierenfunktions- und Serumuntersuchungen:** Natrium, Kalium, Kalzium, Harnsäure, Kreatinin und Parathormon.
- **Harnuntersuchung:** Urinsediment, pH-Wert, spezifisches Gewicht, Bakteriologie, 24-Stunden-Sammelurin zur Erfassung lithogener und inhibitorischer Substanzen.

- **Diagnostik**

1. **Anamnese:**
   - familiäre Belastung
   - Ernährung
   - Medikamente
2. **Sonographie:**
   - röntgennegative Steine
   - Erweiterung des Nierenbeckenkelchsystems
3. **Abdomenübersicht:**
   - röntgenpositive Steine
4. **AUG** (nicht während der Kolik!)
   - erfaßt Harnabflußstörungen
5. **Nierenfunktionsuntersuchungen**
6. **Serum- und Urinuntersuchung:**
   - Erfassung lithogener und inhibitorischer Substanzen

Eine spezielle Diagnostik ist erforderlich, um die unterschiedlichen pathophysiologischen Veränderungen zu erfassen.
Die exakte *Harnsteinanalyse* (z. B. Infrarotspektroskopie) erlaubt spezielle therapeutische Maßnahmen.

- **spezielle Diagnostik** zur Erfassung pathophysiologischer Veränderungen

Therapie (s. Abschn. 10.3.2, S. 156).

Maligne Tumoren

⇨

7.9 Onkologische Erkrankungen

Klinische Bedeutung haben bei dieser Erkrankungsgruppe die **Wilms-Tumoren** der Niere, **Neuroblastome** des retroperitonealen Grenzstrangs oder Nebennierenmarks, **Rhabdomyosarkome** der Harnblase und Prostata sowie die malignen **Hodentumoren.**

Diese Tumoren sind hinsichtlich ihrer biologischen Wertigkeit *hochmaligne.* Die frühzeitige, aggressive Therapie unter interdisziplinärer Zusammenarbeit ist eine conditio sine qua non.

Wilms-Tumor

7.9.1 Wilms-Tumor

- **Pathologie**
- Mischtumor
- Ausbreitung: per continuitatem, hämatogen und lymphogen

Pathologische Anatomie: Es handelt sich um einen malignen *Mischtumor,* der aus mesenchymalen und epithelialen Anteilen in unterschiedlicher Zusammensetzung besteht. Die Ausbreitung erfolgt *per continuitatem, lymphogen* (parahiläre Lymphknoten) oder durch *hämatogene* Metastasen.

- **Symptomatik:**
- Tumor im Abdomen
- seltener: Schmerz, Hämaturie, Gewichtsreduktion, Fieber

Symptomatik. Das typische Erstsymptom des Wilms-Tumors ist die *asymptomatische Schwellung* im Abdominalbereich.

Der Schmerz, eine Hämaturie oder Gewichtsreduktion stellen seltenere Symptome dar. Das Auftreten von Fieber und Abgeschlagenheit läßt sich bei fortgeschrittenen Tumoren beobachten.

- **Diagnostik:**
- vorsichtige Palpation
- Sonographie
- AUG, CT

Diagnostik. Bei der klinischen Untersuchung ist auf eine *vorsichtige Palpation* zu achten, da die *Ruptur* des Tumors droht. Sonographie, Ausscheidungsurographie und Computertomographie sind obligate Verfahren zum Staging dieser Erkrankung.

- **Therapie**
- individuelle Festlegung nach dem Staging: Op., Chemotherapie

Therapie. Die Behandlung richtet sich nach der Tumorausdehnung. Sie wird *individuell* festgelegt und umfaßt die *operative* Tumor- und Metastasenentfernung und *Chemotherapie.*

- **Prognose:**
- frühe Stadien Heilung möglich

Prognose. In der Mehrzahl der Fälle ist heute eine Heilung möglich.

Neuroblastome

7.9.2 Neuroblastome

- **Pathologie:**
- aus Zellen der Neuralleiste im Retroperitoneum, Becken
- Ausbreitung wie Wilms-Tumor

Pathologische Anatomie: Neuroblastome entstehen aus Zellen der Neuralleiste. Die bevorzugte Lokalisation sind der *Retroperitonealraum* und das *Becken.*

3 Viertel der Kinder sind unter 4 Jahre alt.

Die Tumoren sind überwiegend *endokrin aktiv* (Katecholamine). Die *Ausbreitung* erfolgt per continuitatem, lymphogen und hämatogen.

- **Symptomatik:**
- abdominale Symptomatik
- Tumor
- Temperatur
- paraneoplastische Syndrome

Symptomatik. Eine vordergründige Symptomatik besteht bei den Kindern mit Inappetenz, Gewichtsverlust, allgemeiner Schwäche, Erbrechen, abdominalen Schmerzen, Anstieg der Temperatur und Schwellung im Abdominalbereich.

Paraneoplastische Syndrome und *neurologische Störungen* können Bestandteil des Krankheitsbildes sein.

- **Diagnostik:**
- Sonographie
- AUG, CT, MRT
- Knochenszintigraphie
- Katecholamine

Diagnostik. Die Sonographie, Ausscheidungsurographie und Computer- sowie Magnetresonanztomographie erlauben eine exakte Größenbestimmung des Tumors, die Erfassung von abdominellen Metastasen und eine Operationsplanung. Die Knochenszintigraphie ermittelt eine mögliche Knochenmetastasierung. Die Bestimmung der Katecholamine weist einen hormonaktiven Tumor nach.

Therapie und Prognose. In Abhängigkeit vom Alter des Patienten und des Stadiums der Erkrankung werden rein operative, radio- oder chemotherapeutische Behandlungen angestrebt.
Die Prognose ist nur in frühen Stadien günstig.

- **Therapie:**
- operativ
- Chemotherapie
- **Prognose:**
- Frühstadium: gut

7.9.3 Rhabdomyosarkom der Harnblase und Prostata, Hodenkarzinom

Rhabdomyosarkom

Rhabdomyosarkom. Es handelt sich um *seltene Erkrankungen.* Das rasche Wachstum führt zur Obstruktion der Harnleiter oder der Urethra. Dadurch stehen diesbezüglich entsprechende Symptome im Vordergrund. Klinische Untersuchung, bildgebende und endoskopische Verfahren beurteilen die Ausbreitung des Tumors. Die **Therapie** umfaßt die Operation und Chemotherapie.

- Harnblase/Prostata
- Obstruktion von Harnleiter, Urethra
- **Klinik:** bildgebende Verfahren und Endoskopie sichern Diagnose
- **Therapie:** Op. und Chemotherapie

Hodenkarzinom. Bei allen unklaren Hodenschwellungen im Kindesalter ist auch an einen malignen Tumor zu denken, der aber *selten* vorkommt.

Hodenkarzinom
- selten
- differentialdiagnostisch wichtig

Unspezifische Entzündungen

8. Unspezifische urogenitale Entzündungen

M. Ludwig, H. G. Schiefer, W. Weidner

- **urogenitale Infektion + Reaktion des Wirtsorganismus auf Keiminvasion = urogenitale Entzündung**

Definition. Als *urogenitale Infektion* bezeichnet man Invasion, Adhärenz, Vermehrung und Ausbreitung von Erregern im Urogenitaltrakt. Eine klinisch symptomatische *urogenitale Erkrankung (Entzündung)* entsteht infolge der unspezifischen und spezifischen Reaktionen des Wirtsorganismus auf die eingedrungenen Erreger; die dafür oft verwandte Bezeichnung **„Harnwegsinfektion" (HWI)** ist begrifflich unscharf, aber in der Praxis verbreitet.

- **3 HWI-Formen:**
  1. **unspezifische Entzündung**
  2. **spezifische Entzündung**
  3. **sexuell übertragbare Erkrankung**

Aufgrund *histopathologischer Befunde* unterscheidet man die **unspezifische,** d.h. histologisch uncharakteristische, meist akute, eitrige, urogenitale Entzündung von der **spezifischen,** meist chronischen, oft granulomatösen Entzündungsform (z.B. Tuberkulose) mit histologischen Veränderungen, die für den ätiologischen Erreger typisch sind. Eine dritte Gruppe bilden die **sexuell übertragbaren Erkrankungen** (z.B. durch Neisseria gonorrhoeae, Chlamydia trachomatis), die vor allem Entzündungen mit Beteiligung der vorderen Harnröhre verursachen.

Lokale Wirt-Parasit-Wechselwirkung

8.1 Wirt-Parasit-Wechselbeziehung im Urogenitaltrakt

Schutzmechanismen des Wirts

8.1.1 Schutzmechanismen des Wirts

männlicher Urogenitaltrakt:
Schutz durch
- **Anatomie der Urethra**
- **bakterielle Standortflora im distalen Harnröhrendrittel**

Der **Urogenitaltrakt des Mannes** ist durch die lange, enge Urethra gegenüber aufsteigenden bakteriellen Erregern gut geschützt. Eindringende Mikroorganismen treffen in der Harnröhre auf eine komplex zusammengesetzte *bakterielle Standortflora,* die das vordere Drittel der Urethra des Mannes besiedelt. Normalerweise vorkommende Keime sind koagulasepositive und -negative Staphylokokken, Streptokokken, Enterobacteriaceen, Peptokokken und Peptostreptokokken, Bacteroidesarten, Fusobakterien, Mykoplasmen und Sproßpilze. Eindringende pathogene Mikroorganismen müssen mit dieser Standortflora um Bindungsstellen auf der Schleimhaut konkurrieren.

weiblicher Harntrakt:
schlechter geschützt gegen Infektionen als beim Mann wegen
- **kurzer Urethra**
- **bakterieller Umgebungsflora**

Die **ableitenden Harnwege der Frau** (s. Abschn. 16.2.1, S. 267) sind demgegenüber schlechter geschützt. Perineum und Vestibulum vaginae sind mit Darmbakterien besiedelt, die durch die kurze Harnröhre der Frau leichter aszendieren können als beim Mann. Die Harnwegsinfektion wird beim Mädchen durch habituelle Harnretention, bei der Frau durch den Koitus (Mikrotraumen der Urethra und Keiminokulation) begünstigt.

- **unspezifische Schutzmechanismen gegenüber Bakterien:**
  - Verdünnung der Bakterienkonzentration durch Urin
  - Urinbeschaffenheit

Wichtige **unspezifische Schutzmechanismen** gegenüber Bakterien, die zufällig und in geringer Zahl in die Harnwege gelangen, sind die *Verdünnung* des Bakterieninokulums im Urin und die *regelmäßige Blasenentleerung.* Der **Urin** ist wegen seiner Hyper- oder Hypoosmolarität, seiner hohen Harnstoffkonzentration, seines Gehalts an organischen Säuren und seines niedrigen pH-Werts für viele Bakterien ein ungünstiges Milieu.

Das im aufsteigenden Teil der Henle-Schleife gebildete Uromukoid (Tamm-Horsfall-Glykoprotein) und von Sekretoren ausgeschiedene Blutgruppensubstanzen binden uropathogene Erreger, die bei der Harnentleerung ausgeschieden werden.
Das **Prostatasekret** enthält antibakteriell wirksame zinkhaltige Proteine.
Bei den **oberen Harnwegsinfektionen,** meist Parenchyminfektionen, werden Immunglobuline gebildet. Sie werden im Urin ausgeschieden und hemmen die Adhärenz uropathogener Erreger an die Mukosa. *Infektionen der* **unteren Harnwege,** meist Hohlrauminfektionen, induzieren dagegen nur eine geringe Antikörperantwort.
Zellvermittelte Immunprozesse spielen nur bei der Urogenital-Tb eine Rolle.

- Tamm-Horsfall-Glykoprotein
- Blutgruppensubstanzen
- zinkhaltiges Prostatasekret
- Immunglobuline

8.1.2 Infektion, Prädisposition

8.1.2.1 Bakterielle Infektion

Bakterielle Infektion

Urogenitale Infektionskrankheiten – das Erregerspektrum gibt Tabelle 8-1 wieder – entstehen auf *3 Wegen:*

3 Infektionswege:

- **aszendierend:** 80–90 % aller urogenitalen Infektionen entstehen aszendierend.

1. aszendierend (am häufigsten)

Tab. 8-1: Häufige Erreger urogenitaler Infektionen (spezifische Infektionen nicht berücksichtigt)

urogenitale Infektion	unspezifische Erreger	sexuell übertragbare Erreger
Pyelonephritis	E. coli, Proteus spp., Pseudomonas, Enterobacteriaceae spp., Enterokokken, Staphylococcus spp.	Mycoplasma hominis (selten)
Nierenabszeß	E. coli, Proteus spp., Pseudomonas, Enterobacteriaceae spp., Staphylococcus spp., selten: Anaerobier	
Zystitis	E. coli, Enterokokken, Staphylococcus spp., Adenoviren (Kinder)	Chlamydia trachomatis (?)
akute Prostatitis und Prostataabszeß	E. coli, Pseudomonas, Staphylococcus spp., Anaerobier	Neisseria gonorrhoeae
chronische Prostatitis	E. coli, Pseudomonas, Enterobacteriaceae spp., Enterokokken, Staphylococcus spp.	Ureaplasma urealyticum (?) C. trachomatis (?) N. gonorrhoeae
Epididymitis	E. coli, Pseudomonas	N. gonorrhoeae C. trachomatis
Orchitis	E. coli, Pseudomonas, Mumps-Virus	Treponema pallidum
Urethritis	hämolysierende Streptokokken, Gardnerella vaginalis	N. gonorrhoeae C. trachomatis U. urealyticum T. vaginalis Herpes-simplex-Virus Typ II
Urethralsyndrom	E. coli, Staph. saprophyticus	C. trachomatis, HSV Typ II N. gonorrhoeae
Balanitis	Staphylococcus spp., Gardnerella vaginalis, hämolys. Streptokokken	N. gonorrhoeae, Papillom-Viren, HSV I, HSV II, T. vaginalis, Haemophilus ducreyi

2. hämatogen (selten)

3. per continuitatem

• **hämatogen:** Selten. Renale Abszesse und die Urogenitaltuberkulose entstehen hämatogen.
• **per continuitatem:** Direkte Infektionen müssen bei Infektionen des Dickdarms, abszedierenden Infektionen des weiblichen Genitaltrakts, bei paravesikalen Abszessen und bei vesikovaginalen und -intestinalen Fisteln bedacht werden.

• **Praxishinweis**

⇨

> **Praxishinweis:** Uropathogene *Escherichia coli,* insbesondere die Serovare O 4, O 6, O 25, O 50 und O 75, verursachen etwa 70 % aller Harnwegsinfektionen.

• besondere Haftungsfähigkeit **(Adhärenz)** von E. coli auf Epitheloberflächenrezeptoren durch **Fimbrien**

Viele uropathogene Erreger heften sich mit Hilfe von Fimbrien lektinähnlich an zuckerhaltige uroepitheliale Zelloberflächenrezeptoren. Die Adhärenz grampositiver Bakterien wird durch Teichonsäuren gefördert. Kapselpolysaccharide und Urease sind weitere Virulenzfaktoren. Die adhärenten Bakterien induzieren die Wirtsantwort (Entzündung) durch Einwirkung von Lipoid A und Zytotoxinen auf die Mukosazellen.

Prädisponierende Faktoren für urogenitale Infektionen

8.1.2.2 Prädisponierende Faktoren

Urogenitale Infektionen und Entzündungen werden gefördert durch
• mechanische und funktionelle **Obstruktion:** Striktur, Stenose, Stein, Blasenlähmung
• **Urolithiasis:** bakterielle Steinbesiedlung
• **Schwangerschaft:** vermindertes Uromukoid, Weitstellung der Harnwege
• **hohes Alter:** Obstruktion, Verminderung des zinkhaltigen Prostatafaktors, Stuhlinkontinenz, vermindertes Uromukoid
• **Portiokappen und spermizide Gele** zur Kontrazeption: veränderte Standortflora und Zelloberflächen
• **instrumentelle Manipulationen:** erleichterte Keimaszension, gestörte Blasen-Mucin-Schicht
• **genetische Faktoren:** erhöhte Rezeptorendichte des Uroepithels mit erhöhter bakterieller Adhäsivität
• **Diabetes mellitus:** eingeschränkte Granulozytenfunktion, durch Glukosurie gefördertes Bakterienwachstum
• **Urinhyperosmolarität:** Inaktivierung des Komplements, verminderte Chemotaxis der Granulozyten.

(Randnotizen: • **Obstruktion** • **Urolithiasis** • **Schwangerschaft** • **hohes Alter** • **Portiokappen, Spermizidgele** • **instrumentelle Manipulationen** • **genetische Faktoren** • **Diabetes mellitus** • **Urinhyperosmolarität**)

Infektionsdiagnostik

8.2 Diagnostik

Symptomatologie und *klinische Diagnostik* werden in den nachfolgenden speziellen Kapiteln der urogenitalen Entzündungen dargestellt.

Urinuntersuchung

⇨

> Die **Urinuntersuchung** ist die diagnostisch wichtigste Laboruntersuchung bei der Harnwegsinfektion.
> **Harngewinnung:** Optimal ist die Urinabgabe mit sofortiger Verarbeitung der Urinprobe.
> Beim *Mann* ist die Gewinnung von *Mittelstrahlurin* Methode der Wahl. Bei der *Frau* erfolgt die Harngewinnung besser durch sterilen *Einmalkatheterismus* (s. Abschn. 5.2.1, S. 49).
> Die **Blasenpunktion ausschließlich zur Infektionsdiagnostik** ist nur sehr selten indiziert.

Harnanalyse besteht aus:

Harnanalyse: Die Harnanalyse umfaßt bei Verdacht auf Harnwegsinfektion: *Streifentest, mikroskopische Untersuchung, Mikrobiologie.*

- **Streifentests** sind Stäbchen, auf denen Reagenzien fest aufgebracht sind; diese werden mit Urin benetzt und geben nach einem definierten Zeitraum einen standardisierten Farbumschlag.
- Die wichtigste **mikroskopische Untersuchung** ist das *Urinsediment.* 10 ml Urin werden bei 400 g 5 min zentrifugiert, und das Sediment wird im Hellfeld ohne Färbung betrachtet. Die *Leukozytenzahl* (s. Abschn. 5.2.2.3, S. 52) als wichtigster Entzündungsindikator wird pro Gesichtsfeld (Vergr. 10 × 40) geschätzt (Norm: 3–5 Leukozyten), mehr als 10 sind eindeutig pathologisch.

1. Streifentests

2. Urinsediment: >10 Leukozyten – pathologisch

Der alleinige mikroskopische Nachweis von Mikroorganismen ohne entzündliche Begleitreaktion (Leukozyten) spricht für eine Kontamination.

Grundlagen der **mikrobiologischen Urindiagnostik** bei Harnwegsinfektion sind:

- *Erregernachweis* und *-differenzierung, Keimzahl-* und *Resistenzbestimmung.*

Zur orientierenden *mikrobiologischen Diagnostik* können Eintauchnährböden (z. B. Uricult®) eingesetzt werden. Bei Erregerwachstum werden von diesen zur Keim- und Resistenzbestimmung Einzelkolonien auf Nährböden übertragen.

- Urinkultur. Definierte Volumina des Urins werden auf festen Nährböden ausgestrichen. Die nach Inkubation (24–48 Std.) gewachsenen Kolonien werden differenziert. Aus der Zahl der Kolonien wird die Erregerzahl im Untersuchungsmaterial errechnet: **signifikante Bakteriurie** $\geq 10^5$ Erreger/ml.

- **Nachweis von Mikroorganismen ohne Leukozytennachweis → Kontamination?**
- **mikrobiologische Diagnostik umfaßt:**
  1. **Erregernachweis, -differenzierung**
  2. **Keimzahlbestimmung**
  3. **Resistenzbestimmung**
- **orientierende Diagnostik durch Eintauchnährböden:**
- **Urinkultur:**
  - Keimzahlbestimmung
  - $\geq 10^5$ Erreger/ml pathologisch
  - Keimdifferenzierung
  - Resistenzbestimmung

Dieser ursprünglich bei Schwangeren mit der Mittelstrahlurintechnik erarbeitete Begriff besagt, daß bei Verwendung dieses Keimzahlkriteriums *häufiger* ein relevanter Harnwegsinfekt vorliegt. Bei symptomatischen Harnwegsinfektionen sind auch geringere Zahlen uropathogener Erreger, insbesondere bei Monoinfektionen, diagnostisch bedeutsam.

- Erregerempfindlichkeit: Bei Nachweis uropathogener Erreger in signifikanten Keimzahlen wird die Erregerempfindlichkeit gegenüber antimikrobiellen Stoffen im Agardilutions- oder Plättchendiffusionstest bestimmt.

Erregerempfindlichkeit

8.3 Systematik der speziellen Entzündungen des Urogenitaltrakts

Spezielle Entzündungen des Urogenitaltrakts

8.3.1 Niere und Nierenhüllen

8.3.1.1 Akute Pyelonephritis

Akute Pyelonephritis

Die akute Pyelonephritis ist eine Entzündung von Nierenbecken *und* -parenchym.

Epidemiologie: Entzündungen der Nieren gehören zu den häufigsten Infektionskrankheiten. Die Morbidität ist bei Frauen höher als bei Männern. Man findet sie bei 10 % aller Obduktionen. 2–5 % aller Erkrankungen des Kindes sind Pyelonephritiden.

häufige Infektionskrankheit

Ätiologie, Pathogenese und pathologische Anatomie: Die akute Pyelonephritis wird überwiegend durch aerobe gramnegative Bakterien, am häufigsten E. coli, hervorgerufen. Ureasebildende Keime, wie Proteus und Klebsiellen, können durch Alkalisierung des Urins und Präzipitation von Magnesium-, Ammonium- und Kalziumphosphat eine Steinbildung unterhalten.

Die **Ausbreitung der Infektion** erfolgt überwiegend kanalikulär aszendierend, vor allem bei Obstruktion.

Ätiopathogenese
- **häufigster Erreger: E. coli**
  - Proteus und Klebsiellen können Infektsteine bilden

Ausbreitung:
- **überwiegend kanalikulär** aszendierend (prädisponierend: Obstruktion)
- **Praxishinweis**

> **Praxishinweis:** 98 % aller akuten Pyelonephritiden beim *Mann* und ca. 50 % bei der *Frau* sind *obstruktiven* Ursprungs (Abb. 8-1).

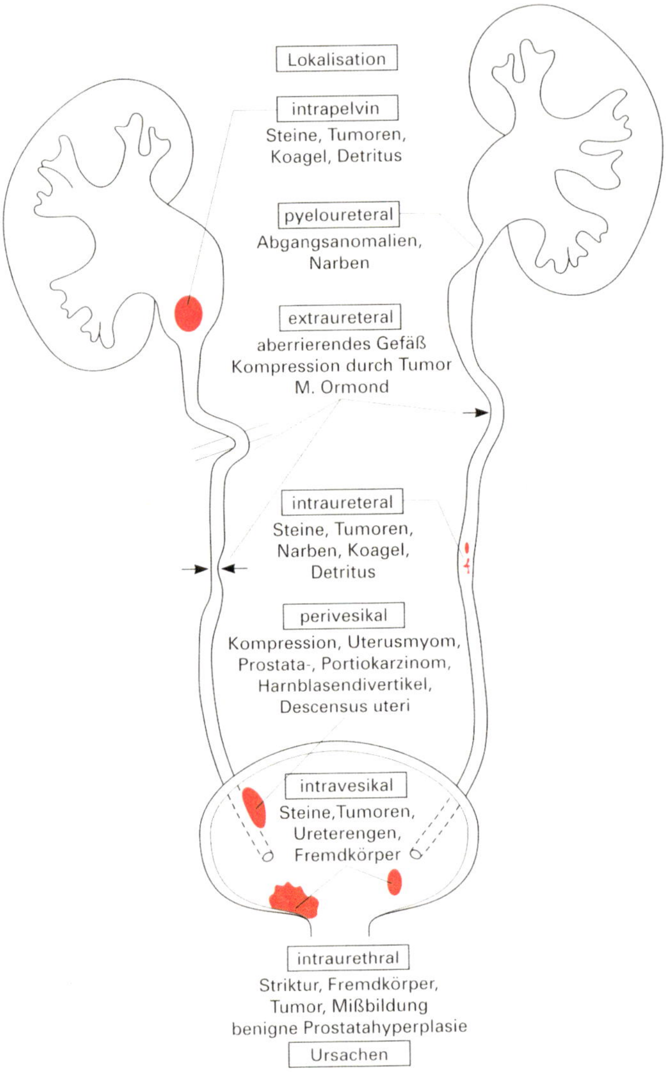

Abb. 8-1: Obstruktive Pyelonephritis und ihre Ursachen

- **selten hämatogen und per continuitatem**

Andere Formen, wie die *hämatogene* mit Ausbildung einer primären Nierenrindeninfektion (z. B. bei Candida-Sepsis) und das *direkte Übergreifen* einer Entzündung benachbarter Organe (z. B. Darmdivertikulitis), sind selten.

Klinik:
- **meist einseitig**
- **Rezidive häufig → Anamnese:**
  - frühere Infektionen
  - HWI in Schwangerschaft, Kindheit
  - Urolithiasis
  - Obstruktion
- **Symptome:**
  - plötzlicher Krankheitsbeginn
  - AZ ↓, Rückenschmerzen
  - Fieber, Erbrechen
  - Tachykardie
  - Pollakisurie, Dysurie
  - Klopfschmerz im Nierenlager
- **Labor:**
  - Leukozytose
  - Leukozyturie, Bakteriurie

Klinik: In fast allen Fällen verläuft die akute Pyelonephritis einseitig. Da sie ein Rezidiv einer chronisch rezidivierenden Niereninfektion sein kann, sind anamnestische Hinweise wichtig:

- *früherer Pyelonephritisschub,* Harnwegsinfektion in der *Kindheit* und *Schwangerschaft*
- bekanntes *Steinleiden,* infra- und supravesikale Obstruktion.
- **Typische Symptome** sind plötzlicher Krankheitsbeginn, schweres Krankheitsgefühl, Rückenschmerzen, oft ausstrahlend in die Leiste, Fieber, Tachykardie und Erbrechen. Pollakisurie und Dysurie treten als Zeichen der Harnwegsinfektion auf. Das Nierenlager ist klopfschmerzhaft.

- **Labor:** Leukozytose mit Linksverschiebung, Leukozyturie und Bakteriurie, manchmal Leukozytenzylinder. Bei der unkomplizierten Pyelonephritis ist die renale Funktion unbeeinträchtigt (Kreatinin im Normbereich).

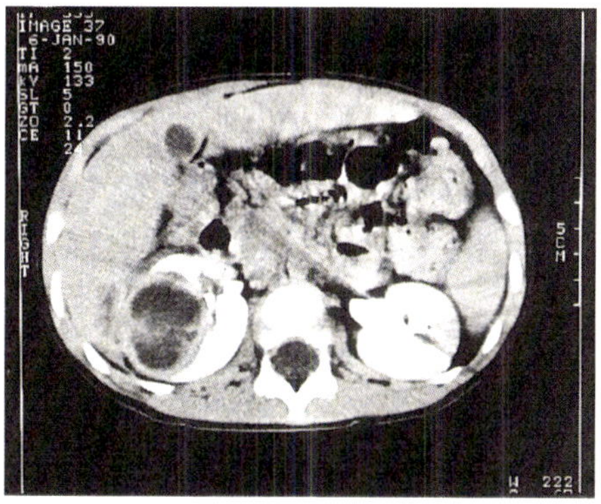

Abb. 8-2: CT bei abszedierender Pyelonephritis rechts

Von der unkomplizierten Pyelonephritis wird die **komplizierte Form** unterschieden mit ihren Prädispositionsfaktoren: Urolithiasis, Obstruktion und urogenitale Fehlbildungen, verbunden mit Harnabflußstörungen.
Differentialdiagnostisch müssen neben dem renalen und *paranephritischen Abszeß* alle akuten entzündlichen Abdominalerkrankungen, *Epididymitis* beim Mann und *akute Salpingitis* bei der Frau abgegrenzt werden.

Therapie: Sofort nach Entnahme einer Urinprobe (U-Status, Kultur) verabfolgt man ein Breitspektrumantibiotikum, bis eine erreger- und resistenzgerechte Therapie möglich ist. Unterstützend wirken Bettruhe, ausreichende Flüssigkeitszufuhr, antipyretische und analgetische Maßnahmen. Die Therapie bei komplizierenden Faktoren richtet sich nach der Ursache.
Wichtige **Komplikationen** sind in der *Frühphase* die **Abszedierung** (kanalikulär aszendierend) und **Pyonephrose** (eitrige Infektion einer gestauten Niere).
Klinisch weisen hohe septische Temperaturen, zunehmende Flankenschmerzen und Thrombopenie auf einen komplizierten Verlauf hin. Sonographie, AUG und CT führen zur Diagnose (Abb. 8-2). **Therapie** der Wahl ist neben hochdosierter *Antibiotikagabe* die *perkutane Nephrostomie.*
Wichtigste *Spätkomplikation* ist die Entwicklung einer **chronischen Pyelonephritis.**

komplizierte Pyelonephritis bei
- **Urolithiasis**
- **Obstruktion**
- **Fehlbildungen**

Differentialdiagnose:
- intra-, perirenaler Abszeß
- entzündliche Abdominalerkrankungen
- Epididymitis, Salpingitis

Therapie:
- Breitspektrumantibiotikum
- Flüssigkeitszufuhr
- Bettruhe
- Therapie komplizierender Faktoren

Komplikationen:
- **Abszeß**
- **Pyonephrose**

bei hohem Fieber, zunehmendem Flankenschmerz und Thrombopenie an Komplikationen denken!
- **Therapie:**
  - Antibiotika
  - perkutane Drainage
- **Spätkomplikation:** chronische Pyelonephritis

8.3.1.2 Sonderformen der akuten Pyelonephritis

- **Pyelonephritis im Kindesalter:** Prädisponierend sind urogenitale Mißbildungen. Jede ätiologisch unklare, therapierefraktäre fieberhafte Erkrankung des Kindes ist auf eine Pyelonephritis verdächtig.
- **Pyelonephritis in der Schwangerschaft:** Sie beginnt meist im *2. Monat*, oft als asymptomatische Bakteriurie, und wird im 5.–8. Monat klinisch manifest. Abortneigung, Frühgeburt, erhöhte fetale und mütterliche Mortalität und chronische Pyelonephritis sind mögliche Komplikationen.
- **Die nekrotisierende Papillitis** ist eine mit Nekrosen der Papille einhergehende Pyelonephritis. *Ursachen* sind ischämische Nekrosen bei akuter oder chronischer interstitieller Nephritis bei Harnwegsinfektion (Diabetes mellitus) oder bei nichtinfektiös bedingten Erkrankungen (Analgetikaabusus, renale vaskuläre Erkrankungen).

Die Klinik entspricht der akuten Pyelonephritis, häufig besteht eine Pyonephrose. Harnleiterkoliken treten bei Abgang abgestoßener Papillenspitzen auf. Therapeutisch steht die perkutane Entlastung des infizierten Hohlraumsystems im Vordergrund. Bei Harnwegsinfektion erfolgt eine konsequente antimikrobielle Therapie. Bei Analgetikaabusus muß die auslösende Noxe vermieden werden.

Sonderformen der akuten Pyelonephritis

1. **Pyelonephritis im Kindesalter**

2. **Pyelonephritis in der Schwangerschaft**

3. **nekrotisierende Papillitis/Papillennekrose**
   - infektiöse und nichtinfektiöse Ursachen
   - **Klinik** wie akute Pyelonephritis, Koliken bei Papillenabgang
   - **Therapie:** perkutane Entlastung → bei Infektion Antibiotika

Chronische Pyelonephritis

- **histologisch:** chronische interstitielle Nephritis

Ätiopathogenese
- **aszendierende akute HWI** → chron. Pyelonephritis
- **Endstadium: Schrumpfniere**
- **disponierende Faktoren:**
- Diabetes, Urolithiasis
- Analgetikaabusus, Obstruktion
- vesikoureteraler Reflux
- Hyperurikämie, Schwangerschaft

Klinik:
- **Symptome einer akuten Pyelonephritis nur im akuten Schub**
- **bei Niereninsuffizienz:**
- Hypertension
- Anämie
- Azotämie
- Proteinurie
- Retentionswerte ↑
- **Urogramm:**
- kolbenförmige Kelch- und Kelchhalsveränderungen
- Endstadium: Schrumpfniere mit Parenchymschwund und Randkonturnarben
- beim Kind immer Ausschluß eines vesikoureteralen Refluxes (MCU)

Therapie

⇨

8.3.1.3 Chronische Pyelonephritis

Die **Definition** der chronischen Pyelonephritis ist unscharf. Histologisch handelt es sich um eine chronische interstitielle Nephritis, bei der eine persistierende bakterielle renale Infektion fehlen kann.

Ätiologie, Pathogenese und Morphologie: *Akute* unkomplizierte Harnwegsinfektionen können aszendierend zur chronischen Pyelonephritis führen. Die Niere zeigt grobnarbige Veränderungen mit Ausbildung von Gewebsbuckeln. Im Endstadium entwickelt sich die pyelonephritische Schrumpfniere.
Disponierende Faktoren sind (nach Bedeutung und Häufigkeit): *Diabetes mellitus, Urolithiasis, Analgetikanephropathie* (u.a. Phenazetin), *obstruktive Uropathie,* anatomische Veränderungen des Harntrakts, vor allem *vesikoureteraler Reflux* bei HWI im Kindesalter, *Hyperurikämie,* wiederholte *Schwangerschaften* bei renaler Vorschädigung.

Klinik: Im akuten Schub treten die Symptome einer akuten Pyelonephritis auf. Bei chronischer Pyelonephritis und Niereninsuffizienz finden sich Hypertension, Anämie und Azotämie. Die klinische Untersuchung ist häufig unergiebig. Im Urinsediment findet man seltener Hinweise auf eine urinogene Infektion (Leukozyturie, Bakteriurie). Häufiger tritt eine *Proteinurie* als Zeichen glomerulärer Beteiligung auf. Die Retentionswerte im Blut können infolge renaler Funktionseinschränkung erhöht sein.
Typischer Befund der chronischen Pyelonephritis im Urogramm (s. Abb. 8-3) sind die kolbenförmigen entzündungsbedingten Veränderungen der Kelche und Kelchhälse, welche eine Kelchgruppe oder auch das gesamte Hohlraumsystem betreffen können. Die Veränderungen können bis zur Ausbildung einer pyelonephritischen Schrumpfniere mit Parenchymschwund und narbigen Einziehungen der Randkontur reichen. Die Kontrastmittelanreicherung ist flau als Zeichen der verminderten Konzentrationsfähigkeit der Niere. Zur Diagnostik gehört beim Kind das Miktionszystourethrogramm zum Ausschluß eines vesikoureteralen Refluxes (s. Abschn. 5.5.1.2, S. 73).

Die beste **Therapie** *der chronisch bakteriellen Pyelonephritis ist ihre Prävention,* d.h. die Ausheilung jeder *akuten Harnwegsinfektion,* die grundsätzlich antimikrobiell behandelt wird. Bei **Kindern** ist eine konsequen-

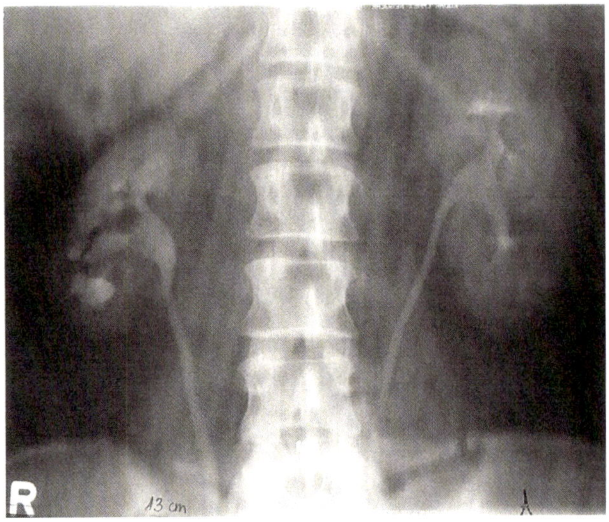

Abb. 8-3: Urogramm bei chronischer Pyelonephritis re. Verplumpung der Kelche, narbige Parenchymeinziehungen, verschmälerter Parenchymsaum.

te Langzeitantibiose – besonders bei *Reflux* – notwendig. Alle beschriebenen *Risikofaktoren müssen frühzeitig behandelt werden:*
- Sanierung von *Obstruktion* und Behandlung der *systemischen Grunderkrankung:* Gicht, Diabetes mellitus.

Bei arterieller Hypertonie sind Funktionskontrollen und Blutdruckeinstellung notwendig. Bei einseitiger Erkrankung kann die Nephrektomie erforderlich werden.

- **arterielle Hypertonie behandeln**
- **ggf. Nephrektomie**

Prognose: Die chronische Pyelonephritis kann im *chronischen Nierenversagen* enden; Ursache ist oft eine unzureichend behandelte, akute rezidivierende Pyelonephritis während der Kindheit.

Prognose:
unzureichende Therapie kann zum chronischen Nierenversagen führen

8.3.1.4 Nierenabszeß

Nierenabszeß

Definition: Der Nierenabszeß besteht aus konfluierenden, embolisch eitrigen Herden einer Rindennephritis.

Rindennephritis mit eitrigen Herden

Ätiologie und Pathogenese: Am häufigsten entsteht der Nierenabszeß *hämatogen* oder durch *aszendierende* Infektion bei Obstruktion.
Prädisponierender Faktor ist ein Diabetes mellitus. Bei der hämatogenen Infektion ist Staphylococcus aureus der häufigste Erreger.
Die **klinische Symptomatik** entspricht der einer akuten Pyelonephritis. Bei einer kanalikulären Verbindung zum Nierenbecken findet man eine signifikante Bakteriurie.
Die **Röntgendiagnostik** zeigt in der Übersicht häufig eine vergrößerte Niere mit unscharfer Randkontur.
Wichtigste **Differentialdiagnosen** sind akute Pyelonephritis und paranephritischer Abszeß. Größere Abszesse können im Urogramm oder Sonogramm als Raumforderung imponieren.
Therapeutisch sind bei Staphylokokken-Infektionen *betalaktamasestabile Penizilline* bestens geeignet. Bei urinogenen Infektionen wird die Kombination eines *Cephalosporins* mit einem *Aminoglykosid* eingesetzt. Bei Obstruktion, Septikämie und zunehmender Einschmelzung wird die *perkutane* (perkutane Nephrostomie) oder *chirurgische Drainage* notwendig.

Ätiopathogenese:
- **aszendierend:**
  - Erreger: HWI-Erreger
- **hämatogen**
  - Erreger: Staphylococcus aureus

Klinik:
wie bei akuter Pyelonephritis

Differentialdiagnose:
- **akute Pyelonephritis**
- **paranephritischer Abszeß**

Therapie:
- Staphylokokken: laktamasestabile Penizilline
- urinogene Erreger: Cephalosporin + Aminoglykosid
- perkutane Entlastung bei Obstruktion

Prognose: Die chirurgische Sanierung (Hemi-, Nephrektomie) ist oft unumgänglich. Prognostisch ungünstig ist der nicht erkannte Abszeß mit Urosepsis und septischem Schock.

Prognose:
- oft **operative Sanierung** notwendig

8.3.1.5 Paranephritischer (perinephritischer) Abszeß

Paranephritischer Abszeß

Eiteransammlung zwischen Nierenkapsel und perirenaler Faszie

Definition: Der paranephritische Abszeß bezeichnet eine *Eiteransammlung* zwischen Nierenkapsel und perirenaler (Gerota) Faszie.
Leitsymptome sind hohes *Fieber*, dumpfer *Flankenschmerz* mit und ohne Hautrötung, *Schonhaltung der Wirbelsäule* und *Beugehaltung* der ipsilateralen *Oberschenkelmuskulatur* als Zeichen einer Psoasreizung. Zusätzlich finden sich: reaktive *Pleuritis*, *Peritonitis* und *Dysurie* (bei Beteiligung der ableitenden Harnwege). Leukozyturie, Pyurie und Bakteriurie sind selten.
Das **Urogramm** zeigt in der Übersichtsaufnahme einen *vergrößerten Nierenschatten* und eine *verwaschene Psoasgrenze*. Häufig besteht eine Skoliose zur betroffenen Seite. Die Kontrastmittelgabe zeigt eine in der Ausscheidung gestörte Niere bei obstruktiver Uropathie. Das **CT** sichert die Diagnose.
Differentialdiagnostisch kommen alle renalen Infektionskrankheiten in Frage: akute Pyelonephritis, Pyonephrose, Nierenabszeß.
Die **Therapie** entspricht der des intrarenalen Abszesses. Der Abszeß wird retroperitoneal unter Antibiotikaschutz drainiert.

Leitsymptome:
- hohes Fieber
- Flankenschmerz
- Schonhaltung der Wirbelsäule
- Psoasdehnungsschmerz
- **weitere Symptome:**
  - Pleuritis, Peritonitis
  - Dysurie
- **Urogramm:**
  - Nierenschatten ↑
  - unscharfe Psoasrandkontur
  - Atemverschieblichkeit aufgehoben
- **CT: wegweisend!**

Differentialdiagnose:
- **akute Pyelonephritis, Pyonephrose**
- **intrarenaler Abszeß**

Therapie:
Drainage

Prognose:
- Mortalität bis 50%

Prognose: Bei verzögerter Diagnosestellung beträgt die *Mortalität bis zu 50%*. Chronische Abszesse führen zu rezidivierenden subfebrilen Temperaturen und zur *Amyloidose.*

Xanthogranulomatöse Pyelonephritis

8.3.1.6 Xanthogranulomatöse Pyelonephritis

eitrige Entzündung von Nierenparenchym, -becken, -hilus

Definition: Die xanthogranulomatöse Pyelonephritis ist eine chronische, eitrige, verfettende Entzündung von Nierenparenchym und -hilusgewebe.

Ätiopathogenese:
- meist einseitig
- häufiger bei Frauen
- Abbau phagozytierter Bakterien in Makrophagen gestört

Epidemiologie, Ätiologie und Pathogenese: Meist verläuft die Erkrankung einseitig; sie findet sich häufiger bei Frauen. Histologisch nachweisbare Pseudoxanthomzellen gaben ihr den Namen.

Pathogenetisch vermutet man eine Störung des Abbaus phagozytierter Bakterien in den Makrophagen.

Klinik:
- **Leukozyturie, Mikrohämaturie**
- **E. coli-, Proteus mirabilis-Nachweis**

Differentialdiagnosen:
- **Nierenzellkarzinom**
- **Wilms-Tumor**

Klinik: Die Niere ist vergrößert. Im Urinsediment findet man eine Leukozyturie und Mikrohämaturie, kulturell werden häufig Proteus mirabilis und E. coli isoliert. **Differentialdiagnosen** sind das Nierenzellkarzinom beim Erwachsenen und der Wilms-Tumor beim Kind.

Die endgültige Diagnose erfolgt aufgrund des histologischen Ergebnisses nach Nephrektomie.

8.3.2 Harnleiter, Blase

Ureteritis

8.3.2.1 Ureteritis

begleitet i. a. eine Pyelonephritis oder Zystitis

Die **Ureteritis** ist im allgemeinen eine Begleiterkrankung der Pyelonephritis oder Zystitis. Eine **isolierte Ureteritis** kann einen eingeklemmten *Harnleiterstein,* seltener Entzündungen benachbarter Organe (perforierte Appendizitis, M. Crohn) begleiten.

Zystitis

8.3.2.2 Zystitis

Blasenentzündung: ♀ > ♂

Epidemiologie: Zystitiden (Blasenentzündungen) kommen überwiegend bei Frauen, seltener bei Männern oder Kindern vor.

Ätiopathogenese:
- aszendierend durch **Darmbakterien**
- selten: Staphylokokken, Viren

- **rezidivierende Zystitis bei:**
  - genetischer Disposition
  - bestimmten prädisponierenden Faktoren

- **Zystitisformen:**
  - akute unkomplizierte Z.
  - hämorrhagische und eitrige Z.
  - pseudomembranös nekrotisierende Z.
- **Leitsymptome**

Ätiologie, Pathogenese und pathologische Anatomie: Die Blasenentzündung der Frau entsteht *aszendierend* über die Urethra und wird *überwiegend durch E. coli und andere Enterobakterien* hervorgerufen. *Staphylokokken* sind seltene Erreger. Eine hämorrhagische Zystitis kann durch *Adenoviren* hervorgerufen werden. **Prädisponierend** für **die rezidivierende Zystitis der Frau** (rezidivierende unkomplizierte Harnwegsinfektion) sind:
- Neuinfektion der *genetisch disponierten Patientin* (erhöhte Rezeptorendichte des Uroepithels mit erhöhter bakterieller Adhärenz)
- die *kurze Harnröhre* der Frau und subvesikale *Harnabflußhindernisse*
- vesikale *Fremdkörper, Steine, hormonelle Faktoren:* Klimakterium
- lokale immunsuppressive Maßnahmen: Radiatio, Zytostatikatherapie

Pathomorphologisch unterscheidet man die *akute* umkomplizierte, *hämorrhagische* und *eitrige* Zystitis. *Pseudomembranös nekrotisierende* Formen (fibrinös, gangränös, nekrotisierend) werden abgegrenzt.

Klinik: Leitsymptome sind Pollakisurie, Dysurie, Nykturie und Strangurie, häufig auch retropubischer Druckschmerz. *Urge-Inkontinenz* und terminale *Hämaturie* können die Symptomatik komplizieren. Bei Frauen beginnen die Beschwerden oft nach dem Geschlechtsverkehr *(„Honeymoon-Zystitis")*.
Die klinische Untersuchung ist oft unergiebig.

Zur **Diagnose** führen *Leukozyt-* und *Bakteriurie.* Harnpflichtige Substanzen und Blutbild sind normal. Eine Zystoskopie ist nicht indiziert; sie kann bei rezidivierender hämorrhagischer Zystitis nach Abklingen der Symptome durchgeführt werden. *Sonographie* und *Urogramm* dienen der Abklärung komplizierender Faktoren wie Harnstauung und Urolithiasis.

Diagnose durch
- **Leukozyturie**
- **Bakteriurie**
- Abklärung komplizierender Faktoren durch **Sonographie, Urogramm**

Differentialdiagnostisch müssen bei der Frau *Vulvovaginitis, Urethralsyndrom* und *akute Pyelonephritis* ausgeschlossen werden. Bei **chronischem Verlauf** müssen spezifische Zystitiden auch nichtinfektiöser Genese abgegrenzt werden: radiogene Zystitis, Zytostatika- und Chemozystitis, eosinophile und interstitielle Zystitis, „Reizblase", Blasenkarzinom (bes. das Carcinoma in situ).

Differentialdiagnose:
- topographisch **benachbarte Entzündungen**
- **spezifische Zystitis** bei chronischem Verlauf
- **Zystitiden nichtinfektiöser Genese:** radiogen, interstitiell
- **Praxishinweis**

> **Praxishinweis:** Um ein Karzinom auszuschließen, ist bei rezidivierender Zystitis eine **Zystoskopie** indiziert.

- Die **radiogene Zystitis** entsteht nach Bestrahlung von Tumoren im kleinen Becken als Frühkomplikation einige Wochen nach Bestrahlungsende oder in Form radiogener Spätulzera mit Blasenschrumpfung mehrere Jahre später.
- Die (hämorrhagische) **Zytostatikazystitis** tritt nach Behandlung besonders mit Cyclophosphamid auf. Sie ist durch prophylaktische Gabe von Mesna vermeidbar. Ähnlich verläuft die **Chemozystitis** nach Instillation von Zytostatika oder BCG in die Blase zur Rezidivprophylaxe des oberflächlichen Blasenkarzinoms.
- Die **eosinophile Zystitis** wird bei fehlendem Erregernachweis bioptisch diagnostiziert. Zystoskopisch findet man rötliche Plaques oder fibrinbedeckte Ulzera, die Biopsie zeigt eine Infiltration mit eosinophilen Entzündungszellen. Eine *Bluteosinophilie* kann auf eine *allergische Genese* hindeuten.

- **radiogene Zystitis**
  - Früh- und Spätkomplikation nach Radiatio
- **Zytostatikazystitis**
  - bei Cyclophosphamid-Therapie
  - Vermeidung durch Mesna
- **eosinophile Zystitis**
  - allergische Genese

Therapie: Für die **akute Zystitis** ist die *antimikrobielle Einmal- oder Kurzzeittherapie* indiziert. Sie erfolgt nach klinischer Diagnose sofort nach Urinentnahme zur Erregerbestimmung und evtl. Resistenztestung. Therapeutika der Wahl sind *Cotrimoxazol, Amoxicillin* und *Gyrasehemmer.* Ergänzende Maßnahmen sind Steigerung der *Flüssigkeitszufuhr, Spasmolytika* und externe *Wärmeapplikation.* Die akute unkomplizierte bakterielle Zystitis heilt folgenlos aus.

Therapie
1. **akute Zystitis**
   - Einmal- oder Kurzzeitantibiose
   - supportive Maßnahmen

Bei Prädisposition (Leitsymptom: **rezidivierende Zystitis**) muß eine *Antibiotikaprophylaxe* zur Unterbrechung der aszendierenden Infektion eingesetzt werden. Bei der Langzeitprophylaxe rezidivierender Harnwegsinfektionen der Frau (> 4 HWI/Jahr) gegen Neuinfektionen aus der Darmflora werden *Nitrofurantoin* oder *Trimethoprim* eingesetzt.

2. **rezidivierende Zystitis: > 4 HWI/Jahr**
- **Langzeit-Antibiotikaprophylaxe**

Charakteristisch für **komplizierende Faktoren** ist das Versagen einer antimikrobiellen Kurzzeittherapie. Um eine Erregerpersistenz zu erklären, sind dann folgende Untersuchungen anzuraten: *Sonographie, Urogramm, Zystoskopie* (s. o., s. Abschn. 5.4.2.1, S. 67), *Uroflowmetrie* (s. Abschn. 5.7.1, S. 86), *Restharnbestimmung, MCU* (s. Abschn. 5.5.1.2, S. 73) zum Ausschluß eines vesikoureteralen Refluxes.

- **Abklärung komplizierender Faktoren:**
  - Sonogramm, Urogramm
  - Zystoskopie, Uroflowmetrie
  - Restharn, MCU

8.3.2.3 Interstitielle Zystitis

Interstitielle Zystitis

Die **Ätiologie** der nichtinfektiösen interstitiellen Zystitis der Frau in der 4. Lebensdekade ist nicht geklärt.

Vermutet werden immunologische Prozesse, sekundäre lymphatische Veränderungen, Gefäßverschlüsse, endokrine und psychogene Faktoren.

Ätiopathogenese
- ungeklärte Ätiologie

Pathomorphologisch typisch ist eine Fibrose der Blasenwand mit Abnahme der Blasenkapazität. Die Schleimhaut ist verdünnt, es zeigen sich kleine Ulzera. Durch eine Schädigung der Harnleiter-Blasen-Mündung kann ein *vesikorenaler Reflux* entstehen, der zu Hydronephrose und Pyelonephritis führt.

Histologisch findet man einen Ersatz von Muskulatur durch Bindegewebszellen und eine Infiltration durch Mastzellen und Lymphozyten.

- Fibrose der Blasenwand
- Blasenkapazität ↓
- Endstadium Schrumpfblase
- **Folgen:**
  - Hydronephrose
  - Pyelonephritis

Klinik:
- **Leitsymptome:**
  - wie bei Zystitis
  - unauffälliger Urinbefund!
- **Zystoskopie:**
  - Hämorrhagien
  - Hunner-Ulzera

Klinik: Leitsymptome sind bei entsprechender Altersdisposition dysurische Beschwerden mit Pollakisurie, Nykturie und suprapubische Schmerzen bei Blasenfüllung, wobei der *Urinbefund unauffällig* ist. Die Schmerzen reduzieren sich nach Entleerung der Blase. Eine Urge-Inkontinenz kann das Krankheitsbild komplizieren. Während Urin- und Labordiagnostik keine auffälligen Befunde zeigen, lassen sich zystoskopisch punktförmige Hämorrhagien bei zunehmender Blasenfüllung und gelegentlich Ulzerationen (Hunner-Ulzera) nachweisen.

Differentialdiagnose:
- **Tb, bakterielle Infektionen**
- **Urothelkarzinom**
- **Reizblase**

Therapieansätze
- **Blasendehnung, DMSO-Instillation, Kortisoninjektion**
  - Ergebnisse oft unbefriedigend
- **ultima ratio:** Zystektomie

Die **Differentialdiagnose** umfaßt: *Blasentuberkulose*, rezidivierende *bakterielle Infektionen, Urothelkarzinom, Reizblase.*

Die **Therapie** der interstitiellen Zystitis ist oft unbefriedigend, empfohlen werden:
- *Blasendehnung* in Narkose, *Blaseninstillation* mit Dimethylsulfoxid (DMSO), *Injektionen von Kortison* in die sichtbaren Ulzera und Einblutungen.

Bei Erfolglosigkeit kann eine Blasenaugmentation durch Darm oder eine **Zystektomie** mit Harnableitung unumgänglich werden, um die Patienten von ihren quälenden Schmerzen zu befreien und vor der drohenden Urämie zu schützen.

Reizblase

8.3.2.4 Reizblase

Blasenfunktionsstörungen: überwiegend ♀ (30–50 Jahre)

Definition: Die „Reizblase" ist ein *Sammelbegriff für Blasenfunktionsstörungen* unterschiedlicher Genese überwiegend bei Patientinnen zwischen dem 30. und 50. Lebensjahr.

Ätiopathogenese:
- **Ursache:** neurohormonale Störung

Ätiologie und Pathogenese: Als ursächlich wird eine neurohormonale Störung angenommen, wobei die Grenze zum *„Urethralsyndrom"* fließend ist.

Klinik: wie Zystitis

Die **Klinik** ist geprägt von charakteristischen zystitischen Beschwerden.

Diagnostik:
- **Praxishinweis**

> **Praxishinweis:** Der **Urethralabstrich** mit Färbung nach Papanicolaou ist *diagnostisch wegweisend!* Eosinophile Oberflächenzellen **(Superfizialzellen)** sprechen für einen ausreichenden lokalen Östrogenspiegel. Fehlen sie oder überwiegen Intermediär-, Basal- und Parabasalzellen, spricht dies für ein **lokales Östrogendefizit.**

Therapie:
- **ggf. Östrogensubstitution**

Therapeutisch wird bei bewiesenem Östrogenmangel dieses Hormon substituiert.

8.3.3 Prostata und Bläschendrüsen

Prostatitissyndrom

8.3.3.1 Prostatitissyndrom

variable urogenitale, perineale, anorektale Beschwerden

Definition: Der Begriff umschreibt ein Syndrom mit verschiedenartigen urogenitalen, perinealen und anorektalen Beschwerden, deren eindeutige organische Zuordnung meist nicht möglich ist.

Man unterscheidet die *akute* und *chronische bakterielle* und die *„abakterielle"* Entzündung der Prostata sowie die nichtentzündlich bedingte *Prostatodynie,* ferner den *Prostataabszeß* als Sonderform der akuten bakteriellen Prostatitis.

Formen:
- **akut bakteriell**
- **chronisch bakteriell**
- **„abakteriell"**
- **Prostatodynie**
- **Praxishinweis:** Differentialdiagnose

> **Praxishinweis:** Die **Differentialdiagnose** ist wegen der identischen klinischen Symptomatik nur durch den **Nachweis von Entzündungszellen** (Leukozyten) im *Prostatasekret* möglich.

- **Epidemiologie**
  - akute bakterielle Prostatitis: selten
  - chronische Prostatitis: häufig

Epidemiologie: Die akute bakterielle Prostatitis ist selten. Häufig kommen dagegen die unter dem Oberbegriff **„chronische Prostatitis"** subsumierten Formen vor. Bei jedem

2. Mann tritt im Verlauf seines Lebens eine Prostatitissymptomatik auf. 50 % dieser Patienten leiden an einer **Prostatodynie,** knapp 40 % an **„abakterieller" Prostatitis.** Die Inzidenz der **chronisch bakteriellen Form** ist mit 5–10 % am niedrigsten.

- Prostatodynie: häufig

Ätiologie: Das Erregerspektrum der akuten und chronischen bakteriellen Prostatitis entspricht dem von Harnwegsinfektionen. Anaerobier können einen Prostataabszeß verursachen. Pilzinfektionen finden sich bei abwehrgeschwächten Patienten. Die tuberkulöse Prostatitis entsteht im Rahmen der Urogenitaltuberkulose. Bei der „abakteriellen Prostatitis" sind uropathogene Bakterien nicht nachzuweisen, Chlamydia trachomatis und Mykoplasmen (Ureaplasma urealyticum) sind in ihrer ätiologischen Bedeutung umstritten (Tab. 8-1). Die Ätiologie der Prostatodynie ist unklar, häufig psychosomatisch bedingt. Oft findet man funktionelle und morphologische Veränderungen am Blasenhals oder einen Beckenbodenspasmus.

Pathogenetisch relevante Infektionswege sind:

- *kanalikuläre Deszension* über Reflux infizierten Urins in die Prostatagänge
- *kanalikuläre Aszension* sexuell übertragbarer Mikroorganismen über die Harnröhre

Ätiopathogenese

- **Erregerspektrum:**
  - bakterielle Prostatitis: HWI-Erreger
  - „abakterielle" Prostatitis: keine Erreger nachweisbar, C. trachomatis (?), U. urealyticum (?)
  - Prostatodynie: nichtentzündlich
- **Infektionswege:**
  - kanalikulär deszendierend (Reflux von infiziertem Urin)
  - kanalikulär aszendierend (sexuell übertragbare Erreger aus Harnröhre)

Klinik: Nur die **akute Prostatitis** und der **Prostataabszeß** zeigen ein charakteristisches klinisches Bild. *Leitsymptome* sind:

- Dysurie und Pollakisurie bis zum akuten Harnverhalt
- perineale, perianale sowie Defäkationsschmerzen
- schwere Allgemeinsymptome mit Fieber und Schüttelfrost bis zur Urosepsis

Klinik:

- nur bei **akuter Prostatitis** charakteristische Symptome
- **Leitsymptome**

Die **Diagnose** der akuten Prostatitis stützt sich auf die klinische Symptomatik, den rektalen Tastbefund (ödematös vergrößerte, druckschmerzhafte Prostata) und den Urinbefund (Leukozyt- und Bakteriurie). Oft ist das prostataspezifische Antigen (PSA) passager erhöht. Eine Fluktuation bei Palpation weist auf einen Abszeß hin. Eine Prostatamassage ist kontraindiziert (Gefahr der hämatogenen Streuung).

Zur Klinik der **chronischen Prostatitis** und der **Prostatodynie** gehören lokale Entzündungssymptome, diffuse Symptome im Genital- und Analbereich, Miktionsstörungen und Störungen der Sexualität.

Ihre Ausprägung kann variabel sein, wobei allein anhand der Symptomatik die Erkrankungsformen nicht differenziert werden können.

Grundlage der **Diagnostik** ist:

- Nachweis einer *eitrigen Entzündung* aus Prostataexprimat oder Exprimatharn nach Prostatamassage bei chronisch bakterieller und abakterieller Prostatitis. >20 Leukozyten im Ausstrich des *Prostataexprimats* bei 1000facher Vergrößerung sind pathognomonisch.
- Nachweis einer bakteriellen Besiedlung der Prostata mittels *Viergläserprobe*. Eine chronisch bakterielle Prostatitis beweisende Erregerzahlen sind: *Ersturin* $< 10^3$, *Mittelstrahlurin* $< 10^3$, *Prostataexprimat* $\geq 10^4$, *Exprimaturin* $\geq 10^3$ Keime/ml.

Die **weiterführende Diagnostik** untersucht die Blasenentleerung zur Erfassung funktioneller oder morphologischer Blasenentleerungsstörungen (Uroflowmetrie, Urethrozystoskopie, Urethrozystographie, Zystomanometrie, transrektaler Ultraschall, mikrobiologische Ejakulatuntersuchung).

Differentialdiagnostisch sollte bei jedem Patienten mit **Prostatodynie** eine proktologische Untersuchung erfolgen, da Hämorrhoiden, Analfissuren und Proktitiden eine ähnliche Symptomatik verursachen können *(„Anogenitalsyndrom")*. Auch ein Blasentumor sollte ausgeschlossen werden.

Diagnose:

- **akute Prostatitis**
  - Klinik
  - rektale Palpation
  - typischer Urinbefund
- **Prostataabszeß**
  - Fluktuation
- **chronische Prostatitis,** Prostatodynie
  - lokale Entzündungssymptome
  - genitale und anorektale Symptome
  - Miktionsstörungen
  - Störungen der Sexualität
  - eitriges Prostatasekret
  - bakterielle Besiedlung der Prostata („4-Gläser-Probe"): $< 10^3$ Keime bei Erst-, Mittelstrahlurin, $\geq 10^3$ bei Exprimaturin, $\geq 10^4$ bei Prostataexprimat
- **weitere Diagnostik**
  - Urethrozystoskopie
  - evtl. Funktionsuntersuchungen
- **DD: Prostatodynie**
  - Ausschluß Anogenitalsyndrom

Die **Therapie** orientiert sich an der Differenzierung zwischen entzündlicher Prostatitis und Prostatodynie.

Therapie:

- **akute und chron. bakterielle** Prostatitis mit **Erregernachweis: Antibiotika**
- **Prostataabszeß: Drainage**
- **„abakterielle" Prostatitis**: keine Antibiotika ohne Erregernachweis
- **Prostatodynie:**
  - psychosomatische Betreuung
  - medikamentöse Therapie von Blasenentleerungsstörungen

• Die **akute Prostatitis** erfordert eine möglichst gezielte antimikrobielle Therapie mit *Cotrimoxazol* oder *Gyrasehemmern* oder *Cephalosporin + Aminoglykosid*. Ein **Abszeß** wird transperineal oder transrektal eröffnet.
• Bei der **chronischen bakteriellen Prostatitis** werden *Cotrimoxazol* oder *Fluorochinolone* über einen längeren Zeitraum eingesetzt.
• Die **„abakterielle" Prostatitis** ohne Erregernachweis wird *symptomatisch* entzündungshemmend und sekretionsfördernd therapiert, bei Nachweis von *Chlamydien* oder *Mykoplasmen* werden Tetrazykline oder Erythromycin eingesetzt. Die Therapie der Prostatodynie ist eine Domäne der psychosomatischen Medizin. Funktionelle Blasenentleerungsstörungen bedürfen einer medikamentösen Begleittherapie (Alpha-Rezeptorenblocker).

Prostatovesikulitis

- **Vesikulitis**
  - hintere Harnröhre immer mitbeteiligt
  - Krankheitsbild mit Prostatitis identisch, aber: **Hämospermie!**
  - Bläschendrüsenempyem bei Formanomalien möglich

Granulomatöse Prostatitis
- histologisch definiert
- **Formen:**
  - spezifisch
  - unspezifisch
  - allergisch
  - nach TUR-Prostata
- **Palpation:** karzinomsuspekte Induration
- **Therapie:** meist Spontanheilung

8.3.3.2 Prostatovesikulitis, granulomatöse Prostatitis

Die Entzündung der Bläschendrüsen **(Vesikulitis)** verläuft immer mit einer Prostataentzündung unter Beteiligung der hinteren Harnröhre als „Prostatourethrovesikulitis". **Ätiologie, Pathogenese, Klinik, Diagnostik und Therapie** sind identisch mit dem Krankheitsbild der Prostatitis. Gehäuft tritt eine Hämospermie auf. Kongenitale Veränderungen, z. B. eine bakterielle Infektion durch ektope Uretermündung in eine Bläschendrüse, können ein Bläschendrüsenempyem unterhalten.
Die **granulomatöse Prostatitis** ist gekennzeichnet durch herdförmige Ansammlungen von Lymphozyten, Plasmazellen, Histiozyten, Epitheloid- und Riesenzellen. Sie wird in *spezifische* (z. B. tuberkulöse), *unspezifische, allergische* (z. B. bei Asthma bronchiale) und *nach TUR-Prostata* auftretende Formen unterteilt.
Die **Klinik** ist uncharakteristisch. Bei rektaler Palpation tastet man eine karzinomverdächtige Verhärtung. Die notwendige Prostatabiopsie führt zur **Diagnose.**
Die **Therapie** richtet sich nach der Ursache. Meistens heilt die Erkrankung spontan aus.

8.3.4 Harnröhre

Urethritis

vordere Harnröhrenentzündung

8.3.4.1 Urethritis

Definition: Die Urethritis ist eine Entzündung der *vorderen* Harnröhre.

Ätiopathogenese:
- **Formen:**
  - gonorrhoisch: N. gonorrhoeae
  - nichtgonorrhoisch: **Chlamydien, Mykoplasmen**
  - nichtinfektiös: M. Reiter

Ätiologie und Pathogenese: Es ist üblich, die gonorrhoische (Erreger: Neisseria gonorrhoeae) von der nichtgonorrhoischen Urethritis zu unterscheiden (Erregerspektrum in Tab. 8-1), wobei bei der letztgenannten Form in über 90 % *Chlamydia trachomatis* oder *Ureaplasma urealyticum* isoliert werden. Nichtinfektiös bedingt sind mechanische (z. B. nach Dauerkatheter) und allergische (z. B. nach Harnröhreninstillationen) sowie die mit Allgemeinerkrankungen vergesellschafteten Urethritiden (z. B. M. Reiter).

Symptome
- Urethralausfluß
- Brennen in Harnröhre
- Schmerzen bei Miktion

Klinik: Unabhängig von der Genese sind die Leitsymptome beim Mann:
• *Urethralausfluß* (bei der akuten Form), *Brennen* in der Harnröhre, *Schmerzen* bei der Miktion.

Wichtigster klinischer Befund ist der **glasig-trübe** bis **eitrige Urethralausfluß;** der *Meatus* kann *gerötet* sein.

Diagnostik:
- **mikroskopisch:**
  - $\geq$ 4 Leukozyten (1000fache Vergr.) im Urethralsekretausstrich
  - $\geq$ 15 Leukozyten (400fache Vergr.) im Ersturin
- **mikrobiologisch:**
  - $\geq 10^4$ Erreger im Urethralausfluß
  - $\geq 10^3$ Erreger im Ersturin (4-Gläser-Probe)

Diagnostik: Eine mikroskopische Untersuchung von Urethralsekret (bzw. Harnröhrenabstrich) und Ersturin sollte bei sichtbarem Ausfluß und bei jeder entsprechenden Symptomatik durchgeführt werden. Für eine Urethritis spricht der Nachweis von $\geq$4 Leukozyten/Gesichtsfeld bei 1000facher Vergrößerung im Ausstrich des Sekrets bzw. von $\geq$15 Leukozyten bei 400facher Vergrößerung im Sediment von 3 ml Ersturin (Viergläserprobe). In der semiquantitativen mikrobiologischen Diagnostik beweisen Erregerzahlen von $\geq 10^4$ Keimen/ml im Urethralfluor und $\geq 10^3$ im Ersturin eine bakterielle Urethritis. Bei

N. gonorrhoeae, C. trachomatis und Trichomonaden genügt der qualitative Nachweis.
Die **Therapie** erfolgt erregerspezifisch:

- **gonorrhoische Urethritis:** *Penizilline, Spectinomycin* (Einzeittherapie), *Cephalosporine, Tetrazykline*
- **nichtgonorrhoische Urethritis:**

– Chlamydien, Mykoplasmen:	*Tetrazykline*
	Erythromycin
– Trichomonas vaginalis:	*Metronidazol*
– Pilze:	*Antimykotika*

Mischinfektionen sind möglich und müssen bei der Therapie mitbedacht werden. Bei allen sexuell übertragbaren Keimen ist die Mitbehandlung des Sexualpartners notwendig.

Komplikationen: Bei jedem 4. Mann tritt eine aszendierende Infektion der hinteren Harnröhre *(„Urethritis posterior")*, der Prostata und der Nebenhoden auf. Weitere Komplikationen sind posturethritische *Harnröhrenstrikturen*, vor allem nach gonorrhoischer und Chlamydien-Urethritis.

- Nachweis von N. gonorrhoeae, C. trachomatis, Trichomonaden qualitativ

Therapie:
- **erregergerechte antibiotische Therapie**
- **Partnerbehandlung**

Komplikationen:
- **„Urethritis posterior"**
- **Harnröhrenstriktur**

8.3.4.2 Urethralsyndrom

Urethralsyndrom

Definition: Das Urethralsyndrom ist ein Krankheitsbild der *Frau*, das bei unauffälligem Urinbefund durch die *Symptome einer Zystitis* gekennzeichnet ist. **Ursächlich** werden sowohl urethritisähnliche als auch nichtentzündlich bedingte Veränderungen angeschuldigt. Die Abgrenzung zur „Reizblase" ist unscharf (s. Abschn. 16.2.2, S. 268).

Diagnostik: Folgende Befunde sprechen für ein *entzündliches* Urethralsyndrom:
- ≥ 4 Leukozyten/Gesichtsfeld (1000fache Vergrößerung) im Ausstrich des Urethralsekrets
- „Low-Count"-Bakteriurie mit Nachweis von *Enterobakterien* in nicht signifikanter Keimzahl (10^2–10^4 Bakterien/ml Urin)
- Nachweis von *Chlamydia trachomatis, Staphylococcus saprophyticus, HSV II*
- Die *zytologische Untersuchung* des Harnröhrenabstrichs weist auf eine durch Östrogenmangel bedingte Harnröhrenatrophie hin, wenn Basal- und Parabasalzellen überwiegen.
- *Uroflowmetrie* zur Abgrenzung funktioneller Blasenentleerungsstörungen und die *Urethrozystoskopie* zum Ausschluß anatomischer Veränderungen komplettieren die Diagnostik.

Die **Therapie** des mikrobiell verursachten Urethralsyndroms erfolgt erregergerecht; nichtentzündliche Ursachen erfordern ein pragmatisches Vorgehen.

Zystitissymptome ohne Urinbefund bei Frauen

Ursache sind:
- **urethritisähnliche** und
- **nichtentzündliche Veränderungen**

- **typische Befunde:**
  - ≥ 4 Leukozyten/Gesichtsfeld (1000 ×)
  - Enterobakteriennachweis
  - „Low-Count"-Bakteriurie
  - Chlamydia trachomatis-Nachweis
  - Zytologie des Harnröhrenabstrichs: Östrogenmangel (Superfizialzellen ↓)

Therapie: ursachenorientiert

8.3.5 Penis

8.3.5.1 Balanitis

Balanitis

Definition: Da die Entzündung der Glans meist mit einer Entzündung der Haut des inneren Vorhautblatts verbunden ist, sollte man besser von einer Balanoposthitis sprechen.

meist Balanoposthitis (+ Entzündung des inneren Vorhautblatts)

Ätiologie und Pathogenese: *Pyogene* oder *sexuell* übertragbare Mikroorganismen können eine Balanitis auslösen (s. Tab. 8-1). Sie kann auch im Rahmen ge-

Ätiopathogenese:
- pyogene und sexuell übertragbare Erreger

- bei generalisierten entzündlichen Erkrankungen

klinische Formen:
- makulo-papulös, vesikulös
- ulzerös, papillomatös

Differentialdiagnose:
- Peniskarzinom
- Erythroplasie
- Lichen sclerosus

neralisierter entzündlicher Erkrankungen auftreten. **Klinisch** werden *makulo-papulöse, vesikulöse, ulzeröse* und *papillomatöse* Formen unterschieden. Der mikrobiologischen **Diagnostik** dienen Direktabnahme des Materials mit Ösen, Aspiration von Bläscheninhalt und Abklatschpräparate.

Differentialdiagnostisch müssen *Peniskarzinom, Erythroplasie* und *Lichen sclerosus* abgegrenzt werden. Die **Therapie** richtet sich nach dem *Erreger,* bei rezidivierenden Infektionen sollte eine *Zirkumzision* erfolgen.

Fournier-Gangrän

8.3.5.2 Fournier-Gangrän

nekrotisierende Gangrän der Skrotum- und Penisschaftfaszie

Ätiopathogenese: Auslösung durch Mischinfektion (Aerobier + Anaerobier)

Definition, Ätiologie und Pathogenese: Die Fournier-Gangrän ist eine akut verlaufende, nekrotisierende Gangrän der Faszie des Skrotums und Penisschaftes (Abb. 8-4). Sie wird wahrscheinlich durch eine Mischinfektion aerober und anaerober Erreger verursacht. Eine Endarteriitis der Skrotalgefäße führt zu ausgedehnten *Nekrosen.* Ausgangspunkt sind meist nicht adäquat therapierte *Fisteln* und *Abszesse* der Rektal- und Perianalregion oder therapeutische/diagnostische Manipulationen an den ableitenden Harnwegen.

Klinik:
- initiale **Schwellung und Schmerzen**
- ausgedehnte **Nekrose innerhalb von Stunden** → Sepsis
- **Diagnose** durch Klinik, Sicherung durch Erregernachweis

Therapie:
- **parenterale Breitbandantibiotika**
- **chirurgische Sanierung**
- **Mortalität 10 %**

Klinik: Nach initialen lokalen Veränderungen (Schwellung, Schmerzen) kommt es innerhalb von Stunden zu *ausgedehnter Nekrose* mit schweren Allgemeinsymptomen bis zur Sepsis.

Therapie: sofortige Klinikeinweisung und unverzügliches chirurgisches Debridement neben einer parenteralen Therapie mit Breitbandantibiotika. Trotz adäquater Therapie beträgt die Mortalität 10 %.

8.3.6 Hoden und Nebenhoden

Epididymitis

8.3.6.1 Epididymitis

Nebenhodenentzündung

Ätiopathogenese:
- **Infektionswege:**

Definition, Ätiologie und Pathogenese: Die Epididymitis ist eine Entzündung des Nebenhodens, der infektiöse und nichtinfektiöse Ursachen zugrunde liegen können. Folgende **Infektionswege** sind abzugrenzen:

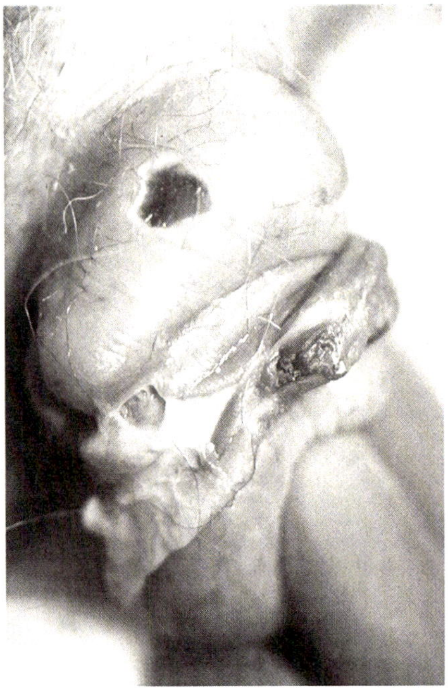

Abb. 8-4: Fournier-Gangrän des Penis nach Zirkumzision bei Diabetes mellitus

- *kanalikulär aszendierend.* Betroffen sind jüngere, sexuell aktive Männer. Erreger sind *C. trachomatis* und *N. gonorrhoeae.*
- *kanalikulär deszendierend.* Betroffen sind Kleinkinder mit Fehlbildungen der Harnwege und ältere Patienten mit/ohne Blasenentleerungsstörungen und mit einem Harnwegsinfekt, dessen Erreger dem der Epididymitis entspricht.
- *hämatogen* (selten), z. B. im Rahmen einer Septikämie

- kanalikulär aszendierend (sexuell übertragbare Erreger)
- kanalikulär deszendierend (HWI)
- hämatogen (bei Septikämie): selten

Die tuberkulöse Epididymitis wird in Abschn. 9.1.2, S. 140 beschrieben. Prädisponierende Faktoren einer akuten infektiösen Entzündung (s. Tab. 8-1) sind infravesikale *Obstruktion,* Verletzung des *Sphinkterverschlußmechanismus,* bakterielle *Prostatitis* und neurogene *Blasenentleerungsstörungen.* Erkranken Kinder, besteht fast immer eine Harnentleerungsstörung mit sekundärer Infektion. Die wichtigste nichtinfektiöse Form ist die „chemische" Epididymitis infolge Refluxes sterilen Urins bei insuffizientem Verschlußmechanismus im Bereich des Colliculus seminalis, z. B. iatrogen nach transurethraler Prostataresektion.

- **prädisponierende Faktoren:**
- infravesikale Obstruktion
- Sphinkterverletzung
- bakterielle Prostatitis
- neurogene Blasenentleerungsstörung
- nichtinfektiöse Ursachen

Klinik: Leitsymptom ist die schmerzhafte Schwellung des Nebenhodens. Kann dieser nicht vom Hoden abgegrenzt werden, liegt eine *Epididymoorchitis* vor. Im allgemeinen beginnt die Entzündung am Nebenhodenschwanz, eine *Begleithydrozele* kann auftreten. Nach Urethritis und Harnwegsinfekt ist zu fahnden. Allgemeinsymptome sind *Fieber* und *Schüttelfrost.*
Die klinische **Diagnose** erfolgt durch Inspektion und Palpation. Die *Anamnese* sollte die genannten Pathomechanismen berücksichtigen. Ergänzend erlaubt die *Sonographie* den Nachweis einer Hydrozele oder Abszedierung. Die Abklärung der Blasenentleerung ist obligat. Die mikrobiologische Diagnostik berücksichtigt Alter und Anamnese des Patienten: untersucht werden Harnröhrenabstriche bei Patienten mit Urethritis und Ausfluß, Mittelstrahlurin bei Patienten mit Harnwegsinfektionen bei Blasenentleerungsstörungen.

Klinik:
- **Leitsymptom: schmerzhafte Nebenhodenschwellung**
- **weiterhin:**
- Begleithydrozele
- Fieber, Schüttelfrost

Diagnose durch Inspektion und Palpation
- Anamnese beachten
- Abklärung auslösender Ursachen
- Erregernachweis führen

Wichtigste **Differentialdiagnose** ist die *Samenstrangtorsion;* bei der Epididymitis kann dopplersonographisch eine Perfusion der A. testicularis nachgewiesen werden. Weiterhin müssen *Orchitis* und akute *Hydrozele* beim Kleinkind sowie die Begleitepididymitis bei Tumoren abgegrenzt werden.
Die **Therapie** erfolgt sofort nach Probeentnahme. Bei **jüngeren Patienten,** bei denen in erster Linie Gonokokken und Chlamydia trachomatis in Frage kommen, werden *Ceftriaxon + Tetrazykline* verordnet, bei **älteren Patienten** mit Blasenentleerungsstörungen *Cephalosporine* und *Aminoglykoside.* Auch *Gyrasehemmer* sind wirksam. Antiphlogistika, Bettruhe, Kühlung und Hochlagern des Hodens ergänzen die Therapie.

- **Differentialdiagnose:**
- Hodentorsion
- Orchitis
- akute Hydrozele (beim Kind)
- Hodentumor

Therapie:
- **erregergerechte Antibiose**
- **Antiphlogistika**
- **Hochlagern, Kühlen, Bettruhe**

Als *Komplikationen* werden Übergreifen der Entzündung auf den Hoden *(Epididymoorchitis), Abszedierung* und *Hodennekrose* gesehen. Im Anschluß an die Entzündung kann eine zeitweilige oder endgültige *Infertilität* sowie eine *Verschlußazoospermie* bei bilateralem Befall auftreten.
Unter der **chronischen Epididymitis** versteht man eine anhaltende, fakultativ schmerzhafte Nebenhodenschwellung. Vor allem die tuberkulöse Epididymitis kann schleichend verlaufen, aber auch nach insuffizienter Therapie kann eine Epididymitis chronisch werden. Palpatorisch finden sich häufig Restinfiltrationen und knotige Narben. Diagnostisch sollten eine Harnwegsinfektion ausgeschlossen und eine Kultur auf Tuberkelbakterien angelegt werden.

Komplikationen:
- Epididymoorchitis
- Abszeß → Hodennekrose
- Infertilität
- Verschlußazoospermie

chronische Epididymitis
- **DD: Tb!**
- **insuffiziente Primärtherapie**

8.3.6.2 Orchitis

Orchitis

Definition, Ätiologie und Pathogenese: Die Orchitis ist eine Entzündung des Hodens. Sie tritt bei vielen *bakteriellen Allgemeininfektionen* (Typhus, Brucellose, Tuberkulose, Q-Fieber), bei Infektionen mit *Mumpsvirus* und bei *Mala-*

Hodenentzündung
3 häufige Formen:
- **Mumpsorchitis**

- **granulomatöse Orchitis**
- **Epididymoorchitis**
- außerdem:
- spezifische Orchitis
- Hodenbeteiligung bei Allgemeininfektionen

Komplikation: Infertilität
1. Mumpsorchitis:

⟹

ria auf. Weitere Formen sind die *granulomatöse Orchitis* und die *Epididymoorchitis* als sekundäre Mitbeteiligung bei der Nebenhodenentzündung.

Wichtigste **Komplikation** ist die Defektheilung mit Zerstörung des Keimepithels (Infertilität).

Die **Mumpsorchitis** tritt nur beim *postpuberalen Patienten* auf, in bis zu 30 % beidseits. Sie beginnt 3–4 Tage *nach der Parotitis* mit schmerzhafter Hodenschwellung, der eine Hodenatrophie folgen kann. Die beste „Therapie" ist die Prophylaxe mittels Impfung nach dem 1. Lebensjahr, eine Therapie mit α-Interferon wird diskutiert.

2. granulomatöse Orchitis
- **wichtigste DD: Hodentumor**

Die Diagnostik der **granulomatösen Orchitis** erfolgt häufig nur durch Biopsie. Wichtigste Differentialdiagnose ist der Hodentumor. Eine medikamentöse Therapie besteht nicht.

Urosepsis und septischer Schock

8.3.7 Urosepsis und septischer Schock

Ätiopathogenese

8.3.7.1 Ätiologie und Pathogenese

⟹

Ursache der Urosepsis sind fast immer gramnegative Erreger, meist E. coli, bei nosokomialen Infektionen oft polyresistente Bakterien, wie Pseudomonas aeruginosa, Enterobacter cloacae. Alle urogenitalen Infektionen können Fokus einer Bakteriämie sein (s. Tab. 8-1).

Prädisponierende Faktoren:
- **Harnabflußbehinderung**
- **hospitalisierte Männer > 60 Jahre**
- **chronische Krankheiten**
- **Abwehrschwäche**
- **Blasendauerkatheter**

Prädisponierende Faktoren sind:
- *Harnabflußbehinderung*
- *Hospitalisierung* über 60 Jahre alter Patienten
- *chronische Krankheiten:* Diabetes mellitus, chronische Nieren-, Herzinsuffizienz, fortgeschrittene maligne Tumoren, Mangelernährung
- *Immunologisch* geschwächte Patienten und urethrale Manipulationen (z. B. *Dauerkatheter*)

gramneg. Bakterien → Zytokinfreisetzung → Aktivierung von Komplement- und Gerinnungssystem, Beeinflussung der Neutrophilen:
- Chemotaxis und Adhäsivität ↑,
- Ansammlung in Lungenstrombahn
- Enzymfreisetzung
- Bildung von Sauerstoffradikalen

↓

septischer Schock → intravasaler Volumenmangel

Lipopolysaccharide gramnegativer Bakterien induzieren in Monozyten/Makrophagen die Synthese und Freisetzung von Zytokinen. Insbesondere die Interleukine-1 und -6, Tumornekrosefaktor (TNF), Interferon (IFN-α) und plättchenaktivierender Faktor (PAF) wirken, meist über weitere Botenstoffe (Prostaglandine, Leukotriene, Thromboxan), auf die Zielorgane und sind für komplexe systemische Effekte verantwortlich. Aktivierung des Komplement- und Blutgerinnungssystems und die Einwirkung entstehender Bruchstücke auf die Neutrophilen mit Steigerung der Chemotaxis und Adhäsivität, Ansammlung in der Lungenstrombahn, Aktivierung, Enzymfreisetzung und Bildung von Sauerstoffradikalen lösen letztlich den *septischen Schock* aus. Dieser ist gekennzeichnet durch endotheliale Schrankenstörung mit Flüssigkeits-, Ionen- und Proteinaus-

Tab. 8-2: Schockphasen bei Urosepsis

	Frühphase	Spätphase
Klinik	Patient fühlt sich warm an	Patient kalt, zyanotisch
Pathophysiologie		
Herzzeitvolumen	normal bis ↑	↓
peripherer Gefäßwiderstand	↓	↑ (Vasokonstriktion)
ZVD	normal bis ↑	↓
Atmung	Tachypnoe	Tachypnoe
Säure-Basen-Haushalt	respiratorische Alkalose Laktatanstieg	metabolische Azidose Laktatanstieg

tritt ins Interstitium. Hämokonzentration, Abnahme des zirkulierenden Blutvolumens, mangelhafte Haut- und Organdurchblutung mit verminderter arteriovenöser Sauerstoffdifferenz durch Umgehung der Kapillaren über multiple Shunts, Anhäufung von Laktat, metabolische Azidose, Anoxie, Fieber, Blutdruckabfall, Leber-, Nieren-, Lungenschädigung und disseminierte intravasale Gerinnung (DIC).

- **Folgen:**
- AVDO$_2$ ↓ durch av-Shunts
- Laktat ↑, Azidose
- Anoxie, Fieber, RR ↓
- Organschädigungen, DIC

8.3.7.2 Klinik

Klinik

Leitsymptom ist septisches, intermittierendes Fieber mit Schüttelfrost. Der Patient wirkt schwerkrank, ist blaß und schweißbedeckt. Der Puls ist schnell und flach, der Blutdruck oft niedrig, Herz- und Atemfrequenz sind erhöht.
Die **hyperdyname Frühphase** mündet in die **hypodyname Schockphase** (Tab. 8–2).

- **Leitsymptom:** septisches Fieber, Schüttelfrost
- Patient blaß, schweißbedeckt
- Puls flach, HF und AF ↑, RR ↓
- **hyperdyname Frühphase**
- **späte Schockphase**

8.3.7.3 Diagnose

Diagnose

Möglichst im Fieberanstieg entnommene, aerobe und anaerobe Blutkulturen sind unverzichtbar. Während bei Kindern im allgemeinen eine Leukopenie beobachtet wird, findet sich bei Erwachsenen eine Leukozytose mit Linksverschiebung. Charakteristisch für eine DIC sind Thrombopenie und Abnahme der Gerinnungsfaktoren II, V und VII; Fibrinspaltprodukte häufen sich.
Weitere Laborveränderungen äußern sich in einem Blutzuckeranstieg und einem Anstieg des spezifischen Uringewichts, verursacht durch verminderte Nierenperfusion. Eine zunehmende Reduktion des pO$_2$ zeigt den protrahierten Schock an, im Endstadium findet sich eine metabolische Azidose. Hohe Serumlaktatspiegel (>5 mmol/l) korrelieren mit der Mortalität. Eine diffuse Verschleierung der Lungen im Thoraxbild ist das Korrelat der Schocklunge.

- **Blutkulturen**
- **Kinder:** Leukopenie
- Erwachsene: Leukozytose
- **Disseminierte intravasale Gerinnung (DIC):**
- Faktoren II, V, VII ↓
- Fibrinspaltprodukte ↑
- Blutzucker ↑
- spezifisches Uringewicht ↑
- pO$_2$ ↓, respiratorische Alkalose → metabolische Azidose
- Laktat i. S. ↑

8.3.7.4 Komplikationen

Komplikationen

Komplikationen betreffen:
- die **Niere** mit *Nierenversagen* und akuter tubulärer *Azidose*, das **Herz** mit *Arrhythmie* und *Herzversagen*
- das **Gefäßsystem** mit Hämorrhagien, die **Lungen** (Schocklunge).

- **Nierenversagen**
- **Herzversagen**
- **DIC**
- **Schocklunge**

8.3.7.5 Therapie

Therapie

Wichtigste Maßnahmen sind die **frühe Diagnostik** und **Bekämpfung einer Bakteriämie** und die Beseitigung der Harnabflußstörung.

frühe Diagnose und Bekämpfung der Bakteriämie!

Im einzelnen sind folgende Maßnahmen zu ergreifen:
- **Diagnostik der bestehenden Bakteriämie** durch mikrobiologische Untersuchung von Urin, Blutkulturen und Kathetern.
- **Flüssigkeitsbilanzierung.** *Zentraler Venenkatheter* für eine ausreichende, am zentralen Venendruck orientierte Flüssigkeitszufuhr, transurethraler oder suprapubischer Blasenkatheter zur Messung der Urinausscheidung.
- **Kolloidale Lösungen** (z. B. niedermolekulare Dextranlösungen) zur Minderung von Thrombozytenaggregation und Blutviskosität und zur Erhöhung des onkotischen Drucks.
- **Regelrechte antimikrobielle Therapie:** initiale Therapie mit *Reserve-Betalaktam-Antibiotika* (z. B. Cephalosporine) + *Aminoglykoside*, bei Kenntnis von Erreger und Resistenz gezielte Therapie, bei Verdacht auf Pseudomonas-, Staphylokokken-, Anaerobier- oder Pilzinfektion entsprechende Ergänzung der Behandlung.
- **Vasoaktive Substanzen** zur Verbesserung der kardialen Leistung. Insbesondere *Dopamin* bewirkt in niedriger Dosis über eine Verbesserung von Myokardkontraktilität und renaler und mesenterialer Durchblutung eine Anhebung des Blutdrucks und der Urinausscheidung.

1. **Identifikation des Erregers**
2. **Flüssigkeitsbilanzierung**
   - ZVK
   - Katheter
3. **Flüssigkeitssubstitution:**
   - kolloidale Lösungen
4. **hochdosierte antimikrobielle Therapie:**
   - initial **Cephalosporin + Aminoglykosid**
   - **ggf. Erweiterung**
5. **vasoaktive Substanzen:**
   - Dopamin!

6. O_2-Zufuhr
- $pO_2 > 70$ mm Hg

7. Digitalisierung

8. Schleifendiuretika:
- Furosemid

9. Heparinisierung

- Eine **ausreichende Sauerstoffzufuhr** soll den arteriellen pO_2 auf 70–90 mmHg heben.
- Die **Digitalisierung** ist bei Verdacht auf kongestive Herzinsuffizienz angezeigt.
- **Schleifendiuretika** begegnen der Oligurie und dienen der Prophylaxe einer akuten tubulären Nekrose.
- Eine frühzeitige **Heparinisierung** ist zu Prophylaxe und Therapie der DIC indiziert (Dosis: 1000–2000 IE alle 4–6 Stunden).

Prognose

8.3.7.6 Prognose

Mortalität des septischen Schocks 50 %!

Sie wird bestimmt durch die der Urosepsis zugrundeliegende Erkrankung. Die Mortalität liegt beim septischen Schock immer noch bei 50 %.

9. Spezifische Entzündungen des Urogenitalsystems

G. Rodeck

9.1 Urogenitaltuberkulose (UGT)

Urogenitaltuberkulose

Definition und Epidemiologie: Die Urogenitaltuberkulose ist eine der sekundären Organmanifestationen nach hämatogener Streuung, die von einer *primären Lungentuberkulose* und heute nur noch selten von einer Darmtuberkulose ausgehen.

- **sekundäre UGT n. hämatogener Streuung einer Lungentuberkulose**

Die Zahl der Tuberkulosekranken ist in den Industrieländern aufgrund verbesserter Hygiene und effektiver medikamentöser Therapie wesentlich zurückgegangen.
Neue Gesichtspunkte ergeben sich für die kommenden Jahre durch den Zustrom von *Flüchtlingen* und *Asylanten* sowie durch die steigende Zahl von *HIV-Infektionen*, bei denen sich in ca. 5 % eine aktive Tuberkulose nachweisen läßt gegenüber 0,2 % bei der Bevölkerung allgemein. Als weiterer Risikofaktor ist die *Immunsuppression bei Organtransplantierten* zu werten.

- **starker Rückgang der Erkrankung**

> Die UGT ist von allen **extrapulmonalen Organmanifestationen** mit 33 % die häufigste.

- **UGT häufigste extrapulmonale Manifestation**

Während für alle Tuberkuloseerkrankungen der Altersgipfel zwischen dem 20. und 40. Lebensjahr liegt, ist für die UGT zur Zeit noch eine deutliche Häufung in höheren Altersstufen (40–70 Jahre) festzustellen.

- **Erkrankungsgipfel 40–70 Jahre**

Die Möglichkeit neu auftretender Infektionsquellen muß ebenso wie die Reaktivierung in Einzelfällen auch durch Anwendung der extrakorporalen *Stoßwellenlithotripsie (ESWL)* und die *Alterstuberkulose* in Betracht gezogen werden.

9.1.1 Ätiopathogenese

Ätiopathogenese

Erreger ist heute im mitteleuropäischen Raum fast ausschließlich *Mycobacterium tuberculosis,* das durch Tröpfcheninfektion in die Atemwege gelangt, wo sich in 90–95 % der Primärkomplex ausbildet, von dem bei ungünstiger Abwehrlage hämatogen, seltener auch lymphogen andere Organe, wie z. B. die Niere, sekundär befallen werden. Die Entwicklung einer UGT ist schematisch in Abb. 9-1 dargestellt. Beim Mann ist die *Urotuberkulose* in 70–85 % mit einer *Genitaltuberkulose* (Prostata, Samenblasen, Nebenhoden) kombiniert.

- **Erreger:** Mycobacterium tuberculosis
- **Primärkomplex** in > 90 % in der Lunge
- **hämatogene Ausbreitung** u. a. in Nieren und Genitalorganen

Zunächst kommt es in beiden Nieren zur Ansiedlung der Bakterien in der Rindenzone mit Ausbildung *epitheloidzelliger Granulome,* die bei positiver Immunreaktion große Heilungstendenz besitzen und sich oft nur in einer Niere weiter entwickeln. Dieses *parenchymatöse Stadium* ist klinisch kaum faßbar, da ein Bakteriennachweis im Urin erst dann möglich ist, wenn die Rindengranulome über die Markzone durch Konfluenz und Einschmelzung Anschluß an das Hohlsystem der Niere gefunden haben. In diesem Stadium der *„offenen"* Urotuberkulose kann sich die Erkrankung kanalikulär deszendierend ausbreiten und auf die männlichen Genitalorgane übergreifen (s. Abb. 9-1). Daneben ist eine direkte hämatogene Infektion der Genitalorgane beider Geschlechter möglich.

- **in der Niere Entwicklung tuberkulöser Granulome mit guter Heilungstendenz**
- Ausbreitung in der Niere und Übergreifen auf die ableitenden Harnwege und Genitalorgane

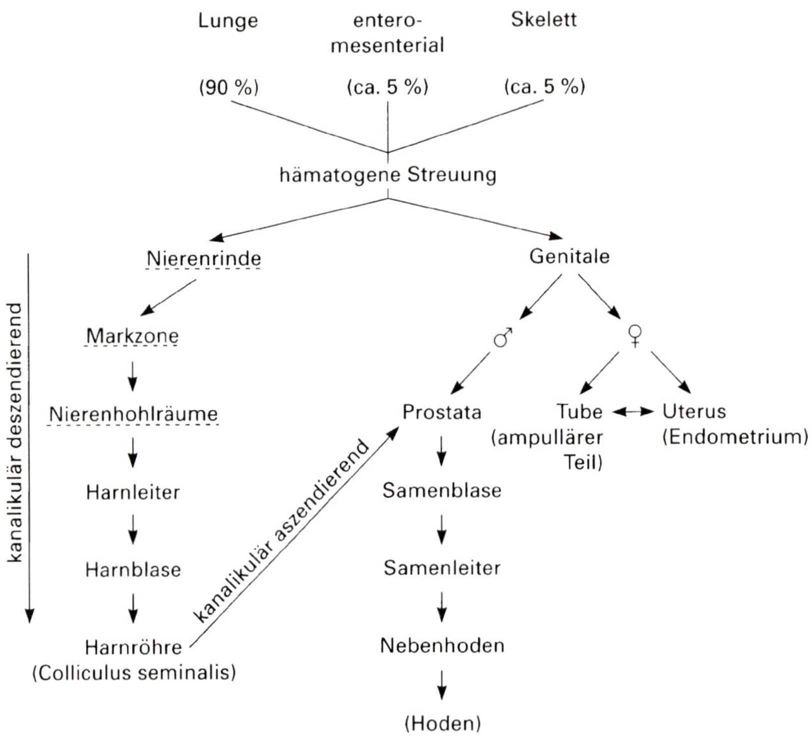

Abb. 9-1: Entstehung und Ausbreitung der Urogenitaltuberkulose nach hämatogener Streuung des Primärkomplexes

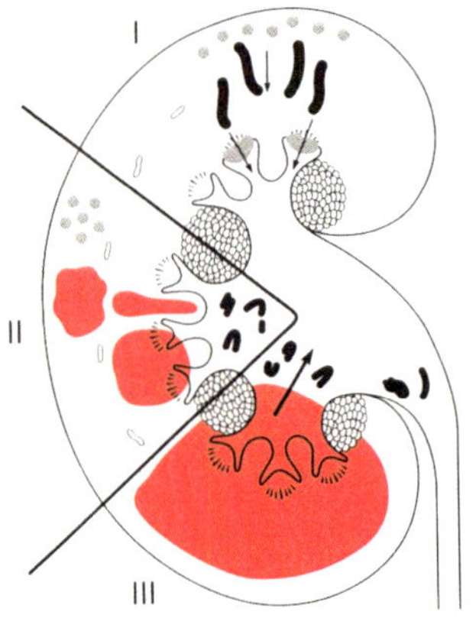

Abb. 9-2: Schematische Darstellung der Stadien I–III der Nierentuberkulose

3 Stadien für Urotuberkulose

9.1.1.1 Stadien der Urotuberkulose

Für die **Urotuberkulose** hat sich unter Berücksichtigung der klinischen und röntgenologischen Befunde sowie der speziellen Morphologie folgende Einteilung in *3 Stadien* bewährt (Abb. 9-2):

I. parenchymatös-ulzeröses Stadium
- **Papillenherde**
- **Kelchdestruktion**

• **Parenchymatos-ulzeröses Stadium I:** Hier sind sowohl die kleinsten initialen Parenchymherde als auch die sich anbahnende Ausbreitung in Richtung Hohlsystem mit röntgenologisch nachweisbaren kleinen *Papillenherden* und *Kelchdestruktionen* als Ausdruck der bakteriologisch nachweisbaren Urotuberkulose zusammengefaßt (Abb. 9-3).

II. ulzerös-kavernöses Stadium
- **Kavernen**
- **Pyelitis casaeosa**
- **Ureter-, Ostiumobstruktion**

• **Ulzero-kavernöses Stadium II:** Es beinhaltet einzelne, aber auch multiple durch Einschmelzung entstandene *Kavernen* der Rinden- und Markzone, die entweder noch mit spezifischem Granulationsgewebe, käsigen Nekrosen oder flüssigem Eiter angefüllt sind. Typisch ist hier die kanalikuläre Ausbreitungs-

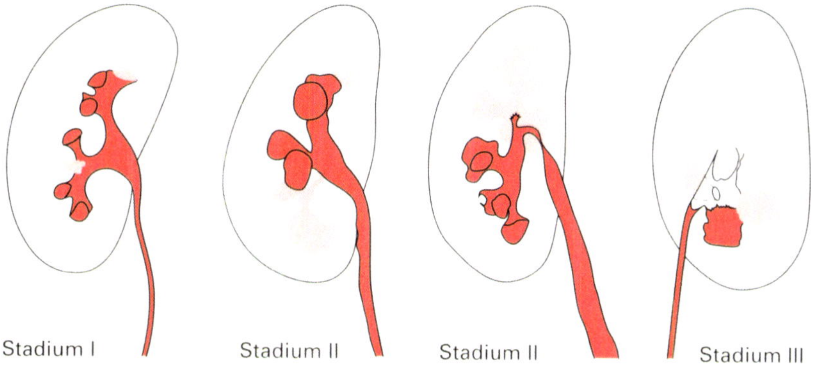

Abb. 9-3: Schematische Darstellung röntgenologischer Stadien (I–III) der Nierentuberkulose

tendenz mit Befall des Pyelon *(Pyelitis casaeosa)*, Neigung zu *Obstruktionen* an vorgebildeten Engen wie Kelchhälsen, pyeloureteralem Übergang und Ureter mit Prädelektionsstelle an distalem Ureter und Ostium. Obwohl ganze Kelchgruppen durch komplette Kelchhalsstenosen ausfallen können, liegt in diesem Stadium gewöhnlich noch eine ausreichende Nierenfunktion vor, insofern nicht durch Harnstauung bei Ureterobstruktionen eine zusätzliche Funktionsbeeinträchtigung erfolgt (Abb. 9-3).

• **Tuberkulöse Pyonephrose und Kittniere im Stadium III:** Dieses Stadium ist durch hochgradige Einschränkung der *Nierenfunktion (< 15 %)* gekennzeichnet und kann auf verschiedene Weise entstehen.

III. tuberkulöse Pyonephrose u. Kittniere
- **Nierenfunktion < 15 %!**

Zum einen kann der Übergang von Befunden des Stadiums II zur funktionslosen Pyonephrose durch plötzlich einsetzende komplette Ureterobstruktion rasch erfolgen, zum anderen ist die Kittniere mit meist vollständigem Schwund des Nierenparenchyms das Ende eines langfristigen, mit Organzerstörung einhergehenden Selbstheilungsprozesses, der völlig symptomlos verlaufen kann und daher nicht selten als Zufallsbefund erfaßt wird (Abb. 9-3).

9.1.1.2 Latenzzeit

Latenzzeit

Die sehr unterschiedliche Zeitspanne von 6 Monaten bis 30 Jahren zwischen primärer Streuung und klinischer Manifestation ist von *Zahl* und *Virulenz der Tuberkelbakterien*, der *Immunitätslage* des Organismus und vom Zeitpunkt der *Diagnosestellung* abhängig. Sie ist nur dann zuverlässig zu bestimmen, wenn die hämatogene Streuung, z. B. durch eine Pleuritis exudativa zeitlich erfaßt wird.

- **6 Mon.–30 Jahre abhängig von Virulenz u. Zahl der Erreger sowie Abwehrlage**

9.1.2 Klinik, Diagnostik

9.1.2.1 Klinik

Klinik

Erst im fortgeschrittenen Stadium der **Urotuberkulose** treten dumpfe Flankenschmerzen auf. Wichtig ist die *Anamnese* bezüglich pulmo-pleuraler und extrapulmonaler Vorerkrankungen, wie Lymphknoten-, Knochen- oder Gelenktuberkulose.

1. Urotuberkulose:
- **keine Frühsymptomatik**
- **Anamnese**

> **Praxishinweis:** Neben den Symptomen *Pollakisurie, Mikrohämaturie* und *subfebrilen Temperaturen* ist die **sterile Leukozyturie** wegweisend.

- **Praxishinweis**

⇐

Septische Temperaturen werden nur bei Mischinfektionen und gleichzeitiger Harnstauung beobachtet. Der Nachweis unspezifischer Erreger kann die frühzeitige Diagnose erheblich verzögern.

2. Genital-Tb
- **männliches Genitale**
- Nebenhodeninfiltrate
- D. deferens-Verhärtung
- rektaler Tastbefund: Prostatainduration
- **bei der Frau**
- primäre Sterilität
- Menstruationsanomalie

Die **Genitaltuberkulose** *des Mannes* tritt durch mehr oder weniger schmerzhafte *Schwellung des Nebenhodens* und knotige *Verhärtung des Ductus deferens* in Erscheinung. **Rektaler Tastbefund:** meist strangförmige Induration der Prostata (DD: Prostatakarzinom), prallelastische Vorwölbung der Samenblasen.
Bei der **Frau:** Unklare Unterbauchbeschwerden, Menstruationsanomalie und primäre Sterilität können Hinweis auf eine Genitaltuberkulose sein.

Diagnostik

9.1.2.2 Diagnostik

Wegen der uncharakteristischen Symptomatik ist eine **Frühdiagnose** der UGT nur möglich, wenn bei den genannten hinweisenden Symptomen rechtzeitig an die Möglichkeit einer Tuberkulose gedacht wird und entsprechende Untersuchungen gezielt durchgeführt werden.

1. aktive Tb:
- **Nachweis M. tuberculosis im Urin, Exprimat oder Ejakulat, spez. Gewebsveränderungen**

- Die **aktive Urotuberkulose** wird durch Nachweis von Mycobactrium tuberculosis im Urin, evtl. Exprimaturin oder Ejakulat bzw. durch den histologischen Befund an Biopsie- oder Operationsmaterial diagnostiziert.
- Bei **UGT-Verdacht** sind folgende Untersuchungen angezeigt:

2. UGT-Verdacht:

(1) Urin.

a) Urinuntersuchung: mikroskopisch, bakteriologisch

Dreimalige steril aufgefangene *Probe des Morgenurins* (40–100 ml), Lagerung bei 4 °C.
- Spezialfärbung nach Ziehl-Neelsen zum mikroskopischen Nachweis *säurefester Stäbchen*
- *bakteriologische Kultur* nach Löwenstein-Jensen
  Radiometrische Verfahren ermöglichen eine schnelle Beurteilung.
- *Tierversuche* sind nur noch in Ausnahmefällen angezeigt.

(2) Bildgebende Verfahren

b) Nierenleeraufnahme:
- **Verkalkungen!**

- Nierenleeraufnahme und Ausscheidungsurogramm (evtl. mit Schichtaufnahmen). Das Leerbild zeigt disseminiert angeordnete *Verkalkungen.* Typisch sind großräumige, den einzelnen Kelchgruppen entsprechende *verkalkte Kavernen* bei Kittnieren und *Kalkherde in der Prostata.*

c) Urogramm:
- **Kelchdeformierungen**
- **Ureterobstruktion**

Im *Urogramm* sind Destruktionen der Kelchkonturen, -deformierungen infolge Papillennekrosen (Abb. 9-4), klein- oder großräumige Kavernen mit inkompletter Stenosierung des zugehörigen Kelchhalses oder komplette Kelchhalsabbrüche mit „stummen Kavernen", die zur Abdrängung benachbarter Kelchabschnitte führen, zu beachten. Gleichzeitig vorhandene Obstruktionen im Ureterbereich erleichtern die röntgenologische Diagnose einer Urotuberkulose (Abb. 9-5).

- **DD:**
- xanthogranulomatöse Pyelonephritis
- Pyelitis- und Ureteritis cystica
- M. Ormond

d) Urethrozystogramm
- **Beurteilung von Prostata und Harnblase (Reflux?)**

e) Sonographie, CT: ergänzende Untersuchung

Differentialdiagnose: Xanthogranulomatöse Pyelonephritis, Pyelitis- und Ureteritis cystica, retroperitoneale Fibrose (M. Ormond).
- **Retrogrades Urethrozystogramm:** Aussagekräftige Methode zum Nachweis kleinerer oder größerer Prostatakavernen im Stadium I–III (Abb. 9-6) sowie spezifischer Urethrastrikturen. Gleichzeitige Beurteilung der Harnblase bezüglich Deformierung, Schrumpfung und Vorliegen eines ureteralen Refluxes.
- *Sonographie und CT:* Wertvolle Ergänzung des Ausscheidungsurogramms zur Bestimmung von Lage und Größe sowie Morphologie raumfordernder (kavernöser) Nierenprozesse. Die Sonographie hat darüber hinaus besondere Bedeutung für die Verlaufsbeobachtung von Stauungszuständen unter der medikamentösen Therapie.

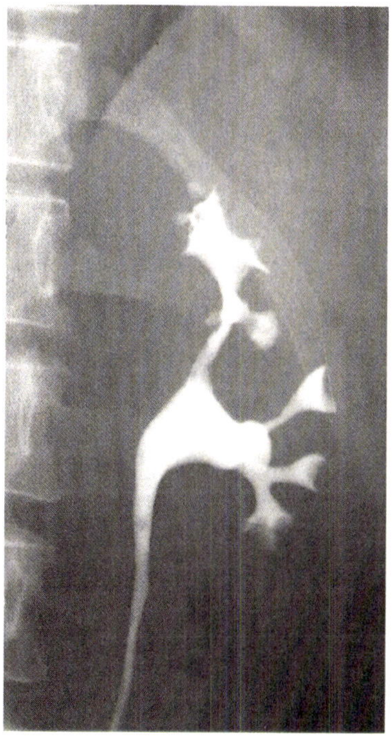

Abb. 9-4: Pyelogramm mit Destruktionen und kleinkavernösen Veränderungen an der oberen Kelchgruppe und am Kelchhals, diskreter Befund an der unteren Kelchgruppe

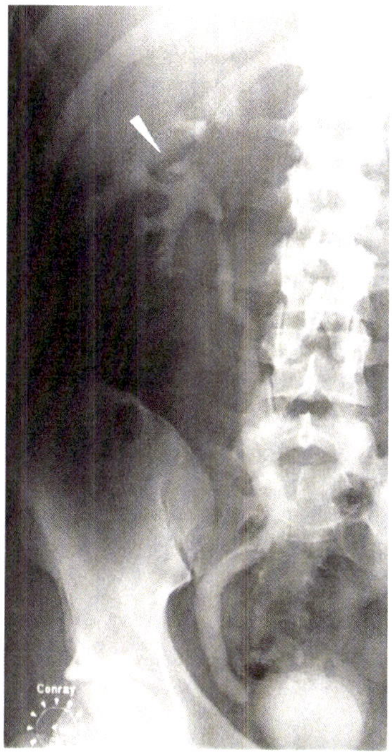

Abb. 9-5: Ausscheidungsurogramm re.: Zeichen spezifisch entzündlicher Veränderungen an der oberen Kelchgruppe mit Verplumpung der Kelchnischen, Abdrängung eines Kelches nach kaudal (→) und inkompletter Kelchhalsstenose.
Dilatation des Harnleiters bei prävesikaler Ureterstenose

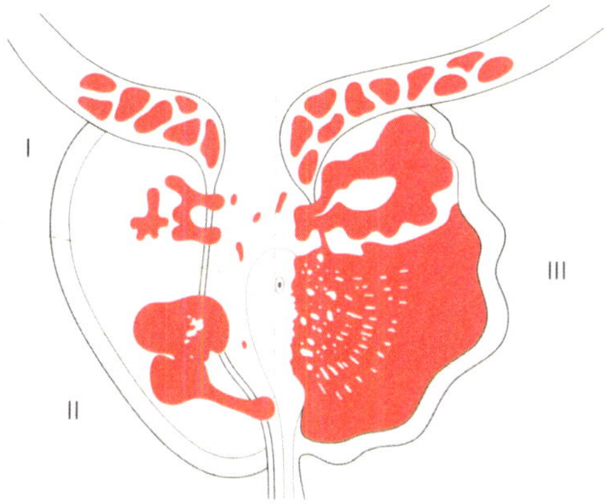

Abb. 9-6: Stadieneinteilung (I–III) der kavernösen Prostatatuberkulose nach typischen Befunden des retrograden Urethrozystogramms

• **Endoskopie und retrograde Ureteropyelographie** (s. Abschn. 5.5.1.3, S. 74): Beide Untersuchungsmethoden sollten als invasive Methoden möglichst erst nach Einleitung der medikamentösen Therapie vorgenommen werden. Es können sowohl spezifische Veränderungen der Blase erkannt als auch Harnleiter und Nierenhohlräume bei gestörter Kontrastausscheidung retrograd zur Darstellung gebracht werden.

f) endoskopischer Nachweis spez. Blasenveränderungen, Biopsie, retrograde Ureteropyelographie bei mangelhafter Darstellung im Urogramm

g) Nuklearmedizin: Bestimmung der globalen und seitengetrennten Nierenfunktion

(3) Nuklearmedizinische Untersuchungen (s. Abschn. 5.6, S. 80) mit Bestimmung der *seitengetrennten Funktion* sind für die Entscheidung zu organerhaltenden Operationsmaßnahmen und zur Verlaufsbeobachtung von Bedeutung.

h) Tuberkulintest:
- **Stempeltest**
- **Intrakutantest**

(4) Tuberkulintests: Bei Infektion mit M. tuberculosis kommt es immer zu einer *Sensibilisierung* gegen spezifische Antigene, die sowohl mit dem *Stempeltest* nach Tine als auch mit dem *Intrakutantest* nach Mendel-Mantoux nachgewiesen werden können. Eine Positivreaktion besagt jedoch nichts über die Aktivität eines Tb-Prozesses.

Therapie

9.1.3 Therapie

1. Medikamentös in Initial- u. Stabilisierungsphase

Antituberkulotika (1. Wahl):
- **Rifampicin**
- **Isoniazid**
- **Pyrazinamid**
- **Streptomycin**
- **Ethambutol**
- **Protionamid**
- **Praxishinweis**

9.1.3.1 Medikamentöse Behandlung

Bei gesicherter aktiver Tuberkulose ist die kombinierte antituberkulotische Chemotherapie mit Medikamenten der höchsten Wirksamkeitsstufe indiziert (Tab. 9-1):
- **Initial:** 3-4fach Kombination für 2–3 Monate
- **zur Stabilisierung:** 2fach Kombination für 3–4 Monate

> **Praxishinweis:** Bei *Niereninsuffizienz* muß die *Dosis reduziert* und ggf. das Applikationsintervall verlängert werden.

- **simultane Steroidgaben nur unter strenger Kontrolle**
- Kurzzeittherapie mit INH, RMP (6 Mo.)

Durch frühzeitige Verabreichung von **Kortikosteroiden** können Obstruktionen an den harnableitenden Wegen zurückgebildet bzw. verhindert werden.
Die **6monatige Kurzzeittherapie** gilt nur für den Fall, daß INH und RMP für die gesamte Dauer zum Einsatz kommen. Andernfalls und bei komplizierten Krankheitsverläufen (z. B. bei Aidskranken) verlängert sich die *Therapiedauer auf 9–12 Monate.*

Tab. 9-1: Antituberkulotika (Mittel der 1. Wahl)

Medikament (Abkürzung)	Erwachsenendosis (Dosisbereich)	Applikation	Hauptnebenwirkung
Rifampicin (RMP)	(7)–10 mg/kg (450–600 mg/d)	oral, Infusion	cholostatische Hepatitis
Isoniazid (INH)	5–(8) mg/kg (0.3–0.6 g/d)	oral, Infusion	Hepatitis (Transaminasenerhöhung) Polyneuropathie (durch Pyridoxin vermeidbar)
Pyrazinamid (PZA)	30–35–(40) mg/kg (bis 50 kg: 1.5 g/d über 50 kg: 2.0 g/d)	oral	Hepatitis Hyperurikämie Gelenkbeschwerden
Streptomycin (SM)	10–15 mg/kg (0.75–1.0 g/d)	i.m., Infusion	Ototoxizität (Schädigung des N VIII) Nephrotoxizität
Ethambutol (EMB)	20–25 mg/kg (1.0–2.0 g/d)	oral, Infusion	Optikusneuritis Zentralskotom Visusverlust Nephrotoxizität
Protionamid (PTH)	10–15 mg/kg (0.75–1.0 g/d) 5–7.5 mg/kg bei Kombination mit INH	oral, Infusion	Hepatitis gastrointestinale Nebenwirkungen

Tab. 9-2: Tuberkulosebehandlung – Kontrolluntersuchungen

a) in der Initialphase und vor Beginn der Therapie

	bei Therapie mit	Untersuchung	Intervall
Blut	RMP, PTH, PZA	SGOT, SGPT, GT, Bilirubin	4–6 Wochen
	RMP + INH	" " " "	
		1. Kontr. n. 2 Wochen, dann	
	EMB	Kreatinin	
	SM, CM	Kreatinin	
	PZA	Harnsäure n. 2 Wochen, dann	
	Kortikoide	Blutzucker, Na, K.	je nach Verlauf
Urin	generell	Urinstatus Tb-Bakteriologie (1. Serie n. 3tägiger Medikamentenpause)	4–6 Wochen
Gewicht	generell	z. Dosisanpassung der Antituberkulotika	4 Wochen
Augenarzt	EMB	Ausschluß eines Zentralskotoms, Farbsehstörung, Visusverschlechterung	4–6 Wochen
HNO-Arzt	SM, CM	Ausschluß von Hörverlusten u. Gleichgewichtsstörungen	2–3 Wochen
Ultraschall	generell	Nieren, Blase, Prostata, Hoden/Nebenhoden Indikation wie bei Röntgenuntersuchung	4–6 Wochen
Röntgen	generell	Urogramm, Refluxzystogramm abhängig von Ausgangs- bzw. Vorbefund und Beschwerden	8–12 Wochen

b) in der Stabilisierungsphase

• Blut-, Urin- und Gewichtskontrollen, Augen- und HNO-ärztliche Untersuchungen wie in der Initialphase	4–6 Wochen
• Tb-Bakteriologie ab stabiler Konversion – nach 3tägiger Medikamentenpause • Röntgen bzw. Ultraschalluntersuchung	2× im Abstand von 6 Monaten, dann 1× jährlich über 5–7 Jahre

Zur Feststellung der Wirksamkeit und wegen der individuell unterschiedlich auftretenden Nebenwirkung sind regelmäßige Kontrollen angezeigt (Tab. 9-2).

• **Kontrolluntersuchungen**

9.1.3.2. Operative Behandlung

2. Operativ

Im Gegensatz zu früheren Jahren stehen heute organerhaltende Maßnahmen für das **Stadium II** nach 2–3monatiger medikamentöser Vorbehandlung im Vordergrund. Rekonstruierende Operationen an den ableitenden Harnwegen sind angezeigt, wenn sich Obstruktionen unter der Therapie nicht zurückbilden oder verstärken.

im Stadium II organerhaltend nach 2–3monatiger Vorbehandlung

Im **Stadium III** sollte die oft mischinfizierte *tuberkulöse Pyonephrose* mit einem Funktionsanteil unter 10% nach 6–8wöchiger Vorbehandlung entfernt werden (Abb. 9-7).

• **Stadium III: Nephro-Ureterektomie nach 6–8wöchiger Vorbehandlung**

Die symptom- und funktionslose Kittniere stellt keine dringliche Indikation zur Nephrektomie dar.

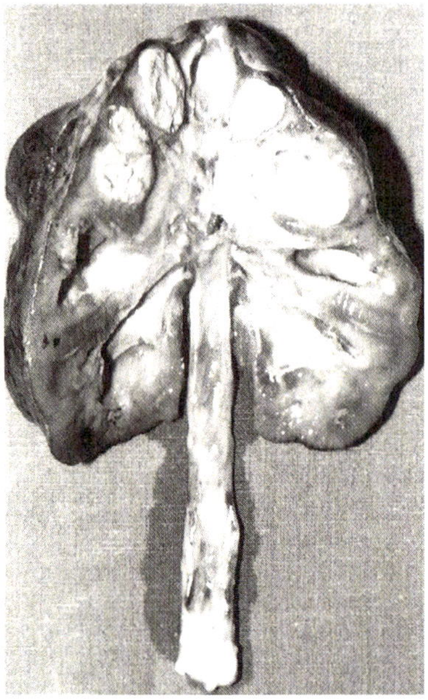

Abb. 9-7: Operationspräparat einer mischinfizierten tuberkulösen Kittniere (obere Kelchgruppe) und Pyonephrose. Hochgradige Schrumpfung des Pyelon, Dilatation und Wandinfiltration des Ureters

- Behandlung von Prostata, Samenbläschen, Nebenhoden – nur medikamentös

Prostata-, Samenbläschen- und Nebenhodentuberkulosen werden ausschließlich medikamentös behandelt.

- **Praxishinweis: Infektiosität**

⇨

Praxishinweis: Die **Ansteckungsgefahr** ist bei der Urogenitaltuberkulose sehr gering. Schon während der Initialphase ist eine *stabile Urinkonversion* zu erwarten und somit eine Umgebungsgefährdung nicht gegeben. **Arbeitsunfähigkeit** ist deshalb nur für die Dauer einer stationären Behandlung und in der initialen Therapiephase anzunehmen. Dies gilt für alle Berufe auch der Lebensmittelbranche und des Gaststättengewerbes.

Voraussetzung ist allerdings, daß die Medikamente zuverlässig eingenommen werden und die Kontrolluntersuchungen regelmäßig erfolgen.

Bilharziose

9.2 Bilharziose

parasitäre Erkrankung der Subtropen u. Tropen

Definition. Die Bilharziose ist eine *parasitäre* Erkrankung in den Subtropen und Tropen.

Epidemiologie:

Epidemiologie. Die Schistosomiasis ist die häufigste *spezifische Entzündung* am Urogenitalsystem.

- **weltweit 300 Mill. Erkrankte – häufigste spezifische Urogenitalerkrankung**

Sie ist vorwiegend in den Ländern Afrikas, des Nahen Ostens und vereinzelt auch in europäischen Mittelmeerländern endemisch. Die Zahl der Erkrankten wird auf ca. 300 Mio. geschätzt. Der weitverbreitete Flugtourismus und die Entsendung von Industriegruppen in Entwicklungsländer hat auch in den mitteleuropäischen Ländern zu einer allgemeinen Zunahme der Erkrankungen geführt.

Erreger:
- **Schistosoma haematobium (Pärchen-Egel)**
- **Zwischenwirt: Bulinus truncatus (Süßwasserschnecke)**

Erreger. Erreger der **Blasenbilharziose** ist das 1852 von dem Deutschen Bilharz entdeckte *Schistosoma haematobium*, ein tropischer Saugwurm (Pärchen-Egel) von 10–20 mm Länge, mit der Süßwasserschnecke (Bulinus truncatus) als Zwischenwirt.

2-monatiger Zyklus:
Bulinus truncatus
↓

Der **Zyklus** im Wirtsorganismus *(Mensch)* und Zwischenwirt *(Süßwasserschnecke)* ist in Abb. 9-8 schematisch dargestellt. Die von *Bulinus truncatus* ausgeschiedenen und im Wasser schwärmenden *Zerkarien* durchbohren beim Baden in verseuchten Gewässern

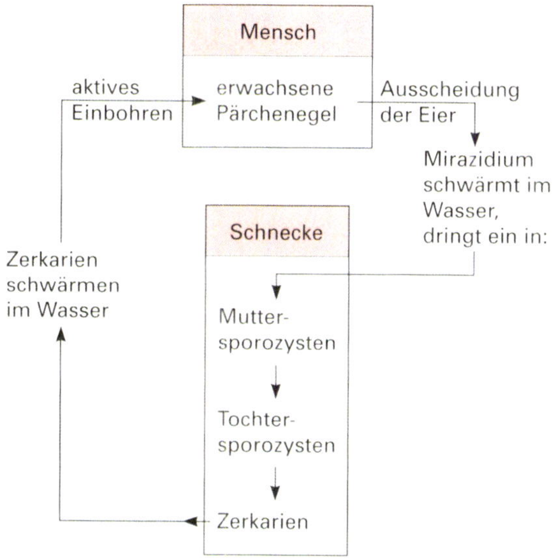

Abb. 9-8: Entwicklungszyklus von Schistosoma haematobium

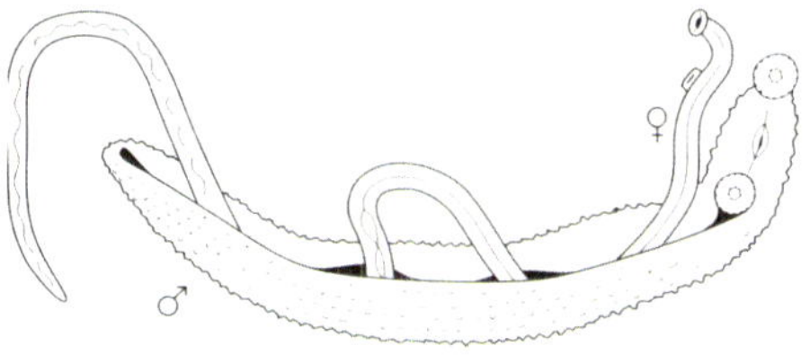

Abb. 9-9: „Pärchenegel", Schema (s. Text)

die intakte Haut und gelangen so in den menschlichen Organismus, wo sie sich zunächst zu noch nicht geschlechtsreifen Schistosomen entwickeln und auf der Wanderung über das Gefäßsystem bis zum Ansiedlungsort in dem Venenplexus des Beckenraumes Geschlechtsreife erlangen. Hier legen die Weibchen pro Tag etwa 20–30 Eier ab, wodurch die Kapillaren „verstopfen". In den Eiern entwickeln sich **Mirazidien,** die im Wirtsgewebe entzündliche Veränderungen hervorrufen. Von hier aus gelangen die Eier über die Blasenwand ins -lumen und werden mit dem Urin ausgeschieden. Auf dem Blutweg ist auch eine Ausbreitung in andere Organe, wie Leber und Lunge, möglich. Die mit dem Urin (oder Kot) ausgeschiedenen Eier mit End- oder Seitenstachel entwickeln sich im warmen Süßwasser innerhalb weniger Stunden zur nächsten Larvengeneration in *Mirazidien,* die nur eine Lebensdauer von ca. 24 Stunden haben. Erfolgt in dieser Zeit ein Eindringen in den Zwischenwirt (Schnecke) so beginnt der Zyklus von ca. 2 Monaten Dauer von neuem.

Der Pärchenegel (Schistosoma haematobium) hat seinen Namen von der Eigenart, daß das fadenförmige Weibchen (7–18 mm) in einer ventralen Längsrinne des Männchens (6–12 mm) liegt (Abb. 9-9).

Zerkarien
↓
Mirazidien (Mensch)
↓
Bulinus truncatus

Besonderheit: Weibchen liegt in ventraler Längsrinne des Männchens.

Pathologie: In der Submukosa der Blase, vorwiegend im Bereich des Trigonum, finden sich Granulome, die endoskopisch Ähnlichkeit mit Tb-Granulomen haben. Ulzeröse und papillomatöse Infiltrate mindern die Kapazität der Blase, sklerosieren die Ostien und distalen Harnleiterabschnitte mit ein- oder beidseitiger Harnstauung als Folgezustand.

Komplikationen. Unspezifische Sekundärinfektionen führen nicht selten zum Vollbild der *Urosepsis. Harnsteinbildungen, Blasenhalsobstruktionen* und *Blasentumoren* (ca. 50 % Plattenepithelkarzinome) sind häufig.

Pathologie
- **Granulome in der Submukosa**
- **Blasenkapazität ↓**
- **Harnstauung**

Komplikationen:
- **Harnsteine**
- **Urothelkarzinome**
- **Urosepsis**

> In den Ursprungsländern ist die Bilharziose **häufigste Ursache des Blasenkarzinoms** (über 90 %)!

9.2.1 Klinik, Diagnostik

9.2.1.1 Klinik

Klinik

Symptome
- **lokal:** allergische Reaktionen (Quaddeln, Juckreiz)
- **allgemein:** Mattigkeit, Gliederschmerz, Fieber, N-Insuffizienz
- **Blase:** Pollakisurie, Urgeinkontinenz, Hämaturie

Symptomatik: An den Eintrittsstellen der Haut treten in ca. 50 % der Fälle *juckende Quaddeln* als allergische Reaktionen auf und nach einer „Inkubationszeit" von ca. 6 Wochen Allgemeinsymptome wie *Mattigkeit, Gliederschmerzen* und *Fieber.* Nach einem Intervall von 3–6 Monaten stellen sich als Folge des spezifischen Entzündungsprozesses der Harnblase *Pollakisurie, Urgeinkontinenz* sowie *Mikro-* und terminale *Makrohämaturie* ein. Später kommt es in Abhängigkeit vom Grad der Blasenschrumpfung mit Begleitinfektion zur Verstärkung dieser Symptome, zu septischen Fieberschüben und Zeichen der fortschreitenden *Niereninsuffizienz.* Kolikartige Schmerzen der oberen Harnwege können durch häufig vorkommende Harnsteine verursacht sein.

9.2.1.2 Diagnostik

Diagnostik

1. Anamnese
2. Urinuntersuchung
3. Labor:
   - serol. Diagnostik
   - Blutbild
4. endoskopisch
5. histologisch
6. Radiologie:
   - Verkalkung in der Blasenregion
   - deformierte Harnblase
   - Harnstauung

- **Anamnese:** Auftreten von Erstsymptomen im Zusammenhang mit Reisen oder Aufenthalten in Endemiegebieten.
- **Urinuntersuchung:** Mikro- Makrohämaturie; direkter Nachweis von Schistosomaeiern im frischen Urin oder indirekt durch den *Mirazidienschlüpftest.*
- **Laboruntersuchungen.** *Blutbild:* Leukozytose, Eosinophilie, Alphafetoprotein in 50 % positiv. *Serologisch:* Intradermaltest mit Zerkarienantigen; Zerkarienhüllenreaktion durch Immunglobuline bedingt, Komplementbindungsreaktion, Immunfluoreszenztest.
- **Endoskopisch:** Herdförmige oder diffuse Hyperämien und Ödeme der Blasenschleimhaut, submuköse Knötchen, papilläre Veränderungen, sandkornähnlicher Belag, wandständige Inkrustationen. **DD:** Tuberkulose, unspezifische Zystitis, Cystitis cystica oder -granularis.
- **Histologie:** In Biopsie- oder Operationsmaterial lymphozytäre plasmazelluläre Infiltrate, epitheloidzellige Granulome mit Einschluß verkalkter Eier von Schistosoma haematobium; nach längerem Krankheitsverlauf gehäufte maligne Entartung.
- **Radiologie, Sonographie:** *Röntgenleeraufnahme:* Konkrementbildungen uncharakteristisch, aber hinweisend; schalenförmige Verkalkungen an der Blasenwand sind dagegen sehr verdächtig.

Urogramm: Im Frühstadium nicht aussagekräftig. Im fortgeschrittenen Stadium Kaliberschwankung der Harnleiter, mehr oder weniger ausgeprägte Harnstauungen und rundliche kapazitätsgeminderte, deformierte Harnblase (Abb. 9-10).

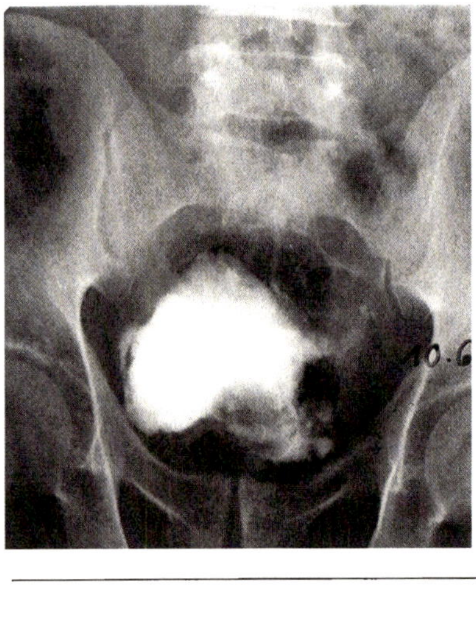

Abb. 9-10: Zystogramm mit Kontrastaussparung infolge Blasentumor (←) bei Blasenbilharziose im Spätstadium

9.2.2 Therapie

Therapie

Hier unterscheiden wir ähnlich wie bei der Tuberkulose *medikamentöse* und organerhaltende bzw. radikale *operative Maßnahmen.*

1. medikamentös:

Die **medikamentöse** Behandlung ist seit Einführung des Anthelminthikums mit der Wirksubstanz **Praziquantel** einfacher und effektiver geworden: *einmalige Dosis 40 mg/Kg* p.o. Im Frühstadium bestehen gute Heilungschancen.

Nebenwirkungen, wie Leibschmerzen, Übelkeit, Erbrechen, Benommenheit, Urtikaria und Temperaturerhöhungen, treten nur gelegentlich auf und sind von kurzer Dauer.

2. operativ:
- **temporäre Harnableitung**
- **Spätstadium:** bei Blasen-Ca. Zystoprostatektomie, Harnableitung

Prognose:
- **im Frühstadium: günstig**

Operative Maßnahmen folgen den Grundsätzen zur Behandlung von Harnstauung und Blasenentleerung. Oft sind temporäre Harnableitungen (PCN, suprapubischer Katheter) ausreichend. Bei Nachweis eines Urothelkarzinoms wird radikal zystoprostatektomiert (mit Blasenersatz).
Die **Prognose** ist bei rechtzeitiger Behandlung günstig, da sich Urothelkarzinome auf dem Boden einer Bilharziose erst nach langer Krankheitsdauer entwikkeln.
Eine *Prävention* ist durch Unterbrechung des Zyklus und Aufklärung der Bevölkerung möglich.

9.3 Echinokokkose

Echinokokkose

parasitäre Krankheit durch Eier des Hundebandwurms (E. granulosus od. E. multilocularis)

Definition: Parasitäre Infektionskrankheit des Menschen (Fehlwirt) im Finnenstadium durch perorale Aufnahme der Eier des Hundebandwurms *(Echinococcus granulosus* oder *multilocularis).* Beide Erreger zeigen Unterschiede im Lebenskreislauf (Zyklus), Organbefall und in der Art des Finnenstadiums (E. *cysticus* und E. *alveolaris*).

- **Nierenechinokokkose: E. granulosus**

Erreger: Die Entstehung einer primären **Nierenechinokokkose** in 3–4 % ist praktisch nur bei Infektion mit dem **E. granulosus** gegeben. Am häufigsten sind die Leber (65 %), Lunge (20 %), aber auch Milz, ZNS und Knochen betroffen.

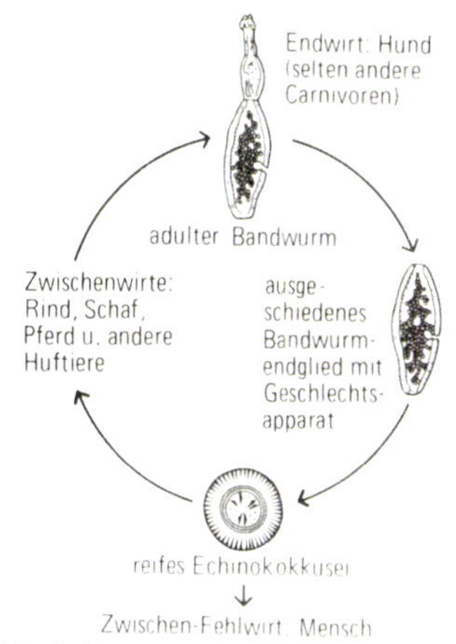

Echinokokkose: Entwicklungszyklus von Echinococcus granulosus

Abb. 9-11: Entwicklungszyklus von Echinococcus granulosus

Epidemiologie: Die Häufigkeitsspitze der Erkrankung liegt im 3. Lebensjahrzehnt. Die Verbreitung von E. granulosus ist ubiquitär, in Regionen mit ausgedehnter Rinder- und Schafzucht (Mittelmeerländer, Südamerika) endemisch.

Zyklus: E. granulosus
Endwirt (Hund)
↓
Bandwurm
↓
reifes Ei
↓
Zwischenwirt:
Rind, Schaf
Fehlwirt:
Mensch
↓
Endwirt (Hund)

Finnenstadium des Menschen: meist unilokuläre große Echin.-Zysten

- Der **E. multilocularis** (im Finnenstadium: **E. alveolaris**) befällt die *Nieren extrem selten*, allenfalls durch Übergreifen des chronisch infiltrativen Leberprozesses mit insgesamt ungünstiger Prognose.

Der Zyklus des E. granulosus ist in Abb. 9-11 schematisch dargestellt. Nach Aufnahme der Eier, meist durch verunreinigte Nahrung oder engen Kontakt mit dem Endwirt Hund, entwickeln sich im Magen-Darm-Bereich Larven *(Oncosphära)*, die über das Pfortadersystem in die Leber, evtl. über den rechten Ventrikel in Lunge und andere Organe, z. B. Niere, gelangen, wo es dann zur Ausbildung des Finnenstadiums, einer meist unilokulären, bis zu Kindskopfgröße anwachsenden **Echinokokkuszyste** kommt.

Sie besteht aus einer zweischichtigen Wandlung (äußere Cuticula und innere Keimschicht), der Hydatidenflüssigkeit, Brutkapsel, Skolizes (Kopfanlagen), Tochter- und Enkelblasen. Die Entwicklung zum adulten Bandwurm erfolgt nur im Endwirt (Hund o. a. Karnivoren).

9.3.1 Klinik, Diagnostik

Klinik

9.3.1.1 Klinik

Symptome:
- **Druck- u. Verdrängungserscheinung** durch Expansion erst im **Spätstadium**

Symptomatik: Infolge der langsamen Größenzunahme der Zysten (2–3 cm/Jahr) verläuft die Erkrankung lange symptomlos. Erst bei entsprechender Expansion entsteht *Druckgefühl* im Oberbauch oder Nierenlager. Eine *Mikro-* bzw. *Makrohämaturie* kann sporadisch auftreten.

Komplikationen:
- **Rupturen mit Sekundärprozessen**
- **Superinfektionen**
  bei Durchbruch in Bauchhöhle schwere allergische Reaktionen **(Schock)**, Peritonitis

Komplikationen: *Superinfektionen*, spontane oder *traumatische Rupturen* (ca. 40 %). Bei *Ruptur* der Hydatide in Richtung Nierenhohlsystem können abgehende Tochterzysten kolikartige Schmerzen und Harnstauung verursachen. Der **Durchbruch** in die freie Bauchhöhle oder den Retroperitonealraum ist durch Allgemeinsymptome, wie Fieber, Schmerzen *(Peritonitis)*, und allergische Erscheinung, evtl. mit *Schocksymptomatik*, gekennzeichnet.

Diagnostik

9.3.1.2 Diagnostik

- **Anamnese**
- **Labor:** Eosinophilie, path. Leberwerte

Anamnese: Aufenthalt in endemischen Gebieten, enger Kontakt zu Hunden. Im **Blutbild** sind Eosinophilie und pathologische Leberwerte auffällig.
Palpation: Große Zysten der Nieren und Leber können entweder direkt oder durch Organverlagerung getastet werden.

- **Sonographie**
  - Diagnose d. Zysten
  - Screening
- **Radiologie**
  - homogene Rundschatten mit Kalksaum
  - Kompression auf N.-Hohlsystem
- evtl. rundliche Aussparung durch Tochterzysten
  - diagnostische Punktion kontraindiziert

Die **Sonographie** hat als Screeninguntersuchung besondere Bedeutung erlangt, zunächst jedoch ohne spezifische Aussage.

Radiologie: Auf *Abdomenübersichtsaufnahmen* sind Echinokokkuszysten des E. granulosus als homogene Rundschatten mit zartem Kalksaum erkennbar. Im *Ausscheidungsurogramm* zeigt sich die Auswirkung eines raumfordernden Nierenprozesses mit Kelchabdrängung und Nierenbeckenkompression, evtl. sieht man bei „offenen Zysten" rundliche Aussparungen im Nierenbecken, Harnleiter oder in der Harnblase (Abb. 9-12a). Das *CT* oder *Angiogramm* kann auch hier wesentlich zur Klärung der Differentialdiagnose des zystischen Prozesses beitragen (Abb. 9-12b).
Eine diagnostische Punktion ist bei Verdacht auf Echinokokkuszyste wegen *Erregerausbreitung* kontraindiziert.

- **Serologie:**
  - Casoni-Intrakutantest (spezifisch)
  - IFT
  - KBR

Serologie: Verschiedene Tests, wie Immunfluoreszenztest, Komplementbindungsreaktion, Hauttest, Casoni-Intrakutantest (spezifisch), können einzeln oder im Zusammenwirken die Verdachtsdiagnose erhärten.

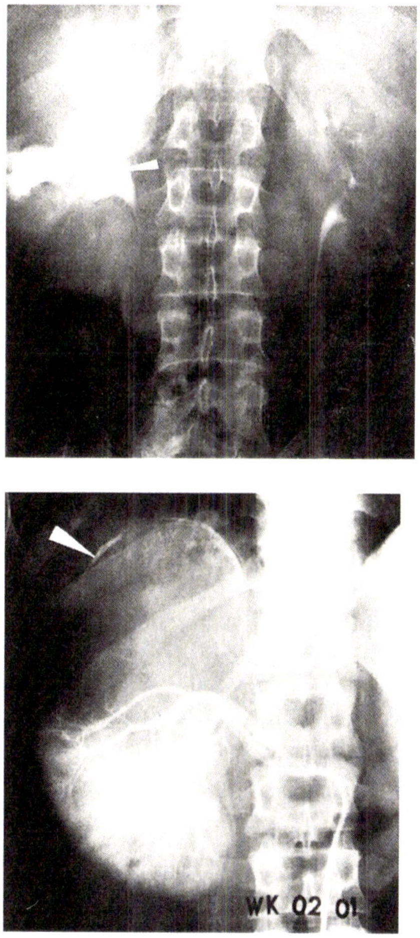

Abb. 9-12:
a. Ausscheidungsurogramm: re. Niere leicht erweitertes Nierenbecken mit rundlicher Aussparung (←), gestaute und deformierte Kelche der mittleren Kelchgruppe, zystische Raumforderung am oberen Pol, **b.** selektives Nierenangiogramm re.: Die große Echinokokkuszyste mit Kalksaum (→) nimmt die kranialen 2/3 des Organs ein und verdrängt die Gefäße unter Kompression des Nierenparenchyms nach kaudal.

9.3.2 Therapie

Operativ: Die meist scharf begrenzten Zysten des **E. granulosus** (cysticus) lassen sich im geschlossenen Zustand nach vorheriger Injektion von 0,5 %iger Arg. Nitricum-Lsg. und hypertoner Kochsalzlösung (10–20 %ig) fast immer unter Organerhaltung ausschälen.

Die in der Niere seltenen, sich infiltrierend ausbreitenden Zysten des **E. alveolaris** erfordern meist eine Nephrektomie. Die Prognose bleibt im Gegensatz zu den glatt begrenzten Zysten des E. granularis jedoch ungünstig.

Medikamentös: Bei inoperablen, unvollständig entfernten oder rupturierten Zysten ist die Behandlung mit *Mebendazol* angezeigt.

Therapie

- **operativ:** Ausschälung der Zyste; selten Nephrektomie erforderlich
- **Prognose** bei E. granulosus günstig
- **medikamentös:** Mebendazol

Urolithiasis

10. Urolithiasis

B. Ulshöfer

Allgemeines

10.1 Definition und allgemeine klinische Gesichtspunkte, Epidemiologie

Konkremente aus kristallisierten Verbindungen in den ableitenden Harnwegen

- **Steinarten:**
  - *Kalziumoxalat*
  - *-phosphat*
  - *Ammoniummagnesiumphosphat*
  - *Harnsäure und deren Salze*
  - *Zystin*

Unter Urolithiasis versteht man das Vorkommen von Konkrementen aus kristallisierten Verbindungen in den ableitenden Harnwegen (Nierenhohlraumsystem, Ureter, Blase, Urethra und Ersatzblase), die mit dem bloßen Auge sichtbar sind (Abb. 10-1).
Die Harnsteine bestehen neben einer *organischen Grundsubstanz* aus verschiedenen kristallisierten Verbindungen *(Minerale)*, die in unterschiedlichen Kombinationen und Häufigkeiten auftreten (Tab. 10-1).

Reine *Kalziumoxalate* kommen in ca. 30 % vor; in den meisten Fällen enthalten die Steine noch weitere Komponenten (Phosphate, vor allem Apatit, aber auch Harnsäure und Urate) in unterschiedlichen Mengenanteilen; *Kalziumphosphate* treten nur in 5 % rein auf.
Struvitsteine kommen meist gemischt mit Kalziumphosphat, Kalziumoxalat oder Uraten vor. Der überwiegende Teil der *Harnsäuresteine* wird klinisch als solcher diagnostiziert und durch eine Alkalisierungsbehandlung aufgelöst. Bei Häufigkeitsangaben, die auf mineralogischen Steinanalysen beruhen, sind Harnsäuresteine deshalb oft unterrepräsentiert.
Urate kommen nur zusammen mit anderen Komponenten (Harnsäure, Kalziumoxalat, -phosphat, Struvit, Zystin) vor.

Klinisch unterscheidet man außer der Kontrastdichte der Steine im Röntgenbild (spontan schattengebend bzw. nicht schattengebend) *Nieren-* und *Harnleitersteine* von *Blasensteinen.*

- **Prädilektionsstellen für Konkremente:**
  - Markschwammniere
  - Kelchstein
  - Nierenbeckenstein
  - Ausgußstein
  - Infundibulumstein
  - hoher Ureterstein
  - mittlerer Ureterstein
  - tiefer Ureterstein
  - intramuraler Ureterstein
  - Blasenstein

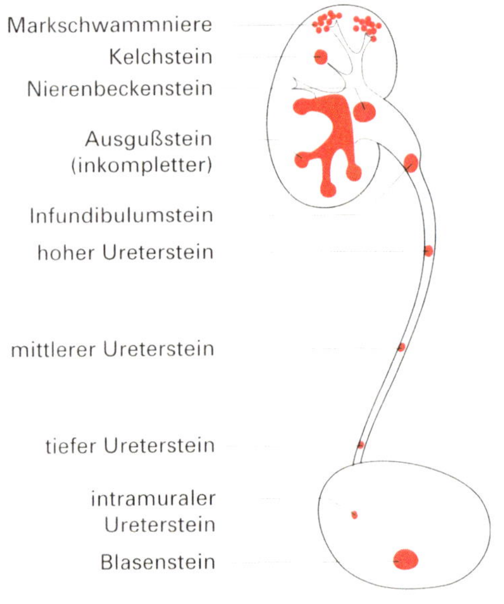

Abb. 10-1: Prädilektionsstellen für Konkremente in der Niere und den ableitenden Harnwegen

Tab. 10-1: Steinanalyse, mineralogische Zusammensetzung und Häufigkeit der Steinarten

Steinart	Zusammensetzung	Häufigkeit
Kalziumoxalate	Whewellit (CaOx-monohydrat)	70 %–80 %
	Weddellit (CaOx-dihydrat)	
Kalziumphosphate	Hydroxylapatit, Karbonatapatit, Brushit	
Magnesiumphosphate	Struvit	10 %
Harnsäure	Harnsäure	15–20 %
	Harnsäuredihydrat	
Urate	Ammoniumhydrogenurat	
	Natriumhydrogenuratmonohydrat	
Zystin	Cystin	1 %
Xanthin	Xanthin	< 1 %

• Steine in der **Urethra** kommen aus dem oberen Harntrakt und werden in der Urethra nur symptomatisch, wenn eine Striktur vorliegt; die seltenen primären Urethrasteine können nach urethrarekonstruierenden Operationen, wenn dabei z. B. Skrotalhaut verwendet wurde, entstehen.
• Verkalkungen bzw. Steinbildungen in der **Prostata,** wie man sie in der Folge von Entzündungen finden kann, fallen nicht unter den Begriff Urolithiasis.

Harnsteine treten als einzelne oder multiple, ein- oder beidseitige Nierenkelch- und -beckensteine, komplette und inkomplette Nierenbeckenkelchausgußsteine, Ureter- sowie als Blasensteine auf. Während die Nierenkelch- und -beckensteine aus Kalziumoxalat und -phosphat sowie die aus Harnsäure oder Zystin bestehenden Ausgußsteine primär meist aseptisch sind, ist für die Struvitausgußsteine der Infekt obligat.
Die **Symptomatik** kann unterschiedlich sein und reicht von der schmerzlosen *Mikrohämaturie* bei Kelchsteinen über heftigste *Koliken* bis zur *Urosepsis* infolge einer obstruktiven Pyelonephritis beim blockierenden Harnleiterstein.

• **Symptomatik:**
- symptomlos
- Mikro- oder Makrohämaturie
- Koliken
- Urosepsis

Abgesehen von der *spasmoanalgetischen Behandlung* spontan abgangsfähiger Konkremente und der *Chemolyse* von Harnsäuresteinen durch Alkalisierung hat die Therapie der Urolithiasis durch die Einführung der extrakorporalen Stoßwellenlithotripsie *(ESWL)* sowie der neuen endoskopischen Operationsmethoden wie perkutane Nephrolitholapaxie *(PNL)* und Ureterorenoskopie *(URS)* seit den 80er Jahren eine grundlegende Wandlung erfahren. Durch diese Möglichkeiten, den Verlauf abzukürzen, ist die Zahl der Spontanabgänge, früher 80–90 %, rückläufig.

• **Behandlung**

Die Indikation zur offenen Operation, dann allerdings unter Zuhilfenahme von intraoperativem Ultraschall und Röntgen, wird nur noch selten und dann vorwiegend bei komplizierten Ausgußsteinen gestellt. Die Schlingenextraktion spielt nur noch eine untergeordnete Rolle.

Praxishinweis. Die spontane Rezidivquote der Urolithiasis beträgt
• 30 % bei *Kalziumoxalat-* und *-phosphatsteinen*
• 100 % bei *Zystin-* und *Harnsäuresteinen.*

• **Praxishinweis:** Rezidive ohne Behandlung

Epidemiologie. Die *Morbidität* beträgt etwa 2–3 %, vergleichbar der des Diabetes mellitus, die *Inzidenz* 0,1–0,5 %/Jahr (Abb. 10-2).
Der Häufigkeitsgipfel für kalziumhaltige Steine findet sich im 4. bis 6. Dezennium, das Verhältnis von Frauen zu Männern beträgt 1 : 2.

Epidemiologie
• **Morbidität, Inzidenz**

Struvitsteine treten entsprechend der Infekthäufigkeit vermehrt bei Frauen auf.

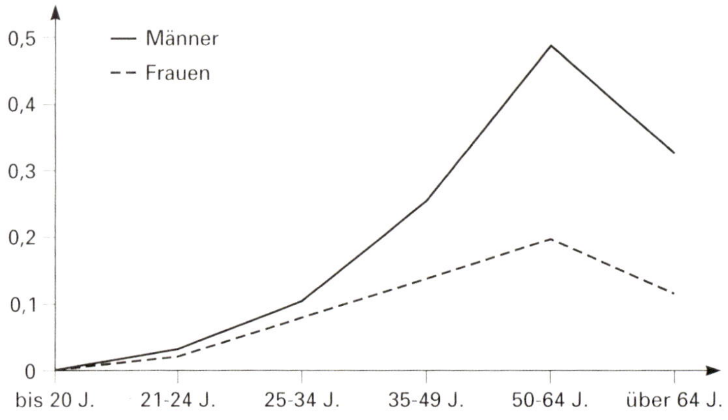

Abb. 10-2: Prozent der Neuerkrankungen pro Jahr in der männlichen (ausgezogene Linie) und weiblichen (gestrichelt) Bevölkerung in Abhängigkeit vom Lebensalter

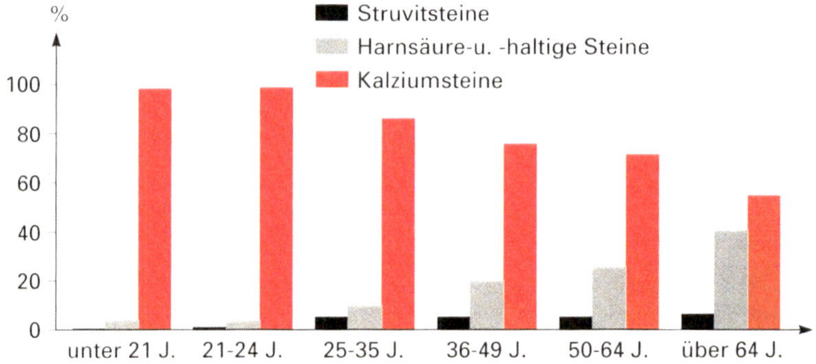

Abb. 10-3: Prozentuale Abhängigkeit der Steinarten vom Lebensalter

- **Häufigkeitsgipfel**: Lebensalter
- Kalziumsteine 40–60 Jahre
- Harnsäuresteine über 60 Jahre
- Zystinsteine schon bei Kindern

Die Zystinsteinbildung bei Zystinurie setzt meist zwischen dem 15. und 30. Lebensjahr ein, beim männlichen Geschlecht mitunter aber schon im Säuglings- oder Kleinkindesalter (Abb. 10-3).

Ätiopathogenese

- **Kristallbildung** nur in übersättigten Lösungen (Ionenprodukt über der Löslichkeitsgrenze)
- **Ionisation** wird beeinflußt durch:
- Konzentration der steinbildenden Substanz
- Komplexoren (z. B. Zitrat)
- pH

10.2 Ätiologie und Pathogenese

Grundsätzlich gilt, daß es nur dann zu einer Kristallisation kommen kann, wenn das entsprechende Ionenaktivitätsprodukt die Löslichkeitsgrenze überschreitet, d. h. es muß eine übersättigte Lösung vorliegen. Eine übersättigte *Lösung* nennt man *labil,* wenn eine spontane Kristallbildung stattfindet (homogene Keimbildung); kommt es nur an Kristallkeimen (Fremdkörper, andere Kristalle) zur Ausfällung (heterogene Keimbildung), ohne daß eine spontane Kristallbildung eintritt, spricht man von einer *metastabilen Lösung.* Die Ionisation wird durch Faktoren wie Komplexoren (z. B. Zitrat) und pH beeinflußt, so daß sie auch bei aufwendiger chemischer Analyse nur näherungsweise berechnet werden kann.

- **Praxishinweis**

⇨

In der Klinik begnügt man sich meist mit den gemessenen Konzentrationen der wichtigsten und beeinflußbaren Parameter: Volumen, pH, Kalzium, Harnsäure, Phosphat, Zitrat und evtl. Oxalat sowie Zystin.

- **primärer Ort der Steinbildung** ist unbekannt, wahrscheinlich Papille (Randall-Plaques, Sammelrohre)

Über den eigentlichen *Ort der Steinbildung* (Papille, Sammelrohre, Nierenhohlraumsystem) gibt es unterschiedliche Theorien.

Aufgrund klinischer Beobachtungen und experimenteller Befunde ist wahrscheinlich, daß die primäre zur Steinbildung führende Kristallbildung vorwiegend in den Papillen *(Randall-Plaques)* bzw. Sammelrohren stattfindet. Sonderformen sind die sog. Harnsäureverstopfungsniere, bei der, ohne geformte Konkremente, die Sammelrohre durch Harnsäurekristalle obstruiert sind, oder Markschwammnieren, bei denen es in anlagebedingten Aussackungen der Sammelrohre zur Steinbildung kommt. Für Blasen- und Struvitsteine, fraglich auch für Harnsäure- und Zystinsteine, kann eine Bildung im Hohlraumsystem angenommen werden.

- bei Struvit-, Harnsäure- und Zystinsowie bei Blasensteinen auch im Hohlraum

Bei vergleichbarer Ernährung sind die Konzentrationen im Harn volumenabhängig. So wenig sich eine Grenze festlegen läßt, ab der sicher mit einer Steinbildung zu rechnen ist, so sehr wird man bei Steinpatienten auf eine genügende, d. h. *erhöhte Diurese* achten.

Risikofaktoren. *Stoffwechselerkrankungen*, aber auch *therapeutische Maßnahmen* oder die *Lebensweise*, führen zu Veränderungen der Harnzusammensetzung, die das Harnsteinleiden begünstigen (Tab. 10-2).

- **Risikofaktoren:**
- Stoffwechselkrankheiten
- Medikamente
- Lebensweise

• **Kalzium.** Eine erhöhte Kalziumausscheidung fördert das Kalziumsteinleiden (über 90 % der Patienten mit primärem Hyperparathyreoidismus leiden an Urolithiasis). Da die Ausscheidungsmenge von Kalzium im Urin – sinngemäß gilt dies auch für die übrigen Parameter –, anders als die Konzentration im Blut, weiten Schwankungen und keinen absoluten Grenzen unterliegt, erfolgt die Definition der Mehrausscheidung einer willkürlichen Grenzziehung, die dem 2-s-Bereich, bezogen auf eine Normalpopulation, entspricht. Für die Definition der Hyperkalziurie gelten die historischen Grenzen von 6,5 bzw. 7,5 mmol/die (Frauen bzw. Männer) oder ein molarer Kalziumkreatininquotient von 0,5; ein Quotient von 0,4 wird als marginale Hyperkalziurie bezeichnet.

Kalzium
- **hohe Kalziumausscheidung begünstigt die Kalziumoxalat- und -phosphatsteinbildung**
- **Hyperkalziurie:**
- Ausscheidung von > 7,5 bzw. 6,5 (Männer bzw. Frauen) mmol/24 h oder
- molare Kalziumkreatininquotienten > 0,5
- marginale Hyperkalziurie: Quotient > 0,4 und < 0,5
- **Hyperkalziurie – Ursachen:**
- Resorption ↑, Zufuhr ↑

Ursachen der Hyperkalziurie:
- *vermehrte Resorption* aus dem Knochen durch erhöhte Parathormonaktivität bei primärem Hyperparathyreoidismus (s. d.)
- *erhöhte* alimentäre oder medikamentöse *Ca-Zufuhr*
- *erhöhte enterale Ca-Absorption* aus dem Darm (idiopathisch oder medikamenteninduziert, z. B. Vitamin D (2-OH-Cholecalciferol)
- *erhöhte alimentäre Proteinzufuhr* (tierisches Eiweiß)
- *erhöhte Na-Ausscheidung* infolge vermehrter alimentärer Na-Zufuhr
- *renale tubuläre Azidose* (s. d.)
- verminderte tubuläre Rückresorption wird von vielen Autoren angezweifelt

- Proteinzufuhr ↑, Na-Ausscheidung

• **Oxalat.** Die Oxalsäure ist ein Stoffwechselprodukt und wird mit der enteral aufgenommenen Oxalsäure (z. B. Spinat, Erdnüsse, Schokolade) ausgeschieden, so daß die Gesamtausscheidung wesentlich von der Ernährung abhängt. Steht im Darm wenig ionisiertes Kalzium zur Verfügung (z. B. Kurzdarmsyndrom), so kommt es zu einer vermehrten Resorption und damit Ausscheidung des ionisierten Oxalats. Angeborene Stoffwechselstörungen (Oxalose Typ 1 u. 2, s. d.) führen zu einer massiv erhöhten Ausscheidung, die schon im Kindesalter zur Steinbildung führen kann. Als obere Grenze der normalen Oxalatausscheidung werden 0,5 mmol/24 h bzw. ein molarer Oxalatkrea-

Oxalat
- **Stoffwechselendprodukt Oxalsäure wird mit der enteral aufgenommenen Oxalsäure ausgeschieden.** Eine Ausscheidung > 0,5 mmol/24 h bezeichnet man als **Hyperoxalurie.**

Tab. 10-2: Risikofaktoren der Urolithiasis

Hauptkomponente des Steins	erniedrigt	erhöht	Krankheit
Kalziumoxalat	Zitrat	Kalzium Oxalat	pHPT Kurzdarmsyndrom Oxalose
Kalziumphosphat	Zitrat	Kalzium Urin-pH	RTA, pHPT chron. Infekt, RTA
Struvit	Zitrat	Urin-pH	chron. Infekt, RTA
Harnsäure	Urin-pH	Harnsäure	Hyperalimentation Gicht
Zystin		Zystin	Zystinurie

tininquotient von 0,04 angesehen. Da im Urin Kalziumionen im Überschuß vorliegen, kommt einer Erhöhung der Oxalatausscheidung (sog. milde Hyperoxalurie, 0,5–0,7 mmol/24 h) größere Bedeutung als der Hyperkalziurie zu.

- **Ursache:**
- Oxalose
- Zufuhr ↑, Resorption ↑

Ursachen der Hyperoxalurie: Oxalose Typ I und II (s. d.) und erhöhte alimentäre Zufuhr, erhöhte enterale Resorption bei Kurzdarmsyndrom (nach Dünndarmresektion oder -ausschaltung)

Harnsäure
Endprodukt des Purinstoffwechsels
- **obere Normgrenze der Ausscheidung zwischen 4 und 7 mmol/24 h**
- **Ausscheidung erhöht**
- bei Gicht sowie
- unter Urikosurika und Zytostatika

- **Harnsäure.** Die Harnsäure ist das Endprodukt des Purinstoffwechsels (s. d.). Neben endogenen Faktoren (primäre Gicht) wird die Ausscheidung durch die enterale Aufnahme purinhaltiger Nahrung, aber auch z. B. durch Pharmaka, beeinflußt.

Ursachen der Hyperurikosurie: primäre Gicht, alimentäre Hyperurikämie und nachfolgende Hyperurikosurie, medikamenteninduziert (Urikosurika, Zytostatika)

Zitrat
Inhibitor der Kalziumsteinbildung
- **Ausscheidung** wird durch systemische Alkalisierung angehoben

- **Zitratausscheidung.** Die Zitratausscheidung ist vom Serumspiegel, dem Blut-pH und der Tubulusfunktion abhängig; sie ist erniedrigt bei systemischer Azidose und kann durch Alkaligaben (z. B. K/Na-Zitrat) erhöht werden. Zitrat gilt als wesentlicher Hemmstoff der Steinbildung (ca. 50 % der Inhibitoraktivität), da es ionisiertes Kalzium binden kann; eine weitere Wirkung als „Kristallisationsinhibitor" wird angenommen. Der Normbereich ist zwischen 1,5 und 4 mmol/24 h entsprechend einem molaren Zitratkreatininquotienten von > 0,03 anzusehen.

Ursachen der verminderten Zitratausscheidung: *azidotische Stoffwechsellage* (z. B. hohe Eiweißzufuhr), der Harn-pH liegt bei suffizienter Nierenfunktion dann dauernd im Bereich < 5,2 (sog. Säurestarre), und *azidotische Stoffwechsellage bei proximaler renaler tubulärer Azidose* (RTA); der Harn-pH liegt bei inkompletter RTA im Normbereich, bei kompletter RTA um 7–7,3 (entsprechend dem Blut-pH)

Urin-pH
schwankt zwischen 5 und 7

Urin-pH. Bei normaler Nierenfunktion schwankt der pH des Urins nahrungsabhängig zwischen 5 und 7.

Während der pH für die Kalziumoxalatkristallisation keine wesentliche Rolle spielt, ist er für die Harnsäure- und Zystinausfällung (saurer pH) sowie die Struvit- und Kalziumphosphatbildung (neutral bis alkalischer pH) entscheidend.

Der Urin wird durch die Fähigkeit des Tubulus, saure Valenzen auszuscheiden, angesäuert. Vermehrte Säureäquivalente fallen bei eiweißreicher Nahrung, azidotischer oder kataboler Stoffwechselsituation an.

Säurestarre:
- pH konstant < 5,2
- Hauptrisikofaktor für die Harnsäuresteine
- **RTA** oder ein **Harnwegsinfekt** mit ureasebildenden Bakterien führen zu einem konstant neutralen bis alkalischen pH → Ausfällung von Kalziumphosphat und Struvit

Klinisch spricht man von einer **„Säurestarre"**, wenn der Urin-pH dauernd < 5,2 ist; die Säurestarre ist der Hauptrisikofaktor für die Harnsäuresteinbildung. Bei hauptsächlich vegetabiler Kost liegt der pH mehr im neutralen Bereich.

Das Unvermögen des Tubulus, bei **renaler tubulärer Azidose** (RTA) Säure auszuscheiden, führt zu einem dem Blut gleichen pH zwischen 7,2 und 7,3. Durch Harnwegsinfekte mit ureasebildenden Keimen (z. B. Proteus) wird bei der Harnstoffspaltung Ammoniak freigesetzt, so daß bei normaler Säureausscheidung letztlich ein neutraler bis alkalischer Urin-pH resultiert.

Zystin
Zystinurie: beruht auf einem autosomal dominant verebten Stoffwechseldefekt des proximalen Tubulus: > 150 mol/l

- **Zystin.** Die Obergrenze der Zystinausscheidung liegt bei 150 µmol/24 h. Bei der autosomal dominant vererbten Zystinurie besteht eine mangelnde bzw. fehlende Rückresorption des proximalen Tubulus für die dibasischen Aminsäuren: Zystin, Lysin, Arginin und Ornithin. Klinisch spielt, aufgrund der schlechten Löslichkeit, lediglich Zystin eine Rolle.

Heterozygote, deren Zystinausscheidung unter 800 µmol/24 h liegt, bilden in der Regel keine Steine. Homozygote, die bis zu 6000 µmol/24 h ausscheiden, bilden meist, aber nicht immer, Steine. Wird ein Zystinstein festgestellt, sind immer Familienuntersuchungen sowie eine entsprechende genetische Patientenaufklärung durchzuführen.

Ursache der Zystinurie: autosomal dominant vererbter Stoffwechseldefekt des proximalen Tubulus mit einer mangelhaften bzw. fehlenden Rückresorption für Zystin (bei etwa 0,2 % aller Steinpatienten läßt sich Zystin allein oder in Kombination mit anderen Bestandteilen nachweisen)

Xanthin
seltene Harnsteinkomponente

• **Xanthin.** Erheblich verminderte Xanthinoxidaseaktivität (< 1 %), so daß als Endprodukt des Purinstoffwechsels praktisch ausschließlich *Xanthin* und *Hypoxanthin* entstehen; die Harnsäurespiegel in Blut und Urin sind entsprechend extrem niedrig. Die Erkrankung ist sehr selten (< 100 Fälle in der Weltliteratur).

2,8-Dihydroxiadeninsteinbildung. Angeborene verminderte Aktivität der Adenin-Phosphoribosyl-Transferase; die Erkrankung ist extrem selten.

Matrixsteine
• **„weiche" Steine**

• **Matrixsteine.** Gelegentlich findet sich bei schwach schattengebenden Steinen operativ eine weiche, zerreißliche, gummiartige Substanz, die nach Lufttrocknung erheblich an Volumen verliert. Im frischen Präparat können nicht selten mikroskopisch Pilzhyphen nachgewiesen werden. Die getrockneten Reste bestehen aus Struvit, Apatit und Kalziumoxalat. Als Ursache sind Infekte anzunehmen.

10.3 Klinik, Diagnostik, Therapie, Metaphylaxe

Klinik

• **Praxishinweis**

> In der **Klinik** hat sich die Unterscheidung in die am häufigsten vorkommenden (70–80 %) „anorganischen", röntgendichten **Kalziumsteine** *(Kalziumoxalat, -phosphat)*, die nicht oder schwach röntgendichten **„organischen"** Steine (*Harnsäure* (15–20 %), *Zystin* (< 0,5 %) und die in etwa 10 % auftretenden **röntgendichten Infektsteine** *(Struvit)* bewährt.

Diese Steinarten haben eine unterschiedliche Ätiologie, Häufigkeit sowie Klinik (Rezidive, Infekt) und verlangen deshalb unterschiedliche Behandlungsstrategien.

10.3.1 Diagnostik

Diagnostik

1. Röntgenleeraufnahme
2. Ultraschall
3. Urogramm
Kalziumsteine:
- röntgenologisch gut schattengebend, können aber in Projektion auf Skeletteile oft nicht erkannt werden
- Phlebolithen im kleinen Becken erschweren ebenfalls die Diagnose

Zur Diagnostik der Urolithiasis sind die *Röntgenuntersuchung* (Leeraufnahme, Aufnahme nach *Kontrastmittelgabe*) sowie die *Sonographie* obligat.
• **Kalziumhaltige Steine** *(Kalziumoxalat, -phosphat)* sind auf der Leeraufnahme spontan schattengebend (röntgendicht), auf der Abflußaufnahme können sie vom Kontrastmittel überdeckt werden (Abb. 10-4). In Projektion auf Skeletteile (z. B. Querfortsätze, Kreuzbein) hängt die Darstellbarkeit auf der Nativaufnahme erheblich von der Größe des Konkrementes ab. Im kleinen Becken kann eine Unterscheidung von den, meist kreisrunden, Phlebolithen schwierig sein. Eine herausgedrehte Aufnahme nach Kontrastmittelgabe kann klären, ob ein kalkdichter Schatten außerhalb (z. B. Phlebolith, verkalkter Lymphknoten) oder im Harnleiterverlauf (Ureterstein) liegt. Auch die Überlagerung durch Darminhalt bzw. -gas kann die röntgenologische Erkennbarkeit von Steinen erschweren oder unmöglich machen. Kalkhaltige Gallensteine werden in der Regel durch die ebenfalls obligate Ultraschalluntersuchung als solche erkannt.

Infektsteine sind meist schwächer schattengebend

• **Infektsteine,** die aus *Struvit* und unterschiedlichen Anteilen von Kalziumphosphat und -oxalat bestehen, stellen sich auf der Leeraufnahme meist etwas schwächer kontrastdicht dar.

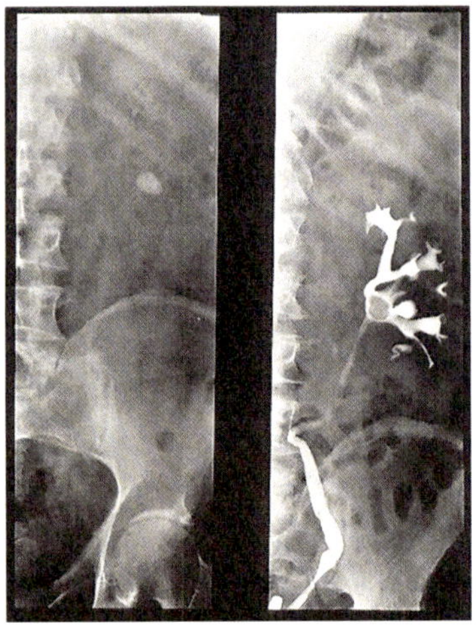

Abb. 10-4: Nierenbeckenstein li. Nierenleeraufnahme: Kalkdichte Verschattung in Projektion auf die Niere. Im retrograden Pyelogramm (re. Bildhälfte) projiziert sich diese in das Nierenbecken. Die Kelche sind zart, der Abfluß über dem Ureter frei.

Zystinsteine geben ab 5–6 mm, **Harnsäuresteine** ab 1 cm einen flauen Schatten

• **Zystinsteine** geben ab einer Größe von 5–6 mm ebenfalls einen flauen Schatten, während **Harnsäuresteine** bis zu 1 cm nicht spontan schattengebend sind. Diese Steine werden röntgenologisch durch eine Kontrastmittelaussparung (Differentialdiagnose: Urotheltumor, Blutkoagel, Matrixstein) diagnostiziert. Läßt sich sonographisch ein Stein nachweisen und ist die Röntgenleeraufnahme unauffällig, so kann ebenfalls auf einen Harnsäurestein geschlossen werden. In seltenen Fällen kann die Dichtemessung bei der Computertomographie den Verdacht auf einen Harnsäurestein lenken (< 700 HE).

Differentialdiagnose:
- Urotheltumor

Differentialdiagnostisch ist bei Koliken an *Gefäßprozesse* der Niere (Embolie, Thrombose) und des Darmes (Mesenterialinfarkt) sowie an *Gallenkoliken* (Ausstrahlung in die rechte Schulter), eine *Appendizitis* oder eine *Extrauteringravidität* zu denken.

Therapie

10.3.2 Therapie

- **Akutbehandlung**: Koliken, infizierte Stauungsniere
- **definitive Behandlung** (Ziel: Steinfreiheit)

Es wird zwischen der **Akutbehandlung,** z. B. Bekämpfung des Kolikschmerzes oder Harnableitung bei obstruierter septischer Niere, und einer **definitiven Behandlung,** die die Steinfreiheit zum Ziel hat, unterschieden.

1. Symptomatische und konservative Behandlung

10.3.2.1 Symptomatische und konservative Behandlung

- **Praxishinweis**

⇨

Praxishinweis. Die **Nierenkolik** wird durch i. v.-Gabe eines *Spasmolytikums* in Kombination mit einem *Analgetikum* behandelt.

Opiate bewirken eine Spastik der glatten Muskulatur und sind kontraindiziert.

- **Spontanabgang** kann bei **kleinen** (5–6 mm) **Steinen ohne Begleitinfekt** und **Stauung** abgewartet werden
  - kurzfristige Kontrollen bis zum Steinabgang (Steinfreiheit) erforderlich
- **infizierte Stauungsniere: Antibiotikum** und **sofortige Ableitung** durch
  - Ureter- oder DJ-Katheter bzw.
  - perkutane Nephrostomie
  - stationäre Behandlung erforderlich (Urosepsisgefahr)!

Ist der Patient infektfrei, der Stein nicht größer als 3–5 mm und besteht keine wesentliche Abflußbehinderung, kann der Spontanabgang abgewartet werden; regelmäßige Kontrollen (Röntgen, Ultraschall, Urinkultur) sind erforderlich. Neben forcierter natürlicher Diurese – Diuretika können durch die plötzlich auftretenden Druckerhöhungen bei bestehender Abflußbehinderung zur Fornixruptur führen – besteht die Behandlung in fortgesetzter Spasmoanalgesie. Aufgrund klinischer Erfahrungen werden zur Vermeidung eines Harnleiterödems nichtsteroidale Antiphlogistika eingesetzt. *Warme Bäder* helfen durch ihre relaxierende Wirkung weitere Koliken zu vermeiden; eine zusätzliche *Phytotherapie* ist weithin üblich, ihr Nutzen fraglich.

• Besteht eine deutliche **Abflußbehinderung** durch den Stein und sind die Nierenkelche über 10–12 mm weitgestellt, sollte spätestens *nach 1–2 Wochen* eine Entlastung, entweder durch transureterale Ableitung oder durch perkutane Nephrostomie, und eine aktive Behandlung erfolgen.
• Liegt neben der Stauung ein **Infekt** vor, so ist, auch wenn der Patient zunächst symptomfrei ist, *sofort* für eine Ableitung zu sorgen, da sich dann innerhalb kürzester Zeit eine obstruktive Pyelonephritis und Urosepsis entwicklen kann.

• **Abflußbehinderung**

Harnsäuresteine können durch systemische Alkalisierung verbunden mit gesteigerter Diurese (> 2,5 l/24 h) in vivo zur Auflösung gebracht werden; eine gleichzeitige Senkung der Harnsäurekonzentration durch Allopurinol ist sinnvoll.

• **Harnsäuresteine** können durch Alkalisierung in vivo aufgelöst werden (Chemolitholyse)

10.3.2.2 Maßnahmen zur aktiven Steinentfernung

Aktive Steinentfernung

Die Therapie der Nierensteine hat sich seit 1980 grundlegend gewandelt. Neben dem intraoperativen **Ultraschall** mit hochauflösenden Schallköpfen zur Steinsuche und der Doppler-Sonographie zum Aufsuchen gefäßarmer bzw. -freier Bezirke zur gewebeschonenden und blutarmen Nephrotomie sind es die neuen **endoskopischen Methoden** der perkutanen Nephrolitholapaxie *(PNL)* sowie Ureterorenoskopie *(URS)* und vor allem die extrakorporale Stoßwellenlithotripsie *(ESWL)*, die neue Strategien ermöglichten. Durch immer neue Gerätegenerationen und Modifikationen ist die Entwicklung im Fluß, so daß es, mit wenigen Ausnahmen, keinen goldenen Standard mehr gibt, sondern daß sich derzeit unterschiedliche Konzepte, teils ergänzend, teils konkurrierend, gegenüberstehen.

• **ESWL**
• **URS**
• **PNL**
• **offene Operation** (Schlinge)

Extrakorporale Stoßwellenlithotripsie (ESWL)
Innerhalb von 10 Jahren wurde die ESWL zur Standardmethode der Harnsteinbehandlung.

1. ESWL (extrakorporale Stoßwellenlithotripsie)

Bei der ESWL wird eine außerhalb des Körpers erzeugte Stoßwelle so fokussiert, daß der Stein im Brennpunkt liegt (Abb. 10-5). Die am Stein wirkenden Druck- und Zugwellen führen zur Desintegration der Struktur des Steins. Die zur Desintegration notwendige Energie wird fraktioniert in 1000–3000 Impulsen abgegeben. Zur möglichst verlust-

Außerhalb des Körpers erzeugte Stoßwellen werden so fokussiert, daß der zu behandelnde Stein im Brennpunkt liegt.

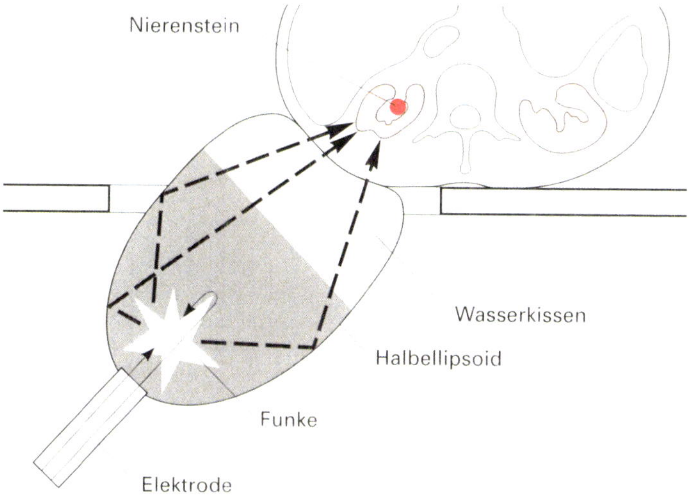

Abb. 10-5: Prinzip der extrakorporalen Stoßwellenlithotripsie (ESWL)

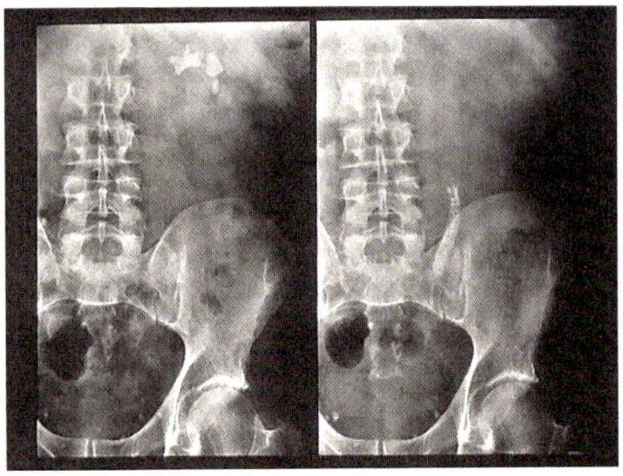

Abb. 10-6: Partieller Ausgußstein des li. Nierenhohlsystems
Nach zweimaliger Lithotripsie stellt sich auf der re. Bildhälfte eine „Steinstraße" im mittleren Harnleiterdrittel dar

freien Leitung der Energie in den Körper wird Wasser oder ein wässriges Medium benutzt. Die Steinortung erfolgt durch Röntgen oder Ultraschall.

Hauptindikation:
- **Nierenbecken- und Kelchstein bis 1,5 cm**
- **größere Steine erfordern Mehrfachbehandlungen** (zuvor ein DJ-Katheter)

Hauptindikation der ESWL sind *Nierenbecken-* und *Kelchsteine.* Ab einem Steindurchmesser von 1,5 cm werden vor der Stoßwellenbehandlung Doppel-J-Katheter zur Sicherung der Abflußverhältnisse eingelegt. Bei größeren Steinen oder Ausgußsteinen sind meist mehrfache Behandlungen erforderlich. Bei großer Steinmasse können die Desintegrate den Ureter ausfüllen und obstruieren (Steinstraße) (Abb. 10-6). *Harnleitersteine* können, wenn sie sich nicht in Deckung mit den Beckenknochen befinden, an jeder Stelle, gegebenenfalls nach Markierung mit einem Ureterenkatheter, behandelt werden. *Mittlere* und *hohe Harnleitersteine* werden oft vor der Stoßwellenbehandlung in das Nierenbecken reponiert, um Mehrfachbehandlungen zu vermeiden.

- ESWL ist ein sicheres Verfahren, Gerinnungsstörungen sind zu beachten.

Die Stoßwellenbehandlung ist ein sehr sicheres Verfahren, und Langzeitschädigungen sind bisher, auch nach Vielfachbehandlungen, nicht bekannt. Bei *Störungen der Blutgerinnung* kann es allerdings zu massiven Blutungen kommen.

Die ESWL wird meist in *Analgosedierung* und nur noch selten (Kinder, mangelnde Compliance, Sprachschwierigkeiten) mit Anästhesie durchgeführt.

2. URS (Ureterorenoskopie)
Inspektion und Behandlung des oberen Harntraktes mit starren, halbstarren oder flexiblen Instrumenten
- **Hilfsinstrumente:** Dormiakörbchen, verschiedene Zangen
- **Steindesintegration:**
  - mechanisch (z. B. Ultraschallsonde) oder
  - durch intrakorporale Stoßwellen (elektrohydraulisch, Laser)

Ureterorenoskopie (URS)
Mit starren, halbstarren oder flexiblen Instrumenten kann der obere Harntrakt bis zu den Nierenkelchen eingesehen werden (s. Abb. 5-15). Bei der Steinbehandlung werden Dormiakörbchen zur direkten Entfernung kleiner bzw. Fixierung größerer Steine verwendet. Zur Steinentfernung bzw. Zertrümmerung stehen mechanische Systeme (Steinfaßzange, Dormiakorb, Ultraschallsonde, Lithoklast) und Stoßwellensysteme (elektrohydraulisch, Laser) zur Verfügung. Bisher ist die durch mechanische Systeme erzielbare direkt postoperative Steinfreiheitsrate höher, da es nach Stoßwellenapplikation zwar zur Desintegration, aber nicht zum sofortigen Abgang der Desintegrate kommt.
In der Regel ist eine *Allgemein- oder Regionalanästhesie* erforderlich, jedoch kann mit den schmalkalibrigen Instrumenten (7,5–9,5 Ch.) die URS auch ohne Anästhesie, ggf. in Prämedikation erfolgen.

Komplikationen: Durch Traumatisierung des Ostiums oder Harnleiters kann es nach der URS zu Stenosen kommen, so daß es sich empfiehlt, nach Schleimhautläsionen postoperativ für einige Tage einen DJ-Katheter zur Schienung zu belassen. Bei fehlender Übersicht oder unvorsichtigem Vorgehen kann es zu Harnleiterein- und -abrissen kommen, die offen operativ versorgt werden müssen und zum Verlust der Niere führen können.

3. PNL (perkutane Nephrolitholapaxie)

Perkutane Nephrolitholapaxie (PNL)
Bei der perkutanen Litholapaxie werden bei dem auf dem Bauch liegenden Patienten über einen direkten Zugang zur Niere, der durch Bougierung einer

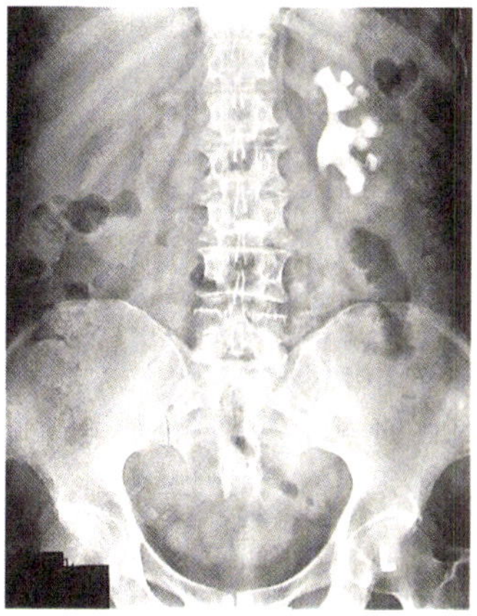

Abb. 10-7: Kompletter Nierenbeckenkelchausgußstein li. (sog. Korallenstein)

unter Ultraschallkontrolle angelegten Nephrostomie geschaffen wird, Steine wie bei der URS desintegriert oder in toto extrahiert (s. Abb. 5-25). Bei der Operation kann es zur Einschwemmung von Spülwasser (TUR-Syndrom), zu erheblichen Blutungen und zu Verletzungen des Nierenbeckenhohlraumsystemes kommen; postoperativ wird über mehrere Tage eine Nephrostomie belassen. Steine, die in endoskopisch unzugänglichen Kelchen liegen, werden später mit ESWL behandelt.

Die PNL wird in *Allgemein-, Regional- oder Lokalanästhesie* durchgeführt.

Nach ultraschallgezielter Punktion der Niere in Bauchlage wird der Punktionskanal aufbougiert (20–26 Ch.) und über ein starres Nephroskop die Steinbehandlung wie bei der URS durchgeführt.

Operation

Offene Steinoperationen sind heute sehr selten geworden. Eine **Indikation** besteht noch bei *weitverzweigten* oder *sehr großen Nierensteinen* (Abb. 10-7). Um Steinfreiheit zu erreichen, werden intraoperativ Hilfsmittel wie Ultraschall und Röntgen eingesetzt. Mit einer Dopplersonde können gefäßarme Areale für Nephrotomien aufgesucht werden, ohne daß der Nierenstiel abgeklemmt werden muß; die Gefahr von Durchblutungsstörungen, evtl. mit nachfolgender Hypertonie, infolge von Intimaläsionen durch das Anlegen einer Klemme kann so vermieden werden. Postoperativ wird immer eine *Nephrostomie* belassen.

Die **Ureterolithotomie** gehört heute zu den Ausnahmen.

4. offene Operation
- **Hauptindikation: große Nierenausgußsteine**

Schlingenbehandlung

Bei der Zeiss-Verweilschlinge und ihren Modifikationen wird unter Bildwandlerkontrolle ein Ureterkatheter am Stein vorbeigeschoben und anschließend durch Zug an einem entsprechend angebrachten Faden eine Schlinge gebildet, mit der der Stein „eingefangen" wird. Schlingen werden nur noch selten angewandt, da sie gegenüber der URS und ESWL keinen Vorteil mehr haben.

5. Schlingenbehandlung
- **an Bedeutung verloren: keine Vorteile gegenüber ESWL oder URS**

10.3.2.3 Nierensteine

Nierensteine

Nierensteine kommen sowohl als einzelne oder multiple Solitärsteine wie auch als Ausgußsteine vor. Eine Sonderform sind die Steine bei Markschwammnieren.

kommen **ein-** oder **beidseitig, einzeln** oder **multipel,** als **Solitär-** oder **Ausgußsteine** in Kelchen oder Nierenbecken vor

Symptomatik

Nierensteine können intermittierend eine *Mikro-*, seltener *Makrohämaturie* hervorrufen. Ein *Harnwegsinfekt,* meist mit harnstoffspaltenden Keimen wie Proteus, ist nur bei den Struvit-(Infekt-)steinen obligat. Insgesamt besteht eine erhöhte Neigung zu Harnwegsinfekten; oft werden die Steine erst im Rahmen der Infektabklärung diagnostiziert. Kommt es bei einem Infekt der obe-

Symptomatik
- intermittierend **Mikro-**, seltener **Makrohämaturie**
- **Harnwegsinfekt** bei Struvit-(Ausguß-)steinen obligat

- bei gleichzeitiger Obstruktion droht **Urosepsis,** deshalb sofortige Entlastung

ren Harnwege zu einer partiellen oder kompletten *Obstruktion* durch einen Stein, so ist die sofortige Entlastung (perkutane Nephrostomie, bei schon gestörter Gerinnung evtl. Ureterkatheter) der betroffenen Niere notwendig, da sich rasch eine obstruktive Pyelonephritis und Urosepsis entwickeln können.

- **ruhende Kelchsteine und Ausgußsteine machen i. d. R. keine Schmerzen**

Ruhende *Kelchsteine* sowie unbewegliche *Ausgußsteine* verursachen in der Regel keine Beschwerden, wenn auch manchmal ein dumpfes Druckgefühl im Nierenlager darauf hindeuten mag. So werden Nierensteine oft als Zufallsbefund bei der Abklärung von Rücken- oder Abdominalbeschwerden durch Ultraschall- oder Röntgenuntersuchungen festgestellt.

- **Nieren(becken)steine**

Solitärsteine im Nierenbecken rufen bei intermittierendem Verschluß des Ureterabganges oder nach Eintreten in den Ureter (s. d.) die **typischen Nierenkoliken,** einen stechenden starken Schmerz mit wellenförmigem Verlauf, in der Flanke hervor.

Diagnostik
1. allgemeine Untersuchungen
- **Anamnese:** Koliken, Schmerzen, Infekt, Fieber, frühere Steine
- **körperliche Untersuchung:** Nierenlager, Ureterverlauf
- **Urinuntersuchung:** Status (Erythrozyten), Urinkultur, ggf. pH-Profil
- **Blutuntersuchung:** Kreatinin, Blutbild (Leukozyten), Elektrolyte (Kalzium, Kalium), Harnsäure

2. spezielle Untersuchungen
- **Abdomenübersicht** im Liegen
- **Ultraschall** der Nieren (Stein = dorsale Schallauslöschung)
- **Urogramm,** bei Ausscheidungsverzögerung oder stummer Niere Spätaufnahmen (Schichtaufnahmen)

Diagnostik

Die Diagnostik wird bei Koliken, Rückenschmerzen, Hämaturie und Infekt durchgeführt. Die üblichen urologischen Untersuchungen, wie *Anamnese* (Schmerzen, Koliken, Fieber, Infekt, Hämaturie, frühere Steine), *körperlicher Untersuchungsbefund* (Nierenlager, Harnleiterverläufe) sowie *Blut-* (Kreatinin, Kalzium, Harnsäure) und *Urinanalysen* (Keime, Blut, Leukozyten, Kristalle (Zystin!), Nitrit), sind selbstverständlich Voraussetzung. Es schließen sich eine *Abdomenübersichtsaufnahme* im Liegen (Leeraufnahme) sowie eine *Ultraschalluntersuchung* der Nieren an; sonographisch sind Steine an der dorsalen Schallauslöschung zu erkennen, auch eine eventuelle Weitstellung des Nierenhohlraumsystems läßt sich leicht feststellen. Ist der Patient kolikfrei und sprechen nicht schwerwiegende Gründe dagegen (z. B. bekannte Jodallergie), wird die Untersuchung durch ein *Urogramm* vervollständigt. Liegt eine Harntransportstörung durch den Stein vor, so können Spätaufnahmen bis zu 24 Stunden nach Kontrastmittelapplikation notwendig werden. Sind die Befunde nicht eindeutig oder kann ein kalkdichter Fleckschatten nicht sicher dem Nierenhohlraum zugeordnet werden, können herausgedrehte Aufnahmen Klärung bringen. Eine erhebliche Überlagerung der interessierenden Region mit Darminhalt oder -gas oder nur sehr schwach röntgendichte oder kleine Steine können Schichtaufnahmen erforderlich machen.

- **Kontrastmittelaussparungen im Urogramm bei fehlendem Steinnachweis → Urotheltumor,** dann
- retrograde Pyelographie mit Zytologie, CT, URS

Kommt auf der Leeraufnahme kein Steinschatten zur Darstellung, obwohl sonographisch ein Stein gesehen wurde, oder zeigt sich im Urogramm eine konstante Kontrastmittelaussparung, so besteht der Verdacht auf einen nichtschattengebenden Harnsäurestein. Kann trotzdem der Verdacht eines Urotheltumors der Niere nicht ausgeräumt werden, kommen Computertomographie und retrograde Sondierung mit Pyelographie und Entnahme einer Spülzytologie, die jedoch bei Steinen häufig falschpositive Resultate liefert, sowie die direkte endoskopische Untersuchung (URS) in Betracht. In die *Differentialdiagnose* sind auch nekrotische Papillen (Nephritis, Phenazetinabusus) oder Blutkoagel eines Nierenparenchymtumors, die Kontrastmittelaussparungen kombiniert mit einer (Mikro-)Hämaturie verursachen können, miteinzubeziehen.

- **röntgenologisch stumme Nieren:** nuklearmedizinische Untersuchungen (Erhaltungs- und Behandlungswürdigkeit des Organs)

Findet sich eine erheblich weitgestellte Niere infolge der Steinobstruktion, so kann vor weiteren Maßnahmen durch nuklearmedizinische Untersuchungen überprüft werden, ob überhaupt noch erhaltungswürdiges funktionsfähiges Nierenparenchym vorhanden ist.

Kann trotz typischer Symptomatik kein schattengebender Stein nachgewiesen werden oder besteht der Verdacht auf eine Harnsäurelithiasis (Anamnese, Gicht, Habitus), vervollständigt ein *pH-Profil* (mehrfache tägliche Messungen des Spontanurins mit Indikatorpapier) die Diagnostik.

Therapie schattengebender Steine (Kalziumsteine)

Je nach zu erwartender *Steinzusammensetzung* (Kalziumoxalat, -phosphat, Struvit, Zystin) und *Form* (Solitärsteine, Ausgußsteine) wird das Vorgehen unterschiedlich sein.

Behandlung röntgenologisch schattengebender (Kalzium-)Steine

• *schattengebende Solitärsteine bis 1,5 cm:* Liegt keine anatomisch bedingte Abflußbehinderung (z. B. Ureterabgangsstenose) vor, ist die alleinige ESWL Therapie der Wahl.

1. bis 1,5 cm Größe, keine anatomisch bedingte Abflußbehinderung: ESWL

• *schattengebende, auch multiple, Solitärsteine bis ca. 2,5 cm:* Auch diese Steine werden mit der ESWL behandelt. Da bei der größeren Steinmasse jedoch vermehrt mit Steinstraßen, die z. T. obstruieren oder eine sehr langsame Abgangstendenz haben, zu rechnen ist, ist es üblich, vor der ersten ESWL einen DJ-Katheter, der den freien Abfluß sichert, zu legen.

2. bis ca. 2,5 cm oder bei vorbestehendem und behandeltem Infekt: ESWL + DJ-Katheter

• *schattengebende Ausgußsteine (Infekt- bzw. Struvitsteine) mit kleiner Steinmasse (Durchmesser < 3–3,5 cm):* Nach mehrtägiger testgerechter antibiotischer Therapie und Anlage eines DJ-Katheters können diese Steine mit der ESWL, ggf. mehrfach, erfolgreich behandelt werden.

• *schattengebende komplette und inkomplette Ausgußsteine:*

• **Offene Operation.** Bei sehr großer zentraler (Nierenbecken) und peripherer (Nierenkelche) Steinmasse ist die offene Steinoperation (Nephro-Pyelolithotomie) unter Zuhilfenahme des intraoperativen Röntgens und Ultraschalls, ggf. auch eines Nephroskopes zur (Rest-)Steinortung sowie der Doppler-Sonographie, zur Erkennung gefäßarmer Areale zur Anlage der Nephrotomien Methode der Wahl. Das Ziel einer offenen Steinsanierung ist immer die Steinfreiheit der operierten Niere. Dennoch ist bei weit verzweigten Korallensteinen dieses Ziel nicht immer oder nur unter Inkaufnahme einer erheblich verlängerten Operationsdauer, Strahlenbelastung und eines Blutverlustes zu erreichen. Da geringe Reststeinmassen von Struvitsteinen gut mit der ESWL zu zertrümmern sind und über Nephrostomien durch Chemolitholyse desintegrierte Struvit- und Apatitanteile lysiert werden können, wird intraoperativ individuell zu entscheiden sein, bis zu welchem Punkt die offen-operative Steinsanierung durchgeführt wird. Da neben der Steinsanierung bzw. -freiheit bei Infektsteinen die definitive Infektsanierung das Ziel aller Maßnahmen ist, dürfen nach Abschluß der Behandlung keine kompakten Steinreste mehr zurückbleiben, da sonst die Ausheilung des Infektes unmöglich und dadurch das Steinrezidiv schon vorprogrammiert ist.

3. Ausguß-(Infekt-)steine
- **bis 3,5 cm** nach mehrtägiger testgerechter antibiotischer Therapie und DJ-Katheter: **ESWL**, evtl. **Mehrfachbehandlung**
- **sehr große inkomplette oder komplette Ausgußsteine:**

a) **offene Operation** (Nephro- oder Pyelolithotomie), mit
- **intraoperativem Röntgen** und Ultraschall (Steinortung) sowie
- **Doppler-Sonographie** (gefäßarme Areale für Nephrotomien) und
- bei **Restkonkrementen** anschließende ESWL und Chemolitholyse bei Struvitsteinen

• **Perkutane Nephrolitholapaxie (PNL).** Je nach Konfiguration eines Ausgußsteines wird statt der offenen Steinoperation auch eine PNL, unter Umständen über mehrere Zugänge, in Frage kommen. Ziel einer PNL bei Ausgußsteinen ist es, da eine komplette Steinentfernung technisch oft nicht zu bewerkstelligen ist, die Steinmasse entscheidend zu verringern, so daß für eine anschließende ESWL und Chemolitholyse gute Voraussetzungen geschaffen werden. Die Schwere des Eingriffs ist bei einer PNL sicher geringer einzuschätzen als bei einer offenen Operation und sehr von der Erfahrung des Operateurs abhängig; dennoch hat die perkutane Endoskopie der Niere nicht zu übersehende Gefahren wie starke Blutungen, die durch Eigentamponade gestillt werden, Verletzungen (Perforationen) des Nierenbeckenhohlraumsystems und Spülwassereinschwemmungen; aufgrund der Lagerung (Bauchlagerung) ist die PNL nicht für alle Patienten gleichermaßen geeignet.

b) **perkutane Litholapaxie (PNL) zur Steinausräumung bzw. Verkleinerung der Steinmasse**
weitere Maßnahmen (ESWL, Chemolitholyse) bei Restkonkrementen analog nach offener Operation
Sowohl bei der offenen Operation wie bei der PNL muß mit substitutionspflichtigen Blutungen, bei der PNL zusätzlich mit Spülwassereinschwemmungen gerechnet werden.

• **Mehrfache ESWL-Behandlung.** Ist die zentrale Steinmasse nicht zu groß, so kann man bei entsprechender Erfahrung und unter dem Schutz eines Doppel-J-Katheters auch eine Mono-ESWL-Behandlung durchführen. Es wird im Einzelfall zu entscheiden sein, ob die längere Behandlungsdauer durch den Verzicht auf invasive Maßnahmen aufgewogen wird.

c) **mehrfache ESWL-Behandlungen** unter Schutz eines Doppel-J-Katheters

Therapie der nichtschattengebenden Nierensteine

Für Harnsäuresteine gilt das seit den 70er Jahren bekannte und erprobte Prinzip der *in-vivo-Chemolitholyse* durch **Harnalkalisierung** (Na/K-Zitrat, Uralyt U) und *Senkung der Harnsäureproduktion* durch **Allopurinol.**

Da die Löslichkeit der Harnsäure stark pH-abhängig ist, können durch Anhebung des Harn-pH auf 6,5–7,0 bei gleichzeitiger gesteigerter Diurese (> 2,5 l/die) Harnsäuresteine in vivo zur Auflösung gebracht werden. Mit sukzessiver Verkleinerung der Harnsäuresteine wird deren Eintreten in den Ureter wahr-

Behandlung nichtschattengebender Steine (Harnsäure, Zystin)

d) **Harnsäure:** Wenn nicht eine erhebliche Obstruktion oder ein Infekt zum aktiven Vorgehen (Entlastung) zwingt, erfolgt grundsätzlich der Versuch der **in vivo Chemolitholyse** durch **Harnalkalisierung** und **Senkung der Harnsäureausscheidung**

scheinlicher, so daß man heute prophylaktisch einen DJ-Katheter legt, um einer Obstruktion vorzubeugen.

- **Durch ESWL kann die Oberfläche der harten Steine vergrößert und damit die Lyse beschleunigt werden.**

Bei größeren Nierenbeckensteinen oder Ausgußsteinen kann die *Litholyse* sinnvollerweise *durch* eine *ESWL*, die zwar die harten Konkremente nicht vollkommen desintegrieren, aber zumindest in kleinere Partikel zerlegen und damit die Oberfläche vergrößern kann, *beschleunigt* werden. Bei ultraschallgesteuerten Stoßwellensystemen (z. B. Piezolith) entstehen keine Ortungsprobleme; wird Röntgen zur Ortung verwendet, muß der Stein gegebenenfalls durch Kontrastmittel, sei es intravenös oder über eine perkutane Nephrostomie appliziert, negativ (= Kontrastmittelaussparung) zur Darstellung gebracht werden.
Alternativ kann durch eine *PNL* die Steinmasse verkleinert und so die Lyse beschleunigt werden.

e) **Zystin:**
- **große Ausgußsteine:** offene Op.
- kleine inkomplette Ausgußsteine, Nierenbecken- und Kelchsteine: unter Schutz eines DJ-Katheters **ESWL** (Mehrfachbehandlung)

Ist aus der Anamnese ein Zystinsteinleiden bekannt oder werden im Urin Zystinkristalle nachgewiesen, so hat es sich bewährt, zusätzlich eine perkutane Nephrostomie anzulegen. Zystinsteine ebenso wie solche aus Harnsäure sind sehr hart und werden durch die Stoßwellen zumeist nur in größere, oft nicht abgangsfähige Partikel zerlegt. Über die Nephrostomie kann nach der Zertrümmerung dann eine zusätzliche Chemolitholyse mit N-Acetyl-Cystein durchgeführt werden. Auf diese Weise können, allerdings mit längerer Behandlungsdauer und mehrfachen ESWL-Sitzungen, auch größere Zystinsteine ohne weitere invasive Maßnahmen komplett entfernt werden.

Ureterstein

10.3.2.4 Ureterstein

- **meist einzeln und einseitig**

Bei kompletter Obstruktion einer infizierten Niere kann der Urin leukozytenfrei sein!

Uretersteine kommen meist *einseitig* und *einzeln* vor, doch ist bei unklaren Abflußbehinderungen auch an multiples und beidseitiges Vorkommen zu denken. Wie bei den Nierensteinen findet sich meist eine *Mikro-*, seltener eine *Makrohämaturie*. Eine Leukozyturie ist bei aseptischen Steinen nicht obligat. Bei kompletter Obstruktion einer infizierten Niere kann ein leukozytenfreier Urin Infektfreiheit vortäuschen.

Symptomatik und Akutbehandlung

Erstsymptome ⇨

> Der größte Teil der Uretersteine verursacht **typische Koliken,** d. h. einen plötzlich einsetzenden stechenden Schmerz mit *wellenförmigem Intensitätsverlauf.* Die Koliken treten meist erstmals bei Passieren einer der 3 physiologischen Ureterengen *(Ureterabgang, Gefäßkreuzung, intramuraler Ureter)* auf. Entsprechend projiziert sich der Schmerz in die **Flanke, Leiste** oder das **äußere Genitale** bzw. die **Urethra** und in die **Innenseite des Oberschenkels;** bei tiefen Steinen kommt oft noch eine **Pollakisurie** hinzu. Frauen vergleichen den Schmerzcharakter oft mit **Wehen.**

Während einer Kolik sind die Patienten, im Gegensatz zu peritonealen Reizzuständen, *extrem unruhig;* oft besteht gleichzeitig eine *Darmatonie.* Der Kolikschmerz wird durch die plötzlich auftretende *Abflußbehinderung* und die nachfolgende *Nierenstauung* (Kapselspannung), möglicherweise in Verbindung mit den frustranen Ureterkontraktionen, hervorgerufen.

symptomatische Behandlung:
- **Spasmolytikum** i. v., evtl. zusätzlich **Analgetikum**
- bei komplizierten Steinen (infizierte Stauungsniere) sofortige **Entlastung** (Ureter- bzw. **DJ-Katheter** oder **perkutane Nephrostomie**)

Die **primäre Behandlung** besteht in der Gabe von *Spasmolytika,* ggf. müssen zusätzlich *Analgetika* verabreicht werden.

Nur bei komplizierten Steinen (d. h. Infekt, Leukozytose, Fieber, Einnierigkeit) ist die sofortige Ableitung über einen Ureterkatheter bzw. DJ-Katheter oder eine perkutane Nephrostomie indiziert.

Nach längerdauernder Obstruktion und dadurch bedingter Ektasie des Nierenbeckenkelchsystems kann es zu einer fixierten Weitstellung und nachfolgendem Parenchymschwund bis zur Hydronephrose kommen.

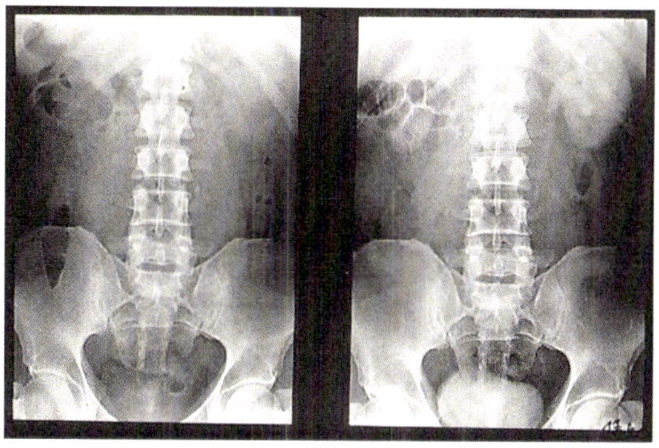

Abb. 10-8: Ureterstein li.
Die Nierenleeraufnahme zeigt eine knapp bohnengroße kalkdichte Verschattung paravertebral li. auf Höhe des Oberrandes des 4. LWK. Nach i. v.-KM-Gabe stellt sich ein erweitertes Nierenhohlsystem li. dar, wobei der mittelgradig dilatierte und mit KM gefüllte Harnleiter auf das Konkrement zuläuft

Diagnostik

Während einer Kolik beschränkt man sich auf *Leeraufnahme* (Abb. 10-8) und *Ultraschall*, da es durch die forcierte Diurese infolge des Kontrastmittels komplizierend zur Fornixruptur und damit Urinextravasation kommen kann. Scheidet auch im kolikfreien Intervall die betroffene Niere nur spät oder gar nicht aus, sind *Spätaufnahmen* (bis zu 24 Stunden p. inj.) anzufertigen, da oft nur so die Lokalisation des Steines gelingt, insbesondere wenn er sich in Knochendeckung befindet. Führen Urogramm und Ultraschall nicht zur Klärung der Diagnose bzw. des Steinsitzes, so ist bei weiterbestehender Abflußbehinderung eine *retrograde Pyelographie* mit anschließender Dauerentlastung (Ureterkatheter, DJ-Katheter) durchzuführen oder, wenn dies nicht möglich ist, eine perkutane (ultraschallgezielte) Nephrostomie anzulegen.

Diagnostik
während der Kolik und bei Schmerzen:
- **Leeraufnahme, Ultraschall**

bei Schmerzfreiheit: **Urogramm,** evtl. mit herausgedrehten oder Spätaufnahmen

Differentialdiagnose. Kann kein schattengebendes (kalziumhaltiges) Konkrement nachgewiesen werden, ist differentialdiagnostisch neben einem Harnsäurestein auch an *Uretertumoren* oder eine *Kompression des Ureters* von außen (gynäkologische Tumoren, retroperitoneale Fibrose) zu denken und durch ein *pH-Profil* oder eine CT weiter abzuklären. Bei röntgenologisch stummer Niere ist differentialdiagnostisch aber auch an eine Nierenaplasie, -agenesie oder dystope Niere zu denken.

- **DD** (kein schattengebendes Konkrement nachweisbar):
- Harnsäurestein
- Uretertumor
- Blutkoagel
- Urothel- oder Nierentumor

Konservative Therapie

Bei *unkomplizierten* (kein Infekt, kein wesentlicher Aufstau) *kleinen* (bis 5 mm) Steinen:
forcierte Diurese und fortgesetzte **Spasmoanalgesie** bis Spontanabgang
- alternativ (kürzere Behandlungsdauer): **ESWL** oder **URS**

Die Entscheidung, einen Ureterstein konservativ zu behandeln, d. h. seinen Spontanabgang anzustreben, hängt von der Steingröße, -lage und den anatomischen Gegebenheiten (z. B. Voroperationen), aber auch von den Möglichkeiten des behandelnden Arztes und weiteren patientenabhängigen Voraussetzungen bzw. Bedingungen (Arbeitsunfähigkeit bis zum Steinabgang bei Busfahrern, Lokomotivführern, fliegendem Personal) ab. Grundsätzlich muß bei konservativer Therapie mit einem längeren Verlauf, plötzlich wiederauftretenden Koliken und wiederholten Röntgenuntersuchungen zur Lagekontrolle gerechnet werden. Daraus ergibt sich:

Konservative Therapie
- **kleine Steine ohne Abflußbehinderung**

⇦

Steine, die schon Monate oder Jahre an gleicher Stelle sitzen, sind mit konservativen Maßnahmen nicht zum Spontanabgang zu bringen. Eingetretene Steine, die unter konservativer Therapie nach einigen Wochen keine Abgangstendenz zeigen, sollten ebenso wie die, die eine zunehmende Abflußbehinderung verursachen, aktiv angegangen werden. Ist es zum Spontanabgang gekommen, muß immer eine **Dokumentation der Steinfreiheit** durch eine Röntgenaufnahme erfolgen, da verbliebene Steine auch bei Symptomfreiheit nach län-

- **unkomplizierte kleine Steine ohne Abgangstendenz** sollten aktiv (**ESWL, URS**) angegangen werden
- **auch bei Beschwerdefreiheit** Kontrolle bis zum Steinabgang
- eine langsam zunehmende Abflußbehinderung kann ohne Schmerzen zu einer Hydronephrose führen!

gerem Verlauf zu einer *Hydronephrose* und damit zum Verlust der Niere führen können.

Aktive (operative) Behandlung
offene Operation (Ureterolithotomie) heute nur noch in Ausnahmefällen

Aktive (operative) Behandlung

Neben den schon seit langen bekannten Möglichkeiten der *Zeiss-Verweilschlinge*, dem *Dormiasteinfänger* und der *offenen Operation* (Ureterolithotomie) stehen heute die *Ureterorenoskopie* und die *ESWL* zur Steinentfernung im Vordergrund.

Standard:
1. **ESWL,** in situ oder nach Reposition in das Nierenbecken (push & smash)

• Die **offene Operation,** früher Standard, wird als invasiver Eingriff mit den einer Schnittoperation eigenen Komplikationsmöglichkeiten heute nur noch in Ausnahmesituationen zur Anwendung kommen. Als Zugangswege kommen je nach Lage des Konkrementes ein Inter- oder Subkostalschnitt (oberes Ureterdrittel), Pararektal- oder Wechselschnitt (mittleres Drittel) oder der Suprainguinalschnitt (unteres Drittel) in Frage; bei Frauen kann der distale Ureter auch per vaginam freigelegt werden.

• **Schlingen** werden unter Röntgenkontrolle gelegt und bedingen sowohl für den Arzt wie für den Patienten (jüngere Frauen!) eine zusätzliche Strahlenbelastung; gleiches gilt für die **ESWL,** insbesondere wenn zur Steinmarkierung die Einlage eines Ureterkatheters notwendig ist.

2. URS
– komplikationsarm

• Die **Ureterorenoskopie** (URS) ist zwar eine invasive Maßnahme, kommt jedoch ohne intraoperative Röntgenkontrolle aus und ist in erfahrener Hand, da die Behandlung unter direkter endoskopischer Sicht erfolgt, *komplikationsarm.*

Blasenstein

10.3.2.5 Blasenstein

Ursächlich sind:
- **Blasenentleerungsstörungen** mit Restharnbildung
- chronische Infekte oder
- Fremdkörper (z. B. Katheter)

Ätiologie. Begünstigt wird die Blasensteinbildung durch dauernde *Restharnbildung* (Blasenhalsobstruktion durch Prostataadenom oder -karzinom, neurogene Blasenentleerungsstörungen), persistierende Infekte sowie Fremdkörper (Katheter); aber auch in der Blase verbleibende *Blutkoagel* können der Ausgangspunkt für eine Kristallisation und nachfolgende Steinbildung sein.

Symptomatik:
- **schmerzhafte (Tenesmen) Makro- oder Mikrohämaturie,** besonders nach körperlicher Bewegung

Symptomatik. Die meist schmerzhafte *Mikro- oder Makrohämaturie* (Blasentenesmen) nach körperlicher Bewegung, *Pollakisurie,* therapieresistente *Infekte* sind die führenden Symptome.

Die klassische, stakkatoartige Unterbrechung des Harnstrahls durch den Blasenhals intermittierend obstruierende Konkremente findet man in der Praxis selten.

Diagnostik
- **Ultraschall**
- **Röntgen**
- **Zystoskopie**

Diagnostik. Da jede Hämaturie abklärungsbedürftig ist, werden die Blasensteine heute rasch durch *Ultraschall-* und *Röntgenuntersuchung* diagnostiziert (Abb. 10-9a) und bieten kaum differentialdiagnostische Schwierigkeiten. Kann im Röntgenbild eine Kontrastmittelaussparung noch tumorverdächtig sein, so ist der Steinschatten, d. h. die dorsale Schallauslösung, bei der Sonographie eindeutig. Stellen sich Blasensteine nur nach Kontrastmittelgabe als Aussparung dar, so bestehen sie ganz oder zum größten Teil aus Harnsäure und werden zunächst konservativ behandelt. Eine *präoperative Zystoskopie* (Abb. 10-9b) dient daher mehr der Umfelddiagnostik (Blasenhalslänge, Blasendivertikel, Urethrastriktur, Fremdkörper) als dem Steinnachweis.

Behandlung
Harnsäuresteine werden, wie in der Niere, durch Harnalkalisierung in vivo aufgelöst. Kalziumhaltige Steine werden je nach Größe und Zahl entweder endoskopisch zerkleinert (Lithotripsie, mechanisch oder Stoßwelle) und abgesaugt oder durch eine offene Operation (Sectio alta) entfernt.

Therapie. Blasensteine aus Harnsäure können in vivo durch *Harnalkalisierung* aufgelöst werden. Sind sie jedoch kalziumhaltig, so müssen sie endoskopisch *(Lithotripsie)* oder, heute nur noch selten, transvesikal *(Sectio alta)* entfernt werden.

Liegt gleichzeitig ein Prostataadenom vor, das aufgrund seiner Größe offen enukleiert werden sollte, oder handelt es sich um sehr große Konkremente (> 5–6 cm), ist die Indikation zur Sectio alta zu stellen; in den meisten Fällen wird der endoskopischen Behandlung der Vorzug zu geben sein.

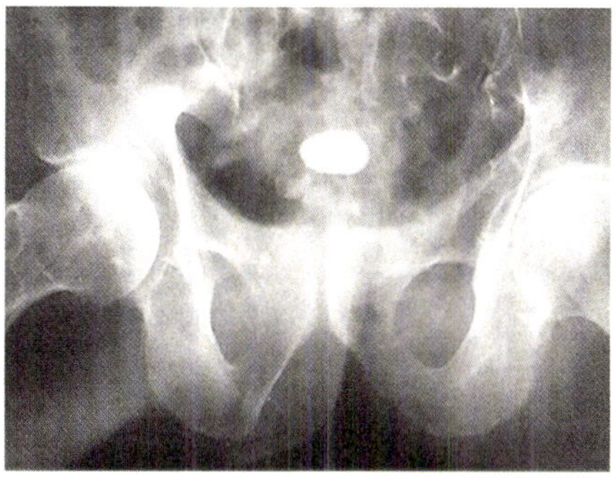

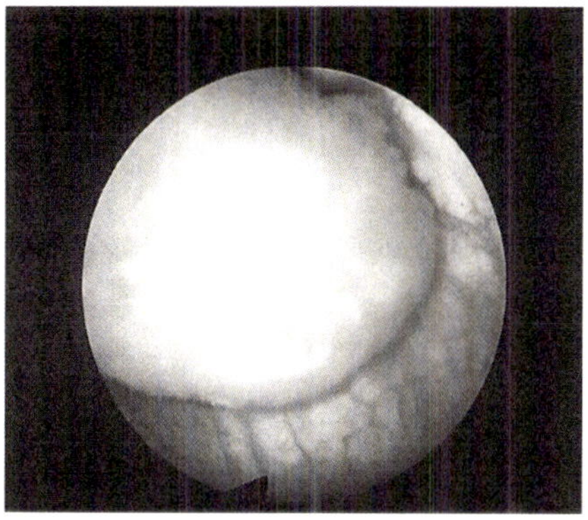

Abb. 10-9: Blasenstein
a) Pflaumengroße kalkdichte Verschattung in Projektion auf das kleine Becken
b) Endoskopisches Bild des Blasensteins

Zur Steinentfernung bzw. -zertrümmerung stehen verschiedene Instrumente zur Verfügung. Eine eventuell erforderliche Urethrotomie oder transurethrale Prostataresektion kann in gleicher Sitzung durchgeführt werden. Eine alleinige Steinentfernung ohne Beseitigung der Ursache der Restharnbildung führt fast mit Sicherheit zum Rezidiv.

Die Ursache der Restharnbildung (z. B. Prostata-Adenom oder neurogene Störung) muß ebenfalls behandelt werden.

10.3.2.6 Steinbildung in Ersatzblasen (Pouch)

Steinbildung in Ersatzblasen

Ätiologie. Bei der Verwendung ausgeschalteter Darmsegmente zur Ersatzblasenbildung werden oft Stapler mit Metallklammern verwendet. Liegen diese Klammern so, daß sie in direktem Kontakt mit Urin stehen, kann an ihrer Oberfläche, wie bei anderen dauernd von Urin benetzten Fremdkörpern, eine *heterogene Kristallbildung* mit Steinbildung entstehen; in der Regel handelt es sich dabei um **kalziumhaltige Steine,** die im Urogramm bereits auffallen.

Metallklammern (Stapler), die Kontakt mit Urin haben, können als Ausgangspunkt für eine heterogene Kristallbildung dienen.

Therapie. Diese den Metallklammern aufsitzenden Konkremente werden *endoskopisch zerkleinert* und herausgespült; eine Allgemeinanästhesie ist meist nicht erforderlich. Da die Klammern nicht entfernt werden können, ohne den Kontinenzmechanismus bei kontinenten Harnableitungen zu gefährden, muß, solange die Klammern nicht mit Schleimhaut überwachsen sind, mit *Rezidiven* gerechnet werden, die bei regelmäßiger Kontrolle jedoch früh erkannt und therapiert werden können.

Behandlung
endoskopische Zerkleinerung und Absaugen der Fragmente, analog zur Harnblase. Regelmäßige Kontrollen erforderlich

10.3.3 Metaphylaxe

Metaphylaxe

Als Metaphylaxe oder *Rezidivprophylaxe* bezeichnet man Maßnahmen, deren Ziel eine Vermeidung weiterer Harnsteinbildungen ist. Entsprechend der Ätiologie der Steinarten sind die Maßnahmen unterschiedlich.

Rezidivprophylaxe: vorbeugende Maßnahmen nach bereits erfolgter Steinbildung

Eine eigentliche Prophylaxe setzt ein, wenn eine Erststeinbildung verhindert werden soll; dies trifft zu, wenn im Rahmen von Familienuntersuchungen bei Zystinurie Patien-

Prophylaxe: vorbeugende Maßnahmen vor erster Steinbildung (z. B. bei

Zystinurikern im Rahmen von Familienuntersuchungen)

ten mit dieser Erbanlage gefunden werden, die bislang noch keine Steine gebildet haben.

generell durch folgende Maßnahmen:

- **Verdünnung**
- **Veränderung der Ionisation**
- **Veränderung der Gesamtausscheidungen**

Generell gilt, daß eine **Senkung der steinbildenden Ionen** erreicht werden soll. Dies kann durch:

- Senkung der Konzentration *(Verdünnung)* und *Ionisation* (pH-Veränderungen, Komplexoren) und
- *Veränderung der Ausscheidung* (Senkung der intestinalen Aufnahme, Verminderung der Produktion, erhöhte renale Rückresorption) geschehen.

Während derzeit für Patienten mit aseptischen Kalziumoxalat- und -phosphatsteinen eine spezielle Diagnostik und Metaphylaxe erst bei Rezidivsteinen für notwendig angesehen werden, sind diese für *Harnsäure-* und besonders für *Zystinsteinpatienten* bereits bei Erstmanifestation erforderlich.

wirksame Metaphylaxe ist an 2 Voraussetzungen gebunden:

Voraussetzungen einer gezielten und wirksamen Metaphylaxe sind: *Patientencompliance, Diagnostik* (Stein-, Urin- und Blutanalysen), *Wirksamkeitskontrolle* der Maßnahme.

1. Compliance

10.3.3.1 Compliance

durch umfassende und kompetente Aufklärung des Patienten

Die Compliance wird gefördert durch das Einsehen des Patienten in seine Erkrankung und das Wissen um die Möglichkeiten der Behandlung. Dies wird erreicht durch eine umfassende Aufklärung zur Ätiologie der Steinbildung und zum Mechanismus der Rezidivprophylaxe, soweit es der Patient verstehen kann.

2. Diagnostik

10.3.3.2 Diagnostik

a) **Minimalprogramm**

⇒

> **Harnstein-Diagnostikprogramm.** Bei allen Harnsteinpatienten sollte eine **Minimaldiagnostik:** *Kreatinin, Elektrolyte* einschließlich Kalzium (!) und *Harnsäure* im Serum, *Steinanalyse* und *Urinkultur* durchgeführt werden, so daß Nierenfunktionseinschränkung, primärer Hyperparathyreoidismus, Hyperurikämie bzw. Gicht und ein ureasepositiver Harnwegsinfekt erkannt werden können. Besteht der Verdacht auf einen **Harnsäurestein,** sollte auch ein *pH-Profil* (mehrfache tägliche protokollierte pH-Messungen über 2–3 Tage) erstellt werden.
> Bei **Rezidivsteinbildnern** ist eine *weitergehende Abklärung,* die eine gezielte allgemein-diätetische oder auch medikamentöse Behandlung erlaubt, anzustreben.

b) **erweitertes Programm** (zusätzlich):
- Serum (Parathormon)
- 24-h-Sammelurin (Kreatinin, Kalzium, Harnsäure [Zitrat, Oxalat, Zystin])
- Nüchternurin (Kreatinin, Kalzium)
- pH-Profil (immer)
- Mikroskopie (Zystinkristalle im Urin) bei Zystinurikern

Erweitertes Programm. Die genannten *Serumuntersuchungen* ergänzt bei grenzwertigem oder erhöhtem Kalzium eine *Parathormonbestimmung.*
Im *24-h-Sammelurin* unter üblicher Kost werden Kreatinin, Kalzium, Harnsäure, Zitrat sowie Oxalat und ggf. Zystin gemessen.
An den Sammelurin schließt sich nach nächtlichem Fasten ein *Nüchternurin* an, wobei die Diurese mit 250 ml destilliertem Wasser angeregt wird. In diesem Nüchternurin werden Kreatinin und Kalzium bestimmt.
Die *mikroskopische Untersuchung* des Spontanurins zum Nachweis bzw. Ausschluß von Zystinkristallen bei Zystinurikern vervollständigt das Untersuchungsprogramm.

c) **Verlaufskontrollen**
Die korrekte Beurteilung einer Metaphylaxe ist nur möglich, wenn klinischer Verlauf (Steinbildung) und biochemische Befunde (Veränderung der Urinparameter) korreliert werden

Dieses Diagnostikprogramm ist in unveränderter Form ebenfalls geeignet, den **Verlauf** biochemisch zu kontrollieren. Der Erfolg von Empfehlungen in metaphylaktischer Absicht und Compliance ist nur dann korrekt zu beurteilen, wenn nicht nur eine klinische (= ausbleibende Rezidivsteinbildung), sondern gleichzeitig auch eine biochemische Kontrolle erfolgt, d.h. wenn der klinische Verlauf mit biochemischen Befunden korreliert wird.

Bei bekannten **Zystinurikern** sollte immer eine mikroskopische Untersuchung des Spontanurins (Zystinkristalle) erfolgen.

• **Steinanalyse.** Grundlage jeder Diagnostik ist die Analyse des Harnsteines. Eine korrekte Analyse ist nur durch *Röntgendiffraktometrie, Infrarotspektroskopie* oder *Polarisationsmikroskopie* möglich. Jeder spontan abgegangene oder entfernte Harnstein sollte analysiert werden, da im Laufe des Lebens die Steinart wechseln kann. Nach einer ESWL genügt es, wenn 2–3 repräsentative Proben der Steindesintegrate analysiert werden.

Steinanalyse
- jeder Stein sollte analysiert werden
- nach ESWL genügen 2–3 repräsentative Proben

Steinanalyse durch:
- Röntgendiffraktometrie
- Infrarotspektroskopie
- Polarisationsmikroskopie

• **Blutuntersuchungen.** Es sind die üblichen Untersuchungen: Kreatinin, Elektrolyte (einschl. Kalzium) und Harnsäure zu fordern. Bei grenzwertigem oder erhöhtem Serumkalzium komplettieren die Parathormonbestimmung und die Messung des ionisierten Kalziums im Serum die Diagnostik des primären Hyperparathyreoidismus, bei Verdacht auf renale tubuläre Azidose die Blutgasanalyse das Spektrum.

Blutuntersuchungen
Kreatinin, Kalzium, Harnsäure (Parathormon, ionisiertes Kalzium, Blutgasanalyse)

• **Urinuntersuchungen.** Grundlage der Urinuntersuchungen ist der 24-h-Sammelurin unter normalen, d.h. bisher üblichen Kost- und Trinkgewohnheiten. Eine besondere Unterweisung zur exakten Sammeldauer ist anfangs erforderlich.
Die laborchemischen Untersuchungen umfassen minimal Kreatinin, Kalzium und Harnsäure; Zitrat-, aber auch Oxalatbestimmungen sind meist Steinzentren vorbehalten. Eine Aminosäureanalyse zur Zystinbestimmung ist nur bei Patienten mit Zystinsteinen bzw. Familienuntersuchungen in diesem Rahmen angezeigt.
In besonderen Fällen werden, ebenfalls nur in Steinzentren, Belastungstests (Kalzium, Purin, Säure (Ammoniumchlorid)) durchgeführt.
Zur Differenzierung einer diätetischen bzw. diätetisch beeinflußbaren Hyperkalziurie von einer resorptiven Hyperkalziurie bei pHPT empfiehlt sich die Kalziumbestimmung des Nüchternurins (nach 12stündigem Fasten, kalziumfreie Getränke erlaubt).
Um die Ausscheidungsmengen im 24-h-Sammelurin mit denen in Portionsurinen, z.B. Nüchtern- oder Belastungsurinen, vergleichen zu können, hat es sich bewährt, die molaren Konzentrationen von z.B. Kalzium oder Harnsäure auf die molare Kreatininkonzentration zu beziehen (molarer Kreatininquotient). Ein Vorteil der Verwendung von Kreatininquotienten ist, daß die Sammelgenauigkeit, sonst unbedingte Voraussetzung einer korrekten Beurteilung, nurmehr von untergeordneter Bedeutung ist. Da eine annähernd gleichmäßige Kreatininausscheidung vorausgesetzt werden kann, ist auch in einem Aliquot, etwa dem Nüchternurin oder einer Probe nach Kalziumbelastung, eine mit anderen Proben vergleichbare Mengenangabe ohne Berücksichtigung des Volumens oder der Sammeldauer möglich.

Urinuntersuchungen
Gesamtausscheidungen im **24-h-Sammelurin** unter bisheriger Ernährung
- Kreatinin
- Kalzium
- Harnsäure
- Zitrat
- Oxalat, evtl. Zystin

• **Nüchternurin** (nach 12stündigem Fasten) (Diagnostik der absorptiven Hyperkalziurie)
- Kreatinin
- Kalzium
- Kalzium-, Purin- und Säurebelastungstest nur unter spezieller Fragestellung

• **Kalzium-Kreatinin-Quotient**

• **Mikroskopie.** Bei der mikroskopischen Untersuchung des Urins können zahlreiche verschiedene Kristalle gesehen werden. Von Bedeutung ist lediglich der Nachweis der hexagonalen Zystinkristalle, der anzeigt, daß die Zystinkonzentration im instabilen Bereich liegt und es zur spontanen Ausfällung von Zystin kommt, d.h. daß eine Zystinsteinbildung möglich ist. Bei der Betreuung der Zystinuriepatienten ist dies der Indikator dafür, daß die bisherigen Maßnahmen noch nicht ausreichend sind.

Mikroskopie
- **mikroskopischer** Nachweis von Zystinkristallen im Urin → instabile Übersättigung → Steinbildung

• **Urin-pH.** Einmalige pH-Messungen (alkalisch nach Röntgenkontrastmittel, sauer nach Koliken oder Nüchternperiode) sind ohne Aussagekraft, deshalb sollten Messungen mit speziellen Teststreifen wiederholt durchgeführt werden. Durch Dokumentation über 2–3 Tage läßt sich ein pH-Profil erstellen. Die „Säurestarre" bei Harnsäuresteinpatienten läßt sich so sicher nachweisen und der Erfolg einer Alkalisierungsbehandlung kontrollieren.

pH-Messung
- Messungen mit Stix im Urin ohne Aussagekraft
- diagnostisch nur mehrfache tägliche Messungen mit pH-Indikatorpapier brauchbar (pH-Profil)

Urinvolumen, spezifisches Gewicht
- **24-h-Urinvolumen** gebräuchliche Größe in der Harnsteindiagnostik, jedoch in 20–30% Sammelfehler (Sammeldauer)
  - Korrektur anhand der endogenen Kreatininclearance
- bessere Beurteilung der Dilution durch das **spezifische Gewicht** möglich (Dilutions-Profil)

• **Urinvolumen, spezifisches Gewicht.** Das 24-h-Urinvolumen ist eine gebräuchliche Größe in der Harnsteindiagnostik. Ausgehend von einem physiologischen Volumen zwischen 1200 und 1500 ml ist bei der Beurteilung der 24-h-Menge jedoch zu berücksichtigen, daß in 20–30 % Sammelfehler vorliegen. Das Volumen ist dann, ebenso wie Gesamtausscheidungsmengen, nur näherungsweise mit Vorbefunden zu vergleichen. Ein Anhaltspunkt für die korrekte Sammeldauer ist die endogene Kreatininclearance.
Eine weitere Möglichkeit, die Harndilution zu beurteilen, ist die Messung des *spezifischen Gewichts.* Während die Messung mit leicht zerbrechlichen Harnspindeln relativ umständlich ist, kann mit entsprechenden Teststreifen einfach ein Profil der Dilution erstellt werden. Darüber hinaus werden so auch Zeitabschnitte mit geringer Diurese sichtbar, die anhand eines 24-h-Volumens natürlich nicht erkannt werden können.

Mikrobiologie
- harnstoffspaltende Bakterien (z. B. Proteus) → Struvitsteinbildung

Mikrobiologie. Die mikrobiologische Diagnostik ist eine urologische Standarduntersuchung. In der Diagnostik der Urolithiasis ist der Nachweis von harnstoffspaltenden Keimen, wie z. B. Proteus, von Bedeutung, da das freiwerdende Ammoniak zur alkalischen Reaktion des Urins führt und so die Bildung von Struvit begünstigt.

Metaphylaxe, allgemeine Grundsätze

10.3.3.3 Allgemeine Metaphylaxe

Urinanalysen erlauben keine sichere Unterscheidung zwischen Steinbildnern und Gesunden.
Unabhängig von Grenzwerten hat ein Patient seinen Stein individuell gebildet (Ausnahmen: pHPT, Zystinurie, RTA, Säurestarre bei Harnsäuresteinen, Oxalose).

Prinzipien der Metaphylaxe
- **Senkung** der Konzentrationen **lithogener Substanzen** (Dilution, Gesamtausscheidung)
- **Verbesserung der Löslichkeit** (pH, Hemmstoffe [z. B. Zitrat])

Ausgehend von der Tatsache, daß Urinanalysen keine sichere Unterscheidung zwischen Gesunden und Kalziumsteinpatienten erlauben, und der Überlegung, daß ein Patient unter bestimmten Bedingungen individuell einen Stein gebildet hat, folgt, daß sich metaphylaktische Maßnahmen mit wenigen Ausnahmen (z. B. Serumkalzium bei pHPT, Harnvolumen und Zystinausscheidung bei Zystinurie, Urin-pH bei Harnsäuresteinpatienten) nicht an einem Grenzwert, sondern an dem Befund vor Beginn der Metaphylaxe orientieren müssen.
Das Ziel, das **Steinbildungsrisiko zu senken,** basiert auf:
- Senkung der Konzentrationen lithogener Substanzen durch Harndilution
- Senkung der Ausscheidung lithogener Substanzen durch verminderte enterale Aufnahme (Einschränkung von Milch- und Molkereiprodukten, wenn absorptive Hyperkalziurie nachweisbar) und tierischem Eiweiß (bewirkt Senkung der Kalzium- und Harnsäureausscheidung, vermeidet azidotische Stoffwechsellage mit verminderter Zitratausscheidung)
- Anheben der Zitratausscheidung (Hemmstoff der Steinbildung) und des Urin-pH (Löslichkeitsverbesserung) durch vermehrt vegetabile Kost.

- langfristige **Änderung der Lebensgewohnheiten**

⇨

> **Praxishinweis.** Nicht eine kurzfristige, angeordnete strenge Diät mindert das Harnsteinrezidivrisiko, sondern eine langfristige Änderung der Lebensgewohnheiten, die der Patient aus Überzeugung herbeiführen muß.

Spezielle Metaphylaxe

10.3.3.4 Spezielle Metaphylaxe

In Sonderfällen kann es notwendig sein, über die allgemeinen Maßnahmen hinaus eine medikamentöse Metaphylaxe durchzuführen.

1. Kalziumsteine
- **pHPT** (primärer Hyperparathyreoidismus): **Op.**
- **RTA**: orale **Alkaligabe** (Zitratsalze)

• **Kalziumsteine.** Wird ein *primärer Hyperparathyreoidismus* nachgewiesen (Erhöhung von Serumkalzium, Parathormon, Kalziumgesamt- und -nüchternausscheidung, Phosphatausscheidung, erniedrigtes Serumphosphat), ist die operative Revision der Nebenschilddrüsen indiziert; erst nach Exstirpation eines Adenoms oder seltener der subtotalen Resektion einer Hyperplasie kann mit einer Normalisierung des Kalziumstoffwechsels gerechnet werden.

In Fällen mit hoher, sonst nicht beeinflußbarer Kalziumausscheidung und rezidivierender Steinbildung kann durch Gabe von *Thiaziden* die tubuläre Kalziumrückresorption gesteigert und so die Ausscheidung im Urin gesenkt werden (wegen des möglichen Kaliumverlustes Kontrollen notwendig).

- Thiazide zur Senkung der Kalziumausscheidung (Kaliumkontrollen!)

Bei azidotischer Stoffwechsellage (auch bei renaler tubulärer Azidose, RTA) kann durch die orale Alkaligabe (Zitrat) die Ausscheidung des Inhibitors Zitrat im Urin gesteigert werden.

- orale Alkaligabe zur Anhebung der Zitratausscheidung

Behandlungen mit Magnesium und Kalziumionenaustauschern sind heute weitestgehend verlassen worden. Die Gabe von Ballaststoffen hat bislang keinen Eingang in die Klinik gefunden.

• **Harnsäuresteine.** Der wesentliche Mechanismus der Harnsäuresteinbildung ist in dem permanent unter pH 5,4 liegenden Urin („Säurestarre") zu sehen, so daß die Grundlage der Behandlung die *Anhebung des Urin-pH auf 6–6,5* ist. Obwohl mit steigendem pH die Löslichkeit der Harnsäure weiter verbessert wird, ist wegen der dann möglichen unerwünschten Kalziumphosphatsteinbildung Zurückhaltung geboten. Um diese zu vermeiden, ist bei einer Alkalisierungsbehandlung eine *Mindestdiurese von 2,5 l/24 h* Voraussetzung. Bei konsequenter Durchführung ist es möglich, auch größere Harnsäuresteine in vivo aufzulösen (Litholyse).

2. Harnsäuresteine

• **orale Alkaligabe** zur Anhebung des **Urin-pH auf 6–6,5** (Diurese > 2,5 l/24 h)

Zusätzlich werden Harnsäuresteinpatienten mit *Allopurinol* behandelt, um den Harnsäurespiegel im Blut, und damit auch die Ausscheidung, zu senken.
Bei Gichtpatienten, die mit einem Urikosurikum behandelt werden und darunter Steine gebildet haben, sollte ebenfalls auf Allopurinol umgesetzt werden.

• **Allopurinol** zur Senkung der Harnsäureausscheidung, evtl. Urikosurika absetzen

• **Zystinsteine.** Durch Einschränkung der täglichen Zufuhr an tierischem Eiweiß auf 1–2 g EW/kg Körpergewicht läßt sich eine Senkung der Zystinausscheidung um 30–50 % erreichen.

3. Zystinsteine

Da die Löslichkeit des Zystins stark pH-abhängig ist, wird eine *Alkalisierungsbehandlung* bis pH 8 durchgeführt.
Um der Gefahr der dann möglichen Kalziumphosphatausfällung zu begegnen, aber auch zur Senkung der Zystinkonzentration, ist für diese Patienten eine tägliche *Diurese von 3,5 bis 4 l* unbedingt erforderlich. Diese forcierte Diurese muß auch nachts aufrechterhalten werden. Die zusätzliche Gabe von 5 × 1 g *Ascorbinsäure* täglich soll eine Verschiebung des Gleichgewichts zwischen dem schlechtlöslichen Zystin zugunsten des gutlöslichen Zysteins bewirken. Gute Langzeiterfahrungen mit dieser nebenwirkungsfreien Therapie ohne Chelatbildner sprechen für die Wirksamkeit dieses Mechanismus.
Eine weitere Möglichkeit, die aktuelle Zystinkonzentration im Urin zu senken, ist die Gabe von *Chelatbildnern* wie *D-Penicillamin* oder *a-Mercaptopropionylglycin* (AMPG); während ersteres erhebliche Nebenwirkungen aufweist, ist bei letzterem im Laufe der Behandlung eine Dosissteigerung bis auf 20 g (20 Tabletten/Tag) nötig. Der Einsatz dieser beiden Medikamente erscheint heute nur noch bei Versagen der oben angeführten Behandlung angezeigt.
Reststeine nach ESWL oder Operation können bei liegender Nephrostomie durch Spülung mit N-Acetylcysteinlösung aufgelöst werden.

• **Alkalisierung des Urins bis pH 8 und Diurese > 3,5–4 l/24 h** zusätzlich
• **eiweißarme Kost** (S-haltige Aminosäuren!)
• **Ascorbinsäure 5 × 1 g/die**
- evtl. Chelatbildner (a-Mercaptopropionylglycin oder D-Penicillamin)
• **Restkonkremente** bzw. -Desintegrate nach ESWL, PNL oder Op. können über eine Nephrostomie mit N-Acetylcystein-Spülungen aufgelöst werden

• **Infektsteine.** Das bei der Harnstoffspaltung freiwerdende Ammoniak führt zur alkalischen Reaktion des Urins, so daß die pH-abhängige Löslichkeit von Struvit und Apatit sinkt. Solange der (chronische) Infekt besteht, ist das Steinbildungsrisiko unverändert und erklärt die hohe Rezidivrate. Eine Ausheilung der chronischen Infekte ist nur möglich, wenn unter gezielter *antibiotischer Therapie* komplette Steinfreiheit durch Operation oder ESWL erreicht wird; jedes kompakte Restkonkrement verhindert die Infektsanierung. Sind nach Operation oder ESWL Restkonkremente oder -desintegrate zurückgeblieben, kann über eine Nephrostomie eine Auflösung durch Chemolyse erreicht werden.

4. Infektsteine

• **Infektsanierung,** d. h. komplette Steinsanierung bzw. Steinfreiheit durch offene Op., PNL oder ESWL und gezielte antibiotische Therapie

11. Harnblasenentleerungsstörungen

U. Jonas, K. Höfner

11.1 Ursachen von Blasenentleerungsstörungen

Ursachen der Blasenentleerungsstörungen:
- **Detrusorinsuffizienz**
- **urethraler Widerstand ↑**
  - mechanische Obstruktion
  - funktionelle Obstruktion

Bei der Miktion wirkt der Detrusor als Energiequelle und die Urethra als wesentlicher Widerstandsfaktor, so daß sich alle Ursachen auf *Detrusor* oder *Urethra* beziehen lassen (Abb. 11-1). Man kann deshalb zwischen *detrusorbedingten* Blasenentleerungsstörungen einerseits und Blasenentleerungsstörungen auf der Grundlage einer *Erhöhung des urethralen Widerstandes* andererseits unterscheiden. Eine Erhöhung des urethralen Widerstandes findet sich bei *mechanischen* (morphologisch definierbares Abflußhindernis) und *funktionellen* (fehlende Relaxierung oder Aktivitätssteigerung der verschließenden urethralen Muskulatur) Ursachen. Bei den *obstruktiven Blasenentleerungsstörungen* wird zunächst die Miktion durch einen Anstieg der Detrusorleistung mehr oder minder suffizient aufrecht erhalten – die Obstruktion ist kompensiert. Ohne Therapie kommt es infolge einer zunehmenden Dekompensation des Detrusors (sekundäre Detrusorinsuffizienz) zu steigenden Restharnmengen bis hin zur Harnverhaltung mit Überlaufinkontinenz. Die Konsequenzen für den *oberen Harntrakt* können *Reflux oder Harnstauung* bis hin zur *Retention* harnpflichtiger Substanzen sein.

Obstruktion → Überaktivität des Detrusors (Kompensation) → Dekompensation des Detrusors (sekundäre Detrusorinsuffizienz) → Reflux oder **Harnstauung,** Überlaufinkontinenz

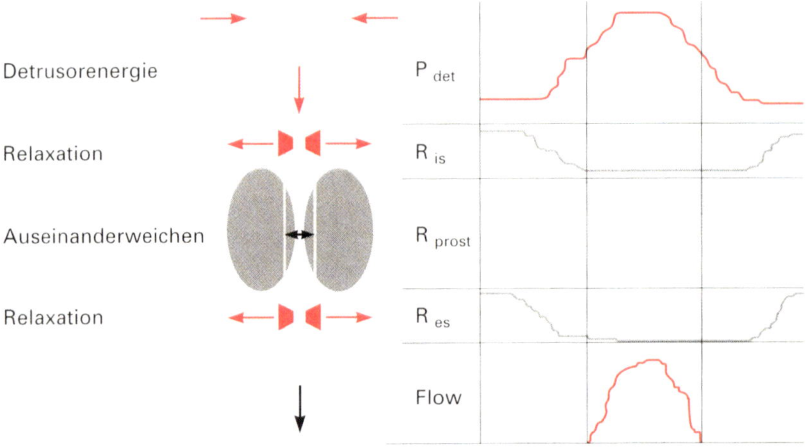

Abb. 11-1: Detrusor und urethrale Widerstandsfaktoren während der Miktion: Der Detrusor entspricht mit seiner Kontraktion der Energiequelle für die Miktion. Die funktionellen Widerstände Ris (innerer Sphinkter) und Res (externer Sphinkter) relaxieren bei Miktion und bilden nur bei fehlender Erschlaffung oder Kontraktion (Detrusor-Sphinkter-Dyssynergie) ein potentielles Abflußhindernis. Morphologisch definierbare Strukturen (Prostata, Strikturen etc.) zeigen keine Relaxation und sind deshalb als konstanter (mechanischer) Miktionswiderstand wirksam.

11.2 Detrusorbedingte Blasenentleerungsstörungen, Obstruktion

11.2.1 Detrusorbedingte Störung

Detrusorbedingte Blasenentleerungsstörungen
- **insuffiziente Detrusorkontraktion bei Miktion**

Definition. *Sich nicht* bzw. *nur schwach kontrahierender* Detrusor während der Miktion, wobei die Detrusorkontraktion hinsichtlich Stärke oder Dauer insuffizient ist.
Die *Ursachen* sind entsprechend der Formen unterschiedlich.

Detrusorinsuffizienz
- **primär neurogen**
- **sekundär durch subvesikale Obstruktion**

Formen. Eine **primäre Insuffizienz** findet sich bei *neurogenen Ursachen* infolge einer Schädigung der Detrusorinnervation. Die **sekundäre Detrusorinsuffizienz** entsteht, wenn infolge Wechselwirkungen zwischen Detrusoraktivität und subvesikaler Obstruktion eine Dekompensation der Detrusormuskulatur resultiert.

11.2.2 Mechanische Obstruktion

Mechanische Obstruktion

urethrales Abflußhindernis

Definition. Von mechanischen Blasenentleerungsstörungen wird dann gesprochen, wenn ein *morphologisch definierbares Abflußhindernis* an oder in der Urethra nachweisbar ist.

Ursachen sind Meatusstenosen, Urethrastrikturen, Harnröhrenklappen (angeboren), benigne Prostatahyperplasie (BPH), Prostatakarzinom oder Blasenhalssklerose.

proximale Urethraobstruktion:
- BPH
- Prostatakarzinom
- Harnröhrenklappen
- Blasenhalssklerose

distale Urethraobstruktion:
- Harnröhrenstrikturen
- Meatusstenose

Formen. Die **proximale Obstruktion** verursachen: benigne Prostatahyperplasie (Abb. 11-2), Prostatakarzinom, Harnröhrenklappen (Abb. 11-3), Blasenhalssklerose. Die **distale Obstruktion** verursachen: Striktur, Meatusstenose. Proximale Obstruktionen führen schneller zu Restharn und Detrusordekompensation.

11.2.3 Funktionelle Obstruktion

Funktionelle Obstruktion

- **Detrusor-Sphinkter-Dyssynergie**

Definition. Eine funktionelle Obstruktion liegt vor, wenn das Zusammenspiel von Detrusorkontraktion und simultaner Relaxation der die Urethra verschließenden Muskulatur gestört ist.

Diese Störung wird deshalb allgemein auch als **Dyssynergie** zwischen *Detrusor* und *Sphinkter* bezeichnet.

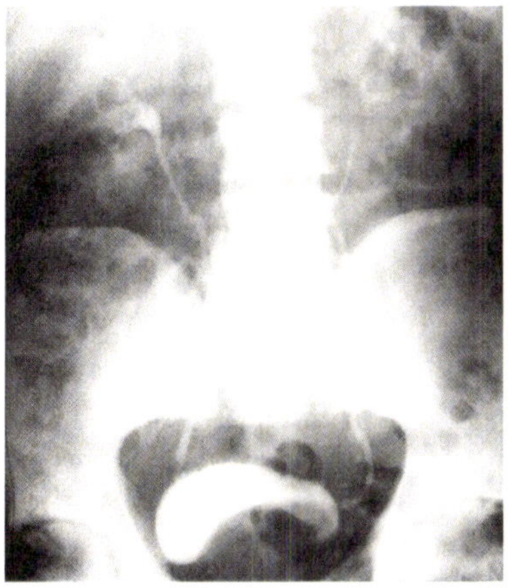

Abb. 11-2: Ausscheidungsurographie bei benigner Prostatahyperplasie (BPH): Anhebung des Blasenbodens durch endovesikal entwickelte BPH

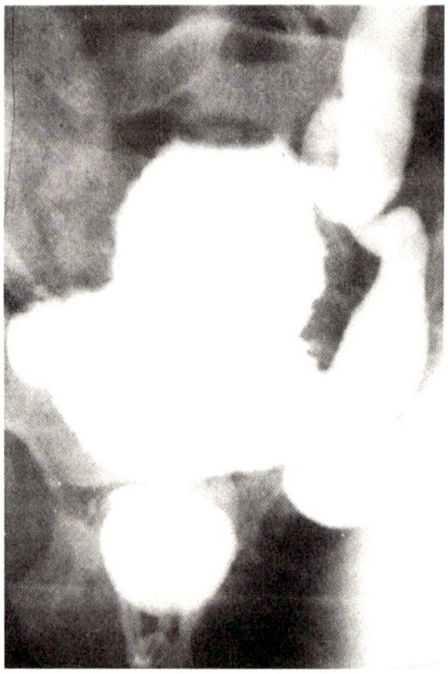

Abb. 11-3: Zystographie bei Harnröhrenklappen: Auftreibung der hinteren Urethra bis zum mechanischen Abflußhindernis (Klappen), Divertikelblase mit Reflux links und Stauung des linken Ureters

3 Formen:
1. glatte Urethra-Muskulatur: **Detrusor-Blasenhals-Dyssynergie**
2. quergestreifte Urethra-Muskulatur: **Detrusor-ext. Sphinkter-Dyssynergie**
3. kombiniert: **Detrusor-Urethra-Dyssynergie**

- Dyssynergie bei mitigiert neurogener Blasenentleerungsstörung = „dysfunctional voiding"

Formen. Die Dyssynergie ist entsprechend der Beteiligung von *glattmuskulären* und *quergestreiften* Sphinkteranteilen zu unterteilen in:

- **Detrusor-externe Sphinkter-Dyssynergie** und **Detrusor-Blasenhals** *(innere Sphinkter)*-**Dyssynergie.**
- Bei Beteiligung beider Sphinkteranteile wird von einer kombinierten **Detrusor-Urethra-Dyssynergie** gesprochen.

Dyssynergien treten bei *neurogenen Störungen* wie kompletter Querschnittslähmung und inkompletten Störungen wie multiper Sklerose oder Myelomeningozele auf, sind jedoch als urodynamisches Befundmuster auch bei *mitigiert „neurogenen" Blasenentleerungsstörungen* (ohne neurologisches Substrat) häufig, wobei die Dignität einer funktionellen Obstruktion ohne Nachweis eines neurogenen Schadens unterschiedlich zu beurteilen ist. Letztere wird deshalb auch als *„dysfunctional voiding"* bezeichnet, um den prinzipiellen Unterschied hervorzuheben.

Neurogene Blasenentleerungsstörung

11.2.4 Neurogene Blasenentleerungsstörung

- **„neurogene Blase" bei Erkrankungen des Nervensystems**
- **mitigiert neurogene Blase:** neurogene Blase ohne Nachweis einer neurologischen Erkrankung

Definition. Als *„neurogene Blase"* bezeichnet man alle Funktionsstörungen des unteren Harntraktes, die im Rahmen *neurologischer Erkrankungen* von ZNS, autonomem und peripherem Nervensystem (PNS) auftreten.
Liegt eine entsprechende Blasenfunktionsstörung ohne neurologische Erkrankung vor, wird von einer *mitigiert neurogenen Blasenentleerungsstörung* gesprochen.

klassische Läsionsmuster bei Querschnittslähmung:
- **obere**
- **untere**
- **gemischte**

}**neuromotorische Läsion**

Formen. Wegen der komplizierten *Dreifachinnervation* des unteren Harntraktes aus parasympathischen, sympathischen und somatischen Anteilen und deren Interaktionen auf allen Ebenen des Nervensystems lassen sich nur bei der kompletten *Querschnittslähmung* klassische Läsionsmuster am unteren Harntrakt nachweisen, die in **obere** *und* **untere neuromotorische Läsion** eingeteilt werden (Abb. 11-4). Bei den nichttraumatischen entzündlichen und degenerativen Erkrankungen des zentralen und peripheren Nervensystems (s.u.) sind diese klassischen Funktionsmuster nicht vorhanden. Sie entsprechen den gemischten oder *inkompletten Läsionen.* Ausmaß und Muster bieten ein nahezu für jeden Patienten spezifisches Bild:

- **Hirn:** zerebrale Durchblutungsstörung, M. Parkinson, Hirntumoren, Demenz
- **Hirn, Rückenmark:** multiple Sklerose, amyotrophische Lateralsklerose

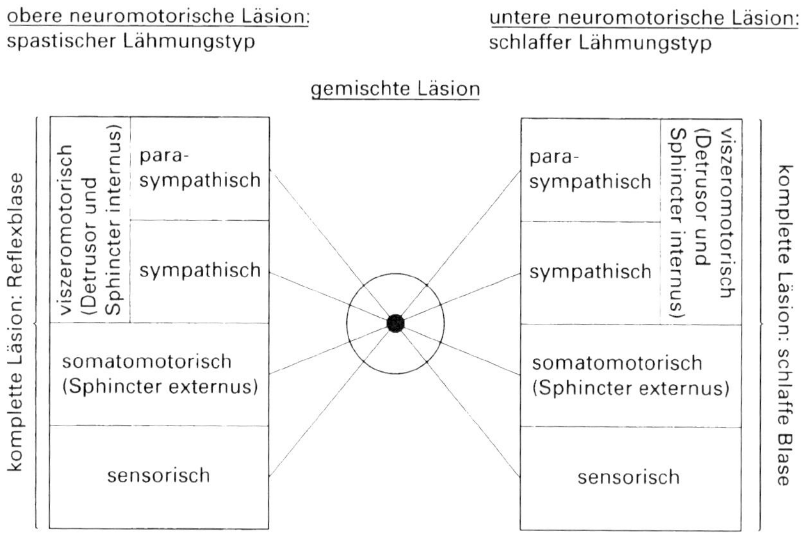

Abb. 11-4: Läsionsmuster der neurogenen Blase

- **Rückenmark:** Querschnittslähmung, autonome Dysreflexie, spinale Tumoren, zervikale Spondylose, Diskusprolaps, Spinalis-anterior-Syndrom, nichtvaskuläre Myelopathie, Myelodysplasie, Tabes dorsalis, Poliomyelitis
- **periphere Innervation:** Trauma, Diskusprolaps, Guillain-Barré-Syndrom, Tethered Cord Syndrom, sakrale Agenesie, Myelodysplasie, Herpes zoster, spinale Arachnoiditis, autonome Neuropathie (Diabetes). Läsionen des Beckenplexus bei Operationen im kleinen Becken (Rektumamputation, Hysterektomie)

> Aus diagnostischer und therapeutischer Sicht ist es notwendig, das Störungsmuster individuell zu definieren und eine spezielle Therapie festzulegen.

⇐

11.3 Diagnostik

Diagnostik

11.3.1 Anamnese, klinische Untersuchung

Anamneseerhebung

- **Vorerkrankungen:** Diabetes, venerische Infektionen, Tuberkulose, Mißbildungen, neurologische Erkrankungen, Alkohol- oder Medikamentenmißbrauch, Erkrankungen und Operationen, Bestrahlungen im Bereich der Harnwege und des kleinen Beckens, vorausgegangene Katheterbehandlungen.
- **Miktionsanamnese** mit *Miktionsfrequenz bei Tag und Nacht*, bestehendes oder fehlendes *Blasenfüllungs- und Entleerungsgefühl, Art der Blasenentleerung* und Angaben über die *Stärke des Harnstrahles* und dessen Kontinuität. Bei gleichzeitiger *Harninkontinenz* muß die *Frequenz* des Auftretens, die *subjektive Wahrnehmung* der Inkontinenzerscheinungen und die Feststellung des *klinischen Stadiums* ermittelt werden.

- **Vorerkrankungen:**
  - Diabetes, Tb
  - venerische Infektionen
  - Mißbildungen
  - neurologische Erkrankungen
- **Operationen und Bestrahlungen**
- **Miktionsanamnese:**
  - Modus, Frequenz, Stärke
  - Sensibilität
  - Kontinuität des Harnstrahles
- **Harninkontinenz:**
  - Frequenz, Quantität
  - Art der Wahrnehmung

> **Praxishinweis:** Die **Stärke der Harninkontinenz** wird durch *Wäsche- bzw. Vorlagenwechsel* ermittelt.

Praxishinweis

⇐

Klinische Untersuchung. Die Untersuchung erfaßt den allgemeinen **klinisch-urologischen Status** (s. Abschn. 5.1.2, S. 45), speziell die **Inspektion und Palpation des äußeren Genitale** (Meatusstenose) *und der Prostata* (BPH). Bei funk-

Klinische Untersuchung allgemein:
- **klinisch urologischer Status**

- **Inspektion, Palpation von äußerem Genitale, Prostata**

neurogene Blase:

- **Sensibilität im Reithosengebiet**
- **Reflexprüfung:**
  - Cremasterreflex
  - Bulbocavernosusreflex
  - Analreflex
- **Prüfung von Willkürkontraktion und Tonus des Analsphinkters**

tioneller Obstruktion oder neurogener Blasenentleerungsstörung ist darüber hinaus ein **neurologischer Status** zu erheben:

• Die **Sensibilität** wird vorwiegend im sog. Reithosengebiet (Damm, Gesäß, Oberschenkelinnen- und Rückseite und äußeres Genitale) kontrolliert.

• **Cremasterreflex** (Segment L1/L2): Durch Bestreichen der Oberschenkelinnenseite kommt es normalerweise zur gleichseitigen Kontraktion des M. cremaster mit Anhebung des Hodens.

• **Bulbocavernosusreflex** (Segment S3/S4): Kneifen oder Beklopfen der Glans penis bzw. Clitoris oder Labia minora löst eine Kontraktion des M. bulbocavernosus aus, die rektal digital erfaßt werden kann.

• **Analreflex** (Segment S3/S5): Stimulation des Anus führt zur Kontraktion des Analsphinkters.

• Bei der rektalen Untersuchung muß *Willkürkontraktion und Tonus des* **Analsphinkters** geprüft werden.

Apparative Diagnostik

11.3.2 Apparative Diagnostik

Röntgen und Sonographie

11.3.2.1 Röntgen und Sonographie

- **Abdomen-Leeraufnahme:**
  - Konkremente
  - Skelettanomalien
- **Ausscheidungsurogramm:**
  - Kontrastmittelausscheidung
  - Beurteilung von Nieren, Ureter und Blase
  - Restharn nach Miktion
- **Sonographie:**
  - Harnstauung, Konkremente
  - Restharnbestimmung
  - Alternative zum AUG bei eingeschränkter Nierenfunktion
- **transrektaler Ultraschall (TRUS):**
  - Beurteilung von Größe, Struktur der Prostata
- **Röntgen des unteren Harntraktes:**

Der obere Harntrakt ist bei Blasenentleerungsstörungen oft sekundär mit betroffen. Möglich sind pyelonephritische Veränderungen, Reflux oder Stauung. Die **Leeraufnahme** informiert über Skelettanomalien und Spaltbildungen und schattengebende Konkremente, das **Ausscheidungsurogramm** (s. Abb. 3-3, S. 30) erlaubt die seitengetrennte Beurteilung der Kontrastmittelausscheidung mit Darstellung des Nierenbeckenkelchsystems und der Ureteren. Der *Restharn* kann röntgenologisch oder sonographisch beurteilt werden.

• Die **Sonographie** der Nieren und ableitenden Harnwege gibt bei Blasenentleerungsstörungen Hinweise auf Harnstauungsnieren. Bei Ausscheidungsinsuffizienz der Nieren (Serumkreatinin > 2 mg %) ist die Durchführung eines Ausscheidungsurogramms nicht möglich, so daß hier die Sonographie Methode der Wahl ist.

• Zur Bestimmung von Größe und Struktur der Prostata hat sich der **transrektale Ultraschall (TRUS)** durchgesetzt.

Die **Röntgenuntersuchung** *des unteren Harntraktes* beinhaltet die *Urethrographie*, die *Zystographie* und die *Miktionszystourethrographie (MCU)*.

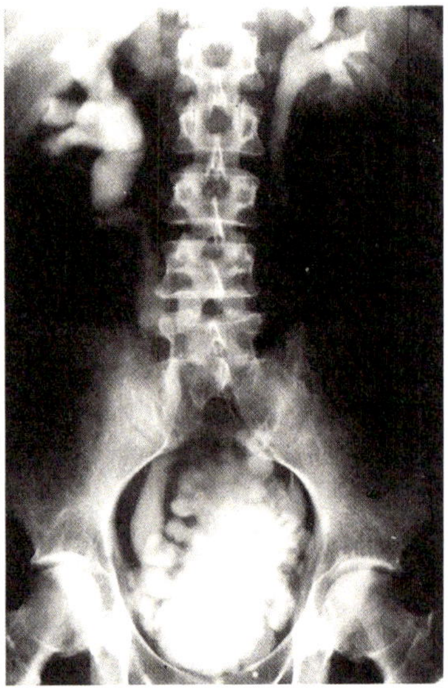

Abb. 11-5: „Christbaumblase" mit Pseudodivertikeln

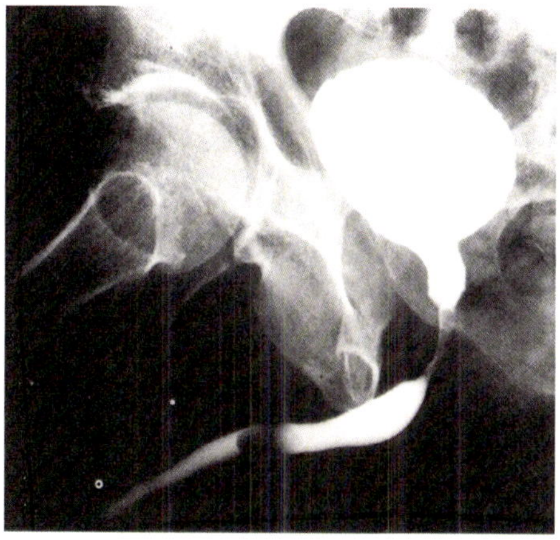

Abb. 11-6: Miktionszystourethrographie (MCU) bei Detrusor-Sphinkter-Dyssynergie: Aufweitung der hinteren Urethra, Engstellung der Pars membranacea urethrae infolge Dyssynergie

- Das **Urethrogramm** deckt mechanische Abflußhindernisse wie Strikturen, Blasenhalsobstruktionen und Meatusstenosen auf.
- Die **Zystographie** (s. Abschn. 5.5.1.2, S. 73) informiert über die Gestalt der Harnblase, die bei neurogener Blase das charakteristische Bild einer „Christbaumblase" mit Pseudodivertikeln und Trabekeln aufweisen kann (Abb. 11-5). Auch ein Reflux kann in der Zystographie nachweisbar sein.
- Die **MCU** ist eine dynamische Untersuchung mit Serienaufnahmen während der Miktion. Sie wird separat oder in Kombination mit der urodynamischen Messung als *Videourodynamik* durchgeführt. Das MCU gibt Aufschluß über Reflux und die Konfiguration der hinteren Urethra bei Miktion. Hierbei ist die Beurteilung der Öffnung des urethralen Verschlußsystems von besonderer Bedeutung. In der Zuordung zu den Dyssynergien ergeben sich typische Röntgenbilder (Abb. 11-6).

1. **Urethrographie** → Abflußhindernisse
2. **Zystographie** → Harnblasenmorphologie: Divertikel, Trabekel
3. **MCU** → separat → Videourodynamik
   - Refluxnachweis
   - Urethraverschluß
   - Dyssynergien

11.3.2.2 Endoskopie

Endoskopie

Die Endoskopie des unteren Harntraktes wird immer als **Urethrozystoskopie** durchgeführt:

= Urethrozystoskopie

- Neben dem *Nachweis mechanischer Abflußhindernisse* wie *Strikturen* in der distalen Urethra kommt der Inspektion der **hinteren Urethra** des Mannes mit *Beurteilung des Blasenhalses* und prominenter *Prostatalappen* besondere Bedeutung zu.
- Der Ruhetonus des **externen Sphinkters** ist endoskopisch kaum zu objektivieren, wohl aber die Fähigkeit zur willkürlichen Kontraktion, die bei neurogener Harninkontinenz zu prüfen ist. Bei funktionellen Obstruktionen finden sich häufig sekundäre morphologische Veränderungen z. B. in Form eines fibrotischen Umbaus mit Strikturen im Bereich der Sphinkteren. Bei *Detrusor-Sphinkter-Dyssynergie* kann ein *offenstehender Blasenhals* endoskopisch nachweisbar sein.

Beurteilung:
- **Urethra:**
  - Strikturen
  - prominente Prostatalappen
  - Blasenhalssklerose
- **Sphinkter:**
  - Tonus, Kontraktion

- Die Endoskopie der **Harnblase** beinhaltet neben der Suche nach *Tumoren, Fisteln, Entzündungen* und *ektopen Harnleitermündungen* die Beurteilung des *Trabekulierungsgrades* (sekundäres Zeichen einer subvesikalen Obstruktion) und der Ureterostien hinsichtlich sekundärer *Refluxveränderungen*.

- **Blase:**
  - Tumoren, Entzündung, Fisteln
  - Divertikel
  - Trabekulierung

11.3.3 Urodynamik

Urodynamik

Die urodynamische Messung hat in der Diagnostik von Blasenentleerungsstörungen einen hohen Stellenwert. Zur urodynamischen Klassifikation von Blasenentleerungsstörungen gehört die Beschreibung von *Reservoir-* und *Miktionsphase*.

wegweisend für die Diagnose

Gestörte Reservoirfunktion

11.3.3.1 Reservoirfunktionsstörungen

2 Erscheinungsbilder

⇨

> Störungen der Reservoirfunktion sind als **Hyper- oder Hypoaktivität des Detrusors** bei der *Zystometrie* nachweisbar.

1. Detrusorhyperaktivität neurogener Genese: Hyperreflexie

- **bei komplettem Querschnitt: Reflexinkontinenz** → Blasendehnbarkeit ↓ → vesikales Hochdrucksystem → Reflux oder Harnstauung

- Die Hyperaktivität wird bei *neurogener* Genese als **Hyperreflexie** bezeichnet. Im klassischen Fall einer Läsion des oberen motorischen Neurons findet sich eine Detrusorhyperreflexie (Abb. 11-7), die wegen der Asensibilität für die Blasenfüllung als *Reflexinkontinenz* bezeichnet wird. Bei Mischläsionen ist oft eine *Einschränkung der Harnblasendehnbarkeit* (Compliance) festzustellen (Abb. 11-8a), die im Zusammenhang mit Restharn zu einem *vesikalen Hochdrucksystem* führt. Dieses führt zur sekundären Ausbildung von Reflux und/oder Stauung im oberen Harntrakt (Abb. 11-8b).

2. Detrusorhypoaktivität
- **Blasenkapazität ↑**
- **gestörte Sensibilität**
- **Dehnbarkeit ↑**

- Bei Mitbeteiligung des unteren motorischen Neurons zeigt sich eine **Harnblasenhypoaktivität,** die sich durch eine erhöhte Blasenkapazität bei gestörter Wahrnehmung der -füllung bei gleichzeitig erhöhter *-dehnbarkeit* auszeichnet. Besteht eine Blasenentleerungsstörung über einen längeren Zeitraum, sind Rückwirkungen auf den Detrusor zu erwarten, ohne daß eine primäre neurogene Schädigung des Detrusors vorliegt.

Auf eine Obstruktion reagiert der Detrusor zunächst mit einer kompensatorischen Zunahme der Aktivität, die sich urodynamisch in einer Instabilität und hohem Miktionsdruck zeigt. In diesem Stadium ist kaum zu entscheiden, ob es sich dabei um eine *primär neurogene Hyperreflexie* oder um eine *sekundäre Instabilität* handelt.

Obstruktion → **Restharn ↑** / **Detrusordekompensation**

- **Kontraktion bei Miktion ↓**

Besteht die Obstruktion weiter, kommt es zu Restharn und zunehmender *Dekompensation des Detrusors*. Die Folge ist eine Abnahme der Intensität und Dauer der Kontraktion bei Miktion. In diesem Stadium findet sich dann eine Kombination von funktioneller Obstruktion und detrusorbedingter Blasenentleerungsstörung (Abb. 11-9). Die Folgen für den oberen Harntrakt hängen wesentlich vom Ausmaß der Obstruktion und vom Funktionszustand des Detrusors ab.

Gestörte Miktion

11.3.3.2 Miktionsstörungen

Uroflowmetrie
- Screeningverfahren
- keine Aussage zu Ursachen der Blasenentleerungsstörung

Die **Uroflowmetrie** (s. Abschn. 5.7.1, S. 86) hat sich als Screeningverfahren in der Miktionsdiagnostik durchgesetzt. Eine Differenzierung der Ursache ist jedoch nicht möglich.

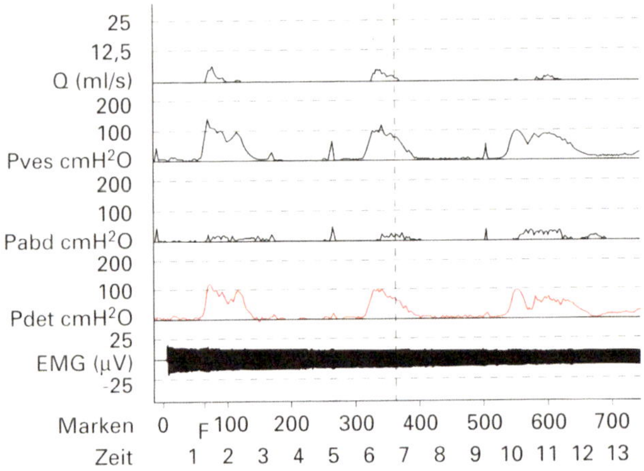

Abb. 11-7: Detrusorhyperreflexie nach Apoplexie: Harninkontinenz infolge instabiler Detrusorkontraktionen [Kanäle von oben nach unten: Uroflow (Q), Blasendruck (Pves), Abdominaldruck (Pabd), Detrusordruck (Pdet), Elektromyogramm (EMG), Blasenfüllung in ml]

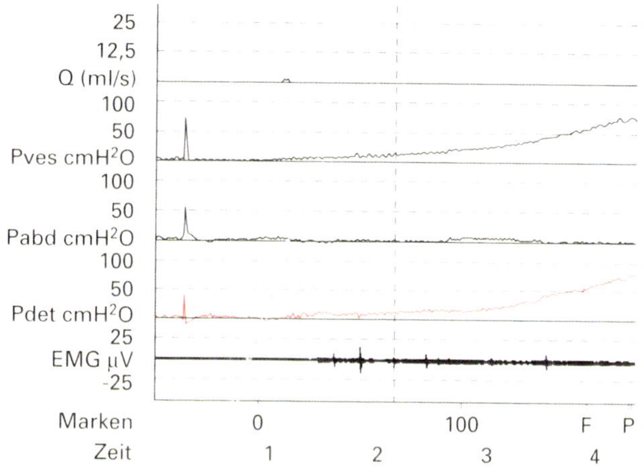

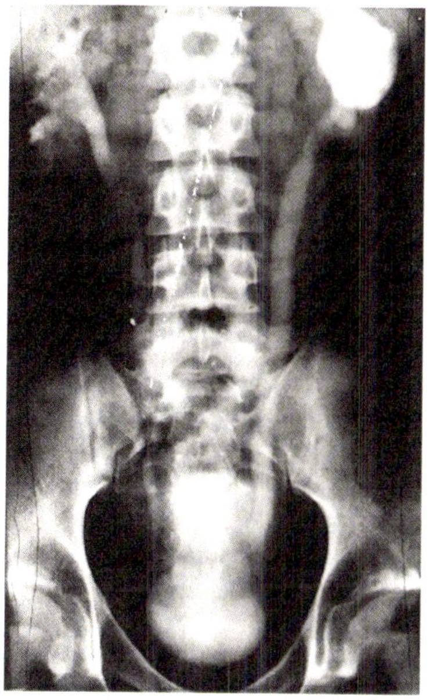

Abb. 11-8:
a. Einschränkung der Harnblasendehnbarkeit bei mitigiert neurogener Blasenentleerungsstörung [Kanäle von oben nach unten: Uroflow (Q), Blasendruck (Pves), Abdominaldruck (Pabd), Detrusordruck (Pdet), Elektromyogramm (EMG), Blasenfüllung in ml],
b. i. v. Pyelogramm desselben Patienten: Harnstauung bds. bei neurogen konfigurierter Blase, kompensierte Retention

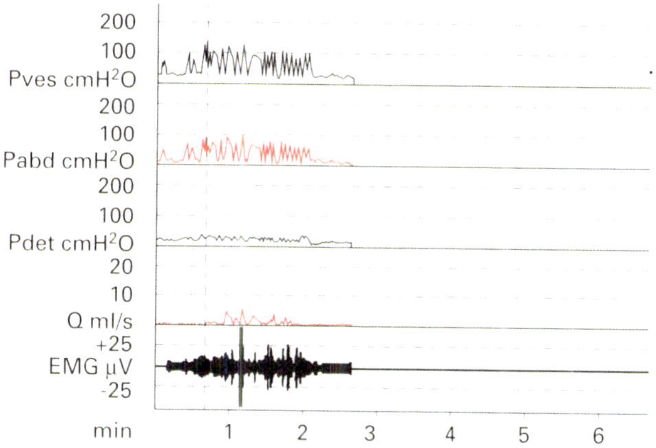

Abb. 11-9: Blasenentleerungsstörung infolge Harnblasenhypoaktivität. Die Miktion erfolgt ausschließlich mit Bauchpresse (intermittierende Druckanstiege in Pabd) ohne Detrusorkontraktion (kein Druckanstieg in Pdet). Zusätzlich besteht eine Dyssynergie (simultane EMG-Aktivität bei Miktion). Kanäle von oben nach unten: Blasendruck (Pves), Abdominaldruck (Pabd), Detrusordruck (Pdet), Uroflow (Q), Elektromyogramm (EMG)

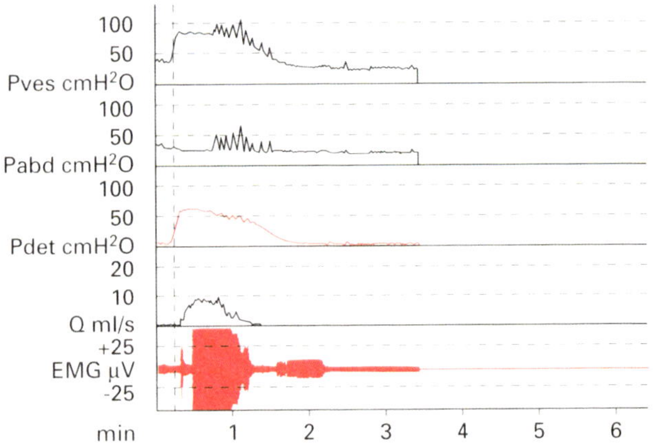

Abb. 11-10: Detrusor-externe Sphinkter-Dyssynergie: im EMG nachweisbare simultane Kontraktion des externen Sphinkters bei Miktion. Kanäle von oben nach unten: Blasendruck (Pves), Abdominaldruck (Pabd), Detrusordruck (Pdet), Uroflow (Q), Elektromyogramm (EMG)

Praxishinweis: Druck-Fluß-Messung

⇨

1. mechanische Obstruktionen
- normale Relaxation der urethralen Muskulatur
- hohe Miktionsdrucke
- niedriger Harnfluß

2. funktionelle Obstruktionen:
- fehlende Relaxation urethraler Muskeln
- wechselnde Miktionsdrucke
- intermittierender Flow

3. Detrusor-externe Sphinkter-Dyssynergie:
- mit Detrusorkontraktion simultane Kontraktion des Beckenbodens

4. Detrusor-Blasenhals-Dyssynergie
- normale Relaxation im Beckenboden
- nichtmechanische Obstruktion am Blasenhals

Praxishinweis: Nur mittels **Druck-Fluß-Messungen** lassen sich Blasenentleerungsstörungen nach Grad und Typ ausreichend genau beurteilen (s. Abschn. 5.7.4, S. 89).

- Bei **mechanischen Obstruktionen** besteht trotz vollständiger Relaxierung der Urethramuskulatur ein hoher Miktionsdruck bei niedrigem Harnfluß (s. Abb. 5.32 c, d, S. 87).
- Nichtmechanische, **funktionelle Obstruktionen** sind durch *fehlende Relaxation bzw. Hyperaktivität* des urethralen Sphinktersystems bei der Miktion charakterisiert. In der urodynamischen Messung findet sich bei *Detrusor-externer Sphinkter/Beckenboden-Dyssynergie* eine mit der Detrusorkontraktion nachweisbare simultane Aktivitätserhöhung des Elektromyogramms (Abb. 11-10). Bei der *Detrusor-inneren Sphinkter-Dyssynergie* liegt eine fehlende Relaxation des inneren glattmuskulären Sphinkters vor, die urodynamisch indirekt als nichtmechanische Obstruktion im Bereich des Blasenhalses nachzuweisen ist.

Therapie

- **Grundsatz**

⇨

11.4 Therapie

Die Therapie von Blasenentleerungsstörungen ist abhängig von *Ursache und Ausmaß* sowie vom *Zustand des oberen Harntraktes.*

Detrusorbedingte Blasenentleerungsstörungen

primäre:
- **Parasympathikomimetika**

sekundäre:
- **Therapie der Obstruktion**

11.4.1 Detrusorbedingte und mechanische Blasenentleerungsstörungen

Primäre **detrusorbedingte Blasenentleerungsstörungen** werden medikamentös mit *Parasympathikomimetika* behandelt, da der Detrusor vorwiegend parasympathisch innerviert ist (Tab. 11-1).

Handelt es sich um eine **sekundäre Detrusordekompensation,** wird zuerst die Obstruktion behandelt. In den meisten Fällen tritt eine komplette oder partielle *Rekompensation* ein, so daß eine spezielle Medikation nicht erforderlich ist.

mechanische Blasenentleerungsstörungen

Therapieziel:
- **Beseitigung des mechanischen Abflußhindernisses**

Bei mechanischen Blasenentleerungsstörungen besteht das Ziel, das *Abflußhindernis* zu beseitigen, was in Abhängigkeit von der Art der Obstruktion meist *operativ* erfolgt.

Tab. 11–1: Pharmakologische Beeinflußbarkeit des unteren Harntraktes

	Stimulation	Hemmung
Detrusor (parasympathisch)	Bethanechol Carbachol Distigminbromid	Butylscopolamin, Trospiumchlorid, Methantheliniumbromid, Emepronium, Propiverin, Oxibutynin, Flavoxat, Diazepam
Urethra		
innerer Sphinkter (adrenerg)	Midodrin	Phentolamin, Phenoxybenzamin, Prazosin, Alfuzosin, Terodilin, Urapidil
externer Sphinkter/ Beckenboden (somatisch)		Baclofen, Dantrolen, Diazepam

Eine gewisse Ausnahme bildet heute die **Therapie der benignen Prostatahyperplasie** (s. Abschn. 12, S. 181).

11.4.2 Funktionelle Blasenentleerungsstörungen und neurogene Blase

Funktionelle Blasenentleerungsstörungen

11.4.2.1 Pharmakologische Therapie

Diese Therapieform basiert auf der *Innervation* von Harnblase und Urethra.

Prinzip

⇐

Dyssynergien sind mit **Sympathikolytika** (Detrusor – innerer Sphinkter – Dyssynergie) oder **Skelettmuskelrelaxanzien** (Detrusor-externer Sphinkter/Beckenboden-Dyssynergie) therapeutisch beeinflußbar. **Kombinationen** von verschiedenen Präparaten sind je nach Störungsmuster möglich (Tab. 11-1).

- **Detrusor-Blasenhals-Dyssynergie:**
  - α-Rezeptoren-Blocker
- **Detrusor-ext. Sphinkter-Dyssynergie:**
  - Muskelrelaxantien
- **Detrusor-Urethra-Dyssynergie:**
  - Kombinationstherapie

11.4.2.2 Auslösung der Blasenentleerung durch Triggermechanismen

Praxishinweis: Bei der **Reflexblase** (kompletter Querschnitt oberhalb S_2) ist über den intakten sakralen Reflexbogen eine *reflektorische Blasenentleerung durch Triggermechanismen* möglich: suprapubisches *Klopfen* oder *Streichen* des Unterbauches, des äußeren Genitale oder der Oberschenkelinnenseiten, *anale Stimulation*.

Praxishinweis: Reflexblase

⇐

Durch diese Triggermechanismen wird eine *Detrusorkontraktion* ausgelöst. **Nachteil:** Die gleichzeitige *Kontraktion der Beckenbodenmuskulatur*, die als funktionelle Obstruktion wirkt und eine restharnfreie Blasenentleerung verhindert, führt zu intravesikalen Drucksteigerungen mit Dekompensation des oberen Harntraktes.

Triggerentleerung:
- Detrusorkontraktion bei gleichzeitiger Kontraktion des Beckenbodens
- **Nachteil:** hohe intravesikale Drucke → Dekompensation des oberen Harntrakts

Ob eine derartige Triggerentleerung für den Patienten zweckmäßig ist, muß deshalb mittels urodynamischer Messungen beurteilt werden.

11.4.2.3 Intermittierender Katheterismus

Intermittierender Katheterismus

Besteht keine suffiziente Blasenentleerung, muß die Harnblase mittels Katheter entleert werden. Der Katheterismus kann vom Patienten selbst 3–4 mal täglich durchgeführt werden und ist als definitive Therapie etabliert.

- **intermittierender Selbstkatheterismus**
  - wenn keine optimale Blasenentleerung erreichbar ist

- möglich als Dauertherapie
- **kein Dauerkatheter!**

Dauerableitungen mittels *transurethraler* oder *suprapubischer Katheter* sind wegen der hohen Gefahr für Harnwegsinfektionen und Inkrustationen des Fremdmaterials obsolet und nur als passagere Lösungen zu akzeptieren.

Implantierbare Stimulatoren

11.4.2.4 Blasenstimulation mit implantierbaren Schrittmachern

Schrittmacher
- Auslösung Detrusorkontraktion
- nicht bei schlaffer Blase
- zusätzliche Maßnahmen zur Therapie der Dyssynergie erforderlich

2 implantierbare *Schrittmachersysteme*, die spezielle Impulse auf die sakralen Spinalnerven aussenden und damit eine Kontraktion des Detrusors auslösen, stehen zur Verfügung. Voraussetzung ist eine *intakte Innervation der Blase;* schlaffe Blasen mit Schädigung des unteren motorischen Neurons sind für eine Schrittmacherimplantation ungeeignet.

Bei der Implantation der Schrittmacher sind teilweise zusätzliche Eingriffe an den spinalen Wurzeln des N. pudendus zur Verminderung der dyssynergen Kontraktion des externen Sphinkters/Beckenbodens notwendig, so daß derartige Eingriffe nur an spezialisierten Zentren durchgeführt werden können.

Operative Behandlung

11.4.2.5 Operative Therapie

Die operative Therapie von funktionellen Blasenentleerungsstörungen wird bei Versagen konservativer Therapiemaßnahmen erforderlich. Zu unterscheiden sind *2 Verfahren:*

1. Sphinkterapparat:
- **Blasenhalsschlitzung**
- **Sphinkterotomie**

- *Operationen am* **Sphinkterapparat** zur Senkung des Auslaßwiderstandes (*innerer Sphinkter = Blasenhalsschlitzung oder -resektion, externer Sphinkter = Sphinkterotomie*) bzw.

2. supravesikale Harnableitung
- **Urostoma:**
  - kontinent
  - inkontinent

- die **supravesikale Harnableitung,** bei der die Ureteren in ausgeschaltete Darmsegmente eingepflanzt werden. Die Urinableitung erfolgt über eine *Urostomie,* die bei *inkontinentem* Stoma mit Beutel versorgt werden muß. Bei den modernen *kontinenten* Verfahren entleert der Patient das zu einer Ersatzblase ausgebildete Darmsegment mittels Katheter selbst.

12. Benigne Prostatahyperplasie (BPH)

G. Rutishauser

BPH

Definition. Die BPH ist eine gutartige Gewebsproliferation, die von der periurethralen Region des kranialen Teils der prostatischen Urethra ausgeht. Die Gewebsknoten können die prostatische Harnröhre komprimieren und den Harnabfluß behindern.

gutartige Gewebsproliferation der Prostata

Synonyma. Anstelle von Prostatahyperplasie werden synonym verwendet:
• **Prostatahypertrophie** oder **Prostataadenom** (genauer: *Prostataadenomyofibromatose*). Das Prostatakarzinom wird im Abschn. 14.6, S. 225 beschrieben.

An der Größenzunahme der Prostata scheinen sowohl *hyperplastische* (Zunahme der Zellzahl) wie *hypertrophische* (Zunahme des Zellvolumens) Vorgänge beteiligt zu sein.

- **synonyme Bezeichnungen:**
  - Prostatahypertrophie
  - Prostataadenom
  - pathologisch-anatomisch: Prostataadenomyofibromatose
- **Organvergrößerung durch**
  - Hyperplasie und
  - Hypertrophie

Epidemiologie. Die BPH ist ein praktisch obligates pathologisch-anatomisches Geschehen beim alternden Mann, das allerdings nur bei einem Teil der Betroffenen Beschwerden verursacht: Prostataadenom*träger* sind nicht unbedingt auch Prostataadenom*kranke*.
Aufgrund von Autopsiebefunden bei 60–70jährigen Männern weiß man, daß nahezu alle *mikroskopisch* faßbare Veränderungen aufweisen.
• Bei rund 50 % liegt auch eine makroskopische, tastbare **BPH** vor. Etwa die Hälfte dieser Gruppe hat auch krankheitsbedingte Symptome, also eine **klinische BPH** – *jeder 4. Mann wird wegen einer BPH behandelt!*

Epidemiologie:
- **Prostataadenomträger** sind nicht unbedingt auch **-kranke.**
- **jeder 4. Mann wird wegen einer klinischen BPH behandlungsbedürftig**

> Die BPH hat eine erhebliche **gesundheitspolitische und ökonomische Bedeutung:**
> • ca. *ein Drittel der Konsultationen* in einer urologischen Praxis gehen auf die BPH zurück und
> • *ein Fünftel der Operationen* in urologischen Abteilungen betreffen BPH-Kranke
> • Allein für *Phytotherapie* – in den nicht operationsbedürftigen Stadien der Erkrankung – werden in Deutschland pro Jahr ca. 100 Mio. Mark ausgegeben.

Gesundheitsökonomische Bedeutung

12.1 Funktionelle Anatomie

Die Prostata ist eine am Blasenauslaß rund um die Harnröhre gelegene exokrine Drüse mit erheblichen fibromuskulären Anteilen. Sie hat nach Abschluß der Pubertät etwa die Form und Größe einer Eßkastanie (Gewicht 15–20 g, Länge 25–30 mm) und ist in Zonen bzw. Lappen gegliedert. Sie wird von den Ductus ejaculatorii durchquert, die am Colliculus seminalis innerhalb der Prostata in die Harnröhre münden (Abb. 12-1).
Die funktionelle Reifung der Prostata wird *androgen* gesteuert; Kastration hat Atrophie zur Folge. Als exkretorische Drüse produziert sie nach der Pubertät das Prostatasekret, das zusammen mit dem Bläschendrüsensekret den Hauptbestandteil des Ejakulates ausmacht.

Anatomie

- **exokrine Drüse**
- **ringförmig um den proximalen Harnröhrenabschnitt angelegt**
- **Gliederung in Lappen**

Physiologie
- **androgenabhängige Reifung in der Pubertät**
- **Kastraten entwickeln keine BPH**
- **Prostatasekret ist ein Hauptanteil des Ejakulates**

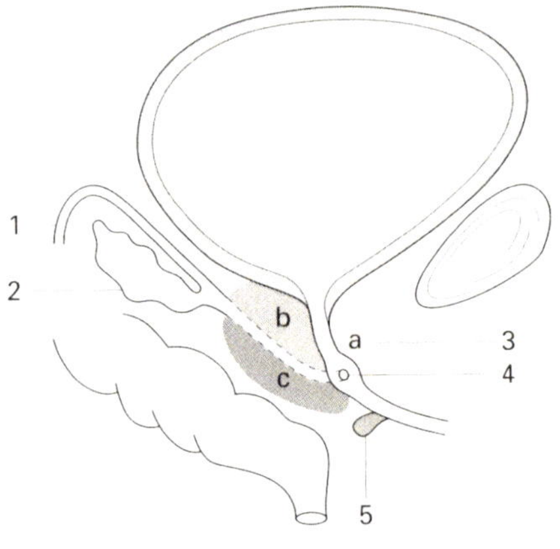

Abb. 12-1: Schematischer Querschnitt durch die Harn- und Geschlechtsorgane beim Mann: **1** Samenleiter, **2** Samenblasen, **3** Prostata, **4** Colliculus seminalis, **5** Glandulae bulbourethrales (Cowper-Drüsen); Zonen der Prostata: **a** ventrale Zone, **b** dorso-kraniale Zone, **c** dorso-kaudale Zone (bei der digitalen rektalen Palpation beurteilbar)

Das **Prostatasekret** enthält Phosphatase, Zitronensäure, Elektrolyte und eiweißspaltende Enzyme. Diese bewirken die Auflösung der Spermienagglutinate und sind mitverantwortlich für die Motilität und Fertilität der Samenfäden.

Beim BPH-Patienten variiert – verglichen mit dem Jugendlichen – die Sekretzusammensetzung lediglich in Bezug auf die Metallionen **Zink und Magnesium,** deren Konzentration signifikant erhöht ist.

- **Ejakulation:**
  - vegetativ gesteuertes
  - tonisch-spastisches Geschehen, an dem Blasenauslaß und die Prostata beteiligt sind

Die **Ejakulation** wird bewirkt durch Kontraktionen der Drüse unter dem Einfluß des alphaadrenergen Teils des vegetativen Nervensystems. Durch gleichzeitigen tonischen Verschluß des Blasenhalses wird die prograde Entleerung durch die Urethra garantiert.

12.2 Ätiopathogenese

12.2.1 Ätiologie und natürlicher Verlauf

Kausalgenese
gesicherte Risikofaktoren:
- **intakte Androgeninkretion**
- **Alter**

diskutierte Risikofaktoren
- Umwelteinflüsse (geographische Häufigkeitsunterschiede)

Entstehungstheorien für die BPH:
- **hormonale Induktion** gesichert
- **Androgene, Östrogene beteiligt**

Arbeitshypothesen zur Auslösung der BPH:
1. **Dihydrotestosteronzunahme im Alter**
2. **Verschiebung des Androgen-Östrogen-Quotienten**
3. **Reaktivierung „embryonaler Potenzen"**

Als **kausalgenetische Risikofaktoren** sind lediglich das *Alter* und die intakte *Androgeninkretion* bewiesen.

Umwelteinflüsse mögen eine risikoerhöhende Rolle spielen und könnten gewisse geographische Häufigkeitsunterschiede (BPH ist in Ostasien seltener) erklären. Sexuelle Gewohnheiten, Leberzirrhose, Diabetes, Hypertonie haben sich nicht als Risikofaktoren erwiesen.
Sowohl **Androgene** wie auch **Östrogene** scheinen in der komplizierten, vermutlich mehrstufigen kausalen Genese der BPH eine Rolle zu spielen. Neuere Erkenntnisse haben zu mehreren **Arbeitshypothesen** geführt, die bislang nicht bewiesen sind:
- Es ist sehr wahrscheinlich, daß das in der Prostata aus Testosteron (durch 5 Alpha-Reduktaseeinwirkung) entstehende und im Alter möglicherweise vermehrt vorhandene **Dihydrotestosteron** den die *BPH auslösenden Faktor* darstellt. Möglicherweise exprimieren die durch Dihydrotestosteroneinwirkung stimulierten Fibroblasten Wachstumsfaktoren, die dann in einem weiteren Schritt das Drüsenepithel zur Proliferation anregen.
- Auch das sich mit zunehmendem Alter zugunsten der Östrogene verschiebende **Androgen-Östrogen-Verhältnis** wird als krankheitsauslösender Faktor diskutiert: das Prostatastroma als die Hauptkomponente der BPH enthält reichlich *Östrogenrezeptoren.*
- Schließlich wird auch die Reaktivierung von unvollständig unterdrückten, im Alter (durch Androgene bzw. Wachstumsfaktoren) stimulierten **„embryonalen Potenzen"** in mesenchymalen Prostatazellen diskutiert.

Natürlicher Verlauf
- **meist extrem langsames Wachstum**
- **deutliche individuelle Unterschiede:**

Die Beurteilung des **Verlaufs der unbehandelten BPH** wird erschwert durch das extrem langsame Wachstum des Geschwulstgewebes. Histologisch kann man zwar bereit im 4. Dezennium erste Veränderungen nachweisen, aber offenbar entwickelt sich nicht aus allen mikroskopischen Herden auch eine makroskopische oder gar eine klinisch relevante BPH.

- Ursachen dafür unbekannt
- individuelle Prognosen unmöglich

Weshalb die Gewebsproliferation bei einem Teil der Männer relativ rasch fortschreitet, bei einem anderen Teil aber mehr oder weniger stationär bleibt, ist nicht bekannt. Für den individuellen Adenomträger lassen sich jedenfalls keine Voraussagen machen. Spontane Besserungen der Symptomatologie sind möglich.

12.2.2 Pathogenese (Formale Genese)/Pathologie

Formale Genese

Die BPH entwickelt sich, ausgehend von ihrem periurethralen (um die kraniale prostatische Harnröhre und in der Übergangszone zwischen Blasenhals und Urethra gelegenen) Ursprungsbereich asymmetrisch und unregelmäßig knotig in zentrifugaler Richtung. Aus der periurethralen Proliferationszone werden die „*Seitenlappen*", aus den Wucherungen in der urethro-vesikalen Übergangszone wird der „*Mittellappen*" des häufig *dreilappigen Adenoms*.
Durch das Geschwulstwachstum wird einerseits das Drüsengewebe der *Prostata gegen die Peripherie* gedrängt und andererseits die *Urethra* mehr und mehr *komprimiert* (Abb. 12-2).

- **Wachstumsbeginn periurethral** im blasennahen Anteil der Drüse
- **zentrifugale Proliferation mit**
- Verdrängung des Drüsengewebes in die Peripherie und
- zunehmender Kompression der Urethra
- **Lappenbildung:**
- 2 Seitenlappen
- 1 Mittellappen

Analogie: Im **Vollbild der Erkrankung** resultiert schließlich eine Situation, die sich mit einer *dickschaligen Orange* vergleichen läßt: die in der Peripherie zusammengepreßte Prostata wird zur „Schale" (pathologisch-anatomisch zur „chirurgischen Kapsel"), aus der das „Fruchtfleisch" (pathologisch-anatomisch die Adenofibromyomatose, durch die die komprimierte Urethra verläuft) relativ leicht „herausgeschält" werden kann. Zurück bleibt dann die jetzt hohlkugelförmige Prostatadrüse, die nach wie vor eine „wasserdichte" Verbindung zwischen Blase und Harnröhre garantiert (Abb. 12-3).

- **Vollbild der Erkrankung** (Vergleich mit „Orange")
- „Fruchtfleisch" = Adenom
- „Schale" = komprimierte Prostatadrüse

Das **Gewicht des Adenoms** kann einige 10 g bis zu 200 g und mehr betragen. Ein durchschnittliches Adenom bei einem 70jährigen wiegt etwa 45 g. Histologisch überwiegt der fibromuskuläre Anteil (50 %) deutlich gegenüber dem Drüsenepithel (25 %). Recht häufig findet man im Adenomgewebe auch Entzündungsherde und infarzierte Bezirke.

- **Adenomgewichte** bei Obstruktion:
- 20–30 g und mehr
- Durchschnittsgewicht beim 70jährigen ca. 45 g
- **Histologie:**
- fibromuskulärer Anteil 50 %
- Drüsenepithel 25 %
- Drüsenhohlräume 25 %

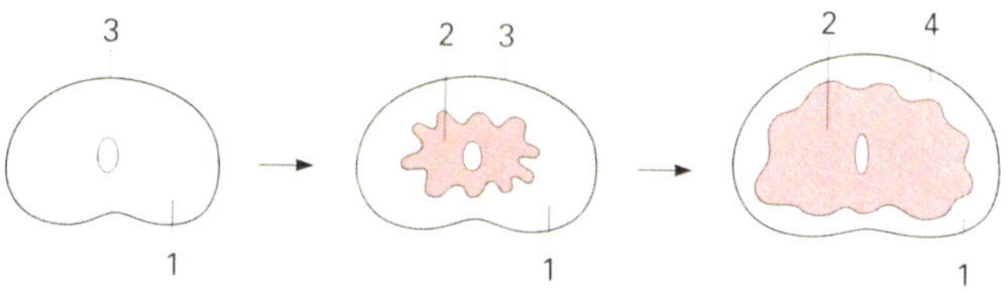

Abb. 12-2: Schematisierte Entwicklung der Prostataadenomyomatose. Querschnitt durch die Prostata in verschieden weit (von links nach rechts) fortgeschrittenen Stadien der Erkrankung entsprechend etwa einem 30 bzw. 50 bzw. 70jährigen Mann. Das mehr und mehr Volumen einnehmende Adenom verdrängt das Drüsengewebe in die Peripherie: **1** Drüsengewebe der Prostata, **2** Adenomgewebe, **3** anatomische Kapsel der Prostata, **4** sog. „chirurgische Kapsel" (schalenartig verdrängte Prostatadrüse)

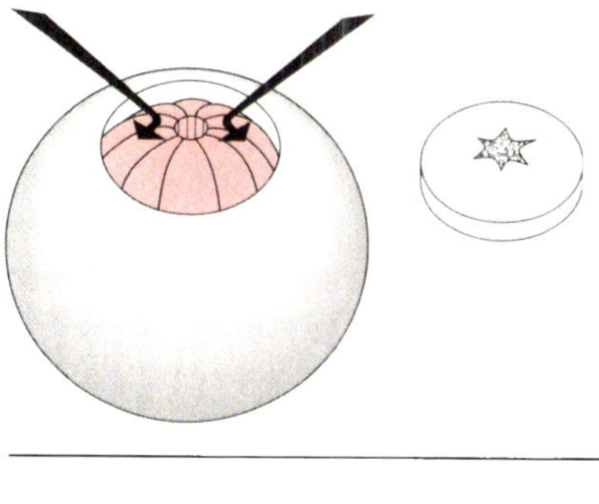

Abb. 12-3: Schematische Darstellung des Prostataadenoms und der „chirurgischen Kapsel" (schalenartig komprimierte Drüse). Bei der „Prostatektomie" wird das Adenom, aus der Kapsel herausgeschält ähnlich wie das Fruchtfleisch einer Orange aus ihrer Schale, die in situ verbleibt.

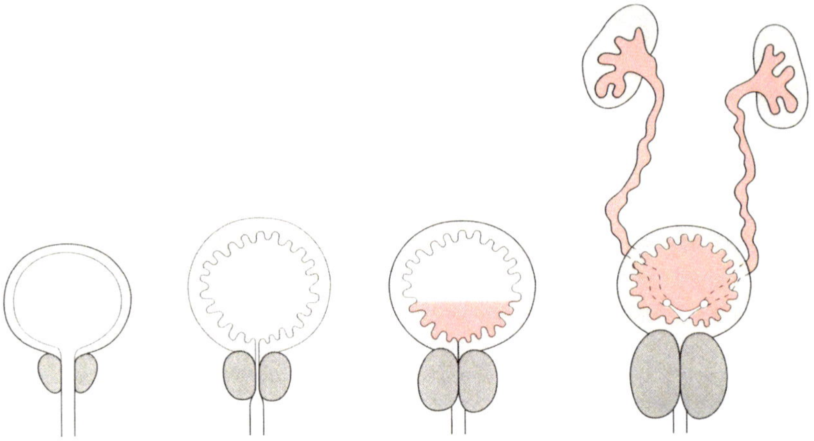

Abb. 12-4: Auswirkungen der Prostatahypertrophie auf die Blase. Aus der normalen Blase wird eine „Balkenblase" mit verdicktem Muskelmantel und ansteigenden Restharnmengen mit Rückstau in die oberen Harnwege und Nierenschädigung: **a.** normale Blase mit unbehindertem Harnabfluß, **b.** Balkenblase mit verdicktem Muskelmantel bei erschwertem Harnabfluß, **c.** Balkenblase mit Restharn bei unvollständiger Entleerung, **d.** Rückstau in die oberen Harnwege (Hydronephrose) mit Nierenschädigung

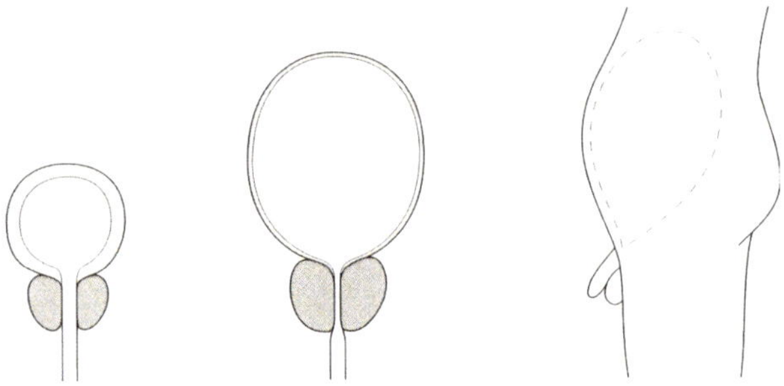

Abb. 12-5: Zunehmende Blasenerweiterung bis zur irreversiblen Überdehnung und fibrotische Umwandlungen des Detrusors durch adenombedingte Abflußbehinderung: **a.** normale Blase mit unbehindertem Harnabfluß, **b.** erweiterte, überfüllte Blase mit zunehmender Schädigung der Muskelfasern des Detrusors, **c.** klinischer Aspekt der Überlaufblase

• **Folgen:** ⟹

Bei der BPH ist die Geschwulstbildung an sich völlig harmlos. *Krankheitsverursachend* sind die **Rückwirkungen der Geschwulst auf die Harnwege und auf die Nierenfunktion.**

1. Harnrückstau:
- Muskelhypertrophie
- Balkenblase mit Restharn
- Blasenerweiterung → Schädigung der Detrusormuskulatur (fibrotische Umwandlung)

• **Behinderung des Urinabflusses.** Die Harnentleerung gegen zunehmenden Widerstand führt zu kompensatorischer Hypertrophie des Detrusors mit trabekelartigem Hervortreten von Muskelfaserbündeln und Verdickung der Blasenwand (Balkenblase Abb. 12-4).

Im weiteren Verlauf kann es zu einer rückstauungsbedingten Erweiterung der Blase mit (Über-)dehnung ihres Muskelmantels und in der Folge zur bindegewebigen Umwandlung desselben kommen. Die Restharnmenge, die nach der Miktion in der Blase zurückbleibt, nimmt weiter zu und kann schließlich

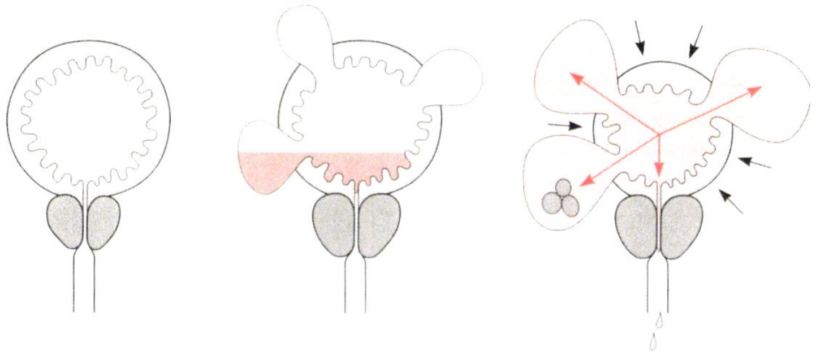

Abb. 12-6: Die Weiterentwicklung von der „Balken-" zur Divertikelblase bei fortschreitender Abflußbehinderung: **a.** Balkenblase, **b.** Balkenblase mit Restharn und Divertikeln, **c.** Divertikelblase mit Steinen. Schematisch dargestellt ist die (natürlich unvollständige) Entleerung bei Detrusorkontraktion (Pfeile)

mehr als 1 l betragen. Der Urinrückstau überträgt sich nun auf die oberen Harnwege und führt zur Erweiterung der Ureteren *(Hydroureteren)* und der Nierenbecken (Hydronephrose) und schließlich zur Druckschädigung des Nierenparenchyms und zur stauungsbedingten Urämie.

- Rückstau in die oberen Harnwege mit → Nierenschädigung
- „Überlaufblase" (Inhalt: > 1 l)
- Hydroureter
- Hydronephrose
- Urämie
- Überlaufblase verursacht Inkontinenz

Patienten mit „Überlaufblasen" haben meist trotzdem – wie sie meinen – „normale" Entleerungen, beklagen sich aber über unfreiwilligen Harnverlust bei akuter Drucksteigerung im Abdomen, etwa bei Husten und Niesen oder beim Drehen im Schlaf (Abb. 12-5).

• Eine **fortschreitende Zerstörung der Blase** kann das Krankheitsbild dominieren. Durch zunehmenden Druck in der Blase wird die Mukosa zwischen die Muskelfaserbündel hineingepreßt und ballonartig durch den Muskelmantel der Blasenwand hindurch in das lockere paravesikale Gewebe ausgestülpt. Es entstehen einzelne oder mehrere **Divertikel,** die sich bei der Miktion nicht mehr oder nur sehr unvollständig entleeren.

Die Stagnation des Urins in diesen Divertikeln begünstigt *Infekte* und *Blasensteine.*

Zwischen einer ausgeprägten *Balkenblase* mit sog. *Pseudodivertikeln* und einer eigentlichen *Divertikelblase* gibt es fließende Übergänge (Abb. 12-6).

2. Harnblasendestruktion:
- **• Mukosaprolaps → Divertikel:**
- Infekte
- Blasensteine
- **• DD:**
- Balkenblase mit Pseudodivertikeln
- Divertikelblase

12.3 Klinik, Komplikationen

Symptomatik der BPH

Die BPH ist die *häufigste Ursache der Harnabflußbehinderung.* Beim alternden Menschen gibt es aber auch eine **detrusorbedingte Miktionssymptomatik ohne Entleerungsproblematik.**

Miktionssymptome durch:
- **Harnabflußbehinderung**
- **Erkrankung des Detrusors**

Diese ursächlich unterschiedlichen, aber subjektiv ähnlichen Erscheinungen überschneiden sich nicht selten, was ihre Beurteilung und Bewertung der Gesamtsymptomatik im Hinblick auf eine Behandlung erschwert (Abb. 12-7).

Die Miktionssymptomatik des alternden Mannes wird als *„klinische Prostatahyperplasie"* bezeichnet oder neutraler unter dem Begriff *„Prostatismus"* zusammengefaßt. **Leitsymptome** sind:

- **Miktionssymptomatik heißt auch:**
- klinische Prostatahyperplasie oder
- Prostatismus

(1) Obstruktive Symptome:

• zögernder *Miktionsbeginn,* Abnahme der Kraft des *Harnstrahls, Nachträufeln*

• Gefühl der unvollständigen Entleerung *(Restharngefühl),* Miktion in mehreren *Portionen.*

- **Leitsymptome**

⇦

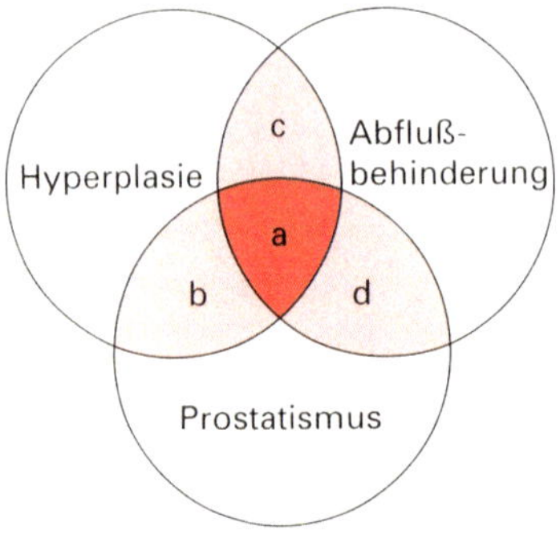

Abb. 12-7: Interaktionen zwischen Pathologie, Pathophysiologie und Symptomatik bei Prostatahypertrophie: **a.** typische Prostatahypertrophie: adenomyomatöse Volumenzunahme, Abflußbehinderung und entsprechende Symptomatologie, **b.** Adenomyomatose der Prostata ohne wesentliche Abflußbehinderung, aber mit irritativer Symptomatik („Prostatisme sans prostate"), **c.** Adenomyomatose der Prostata mit Abflußbehinderung, aber ohne entsprechende Symptomatik (z.B. Überlaufblase), **d.** Abflußbehinderung ohne wesentliche adenomyomatöse Volumenzunahme, aber mit typischer Symptomatik (z.B. Blasenhalssklerose)

(2) Irritative Symptome:
- *Pollakisurie, Nykturie,* imperativer *Harndrang.*

- **nicht alle Leitsymptome sind Ausdruck einer Abflußbehinderung**

Da nicht alle „Prostatismus"-Symptome auf die BPH-bedingte Abflußbehinderung zurückgehen, kann die Indikationsstellung (mit Ausnahme der akuten Harnretention) auch nicht allein aufgrund einer Symptomanalyse erfolgen.

- **weitere Symptome der (komplizierten) BPH**:
- Algurie: Infektbeschwerden
- Hämaturie: venöse Blutungen
- paradoxe Ischurie: bei Überlaufblase
- Gewichtabnahme, Durst: stauungsbedingte Urämie

Weitere, **seltenere Symptome,** die z.T. bereits von Komplikationen herrühren, sind:
- **Algurie/Strangurie:** meist infektbedingte Schmerzen
- **Makrohämaturie:** episodisch (aus Venenkonvoluten am Blasenausgang)
- **Ischuria paradoxa:** unfreiwilliger Harnabgang bei Überlaufblase
- **Urämiesymptome** (Durst, Gewichtsabnahme): durch stauungsbedingte Niereninsuffizienz

- **Praxishinweis**

⟹

Praxishinweis: Die typischen BPH-Symptome manifestieren sich mit *wechselnder Intensität.* Perioden mit relativ geringen Erscheinungen wechseln mit Phasen erheblicher dysurischer Beschwerden.

- **symptombezogener Index**: berücksichtigt Rückwirkungen der BPH-Beschwerden auf die Lebensqualität

Im Hinblick auf die Indikationsstellung werden die *subjektiven Symptome häufig nach einem Punktsystem* bewertet und in einem symptombezogenen Index zusammengefaßt, in dem auch die (sehr unterschiedlich empfundenen) Rückwirkungen auf die Lebensqualität Berücksichtigung finden.

Komplikationen der BPH
5 Kardinalsymptome:
1. **akute Harnverhaltung:** 2–5%
- **sehr schmerzhafte Notfallsituation**
- **Behandlungsziel – sofortige Entlastung der Blase durch:**
- (Dauer-)Katheterableitung
- suprapubische Harnableitung
2. **Infekte:** 5–10%
- **verursachen Pyurie und Brennen bei der Miktion**
- **behandlungsbedürftig**
3. **Blutungen:** 2–3%
- **Differentialdiagnose:**
- Nierenparenchym- und
- Urotheltumoren
4. **Blasensteine:** 2–3%
- können die irritativen Symptome verstärken
5. **Divertikel:** 10%
- ihr Auftreten kann die subjektiven Erscheinungen schlagartig lindern

Komplikationen manifestieren sich durch *5 Hauptsymptome:*
- **akute Harnverhaltung** (2–5%): kann in jedem Stadium der BPH auftreten, gelegentlich ausgelöst durch übermäßige Flüssigkeitszufuhr und langes Sitzen. Diese äußerst schmerzhafte **Notfallsituation** bedarf sofortiger Behandlung: *Katheterismus* mit Ballonkatheter (s. Abb. 5.17, S. 71) oder suprapubische Harnableitung (s. Abb. 5.18, S. 71).
- **Infekte** (5–10%): kommen bei jüngeren harnwegsgesunden Männern kaum vor, werden aber häufiger, wenn sich die Blase nicht mehr vollständig entleert
- **Blutungen** (2–3%): aus gestauten Venen am Blasenausgang. *Differentialdiagnose:* Nieren- und Harnwegstumoren
- **Blasensteine** (2–3%): entwickeln sich meist in seit längerer Zeit stagnierendem Restharn
- **Divertikel** (ca. 10%): werden auch bei kleineren Adenomen beobachtet.

12.4 Diagnose und Differentialdiagnose

Diagnose und Differentialdiagnose

12.4.1 Diagnose

12.4.1.1 Klinische und Laboruntersuchungen

Klinische Untersuchung

Neben der *Anamnese* sind für die Beurteilung der BPH obligatorisch (s. Abschn. 14.6.2, S. 227):
• die *Untersuchung des Abdomens* und der Lendengegend mit Perkussion der Blase
• die *Untersuchung des äußeren Genitale:* Phimose, Meatusstenose, Hernien, Hydrozelen usw.
• die *digitale rektale Palpation (DRP)* der Prostata in erster Linie zur differentialdiagnostischen Abgrenzung gegenüber dem Prostatakarzinom (s. Abb. 5.2, S. 48).
Beurteilt werden: *Begrenzung, Oberflächenbeschaffenheit, Konsistenz, Größe, Dolenz.*
Weiter beurteilt wird der *Anus* (Hämorrhoiden), der Sphinktertonus und die *Ampulla recti* (Obstipation, Tumoren).

obligatorische Untersuchungen
• **Perkussion der Blase**
• **Inspektion des äußeren Genitale**
• **Digitale rektale Palpation:**
- Begrenzung
- Oberfläche
- Konsistenz
- Größe
- Schmerz

• **Anus:** Hämorrhoiden, Sphinktertonus
• **Ampulla recti:** Tumor

> **Praxishinweis:** Der **rektale Tastbefund** erlaubt keinen Rückschluß auf die Abflußbehinderung: Eine geringfügige Prostatavergrößerung kann eine erhebliche Abflußbehinderung verursachen und umgekehrt.

• **Praxishinweis**

Die **Urinuntersuchung** gibt Aufschluß über (Mikro- oder Makro-)*Hämaturie* und über *Infekte.* Im **Serum** können Kreatinin und Harnstoff auf eine Nierenschädigung hinweisen. Das *prostataspezifische Antigen* (PSA) kann bei BPH leicht erhöht sein und ist differentialdiagnostisch bei palpatorischem Karzinomverdacht bedeutungsvoll (s. Abschn. 14.1.1, S. 197).

Labordiagnostik
• **Urin:**
- Hämaturie
- Infekt
• **Serum:** Kreatinin, Harnstoff
- PSA: wichtigster Labortest für die **Differentialdiagnose: BPH – Karzinom**

12.4.1.2 Bildgebende Untersuchungen

Bildgebende Diagnostik

Bei den bildgebenden Methoden steht heute die *Ultraschalldiagnostik* im Vordergrund:

1. Ultraschall

• Die **abdominale Ultraschalluntersuchung** eignet sich für die *Restharnbestimmung*, für eine „eindrucksmäßige" Beurteilung der *Form* (Mittellappen?) und des *Volumens des Adenoms* sowie für die Kontrolle der *Nieren und Ureteren* bei Verdacht auf Rückstau.

• **abdominal:**
- Restharn

Ansteigende **Restharnvolumina** (mehrfache Bestimmungen unabdingbar) sind bei BPH Ausdruck einer zunehmender Abflußbehinderung, können aber auch durch **neurogene Blasenfunktionsstörungen** (z. B. bei Parkinson-Syndrom, Diabetes) und durch andere **stenosierende Erkrankungen am Blasenauslaß** und in der **Urethra** (z. B. Strikturen) verursacht sein.

- BPH-Konfiguration
- Rückstau in die oberen Harnwege (Erweiterung von NB und Ureteren)

Für die genaue Beurteilung der Form sowie für die Größenbestimmung des Adenoms genügt die abdominale Ultraschalluntersuchung nicht. Sie ergänzt aber in wertvoller Weise die **digitale, rektale Palpation**, und ihre Informationen genügen für die Alltagspraxis durchaus. Sie macht in den meisten Fällen das Urogramm überflüssig.

- ersetzt meist das Urogramm

• **Transrektale Sonographie** (s. Abb. 14.19, S. 229). Für eine reproduzierbare Volumenbestimmung des Adenoms und für die differentialdiagnostische Erhärtung bei Karzinomverdacht (durch gezielte Biopsie) benötigt man die (wesentlich aufwendigere) transrektale Ultrasonographie (s. Abschn. 5.3.1.5, S. 58).
Die Erweiterung der oberen Harnwege im Ultraschallbild kann Ausdruck einer BPH-bedingten Rückstauung sein.

• **transrektale Ultraschalluntersuchung bei Karzinomverdacht:**
- gezielte Biopsien in hypoechogenen Arealen
- genaue Volumenmessung

Ihre Feststellung ist meist Anlaß für eine intravenöse Kontrastdarstellung **(Urographie)** zum *differentialdiagnostischen Ausschluß* anderer Stauungsursachen, besonders bei **einseitiger Erweiterung** und bei **Hämaturie.**

2. **Röntgenuntersuchungen**
- nur noch bei **mehrdeutigem Ultraschallbefund,** besonders in der **Tumordifferentialdiagnose**
- ausnahmsweise für die Beurteilung von
- Divertikelblasen und
- Harnröhrenstrikturen

Immer wieder werden anläßlich von Ultraschalluntersuchungen der Nieren zufällig Tumoren gefunden.

- Die kostspieligere *radiologische Untersuchung* bei BPH gehört *nicht mehr zur Routine:*
- das **Urogramm** zur Differentialdiagnose bei *einseitiger Harnstauung* und *Hämaturie*
- das **Zystogramm** (evtl. Miktionszystogramm) zur Beurteilung von *Divertikelblasen*
- das **Urethrogramm** zur atraumatischen Beurteilung bei *Strikturverdacht.*

Urodynamische Diagnostik

12.4.1.3 Urodynamische und endoskopische Untersuchungen

- **Harnflußmessung**:
- objektiviert Abflußstörung

- Die (mehrfach durchgeführte) **Harnflußmessung** gestattet die Objektivierung einer Abflußstörung, ohne deren Ursache aufzuklären:

Liegt bei einem Miktionsvolumen von mehr als 150 ml der maximale Harnfluß unter 10–12 ml/s, so ist eine Abflußbehinderung wahrscheinlich.

- **simultane Druck-Fluß-Messung**

- **Simultane Druck-Fluß-Messungen** sind differentialdiagnostisch schwierigen Erkrankungsfällen vorbehalten.

Endoskopie
- **Urethrozystoskopie**:
- aufschlußreiche Untersuchung für Diagnose, Differentialdiagnose, Behandlung

- Die **Urethrozystoskopie** ermöglicht neben der Beurteilung der *Harnröhre* (Kaliber? Verengungen?) die Untersuchung der *Form* (Mittellappen? Asymmetrie?) und der *Größe* (Länge der prostatischen Harnröhre?) des Adenoms sowie die *Inspektion der Blase* (Trabekulierung, Steine, Divertikel, Tumoren).

- **Praxishinweis**

Praxishinweis: Neben *Anamnese* und *digitaler rektaler Palpation* vermitteln *Restharnbestimmung* und *Endoskopie* die wichtigsten Beurteilungskriterien für die Behandlungsbedürftigkeit.

Differentialdiagnose

12.4.2 Differentialdiagnose

- **Prostatakarzinom**
- verdächtiger Tastbefund
- PSA ↑
- „rheumatische" Beschwerden

Bevor die Diagnose einer behandlungsbedürftigen BPH gestellt wird, sind andere Erkrankungen auszuschließen:
- *Phimose* bzw. Meatusstenose, *Harnröhrenstrikturen,* narbige Veränderungen am Blasenausgang *(Sphinktersklerose, Kontraktur)*
- *Blasensteine,* neurogene *Detrusorerkrankungen,* vor allem aber das **Prostatakarzinom:** verdächtiger Tastbefund, PSA-Erhöhung, „rheumatische" Beschwerden.

Stadieneinteilung und Behandlungsplanung

12.5 Stadieneinteilung und Behandlungsindikation

Für die Behandlungsplanung kann ein Stadiensystem nützliche Kriterien liefern.

3 BPH-Stadien
1. **Reizstadium** → Prostatismus
2. **Restharnstadium** → Restharn > 50 ml
3. **Harnstauungsstadium** → Restharn > 150 ml
- Kreatinin ↑
- Blasensteine

Man unterscheidet *3 BPH-Erkrankungsstadien:*

(1) Initial- oder **Reizstadium,** charakterisiert durch mehr oder weniger starke Symptome des *Prostatismus* ohne oder mit geringem Restharn.

(2) **Restharnstadium,** verstärkte *Prostatismus-Symptome* mit *Restharnvolumina,* die bei mehrfacher Messung zwischen 50 und 150 ml liegen.

(3) **Stadium der chronischen Harnstauung:** *Restharn* über 150 ml mit Zeichen der Blasenüberdehnung oder Divertikelbildung, Rückstau in die oberen Harnwege (mit *Kreatininerhöhung*), *Blasensteine.*

Die **Indikation zur Behandlung** ergibt sich aus dem *Erkrankungsstadium* und den *subjektiven Symptomen* bzw. der Beeinträchtigung der *Lebensqualität:*

- **Absolute Behandlungsindikation:**
  - obstruktive *Nierenschädigung, Überlaufblase* und *akuter Harnverhalt*
  - *Blasensteine,* rezidivierende und chronische *Infekte*
- **Relative Indikation:**
  - höhere *Restharnwerte* mit entsprechenden Symptomen, deutliche Einschränkung der Lebensqualität (z. B. durch Nykturie)
  - rezidivierende, BPH-bedingte *Hämaturieepisoden*
- **Beobachtung und symptomatische Therapie:** geringe bzw. erträgliche Symptomatik ohne wesentlichen Restharn.

Behandlungsindikation hängt ab von:
- **Stadium**
- **subjektiven Symptomen**
- **Lebensqualität**
- **absoluten Indikationen:**
  - obstruktive Nierenschäden
  - Harnretention u. ä.
- **relativen Indikationen:**
  - Einschränkung der Lebensqualität durch Nykturie und Dranginkontinenz u. a.

12.6 Behandlung

3 Behandlungsverfahren stehen zur Verfügung:

- **Operative Behandlung**
  - transurethrale Resektion der Prostata (TURP)
  - offen-chirurgische Prostatektomie (TVP), meist transvesikal
- **Alternative instrumentelle Behandlung:**
  - transurethrale Lasertherapie der Prostata (z. B. TULIP)* und transurethrale Inzision*
  - endoprostatische Dilatationsprothesen („Stents")* und transurethrale oder interstitielle Wärmebehandlung*
  - Dauerkatheter, suprapubische Harnabteilung
- **Medikamentöse Behandlung:** Pflanzenextrakte, α-Rezeptorenblocker, antiandrogene Pharmaka, 5-Alpha-Reduktase-, Aromataseinhibitoren

> **Praxishinweis:** Die Stadien 1(–2) werden eher **konservativ medikamentös,** das ausgeprägte Stadium 2 und Stadium 3 **operativ** behandelt.

* Therapieverfahren in klinischer Erprobung

Behandlung

3 Behandlungsverfahren:

1. operative Therapie:
- **TURP**
- **TVP**

2. alternative instrumentelle Therapie:
- **Lasertherapie**
- **Thermotherapie**
- **Katheter**

3. medikamentöse Therapie:
- Pflanzenextrakte
- α-Rezeptorenblocker
- Antiandrogene
- 5-α-Reduktaseinhibitoren
- Aromaseinhibitoren

- **Praxishinweis**

12.6.1 Operative Behandlung

Adenomektomie. Die **Elektroresektion** (TURP: 80–90 %) oder die **offene Enukleation** bei großen Adenomen (TVP: 10–20 %) der abflußbehindernden Geschwulst ist in den ausgeprägteren Erkrankungsstadien die Therapie der Wahl (Abb. 12-8).

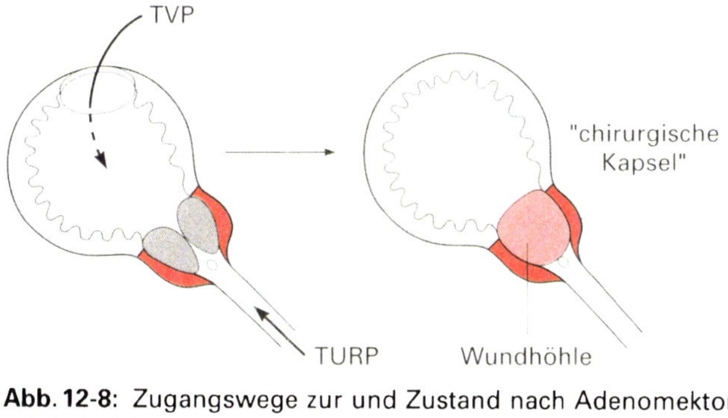

Abb. 12-8: Zugangswege zur und Zustand nach Adenomektomie („Prostatektomie") bei TVP und TURP. Unabhängig vom Zugangsweg ist das Endergebnis dasselbe: Das Adenom ist entfernt. Zurück bleibt die leere Wundhöhle umgeben von der „chirurgischen Kapsel"

Operative Behandlung

2 Adenomektomie-Verfahren:
- **TURP:**
  - elektrochirurgische Abtragung in Spänen
- **TVP:**
  - digitale Ausschälung (offene Adenomektomie)

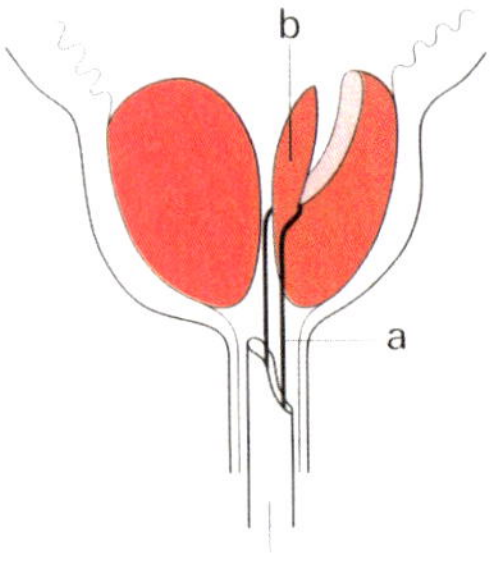

Abb. 12-9: Schematischer Querschnitt durch die Prostata während einer transurethralen Adenomresektion. TUR-Instrument mit **a.** beweglicher Schneideschlinge zum elektrochirurgischen Schnitt und **b.** in Entfernung begriffener Gewebsschnitzel aus dem Adenom

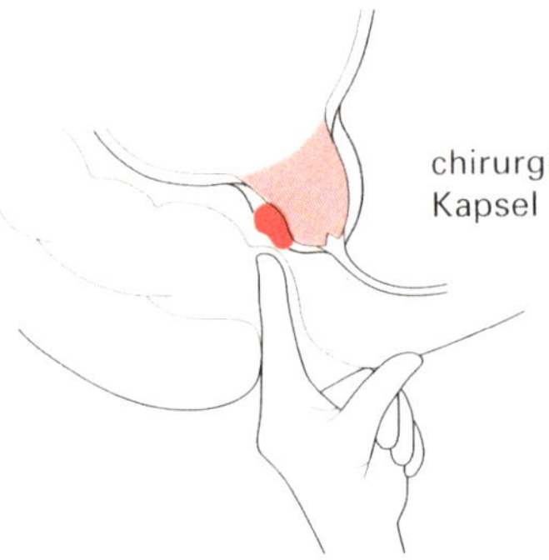

Abb. 12-10: Vorsorgeuntersuchungen mit digitaler rektaler Palpation sind auch nach einer Adenomoperation notwendig, da sich in der zurückbleibenden Prostatadrüse („chirurgische Kapsel") ein Karzinom (rot) entwickeln kann

Dabei wird der adenomyofibromatöse Tumor aus der „chirurgischen Kapsel" herausgelöst: bei der *TURP* schnitzelweise mit einem Hochfrequenzschneidegerät, bei der *TVP* offen-chirurgisch mit dem Finger (s. Abb. 17-6, S. 285 und 12–9).

- **Krankenhausaufenthaltsdauer** ca. 1 Woche
- Mortalität 0,2%
- Morbidität ca. 15%
- **Reoperationen** häufiger bei TURP als bei TVP

Der *Krankenhausaufenthalt* ist kurz (auch nach TVP selten länger als eine Woche) und die *Mortalität* (0,2 %) und *Morbidität* (10–15 %) sind niedrig. *Reoperationen* scheinen bei transurethralem Vorgehen 2–3 mal häufiger erforderlich zu werden als nach offener Prostataenukleation (10–12 % nach 8–12 Jahren).

- **Praxishinweis: Beurteilung der Operationsmethoden**

⇨

Praxishinweis: Allein die konkrete Situation des Patienten bestimmt das Operationsverfahren. Eine *ideale Operationsmethode* zur Behandlung der BPH existiert nicht.

Frühkomplikationen:
- **Nachblutungen** (in den ersten 3–4 Wochen nach Operation): können in schweren Fällen Rehospitalisation und Tamponadenausräumung notwendig machen
- **Infekte**
- **Thromboembolie**
- **(Leukozyturie)**

Die hauptsächlichen **Frühkomplikationen** sind: *Nachblutungen, Infekte, Venenthrombosen* und *Lungenembolien.*

Die nach einer Operation obligate **Leukozyturie** verschwindet 2–3 Monate nach dem Eingriff spontan.

Spätkomplikationen:
- **Harninkontinenz:** < 1%
- **Harnröhrenstrikturen:** < 5%
- **Blasenhalssklerosen/Logenstrikturen:** vereinzelt
- **chronische Infekte:** Kontrolle nach 3 Monaten
- **Spätrezidive:** 10–12%

Spätkomplikationen sind vor allem:
- *Harninkontinenz:* vollständige Inkontinenz sehr selten (< 1 %), Streßinkontinenz, die das Tragen einer Einlage häufiger notwendig macht (ca. 3 %)
- *Harnröhrenstrikturen:* sind bei der Verwendung kleinkalibriger Instrumente und vorbeugender Urethrotomie selten geworden (< 5 %)
- *narbige Blasenhalssklerosen (Logenstrikturen):* vereinzelte Fälle (nach Prostatitis?) und nach TUR bei kleinen Adenomen
- *persistierende Infekte:* meist bei fortbestehender Blasenentleerungsstörung (Divertikel, chronische Dilatation)
- *Rezidive:* nach 10 Jahren 10–12 %.

- **Praxishinweis**: Beurteilung des Behandlungserfolges

Praxishinweis: 10–15 % der Operierten sind mit dem Spätergebnis der TURP nicht völlig zufrieden. Diese Tatsache unterstreicht eine sorgfältige **Operationsindikation** und *favorisiert* **alternative** und **medikamentöse Behandlungsmethoden.**

Krebsvorsorge bei Adenomektomierten. Bei den Adenomektomien (TURP, TVP) – *„Prostatektomie"* ist unzutreffend – bleibt die Prostata (als „chirurgische Kapsel") im Körper zurück und kann Ausgangspunkt eines Karzinoms werden. Die *digitale rektale Palpation* und, bei verdächtigem Befund, die Bestimmung des *PSA* sind beim früher „prostatektomierten" Patienten notwendig und gehören zur *Vorsorgeuntersuchung* (Abb. 12-10).
Op.-Kontraindikation. Bei schwerem hirnorganischem Psychosyndrom ist die Adenomektomie kontraindiziert.

- **Adenomektomie** ist nicht **Prostatektomie – die Vorsteherdrüse verbleibt in situ**
- **Krebsvorsorge bei Adenomektomierten:**
- digitale rektale Palpation
- PSA-Bestimmung
- **Kontraindikation für Adenomektomie: schweres Psychosyndrom**

12.6.2 Alternative instrumentelle Behandlung

Alternative instrumentelle Behandlung

Diese Verfahren zielen auf einer *Erweiterung bzw. Offenhaltung der prostatischen Harnröhre* und damit auf eine Abflußverbesserung unter Vermeidung der Risiken der Prostatektomie und, wenn immer möglich, auch der Anästhesie.

In klinischer Prüfung stehen

- **Inzision des Blasenhalses** und der Prostata (mit Hochfrequenzstrom oder Laserenergie), sie soll bei kleinen Adenomen ähnlich gute Resultate geben wie die TURP. Regionale Anästhesie notwendig.
- **Transurethrale Lasertherapie der Prostata.** Über ein Endoskop wird vom Urethralumen aus das Adenomgewebe abgetragen (vaporisiert) oder koaguliert (mit nachfolgendem Abgang von Gewebsnekrosen). Alternativ wird die Laserfaser unter Ultraschallkontrolle von perineal in das Adenomgewebe eingestochen.

Durch Weiterentwicklung und Optimierung der Methode könnte die Prostatalaserung in Zukunft eine echte Alternative zur transurethralen Elektroresektion werden.

- In die prostatische Harnröhre eingebrachte **Metallgitterrohre (sog. Stents)**, die den Abfluß in diesem Bereich offen halten.
- **Wärmetherapie.** Sie zerstört Adenomgewebe durch Mikrowelleneinwirkung und erweitert durch die im Adenom entstehende Narbe die prostatische Harnröhre.

Diese Verfahren können in Bezug auf ihre **Wirksamkeit**, ganz besonders aber auch bezüglich der **Dauerhaftigkeit** einer Abflußverbesserung, noch **nicht endgültig bewertet** werden.

In klinischer Prüfung sind zur Zeit:
- **Blasenhalsinzision**
- **Lasertherapie der Prostata**
- **„Stents"**
- **Wärmetherapie**

12.6.3 Konservative Behandlung

Konservative Behandlung

- **Exspektative Betreuung, Pflanzenextrakte.** Die konservative Betreuung von Patienten mit klinischer BPH beinhaltet vorerst einmal die Beobachtung und Bewertung der Symptomatik und die Beratung und Beruhigung der meist besorgten Adenomträger. Krebsangst und Abnahme der „Vitalität" stehen im Vordergrund der geäußerten oder verschwiegenen Bedenken. Die Erklärung der Symptome ist bereits Therapie. Diese kann wirkungsvoll unterstützt werden durch **Pflanzenpräparate** oder Tees, deren dekongestionierende und antiinflammatorische Wirkung subjektive und objektive Erleichterung bringen können. Dieses therapeutische Konzept ist verantwortbar bei kaum oder nur geringfügig obstruierten Patienten.

- **α-Rezeptorenblocker** (Prazosin, Terazosin u.a.) senken den Tonus am Blasenhals und in der Prostata. Die Behandlung bewirkt eine objektivierbare Abflußverbesserung, ist aber mit nicht unbeträchtlichen *Nebenwirkungen* belastet: Trockenheit der Schleimhäute, Visusstörungen, Schwindel und Hypotension.
- **Antiandrogene.** Einen dritten medikamentösen Angriffspunkt bietet die Androgenabhängigkeit der BPH. Bereits vor 100 Jahren war der günstige Einfluß der Kastration auf die vergrößerte Prostata bekannt. Heute zielt die hormonmanipulierende Therapie vor allem auf die Neutralisierung des in der Prostatazelle wirksam werdenden Andro-

1. **Exspektative Betreuung durch Beratung und Führung des Patienten** unterstützt durch Symptomatika ist in frühen Stadien angesichts der sehr langsamen Progredienz eine sinnvolle Therapie.
2. **Pflanzenpräparate** wirken dekongestionierend und entzündungshemmend, z.T. auch leicht antiandrogen, und beeinflussen die Symptomatologie im Stadium 1 günstig. Nebenwirkungsfrei.
3. **α-Rezeptorenblocker** können die dynamische Komponente der Obstruktion günstig beeinflussen, haben aber Nebenwirkungen.
4. **5-α-Reduktasehemmer** blockieren die Umwandlung von Testosteron in das proliferationsfördernde Dihydrotestosteron.

gens Dihydrotestosteron. **LH-RH-Agonisten** („medikamentöse" Kastration) und steroidale **Antiandrogene** kommen wegen Beeinträchtigung von Libido und Potenz nicht oder höchstens vorübergehend für eine solche Therapie in Frage.

5. Aromatasehemmer hemmen die Umwandlung von Androgenen in (die Proliferation im Prostatastroma fördernde) Östrogene, in klinischer Prüfung.

- **5-α-Reduktasehemmer.** Keine Auswirkungen auf die Sexualität hat offenbar die Verabreichung von 5-α-Reduktasehemmern (die die Transformation von Testosteron in das in der Prostata proliferationsfördernd wirkende Dihydrotestosteron blockieren) und von **Aromatasehemmern** (die die Umwandlung von Androgenen in Östrogene hemmen und damit die stimulierende Wirkung der Östrogene auf das Prostatastroma blockieren). *5-α-Reduktasehemmer* führen offenbar zu einer gewissen Reduktion des Prostatavolumens und zu einer leichten Verbesserung des maximalen Harnflusses. Beide Substanzen sind – sofern sie sich als wirklich nebenwirkungsfrei erweisen sollten – möglicherweise ein erster Schritt in Richtung auf eine kausale medikamentöse Therapie der BPH.

Sexualität und BPH

- **BPH hat keine direkten Auswirkungen auf Libido und Potenz**
- **indirekte Einflüsse sind möglich: „Knick" in der Lebenskurve**
- **sexuelle Aktivität nimmt mit dem Alter ab**
- **TUR, TVP führen zur retrograden Ejakulation,** die vom Patienten als „trockene" Ejakulation erlebt wird
- **Besprechung der „retrograden Ejakulation"** gehört zur Patienteninformation

12.7 Sexualität und BPH

Die psychologischen Aspekte der BPH-Erkrankung selbst, aber auch die Auswirkungen ihrer Therapie, insbesondere der Operationen, sind ein sehr wichtiger Teil des Arzt-Patienten-Gesprächs.
Zwar führt die BPH per se nicht zu einer Minderung von Libido und Potenz. Als Alterserkrankung, die sich im Genitalbereich abspielt, wird sie aber von Patienten, ob zugegeben oder nicht, als „Knick" in der Lebenskurve und als das männliche Selbstverständnis tangierend empfunden.
Andererseits ist eine gewisse – individuell stark variable – Abnahme von Libido und Potenz ein altersabhängig schicksalhafter Vorgang, der durch das Fehlen eines Partners akzentuiert werden kann.

In der Alterskategorie 60–69 ist nur noch etwa die Hälfte der Männer sexuell aktiv, in der nächsthöheren (70–79 Jahre) ist es nur noch knapp ein Viertel.

Bei der Prostatektomie werden zwar keine Strukturen verletzt, die für die Aufrechterhaltung der Potenz bedeutungsvoll sind, dagegen wird durch die Entfernung des Adenoms und durch die damit verbundene Erweiterung des Blasenauslasses die prograde Ejakulation nach außen aufgehoben. Sie findet zwar nach wie vor statt, und der Orgasmus ist in der Regel nicht beeinträchtigt. Das Ejakulat fließt jedoch dem Weg des geringeren Widerstandes folgend in die Blase und wird mit der nachfolgenden Miktion entleert. Die **Ejakulation** nach Adenomoperation erfolgt also **retrograd, „trocken"**, eine Konsequenz, über die der Patient unbedingt aufgeklärt werden muß (Abb. 12-11).

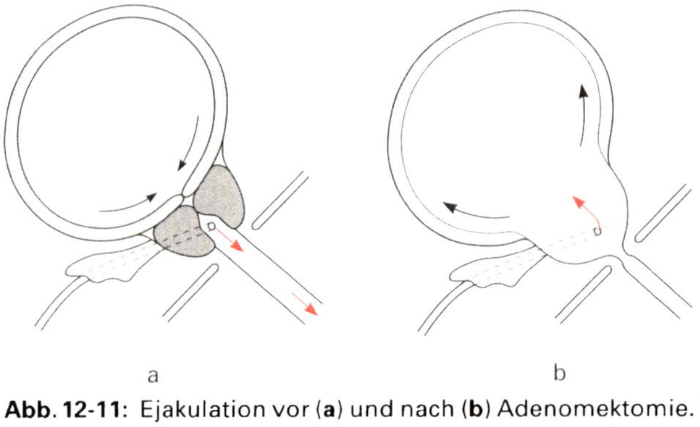

Abb. 12-11: Ejakulation vor (**a**) und nach (**b**) Adenomektomie. Durch den nach der Operation weit offenen Blasenauslaß fließt das Ejakulat dem Weg des geringsten Widerstandes folgend in die Blase und wird später mit dem Urin entleert

Praxishinweis: Obwohl keine objektiven Ursachen gefunden werden können, wird von **5–10 % der Operierten eine Abnahme der Potenz** angegeben und mit dem Eingriff in ursächlichen Zusammenhang gebracht.

- **Praxishinweis: Potenzabnahme**

Sexuelle Dysfunktion nach BPH-Eingriffen ist ein komplexes Geschehen, bei welchem organische, psychische (Kausalitätsbedürfnis) und soziale Einflüsse mitwirken können.
Die Besprechung dieser Aspekte der BPH ist ein wichtiger Teil der allgemeinen Patienteninformation.

13. Urethrastrikturen

G. Rutishauser

Harnröhrenkaliber

⇨

> Das **Kaliber der Harnröhre** beträgt beim Mann max. 24–26 Ch. (s. Abschn. 5.4.1.1, S. 66), bei der Frau 28–30 Ch. Nichtspezialisten sollten bei Männern keine Katheter mit Kaliber über Ch. 20 verwenden.

Die meisten Harnröhrenstrikturen sind *erworben*.

Angeborene Engen sind selten und finden sich bei Knaben in der prostatischen Urethra als segelartige, parakollikuläre Klappen (ohne eigentliche Stenosierung) und weiter distal in der bulbären Harnröhre (sehr selten) sowie am Meatus urethrae.

- **Strikturen fast ausschließlich bei Männern**
- **angeborene Engen selten**

Die **erworbenen Strikturen** sind eine ausgesprochene Männererkrankung. Bei Frauen sieht man sie eigentlich nur nach Urethraoperationen bzw. nach lokaler Bestrahlung.

Ätiopathogenese

13.1 Ätiopathogenese

Ursache: fast immer traumatisch
- **äußeres Trauma:** Becken, Damm
- **inneres Trauma:** Sonden, Instrumente, Fremdkörper
- **häufig iatrogen**

Die Mehrzahl der Harnröhrenstrikturen hat eine *traumatische Ursache*. In der Anamnese wird häufig ein Katheterismus oder eine instrumentelle Untersuchung bzw. Behandlung von Harnröhre, Prostata oder Blase angegeben. Zum Zeitpunkt der Diagnose kann aber die Ursache häufig nicht mehr mit Sicherheit ermittelt werden (Fremdkörper?).

- **Praxishinweis**

⇨

> **Praxishinweis:** Ist ein Katheterismus (s. Abb. 5-17, S. 71) in der Praxis nicht **auf Anhieb** erfolgreich, so muß der Versuch abgebrochen werden.

Eindeutig ist die Ätiologie infolge eines direkten Traumas des Beckens (mit Abriß der Harnröhre im Beckenboden) oder des Dammes (mit Quetschung oder offener Verletzung). Bei Patienten, die vorübergehend Dauerkatheterträger waren, können katheterbedingte bakterielle Entzündungen an der Strikturentwicklung mitbeteiligt sein.

- **chronische Balanitis**
- **gonorrhoische und tuberkulöse Strikturen sind heute in Westeuropa selten**

Infektionen, insbesondere Gonokokkenurethritis oder gar Tuberkulose als Ursache einer Urethrastriktur, sind in Westeuropa heute selten. Bei schwerer *chronischer Balanitis* (und Phimose) entwickeln sich aber recht häufig entzündlichnarbige *Meatusstenosen*.

- **strikturbedingte Rückstauung führt zur Schädigung der Blase, der oberen Harnwege und der Nieren**

Die zur Striktur führende Verletzung betrifft auch das die Harnröhre umschließende Corpus spongiosum und führt dort zu bindegewebiger Narbenbildung mit Schrumpfungstendenz. Die Entwicklung der abflußbehindernden Verengung verläuft dann recht langsam. Mit der Zeit führt sie zur Ausweitung der über der Enge gelegenen Harnröhre und schließlich zu den bekannten Auswirkungen der Rückstauung auf Blase und obere Harnwege.

13.2 Klinik, Diagnose, Differentialdiagnose

Die Entwicklung einer Striktur wird vom Betroffenen in der ersten Phase oft kaum bemerkt. Typisch sind das allmähliche Nachlassen der Kraft des *Harnstrahls* und zunehmende *Dysurie*. Der Harnstrahl kann gedreht oder gespalten sein. Meist besteht lästiges *Nachträufeln*. Gelegentlich ist das erste Zeichen der gestörten Entleerung eine *akute Zystitis*.
Lage und Ausdehnung der Läsion werden ausschließlich mit einem retrograden **Urethrogramm** erfaßt (Abb. 13-1).
Andere Ursachen der Abflußbehinderung, wie Fremdkörper oder in der Harnröhre eingeklemmte Konkremente, kann man gelegentlich von *außen palpieren* oder auf einer *Leeraufnahme* des Beckens erkennen. Auch die Induration einer in der Pars pendulans gelegenen Striktur kann manchmal getastet werden. Hinweise für eine in der Prostata gelegene Abflußbehinderung gibt die rektale Untersuchung.

Dem Facharzt steht zudem zur Beurteilung des Schweregrades der Abflußbehinderung die **Harnflußmessung** zur Verfügung (s. Abschn. 5.7.1, S. 86).

Klinik

- **Symptome:**
- Nachlassen der Kraft des Harnstrahls
- Verformung des Harnstrahls
- Nachträufeln

Diagnose
- Palpation
- Urethrographie (retrograd)

13.3 Behandlung

Bei akuter Harnverhaltung und Strikturverdacht ist als *Notfallmaßnahme* die **suprapubische Harnableitung** angezeigt (s. Abb. 5-18, S. 71).
Ist die Diagnose gesichert und sind Lage und Ausdehnung der Verengung bekannt, so bestehen mehrere Behandlungsmöglichkeiten.

- **Urethrotomie.** Die Sichturethrotomie erfolgt mit einem Urethrotom, das (entlang einer filiformen Sonde) an die Striktur geführt wird (Abb. 13-2). Diese wird mit einem vorschiebbaren Messer gespalten (oder mit Laserenergie inzidiert). Diese Behandlung benötigt eine lokoregionäre Anästhesie. Ihre Erfolgsrate über ein Jahr beurteilt beträgt ca. 80 %. Es besteht also bei diesem Verfahren eine gewisse Rezidivtendenz.
Distale, langstreckige penile Strikturen können alternativ mit einer Otis-Urethrotomie (ohne Optik) gespalten werden.
Über 90 % aller Strikturen werden heute durch eine Urethrotomie behandelt.

- **Bougierung.** Dilatationsbehandlung mit filiformen flexiblen Sonden in Oberflächenanästhesie. Nach Passage der Engstelle wird mit Kathetern von zunehmendem Kaliber das Lumen geweitet. Die auf diese Weise „gesprengte" Striktur zeigt natürlich wieder Vernarbungstendenz, weshalb Bougierungen regelmäßig (etwa alle 3–4 Monate) wiederholt werden müssen (evtl. Selbstbougierung).

Behandlung

1. bei Harnverhaltung → Zystostomie

2. Urethrotomie: bei 90 % aller Strikturen
- **Sichturethrotomie**
- **Otis-Urethrotomie**

3. Erweiterung (Bougierung)

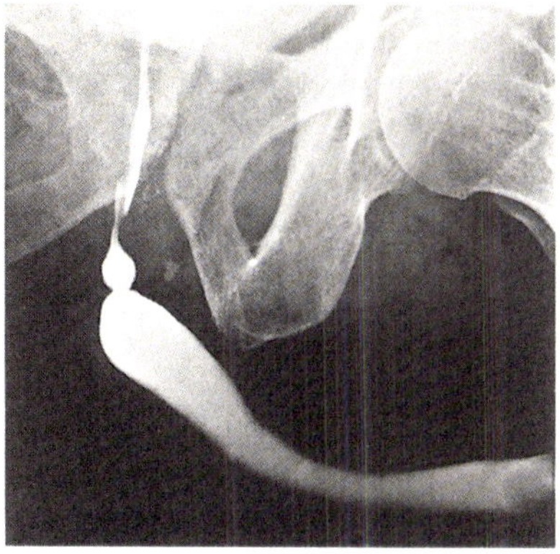

Abb. 13-1: Kurze Harnröhrenstriktur in der Pars bulbosa der Harnröhre. Nachweis und Darstellung mit retrogradem Urethrogramm

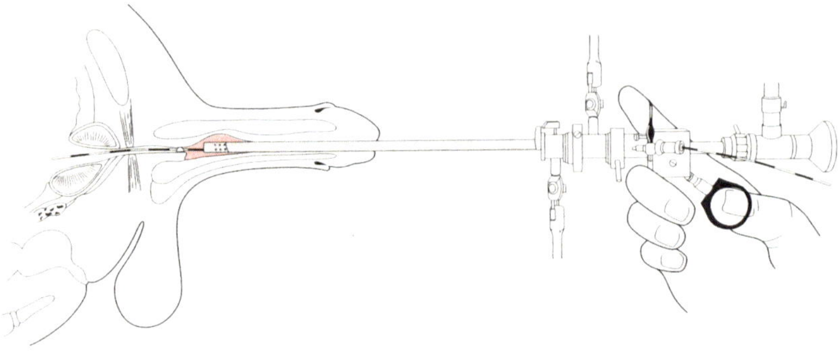

a

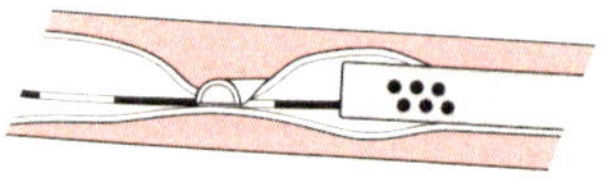

b

Abb. 13-2: Sichturethrotomie bei kurzer Striktur in der Pars bulbosa der Harnröhre: **a.** Das Instrument ist bis auf die verengte Stelle eingeführt, und diese ist mit einer filiformen Leitschiene (Ureterenkatheter) passiert, die beim Schneidevorgang als Wegweiser dient. **b.** Vergrößerter Ausschnitt, auf dem das bewegliche Messer erkennbar ist, mit dem die Striktur gerade (bei 12 Uhr) geschlitzt wird

4. Stents:
- **u.a. nach mehrfachen Rezidiven**

• **Instrumentelle Einlage von inneren Schienen („Stents").** Mit einem speziellen Instrument werden röhrenförmige (z.T. thermoplastische) Maschendrahtgitter im vorher erweiterten Strikturbereich so plaziert, daß die beiden Enden des Maschengitterrohres in der gesunden Urethra liegen. Erfahrungen mit dieser Methode werden zur Zeit gesammelt (s. Abb.5-23, S.76). Eine Indikation besteht v.a. bei mehrfach rezidivierten Strikturen.

5. chirurgische Behandlung, abhängig von Lage und Ausdehnung:

• **Operative Behandlung.** Die chirurgischen Therapieverfahren richten sich nach Lage und Ausdehnung der Verengung: **langstreckige,** den Verschlußmechanismus der Blase miteinbeziehende **Strikturen** (z.B. nach Urethraabriß bei Beckenfrakturen) sind eine große Herausforderung. Im Prinzip wird hier die unterhalb der Striktur gelegene Urethra mobilisiert, der vernarbte Harnröhrenabschnitt exzidiert und die gesunde distale Urethra mit der Urethra prostatica anastomosiert oder in diese invaginiert.

- **einzeitige Eingriffe:** vor allem bei kurzen, peripher gelegenen Strikturen

Kurze Strikturen, besonders in den vorderen Abschnitten der Harnröhre, werden exzidiert und die schräg angefrischten Stümpfe primär sorgfältig anastomosiert. Eine weitere Möglichkeit besonders bei **längeren Verengungen** sind gestielte oder freie Hautimplantate (besonders günstig ist Vorhaut), mit denen der strikturierte Abschnitt erweitert oder ersetzt wird.

- **zweizeitige Eingriffe:** bei ausgedehnten Strikturen der proximalen Urethra

Sehr lange oder mehrfache Strikturen müssen gelegentlich zweizeitig versorgt werden.

Prognose/Nachsorge
- **konsequente Kontrollen unverzichtbar wegen Rezidivgefahr, am besten durch**
  - Harnflußmessung und
  - Restharnbeurteilung

Prognose/Nachsorge. Alle operativ behandelten Strikturen bedürfen einer konsequenten Nachsorge durch Urinflußmessungen und im Verdachtsfall retrograde Urethrographie bzw. Kalibrierung. Rezidive entwickeln sich langsam und werden vom Betroffenen manchmal kaum oder erst bei Komplikationen wahrgenommen.

14. Urogenitale Tumoren

Urogenitale Tumoren

14.1 Tumormarker (TuM) in der Urologie

S. von Kleist

Tumormarker

Definition. Tumormarker sind Substanzen, die durch eine charakteristische Konzentrationserhöhung im Blut oder in anderen Körperflüssigkeiten (z. B. Aszites, Pleuraflüssigkeit, Magen- oder Pankreassaft) einen Hinweis auf die Präsenz einer Neoplasie geben können. Tumormarker weist man durch *Radio- oder Enzymoimmunoassays im Serum oder immunhistologische Methoden* im Gewebe nach. Sie werden meist vom Tumor selbst gebildet. Sie gehören folgenden Stoffgruppen an: Enzymen (z. B.: alkalische und saure Phosphatase, neuronspezifische Enolase), Hormonen (z. B.: HCG, Kalzitonin), Serumproteinen oder Glykoproteinen, die auch schon in Feten nachweisbar sind, wie das Carcinoembryonale Antigen (CEA) oder das Alpha-Feto-Protein (AFP). Keiner der TuM ist wirklich *tumorspezifisch* in dem Sinne, daß er nur von Tumorzellen produziert würde und deshalb *nur* bei Tumorpatienten nachweisbar wäre. Gleichwohl vermitteln TuM wichtige Erkenntnisse:

- bezüglich der **Tumorausbreitung (Tumorstadium):** In ca. 80 % der Fälle sind TuM bei fortgeschrittenen Tumoren (Invasion der regionalen Lymphknoten, Fernmetastasen) pathologisch erhöht
- **ansteigende Serumspiegelveränderungen** können *Rezidive*, ein *Nichtansprechen auf die Therapie* oder *Metastasierung* signalisieren, ein Absinken der Werte dagegen eine kurative Operation bzw. eine erfolgreiche Therapie anzeigen.

- **Tumorzellprodukte,** die
  - ins Blut oder andere Körperflüssigkeiten sezerniert werden oder
  - zellständig sein können
- **Nachweis:**
  - Serum: Immunoassay
  - Gewebe: immunhistologisch
- **Natur der Tumormarker:**
  - Enzyme, Hormone, Serum- und Paraproteine
  - tumorassoziierte und fetale Glykoproteine
- **keine Tumorspezifität**
- **TuM erhöht bei:**
  - Tumorausbreitung
  - Rezidiven
  - Therapieversagen
  - Metastasierung
- **TuM abnehmend nach:**
  - kurativer Op.
  - erfolgreicher Therapie

> **Praxishinweis:** Tumormarkerbestimmungen können somit zur Verbesserung der **Stadieneinteilung** (Staging), der **Prognosestellung** und der **Therapieplanung** beitragen sowie zur früheren Erkennung von Therapieresistenz oder Wiederauftreten des malignen Wachstums.

- **Praxishinweis**

Anwendungsgebiete

Tumormarker, die durch ihre bloße Anwesenheit einen malignen Tumor, insbesondere im Frühstadium, und seine Lokalisation anzeigen würden, fehlen allerdings bis heute. Aus der Fülle der inzwischen bekannt gewordenen und kommerzialisierten Tumormarkernachweistests haben nur eine begrenzte Anzahl klinische Relevanz bei urologischen Tumoren erlangt, und sie sollen hier in Verbindung mit den wichtigsten Karzinomen des Urogenitaltraktes besprochen werden (Tab. 14-1).

14.1.1 Marker für das Prostatakarzinom: PAP, PSA

Prostatakarzinom: PAP, PSA

1. PAP

Die **saure Phosphatase aus der Prostata (PAP)** war bis vor wenigen Jahren der am häufigsten bestimmte Laborparameter beim Prostatakarzinom.

Als klinischer Test etablierte sich dieser Enzymnachweis erst, als es gelang, aus der Prostata das Tartrat-labile Isoenzym zu isolieren und (monoklonale) Antikörper dagegen zu entwickeln.

Der PAP-Nachweis, der als enzymatischer oder Radio-Immunoassay durchgeführt wird, ist **von begrenztem Wert:**

- **Nachweis**
  - radioimmunologisch
  - enzymatisch

Tab. 14-1: Klinisch eingeführte Tumormarker in der Urologie

Tumor	optimaler Marker		fakultativer Marker	
	Abkürzung	voller Name	Abkürzung	voller Name
Prostatakarzinom	PSA	prostataspezifisches Antigen	PAP	Saure Prostataphosphatase
Hodenkarzinom	AFP β-HCG	Alphafetoprotein humanes Choriongonadotropin	–	–
Nierenkarzinom	–	–	–	–
Blasenkarzinom	–	–	CEA	Carcinoembryonales Antigen

• praktische Bedeutung

• Prostatakarzinom-Patienten weisen in 60–70 % der Fälle Normalwerte auf.
• Mehr als ein Drittel aller Patienten mit erhöhten PAP-Werten befinden sich bei der Erstdiagnose bereits in einem fortgeschrittenen Stadium. Deshalb eignet sich die PAP-Serumbestimmung wenig für ein Screening-Verfahren.

• metastasierte Karzinome: PAP-Positivitätsrate >80 %

• postoperative Bestimmung:
- Metastasenbildung
- Spätrezidive

Bei fortgeschrittenen Tumorstadien (Knochenmetastasen) kann beim enzymatischen Nachweis der PAP mit einer Positivitätsrate von 40–70 % gerechnet werden, die beim spezifischeren immunologischen Nachweis (RIA, EIA) bis auf 90 % steigen kann. Serielle Markerbestimmungen im Serum von Patienten mit Prostatakarzinom *in der postoperativen Phase* helfen Spätrezidive und Metastasenbildung nachzuweisen.

2. PSA

PSA. Die Spezifität eines solchen Nachweises kann verbessert werden, wenn ein neueres Glykoprotein, das prostataspezifische Antigen (PSA), (mit)bestimmt wird.

• gewebe- aber nicht völlig tumorspezifisch

PSA hat eine hohe **Spezifität für Prostatagewebe,** wenn auch nicht nur für *maligne* entartetes. Auch die *benigne Prostatahyperplasie* zeigt erhöhte PSA-Werte:
• Der immunhistologische PSA-Nachweis in **Metastasen** unbekannten Ursprunges ist *pathognomonisch* für ein Prostatakarzinom.
• **Tumorstadium** und PSA-Serumspiegel korrelieren eng, so daß PSA-Bestimmungen auch *prognostische* Bedeutung zukommt.
• **Therapieüberwachung:** Abfallende Werte (PSA, PAP) zeigen ein Ansprechen auf die Behandlung.

PAP ist im Gegensatz zum PSA sehr **temperaturempfindlich** und denaturiert schon durch längeres Stehen des Blutes bei Raumtemperatur und wiederholtes Einfrieren und Auftauen des Serums.

• Medikamentöse Therapien können u. U. zu falsch positiven und falsch negativen Werten führen

Zu beachten ist, daß nach den Erfahrungen einiger Untersucher **Kalziumantagonisten** zu *falsch hohen*, eine Behandlung mit **Chemotherapeutika** zu *falsch niedrigen* PSA-Serumwerten führen können.

Die **Parallelbestimmung** von PSA und PAP – bei Verwendung nur eines Markers sollte dem PSA der Vorzug gegeben werden – wird beim Prostatakarzinompatienten empfohlen:
• zur Beurteilung des *Behandlungserfolges* sowie zur
• Überwachung der Tumorkrankheit *(Metastasenbildung).*

3. Hormonrezeptoren:
• ER, PR: sind zellständige Marker

Hormonrezeptoren sind Tumormarker im weiteren Sinne, die immunhistologisch oder biochemisch bestimmt werden. Patienten mit *hormonrezeptorpositiven Tumoren* haben eine bessere Prognose und sprechen günstig auf eine Antihormontherapie an. Die **Östrogen- (ER)** und **Progesteronrezeptoren (PR)** gehören zu den *zellständigen Tumormarkern.*

- **positiver Hormonrezeptornachweis bedeutet günstigere Prognose**

14.1.2 Marker für das Blasenkarzinom

Blasenkarzinom

> **Praxishinweis:** Für das Harnblasenkarzinom existiert bislang **kein zuverlässiger Tumormarker.**

- **Praxishinweis**

Da das Harnblasenkarzinom mit einer *Rezidivfrequenz* von 50–70 % bei nichtinfiltrierenden papillären Urotheltumoren belastet ist, wäre der Gebrauch von Tumormarkern besonders indiziert. In der Tat wurden auch eine Reihe von Markern beschrieben, wie z.B. der Verlust von **A-, B- oder H-Isoantigenen** in 87 bzw. 68 % von invasiven und nichtinvasiven Harnblasenkarzinomen, wobei dieser Verlust der Blutgruppenexpression gleichzeitig eine *schlechtere* Prognose anzeigte.

- **Tumormarker:**
  - A-Isoantigen
  - B-Isoantigen
  - H-Isoantigen
- **Verlust der Antigene** → Prognose ↓

CEA. Unter den *zirkulierenden Markern* wurde das CEA, das sowohl im Serum als auch im Urin bestimmt wurde, am meisten verwendet.

- **CEA** allenfalls in Spätstadien verwendbar

CEA ist ein ~ 180 kD großes Makromolekül mit einem Kohlehydratanteil von ~ 70 %, das hitze- und säurebeständig ist, und das Teil einer großen Genfamilie ist, die ihrerseits zur Ig-Supergenfamilie gehört.

Sein **klinischer Aussagewert** ist aber sehr begrenzt durch die Tatsache, daß auch *entzündliche Veränderungen* der Blasenschleimhaut Erhöhungen vor allem des Urin-CEA-Spiegels verursachen können. Außerdem hat sich kein Zusammenhang zwischen der *TNM-Klassifikation* und den *CEA-Konzentrationen* nachweisen lassen. Die klassischen diagnostischen Parameter, wie Feststellung einer Mikrohämaturie oder Urinzytologie, sind der CEA-Bestimmung überlegen.

- **CEA auch bei entzündlichen Veränderungen erhöht**

14.1.3 Marker für Hodentumoren: AFP, HCG

Hodentumoren: AFP, HCG

Die Klassifikation von Hodentumoren ist besonders bedeutungsvoll (s. Abschn. 14.7, S. 234). **2 Marker** spielen hierbei eine entscheidende Rolle: **AFP und HCG.**

2 Tumormarker:
- **AFP**
- **β-HCG**

- **Alphafetoprotein (AFP),** ein 70 kD Glykoprotein mit einem Kohlehydratanteil von nur 3 % und einer dem Albumin vergleichbaren elektrophoretischen Wanderungsgeschwindigkeit (= α)
- **Humanes Choriongonadotropin (HCG),** normalerweise von der frühen Plazenta synthetisiert, dessen *β-Kette* als Marker dient.

Tumoren mit hohen HCG-Werten haben eine ungünstige Prognose.
Der AFP- und β-HCG-Nachweis wird routinemäßig zur **histopathologischen Klassifikation** und der *Serumtest* zur Kontrolle nach Therapie angewandt:
- Reine **Seminome,** die ca. 40 % aller Hodentumoren ausmachen, produzieren niemals AFP und nur selten β-HCG. Tumormarker fehlen für diesen Hodenkarzinomtyp gänzlich.
- Für die **nichtseminomatösen Keimzelltumoren,** meist Mischtumoren, empfiehlt sich die parallele Bestimmung von AFP und β-HCG, wobei es sich hier sogar lohnt, die Halbwertszeit der Marker mit in Betracht zu ziehen, die für AFP 4,5 Tage und für β-HCG 1–2 Tage beträgt. Eine kurative Operation wird von einem Markerabfall innerhalb der Halbwertszeiten angezeigt, während ein Resttumor oder eine ineffektive Therapie durch einen langsameren bzw. keinen Abfall der Markerkurven gekennzeichnet werden. Da β-HCG nur in der Plazenta produziert wird, ist der Nachweis erhöhter Serumspiegel beim Mann pathognomonisch für das Vorliegen eines *Tumors mit trophoblastischen*

- β-HCG-Nachweis bedeutet bei allen Varianten eine ungünstige Prognose
- **Markerbestimmung:**
  - histopathologische Klassifikation
  - Serumtest
- **Seminome sind stets AFP- und meist HCG-negativ**
  - für sie fehlt ein Marker
- **nichtseminomatöse Keimzelltumoren**
  - AFP und β-HCG stets parallel bestimmen
  - Markerabfall → Therapieerfolg

Anteilen. Damit ist β-HCG auch der einzige Tumormarker, der primär diagnostisch eingesetzt werden kann.

- **Praxishinweis**

⟹

Praxishinweis: AFP- und β-HCG-Bestimmungen eignen sich zur **postoperativen Überwachung,** zur früheren **Rezidiverkennung** ebenso wie zur Verbesserung der **Stadienbestimmung.**

Präoperative Werte haben einen prognostischen Aussagewert, da die Serumkonzentrationen abhängig sind vom klinischen Stadium und vom histologischen Tumortyp.

- **reine Chorionkarzinome sind immer AFP negativ**

Neben reinen Seminomen sind auch reine Chorionkarzinome AFP-negativ, Dottersacktumoren sind immer AFP-positiv, undifferenzierte maligne Teratome sind es in ca. 80 %, Teratome des intermediären Typs in ca. 50 %. Patienten mit β-HCG-positiven Mischtumoren haben eine schlechtere Prognose als diejenigen, die β-HCG negativ sind.

Durch immunhistologische und serologische Bestimmungen kann man also auch histogenetische Rückschlüsse auf den Tumortyp ziehen.

Nierenkarzinom
- kein Tumormarker bekannt
- **Praxishinweis**

⟹

Tumormarker für Nierenkarzinome wurden bisher nicht gefunden.

Praxishinweis: Von den urologischen Tumoren können nur das **Prostata-** und das **Hodenkarzinom** wirkungsvoll mit Markerbestimmungen überwacht werden, wobei sich insbesondere das **PSA** beim Prostatakarzinom durch eine hohe Gewebsspezifität und das **β-HCG und AFP** durch sowohl hohe Gewebs- als auch Tumorspezifität auszeichnen (s. Tab. 14-1). Alle Marker korrelieren bei diesen Neoplasien gut mit der *Tumormasse* (Tumorstadium), und ihre Nachweistests zeichnen sich durch einen *geringen Kosten- und Arbeitsaufwand aus.* Bei den genannten Tumoren sind diese Markeranstiege zuverlässige Indikatoren für *Rezidive bzw. Metastasierung.*

Nierentumoren

14.2 Tumoren des Nierenparenchyms

G. Rutishauser

- **Geschwülste des Nierenparenchyms (am häufigsten: Nierenzellkarzinome) sind zu unterscheiden von Nierenbeckentumoren (Urothelkarzinomen)**
- **Nierenzellkarzinome sind mit einem 3 %-Anteil an den malignen Tumoren des Erwachsenen relativ selten**
- **maligne Nierentumoren sind:**
  - epithelial
  - mesenchymal
  - Karzinome
  - Sarkome
  - Blastome
- alle „Raumforderungen" sind karzinomverdächtig, sofern das Gegenteil nicht erwiesen ist

Tumoren des Nierenparenchyms – kurz **Nierentumoren** – (im Gegensatz zu den Urotheltumoren des Nierenbeckens – kurz Nierenbecken- bzw. Uretertumoren) können gutartig oder bösartig sein.
Gutartige Tumoren sind selten. Ebenfalls selten sind sekundäre bösartige Tumoren (Metastasen anderer Geschwülste oder Lymphome).

Der häufigste primäre bösartige Nierentumor ist das **Nierenzellkarzinom.** Es gehört aber mit einem Anteil von nur etwa 3 % *aller bösartigen Geschwülste* des Erwachsenen zu den relativ seltenen Karzinomen. Eine Übersicht über die Nierentumoren gibt die nachstehende Zusammenstellung (Tab. 14-2).

Seit Einführung von Sonographie und CT in die allgemeine Diagnostik werden im Verlaufe von abdominellen Untersuchungen immer häufiger relativ kleine asymptomatische Nierentumoren zufällig entdeckt.

Gutartige Nierentumoren
- **meist mesenchymal**
- **haben nur geringe klinische Bedeutung**
- **lassen sich klinisch schwer von Nierenkarzinomen abgrenzen, Ausnahmen:**

14.2.1 Gutartige Tumoren

Die meisten gutartigen Nierentumoren sind **mesenchymalen Ursprungs** *(Fibrome, Leiomyome, Lipome)* und haben nur geringe klinische Bedeutung.

Werden sie zufällig entdeckt, so ist die *Differentialdiagnose* schwierig, abgesehen von den seltenen *reninproduzierenden juxtaglomerulären Tumoren* (bei vorwiegend jugend-

Tab. 14-2: Tumoren des Nierenparenchyms

benigne Tumoren	maligne Tumoren	
	primäre T.	sekundäre T.
Adenom	*epitheliale T.*	
Onkozytom	Nierenzellkarzinom	Metastasen
Angiomyolipom	Nephroblastom	Lymphome
Lipom		
Fibrom	*mesenchymale T.*	
Juxtaglomerulärer		
Tumor	Nierensarkome	

lichen Patienten) und beim *Angiomyolipom*, einem Mischtumor, der in 20–30 % der Fälle zusammen mit einer tuberösen Sklerose (M. Bourneville-Pringle) auftritt und sich im CT gegenüber dem Nierenzellkarzinom als stark fetthaltig abgrenzen läßt.

- Angiomyolipome (fetthaltig)
- Juxtaglomeruläre Tumoren (reninproduzierend, sehr selten)

14.2.1.1 Nierenadenom, Onkozytom

Nierenadenome zeigen ein *tubuluszellähnliches Gewebsbild* und lassen sich bezüglich ihrer Dignität oft nicht vom Nierenkarzinom abgrenzen. Beträgt der Tumordurchmesser mehr als 2 cm, so ist die Gutartigkeit fraglich. Die Differentialdiagnose erfolgt durch Schnellschnittbeurteilung während des Eingriffs, der meist organerhaltend erfolgen kann.

Onkozytome sind klinisch ebenfalls nicht vom Nierenzellkarzinom zu unterscheiden und können, wenn sie Anschluß an die ableitenden Harnwege gewinnen, sogar *Hämaturien* verursachen. Pathologisch-anatomisch werden sie in letzter Zeit häufiger diagnostiziert und machen zwischen 5 und 10 % der Nierentumoren aus. Auch hier ist die chirurgische Therapie in der Regel organerhaltend.

Nierenadenom
- **bei Durchmesser über 2 cm Gutartigkeit fraglich**
- **Teilresektion empfehlenswert** (nach Schnellschnittbeurteilung)

Onkozytom
- 5–10 % der Nierentumoren
- Differentialdiagnose histologisch (im Schnellschnitt)
- Teilresektion möglich

14.2.1.2 Angiomyolipom (Hamartom)

Angiomyolipom

Diese Tumoren werden nach ihren histologischen Bestandteilen benannt, wobei die lipomatöse Komponente dominiert. Dadurch wird das Angiomyolipom computertomographisch relativ einfach diagnostiziert. Klinisch können sich diese Geschwülste ebenfalls durch *Hämaturie* bemerkbar machen. Größere Tumoren können rupturieren und ein akutes Flankenschmerzsyndrom mit Kollaps verursachen.

Große Hamartome (>4 cm). Während bei kleinen Angiomyolipomen Beobachtung genügt, empfiehlt sich wegen *Rupturgefahr* oder *Entartung* (in bis zu 10 %) die operative Entfernung, wenn der Durchmesser 4 cm übersteigt. Angiomyolipome können *multipel* vorkommen.

- **Fettgewebe dominiert: Differentialdiagnose daher mit CT möglich**
- gehäuft bei Patienten mit tuberöser Sklerose (50 %)
- **Ruptur und Entartung möglich: bei Durchmesser über 4 cm Teilresektion empfohlen**

14.2.2 Bösartige Tumoren

Bösartige Nierentumoren

- Die primär malignen Tumoren des Nierenparenchyms werden von den **Nierenzellkarzinomen** (Synonyme: *Adenokarzinom, Hypernephrom, Grawitz-Tumor*) zu mehr als 90 % dominiert (Abb. 14-1).

- **> 90 % Nierenzellkarzinome**

- Bei *Kindern* und *Jugendlichen* sind maligne Nierentumoren fast immer **Nephroblastome** (Synonym: **Wilms-Tumor**).
- Weitere maligne Nierentumoren sind die seltenen **Sarkome** und als sekundäre Tumormanifestationen **Lymphome** und **Metastasen** (weniger als 5 %).

- **bei Kindern/Jugendlichen: fast immer Nephroblastome**
  Synonym: Wilms-Tumor
- **Sarkome selten < 5 %**

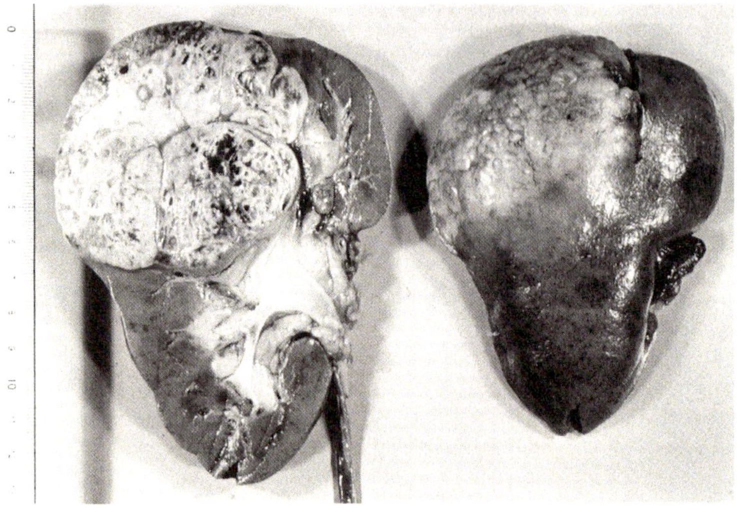

Abb. 14-1: Nierenzellkarzinom im oberen Nierenpol. Einbruch ins Nierenbecken mit Koagulum im oberen Hauptkelch

Nierenzellkarzinom

14.2.3 Nierenzellkarzinom

- **Inzidenz:**
  - Altersgipfel um 60 Jahre

Inzidenz. Nierenzellkarzinome manifestieren sich am häufigsten in der Altersgruppe um 60 Jahre. Rund 2 % aller Tumoren beim männlichen und ca. 1 % aller Tumoren beim weiblichen Geschlecht sind Nierenzellkarzinome.

  - 5–6 Karzinome pro 100 000 Einwohner und Jahr

Pro Jahr müssen in einer Population von 100 000 Menschen etwa 5–6 Nierenzellkarzinomerkrankungen erwartet werden.

- **Ätiologie unklar**

Ätiopathogenese. Zur **Ätiologie** des Nierenzellkarzinoms ist nichts Sicheres bekannt. Der Häufigkeitsunterschied zwischen den Geschlechtern deutet auf mögliche endokrine Zusammenhänge. Auch hereditäre Faktoren scheinen eine Rolle zu spielen. Neuerdings ergaben sich Hinweise, daß Genverluste bzw. Translokationen am kurzen Arm des Chromosoms 3 für die Onkogenese und Progression des Nierenzellkarzinoms von Bedeutung sein könnten.

- **Ausgangspunkt:** Tubuluszellen an einer beliebigen Stelle der Niere

Beide Nieren sind gleich häufig befallen. Das Nierenzellkarzinom entwickelt sich als unregelmäßiger Tumor (Ausgangspunkt: *Tubuluszellen*) gegen das Nierenbecken zu oder über die Nierenoberfläche hinaus. Durch Einwachsen in die Nierenvene kann es links zur Stauung der V. spermatica und zu einer symptomatischen Varikozele kommen. Die V. cava kann bei großen Geschwülsten u. U. durch eingewachsenes Tumorgewebe völlig verlegt sein. Der Tumor kann in das Nierenbecken einbrechen (Abb. 14-1).
Die Lymphabflußwege und Lymphknoten im Hilusbereich und entlang der großen Gefäße sind unterschiedlich befallen.

- **Metastasen**

⇨

> Hämatogene **Fernmetastasen** sind am häufigsten in der *Lunge*, dann abnehmend in *Leber, Knochen, Nebennieren* und *Gegenniere* anzutreffen.

Symptome

14.2.3.1 Klinik

- **im Anfangsstadium symptomlos**
- **meist Zufallsbefunde bei Ultraschalluntersuchung des Abdomens**

Zur Zeit werden (je nach Einzugsgebiet etwas unterschiedlich) gegen *zwei Drittel der Nierenzellkarzinome* **zufällig** bei einer sonographischen oder computertomographischen Abdominaluntersuchung entdeckt.

- **„klassische" Symptomentrias**

> Die klassische klinische *Symptomentrias* – **Makrohämaturie, Flankenschmerz, tastbarer Tumor** im Oberbauch – ist deshalb selten geworden

Tab. 14-3: Allgemeinsymptome und laborchemische Veränderungen beim Nierenzellkarzinom

unspezifische paraneoplastische Symptome	endokrine paraneoplastische Symptome
Müdigkeit	Hypertonie (Renin)
Gewichtsverlust	Polyglobulie (Erythropoetin)
Fieber	Hyperkalziämie (Parathormon, Vitamin D, Prostaglandin)
Blutsenkungserhöhung Dysproteinämie Anämie Leberfunktionsstörungen	Hyperkaliämie (ACTH)

und in jedem Fall Zeichen eines *fortgeschrittenen Tumorleidens:* Mehr als die Hälfte der Patienten mit dieser Trias hat bereits Metastasen.

• **Makrohämaturie** ist beim Nierenzellkarzinom ein sehr wichtiges Symptom, aber im Unterschied zum *Urothelkarzinom* in der Regel *kein Frühsymptom.*

• **auch große Tumoren sind oft asymptomatisch**

Zwischen 5 und 10 % der Nierenzellkarzinomträger konsultieren den Arzt wegen Erscheinungen, die von *Metastasen* ausgehen.
Ein ähnlich großer Teil von Nierenzellkarzinompatienten wird durch einen *paraneoplastisch-toxischen* oder *endokrinen* Symptomenkomplex auf das Leiden aufmerksam (Tab. 14-3).

• **Metastasen können das Initialsymptom sein**

• **endokrine oder paraneoplastische Symptome können die erste Krankheitsmanifestation darstellen**

14.2.3.2 Diagnostik

Diagnostik

Wenn einmal eine **Raumforderung** in der Niere nachgewiesen ist, so müssen folgende Fragen beantwortet werden:
• Zyste oder solide Geschwulst? (gutartig? bösartig?) und Ausdehnung? (T-Stadium)
• Lymphknotenbefall oder Fernmetastasen? (N- bzw. M-Stadium) und Einwachsen in Nierenvene oder V. cava?
Aus den Antworten, die sich aus den bildgebenden Untersuchungsverfahren ergeben, läßt sich die *Behandlungsstrategie* ableiten. Andererseits vermitteln sie Hinweise auf die *Prognose.*

• **Allgemeinuntersuchungen, bildgebende Untersuchungsverfahren → Raumforderung in der Niere:**
- Zyste – solide Geschwulst?
- gutartig – bösartig?
- Ausdehnung/Lage in der Niere?
- Fernmetastasen?
- Befall der Nierenvene/V. cava?

Stadieneinteilung

Ist ein Nierenkarzinom gesichert, so wird das Stadium innerhalb des **TNM-Systems** festgelegt:

T_1 Tumordurchmesser ≤ 2,5 cm
T_2 Tumordurchmesser > 2,5 cm, auf Niere beschränkt
T_3 Tumordurchmesser > 2,5 cm, mit Invasion von größeren Venen oder Nebenniere oder Invasion der Umgebung ohne Durchbruch durch die Gerota-Faszie. **T_{3a}** Nebenniere oder perirenales Gewebe, **T_{3b}** Nierenvene oder V. cava
T_4 Tumorinfiltration überschreitet die Gerota-Faszie
N_0 keine Lymphknotenmetastasen
N_1 Befall eines Lymphknotens ≤ 2 cm
N_2 Befall eines Lymphknotens (2–5 cm) oder mehrerer Lymphknoten
N_3 Lymphknotenmetastasen von > 5 cm
M_0 keine Fernmetastasen
M_1 Fernmetastasen (z. B. in der Lunge)

Stadieneinteilung

• **Einteilung der Tumorstadien im TNM-System**

- T: Tumorausdehnung
- N: Lymphknotenmetastasen
- M: Fernmetastasen

Bildgebende Diagnostik

Algorithmus der Diagnostik

⟹

Bildgebende Diagnostik

Folgende Übersicht klärt über die **Reihenfolge der Untersuchungen** auf:

- **Symptome** veranlassen bildgebendes Untersuchungsverfahren:
- **Ultraschall oder Urographie (oder beide):**
  - führen zur Diagnose „*Raumforderung*" und klären gelegentlich auch bereits die Differentialdiagnose *Zyste – solider Tumor*
  - ermöglichen eine vorläufige Beurteilung des *Stadiums*
- **Computertomographie/Kernspintomographie:**
  - konsolidieren (wenn notwendig) die Differentialdiagnose *Zyste – solider Tumor*
  - klären die Differentialdiagnose: *Angiomyolipom – Nierenzellkarzinom*
  - legen bei sicherem Nierenzellkarzinom das *T- und N-Stadium* (evtl. auch M: Leber) fest
- **Arteriogramm und Kavographie:**
  - kann nützlich sein bei der Planung einer Teilresektion
  - klärt in Verdachtssituationen den Nierenvenen- bzw. Kavabefall
- **Therapieplanung/prognostische Überlegungen**

1. Sonographie
- **in der Regel der erste Abklärungsschritt, Hinweise:**
  - Raumforderung
  - Stadium
  - Zyste/Tumor
- **Früherfassung → Prognose ↑**

• Die **Sonographie** (Abb. 14-2) ist der erste und preisgünstigste diagnostische Schritt. Sie gestattet die Diagnose einer *Raumforderung* und gibt Hinweise auf Ausdehnung *(Stadium)* und Differentialdiagnose *(Zyste/Tumor)*. Ihre zunehmende Verbreitung auch in der allgemeinen Praxis ist verantwortlich für die heute deutlich frühere Erfassung des Nierenzellkarzinoms und damit für eine erhebliche Verbesserung der Prognose.

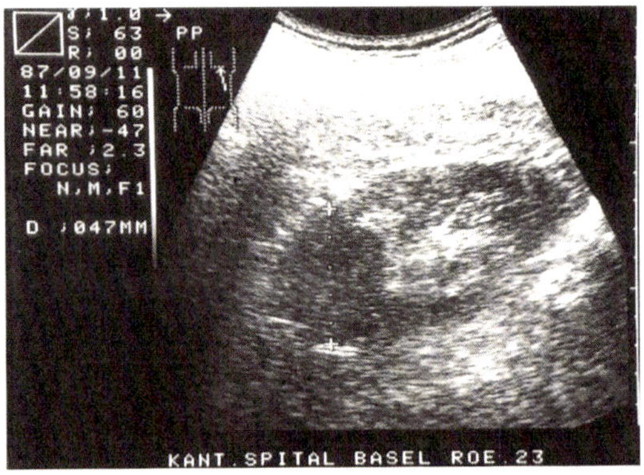

Abb. 14-2: Polständiger Tumor der rechten Niere im dorsolateralen Ultraschallbild. Verdrängung der Binnenstrukturen durch die Geschwulst

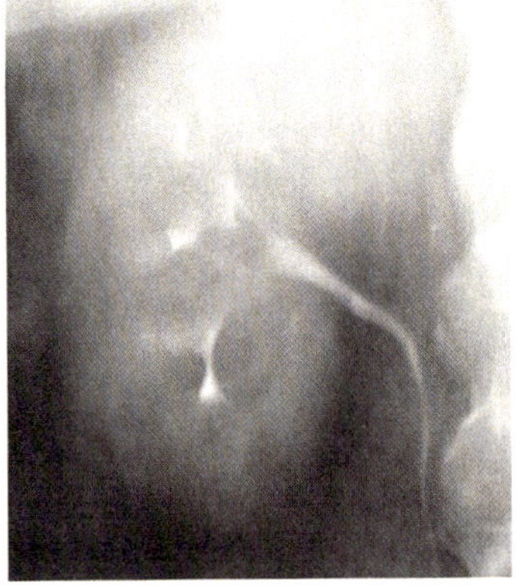

Abb. 14-3: Urographisches Bild eines Nierenzellkarzinoms im oberen Pol der rechten Niere (Schichtaufnahme)

• **Die Urographie/intravenöses Urogramm** (Abb. 14-3). Diese hat durch die Verbreitung der Sonographie in der Nierentumordiagnostik an Bedeutung verloren. Sie bleibt aber eine wichtige Methode bei der Abklärung der *Makrohämaturie*. Zur Routinediagnostik für die Abklärung von Nierentumoren gehört sie nicht mehr. Sie orientiert aber über den Zustand der Gegenniere und kann nützliche Hinweise für die Wahl des *Zugangsweges* geben, ganz besonders, wenn eine nierenerhaltende Operation geplant ist.

• Die **Computertomographie** (Abb. 14-4) ist das *Untersuchungsverfahren der Wahl* geworden, weil sie nicht nur mit hoher Spezifität (Differentialdiagnose gegen *Zysten* und *Angiomyolipome*) die Diagnose bestätigt, sondern auch die Ausdehnung der Primärgeschwulst gut wiedergibt *(T-Stadium)*. Auch gibt sie Hinweise auf tumorbedingt vergrößerte *Lymphknoten*. Zur Beurteilung der Ausdehnung eines *Hohlvenenbefalls* ist die **Kernspintomographie** (MRT) der CT überlegen, weil auch frontale Schnittebenen abgebildet werden können.

• **Gefäßdarstellungen** (Abb. 14-5) sind aus diagnostischen Gründen heute nur noch selten indiziert. Am ehesten noch die **Kavadarstellung** (Kavogramm) zur Erfassung eines *Tumorthrombus*. Dagegen ist die **Nierenarteriographie** Teil des *Embolisierungsverfahrens*, das zur Operationsvorbereitung (Unterbrechung der arteriellen Blutzufuhr) oder aber bei *inoperablen Tumoren* mit anämisierender *Makrohämaturie* indiziert sein kann. Gelegentlich benötigt man sie zur Planung einer *Nierenteilresektion* (z. B. bei Einzelniere) (Abb. 14-5).

2. Urographie
- **indiziert zur Hämaturie-Abklärung, kann so zur Diagnose führen**
- **beweist das Vorhandensein einer funktionstüchtigen Gegenniere**

3. CT, MRT
- **wichtigste bildgebende Untersuchung bei „Raumforderung" in der Niere**
- **sichere differentialdiagnostische Abgrenzung gegen**
  - Zysten
  - Angiomyolipome
- **Hinweis auf Befall der V. cava** (MRT überlegen)

4. Gefäßdarstellungen
- **Arteriographie**
  - präoperativ: Embolisierung
  - Nierenteilresektion
- **Kavographie**
  - Thrombus in V. cava

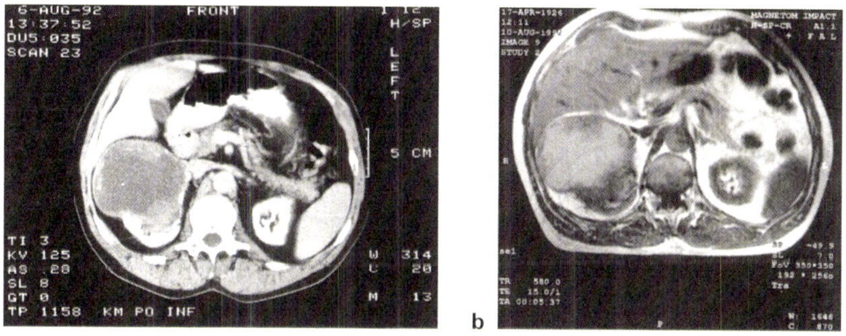

a b

Abb. 14-4: Sehr großer Tumor der rechten Niere (**a.** CT, **b.** MRT). Es handelt sich um denselben Patienten und um eine ähnliche Schnittebene

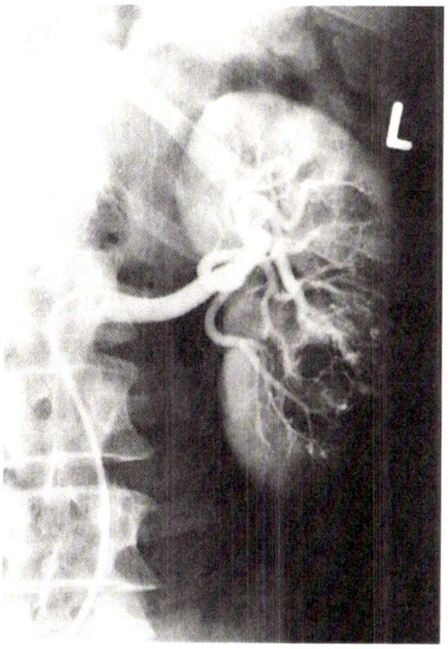

Abb. 14-5: Selektive Arteriographie der linken Niere bei Tumor im Unterpol

- **andere bildgebende Untersuchungen**
- Thoraxaufnahmen, evtl. CT-Thorax
- Skelettszintigraphie zur Abklärung einer evtl. Fernmetastasierung im Skelett

• Wegen der Metastasenhäufigkeit in Lungen, Leber und Skelettsystem gehören zur Abklärung eines größeren Nierenzellkarzinoms in der Regel auch **Thoraxaufnahmen** in 2 Ebenen, eine **Skelettszintigraphie** sowie eine **Lebersonographie.**

Labordiagnostik

- **bringt keine Beweise für das Vorliegen eines Nierenkarzinoms**
- **pathologische Laborwerte können auf ein Nierenzellkarzinom hinweisen**

Labordiagnostik

Eine spezifische Labordiagnostik für das Nierenzellkarzinom existiert nicht. Auf die Möglichkeiten paraneoplastischer Symptombilder, insbesondere auch paraneoplastischer Endokrinopathien, wurde bei der Symptomatologie hingewiesen. Ist die Geschwulst mit einem bildgebenden Verfahren erfaßt, so erübrigen sich in der Regel diesbezügliche Abklärungen. Unter Umständen kann aus positiven Laborbefunden auf die Malignität der Geschwulst geschlossen werden.

Differentialdiagnose

- **andere Nierentumoren**
- **Nierenzysten**
- **Angiomyolipome**
- **Nierenbeckentumoren**
- **entzündliche Prozesse**

Differentialdiagnose

Die wichtigsten differentialdiagnostischen Abgrenzungen bestehen gegenüber:

• anderen **bösartigen Nierentumoren:** *Sarkomen, Wilms-Tumoren* und

• **Nierenzysten:** Form, homogene Struktur, flüssiger Inhalt im CT und Sonogramm

• **Angiomyolipomen:** fettgewebstypisches Computertomogramm

• **Nierenbeckentumoren:** positive Urinzytologie, Abflußbehinderung im Urogramm

• **xanthogranulomatöse Pyelonephritis:** Anamnese.

Eine sichere Abgrenzung gegenüber dem Nierenzellkarzinom ist manchmal nicht möglich. Im Zweifel sind solide Raumforderungen als karzinomverdächtig operativ zu entfernen.

Operative Therapie

14.2.3.3 Operative Therapie des Nierenzellkarzinoms und Metastasenchirurgie

1. radikale Tumornephrektomie:

- **bei großen Tumoren und funktionstüchtiger Gegenniere → radikale Tumornephrektomie unter Mitnahme der Faszie**

• **Radikale Nephrektomie.** Die Behandlung maligner Nierengeschwülste besteht in ihrer operativen Entfernung. Bei größeren Tumoren erfolgt diese in der Regel als radikale *Tumornephrektomie* unter Mitnahme des perirenalen Fett- und Bindegewebes (innerhalb der Gerota-Faszie). Bei Befall des Oberpols wird in der Regel auch die *Nebenniere mitentfernt.* Selbstverständlich werden auch vergrößerte, tumorverdächtige Lymphknoten reseziert.

- **Wert der systematischen Lymphadenektomie umstritten**
- **Tumorthromben in Nierenvene und V. cava werden entfernt**
- **abdominal-transperitonealer Zugang**

Der Wert einer systematischen **Lymphadenektomie** ist aber umstritten. Die Entfernung von **Tumorthromben** in Nierenvene und V. cava ist dagegen integrierender Bestandteil der radikalen Nephrektomie.

Als Zugang wird meist ein **abdominal-transperitonealer Schnitt** gewählt, der die präliminäre Ligatur der Nierenarterie (vor Manipulation des Tumors) ermöglicht und so eine hypothetische Tumorzellverschleppung behindert.

2. Teilresektion:

- **bei tumorbefallenen Einzelnieren**
- **bei doppelseitigem Tumorbefall**

• **Organerhaltende Tumorchirurgie.** Bei Einzelnieren oder bei doppelseitigen Tumoren ist man gezwungen, die Geschwulst unter Erhaltung von möglichst viel Nierengewebe zu entfernen. Dies geschieht durch eine *Teilresektion der Niere.* Die tumorabhängige Spätprognose ist damit bei größeren Geschwülsten natürlich weniger günstig. Dessenungeachtet wird man eine radikale Nephrektomie (im Hinblick auf eine spätere Transplantation) bei Einnierigen nur in besonders gelagerten Fällen vornehmen.

- **bei kleinen, zufällig entdeckten peripher gelegenen Tumoren wird (auch bei gesunder Gegenniere) gelegentlich eine Teilresektion durchgeführt**

In den letzten Jahren gibt es angesichts der Tatsache, daß Nierenzellkarzinome häufig früher und dementsprechend kleiner zufällig entdeckt werden, eine Tendenz, auch bei Patienten mit gesunder Zweitniere bei kleinen, peripher gelegenen Geschwülsten organerhaltend zu operieren. Es scheint bisher, daß dadurch die Prognose nicht wesentlich negativ beeinflußt wird. Abschließend läßt sich das aber wegen der für das Nierenzellkarzinom typischen langen Latenzzeit für die Metastasierung (bis zu 15 Jahren und mehr) noch nicht beurteilen.

• **Metastasenchirurgie.** Die chirurgische Entfernung von Solitärmetastasen aus *Lunge* und *Leber*, aber auch aus dem *Gehirn* und aus langen *Röhrenknochen*, hat eine relativ gute kurzfristige Prognose. Besonders bei Lungenmetastasen sind 5-Jahres-Überlebensraten von bis zu 40 % mitgeteilt worden.

3. Metastasenchirurgie:
- **bei Solitärmetastasen (Lunge, Leber, Knochen) gute kurzfristige Prognose**

14.2.3.4 Adjuvante lokale und systemische Behandlungsmethoden

Adjuvante Behandlungsmethoden

• **Embolisierung des Tumors.** Die transarterielle Embolisierungsbehandlung hat ihre Hauptindikation bei *inoperablen blutenden Nierenzellkarzinomen*. Allerdings treten oft erhebliche, durch Gewebsinfarzierung bedingte *Schmerzen* auf, die einige Tage anhalten können.

1. Tumorembolisierung bei
- **Inoperabilität**
- **anämisierender Hämaturie**

→ Infarkt-Schmerzen

• **Strahlentherapie.** Nierenzellkarzinome sind weitgehend strahlenresistent. Eine Strahlentherapie bringt deshalb dem Patienten keine Vorteile. Die **Bestrahlung von Knochenmetastasen** kann schmerzlindernd sein.

2. Strahlentherapie:
- **ohne Wirkung**
- **Ausnahme:** Schmerzbestrahlung bei Knochenmetastasen

• **Chemo- und Hormontherapie.** Obwohl im Nierenzellkarzinom hormonspezifische Rezeptoren gefunden wurden, haben Behandlungsversuche mit **Gestagenen, Androgenen und Antiöstrogenen** keine nennenswerten Prognoseverbesserungen gebracht. Auch Versuche mit den derzeit zur Verfügung stehenden **Tumorchemotherapeutika** haben keine erfolgversprechenden Ansprechraten ergeben. Ursache dafür ist möglicherweise das Vorliegen eines „*multidrug-resistenten*“ *Gens*.

3. Chemo- und Hormontherapie:
- **keine erfolgversprechenden Ansprechraten**

• **Immuntherapie.** Im Vordergrund des wissenschaftlichen Interesses stehen derzeit Therapieversuche, die das Immunsystem „modulieren“. Dazu werden Studien mit **Interferon, Interleukin 2, tumorinfiltrierenden Lymphozyten (TIL)** und anderen biologisch aktiven Substanzen durchgeführt, die z. T. kombiniert angewendet werden. Bei **multiplen Lungenmetastasen** wird damit immerhin eine **Ansprechrate von 20–30 %** erreicht.

Die Behandlung mit Immunmodulatoren ist mit einer erheblichen medikamentenbedingten Morbidität belastet. Immuntherapeutische Behandlungen sind deshalb für die klinische Routine heute noch nicht geeignet.

4. Immuntherapie:
- **Immunmodulation (z. B. mit Interleukin 2 oder TIL) hat bessere Ansprechraten (bis zu 30 %) ergeben, besonders bei Lungenmetastasen**
- **aber: erhebliche medikamentenbedingte Morbidität**
- **z. Z. nur in klinischen Studien**

14.2.3.5 Prognose, Nachsorge

Prognose

Die Prognose des Nierenzellkarzinoms ist abhängig vom Tumorstadium und vom Malignitätsgrad (bzw. vom Zelltyp) des Tumors.

• **Kleine, gut differenzierte Tumoren** (heute rund die Hälfte der neu entdeckten Fälle) vom **Stadium T_1** (nicht größer als 5 cm im Durchmesser) haben eine **5-Jahres-Überlebensrate** von fast 100 %.

- **Stadium T_1**

⇐

• In **fortgeschrittenen Stadien** und bei **höherem Malignitätsgrad** sinkt die Überlebensquote rasch auf 20 % (T3). Tumoren mit *spindelzelligem* oder *anaplastischem Gewebsbild* haben eine ausgesprochen schlechte Prognose.
• Ein besonders ungünstiges Zeichen ist ein **ausgedehnter Lymphknotenbefall.** Von solchen Patienten überleben nur wenige 2 Jahre. Kleinere, leicht entfernbare Geschwulstthromben in der V. cava scheinen demgegenüber die durch das T-Stadium gegebene Prognose kaum negativ zu beeinflussen. **Spätmetastasen** sind beim Nierenzellkarzinom auch noch nach 10–15 Jahren und später beschrieben worden.

- **fortgeschrittene Stadien (T_3)** mit höherem Malignitätsgrad haben eine ungünstige Prognose: ~ 20 % 5-Jahres-Überlebende
- **ausgedehnter Lymphknotenbefall ist ein prognostisch ungünstiges Zeichen**

• Eine *sehr schlechte Prognose* haben **Nierensarkome.** Von den betroffenen Patienten überleben nach 3 Jahren weniger als 10 %.

- **Nierensarkome: sehr schlechte Prognose**

Nachsorge. Metastasen manifestieren sich in der Regel in den *ersten 3 Jahren nach der Tumornephrektomie*. Am häufigsten sind sie in den *Lungen* und in der *Leber*, weshalb **Thoraxaufnahmen** und **Oberbauchsonographie** die wesentlichen Kontrolluntersuchungen darstellen.

Nachsorge

⇐

Nierenbecken- und Uretertumoren

14.3 Nierenbecken- und Uretertumoren

W. Schultze-Seemann

Epidemiologie
- **Inzidenz:**
- regionale und rassische Unterschiede
- Lebensgewohnheiten
- industrielle Noxen

Epidemiologie. Tumoren des Nierenbeckens und des Harnleiters weisen bezüglich der Inzidenz sowie Mortalität erhebliche regionale und rassische Differenzen auf, die durch unterschiedliche Lebensgewohnheiten (Ernährung, Rauchen, Kaffee) sowie durch die Exposition gegenüber industriellen Noxen (aromatische Amine) erklärt sind.

Etwa 7 % der renalen Raumforderungen sind Nierenbeckentumoren; Uretertumoren machen dagegen lediglich 0,8–1 % der Malignome des Urogenitaltraktes aus. Für alle therapeutischen Überlegungen ist bedeutsam, daß 2–4 % der Patienten zu einem späteren Zeitpunkt einen Tumor im kontralateralen harnableitenden System und sogar in 30–50 % ein Harnblasenkarzinom entwickeln. Umgekehrt kommt es in 2–3 % der Blasentumoren zu einer Tumormanifestation im Nierenbecken oder Ureter. Insgesamt ist das relative Risiko eines Befalls der oberen Harnwege wegen des raschen Harndurchflusses gegenüber der langen Verweildauer des Urins in der Harnblase geringer.

- Männer : Frauen = 2,8 : 1

Die Geschlechtsverteilung ist der beim Harnblasenkarzinom von 2,8 : 1 (Männer : Frauen) identisch, bei Erstmanifestationen haben die Männer ein Durchschnittsalter von 72, Frauen von 70 Jahren.

Multiple Tumoren finden sich bei der Erstdiagnose in 0,5–2 %, lediglich bei phenazetininduzierten Tumoren liegt der Anteil bei 14–22 %. Uretertumoren treten im distalen Harnleiter deutlich häufiger als im proximalen auf (s. Abb. 14-8 und 14-10).

14.3.1 Ätiologie, Pathologie

Ätiologie

14.3.1.1 Ätiologie

Epidemiologische Studien haben in den letzten Jahren zur Aufdeckung einer Reihe ätiologischer Faktoren beim Nierenbeckenkarzinom geführt.

- Aromatische Amine, Phenazetin, Rauchen, Kaffeekonsum, Infektionen (endemisch familiäre Nephritis/Bilharziose), künstl. Süßstoffe (?), Cyclophosphamid (s. Abschn. 14.4.1.1, S. 215).

Mehrstufenkarzinogenese:

Ursächlich ist wohl eine komplexe Urothelkarzinogenese *(Mehrstufenkarzinogenese)*. Dennoch ist die Ätiologie der Nierenbecken- und Uretertumoren in ca. 80 % nach wie vor unbekannt.

1. aromatische Amine

- **Aromatische Amine.** Als möglichen ätiologischen Faktor hat Rehn erstmals 1895 aromatische Amine verdächtigt. Aromatische Amine werden im Rahmen der Karzinogenese in der Leber aktiviert oder inaktiviert. Bei der Aktivierung erfolgt eine Hydroxylierung in der N-Position, der N-Hydroxymetabolit wird mit Glucuronsäure gekoppelt und dann im Urin ausgeschieden. Die Inaktivierung der aromatischen Amine erfolgt beim Menschen über die N-Acetyltransferase.

- **Risikogruppen:** Beschäftigte der
- Farbenindustrie
- Textilindustrie

Aufgrund **berufsbedingter Exposition** sind Beschäftigte aus der Farben-, Textil-, Metall-, Druckerei- und kohleverarbeitenden Industrie als Risikogruppen anzusehen. Während Anfang der 70er Jahre noch 30 % der Harnblasenkarzinomträger diesen Risikogruppen angehörten, ist dieser Prozentsatz heute deutlich geringer. Der Altersgipfel berufsbedingter Tumoren liegt bei ca. 45 Jahren, so daß hier eine enorme Herausforderung an die präventive Medizin gegeben ist.

- **Nitratgehalt des Trinkwassers**

- Ein weiteres Problem im Rahmen der Urothelkarzinogenese stellt ein erhöhter **Nitratgehalt des Trinkwassers** dar, ebenso wie die Haloalkane, die durch Chlorierung des Trinkwassers entstehen. So können Bakterien Nitrate zu Nitrit reduzieren, damit erfolgt eine **Nitrosierung** im Harntrakt, die eine mögliche Erklärung für die Karzinogenese bei chronischen Entzündungen im harnableitenden System darstellt (z. B. Schistosoma haematobium bei Bilharziose – meist Plattenepithelkarzinome).

• **Phenacetin.** Die Erstbeschreibung der chronisch interstitiellen Nephritis als unmittelbare Folge langjähriger Einnahme phenacetinhaltiger Analgetika erfolgte 1953 durch Spühler und Zollinger. Später konnte ein eindeutiger Zusammenhang zwischen Phenacetinabusus und der Entstehung von Urothelkarzinomen nachgewiesen werden.

2. Phenacetin:
→ interstitielle Nephritis
→ Urothelkarzinom

Ursächlich sind dafür eine Reihe von **Phenacetinmetaboliten,** die in ihrer Struktur aromatischen Aminen (Hydroxy/Azetylphenacetin) ähneln. Dabei ist Phenacetin kein Solitärkarzinogen, weshalb eine Synkarzinogenese gefordert werden muß. Rutishauser konnte in dieser Risikogruppe in einer Autopsiestudie 8,6 % Urothelkarzinome nachweisen, während es in einer vergleichbaren Kontrollgruppe 1,27 % waren. Während allgemein eine Inzidenz für Urothelkarzinome von 14 pro 100000 pro Jahr angenommen wird, ist diese unter den Analgetikaabusern um den Faktor 9–13 auf etwa 185 pro 100000/Jahr erhöht. Während die Tumorinduktionszeit bei bekannten Solitärkanzerogenen bei durchschnittlich 27 Jahren liegt, ist diese bei Phenacetinpatienten auf ca. 20 Jahre verkürzt. Bedeutsam ist weiterhin die Verschiebung zu den oberen Harnwegen. Es finden sich bis zu 50 % Nierenbecken- und Ureterkarzinome, während diese unter den Urothelkarzinomen sonst kaum mehr als 10 % ausmachen. Neben der *Zeitabhängigkeit* ist eine *Dosisabhängigkeit* ebenfalls gesichert.

• **Rauchen.** Bis zu einem Drittel der Urothelkarzinome können ursächlich auf das Rauchen zurückgeführt werden, wobei eine positive Korrelation zu Teergehalt, Zahl der Zigaretten und der Dauer des Rauchens besteht.

3. Rauchen:
- **Ursache jedes 3. Urothelkarzinoms**
- positiv korreliert mit
  - Teergehalt
  - Zahl der Zigaretten
  - Dauer des Rauchens

So ist das Risiko gegenüber Nichtrauchern um den Faktor 3,8 erhöht, bei weniger als 100000 Zigaretten lediglich um den Faktor 1,5, bei mehr als 100000 Zigaretten erhöht sich das Risiko auf 8,3 : 1. Während bei weniger als 20 Jahre Rauchen das spezifische Risiko nur mäßig erhöht ist (1,5 : 1), steigt dieses nach 20 Jahren auf 5,2 : 1 an. Nach Beendigung des Rauchens ist das Urothelkarzinomrisiko noch 7–15 Jahre erhöht, dann normalisiert es sich. Karzinogene sind eine Reihe aromatischer Amine im Zigarettenrauch, unter anderem 2-Naphthylamin, sein Metabolit 2 Amino-7-Naphthyl und einige Nitrosamine. Für *Pfeifen-* und *Zigarrenraucher* ist bisher kein erhöhtes Risiko gesichert.

• **Kaffeekonsum.** Bei exzessivem Kaffeekonsum kann das Urothelkarzinomrisiko bis um den Faktor 14,9 erhöht sein; eine *Dosis-Wirkungs-Beziehung* scheint gesichert. Über die karzinogenen Mechanismen besteht noch keine Klarheit. Als Kanzerogene werden Inhaltsstoffe der gerösteten Kaffeebohne diskutiert.

4. Kaffeekonsum:
- Dosis-Wirkungs-Beziehung

• **Infektion.** Bei chronischen Infektionen (z. B. Stein, Dauerkatheter) ist die Inzidenz insbesondere von Plattenepithelkarzinomen erhöht, dies gilt vor allem für Paraplegiker. So können Nitrosamine von Bakterien wie E. coli und Proteus aus Aminen und Nitraten produziert werden. Die **endemisch familiäre Nephritis** (Balkannephritis) ist häufig mit beidseitigen Urothelkarzinomen im Nierenbecken vergesellschaftet. Die Ursache ist unbekannt.

5. chronische Infektionen
→ Plattenepithelkarzinome

Balkannephritis

Bilharziose (s. Abschn. 9.2, S. 144). Unter Schistosoma haematobium entstehen granulomatöse Polypen oder papillomatöse Tumoren, die jedoch benigne sind und unter Therapie verschwinden. Dagegen kommt es bei chronischen Infektionen zur Ausbildung epithelialer Dysplasien und Plattenepithelmetaplasien mit der Möglichkeit, in Plattenepithelkarzinome überzugehen. Es gibt Hinweise, daß auch hierbei Nitrosamine eine wichtige Rolle spielen.

6. Bilharziose

• **Saccharin** und **Cyclamat** in hohen Dosen haben im Tierexperiment zu einer erhöhten Inzidenz von Urothelkarzinomen geführt. Epidemiologische Daten vom Menschen widersprechen dem jedoch.

7. Künstl. Süßstoffe

• **Radiatio.** Sekundärkarzinome der ableitenden Harnwege treten nicht selten nach Bestrahlung *gynäkologischer* Tumoren auf. Statistisch ist diese Häufung jedoch schwer zu erfassen.

8. Strahlentherapie

Pathologie

überwiegend epitheliale Tumoren:
- **Urothelkarzinome: 90 %**
- **Plattenepithelkarzinome: 5–20 %**
- **Adenokarzinome < 1 %**

14.3.1.2 Pathologie

Histologisch unterscheidet man *epitheliale* und *mesenchymale* Tumoren, wobei letztere eine absolute Rarität darstellen. Bei den **epithelialen Tumoren** handelt es sich in 80–90 % um *Urothelkarzinome*, in 5–20 % um *Plattenepithelkarzinome* (chronische Entzündungen), die eine hohe Invasionstendenz und eine schlechte Prognose aufweisen. *Adenokarzinome* sind sehr selten.

Die prozentuale Verteilung ist wie folgt:
- **epitheliale Tumoren:**
maligne: Urothelkarzinom 90 %, Plattenepithelkarzinom 8 %, Adenokarzinom und entdifferenzierte Karzinome 1 %
benigne: Fibroepitheliom 1 %
- **mesenchymale Tumoren**
maligne: Leiomyosarkom
benigne: Fibroepitheliom, Leiomyom, Angiom.

Eine *Sonderform* stellt der Nierenbecken- oder **Ureterpolyp** dar, ein seltener benigner ektomesodermaler Mischtumor (Fibroepitheliom), der meist im oberen Ureterdrittel wächst und schmale, glatte Tumoren ausbildet, die nur selten zu Obstruktionen führen.

- **Klassifikation nach TNM-System**

Die **Klassifikation** der Nierenbecken- und Uretertumoren erfolgt nach dem *TNM-System* (UICC):

Tx: Primärtumor kann nicht beurteilt werden
Tis: Carcinoma in situ
Ta: papilläres, noninvasives Karzinom
T1: Tumor infiltriert Tunica submucosa
T2: Tunica muscularis infiltriert
T3: peripelvines oder periureterales Fettgewebe oder Nierenparenchym infiltriert
T4: Infiltration von Nachbarorganen durch die Niere in das perirenale Fettgewebe
N+: regionäre (hiläre, abdominale, paraaortale, parakavale, intrapelvine) Lymphknoten befallen (s. Abschn. 14.4.1.2, S. 116).

- Metastasierung
- lymphogen → paraaortal, -kaval
- hämatogen selten: Leber, Lungen, Skelett

Die **Metastasierung** erfolgt aus dem Nierenbecken zunächst *lymphogen* nach paraaortal und -kaval, ebenso die Uretertumoren in ihrem lumbalen Anteil, während im iliakalen Anteil die parailiakalen, -vesikalen und Obturatoriuslymphknoten befallen sein können. Dabei werden häufig *lymphogene Lokalrezidive* nach vorausgegangener Operation beobachtet. *Fernmetastasen* sind initial selten (1–2 %), betroffen sind *Leber, Lunge, Skelett.*

14.3.2 Klinik, Diagnostik

Symptomatik

- **Makrohämaturie**
- in > 70 % Initialsymptom
- **Nierenkolik:** (erst Blutung, dann Kolik)
- **Aufstau obere Harnwege**

14.3.2.1 Klinik

Bei 70–80 % der Urothelkarzinome der oberen Harnwege ist die **Makrohämaturie** *Initialsymptom.* Zeitweilig treten *kolikartige Schmerzen* nach der Blutung infolge Koagelabgangs auf. Vereinzelt berichten die Patienten auch über dumpfe *Flankenschmerzen.* Selten führen eine alleinige Mikrohämaturie, Infekte, unspezifische Tumorsymptome oder Paraneoplasien zur Diagnose. Bei einem Drittel der Patienten mit Uretertumoren wird die Diagnose über urographisch stumme Nieren gestellt, dennoch fehlt eine pathognomonische Symptomatik.

Diagnostik

14.3.2.2 Diagnostik

⇨

> Die Diagnosesicherung des Primärtumors erfolgt mittels intravenöser *Ausscheidungsurographie,* retrograder *Ureteropyelographie* mit selektiver *Urinzytologie,* evtl. auch endoskopisch mittels *Ureterorenoskopie.*

> Zur erweiterten Diagnostik im Rahmen des Stagings gehören die *CT* oder *MRT* sowie selten die *Angiographie*.

1. Ausscheidungsurographie
- **KM-Füllungsdefekte**

• **Urographie:** Nierenbeckentumoren fallen urographisch durch typische randständige, in der Lage unveränderliche *Kontrastmittelfüllungsdefekte* auf (Abb. 14-6). Manchmal besteht eine Ektasie des Hohlsystems oder eine Stenose des Ureterabgangs, auch funktionslose Nieren kommen vor. Uretertumoren werden wegen einer fehlenden Kontrastfüllung des Ureters nicht selten übersehen. In einem Drittel der Fälle findet sich eine *ungeklärte Harnstauung* oder ein Füllungsdefekt ohne Obstruktion; somit ergeben sich häufig indirekte Hinweise. Im typischen Fall zeigt sich ober- und unterhalb des Tumors ein konvexer Kontrastmittelabbruch bei nichtinvasiven Tumoren, während invasive Tumoren häufig irreguläre Einengungen der Ureterwand verursachen.

- **Harnstauung**

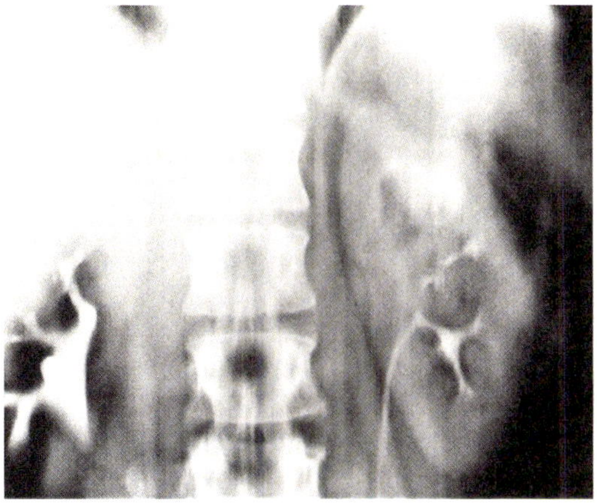

Abb. 14-6: Ausscheidungsurographie beim Nierenbeckentumor: Verwaschene Kontur und Füllungsdefekt der linken oberen Kelchgruppe

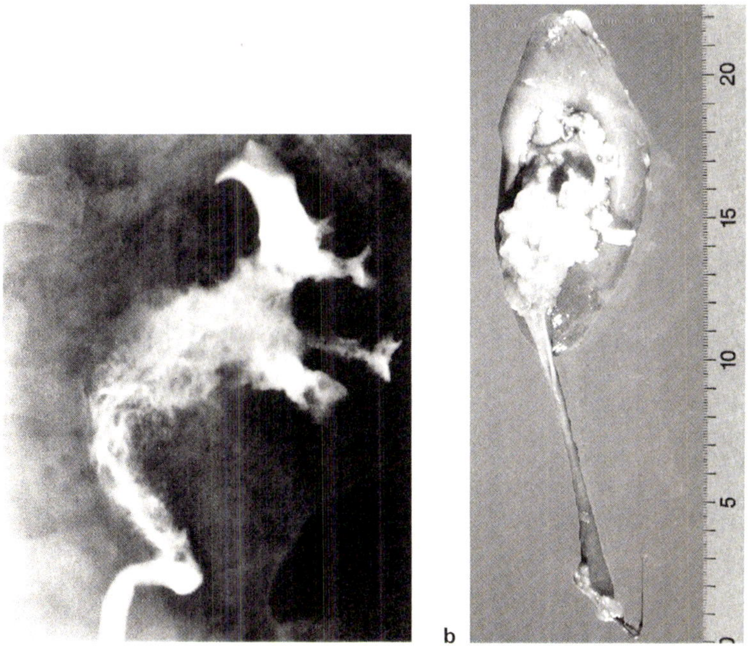

a b

Abb. 14-7: Papilläres Nierenbeckenkarzinom, **a.** Die retrograde Ureteropyelographie zeigt einen großen Füllungsdefekt des gesamten Nierenbeckens, der mittleren und unteren Kelchgruppe sowie des proximalen Ureters, **b.** Operationspräparat mit eröffnetem Nierenhohlsystem beim selben Patienten

2. retrograde Pyelographie

⇨

> • Die Urographie ist jedoch deutlich weniger sensitiv als die **retrograde Ureteropyelographie** (Abb. 14-7a, -8). Zusätzlich kann bei unklaren Befunden eine *Endoskopie* des Ureters und Nierenbeckens (s. Abschn. 5.4.2.2, S. 68) vorgenommen und *Urin zytologisch untersucht* werden. Eine Zystoskopie schließt einen zusätzlichen Blasentumor aus.

3. Zytologie

• **Zytologie:** Die retrograde Pyelographie ermöglicht neben der Kontrastdarstellung der Ureteren und des Nierenbeckens die selektive Harngewinnung zur zytologischen Untersuchung des Nativharns, die sehr aussagekräftig ist.

4. Sonographie:
• größere Tumoren

• **Sonographie:** Die Sonographie hat sich bei kleinen Nierenbecken- und Uretertumoren als wenig geeignete Methode erwiesen, während sie bei *größeren Tumoren* sowie im Rahmen der Lymphknotendiagnostik wertvoll sein kann.

5. CT:
• Raumforderung

• **Computertomographie:** Nierenbeckentumoren stellen sich als *solide Raumforderung* im Hohlsystem mit Verdrängung des parapelvinen Fettgewebes dar (Abb. 14-9). Nach Kontrastmittelgabe kommt es zu einer minimalen Kontrast-

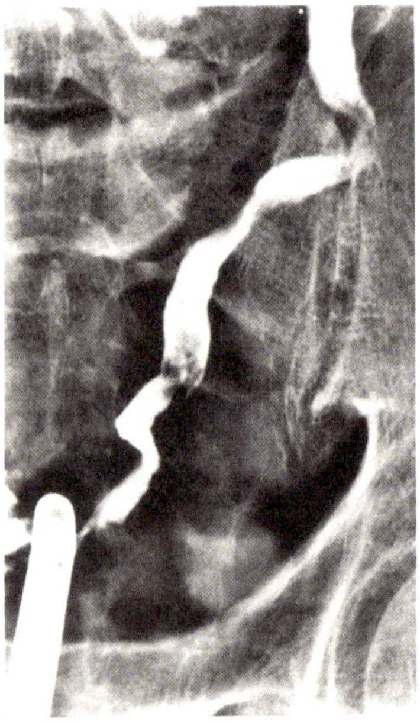

Abb. 14-8: Retrograde Ureteropyelographie: Durch einen papillären Tumor bedingte polyzyklische Aussparung im distalen linken Ureter

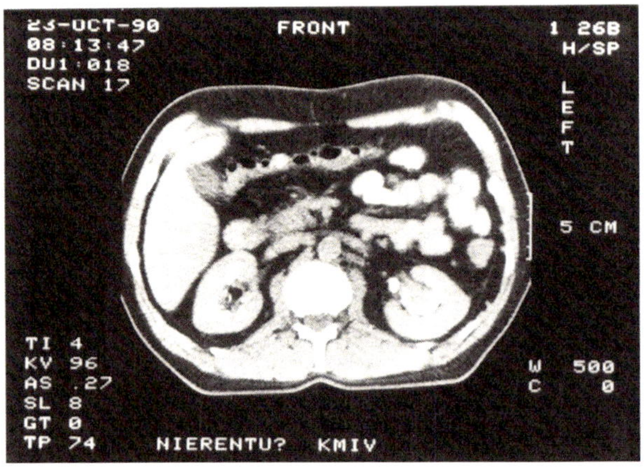

Abb. 14-9: Computertomographie: Nierenbeckenkarzinom links. Solide Raumforderung im linken Nierenbecken, die nach Kontrastmittelgabe nur eine minimale Anreicherung zeigt.

mittelanreicherung, nicht selten werden Kontrastmittelreste in den Kelchgruppen zurückgehalten. Die Nierenkontur ist in der Regel völlig erhalten.

• **Magnetresonanztomographie:** Für die MRT ergibt sich eine vergleichbare diagnostische Treffsicherheit wie für die CT beim Nierenbeckentumor. Für die Sicherung der Uretertumoren ist die dritte Abbildungsebene häufig von zusätzlichem Wert.

6. MRT
• alternativ zur CT

• **Angiographie:** Im Gegensatz zum Nierenzellkarzinom (s. Abb. 14-5, S. 205), ist sie für die Diagnostik kleiner Nierenbeckentumoren wenig aussagekräftig; lediglich größere Läsionen über 3 cm Durchmesser können relativ sicher erfaßt werden.

7. Angiographie
• kaum Bedeutung

• **Tumormarker:** Organspezifische Tumormarker im Rahmen der Diagnostik der Nierenbecken- und Uretertumoren existieren nicht.

8. Tumormarker
• keine spezifischen Marker

Differentialdiagnosen: Differentialdiagnostisch muß bei Kontrastaussparungen im Nierenbecken vor allem an das Vorhandensein nicht kontrastgebender (röntgennegativer) Konkremente, selten an eine Tuberkulose, eine xanthogranulomatöse Pyelonephritis, eine chronische Pyelonephritis oder eine Pyelitis cystica gedacht werden. Differentialdiagnostisch zu Uretertumoren kommen ebenfalls Harnleitersteine, Tuberkulose, unspezifische Stenosen, Strahlenschäden, Bilharziose, gynäkologische Tumoren, Ureteritis cystica oder eine retroperitoneale Fibrose in Frage.

Differentialdiagnosen
• **bei KM-Aussparung im NBKS**
- Steine, Tb
- Pyelonephritis
- Pyelitis cystica

14.3.3 Therapie

Therapie

Operation. Für die Therapieentscheidung muß bedacht werden, daß in Abhängigkeit vom Differenzierungsgrad *Atypien, Carcinomata in situ* und manifeste *Karzinome* entfernt vom Primärtumor vorkommen (G 2 bis 20 % synchrone Atypien, G 3 bis zu 75 % zusätzliche Cis).

1. chirurgisch

Rezidivtumoren (30–50 %) sind im Ureter nur spät zu diagnostizieren und erlangen rasch Anschluß an Lymphgefäße, so daß bei Nierenbeckentumoren die Entfernung von Niere, Ureter und Ostium unter Mitnahme einer 1 cm breiten Blasenmanschette Standard ist: **Nephroureterektomie** (Abb. 14-7 b). Bei inkompletter Entfernung einer Blasenmanschette muß mit bis zu 20 % Rezidiven im Ostiumbereich gerechnet werden (Abb. 14-10).

• **Nephroureterektomie**

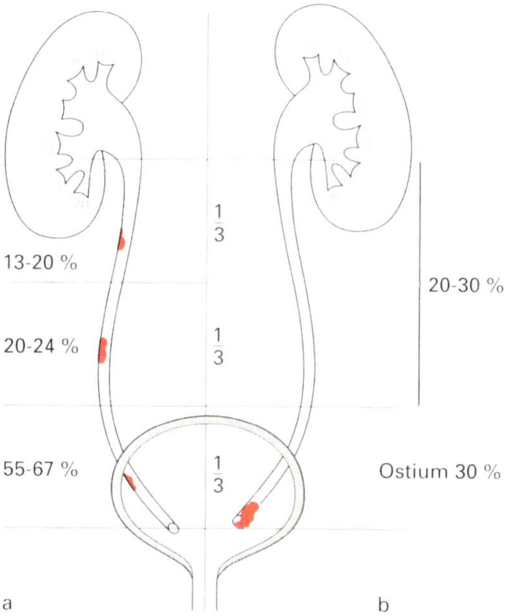

Abb. 14-10: Relative Häufigkeit der Lokalisation eines Harnleitertumors, **a.** nach Nephroureterektomie bei der Erstdiagnose, **b.** beim Lokalrezidiv

- **ipsilaterale Lymphadenektomie**

Bei **infiltrierenden Tumoren** treten in bis zu 50 % *Lymphknotenmetastasen* auf, die meist *ipsilateral* gelegen sind. Durch eine *ipsilaterale Lymphadenektomie* ist somit eine signifikante Verbesserung der 5-Jahres-Überlebensrate gegenüber einer einfachen Nephrektomie zu erzielen.

- **organerhaltende Tumorresektion in Einzelfällen**

Da die Morbidität und Mortalität dieses Eingriffs nicht unerheblich sind, muß nach individueller Risikoabschätzung eine Modifikation der Operation vorgenommen werden. Während eine organerhaltende Therapie bei gesunder kontralateraler Niere bei Nierenbeckentumoren nicht indiziert ist (Ausnahme kleiner unifokaler T1-Tumor), kann bei funktionellen Einzelnieren oder beidseitigem Tumorbefall der Versuch einer **Organerhaltung** (Resektion, Laser, Instillation von Chemotherapeutika/BCG) unternommen werden. Bei eingeschränkter Operabilität kann auf die **Ureterstumpfexstirpation** verzichtet und dieser in der Nachsorge engmaschig kontrolliert werden. Im Ureter besteht bei nichtinvasiven Tumoren die Möglichkeit der Resektion mit End-zu-End-Anastomose oder der endoskopischen Lasertherapie. Hierbei muß allerdings mit einer hohen Rezidivrate gerechnet werden.

2. Radiatio

Strahlentherapie: Größere Beobachtungsserien zur Strahlentherapie von Nierenbecken- oder Uretertumoren existieren nicht. Einzelne Berichte lassen kein einheitliches Bild entstehen. Auch über die Rolle der intraoperativen Strahlentherapie (IORT) kann wegen fehlender Langzeitergebnisse nicht abschließend geurteilt werden.

3. Chemotherapie
- **Remission bis zu 30 %**

Chemotherapie: Die Polychemotherapie (z. B. MVAC) hat mittlerweile ihren festen Stellenwert in der Therapie fortgeschrittener, inoperabler Urothelkarzinome. Langanhaltende komplette Tumorremissionen sind in etwa 30 % der Fälle zu erzielen.

Nachsorge
- **vierteljährlich:**
- Zystoskopie
- Urinzytologie
- **jährlich:**
- Urographie
- Sonographie
- ggf. CT oder MRT
- ggf. Knochenszintigraphie

Nachsorge: Die Tumornachsorge umfaßt in 3monatlichen Intervallen eine klinische *Untersuchung, Urinstatus, Zystoskopie und Urinzytologie.* Weiterhin sollte jährlich einmal eine *Ausscheidungsurographie* vorgenommen werden. Abhängig vom T-Stadium des Primärtumors (> T1) sollte auch das Retroperitoneum durch Sonographie, ggf. CT zum Ausschluß von Lymphknotenmetastasen sowie Thorax und Knochen durch Röntgen und Knochenszintigraphie zur Aufdeckung einer Fernmetastasierung dargestellt werden.

Prognose
- **5-Jahres-ÜLR 40–65 %**
- **abhängig vom Differenzierungsgrad**

Die **Prognose** der Nierenbecken- und Harnleitertumoren ist stark abhängig vom Grading und der Infiltrationstiefe. Die *5-Jahres-Überlebensrate* für das Gesamtkollektiv liegt zwischen 40 und 65 %. Die Abhängigkeit vom Differenzierungsgrad „G" ergibt sich wie folgt:

Grading:	G 1	G 2	G 3
• **Nierenbecken:**	100 %	90 %	20 %
• **Ureter:**	100 %	80 %	30 %

Tumoren der Harnblase

14.4 Tumoren der Harnblase

U. Wetterauer, K. Rüdiger

gutartige Tumoren sind selten:
- **Papillome**

Gutartige Tumoren der Harnblase sind selten. Lediglich 2,5 % aller Blasentumoren sind *gutartige Papillome.* Sie weisen einen fibromuskulären Anteil auf, der von einer normalen Epithelschicht bedeckt ist. Nach der neueren Klassifikation werden sie als Urothelkarzinom T_a G_0 eingestuft. Endoskopisch sind diese von bösartigen Karzinomen nicht zu unterscheiden. Therapie der Wahl ist die transurethrale Resektion. Eine Überwachung ist notwendig, da sich bei diesen Patienten nicht selten im Laufe der Jahre ein Blasenkarzinom entwickelt.

- **Hämangiom**
- **Endometriose**

Hämangiome können zu rezidivierenden Makrohämaturien führen. Therapeutisch kommt eine Exzision oder Lasertherapie in Frage. Eine *Endometriose* kann ektop in der Harnblase auftreten und führt zu zyklusabhängigen Hämaturien.

14.4.1 Harnblasenkarzinom

Harnblasenkarzinom

Epidemiologie. Harnblasenkarzinome machen ca. **3%** aller bösartigen Tumoren aus und gehören zu den *häufigsten Neoplasien* im Bereich des Urogenitaltraktes. Männer sind 2- bis 3mal häufiger betroffen als Frauen, wobei neben der beruflichen Exposition beim Mann eine längere Karzinogenexposition bei obstruktiver Prostatahyperplasie diskutiert wird.

Epidemiologie
- **3% aller bösartigen Tumoren**
- ♂ : ♀ = 2,5 : 1

> Das Harnblasenkarzinom tritt überwiegend im **höheren Lebensalter** auf. Das Durchschnittsalter bei Diagnosestellung beträgt 67 Jahre. Nur 1% der Patienten mit einem Harnblasenkarzinom sind jünger als 40 Jahre.

Karzinom des älteren Menschen

14.4.1.1 Ätiologie

Ätiologie

Auffällig sind globale Unterschiede mit einer höheren Inzidenz des Blasenkarzinoms in Industrieländern. Erste Beobachtungen über den Zusammenhang zwischen einer Schadstoffexposition und der Induktion eines Blasenkarzinoms finden sich bereits um die Jahrhundertwende. Seit dieser Zeit sind eine Vielzahl von Substanzen als potentielle Kanzerogene in Verbindung mit dem Harnblasenkarzinom genannt worden:

- **höhere Inzidenz in Industrieländern**

- **aromatische Amine:** *industriell:* 2-Naphthylamin, 4-Aminobiphenyl, *medikamentös:* Phenazetin, Cyclophosphamid
- **chronische Entzündung:** Urothelmetaplasie durch chronischen Reiz, Nitrosaminbildung durch Bakterien, Bilharziose
- **Zigarettenkonsum** und **Strahlentherapie**
- **endogene Faktoren:** Vitaminmangel (B_6, A), Tryptophanstoffwechsel, Onkogene (s. Abschn. 14.3.1.1, S. 208).

Bei Arbeitern der chemischen Industrie, die *aromatischen Aminen* ausgesetzt sind, wurde das Harnblasenkarzinom als Berufskrankheit anerkannt. Exponierte Berufsgruppen unterliegen routinemäßigen urinzytologischen Kontrollen. Die Latenzzeit zwischen Exposition mit der Noxe und Induktion eines Karzinoms liegt zwischen 10 und 50 Jahren.

- **Berufskrankheit** in bestimmten Industriezweigen
- **Kanzerogene:**
- aromatische Amine

Metaboliten des Phenazetins weisen chemisch die Struktur **aromatischer Amine** auf. Bei chronischem Abusus finden sich gehäuft Urothelkarzinome, vor allem des oberen Harntraktes (s. Abschn. 14.3.1.1, S. 208). Die Latenzzeit bis zur Entwicklung eines Blasenkarzinoms ist deutlich länger als bei Karzinomen des Nierenbeckens und kann bis zu 25 Jahre betragen. Patienten nach *Cyclophosphamid-Behandlung* haben ein bis zu 9fach erhöhtes Risiko, ein Blasenkarzinom zu entwickeln.

- Phenazetinmetaboliten
- Cyclophosphamid

Die Frage einer Induktion des Blasenkarzinoms durch *Zigarettenkonsum* wird kontrovers diskutiert, wenngleich in zahlreichen Studien für Raucher ein bis zu 10fach höheres Risiko beschrieben wird. Ein möglicher Kofaktor könnte die Anwesenheit aromatischer Amine, insbesondere in dunklen Tabaksorten sein.

- Zigarettenrauch

Chronische Infektionen, verbunden mit einer dauerhaften Besiedelung des Harntrakts mit Ureasebildnern oder der Reiz durch intraluminale Katheter induzieren eine Metaplasie des Urothels.

Ein ähnlicher Mechanismus wird für die auf dem Boden einer Bilharziose entstandenen Blasenkarzinome diskutiert.

- Urothelmetaplasie:
- durch chron. Infekte und Dauerkatheter
- Bilharziose

In Endemiegebieten (z. B. Ägypten) gilt das durch die Bilharziose (Schistosoma haematobium) induzierte Blasenkarzinom als *häufigster Tumor* überhaupt.

Zu den exogenen Faktoren scheinen zusätzlich *endogene Mechanismen* bei der Induktion eines Blasenkarzinoms beteiligt zu sein. Durch Karyotypisierung konnten vereinzelt chromosomale Veränderungen nachgewiesen werden.

- endogene Mechanismen

Pathologie

14.4.1.2 Pathologie

Die normale Blasenschleimhaut besteht aus mindestens 3 oder höchstens 6 Zellschichten. Brunn-Zellnester können als Normvariante im Urothel auftreten. Die Basalzellen sitzen auf einer dünnen Lamina propria, die Gefäße enthält. Die anschließende Muskelschicht ist kräftig entwickelt und besteht aus einem komplexen Netz glatter Muskelfasern. Die überwiegende Zahl der Blasentumoren (98 %) ist epithelialen Ursprungs. Über 90 % sind Übergangszell-(Urothel-)Karzinome, 5 % Plattenepithelkarzinome und 1 bis 2 % Adenokarzinome.

- **98 % epithelialen Ursprungs:**
  - 90 % Urothelkarzinome
  - 5 % Plattenepithelkarzinome
  - 1–2 % Adenokarzinome

WHO-Einteilung nach dem histologischen Typ:
- Übergangszellkarzinom > 90 %
- Plattenepithelkarzinom 5 %
- Adenokarzinom 1–2 %
- undifferenziertes Karzinom < 1 %

Zu den seltenen, **nicht epithelialen Tumoren** zählen *Sarkome, maligne Lymphome, Phäochromozytome* und *Karzinoidtumoren.*

Rhabdomyosarkome (s. Abschn. 7.9.3, S. 117).

Die meisten Tumoren der Harnblase sind *papillär* und *maligne.* Von einem „gutartigen" Papillom spricht man, wenn ein papillärer Tumor von einer Epithelschicht aus weniger als 6 Zellschichten bedeckt ist, die sich nicht von normaler Blasenmukosa unterscheidet. Etwa 15 % der Patienten mit einem Papillom der Harnblase entwickeln über einen Zeitraum von 5 Jahren ein Harnblasenkarzinom, so daß eine Überwachung erforderlich ist.

- **Klassifizierung**

⇨

> Maligne Tumoren werden aufgrund ihrer Ausbreitung (Stadium, „Staging"), ihres Malignitätsgrades („Grading") und der *Metastasierung* charakterisiert:

- **Tumorstaging** nach dem TNM-System:
  - **T:** lokale Tumorausdehnung
  - **N:** Lymphknotenbefall
  - **M:** Fernmetastasierung

• **Tumorstaging.** Die Klassifizierung des Harnblasenkarzinoms erfolgt nach dem *TNM-System.* Hierbei findet das Tumorwachstum *(T),* die Ausbreitung auf primäre Lymphknoten *(N)* und die Metastasierung *(M)* Eingang in die Stadieneinteilung. Diese Einteilung ist Grundlage einer stadiengerechten Therapie und gibt Auskunft über die Prognose (Abb. 14-11).

TNM-Klassifikation Harnblase (nach Hermanek, 1987)
To: kein Anhalt für Primärtumor
Tis: Carcinoma in situ
Ta: papilläres, nicht invasives Karzinom

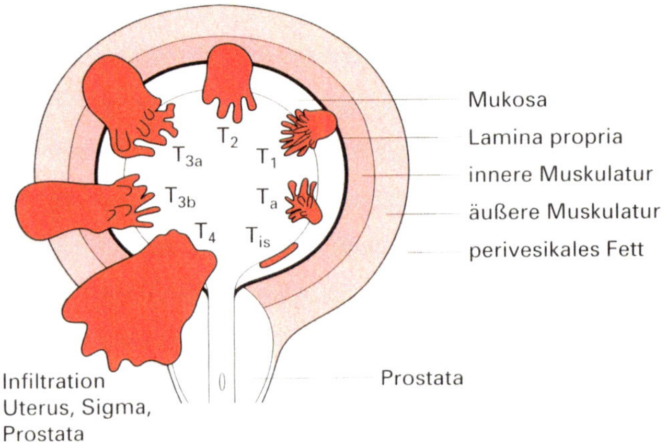

Abb. 14-11: Tumorausdehnung und Stadieneinteilung beim Harnblasenkarzinom

T1: Tumor infiltriert subepitheliales Blasengewebe (lamina propria)
T2: Tumor infiltriert oberflächliche Muskulatur
T3: Tumor infiltriert tiefe Muskulatur
T4: Tumor infiltriert Prostata, Uterus, Vagina oder Becken-/Bauchwand
Nx: regionäre Lymphknoten können nicht beurteilt werden
N0: keine Lymphknotenmetastasen
N1: solitäre Lymphknotenmetastase < 2 cm
N2: solitäre Lymphknotenmetastase > 2 cm, < 5 cm oder multiple Lymphknotenmetastasen < 5 cm
N3: Metastasen in Lymphknoten > 5 cm
Gx: keine Beurteilung möglich
G1: gut differenziert
G2: mäßig differenziert
G3: schlecht differenziert
G4: undifferenziert

• **Tumorgrading.** Das Grading (histologischer Differenzierungsgrad) eines Harnblasenkarzinoms steht in engem Zusammenhang mit der Infiltrationstiefe und der Überlebensrate der Patienten. Ein *hochdifferenzierter* Tumor (G1) korreliert mit einer *geringen Invasionstiefe* und einer *guten Prognose*. Dagegen wächst ein schlecht differenziertes oder undifferenziertes Karzinom infiltrativ in tiefere Wandschichten, metastasiert häufig und weist eine schlechtere Prognose auf.

- **Tumorgrading**: histologischer Differenzierungsgrad
  - hochdifferenziert: geringe Invasionstiefe, gute Prognose

Eine Sonderform bildet das **Carcinoma in situ** (Tis) als ein nicht infiltrierender intraepithelialer Blasentumor von hohem Malignitätsgrad (G3). Es fällt endoskopisch nur durch eine samtartige Verdickung oder Rötung der Blasenschleimhaut auf. Das Carcinoma in situ hat eine hohe maligne Potenz, zeigt eine große Rezidivneigung und frühe Progression.

- **Carcinoma in situ:**
  - hohe maligne Potenz
  - große Rezidivneigung
  - frühe Progression

Das Urothelkarzinom ist ein sehr heterogener Tumor. Übergänge eines primär papillären Karzinoms mit hohem Differenzierungsgrad in ein entdifferenziertes, aggressiv wachsendes Karzinom sind nicht selten. Auch innerhalb eines Tumors werden Zellen unterschiedlicher Differenzierungsgrade gefunden, wobei für die Prognose immer der höchste *Atypiegrad* entscheidend ist.

- **höchster Atypiegrad** bestimmt Prognose

• **Metastasierung.** Gewöhnlich ist das Urothelkarzinom auf die Harnblase beschränkt. Bei der Erstdiagnose finden sich 70 % aller Urothelkarzinome in einem oberflächlichen Stadium (pTa und pT1) mit niedrigem Malignitätsgrad.
9 % der Patienten weisen bei der Diagnose regionale (pelvine) Lymphknotenmetastasen und 6 % Fernmetastasen (u.a. Lunge, Leber) auf.

- bei **Erstdiagnose** 70 % oberflächliches Stadium
- lymphogene Metastasierung in pelvine Lymphknoten

14.4.1.3 Klinik

Symptomatik

> Die **Makrohämaturie** ist das *Kardinalsymptom* eines Harnblasentumors und tritt in 80 % auf.

- **Makrohämaturie**

In der Regel führen rezidivierende Hämaturien den Patienten zum Arzt. Die Makrohämaturie ist meist schmerzlos und tritt unabhängig von der Tumorgröße auf. Dysurische Beschwerden, häufig durch Begleitinfektionen verursacht, werden von einem Viertel der Patienten beobachtet.
Bei fortgeschrittenen oder muskelinvasiven Tumoren kann eine Harnleiterobstruktion zu Abflußstörungen im oberen Harntrakt und damit verbundenen Flankenschmerzen führen.

- **Dysurie** bei Infektion
- **Flankenschmerz** bei Harnleiterobstruktion

Praxishinweis

> **Praxishinweis:** Bei jeder *Dysurie* oder *rezidivierenden Zystitis* des über 40jährigen sollte ein Harnblasenkarzinom ausgeschlossen werden und jede *schmerzlose Makrohämaturie* ist bis zum Beweis des Gegenteils tumorverdächtig.

Diagnostik

1. klinischer Befund: meist unauffällig
- bimanuelle Untersuchung

2. Ausscheidungsurographie
- Darstellung des gesamten Harntrakts

3. Zystoskopie
- Tumorbeschreibung
- mono- oder multilokulär

4. Urinzytologie
- Ca in situ
- Nachsorge
- Screening bei Risikogruppen

5. bildgebende Verfahren:
a) Sonographie
- abdominal
- transurethral

14.4.1.4 Diagnostik

Das **Ziel** der Diagnostik besteht einerseits darin, die Verdachtsdiagnose zu bestätigen und andererseits, Größe, Lokalisation und Aspekt sowie die Infiltrationstiefe und den histologischen Aufbau zu erfassen.
Die *klinische Untersuchung* ist meist unauffällig. Erst in fortgeschrittenen Stadien kann der Tumor durch die Bauchdecke oder bei der bimanuellen Untersuchung getastet werden. Die **Urinuntersuchung** zeigt in 80 % der Fälle eine Hämaturie. Nicht selten treten so heftige Blutungen auf, daß sich eine Blasentamponade (Blutkoagelbildung in der Harnblase) entwickelt.

⇨ *Ausscheidungsurographie* und *Zystoskopie* sind bei der Abklärung der schmerzlosen Hämaturie obligat.

Die **Ausscheidungsurographie** ist als weniger invasive Untersuchung gewöhnlich der erste Schritt der Diagnosestellung eines Blasentumors bzw. der Abklärung einer Hämaturie. Das Ausscheidungsurogramm gestattet einen Überblick über den gesamten Harntrakt, was gerade beim Urothelkarzinom, das häufig multilokulär und im ganzen Harntrakt vorkommen kann, wichtig ist. Man erhält Auskunft über eine Harnleiterobstruktion, Füllungsdefekte im Hohlsystem und eine Verlagerung oder Deformierung der Blasenkontur (Abb. 14-12).
Die **Urethrozystoskopie** (Spiegelung der Harnröhre und -blase) dient der Erkennung eines Tumors, erlaubt eine Beschreibung der Größe und Lokalisation und ermöglicht ein systematisches Absuchen der gesamten Blasenschleimhaut mit der Feststellung, ob ein einzelner Tumor vorliegt oder multizentrische Herde bestehen (Abb. 14-13).
Urinzytologische Untersuchungen sind insbesondere beim Carcinoma in situ und bei wenig differenzierten Tumoren diagnostisch wertvoll (Abb. 14-14). Beim gut differenzierten urothelialen Tumor kommt es jedoch in ca. 25 % zu falsch-negativen Resultaten. Breite Anwendung findet die Urinzytologie in der *Nachsorge* urothelialer Tumoren und beim Screening von Risikogruppen.

Die **abdominelle Sonographie** der Harnblase hat lediglich eine orientierende Bedeutung zur Beurteilung der Tumorausdehnung (Abb. 14-15). Die **transurethrale Sonographie** läßt eine gute Erkennung papillärer Tumoren zu, kann jedoch keine sichere Aussa-

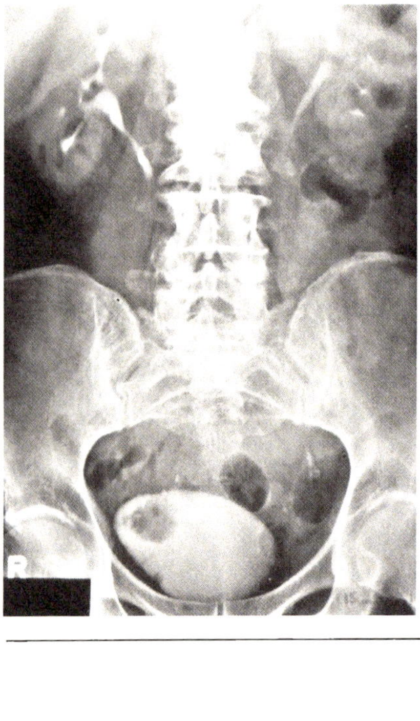

Abb. 14-12: Ausscheidungsurographie: Füllungsdefekt durch einen papillären Blasentumor im Bereich der rechten Seitenwand

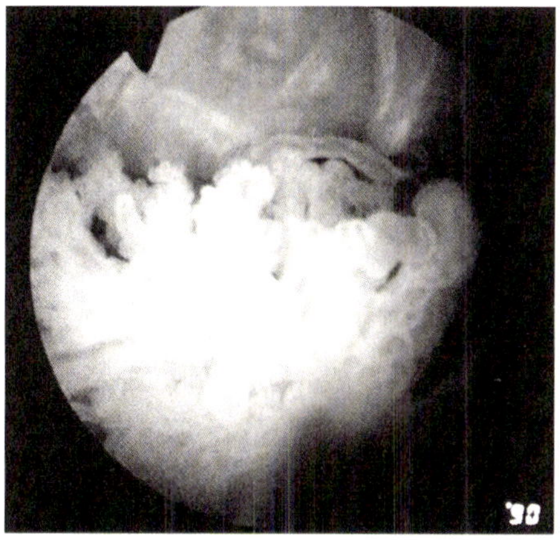

Abb. 14-13: Endoskopisches Bild eines papillären Blasentumors

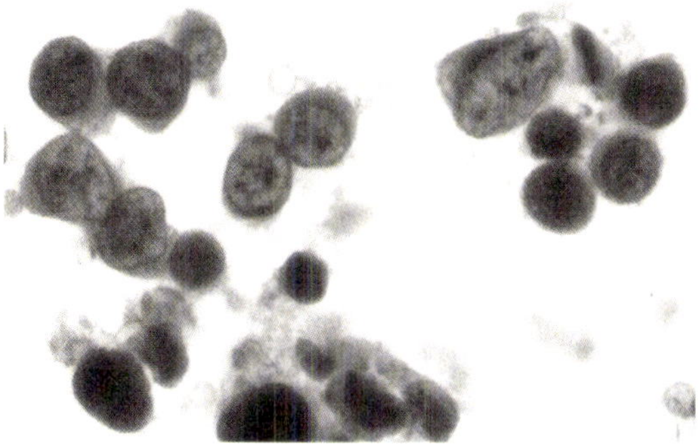

Abb. 14-14: Urinzytologie. Befund eines gering differenzierten (G3) Urothelkarzinoms mit Größenunterschieden der Zellkerne, Zellkernwandverdickung und Hyperchromasie

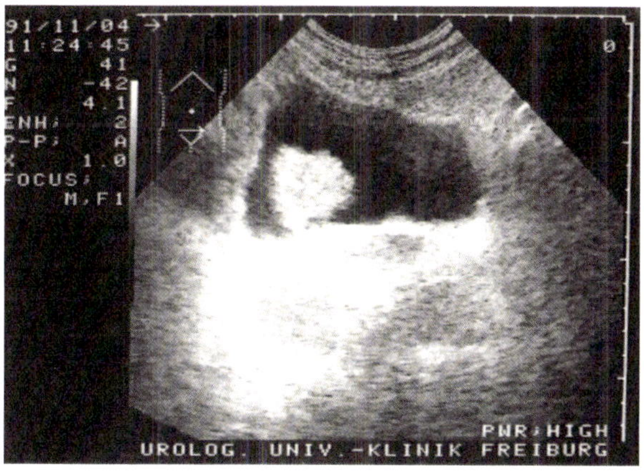

Abb. 14-15: Sonographisches Bild eines ausgedehnten Urothelkarzinoms an der rechten Blasenhinterwand

ge über die Invasionstiefe machen. Für die Routine hat diese Untersuchung einen geringen Stellenwert.

b) CT:
- Infiltrationstiefe
- Lymphknotenstaging

Die **Computertomographie** (CT) läßt ebenfalls keine sichere Aussage über die Eindringtiefe des Tumors zu. Lediglich ein organüberschreitendes Tumorwachstum kann mit einer hohen Treffsicherheit festgestellt werden. Häufig wird das CT zum Lymphknotenstaging eingesetzt. Da nicht vergrößerte tumorbefallene Lymphknoten einer Entdeckung entgehen, liegt die Rate falsch-negativer Befunde bei 40 %. Trotz einer gewissen Hilfe durch das CT ist ein operatives Lymphknotenstaging die einzige Methode, Lymphknotenmetastasen von weniger als 2 cm im Durchmesser sicher nachzuweisen.

c) MRT
- alternativ zur CT

Die **Magnetresonanztomographie** (MRT) scheint bei der Erkennung der Invasionstiefe als auch bei der Aussage über den Lymphknotenbefall dem CT überlegen zu sein (Abb. 14-16).

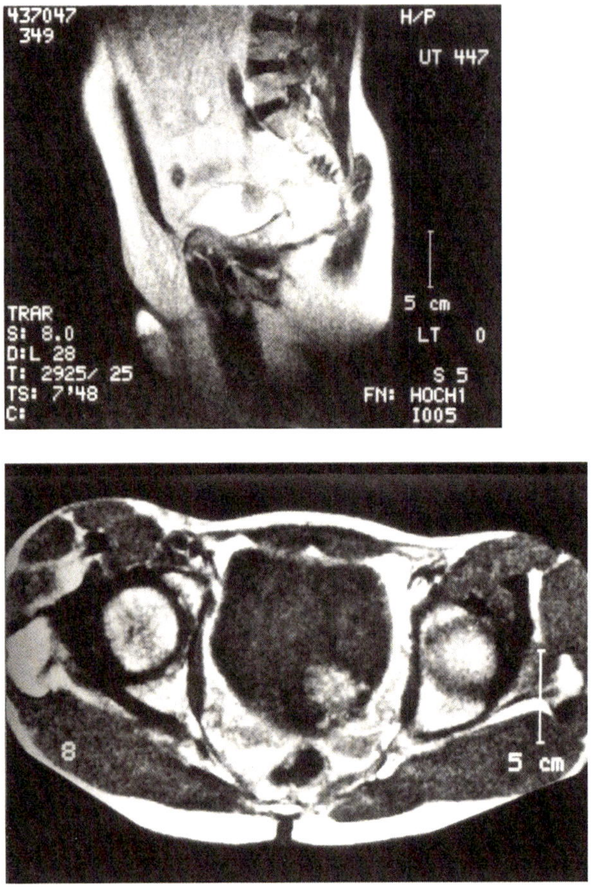

Abb. 14-16: MR: Befund eines nicht infiltrierenden Urothelkarzinoms (T1) der Harnblase im Längs- (**a**) und Querschnitt (**b**)

6. Biopsie und TUR
- histologische Diagnose
- Quadrantenbiopsie

Histologische Sicherung. Die *transurethrale Biopsie* bzw. *TUR* erlaubt eine histologische Bestätigung der Diagnose. Bei kleineren und papillären Tumoren wird der Tumor komplett reseziert, was bei oberflächlichen Tumoren gleichzeitig eine kurative Behandlung bedeutet. Eine Quadrantenbiopsie mit Entnahme von Gewebsproben aus allen Quadranten der Harnblase und der prostatischen Harnröhre ist bei wenig differenzierten Karzinomen notwendig, da hier sehr häufig abnorme Befunde bei Biopsien aus unverdächtigen Schleimhautarealen gefunden werden *(panurotheliale Erkrankung)*.

Therapie

- **stadienabhängig**
  - TUR
  - Zystektomie

14.4.1.5 Therapie

Die Behandlung von Harblasenkarzinomen erfolgt *stadienabhängig* und reicht von der *transurethralen Resektion* des Tumors (TUR) bis zur radikalen *Zystektomie mit Harnableitung* (s. Abschn. 17.3.1.3, S. 287). Der erste Schritt zur Diagnosesicherung des Harnblasenkarzinoms ist die TUR. Sie bestätigt die Diagnose und bildet nach histologischer Aufarbeitung des Gewebes die Grundlage für eine adäquate Therapie.

Oberflächliche Tumoren

- **TUR**
  - mit Nachresektion

Oberflächliche Urotheltumoren
Ein oberflächliches Harnblasenkarzinom bis zum Stadium T1, welches die Submukosa noch nicht überschritten hat, wird durch eine **TUR** behandelt. In der Regel erfolgt 1–2 Wochen nach der Erstresektion eine Nachresektion des

ehemals tumortragenden Bezirks. Zeigt sich im Nachresektat histologisch kein Tumor mehr, kann von einer kurativen Entfernung ausgegangen werden.
Nach alleiniger TUR treten bei 50–60 % der Patienten Tumorrezidive auf. Bei multilokulärem Tumorwachstum oder geringem Differenzierungsgrad ist die Rezidivrate höher. Diese Rate kann jedoch durch eine Instillationsbehandlung mit **Zytostatika** oder **BCG** gesenkt werden (Rezidivprophylaxe). Für diese Instillationen werden Anthrazykline (Mitomycin, Doxorubicin oder Epirubicin) in definierten Abständen über einen Zeitraum von einem halben Jahr instilliert. BCG (Bacillus-Calmette-Guérin) wird 6mal in wöchentlichem Abstand nach der transurethralen Entfernung des Tumors instilliert und soll durch eine Stimulation der lokalen Immunabwehr tumorprotektiv wirken.

- **Rezidivprophylaxe** mit intravesikaler **Chemotherapie** oder **BCG**

Carcinoma in situ

Das Carcinoma in situ der Harnblase besitzt, obwohl es sich um einen nicht infiltrierenden intraepithelialen Tumor handelt, einen hohen Malignitätsgrad, eine frühe Progression und eine große Rezidivneigung.
Neben einer TUR der befallenen Schleimhaut ist eine anschließende adjuvante Therapie bzw. Rezidivprophylaxe durch intravesikale Instillationen von Zytostatika (Mitomycin C, Doxorubicin, Epirubicin) oder BCG erforderlich.

Carcinoma in situ
- **TUR** + intravesikale Instillation von **Zytostatika** oder **BCG**

> **Praxishinweis:** Engmaschige *zytologische Kontrollen* und vierteljährliche Blasenspiegelungen mit *Biopsie* verdächtiger Areale bzw. eine *Quadrantenbiopsie* sind erforderlich.

- **Praxishinweis**

Besteht trotz topischer Chemo- oder Immuntherapie bei einem Zeitraum von 3–6 Monaten eine Tumorpersistenz, sollte eine radikale Zystektomie in Erwägung gezogen werden.

- **Zystektomie**

Alternativ zur TUR kann eine Laser-Behandlung (Neodym-YAG) mit Denaturierung des Tumors durchgeführt werden.
Die endovesikale Lasertherapie nach Fotosensibilisierung durch i. v. Gabe von Hämatoporphyrinderivaten (HPD), die sich in papillaren Tumoren und Präneoplasien anreichern, kann diese Areale durch Laserlicht zerstören. Möglicherweise eignet sich diese HPD-Lasertherapie (photodynamische Therapie, PDT) zur Behandlung des multifokalen Carcinoma in situ.

- Laser alternativ zur TUR?

Invasive Urotheltumoren

Bei einer Invasion des Tumors in die Muskulatur (T2 und T3) ist die radikale Zystoprostatektomie Therapie der Wahl. Abhängig vom Alter, dem Operationsrisiko und dem Wunsch der Patienten kann bei einer Infiltration des Tumors in oberflächliche Muskelschichten (T2) bei mittelgradiger Differenzierung eine *TUR* und Nachresektion in kurativer Absicht durchgeführt werden. Tumoren mit schlechtem Differenzierungsgrad oder multilokulärem Auftreten sowie T3-Tumoren (Infiltration tiefer Wandschichten) sollten jedoch nur in Ausnahmefällen (palliativ) transurethral angegangen werden.
Bei der radikalen Zystektomie werden zunächst die pelvinen Lymphknoten entfernt (Lymphknotenstaging). Sie entscheidet über das weitere operative Vorgehen bzw. eine adjuvante Chemotherapie.
Beim Mann werden in der Regel Harnblase und Prostata entfernt; bei der Frau Harnblase, Uterus, vordere Vaginalwand und Urethra (vordere Exenteratio).

Invasive Tumoren
- **radikale Zystektomie bei Muskelinvasion**
- evtl. TUR:
  - bis T_2 und
  - mittlerem Differenzierungsgrad

> Eine *radikale Zystektomie* ist notwendigerweise mit einer **Harnableitung** verbunden. Hierzu stehen einerseits *nasse Urinstomata* und andererseits *kontinente Harnableitungen* zur Verfügung (s. Abschn. 17.3.1.4, S. 289):
> - **inkontinente („nasse") Harnableitungen** sind: Ureterhautfistel, Conduit (Ileum-Conduit, Kolon-Conduit)

- **Harnableitung**

- **kontinente Harnableitungen** sind: Ileum-Neoblase, katheterisierbare Pouches, Ureterosigmoideostomie.

Bei der **Ureterhautfistel** wird eine Implantation der gekreuzt anastomosierten Ureteren in die Bauchdecke vorgenommen. Sie dient in der Regel als palliative Harnableitung bei ausgedehnten Blasentumoren. Wegen der hohen Vernarbungstendenz des kutanen Stomas ist diese Form der Harnableitung nicht sinnvoll bei Patienten mit guter Prognose.
Beim **Conduit** werden die Ureteren in ein ausgeschaltetes Ileumsegment implantiert, welches über ein kutanes Stoma ausgeleitet wird *(Bricker-Blase)*. Beim *Kolon-Conduit* erfolgt die Implantation der Ureteren antirefluxiv.
Die **Ileum-Neoblase** ist die heute mit am häufigsten angewandte Form der kontinenten Harnableitung. Hierzu wird ein ca. 60 cm messender Abschnitt des terminalen Ileums ausgeschaltet und nach Formung eines Reservoirs an die Stelle der resezierten Blase gesetzt. Voraussetzung ist, daß kein Tumorbefall der prostatischen Harnröhre vorliegt. Initial besteht bei dieser Form der Harnableitung eine hohe Verschleimungstendenz der Ileumschleimhaut und eine anfängliche nächtliche Inkontinenz. Zur kontinenten Harnableitung, insbesondere auch bei *Frauen*, stehen alternativ **katheterisierbare Pouches** zur Verfügung. Zur Formung des Reservoirs werden Darmabschnitte des terminalen Ileum und Zökum oder des Rektosigmoids verwendet. Zur Harnentleerung wird dieses Reservoir über ein kutanes Stoma katheterisiert.
Eine heute nur noch selten verwendete Harnableitung ist die **Ureterosigmoideostomie,** bei der die Ureteren in das Sigma antirefluxiv implantiert werden. **Komplikationen** sind hierbei *Elektrolytstörungen*, rezidivierende aufsteigende *Infekte* und eine *Karzinominduktion* an der Implantationsstelle.

- **systemische Chemotherapie** in Spätstadien

Bei fortgeschrittenen organüberschreitenden Tumoren, sowie bei Metastasierung in regionäre Lymphknoten oder bei Fernmetastasen ist eine kurative Therapie selten möglich. Hier kann versucht werden, durch eine **systemische Chemotherapie** mit Methotrexat, Vinblastin, Doxorubicin und cis-Platin (MVAC) eine partielle oder komplette Remission bei 30–50 % der Patienten zu erreichen.

- **Palliativmaßnahmen** bei Blutungen:
  - TUR
  - Formalininstillation
  - Salvage-Zystektomie
  - Nephrostomie

Palliativmaßnahmen zur Beherrschung von Blutungen sind die palliative transurethrale Resektion, die in der Mehrzahl der Fälle zu einem blutungsfreien Intervall von mehreren Monaten führt. Bei lebensbedrohlichen Blutungen kann die Instillation einer 2–4 %-igen *Formalinlösung* die Blutung zum Stehen bringen.
Eine palliative Zystektomie *(Salvage-Zystektomie)* mit gleichzeitiger Harnableitung kann im Einzelfall zu einer deutlichen Verbesserung der Lebensqualität führen.
Bei einer durch eine Ureterobstruktion bedingten Niereninsuffizienz oder Urämie kann als Palliativmaßnahme eine *Nephrostomie* angelegt werden.

- **Strahlentherapie**
  - Schrumpfblase
  - Strahlenzystitis, -proktitis
- kombinierte Radio-Chemotherapie

Die **externe Hochvoltbestrahlung** der Blasenregion unter Einschluß der ersten Lymphknotenstation mit 50 bis 60 Gy wird an manchen Zentren bei fortgeschrittenen Tumoren als Alternative zur radikalen Zystektomie angeboten. Die 5-Jahres-Überlebensraten liegen jedoch deutlich unter denen nach radikaler Zystektomie; außerdem muß mit radiogenen Spätschäden wie Schrumpfblase, hämorrhagischer Zystitis oder Strahlenproktitis gerechnet werden. Eine kombinierte **Radio-Chemotherapie** verbessert möglicherweise durch eine Sensibilisierung den Strahleneffekt.

Nachsorge

14.4.1.6 Nachsorge und Prognose

- **Zystoskopie**
- **Urinzytologie**

Die hohe Rezidivrate bei transurethral resezierten Harnblasenkarzinomen macht eine engmaschige **Nachsorge** notwendig. In den ersten 3 Jahren sind vierteljährliche zystoskopische und urinzytologische Kontrollen notwendig. Wenn keine Rezidivtumoren auftreten, können anschließend die Nachsorgeintervalle verlängert werden. Wiederholte Urogramme zur Kontrolle des oberen Harntraktes sind heute weitgehend durch die Urinzytologie ersetzt worden.

Die **Prognose** ist bei *oberflächlichen* und *gut* bis *mäßig differenzierten Tumoren sehr gut* und weist eine 5-Jahres-Überlebensrate von über 90 % auf.

Prognose

⇦

In ca. 50 % muß jedoch mit dem Auftreten eines Rezidivtumors gerechnet werden. Bei schlecht differenzierten oberflächlichen Tumoren liegt die Rezidivrate sogar bei über 70 %. Die 5-Jahres-Überlebensrate bei invasiven Tumoren, die die Muskulatur bereits infiltriert haben, schwankt nach radikaler Zystektomie zwischen 40 und 60 %. Bei fortgeschrittenen (T4) und metastasierten Tumoren liegt die Überlebensrate trotz Ausschöpfung aller therapeutischer Möglichkeiten bei deutlich unter 20 %, bei Fernmetastasen beträgt die mittlere Überlebenszeit 6 Monate.

- **Rezidivtumoren: 50–70 %**

14.5 Tumoren der Harnröhre

U. Wetterauer

Tumoren der Harnröhre

14.5.1 Tumoren der männlichen Harnröhre

Beim Mann

Das Epithel der männlichen Harnröhre weist histologisch je nach Lokalisation einen unterschiedlichen Aufbau auf: Die prostatische Harnröhre ist von Übergangsepithel ausgekleidet, die bulbäre und penile Harnröhre weist ein Zylinderepithel auf und geht in der glandulären Harnröhre (Fossa navicularis) in Plattenepithel über.
Der Lymphabfluß erfolgt von der hinteren Harnröhre in die iliakalen und von der vorderen Harnröhre in die inguinalen Lymphknoten.

14.5.1.1 Gutartige Tumoren

1. gutartige Tumoren:

Condylomata acuminata sind nicht selten vorkommende benigne Tumoren, die sich von der Primärlokalisation am äußeren Genitale in 1–5 % auch auf die Urethra ausbreiten können (siehe Kap. Penistumoren).

- **Condylomata acuminata**

14.5.1.2 Bösartige Tumoren

2. bösartige Tumoren:
- **Plattenepithelkarzinome:** am häufigsten
- **Adenokarzinome**
- **Übergangsepithelkarzinome**

Primäre Harnröhrenkarzinome sind sehr selten. Histologisch handelt es sich überwiegend um *Plattenepithel-*, seltener um *Adeno-* und *Übergangsepithel*karzinome. Melanome sind eine Rarität.

- Die **Stadieneinteilung** erfolgt nach dem *TNM-System:*

T0: kein Anhalt für Primärtumor
Tis: Carcinoma in situ
Ta: nichtinvasiver papillärer, polypoider oder verruköser Tumor
T1: Tumorinfiltration des subepithelialen Bindegewebes
T2: Tumorinfiltration von Corpus spongiosum, Prostata oder periurethraler Muskulatur
T3: Infiltration von Corpus cavernosum, Blasenhals oder vorderer Vaginalwand
T4: Infiltration von Nachbarorganen (Harnblase, Zervix, Labien)
N1: solitäre Lymphknotenmetastase < 2 cm
N2: solitäre Lymphknotenmetastase 2–5 cm oder multiple < 5 cm
N3: Lymphknotenmetastase von mehr als 5 cm in größter Ausdehnung

- **Stadieneinteilung nach TNM**

Bei multilokulären Harnblasenkarzinomen ist in bis zu 10 % die prostatische Harnröhre mitbefallen. Insbesondere bei wenig differenzierten Urothelkarzinomen und dem Carcinoma in situ der Harnblase sollten vor einer radikalen

- Befall der **prostatischen Harnröhre** in bis zu 10 % bei **multilokulärem Harnblasenkarzinom**

Zystektomie immer Biopsien aus der prostatischen Harnröhre entnommen werden. Eine kontinente Harnableitung (z. B. Ileum-Neoblase) mit Ableitung über die Harnröhre ist bei einem Befall wegen der hohen lokalen Rezidivrate nicht sinnvoll.

Symptomatik
Harnstrahlabschwächung
Dysurie
Hämaturie

• **Symptomatik.** Häufig bemerken die Patienten als erstes Zeichen eine *Schwellung* im Bereich der Harnröhre, eine *Harnstrahlabschwächung* oder *Dysurie*. Richtungsweisend können auch *Blutungen* aus der Urethra, periurethrale *Abszesse* und spontane *Fistelbildungen* sein. Nicht selten verbirgt sich hinter einer rezidivierenden Harnröhrenstriktur ein Urethrakarzinom.

Diagnostik
- **Urethrogramm**: KM-Aussparung
- palpable Induration

• **Diagnostik.** Das retrograde *Urethrogramm* zeigt typischerweise eine Kontrastmittelaussparung. Gelegentlich deutet bei der Palpation ein indurierter Bezirk auf einen bereits fortgeschrittenen Tumor hin.

- **Praxishinweis: Urethroskopie mit Biopsie**

> **Praxishinweis:** Die Diagnosesicherung erfolgt durch die **Urethroskopie** und endoskopische Biopsie.
> **Zytologische** Untersuchungen des Urethralsekrets oder von Urethraspülungen können hilfreich sein.

Therapie und Prognose

- **Penisteilamputation**
- **Penektomie** mit Prostatovesikulektomie
- **TUR**
- **Harnableitung, Schmerzbestrahlung**

• **Therapie und Prognose.** Die Behandlung hängt von Lage und Ausmaß des Tumors im Bereich der Harnröhre ab.
Eine *Penisteilamputation* wird bei Tumoren im Bereich der penilen Harnröhre und der Fossa navicularis durchgeführt. Hierbei werden 5-Jahres-Überlebensraten von über 50 % berichtet. Bei einem Befall der bulbomembranösen Harnröhre ist ein radikaler operativer Eingriff mit *Penektomie,* bilateraler pelviner Lymphadenektomie und evtl. Prostatovesikulektomie notwendig, um der hohen Rezidiv- und schlechten Überlebensrate zu begegnen. Jedoch versterben die meisten dieser Patienten an einer raschen lymphogenen Metastasierung.
Oberflächliche papilläre Tumoren der prostatischen Harnröhre können durch eine transurethrale Elektroresektion (TUR) erfolgreich behandelt werden.
Palliativmaßnahmen stellen die *suprapubische Harnableitung* und ggf. *Schmerzbestrahlung* dar.

Bei der Frau

14.5.2 Tumoren der weiblichen Harnröhre

weibliche Harnröhrentumoren sind u. a.:
- Condylomata acuminata
- **Harnröhrenkarunkel**

Folgende Tumoren der weiblichen Harnröhre sind bekannt:
• **gutartige Tumoren:** Condylomata acuminata, Urethralkarunkel
• **bösartige Tumoren:** Plattenepithel-, Übergangsepithel- und Adenokarzinom
Harnröhrenkarunkel stellen einen Prolaps der vorderen Harnröhre dar, imponieren als rötlicher ringartiger Wulst an der Harnröhrenmündung und machen sich durch Miktionsstörungen und Blutungen bemerkbar. *Therapie* der Wahl ist die lokale Exzision.

- **meist Plattenepithelkarzinome**
- seltener Urothelkarzinome

Maligne Erkrankungen entstehen am häufigsten im distalen Harnröhrenabschnitt, wobei *Plattenepithelkarzinome* überwiegen.
Die histologische Beschaffenheit ist für die Therapie von untergeordneter Bedeutung; diese orientiert sich allein an der Ausbreitung des Tumors.
Primäre Harnröhrenkarzinome breiten sich anfänglich durch lokale Infiltration aus. Eine Metastasierung über die Lymphgefäße erfolgt inguinal (v. a. distaler Befall) und iliakal (proximaler Befall der Harnröhre).

Symptome:
- Blutung ex urethra
- Dysurie
- Harnverhalt

Symptomatik und Diagnostik. Häufige Beschwerden sind *Harnröhrenblutungen* und *Ulzerationen* sowie *dysurische Beschwerden* mit Pollakisurie oder Harnverhalt.
Distale Harnröhrentumoren können als papilläre Gebilde oder ringförmige Vorwölbungen aus dem Meatus austreten und fallen bei der klinischen Untersuchung auf. Tumoren der *mittleren* und *proximalen Urethra* können bei der vaginalen Untersuchung als Verhärtung oder derber Strang getastet werden.

Die *endoskopische Diagnostik* ist schwierig und nur eindeutig, wenn der Tumor intraluminal oder papillär wächst. Die wichtigste Differentialdiagnose ist das Harnröhrenkarunkel.

Therapie und Prognose. Oberflächliche Karzinome des Meatus urethrae und der distalen Harnröhre werden *exzidiert* und *nachbestrahlt*.
Bei invasiven Tumoren wird eine *Zystektomie* und *Urethrektomie* oder eine externe Hochvoltbestrahlung empfohlen. Die Prognose wird in erster Linie durch eine hohe Rate an Lokalrezidiven bestimmt. Die 5-Jahres-Überlebensraten liegen zwischen 30 und 50%. Tumoren des Meatus und der distalen Harnröhre haben eine bessere Prognose als ein Befall der proximalen Urethra.

Therapie:
- Exzision, Bestrahlung
- Zyst-, Urethrektomie, Bestrahlung

Prognose
- **Lokalrezidive!**

14.6 Prostatakarzinom

H. Sommerkamp

Prostatakarzinom

Epidemiologie

Epidemiologie. Das Prostatakarzinom ist bezüglich der Neuerkrankungen die **häufigste maligne Geschwulst des Mannes,** gefolgt vom *Bronchialkarzinom*.
Bei den Todesursachen steht es an 3. Stelle.

Man geht heute davon aus, daß jeder 11. Mann an einem Prostatakarzinom erkranken und jeder 30. daran sterben wird. Pro Jahr werden in den alten Bundesländern der BRD rund 18000 neue Tumorfälle diagnostiziert. In Sektionsstatistiken findet man ein sog. *„latentes Karzinom"* in bis zu 50% bei Männern von 80 und mehr Jahren. Klinisch tritt das Karzinom ab dem 50. Lebensjahr mit zunehmender Häufigkeit in Erscheinung. Die meisten Patienten sind zum Zeitpunkt der Diagnose 70 Jahre alt. 11% der jährlichen Krebssterbefälle, entsprechend 8000–11000 Kranken, sind durch ein Prostatakarzinom verursacht.

- **latentes Karzinom in 50% bei über Achtzigjährigen**

14.6.1 Ätiopathogenese, Pathologie

Ätiopathogenese

14.6.1.1 Histopathologie und natürlicher Verlauf

Histopathologie

Das Prostatakarzinom ist in 95% der Fälle ein **Adenokarzinom,** das sich meist (85%) im *dorsalen Anteil* der Drüse, seltener in der periurethralen Drüsenzone (Übergangszone), entwickelt. Man unterscheidet *uniform* und *pluriform* aufgebaute Karzinome. Beide Formen sind gleich häufig, wobei Tumoranteile mit hoher, mittlerer oder niedriger Differenzierung oder Mischformen vorkommen.

in 95% Adenokarzinom:
- entwickelt sich meist im dorsalen Anteil
- uni- oder pluriform aufgebaut

Selten (5%) werden andere histopathologische Arten gefunden: Urothelkarzinome, Plattenepithelkarzinome, Karzinoide und nicht näher klassifizierbare undifferenzierte Karzinome.

Der **Grad der Malignität** (Grading) läßt sich am *histomorphologischen Aufbau* und am Grad der *Zellkernatypie* beurteilen. Bei Wertung beider Parameter wird eine Einteilung in Grad 1–3 möglich (Dhom 1977):
- *Grad-1-Karzinome* sind hochdifferenzierte glanduläre Karzinome mit geringer Kernatypie
- *Grad-2-Karzinome* entsprechen mäßig differenzierten glandulären Karzinomen ohne oder mit einzelnen kribriformen Herden und mäßiger Kernatypie
- *Grad-3-Karzinome* sind kribriforme oder solide Karzinome mit starker Kernatypie

Die Progressionstendenz des jeweiligen Tumors, und damit die Prognose, ist eng mit seiner Differenzierung verknüpft.

Differenzierungsgrade 1–3 prognostisch bedeutsam:
- **Grad 1:** hochdifferenziert
- **Grad 2:** mäßig differenziert
- **Grad 3:** entdifferenziert, Kernatypien

Ausbreitung:
- **Dorsalzone**

Metastasierung
- **lymphogen (pelvine Lymphknoten)**
- **hämatogen (Knochen, Leber, Lunge)**

Ausbreitung, Metastasierung. Das Karzinom breitet sich meist in der *Dorsalzone* der Drüse aus, infiltriert die Kapsel unter Invasion von Lymphspalten und Nervenscheiden. Es metastasiert in die regionären *pelvinen Lymphknoten* bzw. führt zu einer *hämatogenen Ausbreitung,* bevorzugt in *Knochen, Leber* und *Lunge.*

Stadieneinteilung

14.6.1.2 TNM-Stadieneinteilung

TNM-System:
- **T = lokale Tumorausbreitung**
- **N = Lymphknotenbefall**
- **M = Fernmetastasen**
- **zusätzlich: Grading 1–3**

Die Festlegung des Tumorstadiums wird im Einzelfall durch die Ermittlung des **lokalen Tumorstadiums** *(T-Kategorie),* des **regionären Lymphknotenstatus** *(N-Kategorie)* und anhand des Vorliegens oder Ausschlusses von **Fernmetastasen** *(M-Kategorie)* vorgenommen. Hinzu kommt der Befund der **Tumordifferenzierung** *(G-Grading).*
Das TNM-System definiert diese Kategorien wie folgt (Abb. 14-17).

T-Kategorie
(p)TX: Primärtumor kann nicht beurteilt werden
(p)T 0: kein Anhalt für Primärtumor
(p)T 1: Tumor ist zufälliger histologischer Befund (inzidentell). **T 1 a** in <5 % des resezierten Gewebes. **T 1 b** inzidenteller Befund in >5 % des resezierten Gewebes. **T 1 c** Tumor entdeckt bei Biopsie (z. B. wegen erhöhtem PSA)
(p)T 2: Tumor klinisch oder makroskopisch vorhanden. **T 2 a** Tumor 1,5 cm oder weniger im größten Durchmesser. **T 2 b** Tumor mehr als 1,5 cm im größten Durchmesser in einem Lappen. **T 2 c** Tumor in beiden Lappen.
(p)T 3: Tumor infiltriert jenseits der Prostatakapsel. **T 3 a** einseitig. **T 3 b** beidseitig. **T 3 c** Samenblaseninfiltration
(p)T 4: Tumor ist fixiert oder infiltriert Nachbarstrukturen, die bei T 3 nicht aufgeführt sind. **T 4 a** Blasenhals, ext. Sphinkter, Rektum. **T 4 b** Levatormuskel oder Beckenwand

N-Kategorie
NX: regionäre Lympknoten können nicht beurteilt werden
N 0: keine regionären Lymphknotenmetastasen
N 1: Metastase in solitärem Lymphknoten, 2 cm oder weniger im größten Durchmesser

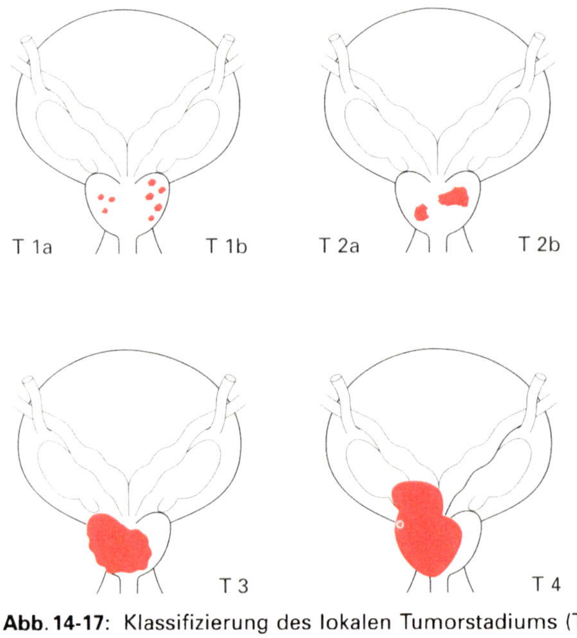

Abb. 14-17: Klassifizierung des lokalen Tumorstadiums (T-Kategorie) beim Prostatakarzinom

N 2: Metastase(n) in solitärem Lymphknoten, mehr als 2 cm, aber nicht mehr als 5 cm im größten Durchmesser, oder in multiplen Lymphknoten, keine mehr als 5 cm im größten Durchmesser
N 3: Metastasen in Lymphknoten mehr als 5 cm im größten Durchmesser

M-Kategorie
M0: keine Fernmetastasen
M 1: Nachweis von Fernmetastasen

G-Kategorie (histopathologisches Grading)
GX: Differenzierungsgrad kann nicht beurteilt werden
G 1: gut differenziert, leichte Anaplasie
G 2: mäßig differenziert, mäßige Anaplasie
G 3: schlecht differenziert/undifferenziert, ausgeprägte Anaplasie

Als **okkultes Karzinom** bezeichnet man ein klinisch nicht entdecktes, durch *Metastasen* manifestes Karzinom.
Ein **latentes Karzinom** ist ein klinisch stummes, postmortal entdecktes Karzinom.
Ein **inzidentes Karzinom** wird bei 12 % der Patienten beobachtet, die wegen *benigner Hyperplasie* operiert wurden (s. Abb. 12-10, S. 190). Bei Männern über 70 und bei kompletter Aufarbeitung des histologischen Materials kann der Anteil mehr als 30 % betragen. Die Stadien T1a und T1b kommen etwa gleich häufig vor:
• *T1a-Karzinome* sind immer hochdifferenziert und prognostisch günstig. Sie bedürfen in der Regel keiner Therapie.
• *T1b-Karzinome* sind mäßig oder schlecht differenziert (in 10 % Grad 3) und weisen in 26 % einen Lymphknotenbefall auf, was eine schlechtere Prognose bedingt. Sie sind in der Regel behandlungsbedürftig.

• **okkultes Karzinom:**
- **Metastasen bei nicht diagnostiziertem Primärtumor**
• **latentes Karzinom:**
- **postmortale Entdeckung**
• **inzidentes Karzinom:**
- **12–30 % bei TURP zufällig entdeckt**
- T1a: keine Therapie
- T1b: meist behandlungsbedürftig

Das klinisch manifeste, **lokal begrenzte Karzinom** (Stadium T2a und T2b) wird bei knapp 30 % der Patienten gefunden. Es bietet günstige Voraussetzungen für eine Heilung. *Fernmetastasen* werden jedoch in bis zu 20 % beobachtet, sowie ein Lymphknotenbefall in bis zu 28 %.
Die *metastatische Ausbreitung* des Karzinoms ist von der *Differenzierung* und vom *Tumorvolumen* abhängig.

• **lokal begrenztes Karzinom:**
- **≤ 30 %: T2a, T2b**
- **jeder 5. hat Metastasen**
- **Lymphknoten in 28 % befallen**

Das **lokal fortgeschrittene Karzinom (T3)** weist in der Mehrzahl der Fälle bereits einen *regionären Lymphknotenbefall* (s. u.) und in rund 30 % *Knochenmetastasen* auf.
Die Häufigkeit von Fernmetastasen und Lymphknotenbefall korreliert eng mit dem Tumorvolumen und der Differenzierung des Tumors.

• **lokal fortgeschrittenes Karzinom: (T3)**
- **meist Lymphknotenbefall**
- **in 30 % Knochenmetastasen**

Inzidenz von Lymphknotenmetastasen (%) in Abhängigkeit von *Tumorstadium* und *-differenzierung* (Harty & Catalona 1987):

Grading		G1	G2	G3	alle	
Stadium	T2a	4	14	33	12 %	N +
	T2b	18	27	43	28	N +
	T3	50	41	93	53	N +

• **Lymphknotenmetastasen abhängig von:**
- Malignitätsgrad
- Tumorstadium

14.6.2 Klinik, Früherkennung

Symptomatik

Symptomatik. Das Prostatakarzinom führt – im Gegensatz zur benignen Prostatahyperplasie (s. Abschn. 12.3, S. 185) – erst im lokal fortgeschrittenen Stadium zu *Miktionsbeschwerden*. Die meisten Patienten mit lokal begrenztem Tumor sind **asymptomatisch.**

• **im Frühstadium keine Miktionssymptome**
• **meist asymptomatisch**

> **Praxishinweis:** Da über 50 % der Erkrankten zum Zeitpunkt der Diagnose bereits *Fernmetastasen* haben, sind **Knochenschmerzen** oft Erstsymptome.

• **Praxishinweis**

Früherkennung

- **Anamnese**
- **Untersuchung:**
  - Abdomen
  - DRU
- **DRU + PSA steigern die Früherkennungsrate deutlich**

Früherkennung (Vorsorgeuntersuchung). Ab dem 45. Lebensjahr ist die Vorsorgeuntersuchung des Mannes angezeigt, die folgende Leistungen umfaßt:

- *Anamnese, Blutdruck- und Pulsfrequenzkontrolle, Harnanalyse, Palpation des Abdomens, Inspektion der Analregion, digital-rektale Prostata-* und *Mastdarmuntersuchung (DRU).*

Bei 1,5 % der Untersuchten wird durch die rektale Untersuchung allein ein Prostatakarzinom gefunden. DRU und Serum-PSA-Analyse (s. u.) steigern die Sensitivität:

- bei unauffälligem Tastbefund und erhöhtem PSA-Wert findet man in bis zu 14 % der Patienten ein Karzinom
- bei suspektem Tastbefund in Verbindung mit einer PSA-Erhöhung in bis zu 65 %.

Trotz dieser möglichen Früherkennung beträgt die *Inanspruchnahme der Vorsorgeuntersuchung* bundesdurchschnittlich nur 14 %!

Diagnostik

14.6.3 Diagnostik

Diagnostische Maßnahmen werden beim Prostatakarzinom vorgenommen zur:

- Sicherung der **Diagnose** und Ermittlung des Ausbreitungs**stadiums**
- Erfassung von **Tumorfolgen:** Harnstau, Lymphödem, Blutung

Rektale Untersuchung
- **Konsistenzvermehrung = Karzinomverdacht!**

- **Rektale Untersuchung,** s. Abb. 5-2, S. 48, s. Abschn. 12.4.1.1, S. 187:
- Jede **Induration** der Prostata ist auf ein **Karzinom verdächtig:**

Differentialdiagnose: Prostatasteine, Prostatitis granulomatosa, Tbc.

- T2: abgegrenzte Induration
- T3: Infiltration über Organgrenze
- T4: fixierter, Nachbarorgane infiltrierender Tumor

Bei **T2-Stadien** tastet man eine *abgegrenzte Induration* innerhalb der Drüse: dies entspricht meist einem Tumorvolumen von 1–2 ccm.

- **T3-Stadien** lassen eine *Infiltration* bzw. ein *Überschreiten der Kapsel* erkennen.
- Bei **T4-Stadien** liegt ein fixierter und ggf. Nachbarorgane (Rektum, Harnblase, Beckenwand) infiltrierender Tumor vor.

Prostatabiopsie

14.6.3.1 Prostatabiopsie

Diagnosesicherung durch

- **transrektale oder perineale Stanzbiopsie oder**
- **Feinnadelaspirationsbiopsie**
- 90 % konkordante Befunde

Die Diagnose wird durch die Gewinnung histologischen oder zytologischen Tumormaterials gesichert.

- **Stanzbiopsie.** Hierbei wird ein *Gewebszylinder* mit einer Biopsienadel gewonnen (Stanzbiopsie): dazu wird (transperineal oder -rektal) unter digitaler oder sonographischer Kontrolle eine Nadelbiopsie aus dem suspekten Areal entnommen (Abb. 14-18).
- **Aspirationsbiopsie.** Auf gleiche Weise kann mit einer Feinnadel *zytologisches Material* zur Diagnose verwendet werden. Dies Verfahren ist weniger invasiv, setzt jedoch große Erfahrung in der Befundinterpretation voraus.

Die Übereinstimmung beider Methoden liegt bei 90 %.

Bildgebende Untersuchungsverfahren

14.6.3.2 Bildgebende Untersuchungsverfahren

1. Sonographie:

- **Ultraschall.** Zur Karzinomdiagnostik und Bestimmung der lokalen Ausbreitung wird die Sonographie als **transrektale Ultrasonographie (TRUS)** nutzbringend eingesetzt. Ein in das Rektum eingeführter Schallkopf ermöglicht

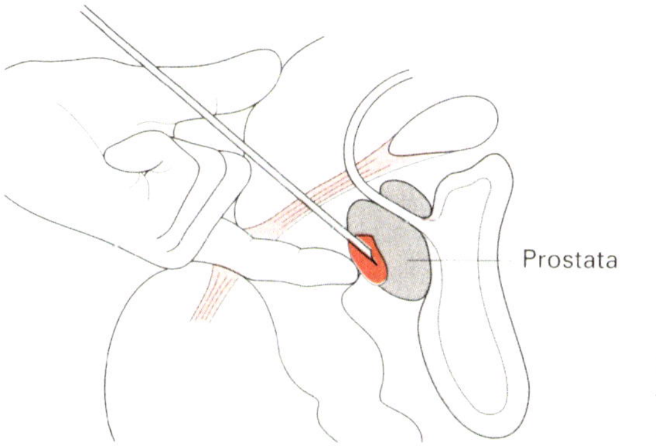

Abb. 14-18: Technik der transperinealen Stanzbiopsie

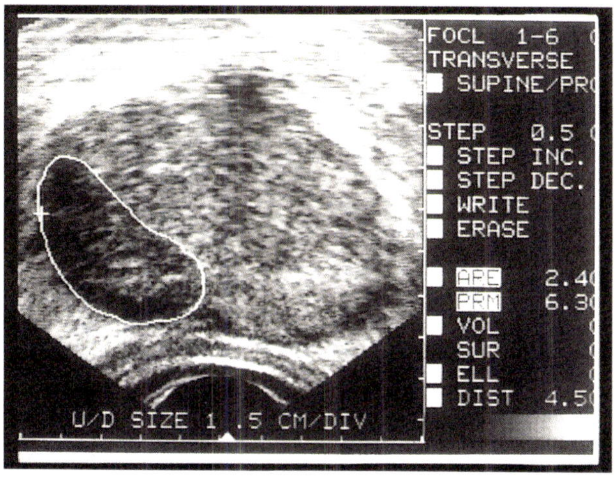

Abb. 14-19: Transrektale Sonographie (TRUS). Im rechten Prostatalappen sieht man eine hypodense Zone (eingekreist), die einem T3-Karzinom entspricht

die bildliche Darstellung von *Prostataform, -größe* und *Binnenstruktur*. Karzinomareale sind meist, jedoch nicht tumorspezifisch, von verminderter Echodichte *(hypoechogen)* (Abb. 14-19). Die lokale Tumorausdehnung *(Kapseldurchbruch, Bläschendrüseninfiltration)* kann in der Regel gut erfaßt werden. Suspekte Areale werden ultraschallgesteuert *biopsiert*.

- **Darstellung von**
  - Prostataform, -lage
  - Binnenstruktur → **hypoechogene Zonen**
  - lokaler Tumorausdehnung

Praxishinweis: Die transrektale Ultraschall-Untersuchung (TRUS) ist das *wichtigste bildgebende Verfahren* zur Darstellung des **lokal begrenzten Prostatakarzinoms**. Sie erlaubt eine gezielte Biopsie tumorverdächtiger Areale.

- **Praxishinweis**

⇦

- **CT, MRT.** Diese Verfahren sind zur Tumorerkennung nicht, und zur Festlegung der lokalen Primärtumorausbreitung wenig geeignet. Zur Beurteilung des pelvinen Lymphknotenstatus haben sowohl CT wie MRT eine relativ geringe Sensitivität für die Routinediagnostik.

2. CT, MRT
- **geringe Aussagekraft für Stadieneinteilung (T und N)**

- **Szintigraphie** (s. Abschn. 5.6.3, S. 84), **Röntgen.** Die Methode der Wahl zur Diagnostik von Knochenmetastasen ist die *Skelettszintigraphie* (s. Abb. 5-31, S. 85). Bei unsicherer szintigraphischer Aussage sind *Röntgenzielaufnahmen* hilfreich.

Szintigraphie
Erfassung der M-Kategorie durch
- **Skelettszintigraphie**
- **Röntgenzielaufnahmen**

Knochenmetastasen können szintigraphisch **Monate vor** ihrer *röntgenologischen Darstellbarkeit* erfaßt werden.

Lymphknotendiagnostik

Erfassung des N-Stadiums durch:
- **pelvine Lymphadenektomie**

14.6.3.3 Lymphknotendiagnostik

Bei der erheblichen Bedeutung, die einem metastatischen Befall der *pelvinen Lymphknoten* in Bezug auf Prognose und Therapie zukommt, muß beim lokal begrenzten Tumor die **N-Kategorie** geprüft werden. Bei der geringen Sensitivität der bildgebenden Verfahren erfolgt dies auch heute noch durch die operative Exploration der ersten Lymphknotenstation. Dies kann auf verschiedene Weise vorgenommen werden: *pelvine Lymphadenektomie:* z. B. mit Schnellschnittdiagnostik vor Radikal-Op. oder *laparoskopische Lymphadenektomie.*

Lymphographisch lassen sich pelvine Lymphknoten nicht mit ausreichender diagnostischer Sicherheit darstellen; die **Feinnadelbiopsie** suspekter (lymphographisch angefärbter) Lymphknoten ist ebenfalls unüblich und nicht zuverlässig.

> Ein *metastatischer Lymphknotenbefall* kann nur mittels **Lymphknotenexstirpation** *gesichert* werden: Standardverfahren ist daher die offene oder laparoskopische (s. Abschn. 18.2.1, S. 306) **Lymphadenektomie.**

Die Entnahme der wichtigsten regionären Lymphknoten (Obturatorius-, Iliakal-Lymphknoten) ermöglicht die Sicherung des Lymphknotenstatus im Einzelfall. Sind die Lymphknoten tumorfrei, so sind die Chancen für ein kuratives Verfahren günstig. In wenigen Fällen sind jedoch sakrale oder pararektale Lymphknoten befallen, die durch die Exploration nicht erfaßt werden.

Labordiagnostik

14.6.3.4 Labordiagnostik

1. **PSA**
- **Praxishinweis**

⇨

> **Praxishinweis:** Wichtigster Tumormarker (s. Abschn. 14.1.1, S. 197) im Serum ist das **prostataspezifische Antigen (PSA),** ein Glykoprotein, das in den Drüsenepithelien der Prostata gebildet wird.

2. **PAP**
3. **AP**

Daneben spielt die Analyse weiterer Markersubstanzen, wie der sauren Prostataphosphatase (prostatic acid phosphatase, **PAP**) oder der alkalischen Phosphatasen (**AP**) eine nachgeordnete Rolle.

Normwerte: *PSA* < 4,0 µg/l, *PAP* < 4,0 U/l, *AP* 60–200 U/l.
Der wichtigste und sensitivste Laborwert, das PSA, ist für *Diagnostik* und *Verlaufskontrolle* von eminenter Bedeutung. Seine Plasmakonzentration korreliert eng mit der Masse PSA-exprimierender Zellen.

Leicht erhöhte Werte kann man auch bei **benigner Hyperplasie** und bei akuter **Prostatitis** finden.

- **PSA-Werte > 10 µg/l: Karzinomverdacht**
- **suspekter Tastbefund und PSA-Wert > 10 µg/l:** 65 % Karzinomwahrscheinlichkeit
- **Therapie:**
  – PSA ↓ → Erfolg

Bei **Konzentrationen über 10 µg/l** muß ein *Karzinom* vermutet und diagnostisch ausgeschlossen bzw. verifiziert werden:
- In Verbindung mit einem *suspektem Tastbefund* wird die Karzinomverdachtsdiagnose in 65 % der Fälle bestätigt.
- Schon bei *Werten von 4–10 µg/l* ist eine *Prostatabiopsie* in 21 % der Fälle positiv.

Der Erfolg einer *Therapie* kann am Absinken bzw. dem fehlenden Nachweis (Radikaloperation) des Markers abgelesen werden.

Therapie

14.6.4 Therapie

- **kuratives Ziel**
- **nichtkuratives Ziel**

In der Behandlung des Prostatakarzinoms unterscheiden wir folgende Ziele:
- **kurative Zielsetzung:** der lokal begrenzte Tumor *(NoMo)* wird geheilt und
- **nichtkurative Zielsetzung:** bei regionärer *(N +)* oder hämatogener *(M 1)* Streuung ist eine Heilung nicht möglich.

- Bei **metastasenfreien Patienten** wird der Primärtumor in kurativer Intention behandelt: *Radikaloperation (Prostatektomie), Bestrahlung.*
- **Metastasierte Tumoren** bedürfen einer *Hormontherapie: Androgenentzug (Orchiektomie, medikamentös).*

- **Behandlungsgrundsatz**

Voraussetzung für eine stadiengerechte Therapie ist ein exaktes *Staging* und eine Abstimmung auf den *Einzelfall* (Stadium, Alter, Op.-Risiko etc.).

- **Voraussetzung:**
- Staging
- individuelle Entscheidung

14.6.4.1 Radikaloperation

Radikaloperation

Standardverfahren zur operativen Entfernung eines lokalisierten Prostatakarzinoms (T 1–2 pNo Mo) ist die **radikale Prostatektomie.** Sie ermöglicht bei gegebenen Voraussetzungen die vollständige Karzinomexzision (tumorfreie Resektionsränder). Die PSA-Konzentration fällt nach radikaler Tumorresektion auf Null ab.

- **radikale Prostatektomie:** Therapie der Wahl beim **lokal begrenzten (NoMo) Karzinom**

Die *Indikation* ist bei Patienten mit lokal begrenztem Karzinom im Alter bis zu 70 Jahren gegeben, sofern keine erhöhten Operationsrisiken vorliegen. Die Kenntnis des **pelvinen Lymphknotenstatus** ist für die Indikationsstellung zur Op. und eine adjuvante (Hormon-)Therapie Voraussetzung. Eine diagnostische pelvine Lymphadenektomie wird daher routinemäßig vor jeder Radikaloperation vorgenommen.

- **Voraussetzung:**
- pelviner Lymphknotenstatus

- Bei *ausgedehntem Befall (pN3)* wird der Eingriff in der Regel abgebrochen, bzw. bei zweizeitigem Vorgehen, nicht ausgeführt.
- Bei *geringfügigem Lymphknotenbefall* führt die Operation in Verbindung mit einem Hormonentzug zu einer Verlängerung des progressionsfreien Intervalls.

- < pN 3: Operation mit zusätzlicher Hormontherapie → Prognose ↑

Operationstechnisch (s. Abschn. 17.2.2.2, S. 286) muß bei der radikalen Prostatektomie die gesamte Drüse mit Anhangsgebilden exzidiert werden (Abb. 14-20). Blasenhals und Harnröhrenstumpf werden danach durch Naht reanastomosiert.

- **Operationstechnik:**
- komplette Exzision der Prostata mit Bläschendrüsen und Samenleiterampullen

Durch eine anatomiegerechte Technik lassen sich die **Hauptkomplikationen** der Operation *(Inkontinenz, Impotenz)* in Grenzen halten. Nur ca. 3 % der

- **Hauptkomplikationen:**
- Impotenz
- Inkontinenz

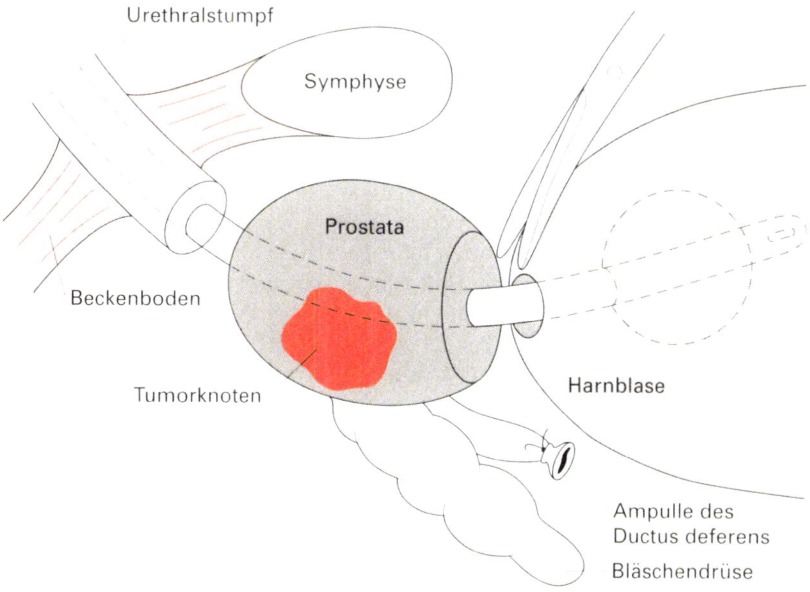

Abb. 14-20: Technik der radikalen Prostatektomie. Mit der eigentlichen Drüse werden gleichzeitig die Bläschendrüsen und Ampullen der Samenleiter exzidiert

Operierten sind nach dem Eingriff komplett inkontinent; die erektile Funktion kann bei ca. der Hälfte der Patienten erhalten werden.

• 10-Jahres-ÜLR:
- 70% bei T2
- 43% bei T3

Die *10-Jahres-Überlebenszeiten* betragen für T2-Stadien 70 % und für T3-Stadien 43 %. Lokalrezidive werden (abhängig vom Grading und der Vollständigkeit der primären Exzision) in 10–35 % beobachtet.

Strahlentherapie

14.6.4.2 Strahlentherapie

Das Prostatakarzinom ist ein *strahlensensibler* Tumor, der bei ausreichend hoher Dosis aktinisch unter Kontrolle gebracht werden kann. Die Indikation wird gestellt, wenn eine Operation aus Alters- oder Risikogründen nicht in Betracht kommt, der Patient die Bestrahlung bevorzugt, oder die Wahrscheinlichkeit einer kompletten chirurgischen Tumorexzision (T3) zu gering erscheint. In 20–40 % der Patienten muß ein *N+-Stadium* angenommen werden.

Alternative zur Radikaloperation:
1. perkutane Hochvolttherapie

• **Linearbeschleuniger.** Methodischer Standard ist die *perkutane Hochvolt-Therapie* (Linearbeschleuniger). 65–70 Gy werden fraktioniert über 6 Wochen eingestrahlt.

2. interstitielle Strahlentherapie

- beide Verfahren kombiniert für T 1–3
- Nachteil: hohe Raten von lokaler Tumorpersistenz

• **Interstitielle Strahlentherapie.** Eine Steigerung der Herddosis läßt sich durch die Kombination mit radioaktiven, in die Prostata implantierten **Nukliden** erzielen. Die *(temporäre)* Iridium^{192} oder *(permanente)* Au^{198} oder J^{125}-Implantation in die Prostata *(interstitielle Strahlentherapie)* führt in Verbindung mit der perkutanen Dosisaufsättigung zu einer verbesserten lokalen Tumorkontrolle.

• Therapiekontrolle:
- Biopsie
- PSA-Werte

Der **Erfolg** einer Strahlentherapie läßt sich nur *bioptisch sichern.* Der rektale Tastbefund allein ist unzuverlässig.

• In 30–40 % zeigen **Biopsien,** die nach mehr als 18 Monaten entnommen werden, eine Tumorpersistenz.

• Der **PSA-Wert** kann nach der Bestrahlung einen Hinweis auf das Ansprechen der Therapie geben und sollte innerhalb von 6 Wochen deutlich abfallen. Ein Wiederanstieg bedeutet ein Lokalrezidiv oder eine systemische Progression.

• 10-Jahres-ÜLR:
- 60% bei T2
- 36% bei T3

• Komplikationen:
- Proktitis, Zystitis
- Strikturen

• Die **10-Jahres-Überlebenszeiten** betragen im Mittel 60 % bei *T2* und 36 % im *T3-Stadium.*

Komplikationen der Strahlentherapie sind die *Proktitis, Strahlenzystitis, Impotenz* und *Harnröhrenstrikturen* (s. Abschn. 13, S. 194).

Hormontherapie

14.6.4.3 Hormontherapie

Das Prostatakarzinom ist androgenabhängig:
- **Androgendeprivation** hemmt Tumorprogression:
  - bei 80% der Patienten
  - geringer bei undifferenziertem Karzinom
  - testikuläre Androgene: 90%
  - adrenale A.: 10%

Eine zentrale Rolle in der Behandlung des Prostatakarzinoms nimmt die Hormontherapie ein. Ihr liegt die fundamentale Erkenntnis von Huggins (1941) zugrunde, daß eine Abhängigkeit dieses Tumors von den männlichen Sexualhormonen besteht. Eine Kastration führt bei Patienten mit fortgeschrittenem Karzinom meist zu dramatischer Befundbesserung und Hemmung der Tumorprogression. Dieser Effekt beruht auf dem Entzug des DHT (Dihydrotestosteron), das die Tumorzellen zur DNA-Synthese benötigen. Rund 90 % der Androgene sind testikulären, 10 % adrenalen Ursprungs (Abb. 14-21). Wird ein Androgenentzug vorgenommen, so kommt es zur Proliferationshemmung. Diese Hormonabhängigkeit besteht bei etwa 80 % der Karzinome, bei undifferenzierten (G3) Tumoren ist sie weniger ausgeprägt.

• Androgenentzug

Der **Androgenentzug** kann auf 2 Wegen erreicht werden (Abb. 14-21):
- **chirurgische Kastration**
- **pharmakologische Kastration:** *GnRH-Analoga, Antiandrogene, Östrogene, Kombinationen (komplette Androgenblockade).*

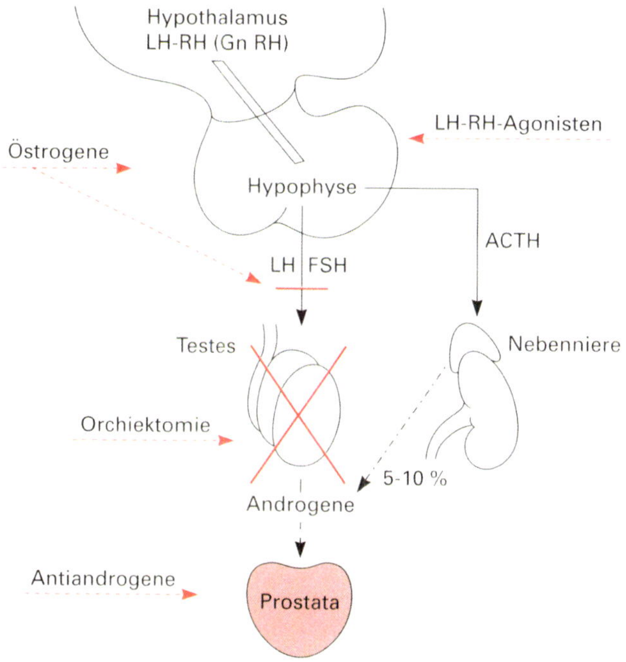

Abb. 14-21: Möglichkeiten und Ansatzpunkte des Androgenentzugs beim metastasierten Prostatakarzinom

Nach einer (operativen) bilateralen **Orchiektomie** fällt der Plasma-Testosteronspiegel innerhalb von 24 Stunden auf Kastrationswerte ab, oft mit einer raschen Symptomlinderung (Schmerzen) einhergehend. Das Verfahren ist besonders beim alten Patienten mit unsicherer Compliance (unregelmäßige Medikamenteneinnahme) sinnvoll und langfristig am kostengünstigsten. Der Eingriff stellt für fortgeschrittene Stadien die Basisbehandlung dar.

Orchiektomie
- **wirkungsvolle und kostengünstige Form der Androgendeprivation**

GnRH (LH-RH)-Analoga sind synthetische Verbindungen, die eine permanente Ausschüttung von LH aus dem Hypophysenvorderlappen bewirken. Bei Dauermedikation führt dies zunächst (über 8–10 Tage) zu einer Steigerung der Testosteronproduktion, weshalb in dieser Phase immer zusätzlich ein Antiandrogen gegeben werden sollte. Danach kommt es zu einem Abfall auf Kastrationswerte *(Erschöpfungsmechanismus)*. Unter dieser Medikation läßt sich die testikuläre Androgenproduktion dauerhaft, jedoch reversibel supprimieren. *Präparate* sind: Buserelin-, Goserelin- oder Leuprorelinacetat.

GnRH-Analoga
- **„pharmakologische Kastration": Alternative zur Orchiektomie**

Die Behandlung mit GnRH-Analoga ist einer Kastration gleichwertig und wird oft einer operativen Kastration vorangestellt, um die Effizienz **(Hormonsensibilität)** einer solchen Maßnahme vorab zu prüfen. *Nebenwirkungen* sind: verstärkte Symptome in der Initialphase der Verabreichung (Testosteronanstieg), Hitzewallungen, Impotenz, Gynäkomastie. Die Kosten der Medikation sind erheblich.

- **Nebenwirkungen**
  - initial: Testosteron ↑
  - Hitzewallungen
  - Impotenz
  - Gynäkomastie

Antiandrogene blockieren die Wirkung der körpereigenen Androgene auf zellulärer Ebene. Durch kompetitive Hemmung des DHT schirmen sie die Tumorzelle vor Androgenen testikulärer und adrenaler Herkunft ab. Antiandrogene werden als Monotherapie oder in Kombination mit LH-RH-Analoga *(„komplette Androgenblockade")* eingesetzt. Dabei unterscheidet man steroidale (Cyproteronacetat=CPA) von nichtsteroidalen Antiandrogenen (Flutamid, Nilutamid).

Antiandrogene
- **blockieren Androgene**

- **Medikamente:**
  - Cyproteronacetat
  - Flutamid

- **CPA** hat neben seinem Blockierungseffekt noch eine zentral antigonadotrope Wirkung.
- **Flutamid** wirkt ausschließlich auf Zellebene und führt somit nicht zu einem Abfall der Plasma-Testosteronkonzentration. Die meisten Patienten weisen

- **Nebenwirkungen**
- Gynäkomastie
- Unverträglichkeit

daher unter der Behandlung keine sexuellen Funktionsstörungen auf (Impotenz). *Hauptnebenwirkungen* sind: Gynäkomastie, gastrointestinale Unverträglichkeit, Leberfunktionsstörungen.

Östrogene
hohe kardiovaskuläre Nebenwirkungsrate

- **Östrogene** wirken zentral *antigonadotrop* und führen über eine *LH-Supression* zum Abfall des Plasmatestosterons. Sie werden derzeit nur noch selten eingesetzt, da sie durch kardiovaskuläre Nebenwirkungen (Natrium- und Wasserretention) belastet sind. Es werden unter Östrogentherapie vermehrt Infarkte, Thrombosen und zerebrovaskuläre Blutungen beobachtet.

Komplette Androgenblockade

Kombination von Orchiektomie oder LH-RH-Analoga mit Antiandrogenen

Unter einer **kompletten Androgenblockade** versteht man die Ausschaltung sowohl der testikulären wie der adrenalen Androgene, bzw. deren Vorstufen. Verbreitetste Kombination ist der Einsatz von *LH-RH-Analoga* (oder einer *Kastration*) mit einem *Antiandrogen*. Statistisch läßt sich bei Patienten mit geringem metastatischen Befall eine Progressionsverzögerung und Lebensverlängerung gegenüber der alleinigen Kastration nachweisen, wenn mit einem nichtsteroidalen Antiandrogen kombiniert wird.

- **hormontaube Tumorzellen**

⟹

> Die Wirkung der **Hormondeprivation** läßt in der Regel nach einigen Jahren nach, und Progreßzeichen treten auf. *„Hormontaube" Tumorzellverbände* bestimmen danach den Krankheitsverlauf.

- **geringe Ansprechrate auf Zytostatika**

Eine Poly-Chemotherapie kann bei den meist schwerkranken Patienten kaum jemals eingesetzt werden. Weniger belastend sind Zytostatika wie N-Lost (Estramustinphosphat), Epirubicin, oder Doxorubicin. Eine Ansprechrate von 40 % (Schmerzlinderung) kann erwartet werden.

- **Schmerztherapie:**
- Analgetika
- Schmerzbestrahlung
- Radionuklide

Zur Bekämpfung der oft ausgeprägten **Knochenschmerzen** sind Analgetika, eine lokale perkutane Strahlentherapie oder Radionuklide (Strontium, Yttrium) indiziert.

Prognose

14.6.4.4 Prognose

- **bei lokalisiertem Tumorbefall gute Heilungschancen**
- **unter Hormonbehandlung langfristige Palliation die Regel**
- **5-Jahres-ÜLR: bei M 1 < 20 %**

Das Prostatakarzinom ist ein meist *langsam wachsender Tumor*, der bei Hormonabhängigkeit über lange Zeiträume unter Kontrolle gehalten werden kann. Bei der geringen Inanspruchnahme der urologischen Vorsorgeuntersuchung ist der Prozentsatz an frühen, heilbaren Stadien recht gering (20 %). Reale kurative Chancen bestehen nur in den Stadien pNoMo. Die regionär bzw. fernmetastasierten Karzinome werden durch eine stadienangepaßte Therapie zwar in bezug auf Symptome und Progression günstig beeinflußt, in der Regel jedoch nicht geheilt. Ein Patient mit Metastasen hat eine vom Ausmaß der Metastasierung und der Tumordifferenzierung bestimmte, begrenzte Lebenserwartung; durch die Therapie kann lediglich eine Verzögerung der Progression erreicht werden. Die 5-Jahres-Überlebenszeit eines Patienten mit Fernmetastasen (M 1) liegt unter 20 %. Patienten, die früh einer Androgenblockade mit nichtsteroidalen Antiandrogenen zugeführt werden, profitieren von einer längeren Lebenserwartung und längeren progressionsfreien Zeit (späteres Auftreten von Metastasen und Symptomen).

Hodentumoren

14.7 Hodentumoren

M. Wirth, D. Heimbach, A. Manseck

Epidemiologie

Epidemiologie. 1 % aller malignen Tumoren Mannes sind Hodentumoren. Die Inzidenz liegt bei 6,5 Erkrankungen auf 100000 männliche Einwohner pro Jahr. In Deutschland rechnet man zur Zeit mit jährlich etwa 2600 Neuerkrankungen.

- 70 % aller Hodentumoren betreffen 20–40jährige.
- In der Altersgruppe der 20- bis 34jährigen stellt der Hodentumor vor den *Leukämien* und dem *M. Hodgkin* die häufigste maligne Erkrankung dar.

• häufigste maligne Erkrankung bei 20–34jährigen

Hodentumoren können jedoch prinzipiell in jedem Alter auftreten.
Sie treten fast immer **einseitig** auf. In etwa 2–3 % kommt es zu einem *bilateralen Befall.* Die Tunica albuginea begrenzt normalerweise das lokale Wachstum der Hodentumoren.

• Hodentumoren sind zu 97 % einseitig

14.7.1 Ätiopathogenese, Pathologie

14.7.1.1 Ätiologie

Ätiologie

Die Ursache der Hodentumoren ist unbekannt. Gesicherte **Risikofaktoren** sind:
- *kontralateraler Hodentumor* und *Maldescensus testis* (Kryptorchismus).

Das Tumorrisiko bei Männern mit einem Maldescensus testis ist gegenüber jenen mit einem normotopen Hoden 15- bis 30fach erhöht.

unbekannt

erhöhtes Tumorrisiko bei:
• Maldescensus testis

Praxishinweis: Auch eine konservative oder operative Korrektur der Hodendystopie vor dem 6. Lebensjahr bietet keinen Schutz vor dem höheren Tumorrisiko.

• Praxishinweis

14.7.1.2 Pathogenese, Pathologie

Pathologie

Germinale Hodentumoren. Eine pathohistologische Klassifikation der germinalen Hodentumoren wurde von *Dixon* und *Moore* sowie von *Collins* und *Pugh* angegeben, um eine Vergleichbarkeit von Untersuchungs- und Therapieergebnissen zu ermöglichen.
Die **WHO-Klassifikation** (Tab. 14-4), die von *Mostofi* entwickelt wurde, lehnt sich eng an die Dixon- und Moore-Einteilung an. Sie berücksichtigt jedoch zusätzlich *Differenzierungen der Keimzelltumoren* und wird gegenwärtig zur allgemeinen Anwendung empfohlen.

1. Germinale Tumoren:
pathohistologische Klassifikationen:
- Dixon, Moore
- Collins, Pugh
- WHO:
  Differenzierung berücksichtigt

Tab. 14-4: Vergleich der Klassifikationen testikulärer Keimzelltumoren

Dixon und Moore	*Collins und Pugh*	**WHO**
Seminom	Seminom • klassisch • spermatozytisch	Seminom: • typisch • anaplastisch • spermatozytisch
embryonales Karzinom	malignes Teratom undifferenziert	embryonales Karzinom
Teratom rein	Teratom differenziert	Teratom reif
Teratom mit embryonalem Karzinom = Teratokarzinom	malignes Teratom intermediär	embryonales Karzinom mit Teratom = Teratokarzinom Teratom unreif
Chorionkarzinom	malignes Teratom trophoblastisch Dottersacktumor	Chorionkarzinom Dottersacktumor

überwiegend Tumoren des Keimepithels

93 % aller Tumoren sind *germinale Tumoren:* Das **Seminom** ist mit 40 % der **häufigste Tumortyp.**

Altersgipfel
- **Seminom:** 37 Jahre
- **Nichtseminom:** 28 Jahre
- **Dottersacktumor:** Kindesalter

Der *Altersgipfel* der Patienten mit Seminomen liegt bei 37 Jahren. Bei nichtseminomatösen Tumoren wird der Altersgipfel bereits mit 28 Jahren erreicht. Oberhalb des 50. Lebensjahres bilden sich fast ausschließlich Seminome. Im Kindesalter stellt der *Dottersacktumor* den häufigsten Tumortyp dar.

2. Nichtgerminale Hodentumoren:
- Tumoren des gonadalen Stromas
- Kapsel-, Nebenhoden, Bindegewebstumoren
- Systemerkrankungen
- Metastasen

Nichtgerminale Hodentumoren sind
- Tumoren des *gonadalen Stroma*, Leydigzell-Tumor, Sertolizell-Tumor, Orchidoblastom
- Tumoren des *Rete testis*, des *Nebenhodens*, der *Kapsel*, der *Appendices*, der *Stützstrukturen*
- Tumoren des *lymphatischen* und *hämatopoetischen Systems* sowie *Metastasen.*

Der *Sertoli-Zelltumor* wird vor allem vor der Pubertät beobachtet, während der *Leydig-Zelltumor* altersunabhängig auftritt.

Stadieneinteilung:
- **TNM-System:**
  - histopathologische Ausdehnung
- **Lugano-Klassifikation:**
  - Klinik
  - Lokalisation

Stadieneinteilung. Die wichtigsten *Klassifikationen* (Tab. 14-5) sind das *TNM-System* der UICC und die *Stadieneinteilung von Lugano.*
Der Vorteil des **TNM-Systems** besteht darin, daß vor allem die *histopathologische Ausdehnung* des Primärtumors genau erfaßt wird.

Die **Lugano-Klassifikation** orientiert sich am speziellen klinischen Erscheinungsbild des Tumors und unterscheidet zwischen *lokaler, infra-* und *supradiaphragmaler Lokalisation.*

Metastasierungswege

Metastasierung. Die **lymphogene** Ausbreitung ist für die *germinalen Hodentumoren* typisch. Das *Chorionkarzinom* setzt jedoch frühzeitig primär **hämatogene Metastasen.**

Bei normalen **Lymphabflußverhältnissen** besteht keine Verbindung zu den inguinalen Lymphknoten. Durch *skrotale Operationen* können jedoch die tiefen Lymphbahnen Anschluß an die oberflächlichen erhalten, so daß eine inguinale Lymphknotenmetastasierung möglich ist.

Hodenfreilegung:
- immer inguinal

Deshalb ist für die **Hodenfreilegung** immer der *inguinale Zugang* zu wählen.

Der **Lymphabfluß** des Hodens verläuft primär entlang der *Hodengefäße* sowie der *Lymphbahnen*, die *vor-* oder *entlang* der *Aorta* und der *V. cava* liegen.

Tab. 14-5: Stadieneinteilung bei Hodentumoren

TNM-System	Lokalisation	Lugano-Klassifikation
T1N0M0	Tumor begrenzt auf den Hoden (einschl. Rete testis)	Stadium I
T2N0M0	Tumor infiltriert jenseits der Tunica albuginea oder in den Nebenhoden	Stadium I
T3N0M0	Tumor infiltriert den Samenstrang	Stadium I
T4N0M0	Tumor infiltriert das Skrotum	Stadium I
T1–4N1M0	retroperitoneale Lymphknotenmetastasen < 2 cm	Stadium II A
T1–4N2M0	solitäre oder multiple Lymphknotenmetastasen 2–5 cm	Stadium II B
T1–4N3M0	retroperitoneale Lymphknotenmetastasen >5 cm (bulky-Tumor)	Stadium II C
T1–4N1–3M 1	mediastinale oder supraclaviculäre Lymphknotenmetastasen, Fernmetastasen	Stadium III

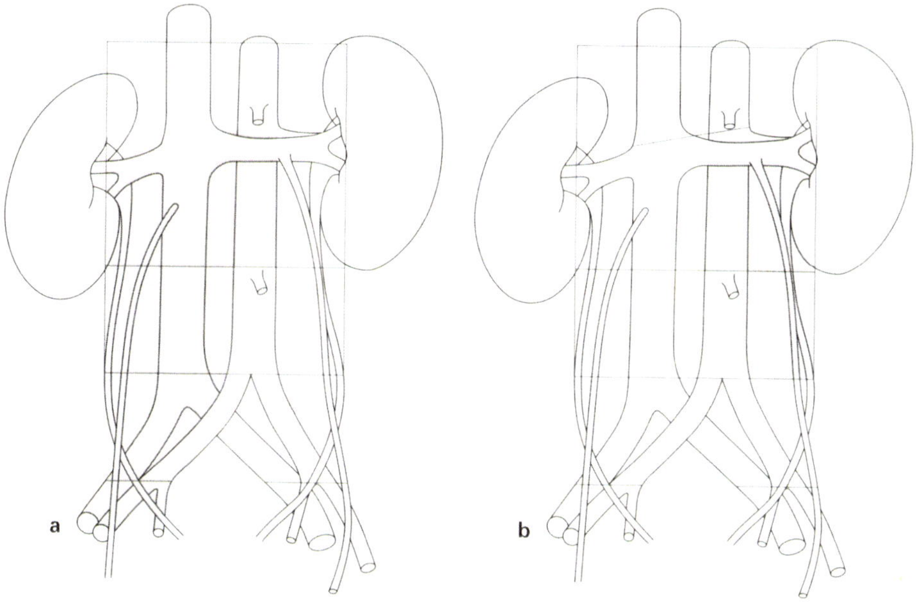

Abb. 14-22: Primäre Lymphknotenmetastasierung, **a.** rechtsseitiger Hodentumor, **b.** linksseitiger Hodentumor. Die jeweiligen Grenzen der modifizierten retroperitonealen Lymphadenektomie sind grau gerastert

Die Metastasierung erfolgt bei *rechtsseitigen Hodentumoren* parakaval, präkaval, interaortakaval von den Hilusgefäßen der Nieren bis zur Aufzweigung von V. cava bzw. Aorta, präaortal bis zum Abgang der A. mesenterica inferior und in die rechte iliakale Region. *Linksseitige Hodentumoren* metastasieren primär paraaortal links und in das obere präaortale Feld (Abb. 14-22). Eine *kontralaterale* Metastasierung ist möglich.

Metastasierung:
- **re. Tumor:**
  - para-,
  - präkaval
  - interaortokaval
- **li. Tumor:**
  - paraaortal li.
  - präaortales Feld

> **Praxishinweis:** Die **erste Lymphknotenstation** liegt am Abgang der Nierengefäße.

- **Praxishinweis**

⇦

Nach Befall der vorbeschriebenen Lymphknoten erfolgt die weitere Metastasierung bevorzugt *mediastinal* oder über den linken Venenwinkel zu den *supraklavikulären* Lymphknoten.

- **mediastinal**

14.7.2 Klinik, Diagnostik

14.7.2.1 Klinik

Klinik

Das häufigste **Frühsymptom** des Hodentumors ist ein *derber, nicht druckdolenter Knoten*, der zu einer zunehmenden *Hodenvergrößerung* führt. Oft handelt es sich um einen *Zufallsbefund*, der keine Beschwerden verursacht. Ein *Schweregefühl* im Skrotum und Leistenbeschwerden deuten auf einen größeren Hodentumor hin. Schmerzen können durch Einblutungen in den Tumor mit nachfolgender Kapselspannung oder durch Infiltration von Nebenhoden und Hodenhüllen verursacht werden. In etwa 15 % der Fälle finden sich *entzündliche Veränderungen*, die eine Epididymitis vortäuschen können. Auch die Ausbildung einer *Begleithydrozele* ist möglich.

- **Frühsymptom:**
  - derber, nicht druckdolenter Knoten im Hoden
  - Vergrößerung

> **Praxishinweis:** Hodentumoren können durch eine **Epididymitis** und **Hydrozele** maskiert werden!

Praxishinweis: Differentialdiagnose

⇦

Hormonaktive Tumoren können eine *Gynäkomastie* hervorrufen. Meist handelt es sich um ein **Chorionkarzinom,** welches Choriongonadotropin produziert. Die hormonale Aktivität von **Leydigzell-Tumoren** führt zur *Pubertas praecox* infolge Androgenproduktion.

- **Hormonaktivität:**
  - Gynäkomastie
  - Pubertas praecox

- **Allgemeinsymptome:**
- Reizhusten, Dyspnoe bei Lungenmetastasierung
- Gewicht ↓
- Leistung ↓
- „Kreuzschmerzen"

Zu den **Allgemeinsymptomen** der fortgeschrittenen Metastasierung zählen Müdigkeit, Leistungsminderung und Gewichtsverlust. Schmerzen in der Sakral- und Lumbalregion sowie im Flankenbereich können auf eine Ureterobstruktion mit nachfolgender Harnstauung hinweisen. Reizhusten und Dyspnoe werden bei einer Lungenmetastasierung beobachtet.

Diagnostik

14.7.2.2 Diagnostik, Differentialdiagnose

Ziel: Stadieneinteilung:
- Tumorausdehnung?
- Metastasen?

Die Diagnostik erfaßt die *Ausdehnung des Primärtumors,* der Lymphknoten- und der viszeralen *Metastasen, um eine* **Stadieneinteilung** zu ermöglichen, die *vor* Behandlung erfolgen *muß.*
Diagnostische Maßnahmen sind: *klinische, radiologische* Untersuchung *(Sonographie, Ausscheidungsurogramm, Röntgenthorax, CT, MRT),* biochemische Befunde *(AFP, HCG).*

Untersuchungsgang:
1. Klinische Untersuchung:
- **Palpation des Primärtumors**
- **der Lymphknotenstationen:**
- retroperitoneal
- supraklavikulär

- **Klinische Untersuchung.** Die *Palpation* ermöglicht die Erkennung des Primärtumors in 97 % der Fälle. Weiterhin ist eine komplette klinische Untersuchung erforderlich. Hierzu gehört insbesondere die Palpation des Abdomens, um große *retroperitoneale Lymphknotenkonglomerate* zu erfassen. Desweiteren müssen die *Lymphknoten der Supraklavikular-Region* beurteilt werden.

2. Sonographie:
- **skrotale S. zur Differentialdiagnose**
- kleine, nicht palpable Tumoren
- **abdominale S.:**
- retroperitoneale Lymphknotenmetastasen ≥ 1,5 cm
- Lebermetastasen

3. Röntgenthorax:
- Rundherde

- **Sonographie.** Mit der *skrotalen* Sonographie (s. Abb. 5-9 b, S. 59) lassen sich fast alle Tumoren diagnostizieren (Abb. 14-23 a). Sie erfaßt auch *kleine, nicht palpable Tumoren.* Die Sonographie weist retroperitoneale *Lymphknoten- und Lebermetastasen* ab einem Durchmesser von etwa 1,5 cm nach.

- **Röntgenthorax.** Die Röntgenthoraxaufnahme der Lungen in 2 Ebenen sollte vor der Hodenfreilegung routinemäßig durchgeführt werden. *Metastasen* stellen sich als scharf abgrenzbare *Rundherde* dar.

4. Ausscheidungsurogramm:
- Ureterverlagerung
- präoperativ

- **Ausscheidungsurogramm.** Größere retroperitoneale Lymphknotenmetastasen werden durch die *Verdrängung* einer oder beider *Ureteren* erkannt (Abb. 14-23 b). Diese Untersuchung ist insbesondere vor *retroperitonealer Lymphadenektomie* wichtig, um Anomalien der ableitenden Harnwege zu erfassen.

5. Lymphographie:
durch CT ersetzt

- **Lymphographie.** Diese Methode ermöglicht die Beurteilung der Binnenarchitektur der Lymphknoten unabhängig von deren Größe. Dieses Verfahren hat jedoch wegen der hohen Fehlerquote (bis zu 50 % falschpositive bzw. falschnegative Befunde) keine Bedeutung mehr und wurde weitgehend durch die CT ersetzt.

6. CT

⇨

Computertomographie. Die **Abdomen-CT** ist zur exakten Bestimmung des *Tumorstadiums* immer erforderlich. *Retroperitoneale Metastasen* werden mit einer Trefferwahrscheinlichkeit von ca. 85 % erkannt (Abb. 14-23 c). Zur Beurteilung von *mediastinalen* und *intrapulmonalen Metastasen* hat sich das **Thorax-CT** als das sensitivste Verfahren erwiesen.

7. Tumormarker: AFP, HCG

- **Laborchemische Untersuchungen. Tumormarker** sind für *Diagnostik, Therapieüberwachung* und *Verlaufskontrolle* von großer Bedeutung.

- **Praxishinweis**

⇨

Praxishinweis. Tumormarker (AFP, HCG) müssen *vor* Entfernung des befallenen Hodens bestimmt werden.

Nichtseminome:
- **AFP ↑, HCG ↑**: Tumor ↑
- **AFP ↓, HCG ↓**: Tumor ↓

AFP, HCG oder beide Tumormarker sind in bis zu 90 % aller Patienten mit *nichtseminomatösen Hodentumoren* erhöht:
- ihr *Abfall* zeigt den Therapieerfolg an
- ihr *Anstieg* zeigt ein fortschreitendes Wachstum an
- ihr *Wiederauftreten* deutet auf Metastasen hin

Ein Residualtumor oder ein Tumorprogreß wird durch negative Marker nicht ausgeschlossen.

AFP (Alphafetoprotein) ist in ca. 75 % aller Fälle nichtseminomatöser Hodentumoren erhöht. Die Sezernierung von AFP kann jedoch auch durch *andere Karzinome* oder durch *Lebererkrankungen* bedingt sein. Die Halbwertszeit beträgt 5–7 Tage. Bei histologisch *„reinem" Seminom* ist AFP nicht nachweisbar.

- **AFP**:
- nicht tumorspezifisch
- Halbwertszeit 5–7 Tage
- in 75% ↑ bei nichtseminomatösen Hodentumoren

HCG (humanes Choriongonadotropin). Die Halbwertszeit von Beta-HCG beträgt etwa 24 Stunden. Der Tumormarker ist in bis zu 65 % beim *Teratokarzinom* des Hodens erhöht. Auch beim Seminom können selten erhöhte HCG-Werte beobachtet werden.

- **HCG**:
- HCG-Erhöhung bei ca. 65% der Teratokarzinome

LDH (Laktadehydrogenase) ist ein *unspezifischer Tumormarker.* Seine Bedeutung liegt vor allem in der *Therapieüberwachung* und in der *Verlaufskontrolle* fortgeschrittener **Seminome** sowie in der prognostischen Beurteilung von fortgeschrittenen Tumoren.
PlaP (plazentare alkalische Phosphatase). Bei 96 % der Seminome ist dieser Tumormarker immunhistochemisch nachweisbar.

- **LDH, PlaP**:
- bei Seminomen nachweisbar

Differentialdiagnose. Die **akute Epididymitis** geht mit plötzlich auftretenden Entzündungszeichen einher. Anamnestisch besteht häufig ein Harnwegsinfekt. Der Hoden ist vom Nebenhoden palpatorisch nicht abgrenzbar. Es findet sich meist hohes Fieber.

Differentialdiagnose
- **akute Epididymitis**

Die Symptomatik der *chronischen Epididymitis* ist weniger ausgeprägt und oftmals nur durch die Vorgeschichte von einem Hodentumor zu unterscheiden.

- **chronische Epididymitis**

Bei der *tuberkulösen Epididymitis* zeigt sich isoliert der Nebenhoden verhärtet und vom Hoden glatt abgrenzbar. Der Samenstrang kann knotenförmig verändert sein. Weiterhin weisen Fisteln auf eine Genitaltuberkulose hin.

- **tuberkulöse Epididymitis**

Eine **Orchitis** wird besonders bei Viruserkrankungen wie Mumps oder auch bei Malaria, Scharlach und Typhus abdominalis beobachtet. Schwellung und Rötung des Hodens werden meist in Verbindung mit hohem Fieber angetroffen.

- **Orchitis**

Eine **akute Hodentorsion** wird meist im Kindesalter und in der Pubertät diagnostiziert. Die plötzlich einsetzende *akute Schmerzsymptomatik* ist typisch und oft mit einem relativen Hodenhochstand verbunden. Eine ähnliche Beschwerdesymptomatik kann durch die Torsion der Appendix testis oder epididymidis verursacht werden.

- **akute Hodentorsion, Torsion der Appendix testis oder epididymidis**

Hydrozele, Hämatozele und **Spermatozele** lassen sich meist *sonographisch* von einem Hodentumor differenzieren.

Desweiteren sind primär nicht vom Hoden ausgehende Erkrankungen wie **leukämisches Infiltrat, Skrotalhernie** und **Lymphabflußstörungen** sowie eine **Varikozele** oder eine **Nebenhodenkopfzyste** differentialdiagnostisch abzugrenzen.

- **Hydrozele**
- **Hämatozele**
- **Spermatozele**
- **Varikozele**

> **Praxishinweis:** Jeder suspekte Hodenbefund muß durch eine inguinale Hodenfreilegung abgeklärt werden.

Praxishinweis

⇦

14.7.3 Therapie

Therapie

> *Behandlungsgrundsatz:* **Hodenfreilegung** über einen hohen Inguinalschnitt und **Semikastration** nach *makroskopischem* oder *schnellschnitthistologischem* Befund.

Behandlungsgrundsatz: Semikastration

⇦

Falls der Tumor die Skrotalwand infiltriert, ist die *Hemiskrotektomie indiziert.*

- Hemiskrotektomie bei Infiltration der Skrotalwand

Bei ungezielten **Biopsien des kontralateralen Hodens** wird bei 3–5 % der Patienten eine *testikuläre intraepitheliale Neoplasie (TIN),* aus der sich ein invasives Karzinom entwickeln kann, diagnostiziert. Durch eine *lokale Bestrahlung*

- TIN im kontralateralen Hodens

mit 20 Gy (5 × 2 Gy/Woche) kann dies verhindert werden, wobei *Infertilität* eintritt, sog. „Sertoli-cell-only-Syndrom". Die *Testosteronproduktion* bleibt weitgehend erhalten.

Therapie des Seminoms

14.7.3.1 Seminom

Stadium I

⟹

- **Strahlentherapie**
- Gesamtdosis 25–30 Gy

- **Stadium I.** Behandlungsstandard des Seminoms im Stadium I ist die **infradiaphragmale Bestrahlung** nach Entfernung des Primärtumors.

Damit sollen diagnostisch nicht erfaßte *Mikrometastasen* vernichtet werden. Die *Gesamtdosis* von 25–30 Gy (Fraktionierung 5 × 2 Gy/Woche) wird in einem Zeitraum von 3–4 Wochen verabreicht. Nebenwirkungen der Bestrahlung sind gastrointestinale Beschwerden und Duodenalulzera bei 6 % der Patienten vor allem bei höheren Strahlendosen. Die Infertilität als Bestrahlungsfolge ist meist reversibel.

- **alternativ:**
- Chemotherapie
- Beobachtung

Alternative Behandlungsverfahren:
- systemische *Chemotherapie mit Carboplatin* (2 Serien) und *Surveillance-Strategie:* engmaschige Beobachtung, „wait and watch".

Stadium II A/B:
- **Bestrahlung in höherer Dosis in größerem Bestrahlungsfeld** (Gesamtdosis 36 Gy)
- **alternativ:**
- Chemotherapie

- **Stadium II A/B.** Auch hier wird **infradiaphragmal bestrahlt.** Die *Gesamtdosis* beträgt 36 Gy (Fraktionierung 5 × 2 Gy/Woche). Das *Strahlenfeld* ist erweitert.

Als **Alternative** kommt eine *Chemotherapie* z.B. Carboplatin-Monotherapie in Betracht.

Stadium II c und III:
- **primäre Chemotherapie**

- **Fortgeschrittene Stadien (II C, III)** werden primär einer **Chemotherapie** unterzogen. Behandlung der ersten Wahl ist eine Kombinations-Chemotherapie mit *Cisplatin, Etoposid* und *Ifosfamid* (PEI, 4 Serien).

Auf *Bleomycin* wird wegen der Lungentoxizität dieses Zytostatikums bei den meist älteren Seminompatienten nach Möglichkeit verzichtet.

- **HCG-positives Seminom.** Die Behandlung wird **wie beim markernegativen Seminom** durchgeführt.

Die prognostische Bedeutung der HCG-Expression von Seminomen ist bisher unbekannt.

Nichtseminomatöse Hodentumoren

14.7.3.2 Nichtseminomatöse Tumoren

Stadium I:
1. RLA oder

2. Nachbeobachtung

- häufig unerkannte Metastasen

Im **Stadium I** liegen gegenwärtig 2 Behandlungsoptionen vor:
- diagnostische, *modifizierte retroperitoneale Lymphadenektomie (RLA)* und Nachkontrolle
- engmaschige *Nachbeobachtung* (wait and watch).

Im Stadium I sind trotz aller klinisch-diagnostischer Maßnahmen in 17–38 % *unerkannte Metastasen* vorhanden. Um eine Metastasierung in die primäre Lymphknotenstation auszuschließen, ist die modifizierte **retroperitoneale Lymphadenektomie** das sicherste Verfahren (Abb. 14-23).

- Schnellschnittuntersuchung

Die Operation wird 2–4 Wochen nach der Semikastration durchgeführt. Dabei werden nur die primären Metastasenstationen auf Grundlage der bekannten testikulären Lymphdrainage entfernt und einer Schnellschnittuntersuchung zugeführt.

- **Verlust der antegraden Ejakulation**
- bei radikaler retroperitonealer Lymphadenektomie
- selten bei selektiver Lymphadenektomie

Die modifizierte retroperitoneale Lymphadenektomie läßt zumindest die sympathischen Ganglien L 1 bis L 3 der Gegenseite intakt. So wird der *Verlust der antegraden Ejakulation,* der bei einer radikalen Entfernung der retroperitonealen Lymphknoten immer zu beobachten ist, bei etwa 90 % der Patienten vermieden. Durch eine Schonung der im Operationsgebiet liegenden Nerven kann die postoperative Ejakulationsfähigkeit noch erhöht werden.

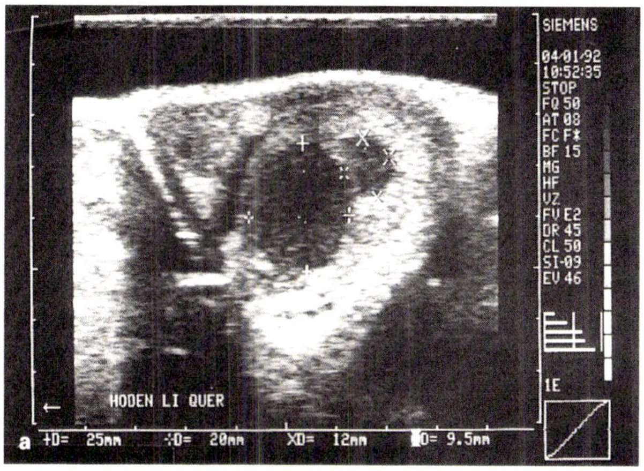

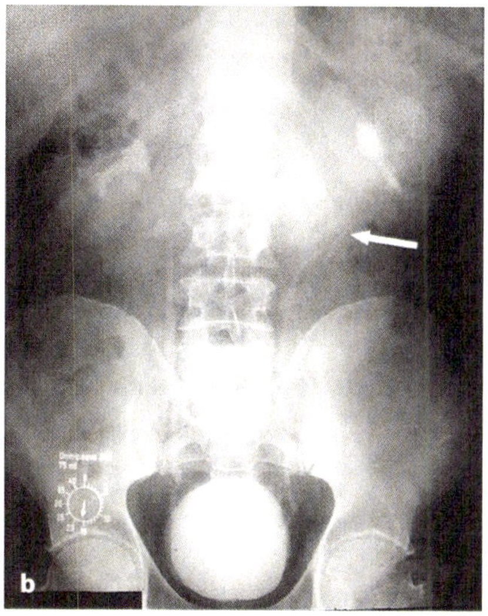

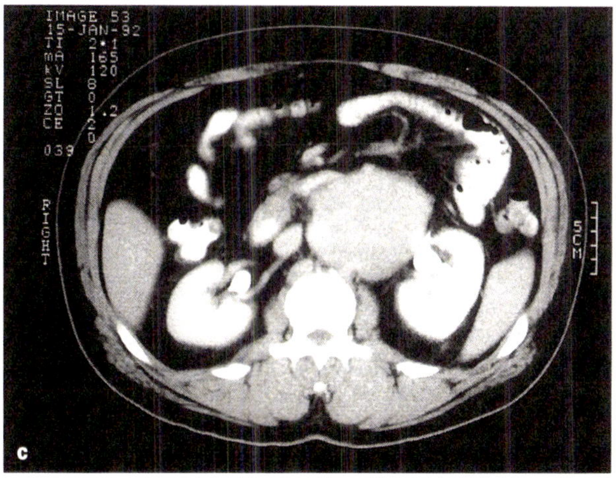

Abb. 14-23: **a.** Sonographischer Befund eines intraparenchymal gelegenen linksseitigen Hodentumors, **b.** Ausscheidungsurogramm desselben Patienten mit Verlagerung des linken Ureters nach lateral aufgrund von Lymphknotenmetastasen, **c.** CT desselben Patienten mit einer ausgedehnten Lymphknotenmetastase in Höhe des Nierengefäßstiels

Durch diese Operation werden retroperitoneale Tumorrezidive, die schwer zu diagnostizieren sind, in der Regel verhindert. Bei etwa 10 % der Patienten kommt es jedoch zu einem anderweitigen Tumorrezidiv (vorwiegend Lunge), weshalb eine exakte Nachkontrolle weiterhin erforderlich ist.

Bewertung. Beide Therapieoptionen müssen dem Patienten angeboten werden;

- wobei der Patient darauf aufmerksam gemacht werden muß, daß die **RLA** das sicherste Verfahren zur Erkennung von retroperitonealen Lymphknotenmetastasen ist, jedoch *Komplikationen* nach dieser Operation auftreten wie *retrograde Ejakulation* in die Blase in ca. 10 % und in seltenen Fällen *Lymphozelen* und *Ileusbeschwerden*.
- Bei der **Nachbeobachtung** besteht das Risiko, daß das retroperitoneale Tumorrezidiv nicht frühzeitig erkannt wird und eine *aggressivere Chemotherapie* erforderlich ist, und daß in sehr seltenen Fällen dadurch dann auch eine Heilung nicht mehr möglich sein kann.

Bewertung:

1. **RLA:**
- **sichere Lymphknotenmetastasenentfernung**
- **Komplikationen:**
  - retrograde Ejakulation
  - Lymphozele
  - Ileus

2. **Nachbeobachtung**
- **Nachteil: Metastasen werden nicht immer rechtzeitig erkannt**

> Der **Vorteil** der Nachbeobachtung besteht darin, daß dem Patienten ohne Lymphknotenmetastasen *(75–80 % der Gesamtgruppe)* die Operation, die sie zur Heilung nicht benötigen, erspart bleibt.

- **Vorteil**

Eine sehr gute Compliance der Patienten mit zunächst zweimonatlichen Nachsorgeuntersuchungen im ersten Jahr und vierteljährlichen Nachuntersuchungen im zweiten Jahr ist bei diesem Vorgehen unabdingbare Voraussetzung.

- **Voraussetzung zu „wait and watch" ist gute Compliance des Patienten**

3. Adjuvante Chemotherapie

- derzeit nur in Ausnahmefällen

Bei der adjuvanten systemischen Chemotherapie werden 2–3 Zyklen einer zytostatischen Kombinationsbehandlung mit *Bleomycin, Etoposid und Cisplatin* **(BEP-Schema)** appliziert. Diese Behandlungsart ist nur für Patienten, bei denen eine regelmäßige Nachsorge nicht gewährleistet ist, eine Behandlungsoption.

Stadium II A/B
- **radikale retroperitoneale Lymphadenektomie** mit adjuvanter Chemotherapie
- alleinige retroperitoneale Lymphadenektomie
- **primäre Chemotherapie** mit sekundärer Resektion möglicher Residualtumoren

Stadium II A/B

Therapie der Wahl im **Stadium II A/B** ist die *RLA* mit adjuvanter systemischer *Chemotherapie.*
Als alternative Behandlungsformen stehen zur Verfügung:
alleinige radikale Lymphadenektomie und
primäre Chemotherapie mit sekundärer Resektion möglicher Residualtumoren.

Die RLA wird 2–3 Wochen nach Semikastration durchgeführt, wobei alle Lymphknoten zwischen den Nierenstielgefäßen und der A. mesenterica superior bis nach kaudal zu den Aa. iliacae externae und den Vv. testiculares als seitliche Begrenzung des Resektionsgebietes entfernt werden. Zusätzlich erfolgt die Resektion der V. testicularis auf der Seite des Hodentumors. Das BEP-Schema wird 2–3 Wochen nach der RLA eingeleitet. Es werden 2 Zyklen verabreicht.

- bei primärer Chemotherapie RLA nur bei Residualtumor

Nachteil der alleinigen Operation und Verzicht auf eine adjuvante Chemotherapie ist die *hohe Rezidivrate.* Bei der primären Chemotherapie kann die RLA auf die Fälle mit Residualtumor beschränkt werden.

Stadien II c, III

⇨

- **primäre Polychemotherapie**
- Residualtumoren chirurgisch entfernen (bei 30 % vitales Tumorgewebe)

Fortgeschrittene Stadien (II c und III)

Die Behandlung der Patienten mit einem **Hodentumor im fortgeschrittenen Stadium** (II c, sog. bulky-Tumor und III) besteht in einer **primären Polychemotherapie.**

Die Kombinations-Chemotherapie wird ebenfalls nach dem **BEP-Schema** durchgeführt. Mindestens 3 Zyklen werden appliziert. Residualtumoren müssen operativ entfernt werden. Histologisch finden sich bei einer anschließenden Entfernung der residualen Tumormassen in gleicher Häufigkeit Nekrosen, vitales Tumorgewebe oder ein reifes Teratom, welches *zytostatikaresistent* reagiert.

Nur bei **Seminomresiduen von weniger als 3 cm** im Durchmesser und teratomfreien Nichtseminomen mit 90 %iger Verkleinerung des Tumorvolumens nach Polychemotherapie kann von einer Exstirpation des Residualtumors abgesehen werden.

- auch bei fortgeschrittenen Tumorstadien gute Remissionsraten

Die komplette Remissionsrate bei fortgeschrittenen Stadien beträgt 68–96 % je nach Ausdehnung des Tumors.

- Salvage-Chemotherapie bei Tumorprogression (PEI-Schema)

Retroperitoneal progrediente, **therapierefraktäre Metastasen** werden mit der sog. **Salvage-Chemotherapie** behandelt. Hierzu eignen sich insbesondere folgende Zytostatika: *Carboplatin, Ifosfamid, Vindesin, Epidoxorubicin* und *Etoposid.* Eine Polychemotherapie nach dem **PEI-Schema** *(Cisplatin, Etoposid, Ifosfamid)* wird z. Z. bevorzugt appliziert. Hiermit lassen sich komplette Remissionen beim Tumorrezidiv in der Mehrzahl der Fälle erzielen. Allerdings muß mit einer Rezidivrate von bis zu 50 % gerechnet werden.

Nebenwirkungen der Chemotherapie:
- Knochenmarksdepression
- Sepsis

Nebenwirkungen. Die *Toxizität* der Kombinations-Chemotherapie wird durch das Spektrum der Nebenwirkungen der einzelnen Zytostatika bestimmt (Tab. 14-6). Mit Ausnahme des Bleomycins verursachen alle Zytostatika eine *Knochenmarksdepression.* Die Infektionsgefahr ist vor allem bei einer Verminderung der Leukozyten erhöht. Die Patienten sind in diesem Fall durch eine *Sepsis* gefährdet.

Tab. 14-6: Wichtige Nebenwirkungen verschiedener Zytostatika

Medikament	**Nebenwirkungen**
Cisplatin	Anämie, Emesis/Nausea, Polyneuropathie, Nierenfunktionseinschränkung
Carboplatin	Anämie, Leukopenie, Thrombozytopenie
Ifosfamid	Emesis/Nausea, hämorrhagische Zystitis
Vincristin	Polyneuropathie
Etoposid	Anämie, Leukopenie, Alopezie (reversibel)
Bleomycin	Stomatitis, Lungenfibrose, Hyperpigmentation
Methotrexat	Stomatitis

14.7.4 Nachsorge, Prognose

14.7.4.1 Nachsorge

Nachsorge

- **Stellenwert der Patienten-compliance**

Die Nachsorge bei Patienten mit Hodentumoren ist besonders wichtig, da es sich in aller Regel um junge Menschen handelt. Auch bei Auftreten eines Rezidivs ist eine Heilung möglich. Eine engmaschige Kontrolle der Patienten nach der retroperitonealen Lymphadenektomie oder Strahlen- bzw. Chemotherapie vor allem in den ersten 2 Jahren mit 2- bis 3monatlichen Untersuchungen ist notwendig. Dieses Kontrollregime erfordert eine gute Mitarbeit (Compliance) der Patienten. Eine intensive Aufklärung und Beratung ist deshalb immer durchzuführen. Der Patient muß zudem angeleitet werden, regelmäßig die *Selbstpalpation* des Resthodens vorzunehmen. Bei der sog. „wait and watch"-Strategie sind Kontrolluntersuchungen im ersten Jahr alle zwei Monate und ab dem zweiten Jahr vierteljährlich erforderlich.

- **Selbstpalpation**

Praxishinweis: Kontrolluntersuchungen

Praxishinweis: Zum **Nachsorgeprogramm** gehören:
- körperliche *Untersuchung*, Kontrolle der *Tumormarker*, *Röntgen-Thorax* in 2 Ebenen
- *Sonographie* von Resthoden und Abdomen, *CT* bzw. *MRT* des Abdomens.

14.7.4.2 Prognose

Prognose

Zweittumor: 2–3 %

Bei 2–3 % der Patienten besteht oder entwickelt sich innerhalb von 15 Jahren nach der Erstdiagnose ein Zweittumor im kontralateralen Hoden.

Stadium I:
- **hohe Überlebensrate**
- **niedrige Rezidivhäufigkeit**
- **mehr Rezidive bei Surveillance-Strategie**

- **Stadium I.** Sowohl bei Seminomen als auch bei Nichtseminomen beträgt die 5-Jahres-Überlebensrate 98 %. Die Rezidivhäufigkeit der Seminome nach adjuvanter Strahlentherapie liegt bei 2,5 %.

Rezidive bei Nichtseminomen treten nach modifizierter Lymphadenektomie in 10 % der Fälle auf. Im Falle einer Surveillance-Strategie steigt bei Nichtseminomen die Progressionsrate auf bis zu 38 % an.

- **prognoseverschlechternd:**
  - Gefäßinvasion
  - embryonale Anteile
  - Tumorinfiltration, Nebenhoden

Prognostisch ungünstige Faktoren im Stadium I sind:
- *Invasion* der Blut- bzw. Lymphgefäße im Primärtumor
- *embryonale* Karzinom- und *chorionkarzinomatöse Anteile*
- *Infiltration* des Primärtumors in Rete testis, Tunica albuginea, Nebenhoden und Samenstrang.

Durch die Eliminierung von prognostisch ungünstigen Fällen von einer „wait and watch"-Strategie kann die Progressionsrate bei der alleinigen Nachbeobachtung deutlich gesenkt werden.

Stadium II A/B
- **deutlich weniger Rezidive mit Chemotherapie**

• **Stadium II A/B.** Die 5-Jahres-Heilungsrate bei Seminomen und Nichtseminomen im klinischen Stadium II A/B liegt bei mehr als 95 %, wenn eine Lymphadenektomie mit adjuvanter Chemotherapie oder eine primäre Chemotherapie durchgeführt wurde.

fortgeschrittene Metastasierung:
- **5-Jahres-ÜLR: 40–60 %**

• **Stadium III.** Die Prognose bei **fortgeschrittener Metastasierung** ist abhängig von der *Tumormasse* (Anzahl und Größe der Metastasen), der *Lokalisation* der Metastasen und der *Höhe der Tumormarker. Die 5-Jahres-Überlebensrate sinkt auf 40–60 % ab.*

Penistumoren

14.8 Tumoren des Penis

St. Roth, P. Rathert

häufigste Penistumoren

Epidemiologie. Die häufigsten *benignen Penistumoren* sind **Genitalwarzen (Condylomata acuminata),** der häufigste *maligne Tumor* ist das **Plattenepithelkarzinom.**

- **Condylomata acuminata sexuell übertragbar**
- **Peniskarzinom in Europa mit ca. 0,5 % aller männlichen Karzinome selten**
  - tritt im fortgeschrittenen Alter auf

Letzteres muß differentialdiagnostisch insbesondere gegenüber den infektiösen, ulzerierenden Penisläsionen abgegrenzt werden.
Während Condylomata acuminata nach der Gonorrhoe und den Chlamydieninfektionen die dritthäufigste sexuell übertragene Erkrankung darstellen, ist das **Peniskarzinom** in **Mitteleuropa** mit ca. 0,5 % aller männlichen Karzinome **selten.** Im Unterschied zu den venerischen Penisläsionen ist das durchschnittliche Erkrankungsalter beim Peniskarzinom in 80 % aller Fälle *jenseits des 55. Lebensjahres.*

In bestimmten Regionen wie Puerto Rico, Mexico, China und Uganda ist die Inzidenz des Peniskarzinoms mit 12–22 % aller männlichen Karzinome sehr hoch. Welchen Einfluß das heiße bzw. tropische Klima hat, ist ebenso ungeklärt wie die Frage, ob die Häufigkeit auch in Europa in Anbetracht einer möglicherweise viralen Genese zunehmen wird.

14.8.1 Ätiopathogenese, Klinik

Ätiologie des Peniskarzinoms

14.8.1.1 Ätiologie

prädisponierende Faktoren sind:
- **Phimose:**
  - prophylaktische Zirkumzision ist aber deshalb nicht gerechtfertigt
- evtl. **HPV-Infektionen**

• **Condylomata acuminata** werden durch *humane Papillomviren (HPV)* hervorgerufen.

Es wurden mehr als 50 Subtypen der Papillomviren identifiziert, von denen die Subtypen HPV-16, -18 und -31 von Bedeutung sind, da sie mit Karzinomen der Vulva bzw. der Cervix uteri assoziiert sind.

Die exophytisch wachsenden Genitalwarzen sind in aller Regel jedoch mit den potentiell nichtonkogenen *HPV-Subtypen 6 und 11* vergesellschaftet.

Anscheinend besteht ein **Zusammenhang** mit **malignen Penisveränderungen.** Obwohl in knapp der Hälfte der Peniskarzinome onkogene HPV-Subtypen nachgewiesen wurden, wird die Frage der viralen Genese und der evtl. sexuellen Übertragbarkeit – allerdings kontrovers – diskutiert.

• Allgemein akzeptiert wird der ätiologische Zusammenhang zwischen dem Peniskarzinom und einer **Phimose** als Ursache **mangelhafter Hygiene** und rezidivierender Infektionen. Die wirksamen Karzinogene sind nicht bekannt. Obwohl die Inzidenz des Peniskarzinoms bei Bevölkerungsgruppen mit einer rituellen Zirkumzision sehr selten ist, berechtigt diese Beobachtung nicht zur Interpretation, daß die **Zirkumzision eine Karzinomprophylaxe** darstellt.

Dem hat der wissenschaftliche Beirat der Bundesärztekammer bereits 1975 in einer Erklärung Rechnung getragen, da „bei normalen anatomischen Verhältnissen der gleiche vorbeugende Effekt durch Sauberkeit und Genitalhygiene erzielt werden kann".

14.8.1.2 Pathologie und Klinik

Pathologie

In der Regel ermöglicht bereits die **Inspektion** eine Unterscheidung zwischen den **bläschenartigen** Läsionen einer Herpes simplex-Infektion und den **exophytisch** wachsenden Condylomata acuminata. **Ulzerierende** Läsionen können dahingegen venerischer oder karzinomatöser Genese sein und sind häufig erst bioptisch zu differenzieren. Die wichtigsten **Präkanzerosen** sind:

- **Leukoplakien:** senile Hautkeratosen, die sich im Bereich der Glans penis oder des Präputiums entwickeln. Primär zeigen sich **plane, weißliche** Hautveränderungen, die später meist eine zunehmende Infiltration mit Prominenz und warziger Oberfläche entwickeln. Diese verrukösen Leukoplakien bilden nach einer unbestimmten Latenz ein *spinozelluläres Karzinom* aus.
- **Buschke-Löwenstein-Tumoren** (Synonym: **Riesenkondylome** oder Condylomata acuminata gigantea): klinisch bösartig erscheinende Varianten der Condylomata acuminata, die **lokal destruierend** wachsen, aber nur gelegentlich maligne entarten.
- **M. Bowen:** intraepidermales Stachelzellkarzinom mit intakter Basalmembran ohne Tumorinvasion, so daß von einem **Carcinoma in situ** gesprochen wird. Klinisch zeigt sich eine unregelmäßig begrenzte, wenig infiltrierte und **schuppige Läsion,** die einen psoriasiformen Aspekt hat und oft am Penisschaft bzw. dem äußeren, aus Plattenepithel bestehenden Präputialblatt auftritt. Löst man die Schuppenkruste, bildet sich darunter eine nässende Fläche. Erfolgt keine Behandlung, kann es nach Jahren zum Durchbruch der Basalmembran mit Tumorinvasion kommen *(Bowen-Karzinom).*
- **Erythroplasie Queyrat:** Schleimhaut Bowen mit entsprechender Lokalisation im Bereich der Glans penis oder des inneren Präputialblattes. Es handelt sich primär auch um ein **Carcinoma in situ.** Klinisch kommt es zu **samtroten,** isolierten, mitunter schmerzhaften Läsionen mit einer **glatten** Oberfläche.

- **M. Paget** ist ein epidermotropes Karzinom, das am häufigsten im Bereich der Brustwarze auftritt. Die extragenitale Manifestation bei Männern ist sehr selten, die Läsionen sind scharf umschrieben, **schuppig** und **rot bis bräunlich-livide.** Es handelt sich ebenfalls um ein **Carcinoma in situ.**

Aspekt:
- **bläschenartige Läsionen: Herpes genitalis**
- **exophytisch-papilläre Läsionen: Condylomata acuminata**
- **ulzerierende Läsionen: venerische Infektion oder Peniskarzinom**

Präkanzerosen:
1. **Leukoplakie:** weißlich-plane Läsion der Glans penis, des Präputiums
2. **Buschke-Löwenstein-Tumor:** ulzerierende Riesenkondylome
3. **M. Bowen:** schuppige Läsion am Penisschaft oder äußeren Präputialblatt. Carcinoma in situ.
4. **Erythroplasie:** rötlich-glatte Läsion auf der Glans penis oder dem inneren Präputialblatt. Schleimhautpendant zum M. Bowen
5. **M. Paget:** selten genital lokalisierte, schuppige, rot-bräunliche Läsion

Die **Plattenepithelkarzinome,** die 95 % aller malignen Penistumoren ausmachen, wachsen **gleich häufig exophytisch** oder **endophytisch.** Bei exophytischen Wuchsformen imponieren solitär oder gruppiert stehende Effloreszenzen, die später verschmelzen und exulzerieren (Abb. 14-24). Endophytisch wachsende Tumoren stellen sich dagegen als kleine, oberflächliche Ulzera mit einem harten Grund dar. Dieses Wachstumsverhalten wird vom Differenzierungsgrad beeinflußt. Die flachen, **endophytischen** Karzinome sind meist **entdifferenziert, frühzeitig infiltrierend,** wohingegen die **exophytischen** in 50 % **hochdifferenzierte** Tumoren sind. Primärer Tumorsitz ist in ca. 50 % die Glans penis, in 30 % das Präputium und in ca. 20 % beide Anteile. Die **Klassifikation des Peniskarzinoms** wird entsprechend dem TNM-System vorgenommen (UICC 1987) und ist für die Therapie entscheidend:

Klinik
Plattenepithelkarzinom des Penis
- **exophytische oder endophytisch-ulzerierende Läsion**

- **Hauptlokalisationen:**
  - Glans penis: 50 %
  - Präputium: 30 %
  - beide Strukturen: 20 %

T-Primärtumor

TX Primärtumor kann nicht beurteilt werden
T0 kein Anhalt für Primärtumor
Tis Carcinoma in situ, **Ta**: nichtinvasives verruköses Karzinom

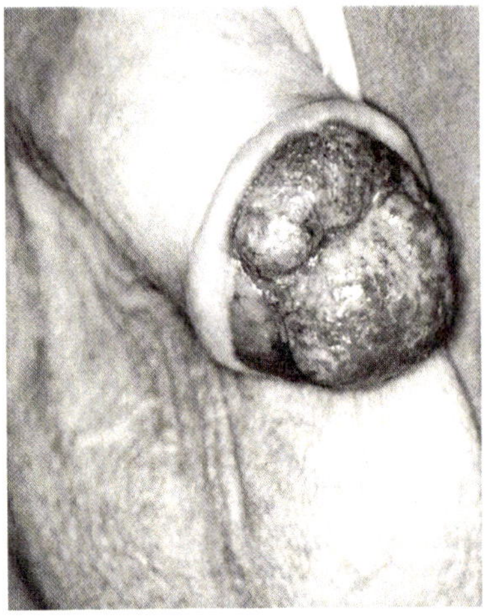

a

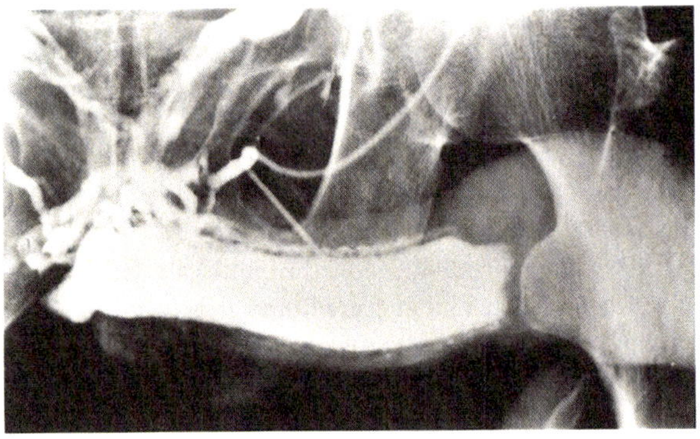

b

Abb. 14-24 a: Plattenepithelkarzinom des Penis mit Infiltration des Corpus cavernosum (Stadium T2), **b.** Die Infiltration des distalen Schwellkörpers ist bei der Kavernosographie zu sehen

T1 Tumor infiltriert subepitheliales Bindegewebe
T2 Tumor infiltriert Corpus spongiosum oder cavernosum
T3 Tumor infiltriert Urethra oder Prostata
T4 Tumor infiltriert andere Nachbarstrukturen
N-regionäre Lymphknoten
NX regionäre Lymphknoten nicht beurteilbar
N0 keine regionären Lymphknotenmetastasen
N1 Metastase in solitärem oberflächlichen Lymphknoten
N2 Metastasen in multiplen oder bilateralen oberflächlichen Lymphknoten
N3 Metastase(n) in tiefen Leisten- oder Beckenlymphknoten (uni- oder bilateral)
M-Fernmetastasen
MX Fernmetastasen nicht beurteilbar
M0 keine Fernmetastasen
M1 Fernmetastasen

14.8.2 Diagnostik, Therapie

14.8.2.1 Diagnostik

Diagnostik

- **jede fragliche Primärläsion muß bioptisch abgeklärt werden**

Die rein inspektorische Diagnostik ist unsicher. Eine Hilfestellung bietet das Alter des Patienten, da Karzinome meist im fortgeschrittenen, venerische Erkrankungen in der Regel im jüngeren Alter auftreten. Grundsätzlich gilt aber, daß im **Zweifelsfall immer** eine **bioptische Sicherung** erfolgen muß.

Praxishinweis: Bei präputialen Veränderungen mit gleichzeitiger Phimose sollte die Biopsie mit einer Zirkumzision verbunden werden.

- **Praxishinweis**

Bestätigt sich bioptisch der Karzinomverdacht, geht man folgendermaßen vor:
Neben dem Ausschluß von **Fernmetastasen** (Röntgenthorax, Sonographie Leber, ggf. Knochenszintigraphie) ist für das Peniskarzinom prognostisch entscheidend, ob die oberflächlichen oder tiefen **Leistenlymphknoten** befallen sind. Die **Palpation** der inguinalen Lymphknotenmetastasen ist jedoch **unzuverlässig.** Zudem ist es wichtig zu wissen, daß bei **50–70 %** der Patienten **reaktiv hyperplastische** Lymphknoten vorliegen, die sich nach der Entfernung des Primärtumors zurückbilden. Die *pedale Lymphographie* hat eine geringe Sensitivität. Befallene inguinale und iliakale Lymphknoten kommen nicht immer zur Darstellung. Alternative bildgebende Verfahren sind *CT* und *MRT.*

- **Lymphknotendiagnostik:**
- Palpation unzuverlässig
- pedale Lymphographie
- CT, MRT

Eine mit ca. 80 % relativ hohe diagnostische Zuverlässigkeit soll entsprechend den lymphatischen Abflußwegen der Biopsie dieser oberflächlich-inguinal gelegenen Lymphknoten (Sentinel-Lymphknoten nach Cabanas) zukommen (Abb. 14-25). Da jedoch **falschnegative Resultate möglich** sind, wird ab dem Tumorstadium ≥ T2 nach einem Ausschluß von Fernmetastasen generell die *ilioinguinale Lymphadenektomie* empfohlen.

Differentialdiagnosen tumoröser Penisveränderungen sind:
- **Infektionen:** Herpes simplex-Infektionen, Condylomata acuminata, syphilitisches Ulkus, Lymphogranuloma inguinale, Granuloma venerum Donovaniosis, Ulcus molle (weicher Schanker)
- **benigne Tumoren:** Penishorn (Cornu cutaneum penis), Fibrome, Myome, Lipome, Angiome, Naevi, Epidermiszysten
- **Präkanzerosen:** s. o.
- **maligne Tumoren:** Plattenepithelkarzinome (> 95 %), Melanome, Sarkome, Basalzellkarzinome.

Differentialdiagnosen:
- **Infektionen**
- **benigne Tumoren**
- **Präkanzerosen**
- **maligne Tumoren**

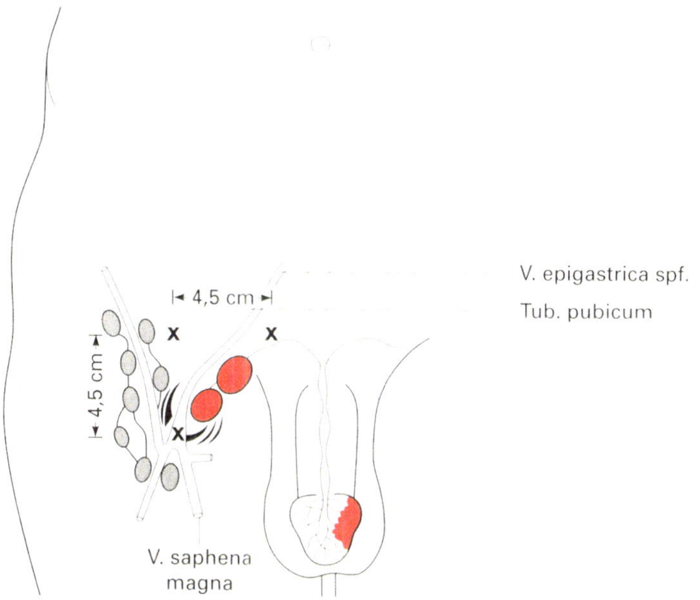

Abb. 14-25: Schildwächter-Lymphknoten (n. Cabanas). Die erste metastatische Lymphknotenstation liegt subkutan und medial der V. epigastrica superficialis. Sie ist ca. 2 Querfinger (4,5 cm) lateral und unterhalb des Tuberculum pubicum aufzufinden

Therapie

1. Condylomata acuminata
- **Allgemeinmaßnahmen:**
- sexuelle Abstinenz oder Kondomschutz
- Therapie lokal begünstigender Milieufaktoren
- **ablative Therapie:**
- Elektrokauterisation oder Laserbehandlung
- alternativ Podophyllin
- **adjuvante Interferontherapie**

2. Präkanzerosen
- **bei präputialer Lokalisation: Zirkumzision**
- **alternativ: lokale Exzision oder Laser**

3. Peniskarzinom

a) Primärläsion:
- lokale Exzision
- Lasertherapie
- Strahlentherapie
- ab Stadium T2: partielle oder totale Penektomie

b) Lymphknoten:
- ab T2-Tumoren prophylaktische ilioinguinale Lymphknotenentfernung

c) palliative Chemotherapie

14.8.2.2 Therapie

Behandlung der Condylomata acuminata. Als **Allgemeinmaßnahmen** sind sexuelle Abstinenz oder Kondomschutz und die Therapie lokal begünstigender Milieufaktoren (z.B. Phimose, Fisteln, Mykosen) wichtig. Die **Entfernung** der Condylome erfolgt meist elektrochirurgisch oder mittels Laser. Alternativ können auch lokal ätzende bzw. antimitotische Substanzen wie *Podophyllin* verwendet werden. Bezüglich der **Rezidivprophylaxe** scheint der systemischen *Interferontherapie* eine wesentliche Rolle zuzukommen. Bei kleineren Arealen steht neuerdings auch ein lokal applizierbares *Interferon-Gel* zur Verfügung.

Behandlung der Präkanzerosen. Bei einer **präputialen Lokalisation** ist eine organerhaltende Therapie in Form der **Zirkumzision** einfach zu realisieren. Bei einer Lokalisation an der Glans ist die Therapie der Wahl die lokale Applikation von **5-Fluorouracilcreme.** Der Stellenwert der **Lasertherapie** ist noch unklar. In jedem Fall muß eine engmaschige Nachkontrolle erfolgen.

Behandlung des Peniskarzinoms

- **Oberflächliche und kleine Tumoren des Präputiums** (unter 2 cm) können durch *lokale Exzision* (Zirkumzision) behandelt werden. Ist die Glans penis befallen, beträgt die Rezidivrate nach alleiniger Exzision ca. 40 %, so daß alternativ die *partielle Penektomie, Laser-* oder eine *Strahlentherapie* in Frage kommt.
- Bei **größeren Läsionen** der Glans penis bzw. des Penisschaftes ist die **partielle Penektomie** mit einem Sicherheitsabstand die Therapie der Wahl. Lehnen die Patienten die „verstümmelnde" partielle Penektomie ab, kann eine **strahlentherapeutische Behandlung** oder *Laserchirurgie* erwogen werden.
- Bei einem **ausgedehnten Tumorbefall des Penisschaftes** ($\geq$ T3) ist die **totale Penektomie** unter Mitnahme der Crura erforderlich. Die Urinausleitung erfolgt perineal.

Behandlung bei regionärem Lymphknotenbefall. Ab dem Stadium T2 ist eine lymphogene Metastasierung in ca. 60 % zu erwarten. Da bei lokoregionären Lymphknotenmetastasen durch die inguinale Lymphadenektomie in 20–50 % der Fälle eine Heilung erreicht werden kann, wird diese in Abhängigkeit vom Alter empfohlen. Ab einem Tumorstadium $\geq$ T2 wird heute allgemein die prophylaktische ilioinguinale Lymphadenektomie ca. 4 Wochen nach der Operation der Primärläsion am Penis empfohlen. Hierbei erfolgt zunächst eine inguinale Lymphadenektomie. Sind in der Schnellschnittuntersuchung keine pathologischen Lymphknoten vorhanden, kann auf die iliakale Lymphknotendissektion verzichtet werden.

Palliative Chemotherapie bei Metastasierung. Der **Stellenwert** der Chemotherapie ist **begrenzt.** Sie ist keinesfalls ein Ersatz der primären Operation oder Strahlentherapie. Die aktuellen Daten sprechen im Rahmen der palliativen Behandlung für einen wenn auch nur kurzen Therapiegewinn durch den Einsatz von *Methotrexat.*

Maligne paratestikuläre und skrotale Tumoren

14.9 Tumoren des Skrotums und paratestikulärer Strukturen

A. Semjonow, P. Rathert

selten

Maligne Geschwülste **paratestikulärer Strukturen** und des **Skrotums** sind selten. Die **Symptomatik** ist uncharakteristisch. Oft besteht eine schmerzlose Schwellung, evtl. verbunden mit leichten, ziehenden Schmerzen im Inguinalbereich. Gelegentlich findet der Untersucher eine palpable, inguinale Lymphknotenvergrößerung.

Diagnostik. Für **paratestikuläre Raumforderungen** gibt es meist keine sichere anamnestische, palpatorische oder inspektorische Hinweise auf ihre Dignität. Tumorspezifische Laborparameter, wie sie für einige Hodentumoren existieren, sind bislang nicht bekannt. Die *Sonographie* mit hochauflösenden Schallköpfen ist ein zuverlässiges Mittel zur Differenzierung von extra- und intraskrotalen Prozessen. Sie ist in der Lage, zystische Prozesse sicher von soliden Prozessen abzugrenzen. Eine klare Zuordnung weichteildichter, paratestikulärer Raumforderungen ist jedoch nur selten möglich.
Besteht der geringste Verdacht auf einen **intraskrotalen malignen Prozeß,** sollte die *operative Freilegung* von einem Inguinalschnitt aus erfolgen. Die histopathologische *Schnellschnittuntersuchung* entscheidet über die Organerhaltung.

Diagnostik:
- **Palpation**
- **Sonographie**
- **operative Freilegung**
- **Schnellschnitt** → weiteres Vorgehen

14.9.1 Maligne Skrotumtumoren

Maligne Skrotumtumoren

14.9.1.1 Plattenepithelkarzinom

Plattenepithelkarzinom

Der häufigste maligne Tumor des Skrotums ist das Plattenepithelkarzinom, das bereits 1775 als erste maligne Berufserkrankung **(Schornsteinfegerkrebs)** erkannt wurde.

- **erste maligne Berufserkrankung**

In der Vergangenheit meist durch berufliche Exposition mit Ruß, Teer, Paraffin und anderen Petroleumprodukten verursacht, ist es heutzutage eher die Folge mangelnder persönlicher Hygiene. Die Inzidenz ist rückläufig. Neuerdings wurde eine Häufung epithelialer Genitaltumoren nach Photochemotherapie bei Psoriasis beschrieben. Eine erhöhte Inzidenz multipler Primärtumoren bei Patienten mit Skrotalkarzinomen wurde mehrfach beschrieben, kann aber bislang nicht erklärt werden.

- **Prophylaxe durch**
  - Hygiene,
  - Schutzkleidung

Klinisch besteht meist eine *knotige,* schmerzlose *Läsion der Skrotalhaut,* häufig verbunden mit *Ulzerationen* (Abb. 14-26). Die Ränder sind gerötet und oft wallartig aufgeworfen.
Nach bioptischer Sicherung der Verdachtsdiagnose besteht die **Therapie** in der weiten Exzision des Tumors (mit ca. 2 cm Sicherheitsabstand), einschließlich aller befallenen inguinalen und ilioinguinalen Lymphknoten. Bei ausgedehntem Tumorwachstum ist die (Hemi-)Skrotektomie und Deckung des Defektes mit gestielten Lappen oder Spalthaut erforderlich. Ein Übergreifen des Tumors auf den Skrotalinhalt ist selten.

Klinik:
- **knotige Läsion**
- **Ulzerationen**

Therapie:
- **Exzision des Tumors**
- **Lymphadenektomie**

Metastasierung. Zum Zeitpunkt der Diagnosestellung bestehen in ca. *50 % der Fälle Lymphknotenmetastasen.* Lymphangiographie oder CT sind nur bei vergrößerten Lymphknoten hilfreich. Man findet bei tastbaren Leistenlymphknotenvergrößerungen in nur etwa der Hälfte aller Fälle eine maligne Ursache. Die *lymphatischen Abflußwege* des Skrotums führen zu den gleichseitigen oberflächlichen, inguinalen Lymphknoten. Anastomosen zur Gegenseite be-

Metastasierung:
- **häufig Lymphknotenmetastasen**
- **Lymphabflußwege:**
  - Anastomosen zur Gegenseite
  - gleichseitige Nll. inguinales spf.

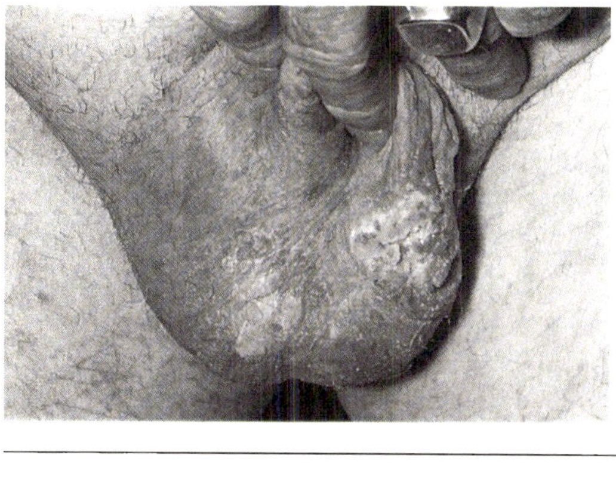

Abb. 14-26: Plattenepithelkarzinom der Skrotalhaut (sog. Schornsteinfegerkrebs).

stehen über die Raphe. Trotzdem sind kontralaterale inguinale Lymphknotenmetastasen selten (8 %).

Nachsorge → Lymphknotenmetastasen

Eine konsequente **Nachsorge** ist angezeigt, da Lymphknotenmetastasen noch Jahre nach abgeschlossener Therapie auftreten können.

- Strahlentherapie, Zytostatika wenig erfolgreich

Durch **Radiatio** und **topische Chemotherapie** konnten keine Erfolge erzielt werden. Der Einsatz **systemischer Zytostatika** (Bleomycin, Cisplatin oder Methotrexat) bewirkt möglicherweise eine partielle Remission.

M. Paget

14.9.1.2 M. Paget

- **bioptische Klärung therapieresistenter Anogenitalekzeme**

Auch der M. Paget des Skrotums ist selten. Bei therapieresistenten chronischen Ekzemen der Anogenitalregion empfiehlt es sich, frühzeitig eine Biopsie durchzuführen. Nach histologischer Sicherung erfolgt die Exzision der betroffenen Skrotalhaut. Die Exzisionsränder sollten makroskopisch mindestens 1,5–2 cm tumorfrei sein, da das Tumorausmaß klinisch meist unterschätzt wird. Darüber hinaus ist die Suche nach einer zweiten, vom Skrotalbefund unabhängigen, malignen Erkrankung sinnvoll.

Malignes Melanom

14.9.1.3 Malignes Melanom des Skrotums

Behandlung:
- **lokale Exzision**
- **Lymphadenektomie**
- **Interferon**

Bei primären Melanomen des Skrotums sollte eine weite lokale Exzision mit bilateraler *oberflächlicher inguinaler Lymphknotendissektion* durchgeführt werden. Bei histologisch gesichertem Lymphknotenbefall wird auch die *bilaterale tiefe pelvine Lymphknotendissektion* empfohlen. Unabhängig vom Manifestationsort des Melanoms gelten Chemotherapie und Radiatio als wenig erfolgversprechend. Mit *Interleukinen* kann oft eine, wenn auch meist nur kurze, Remission erzielt werden.

Rhabdomyosarkom

14.9.1.4 Rhabdomyosarkom

- **häufigster Weichteiltumor des Kindes**

Therapie:
- **inguinale Orchiektomie**
- **Chemotherapie**

Rhabdomyosarkome sind die häufigsten Weichteiltumoren des Kindes. Das Skrotum ist oft betroffen. Häufiger als in jeder anderen Lokalisation bestehen bei paratestikulärem Sitz des Tumors bei Diagnosestellung paraaortale Lymphknotenmetastasen. Hämatogene Metastasen treten meist in der Lunge auf. Die **Therapie** besteht in der radikalen inguinalen Orchiektomie mit hoher Absetzung des Funiculus spermaticus. Eine zytostatische Behandlung sollte angeschlossen werden. Verwendung finden Schemata mit Vincristin in Kombination mit Dactinomycin und Cyclophosphamid oder Adriamycin bzw. Doxorubicin. Die Notwendigkeit einer retroperitonealen Lymphknotendissektion wird auf Grund der Spätkomplikationen bei Kindern kontrovers beurteilt. Bei Erwachsenen erscheint eine prophylaktische retroperitoneale Lymphknotendissektion gerechtfertigt.

Sekundäre maligne Skrotumtumoren

14.9.1.5 Sekundäre maligne Skrotumtumoren

Sekundär kann das Skrotum durch eine **Infiltration,** ausgehend von Tumoren des Penis, Hodens oder Samenstranges, einbezogen sein. **Skrotale** oder **paratestikuläre Metastasen** können bei Primärtumoren von Lunge, Prostata, Magen, Niere, Kolon, Pankreas, Harnblase oder Rektum (in absteigender Häufigkeit) auftreten. Die Therapie richtet sich nach dem Primärtumor.

14.9.2 Benigne Skrotumtumoren

Benigne Skrotumtumoren

Für **Epidermoidzysten** des Skrotums wie auch für **fibröse Hamartome** ist die einfache Exzision ausreichend.

- **Epidermoidzysten**
- **Hamartome**

Zu den gutartigen mesenchymalen Neubildungen des Skrotums gehören das *Hämangiom*, *Lymphangiom* und das *Lipom*. Bei der Mehrheit der, normalerweise kongenital auftretenden, **Hämangiome** tritt eine Spontanregression innerhalb von 5 Jahren ein. Die Exzision oder Lasertherapie kann bei einer schmerzhaften Thrombose des Hämangioms oder aus kosmetischen Gründen erforderlich sein. Die Therapie von **Lymphangiomen**, **Atheromen** und **Lipomen** besteht in ihrer vollständigen Exstirpation.

- **Hämangiome**
- **Lymphangiome**
- **Lipome**
- **Adenomatoidtumoren**

Der relativ häufig auftretende **Adenomatoidtumor** entwickelt sich vor allem im Nebenhodenschwanz, kann aber auch im Samenstrang oder den Hodenhüllen auftreten. Der Hoden selbst ist nicht betroffen. Die organerhaltende einfache Exzision oder Nebenhodenteilresektion ist ausreichend.

organerhaltende Therapie nach Schnellschnitt

15. Traumatologie der Harnwege und Genitalorgane

G. Rodeck

Epidemiologie
- **Urogenitalsystem mit ca. 2 % an Unfallverletzungen beteiligt**
- **Nieren stehen mit 12 % bei stumpfen und 5 % bei penetrierenden Oberbauchtraumen nach Milz und Leber an 3. Stelle der verletzten Organe**
- **Verkehrsunfälle weitaus am häufigsten (50–70 %), gefolgt von Sport-, Arbeits- und häuslichen Unfällen**

Epidemiologie. Bezogen auf die Gesamtzahl der Unfallverletzungen ist der Anteil der traumatischen Schäden am Urogenitalsystem mit ca. 2 % relativ gering. Dennoch verdienen die Harnorgane sowohl bei isolierten Verletzungen als auch im Rahmen schwerer Kombinationstraumen wegen ihrer speziellen Problematik Beachtung.

Von den Organen des Abdominal- und Retroperitonealraumes ist die Niere mit 12 % bei den stumpfen und 5 % bei perforierenden Verletzungen der Oberbauchregion nach Milz und Leber am häufigsten betroffen. Gleichzeitige Verletzungen der Niere und harnableitenden Wege, die vorwiegend in Verbindung mit Beckenfrakturen vorkommen, sind relativ selten. Die *Verletzungsursachen* sind sehr vielgestaltig. An erster Stelle stehen heute Verkehrsunfälle mit über 50 %, gefolgt von Sport-, Arbeits- und häuslichen Unfällen.

Verletzungen von Niere und proximalem Harnleiter

15.1 Verletzungen der Niere und des proximalen Harnleiters

Pathomechanismen
- **in ca. 90 % stumpfes Trauma des Rumpfes von ventral, lateral oder dorsal**
- **Besonderheit: Schleudertrauma**
- **Kinder sind besonders gefährdet**

Pathomechanismen: Hier dominieren Organschäden durch stumpf einwirkende Gewalt (ca. 90 %), die in Abhängigkeit vom Unfallhergang den Rumpf von ventral, seitlich und dorsal, breitflächig oder punktuell treffen kann (Abb. 15-1 a). Weiterhin spielen sog. Schleudertraumen, bei denen die relativ schwere parenchymatöse Niere durch schnell abgebremste vertikale Bewegung, wie beim Fall aus großer Höhe, eine Rolle (Abb. 15-1 b).

Im **Kindesalter** ist weiter zu beachten, daß die Nieren durch ihre relative Größe, die geringer ausgebildete Muskulatur und das nachgiebige Thoraxskelett besonders gefährdet sind. Hinzu kommt die Dehnbarkeit des Nierengefäßstiels, so daß es beim Schleuder-

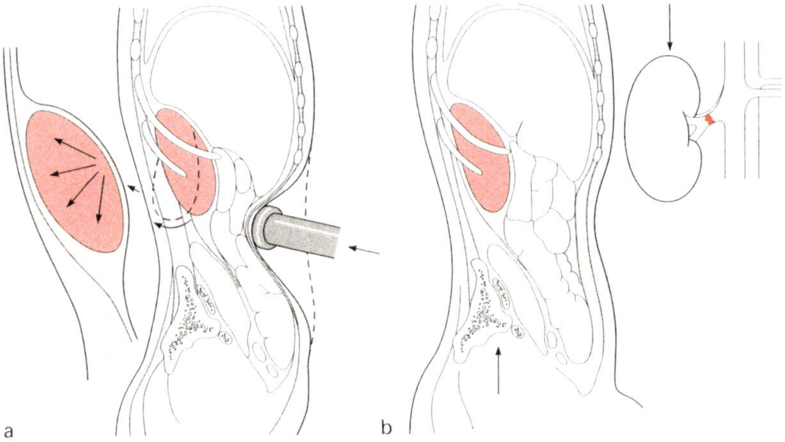

Abb. 15-1: Pathomechanismus, **a.** stumpfes Bauchtrauma von ventral, **b.** Schleudertrauma

trauma seltener zu Gefäßstielabrissen, aber häufiger zu Überdehnungen der Nierenarterien mit sekundärem thrombotischen Gefäßverschluß kommt.

15.1.1 Klinik, Diagnostik

15.1.1.1 Klinik

Symptomatik

Allgemeinsymptome: Schockzustände verschiedener Schweregrade mit Hypotonie und Pulsfrequenzanstieg, Kreislaufzentralisation, Bewußtseinstrübung, Übelkeit und Erbrechen, Schmerzen.

Allgemeinsymptome
- Schock versch. Grade

Lokale Symptome: Hämatome und Prellmarken in der Lenden-, Thorax- und Bauchregion, diffuser abdominaler Druckschmerz oder speziell in der Nierengegend; deutliche Abwehrspannung sowie eine allmählich an Größe zunehmende Resistenz im Oberbauch, die bei bimanueller Palpation als „Flankentumor" imponiert.

Lokale Symptome
- „Flankentumor"

Hinweisende Symptome für eine **Beteiligung des Harntrakts:** Hier steht die *Makrohämaturie* mit unterschiedlicher Intensität an erster Stelle. In 10–15 % kann sie trotz schwerer Nierenverletzung, z. B. bei Nierenstiel- oder Harnleiterabriß auch fehlen. *Blasenentleerungsstörung* und *Blutaustritt* aus der Harnröhre weisen immer auf eine Verletzung der Harnröhre hin.

Spezifische Symptome des Harntraktes
- Makrohämaturie

15.1.1.2 Urologische Diagnostik

Urologische Diagnostik

- **Praxishinweis**

Praxishinweis: Folgende *diagnostische Maßnahmen* sind durchzuführen:
- *Anamnese:* Klärung des Unfallhergangs und Information über frühere urologische Erkrankungen.
- Die *klinische Untersuchung* umfaßt Inspektion und vorsichtige Palpation des Verletzungsgebiets, Messung des Bauchumfangs, Laboruntersuchungen (Hb, Erythrozyten, Hämatokrit, Leukozyten, Blutgerinnung), Blutdruckkontrollen und Untersuchung des Spontan- bzw. Katheterurins. **Kein Katheterisierungsversuch bei Harnröhrenverletzung!**
- *Sonographie* beider Nieren, des Retroperitonealraumes und der Harnblase.
- *Abdomenleeraufnahme* und *Infusionsurogramm* mit Spätaufnahmen. Bei Blasen- oder Harnröhrenverletzung retrogrades *Urethrozystogramm* (s. Abschn. 15.2, S. 260).

Diese Untersuchungen können meist schon im Initialstadium und während einer Schocktherapie durchgeführt werden. Ergänzende Untersuchungen sind: *CT des Abdomens, Nierenangiographie* (DSA) und *-szintigraphie*.

- **ergänzende Untersuchungen:**
- CT
- DSA
- Nuklearmedizin

• Die **Ultraschalluntersuchung** hat heute in der Akutdiagnostik von Unfallverletzten eine zentrale Stellung.

Diagnostik beim Nierentrauma

Als nichtinvasive Maßnahme gibt sie eine erste Orientierung über den Befund an den intra- und retroperitoneal gelegenen parenchymatösen *Organen* sowie über *Flüssigkeitsansammlung* (Blut, Urin) im Bauch- und Retroperitonealraum. Abb. 15-2 zeigt eine tiefe Ruptur mit echodichtem Hämatom. Die *Farbdopplertechnik* gibt zusätzliche Informationen über die Durchblutung einzelner Organabschnitte. Darüber hinaus eignet sich die Sonographie für laufende *Befundkontrollen* und längerfristige Verlaufskontrollen.

1. Sonographie:
- Organbefund
- Flüssigkeitsansammlung
- Verlaufskontrollen

• **Nierenübersichtsaufnahme und Infusionsurogramm:** Obwohl auch heute der CT besondere Bedeutung beigemessen wird, bleibt nach der Sonographie die Ausscheidungsurographie die Basisuntersuchung, zumal davon ausgegangen werden kann, daß diese Untersuchung in allen Fachpraxen und auch kleineren Krankenhäusern vorgenommen werden kann.

2. Nierenübersichtsaufnahme, Infusionsurogramm:
- **nach Sonographie wichtigste Basisuntersuchung:**
- Psoaskontur

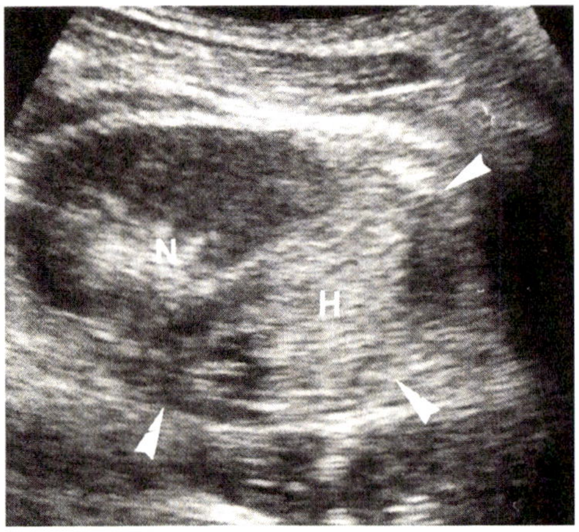

Abb. 15-2: Sonographischer Schrägschnitt der linken Niere (N) nach Nierentrauma. Die Pfeile markieren ein 6 × 4 cm großes Hämatom bei Nierenparenchymruptur

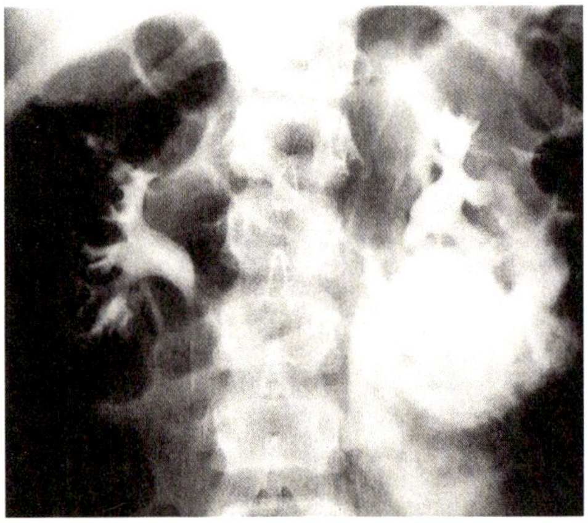

Abb. 15-3: Infusionsurogramm (Spätaufnahme) mit ausgedehnten Kontrastmittelparavasaten als Zeichen einer Nierenruptur am unteren Pol

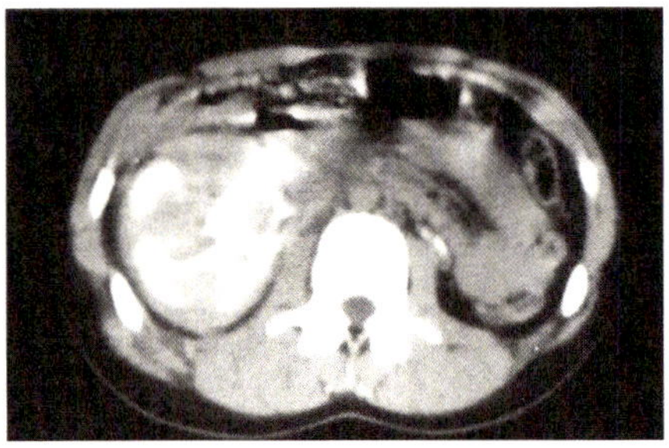

Abb. 15-4: Computertomogramm eines 17jährigen Patienten nach schwerem Trauma (II b) einer bis dahin nicht bekannten Einzelniere. Man erkennt die gut durchbluteten Areale mit interfragmentären und perinealen Blutansammlungen

- Frakturen
- Schonhaltung
- Ausscheidung
- Hohlraumdarstellung
- Harnleiterverlauf
- Harnblasendarstellung

Schon die Übersichtsaufnahme ergibt durch verwaschene *Psoaskonturen*, Nachweis von *Rippen-, Wirbel- und Querfortsatzfrakturen* sowie durch eine auffällige *Skoliosehaltung* wichtige Hinweise. Nach Kontrastmittelgabe werden durch die einzelnen Aufnahmen in Folge, einschließlich Spätaufnahmen, nach 30–60 Minuten wertvolle Erkenntnisse über *Ausscheidungsstörung*, inkomplette *Hohlraumdarstellung*, den *Verlauf des Harnleiters* sowie Kontrastmittelparavasate gewonnen (Abb. 15-3).

Bei Traumen der Unterbauchregion erhält man zusätzliche Informationen über Lage, Form und Ausdehnung der *Harnblase*.

3. retrograde Ureteropyelographie bei Verdacht auf Ureterabriß

Bei Verdacht auf Ureterabriß ist die retrograde **Ureteropyelographie** indiziert (s. Abschn. 15.2, S. 259).

Infusionsurogramm und Sonographie bestimmen in ca. 70 % den Schweregrad der Nierenverletzung.

4. CT:
- Nierenform

• **Computertomographie:** Diese Untersuchungstechnik ermöglicht eine zuverlässige Befunderhebung im Falle stumpfer, aber auch penetrierender Verlet-

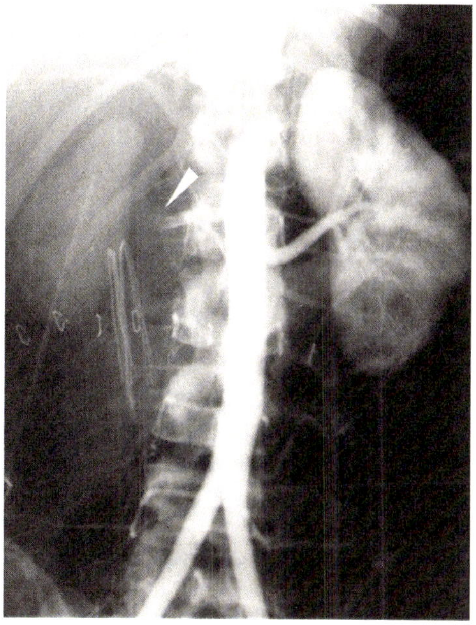

Abb. 15-5: Übersichtsangiographie: Thrombotischer Verschluß der rechten Arteria renalis (←), deutliche Größenminderung des Organs; Zustand nach Laparotomie wegen Verdacht auf intraperitoneale Verletzung

zungen des Abdominal- und Retroperitonealraumes. Insbesondere erhält man Informationen über *Form, Lage* und *Größe* sowie *Durchblutung* der Nieren, aber auch über Auswirkungen des Traumas am Nierenparenchym durch Nachweis von *Rupturen*, Kontrastmittelparavasaten und perirenalen *Hämatomen* bzw. Urinomen (Abb. 15-4).
Minderdurchblutete Gewebsabschnitte, z. B. bei einem Polabriß bleiben im Vergleich zum normalen Nierengewebe hypodens. Im Falle eines Nierenstielabrisses oder thrombotischen Nierenarterienverschlusses stellt sich die betroffene Niere zur Gegenseite ohne Kontrastierung dar.

- Nierenlage
- Nierengröße
- Nierendurchblutung
- Rupturen
- Hämatom/Urinom

- minderdurchblutete Parenchymabschnitte hypodens

• **Nierenangiographie:** Diese invasive Untersuchungstechnik hat durch Sonographie und CT deutlich an Bedeutung verloren. Die Indikationen sind eingeschränkt und die venöse *digitale Subtraktionsangiographie* (DSA) ist weitgehend an ihre Stelle getreten. Zur Abklärung bei gestörter *Nierendurchblutung* und bei Verdacht auf einen *thrombotischen Verschluß* ist die arterielle Angiographie weiterhin von großem Wert (Abb. 15-5).

5. Nierenangiographie:
a) i. v. DSA:
- „stumme Niere" bei Nierenstielabriß
- kongenitale Fehlbildung

b) arterielle Angiographie
- Nierendurchblutung
- Thrombose

• **Nierenszintigraphie:** Nuklearmedizinische Untersuchungen der Nieren haben heute vorwiegend Bedeutung für die *Funktionsbeurteilung* und *Begutachtung* (s. Abschn. 5.6, S. 80).

6. Nierenszintigraphie:
- Funktionsbeurteilung
- Begutachtung

15.1.2 Klassifikation der Nierenverletzung

Klassifikation der Nierenverletzung

Für die Auswirkungen des Unfallereignisses an Niere und Harnleiter ist es sinnvoll, eine Einteilung zu treffen, die sowohl die aufgrund der vorangehenden Diagnostik anzunehmenden pathologisch-anatomischen Veränderungen als auch die Symptomatik und klinisch erhobenen Befunde berücksichtigt. Diese Forderungen erfüllt am besten eine Einteilung in *3 Schweregrade* (die auf Hodges und Lutzeyer zurückgeht, Abb. 15-6): *leichte, schwere, bedrohliche* Verletzungen (I–III).

3 Schweregrade:
I. leichte Verletzungen
II. schwere Verletzungen
III. bedrohliche Verletzungen

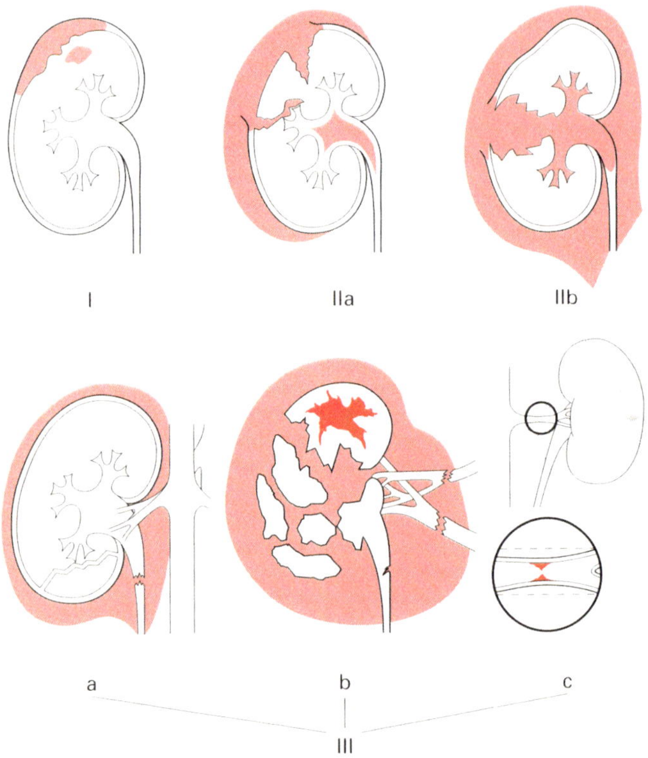

Abb. 15-6: Schematische Darstellung der 3 Schweregrade (I–III) von Nierenverletzungen mit Unterteilung von Grad II und III

I. Leichte Verletzungen

- **ungestörter AZ**
- **Makrohämaturie und Schmerzen rasch abklingend**

15.1.2.1 Leichte Verletzungen (I)

Pathologisch-anatomisch: Organkontusionen ohne Kapsel- und Parenchymeinriß, aber lokale bzw. diffuse Parenchymeinblutungen.

Klinisch: Die anfangs bestehende *Makrohämaturie* ist nach einem Zeitraum von 2–3 Tagen nur noch mikroskopisch nachweisbar und Schmerzsymptome klingen relativ rasch ab. Im Nierenlager ist keine Resistenz palpabel. Das Allgemeinbefinden ist kaum beeinträchtigt.

Diagnostik: Urographie mit vollständiger oder abgeschwächter Kontrastierung der Nierenhohlraumsysteme; sonographischer Nachweis von Kontusionsherden mit Verdichtung des Nierenparenchyms und umschriebenen subkapsulären Hämatomen.

II. Schwere Verletzungen

- **Schockzeichen**
- **Hämaturie anhaltend**
- **Flankenschwellung evtl. zunehmend**

15.1.2.2 Schwere Verletzungen (II)

Pathologisch-anatomisch:
- Ein- oder mehrfache Parenchymeinrisse **ohne** Eröffnung der Nierenhohlräume, Zerreißung der Capsula fibrosa und adiposa, perirenales Hämatom **(II a).**
- Tiefgreifende Parenchymrupturen **mit** Eröffnung des Hohlraumsystems einschließlich kompletter Querrupturen oder Polabtrennungen **(II b).**

Klinisch: Leichter bis mittelschwerer Schockzustand, der bei isolierter Nierenverletzung immer reversibel ist. Deutliche Druckschmerzhaftigkeit des Nierenlagers, umschriebene Abwehrspannung unterhalb des Rippenbogens, evtl. palpable Resistenz. Die subjektiven Beschwerden halten länger an oder verstärken sich mit Größenzunahme des „Flankentumors". Die Makrohämaturie bleibt über mehrere Tage bestehen.

Diagnostik: Im Ausscheidungsurogramm Deformierung oder Ausfall einzelner Kelchabschnitte. Nierenbecken und Harnleiter stellen sich nicht dar. Aussparungen im Nierenbecken durch Blutgerinnsel. Auf Spätaufnahmen unregelmäßig begrenzter Kontrastaustritt von unterschiedlichem Ausmaß (s. Abb. 15-3). Sonographisch und computertomographisch lassen sich Parenchymrupturen sowie Blut- und Urinansammlung zwischen den durch das Trauma getrennten Parenchymabschnitten und im perirenalen Raum nachweisen (Abb. 15-4).

15.1.2.3 Bedrohliche Verletzungen (III)

III. Bedrohliche Verletzungen

Pathologisch-anatomisch:
• Abtrennung des unteren Nierenpols in Kombination mit proximalem Ureterabriß evtl. zusätzliche Läsion der Nierenstielgefäße, perirenales Hämatom unterschiedlicher Ausdehnung **(III a)**
• komplette Organruptur in mehrere Teile, meist kombiniert mit Nierenstiel- und Ureterein- bzw. -abriß, ausgedehntes perirenales Hämatom **(III b)**
• zentraler Nierenarterienverschluß durch Intimaeinrollung und sekundärer Thrombose infolge Überdehnung des Gefäßstiels bei intaktem, infolge der fehlenden Durchblutung aber deutlich verkleinertem Organ **(III c).**

Klinisch: Schwerer Schockzustand des meist polytraumatisierten Patienten (Ausnahme: isolierter Nierenarterienverschluß), starker Flankenschmerz, große Resistenz in der Lendenregion, lokalisierte oder diffuse abdominale Abwehrspannung, Zeichen anhaltender innerer Blutung mit Zunahme des Bauchumfanges. Eine Makrohämaturie kann bei komplettem Nierenstiel- oder Harnleiterabriß fehlen. Abdominale Begleitverletzungen (Leber, Milz) sind häufig.

- **schwerer Schock** (persistierend)
- **großer Flankentumor**
- **Abwehrspannung**
- **Bauchumfang ↑**
- **Zeichen innerer Blutung**

Diagnostik: In dem während der Schockbehandlung angefertigten Infusionsurogramm bzw. CT zeigt die geschädigte Niere entweder keine Ausscheidung oder bei einer Ruptur des unteren Nierenpols und hohem Uretereinriß evtl. noch eine Hohlraumfüllung der mittleren und oberen Kelchgruppe bei gleichzeitiger Paravasation im Hilusbereich mit rascher Ausbildung eines Urinoms. Bei Verdacht auf Ureterabriß ist die retrograde Kontrastfüllung indiziert

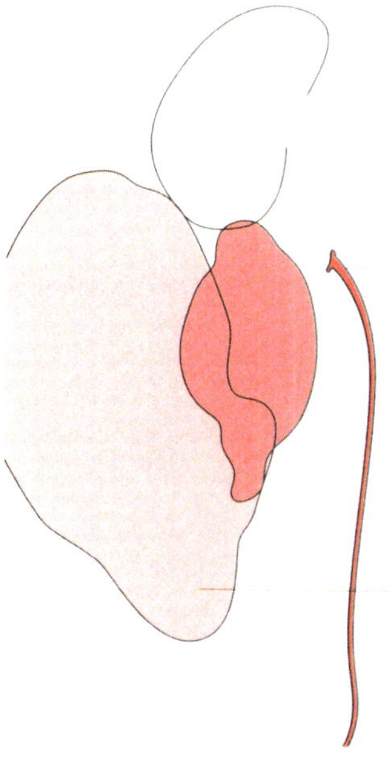

Abb. 15-7: Skizze der retrograden Ureterographie mit hohem Harnleiterabriß in Kombination mit Abtrennung des unteren Nierenpols

(Abb. 15-7). Das notfallfäßig angefertigte CT (evtl. auch Angiogramm) kann Hinweise über Art und Ausmaß der Verletzung an Organen und Gefäßen geben.

Therapie der Nierenverletzungen

15.1.3 Therapie der Nierenverletzungen

Nach sinnvollem Einsatz der diagnostischen Mittel, für den bei isolierten Nierenverletzungen nach stumpfem Trauma im Gegensatz zur besonderen Situation eines polytramatisierten Patienten genügend Zeit ist, kann in aller Regel eine *stadiengerechte Behandlung* mit dem Ziel der Organerhaltung erfolgen:

Stadium I
- **ausschließlich konservativ:**
- Bettruhe
- 24stündige Nahrungskarenz,
- Befundkontrollen
- **zweizeitige Organruptur möglich**

• **Stadium I:** *konservative* Behandlung. Eine stationäre Beobachtung mit Bettruhe mindestens für die Dauer einer bestehenden Makrohämaturie, 24stündiger Nahrungskarenz sowie Verlaufskontrolle des Palpations- und sonographischen Befundes, des Blutdruckes und der Laborwerte (Hb, Erythrozyten, Hämatokrit) ist erforderlich. An die Möglichkeit einer *zweizeitigen Organruptur* muß immer gedacht wrden.

- **längerfristige Beobachtung**

Vor Entlassung und nach 4–6 Wochen empfiehlt sich eine erneute Befunddokumentation mit Sonographie und evtl. nuklearmedizinischer Funktionskontrolle, was sowohl für die Beurteilung unerwarteter Spätfolgen als auch für spätere Schadenersatzansprüche von Bedeutung sein kann.

Stadium II
- Infektionsprophylaxe erwägenswert

• **Stadium II:** *Schwere Verletzungen* können bei stabilisierten Kreislaufverhältnissen selbst im Falle tagelang fortbestehender Makrohämaturie unter Wahrung der für das Stadium I empfohlenen Überwachungsmaßnahmen *konservativ* behandelt werden. Eine Infektionsprophylaxe ist erwägenswert. Plötzliches Sistieren der Makrohämaturie kann auf eine Verlegung der „inneren Drainage" des Verletzungsgebietes hindeuten und gibt immer Veranlassung zur umfassenden Befundkontrolle mit bildgebenden Methoden. Ein deutliches Kontrastmittelparavasat und Zunahme des perirenalen Hämatoms bzw. Urinoms macht eine operative Revision mit dem Ziel der Organerhaltung notwendig.

- **bezüglich der Indikation und des Zeitpunktes operativer Maßnahmen keine einheitliche Auffassung:**
- Operation mit aufgeschobener Dringlichkeit hat Vorteile
- Spätkomplikationen sind weitgehend vermeidbar

Nicht einheitlich sind die Auffassungen zur Frage der Sofortoperation im **Stadium IIb.** Der Vorteil einer *Operation mit aufgeschobener Dringlichkeit* besteht darin, daß nach Ausräumung des Hämatoms gewöhnlich keine stärkere arterielle Blutung mehr zu erwarten ist und die irreversibel durchblutungsgestörten Areale besser abzugrenzen sind.
Die von den Befürwortern der *Sofortoperation* angeführten möglichen Spätkomplikationen wie traumatische Hydronephrosen oder Pseudozysten, Hypertonie infolge Concretio renis oder semgentaler Infarkte sowie hochgradige Funktionsminderung beziehen sich allenfalls auf Patienten, bei denen der Schweregrad aufgrund mangelhafter Diagnostik und Verlaufsbeobachtung nicht richtig eingeschätzt wurde.
Die diagnostische Freilegung eines Organs zur Klärung des Befundes ist heute, ebenso wie die leichtfertige Opferung eines noch erhaltungswürdigen Organs, abzulehnen, ganz besonders im Kindesalter.

Stadium III
- **operative Revision erforderlich**

• **Stadium III:** *Bedrohliche Verletzungen* erfordern eine Differenzierung des operativen Vorgehens. Die als Stadium III a und b definierten Befunde bedingen in aller Regel nach initialer Schocktherapie eine operative Revision. Da es sich hier in ca. 80 % um Kombinationsverletzungen im Rahmen eines Polytraumas handelt, liegen besondere Verhältnisse vor, auf deren Problematik noch weiter unten eingegangen wird.

- **Stad. III a: Organerhaltung möglich**
- **Stad. III b: Nephrektomie meist unvermeidlich**

Im Falle eines hohen Ureterabrisses mit oder ohne gleichzeitiger Abtrennung des unteren Nierenpoles **(III a)** ist bei rechtzeitig durchgeführter Operation und übersichtlicher Situation eine Organerhaltung möglich.
Im Stadium **III b** ist dagegen eine Nephrektomie meist nicht zu vermeiden.
Der thrombotische Verschluß der Nierenhauptarterie nach Überdehnung und Intimaablösung **(III c)** verursacht im allgemeinen keine irreversible Schocksymptomatik und wird daher nur selten so rechtzeitig diagnostiziert, daß das ischämische Organ durch

operative Rekanalisation des Gefäßes erhalten werden kann. Die Entfernung des funktionslosen Organs kann, wenn es die Allgemeinsituation des Patienten erfordert, auch zu einem späteren Zeitpunkt selektiv erfolgen.

Nierenverletzungen nach **penetrierendem Trauma** durch Messerstiche, Schuß- oder Pfählungsverletzungen sind seltener, erfordern aber ebenfalls eine sorgfältige Diagnostik unter Einsatz aller notwendigen Mittel, zu denen auch die vorsorgliche operative Revision gehört.

- **offene Verletzungen nach penetrierenden Traumen erfordern meist eine operative Revision**

15.1.4 Harnleiterverletzungen

Harnleiterverletzungen

Isolierte Verletzungen des **lumbalen** oder **pelvinen** Harnleiters durch ein stumpfes Trauma sind infolge der geschützten Lage außerordentlich *selten*. Fast immer sind Skelettsystem oder Bauchorgane gleichzeitig betroffen.

- insgesamt sehr selten

Ursachen: Im Kindesalter spielen Überfahrungen sowie die Hyperlordosierung der Lendenwirbelsäule durch Stoßeinwirkung von hinten, auch beim Fall aus großer Höhe, eine besondere Rolle. Für die perforierenden Verletzungen gelten die gleichen Ursachen wie für Nierenverletzungen. Bei Beckenfrakturen ist der Harnleiter der Gefahr einer Quetschung oder Anspießung durch Knochensplitter ausgesetzt.
Relativ häufig sind *iatrogene Harnleiterverletzungen* bei instrumentellen oder operativen Eingriffen (z.B. Steinextraktionen, gynäkologischen und chirurgischen Unterbauchoperationen).

Ursachen:
- isoliert durch Hyperlordosierung der Lendenwirbelsäule (Kindesalter)
- häufiger in Kombination mit Verletzungen des Rumpfskeletts
- iatrogene Harnleiterverletzungen relativ häufig

Symptome und Diagnostik: Die anfangs uncharakteristische Symptomatik erschwert eine frühzeitige Diagnose. Tage bis Wochen können vergehen, bis schließlich Folgeerscheinungen, wie Urinome, Urinphlegmonen, Peritonitis und Urinfisteln aus dem Verletzungsgebiet auf die Harnleiterverletzung hinweisen.
Im Frühstadium gestatten häufig weder Ausscheidungsurogramm noch Sonogramm (bzw. CT) eine verläßliche Aussage. Wichtigste diagnostische Maßnahme ist die retrograde Sondierung und Kontrastfüllung unter Durchleuchtungskontrolle.

Diagnostik:
- Verletzungen werden häufig erst an den Folgeerscheinungen erkannt

- **retrogrades Ureteropyelogramm**

Die **Therapie** hat die möglichst frühzeitige Wiederherstellung der Kontinuität durch Naht mit temporärer Einlage einer inneren Schiene zum Ziel.

Ist dies primär wegen eines größeren Defektes oder bereits vorhandener phlegmonöser Entzündung nicht möglich, so muß zunächst eine Nephrostomie und lokale Drainage des Wundgebietes für eine sichere Harnableitung sorgen, um zu einem späteren Zeitpunkt die endgültige Rekonstruktion vornehmen zu können. Eine funktionsfähige Niere sollte wegen einer isolierten Harnleiterverletzung nicht geopfert werden. Nach Harnableitung bieten sich immer Möglichkeiten einer Organerhaltung, ggf. durch Autotransplantation.

Therapie:
- **Ziel:** Organerhaltung durch primäre Naht, evtl. sekundäre Rekonstruktion nach temporärer Nephrostomie

15.2 Verletzung von Blase und membranöser Harnröhre

Verletzung von Blase und membranöser Harnröhre

Pathomechanismus: Die Entstehung einer **Blasenruptur** im intraperitonealen oder extraperitonealen Bereich ist bei stumpfer Gewalteinwirkung weitgehend vom Füllungszustand der Blase abhängig.
- Bei prallgefüllter Blase kommt es durch Fortpflanzung der hydraulischen Druckwelle meist zu Längsrissen am Blasenscheitel oder an der Hinterwand mit gleichzeitiger Zerreißung des Peritonealüberzugs, also zu einer *intraperitonealen Ruptur*.
- *Extraperitoneale Rupturen* der Vorder- und Seitenwand werden meist durch Quetschung bei Symphysensprengung oder durch Fragmente einer Beckenfraktur verursacht.

Blase:

- **intraperitoneale Rupturen durch stumpfe Gewalteinwirkung auf gefüllte Harnblase**
- **extraperitoneale Rupturen meist in Kombination mit Beckenfrakturen**

Harnröhre
- **Pars membranacea urethrae zerreißt meist partiell oder komplett durch Abschermechanismen im Bereich des Diaphragma urogenitale**

Häufigkeit

Der partielle Einriß oder komplette Abriß der **Harnröhre** im Bereich der Pars membrancea, also intrapelvin wird durch einen Abschermechanismus im Diaphragma urogenitale infolge Symphysensprengung oder Schambeinstückfraktur verursacht (Abb. 15-8).

Häufigkeit: Bei Blasenrupturen handelt es sich in ca. 90 % um stumpfe Verletzungen, davon 30 % intra-, 58 % extraperitoneal und 12 % Kombination beider Formen. Bei Beckenringfrakturen muß in ca. 30 % mit urologischen Verletzungen gerechnet werden. Dabei entfallen ca. $\frac{2}{3}$ auf die hintere Harnröhre, ca. $\frac{1}{3}$ auf die Blase und ca. 10 % kombiniert auf Blase und Harnröhre.

Symptome:
- **intraperitoneale R.**:
  - peritonealer Reizzustand
  - Bauchumfang ↑
- **extraperitoneale R.**:
  - Symptome der Beckenfraktur (Schmerzen, Bewegungseinschränkung) stehen im Vordergrund
  - gestörte Spontanmiktion

Symptome: Die Schwere des Traumas bestimmt das Krankheitsbild. Schockzustände sind häufig. Bei der *intraperitonealen Ruptur* steht die abdominelle Symptomatik vom peritonealen Reizzustand bis zum Vollbild der Peritonitis als Spätbefund im Vordergrund. Auf Prellmarken in der Unterbauchregion ist zu achten. Die meist gleichzeitig vorhandene Beckenfraktur bestimmt zunächst die Symptomatik der *extraperitonealen Blasenruptur* (Bewegungs- und Kompressionsschmerz). Die Spontanmiktion ist in beiden Fällen gestört, eine Makrohämaturie kann fehlen.

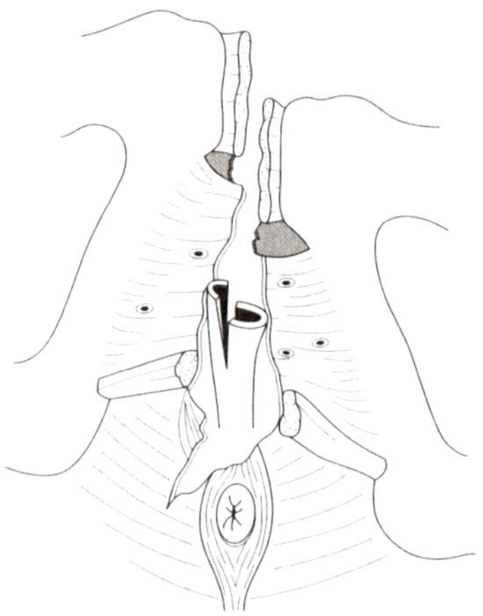

Abb. 15-8: Symphysensprengung und Zerreißung des Diaphragma urogenitale. Schematischer Pathomechanismus einer membranösen Harnröhrenruptur (n. Sigel)

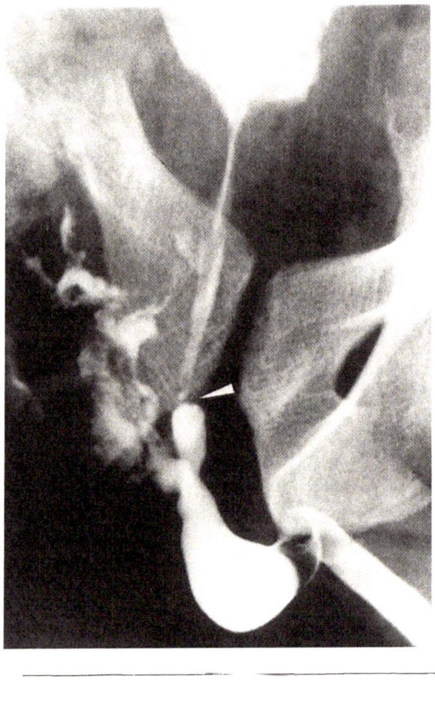

Abb. 15-9: Retrogrades Urethrozystogramm bei Beckenfraktur und inkompletter Zerreißung der Pars membranacea urethrae (←). Umschriebenen Kontrastmittelaustritt; Elongation der hinteren Harnröhre infolge Verdrängung der Harnblase bei Beckenhämatom

Wegen des häufigen Auftretens einer Blasen- oder Harnröhrenruptur in Kombination mit Beckenfrakturen sollte immer auch eine urologische Abklärung erfolgen.

Spezielle Diagnostik: Das bei jedem stumpfen Bauchtrauma indizierte *Urogramm* bringt besonders auf Spätaufnahmen durch Nachweis von Kontrastmittelaustritten in die Bauchhöhle (mit Umspülung von Darmschlingen) oder in den Beckenraum in vielen Fällen bereits die Diagnose. Bei gestörter Miktion oder spontanem Blutaustritt aus der Harnröhre sollte als weitere Maßnahme ein retrogrades *Urethrozystogramm* unter aseptischen Bedingungen durchgeführt werden (Abb. 15-9).

Diagnostik:
- **Urogramm mit Spätaufnahmen**
- retrogrades Urethrozystogramm
- **Praxishinweis**

> **Praxishinweis:** Bei einer Beckenringfraktur ist eine primäre transurethrale Katheterisierung kontraindiziert. Zunächst muß durch ein retrogrades Urethrozystogramm eine Harnröhrenruptur ausgeschlossen werden.

Ist eine Harnröhrenruptur auszuschließen, so kann eine Katheterisierung und Kontrastmittelfüllung (Zystogramm) unter Durchleuchtungskontrolle erfolgen (Abb. 15-10). Auch sonographisch lassen sich Form und Lage der gefüllten Harnblase und Ausdehnung eines Beckenhämatoms zuverlässig beurteilen. Darmschlingen oder Netzanteile verlegen nicht selten die intraperitonea-

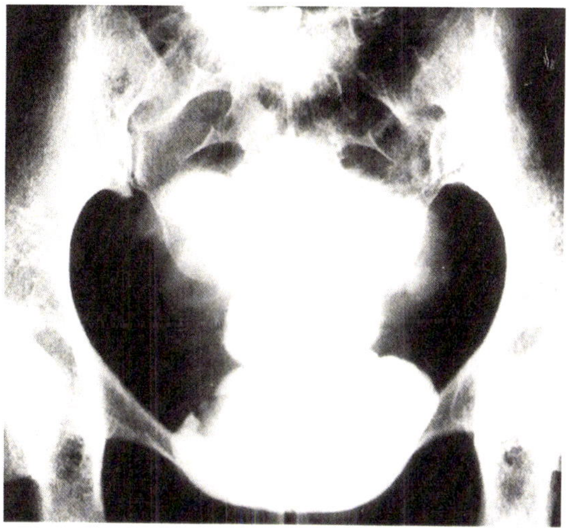

Abb. 15-10: Retrogrades Zystogramm mit Kontrastmittelaustritt aus dem Blasenscheitel bei intraperitonealer Ruptur

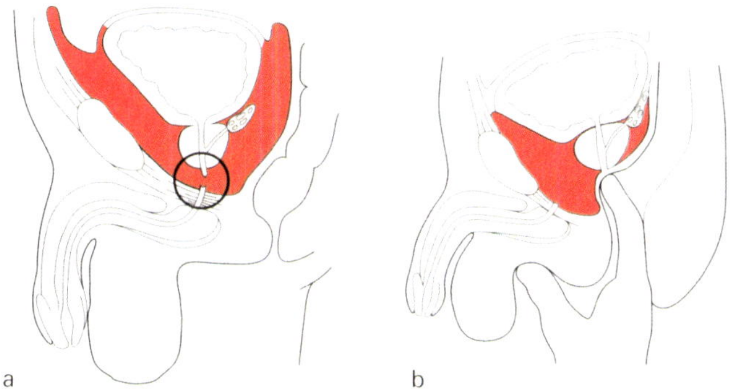

a b

Abb. 15-11: Situationsskizze bei Blasenhalsabriß, **a.** Komplette Ruptur der membranösen Harnröhre mit Abdrängung von Prostata und Harnblase, **b.** rektaler Tastbefund

le Rupturstelle der Blase, so daß sich im Ausscheidungsurogramm ein falsch-negativer Befund ergeben kann.

• typischer rektaler Tastbefund bei Blasenhalsabriß

Ein **Blasenhalsabriß,** d.h. die komplette Ruptur der Pars membrancea urethrae kann allein schon durch rektale Untersuchung diagnostiziert werden. Infolge hämatombedingter Verlagerung der Blase und Prostata nach kranial ist die Prostata nicht an normaler Stelle, sondern weit nach kranial verschoben zu tasten (Abb. 15-11). Bei Kindern ist die Prostata noch nicht deutlich ausgebildet, so daß dieses Phänomen entfällt.

Therapie:
- **intraperitoneale Blasenruptur:**
  - Verschluß + Drainage

Therapie: Die gesicherte *intraperitoneale* Blasenruptur ist eine absolute Indikation zur operativen Revision mit Verschluß der Blase und Drainage des Douglas-Raums. Der Blasenurin wird zur Nahtentlastung vorübergehend über einen Dauerkatheter abgeleitet.

- **extraperitoneale R.:**
  - Versorgung zusammen mit operativer Stabilisierung der Beckenfraktur
  - evtl. nur Harnableitung

Eine *extraperitoneale* Ruptur erfordert nicht in jedem Fall ein operatives Vorgehen. Kleinere Öffnungen können sich unter Dauerableitung der Blase für 10–12 Tage spontan schließen. Ebenso können Beckenhämatome mit Kompression und Verformung der Harnblase (ggf. unter Antibiotikaschutz) der Resorption überlassen werden. Bei gegebener Indikation zur operativen Stabilisierung einer Beckenfraktur wird die Blasenruptur in gleicher Sitzung versorgt.

- **Harnröhrenruptur (inkomplett oder komplett):**
  - primäre operative Versorgung oder zunächst
  - suprapubische Harnableitung

Das gleiche gilt sowohl für die inkomplette *supradiaphragmale* Harnröhrenruptur als auch für den *kompletten Blasenhalsabriß.* Unter Berücksichtigung schwerer Begleitverletzungen (Schädel, Thorax, Abdomen, Extremitäten) besteht von urologischer Seite keine absolute Dringlichkeit. Eine primäre suprapubische Punktionsdrainage zur Urinableitung verhindert die Gefahr einer Urinphlegmone und gewährleistet, daß die endgültige Versorgung nach Stabilisierung des Gesamtzustandes vorgenommen werden kann.

15.3 Verletzungen von bulbärer Harnröhre und äußerem Genitale

Verletzung der bulbären Harnröhre

15.3.1 Bulbäre Harnröhre

Pathomechanismus

- **stumpfe Gewalteinwirkung auf Damm oder äußeres Genitale** „Straddle injury"

Symptome:
- Hämatome am Damm u. in Skrotalregion
- gestörte Spontanmiktion
- Blutaustritt aus Harnröhre

Pathomechanismus, Symptomatik: Die extrapelvine Harnröhrenläsion unterscheidet sich grundsätzlich von der intrapelvinen. Sie entsteht durch direkte, meist stumpfe Gewalteinwirkung auf die Dammregion, wobei die Pars bulbosa oder perinealis gegen die Symphyse gepreßt wird. Sportverletzungen beim Fußballspiel oder Geräteturnen sind häufige Ursachen, insbesondere in Form des „Straddle injury" (Abb. 15-12).

Äußere Kennzeichen sind mehr oder weniger ausgedehnte Hämatome am Damm, präpubisch und in der Skrotalregion. Die Spontanmiktion ist gestört, Blutaustritt aus der Harnröhre deutet auf deren Verletzung hin.

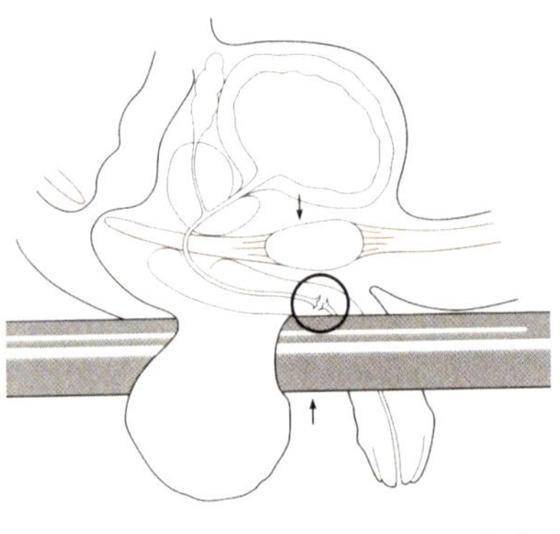

Abb. 15-12: Pathomechanismus einer Ruptur der perinealen Harnröhre („Straddle injury")

Diagnostik durch Urethrographie wie bei intrapelvinen, supradiaphragmalen Rupturen.

Diagnostik:
- retrogrades Urethrogramm

Therapie: Als erste Maßnahme empfiehlt sich immer die Anlage eines suprapubischen Blasenkatheters. Bei Quetschungen oder inkompletten Rupturen kann mit einer Spontanheilung gerechnet werden. Komplette Rupturen erfordern eine operative Freilegung mit Reanastomose, wobei eine primäre Operation zum frühestmöglichen Zeitpunkt oder eine sekundäre Versorgung nach Resorption des Hämatoms möglich ist.

Therapie:
- **Erstmaßnahme: suprapubische Punktionsdrainage der Harnblase**
- **operative Primärversorgung** (Naht) oder
- **sek. Rekonstruktion**

15.3.2 Äußeres Genitale

Äußeres Genitale

Am äußeren Genitale sind nach Lokalisation und Art der Schädigung zu unterscheiden: *Penisverletzungen, Verletzungen von Skrotum, Hoden, Nebenhoden.*

15.3.2.1 Penisverletzungen

Penisverletzungen

- **Penisfraktur:** Die Zerreißung der Tunica albuginea und des Corpus spongiosum durch stumpf einwirkende Gewalt oder Abknicken bei erigiertem Penis ist eine typische Kohabitationsverletzung. Ein „knackendes" Geräusch deutet auf diese Art der Verletzung hin. Es entwickelt sich rasch ein ausgedehntes *Hämatom* im Penisbereich, und die *Abknickung* ist meist erkennbar (Abb. 15-13).

1. **Penisfraktur** (Zerreißung der Tunica albuginea)

- **Hämatom**
- **Abknickung**

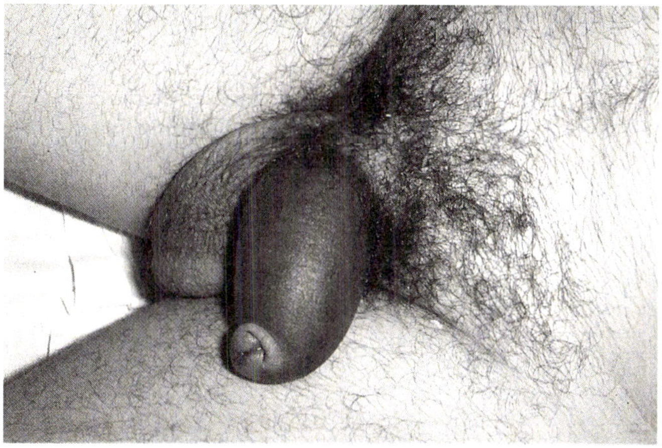

Abb. 15-13: Befund einer „Penisfraktur"

Therapie: Die möglichst frühzeitige Naht der Tunica albuginea hat im Hinblick auf die Spätergebnisse (funktionell und anatomisch) Vorrang vor dem auch möglichen abwartenden Verhalten.

- Bei Kindern werden häufiger **Einrisse am Präputium** durch Einklemmen beim Schließen des Reißverschlusses und durch Hundebiß beobachtet. Wenn notwendig wird eine Wundrandexzision und primäre Adaptationsnaht vorgenommen; bei Hundebiß *Tetanusprophylaxe!*

2. **Präputialeinrisse** (Reißverschluß, Hundebiß)

- Tetanusprophylaxe!

- Als **Masturbationsverletzung** kommen Einrisse bis schwere Lazerationen der Glans (z. B. durch Staubsaugereinwirkung) vor. Die *Therapie* besteht in möglichst sorgfältiger *Rekonstruktion* und Entfernung völlig durchblutungsgestörter Gewebsanteile. Auch ohne Beteiligung der distalen Harnröhre ist eine suprapubische Harnableitung angezeigt.

3. **Masturbationsverletzung**

- Rekonstruktion
- Harnableitung

Verletzung von Skrotum, Hoden, Nebenhoden

- **stumpfe Gewalt oder offene Verletzung**

15.3.2.2 Verletzung von Skrotum, Hoden und Nebenhoden

Pathomechanismus: Hier handelt es sich vorwiegend um direkte Traumen durch Fußtritt, Hufschlag oder Ballwurf sowie um Quetschungen im Rahmen schwerer Polytraumen. Offene Verletzungen des Skrotums werden in unterschiedlicher Form von der einfachen Rißwunde bis zur totalen Ablederung der Skrotalhaut mit Teil- oder Totalvorfall von Hoden und Nebenhoden sowie Hodenabriß beobachtet.

Symptome:
- Schwellung
- Hämatom
- Schmerzen
- Skrotalzerreißungen
- auch Abriß eines oder beider Hoden

Diagnostik:
- Sonographie, evtl. Doppler

Therapie:
je nach Art und Ausmaß der Verletzung konservativ oder operativ

Symptome: In Abhängigkeit vom Ausmaß der Gewalteinwirkung und begleitenden Gefäßläsion können erhebliche Schwellungen und ein sich rasch ausbreitendes Hämatom entstehen. In dem lockeren Unterhautgewebe entwikkelt sich seltener eine in sich geschlossene Hämatozele mit nachweisbarer Fluktuation. Bei der Erstuntersuchung nach stumpfem Trauma läßt sich infolge der starken Schmerzhaftigkeit und allgemeinen Schwellung schwer differenzieren, welcher Teil des Skrotalinhalts betroffen ist. Allein durch die sonographische Untersuchung ist annähernd sicher zu beurteilen, ob Hoden oder Nebenhoden in seiner Gesamtstruktur erhalten sind.
Die *konservative* **Therapie** besteht in *Hochlagerung des Hodens* und resorptionsfördernden antiphlogistischen Salben, evtl. auch Entleerung einer Hämatozele durch Punktion.
Operativ: Ausräumung eines Hämatoms, Entfernung von Gewebsnekrosen, Wundrandexzision und lockere Naht; wenn erforderlich Naht der Tunica albuginea oder Entfernung eines Hodens.

Pfählungsverletzung

spitzer Gegenstand dringt in Anogenitalregion ein

15.4 Pfählungsverletzungen

Definition: Darunter versteht man Verletzungen, bei denen ein spitzer Gegenstand (Pfahl) meist von kaudal nach kranial gerichtet im Bereich der Anogenitalregion in den Körper eindringt. Er kann auf seinem Weg mehrere Organe (Enddarm, Harnröhre, Prostata, Harnblase, Dünndarm und Beckengefäße, bei der Frau auch Vagina, Uterus und Anhangsgebilde) schädigen.

- **Praxishinweis**

⇨

> **Praxishinweis:** Den Pfahl nicht am Unfallort entfernen, sondern ihn in Körpernähe mit der Säge (Holz oder Metall) abtrennen und den sofortigen Transport in eine Unfallklinik veranlassen!

So werden zum einen eröffnete Hohlorgane verschlossen gehalten und innere Blutungen auf ein Mindestmaß beschränkt, zum anderen aber besteht im Rahmen der klinischen Diagnostik die Möglichkeit, den Weg des Pfählungsgegenstandes genau zu bestimmen und das Ausmaß der Verletzungen bereits vor der Operation abzuschätzen.

Therapie:
- **primäre operative Revision mit Verschluß der eröffneten Hohlorgane (Harnblase, Darm, Uterus) oder Gefäßnaht**

Therapie: Die Schäden an Gefäßen, Blase, Harnleiter, Dünn- oder Dickdarm sind immer primär zu versorgen. Dagegen können Zerreißungen des Sphinkter ani und der Ampulla recti nach Anlegen eines Anus praeter sigmoideus einer sekundären Operation mit meist besseren Erfolgsaussichten überlassen werden.

Verletzungen der Harnwege bei Polytrauma

15.5 Verletzung der Harnwege bei Polytrauma

Definition

⇨

> Ein Polytrauma liegt vor, wenn mindestens 2 Körperregionen oder Organsysteme betroffen sind und eine Verletzung lebensbedrohlich ist.

Am häufigsten sind Verletzungen folgender Regionen kombiniert: Schädel-Hirn (ca. 20 %), abdominale und retroperitoneale Organe (> 50 %), Extremitäten (ca. 35 %).

Bei der Notfallversorgung dieser Patienten am Unfallort und während des Transports in die Unfallklinik gilt das vorrangige Interesse der Kreislauf- und Atemfunktion sowie der Eindämmung äußerer Blutungen. In der Klinik können noch während der Schockbehandlung oder spätestens nach Wiederherstellung ausreichender Kreislaufverhältnisse die erforderlichen diagnostischen Maßnahmen in der Reihenfolge ihrer Dringlichkeit durchgeführt werden.

- **Allgemeingültige Grundsätze**
  - Atmung
  - Kreislauf

Bei einem stumpfen oder penetrierenden Bauchtrauma mit Verdacht auf Beteiligung der Harnorgane, z. B. durch Prellmarken in der Lendengegend, flächenhafte Hämatome an der Bauch- und Genitalregion, Rippen- oder Beckenfrakturen, Mikrohämaturie bzw. Spontanblutung aus der Harnröhre, sollte unverzüglich auch ein Urologe zugezogen werden, der die erforderlichen Untersuchungen veranlassen oder durchführen und anschließend seine Beurteilung zum therapeutischen Vorgehen beitragen kann. Ein allgemeiner Stufenplan, der dem Einzelfall anzupassen ist, kann hilfreich sein. Von entscheidender Bedeutung aber ist das gute Zusammenwirken aller beteiligten Fachdisziplinen.

- **Stufenplan zur interdisziplinären Versorgung polytraumatisierter Patienten**

15.6 Prognose

Prognose

Nierenparenchymverletzungen haben eine gute Heilungstendenz.
Mögliche **Spätfolgen** an Harn- und Genitalorganen sind:

Spätfolgen ⇦

(1) *Funktionsverlust* infolge Reduzierung des Nierenparenchyms durch Minderdurchblutung (Infarkte, arteriovenöse Fisteln, Parenchymnähte), Teil- oder Totalentfernung des Organs
(2) *chronische Pyelonephritis, septische Steinbildung,* traumatische *Pseudozysten* und *Hydronephrosen.*
(3) perirenale Einschwielung der Niere *(Concretio renis)*
(4) *Hypertonus* als Folge von 1–3, *Urinfisteln, Harnröhrenstrikturen.*

Mit Ausnahme der irreversiblen Parenchymverluste lassen sich diese Spätschäden durch zweckmäßige Therapiemaßnahmen und sorgsame Nachbetreuung weitgehend vermeiden.

Gynäkologische Urologie

16. Gynäkologische Urologie

M. Hohenfellner und J. W. Thüroff

Diagnostik

16.1 Spezielle Diagnostik

Die engen embryologischen und anatomischen Beziehungen zwischen dem unteren Harntrakt und dem Genitale der Frau erklären die funktionelle physiologische und pathophysiologische Abhängigkeit der beiden Organsysteme. Voraussetzung für die urologische Diagnostik der Frau ist daher die erweiterte körperliche Untersuchung, die die Beurteilung des äußeren Genitale, der Vagina und Portio (Spekulumeinstellung) sowie die rektale Palpation beinhaltet.

Spekulumeinstellung

⇨

Bei der **Spekulumeinstellung** werden unterschieden ein *Tiefertreten* von:
- Gebärmutter *(Prolaps)*, Trigonum und Blasenboden *(Zystozele)*, Blase und proximaler Urethra *(Zystourethrozele, rotatorischer Deszensus)*
- hinterer Vaginalwand *(Rektozele)*, hinterem Scheidengewölbe und Inhalt des Douglasschen Raums *(Enterozele)*.

Neben der **Sonographie** von Nieren und Blase sind die Gewinnung des **Katheterurins** zur Bestimmung des Restharns und des Harnstatus (Sediment und Bakteriologie), die **Kalibrierung der Harnröhre** und die Bestimmung des **karyopyknotischen Index** aus dem Urethralabstrich ergänzende Basisuntersuchungen.

- **Bougie à boule:** Harnröhrenweite, mind. 26 Ch.

- **Kalibrierung.** Die Harnröhre wird mit *Bougie à boule* kalibriert. Die normale Harnröhrenweite beträgt mindestens 26 Ch., bei Mädchen unter 10 Jahren wird die Harnröhrenweite nach der Formel: „Lebensalter + 10 = Charrière" kalkuliert.

- **karyopyknotischer Index (KPI)** Östrogenhaushalt
- KPI < 50 % → Östrogenmangel

- **KPI.** Der karyopyknotische Index (KPI) wird als Parameter für den Östrogenhaushalt im nach Papanicolaou gefärbten urethralen Epithelabstrich bestimmt. Normalerweise finden sich mehr als 70 % Oberflächenzellen und weniger als 30 % Intermediär- und Basalzellen. Ein KPI von **weniger als 50 %** ist beweisend für einen *Östrogenmangel.*

- **Praxishinweis**

⇨

Praxishinweis: Voraussetzung für die invasive radiologische, urodynamische und instrumentelle Diagnostik ist der *unauffällige Urinbefund.*

- **laterales Zystogramm**
  - Ruheposition
  - Mobilität von Blasenboden, Blasenhals, Urethra

- Das **laterale Zystogramm** mit Harnröhrenmarkierung in Doppelbelichtungstechnik unter Ruhe und erhöhtem intraabdominalem Druck (Valsalva) wird zur Beurteilung der Ruheposition und Mobilität von Blasenboden, -hals und Urethra in bezug auf die Conjugata mediana (Verbindung zwischen Unterkante der Symphyse und Unterrand des Kreuzbeins) benutzt. Der Blasenhals liegt etwa in Mitte zwischen der Symphysenober- und Unterkante und sinkt im lateralen Zystogramm nicht unter die Conjugata mediana ab. Pathologische Befunde wie vertikaler oder rotatorischer Deszensus sowie Zystozele müssen in Zusammenhang mit dem körperlichen Untersuchungsbefund gesehen werden (Abb. 16-1).

- **Urodynamik**

- Grundlage der **funktionellen Diagnostik** ist die **urodynamische Untersuchung** mit Messung des *Urethradruckprofils* unter Ruhe- und Streßbedingung,

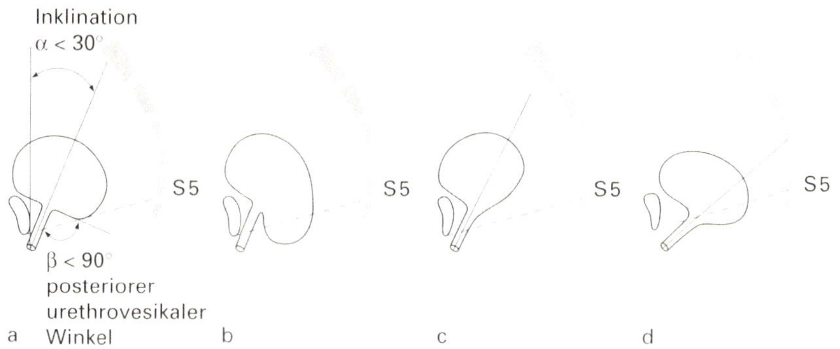

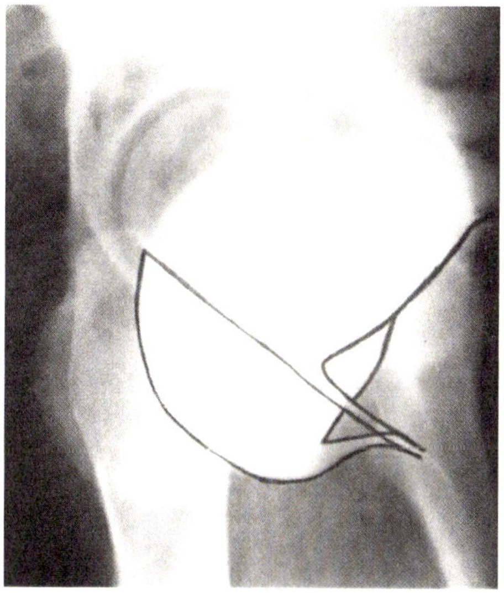

Abb. 16-1:
Befundung des lateralen Zystogramms, **a.** Normalbefund: Die Blase befindet sich oberhalb der Conjugata mediana. Die Inklination der Urethralängsachse gegen die Vertikale (Winkel α) ist kleiner als 30° und der posteriore urethrovesikale Winkel β kleiner als 90°, **b.** Zystozele: Absinken des Blasenhalses, besonders unter Belastung, bei normaler Lage der Urethra, **c.** Vertikaler Deszensus (Blasenhalsinsuffizienz): trichterförmiger Blasenhalsübergang in die Blase mit Öffnung unter Belastung. Schematische (**d**) und röntgenologische (**e**) Darstellung einer Urethrozystozele (rotatorischer Deszensus): Absinken von Blase und proximaler Urethra um einen Rotationspunkt im Bereich des Meatus externus, besonders unter Belastung. Winkel α ist vergrößert, Winkel β verstrichen

der *Zystomanometrie* und der *Druck-Fluß-Messung* mit simultan aufgezeichnetem EMG des Beckenbodens.

- funktionelle Diagnostik des unteren Harntrakts

16.2 Infektionen und Reizsymptome

16.2.1 Bakterielle Infektionen

Bakterielle Infektionen

Ätiologie, Pathophysiologie: Es werden *akute* und *chronische* Infektionen des unteren Harntrakts unterschieden, die unbehandelt aszendierend zu einer Mitbeteiligung des oberen Harntraktes führen können. Die höhere Inzidenz der Infektion von Harnröhre und Harnblase bei Frauen erklärt sich durch die *kurze weibliche Harnröhre*, die ebenso wie das Perineum und der Introitus vaginae in ihrem äußeren Drittel mit *gramnegativen Keimen der Darmflora* besiedelt ist.

weibliche Prädisposition:

- **kurze Harnröhre**
- **Besiedlung des äußeren Genitale durch Keime der Darmflora**

eine Zystitis kann durch Keimaszension zu einer Pyelonephritis führen

Infektionsfördernd wirken:

- unphysiologische *Miktionsgewohnheiten* (geringe Flüssigkeitszufuhr, langes Einhalten)

- Irritationen des Harntrakts, z.B. durch Geschlechtsverkehr *(Flitterwochenzystitis), Schwangerschaft (Schwangerschaftspyelonephritis), Entbindung,* gynäkologische und urologische *Operationen*
- *Östrogenmangel* und *Katheterisierung* (Infektionsrisiko bei Einmalkatheter 1–20 %, bei Dauerkatheter bis zu 77 %)

Der Übergang einer akuten in eine chronische Infektion wird durch zusätzliche Faktoren wie neurogene Blasenfunktionsstörungen, infravesikale Obstruktion mit Restharnbildung (s. Abb. 8-1, S. 118), Fisteln, Urolithiasis und Immundefekte gefördert.

akute Zystitis:
- **„Brennen beim Wasserlassen"**

akute Pyelonephritis:
- **zusätzlich Flankenschmerzen, Fieber**

Symptomatik: Eine *akute Zystitis* ist durch retrosymphysären Spontan- und Druckschmerz, Dysurie, Pollakisurie und imperativen Harndrang und gelegentlich durch eine Makrohämaturie (hämorrhagische Zystitis) gekennzeichnet. Eine Beteiligung des oberen Harntrakts, *Pyelonephritis,* geht mit schmerzhaftem Nierenlager und Fieber einher. Patientinnen mit einer *chronischen Zystitis* oder einer *chronischen Pyelonephritis* können – vor allem während eines akuten Infektionsschubs – die Zeichen der akuten Entzündung zeigen, ansonsten aber asymptomatisch sein.

Diagnostik:
- **Leukozyturie**
- **Bakteriurie** > 10^5/ml
- **positive bakterielle Kultur**

Die **Diagnose** (s. Abschn. 8.2, S. 120) wird durch den Nachweis der signifikanten *Bakteriurie* und *Leukozyturie* (> 5 Leukozyten/Gesichtsfeld) im Harnsediment gestellt, das bei gramnegativen Infektionen meist *nitritpositiv* ist, sowie durch den Nachweis der *Bakterien in der Harnkultur.* Bei akuten Infektionen wird häufig nur ein Keim, der in der Regel aus dem Spektrum der Darmflora stammt (in erster Linie *E. coli;* seltener *Klebsiella, Proteus* und *Enterobacter*) gefunden (s. Tab. 8-1, S. 119). Bei chronischen Infektionen werden meist 2 oder mehr Keime kultiviert. Beweisend für eine Infektion gilt eine Keimzahl von 100000 Bakterien/ml Urin, wobei geringere Keimzahlen eine Infektion nicht ausschließen.

Therapie der akuten Infektion:
- **Bettruhe**
- **forcierte Diurese**
- **antibiotische Therapie**

Therapie der chronischen Infektion:
- **Antibiotika**
- **Sanierung von Grundkrankheiten**
- **antibiotische Prophylaxe**
- **Ansäuerung des Urins**

Therapie: Akute Zystitiden werden durch erhöhte Flüssigkeitszufuhr und zunächst blinde antibiotische Therapie per os über 1–2 Tage behandelt, eine akute fieberhafte Pyelonephritis durch parenterale Flüssigkeits- und Antibiotikagabe über mindestens 5–7 Tage.
Chronische Infektionen werden durch Sanierung einer ggf. vorhandenen koexistenten Pathologie und testgerechte antibiotische Therapie behandelt; im Anschluß an die Primärtherapie kann eine antibiotische Langzeitprophylaxe über 6 Monate oder Ansäuerung des Urins indiziert sein.

Abakterielle Reizsymptome

16.2.2 Abakterielle Reizsymptome des unteren Harntrakts

16.2.2.1 Allgemeine Gesichtspunkte

Klassifikation der abakteriellen Reizsymptome des unteren Harntrakts
1. **sensorische Urge (Reizblase)**
2. **Detrusorhyperaktivität** (motorische Urge)
   - Detrusorinstabilität (nicht-neurogen)
   - Detrusorhyperreflexie (neurogen)
3. **low-compliance Blase**

Ätiologie, Pathophysiologie: Reizsymptome der Harnblase können bedingt sein durch eine
- pathologisch gesteigerte Sensitivität *(sensorische Urge)*
- Detrusorhyperaktivität *(motorische Urge)*
  - Detrusorinstabilität: *nicht-neurogene Detrusorhyperaktivität*
  - Detrusorhyperreflexie: *neurogene Detrusorhyperaktivität*
- verminderte Akkommodationsfähigkeit der viskoelastischen Blasenwandelemente *(„low-compliance Blase")*.

Die Pathogenese dieser auch *in gemischter Form* auftretenden Reizsymptome kann idiopathischer oder sekundärer (symptomatischer) Natur sein.
Eine *sekundäre sensorische Urge* kann begründet sein durch postmenopausalen Östrogenmangel, Radiozystitis, interstitielle Zystitis, tiefe Harnleitersteine, infravesikale Obstruktionen sowie durch intravesikale Fremdkörper und Tumoren.

Die Ursachen der *Detrusorinstabilität* bleiben bis heute mit Ausnahme einer nachgewiesenen infravesikalen Obstruktion meist unklar.

Ursachen einer *Detrusorhyperreflexie* sind Läsionen des ZNS, die oberhalb des sakralen Miktionszentrums (S_2–S_4) lokalisiert sind (suprasakrale Läsionen), wie z. B. Querschnitt, M. Parkinson, Apoplex (s. Abb. 11-7, S. 176) oder Multiple Sklerose (s. Abb. 11-4, S. 173).

Ursachen der Detrusorhyperreflexie: suprasakrale Läsionen mit konsekutiver Enthemmung sakraler Reflexbögen

Die **Symptomatik** erlaubt meist keine Unterscheidung zwischen einer idiopathischen und symptomatischen bzw. einer sensorischen und motorischen Reizblase. Im Vordergrund der Beschwerden stehen: *Pollakisurie*, *Nykturie* und *Algurie*, unter Umständen auch *viszerale Schmerzen* im Bereich des kleinen Beckens. Die Übergänge zu einer beginnenden *Harninkontinenz* infolge einer Speicherstörung der Blase ohne Restharn sind fließend.

Folgen der Reizblase:
- **Verminderung der funktionellen Kapazität mit oder ohne Inkontinenz**

Diagnostik. Die Diagnostik schließt insbesondere den *grob neurologischen Status* (Sensibilitätstestung im Reithosenbereich, Klitorisreflex, Analreflex), die Bestimmung des *karyopyknotischen Index*, die erweiterte Röntgendiagnostik *(Urethrographie, Miktionszystourethrographie)* sowie die *Urethrozystoskopie* ein. Bei Verdacht auf eine funktionelle Reizblase ist zusätzlich die *urodynamische Untersuchung* indiziert. Die *Zystomanometrie* erkennt eine pathologisch vergrößerte (Blasenentleerungsstörung) oder verkleinerte (Urgeinkontinenz) Blasenkapazität und deren Ursache durch den Nachweis einer Detrusorhyperaktivität (motorische Urge) oder deren Fehlen (sensorische Urge). Die *Druck-Fluß-Messung* (s. Abschn. 11.3.3.2, S. 176) mit simultan aufgezeichnetem *EMG des Beckenbodens* dient der Beurteilung der Kontraktilität des Detrusors und der Erkennung einer funktionellen oder anatomischen infravesikalen Obstruktion.

Diagnostik:
- **Ausschluß einer sek. Reizblase**
- **Klassifikation der Reizblase**

> **Therapie:** Therapeutisches Ziel bei der Behandlung der Dranginkontinenz ist die *Vergrößerung der funktionellen Kapazität der Blase* durch Reduzierung der pathologisch gesteigerten Detrusorhyperaktivität oder Blasenhypersensitivität.

Therapeutisches Ziel

Pharmakotherapie. Im Gegensatz zur sensorischen Urgeinkontinenz ist die Pharmakotherapie der **Detrusorhyperaktivität** häufig erfolgreich. Generell ist das Ansprechverhalten auf die einzelnen Pharmaka sehr individuell, so daß ein Wechseln der Medikation, auch innerhalb einer Substanzgruppe, sowie Kombinationstherapien sinnvoll sein können.

1. Pharmaka:
- **Domäne der Pharmakotherapie ist die Detrusorhyperaktivität**

Anticholinergika mit atropinartiger Wirkung (Oxybutynin, Propiverin, Trospium) reduzieren die Detrusorkontraktilität durch kompetitive Hemmung der postganglionären parasympathischen Rezeptoren (muskarinartige Wirkung). Entscheidender Nachteil dieser Substanzgruppe sind die meist harmlosen, aber häufig unangenehmen Nebenwirkungen, wie z. B. Mundtrockenheit.

- **wichtigste Substanzgruppe sind die Anticholinergika**

Beta-2-Adrenergika (z. B. Clenbuterol) und **myotrope Spasmolytika** (z. B. Flavoxat) wirken über eine Hemmung der elektromechanischen Kopplung der glatten Muskelzelle, allerdings ist die therapeutische Breite der stärker wirksamen Beta-2-Adrenergika durch kardiovaskuläre Nebenwirkungen eingeschränkt.

- **beta-2-Adrenergika**
- **myotrope Spasmolytika**

- Eine Hemmung der motorischen Innervation der Harnblase ist auch durch die medikamentöse *Blockierung der sakralen Spinalnerven*, vor allem von S_3 bilateral, durch *Lokalanästhetika* (temporär) oder *Neurolytika*, wie z. B. Alkohol oder Phenol, (permanent) möglich (s. Abb. 11-4, S. 173).

- **Blockade der Spinalnerven**

Die **Elektrostimulation** kann zur Therapie der **sensorischen und motorischen Dranginkontinenz** angewendet werden. Die Elektrostimulation kann temporär transurethral, intravaginal, klitoral oder rektal angewendet werden, alternativ kann mittels eines implantierbaren Schrittmachers permanent elektrostimuliert werden.

2. temporäre vs. permanente Elektrostimulation

Blasenaugmentation. Letzte therapeutische Alternative zur Behandlung der Reizblase ist die Blasenaugmentation nach subtrigonaler Zystektomie oder – bei insuffizientem Kontinenzapparat – die *kontinente Harnableitung*.

3. Blasenaugmentation oder kontinente Harnableitung

Östrogenmangel

16.2.2.2 Östrogenmangel

Ätiologie, Pathophysiologie: Die Folgen eines Östrogenmangels erklären sich aus der physiologischen Wirkung der Östrogene. Eine Stimulierung der Östrogenrezeptoren im Urethraepithel bewirkt eine Sensibilisierung der Alpha-1-Rezeptoren, eine Erhöhung der Durchblutung des submukösen Venenplexus und eine verbesserte Epithelproliferation mit Anhebung der Zahl der Oberflächenzellen. Ein **Östrogenmangel** führt daher zu einer *atrophischen Urethritis und Vaginitis* sowie zu einer *verminderten Abdichtfunktion des urethralen Verschlußmechanismus.*

- **reduzierte Abdichtfunktion des urethralen Verschlußmechanismus**
- **Reizblasensymptome**

Symptomatisch werden Reizblasensymptome, gehäufte bakterielle Harnwegsinfekte und Streßinkontinenz beobachtet.

- **Diagnose**
  - KPI < 50%

Diagnostisch findet sich im karyopyknotischen Index (KPI) ein Anteil der Oberflächenzellen von weniger als 50%.

Therapie:
- Östrogenapplikation

Therapeutisch können Östrogene lokal in Form von Ovula oder Crèmes, parenteral durch Pflaster oder systemisch-oral (Ovestin) zugeführt werden.

Interstitielle Zystitis

16.2.2.3 Interstitielle Zystitis

- **unklare Ätiologie**
- **im Spätstadium verminderte anatomische Kapazität**

Ätiologie, Pathophysiologie der interstitiellen Zystitis sind bis heute *ungeklärt.* Als krankheitsauslösende Faktoren der fast ausschließlich bei Frauen auftretenden Erkrankung werden unter anderem Permeabilitätsdefekte der Mukosa, allergische oder Autoimmunprozesse sowie eine neurogen bedingte Entzündung diskutiert. Im Rahmen einer chronisch sterilen Entzündung kommt es in frühen Stadien durch eine Hypersensitivität der Blase zu einer **Verminderung der funktionellen und anatomischen Blasenkapazität.**

Symptome
- sensorische Urge

Symptomatisch ist das Krankheitsbild gekennzeichnet durch eine sensorische Reizblase bzw. eine sensorische Urgeinkontinenz (Verminderung der funktionellen Kapazität) mit Schmerzprojektion bei Blasenfüllung in den Bereich der Blase, der Urethra und gelegentlich in andere Organe des kleinen Bekkens.

Diagnose:
- **Kombination von Symptomen und Befunden:**
  - sensorische Urge
  - Blasenkapazität ↓
  - petechiale Schleimhautblutungen
  - Mastzellen ↑

Diagnose: Aufgrund der fehlenden pathologisch-anatomischen Definition wird die Diagnose anhand eines *Symptomkomplexes* gestellt. Wichtigste Kriterien sind eine sensorische Urge mit Verminderung der funktionellen Blasenkapazität, Ausschluß einer Detrusorhyperaktivität, petechiale Schleimhautblutungen nach Auffüllen der Blase, Schleimhautulzera, eine normale oder verminderte anatomische Blasenkapazität und eine Mastzellenvermehrung in Submukosa und besonders auch Muskularis.

Therapie:
- **medikamentös** (s. o.)

Therapie: Bei eingeschränkter funktioneller Kapazität ist der **konservative Behandlungsversuch** mit *Anticholinergika, Histaminantagonisten* oder *Glykosaminglykanen* indiziert, dessen Erfolgsrate mit 30–35% aber unbefriedigend ist.

- **Blasenaugmentation**
- **Harnableitung**

Bei Versagen der konservativen Therapie oder verminderter anatomischer Blasenkapazität (< 150 ml) können langfristig gute Ergebnisse durch eine **Blasenaugmentation** oder eine **kontinente Harnableitung** erzielt werden.

Strahlenschäden des Harntraktes

16.2.2.4 Strahlenzystitis

nach Bestrahlung von gynäkologischen Tumoren oder Rektumkarzinomen

Ätiologie, Pathophysiologie. Aufgrund der engen topographischen Verhältnisse im kleinen Becken werden bei einer *Radiotherapie* des weiblichen Genitale oder des Rektums in 5–30% Strahlenreaktionen des unteren Harntrakts beobachtet. Inzidenz und Schweregrad der Schädigung hängen von Strahlenfeld und Strahlendosis, koexistenten Harnwegsinfektionen sowie von adjuvanten chirurgischen Eingriffen ab.

In der **Frühphase des Strahlenschadens** werden unterschieden:
Grad I: geringe entzündlich-ödematöse Reaktionen der Mukosa
Grad II: mittelstarke Veränderungen mit Nekrosen und Ulkusbildung
Grad III: schwere Schäden mit Fistelbildung.
Als **Strahlenspätschäden** werden Schleimhautatrophie und -ulzeration, Fisteln und Schrumpfblase beobachtet.

- **Frühphase:**
  - Grade I–III
- **Spätphase:**
  - Schrumpfblase

Symptome: Je nach Schweregrad des Strahlenschadens wird eine unterschiedlich starke Reizblasensymptomatik bis hin zur Dranginkontinenz, rezidivierende Makrohämaturien bzw. die Folgen der **Fistelbildung** beobachtet: vesikovaginale und ureterovesikale Fisteln führen zu *totaler Inkontinenz*, vesikointestinale Fisteln zu *therapieresistenten Harnwegsinfekten, Pneumaturie* und *Fäkalurie.*

Symptome:
- Reizblase
- Fisteln u.a.

Diagnostik: Entscheidende Rückschlüsse über die Natur der Schädigung ergibt die Anamnese. Die radiologische Diagnostik (AUG, MCU) wird durch die Urethrozystoskopie mit Blasenbiopsie ergänzt.

Diagnostik:
- Anamnese
- AUG, MCU
- Blasenbiopsie

Therapie: Die konservative Therapie der Reizblasensymptomatik entspricht im wesentlichen dem Behandlungskonzept bei interstitieller Zystitis. Bei radiogener Schrumpfblase oder schwerer Fistelbildung bleibt meist nur noch die, wenn möglich, kontinente Harnableitung.

Therapie:
- symptomatisch
- Harnableitung

16.3 Harninkontinenz, Blasenentleerungsstörungen

16.3.1 Harninkontinenz

Harninkontinenz

Epidemiologie, Ätiologie, Pathophysiologie: Ca. 50 % aller Frauen über dem 50. Lebensjahr leiden an unwillkürlichem Urinabgang, wobei eine weite Variabilität des dadurch entstehenden Leidensdruckes beobachtet wird.
Eine Harninkontinenz kann verursacht sein durch eine:
- gestörte *Reservoirfunktion* der Harnblase: motorische, sensorische *Dranginkontinenz*
- gestörte Funktion des Kontinenzapparates: *Streßinkontinenz*
- anatomische Umgehung des Kontinenzapparates: *extraurethrale Inkontinenz*
- Blasenentleerungsstörung mit paradoxer Inkontinenz: *Überlaufblase.*

- **ca. 50 % der über Fünfzigjährigen**

Formen:
- **Dranginkontinenz**
- **Streßinkontinenz**
- **extraurethrale Inkontinenz**
- **Überlaufblase**

Symptomatik: Die Symptomatik variiert je nach Menge (Anzahl der Vorlagen, Gewicht der Windeln) und Zeitpunkt (Belastung/Ruhe/tags/nachts) des unfreiwilligen Urinverlustes sowie der begleitenden Sensorik (unbemerkt/imperativer Harndrang).

Symptomatik abhängig von:
- Menge des unfreiwilligen Harnverlustes
- Zeitpunkt des Urinverlusts

Diagnostik: Die Anamnese erlaubt eine vorläufige Diagnose, wenn z.B. über neurologische Grunderkrankungen oder Voroperationen im kleinen Becken berichtet wird. Bestätigt wird die Diagnose durch die erweiterte körperliche Untersuchung sowie durch die *radiologische* und *urodynamische Diagnostik.* Der Verzicht auf die urodynamische Untersuchung führt in über 30 % der Fälle zu einer Fehldiagnose.

Diagnose:
- **Klassifikation der Harninkontinenz:** urodynamische Untersuchung

Drangkontinenz (Urgeinkontinenz)

16.3.1.1 Harninkontinenz als Folge einer gestörten Reservoirfunktion der Blase

gestörte Reservoirfunktion:

- **sensorische Urgeinkontinenz**
- **motorische Urgeinkontinenz**
- Differenzierung durch Zystomanometrie

Ätiologie, Pathophysiologie: Als **Dranginkontinenz** (Urgeinkontinenz) wird ein imperativer Harndrang mit unwillkürlichem Urinverlust definiert. Ursachen sind ein pathologisches Verhalten der Blase während der Speicherphase der Harnblase:

- verfrühtes starkes Füllungsgefühl *(sensorische Urgeinkontinenz)* und
- unwillkürliche Detrusorkontraktionen mit einem intravesikalen Druckanstieg über 15 cm Wassersäule *(motorische Urgeinkontinenz)*.

Diagnostik und Therapie s. Abschn. 16.2.2.1, S. 269

Streßinkontinenz

16.3.1.2 Harninkontinenz durch eine gestörte Funktion des Kontinenzapparates

Insuffizienz des Kontinenzapparates durch:
- **Beckenbodenrelaxation**
- **Insuffizienz des urethralen Abdichtmechanismus**

Ätiologie, Pathophysiologie: Unter **Streßinkontinenz** wird ein unwillkürlicher Urinverlust durch eine Insuffizienz des Kontinenzapparates verstanden. *Ursache* einer Streßinkontinenz ist häufig eine Beckenbodenrelaxation oder eine Insuffizienz des urethralen Abdichtmechanismus.

Symptomatische Einteilung in 3 Schweregrade:
- Grad I
- Grad II
- Grad III

Symptomatik: Nach Stamey werden 3 Schweregrade der Streßinkontinenz unterschieden:

- *Grad I:* Harnverlust erst bei schwerer Belastung (Husten, Niesen, Lachen)
- *Grad II:* Harnverlust bei leichter Belastung (Aufstehen, Gehen)
- *Grad III:* Harnverlust im Liegen („totale Inkontinenz").

Diagnostik:
- **Klassifikation:** Urethradruckprofil unter Ruhe- und Streßbedingung

Diagnostik: Die *vaginale Einstellung*, die *radiologische Diagnostik* und *Urethrozystoskopie* schließt insbesondere bei der totalen Inkontinenz eine extraurethrale Ursache der Inkontinenz durch *Fisteln* (vesikovaginal, ureterovaginal) oder *ektope Uretermündungen* (urethral, vaginal) aus.

Praxishinweis

> **Praxishinweis:** Kommt es bereits in Steinschnittlage unter Belastung zu einem unfreiwilligen Urinverlust, kann die Scheide im rechten und linken Fornix angehoben werden, um grob den therapeutischen Wert einer Suspensionsoperation abzuschätzen *(Elevationstest nach Bonney)*. Funktionell wird die Streßinkontinenz durch die *urodynamische Untersuchung* (s. Abschn. 5.7, S. 86) klassifiziert.

Therapie:
- Beckenbodentraining
- medikamentös

Therapie: Bei leichten Formen der Streßinkontinenz kann ein konservativer Therapieversuch mittels *Beckenbodentraining* oder *Pharmakotherapie* erfolgreich sein.

Gemeinsames Ziel der unterschiedlichen Formen des Trainings des Beckenbodens (z. B. vaginale Elektrostimulation, Tragen von Vaginalkoni) ist die Erlernung der willkürlichen motorischen Kontrolle und die Beseitigung einer Inaktivitätsatrophie der entsprechenden Muskelgruppen.
Zur pharmakotherapeutischen Erhöhung des urethralen Abdichteffektes können Östrogene und Alpha-1-Adrenergika zur Erhöhung des glattmuskulären Tonus des Blasenhalses verabreicht werden.

Operationen
- **Suspensionsoperationen**
- **Schlingenoperationen**
- **vordere Vaginalplastiken**

In der Regel wird die Streßinkontinenz **operativ** korrigiert, wobei die große Anzahl der unterschiedlichen Techniken nach ihrem Wirkprinzip in *Suspensionsoperationen, Schlingenoperationen* und *vordere Vaginalplastiken* unterteilt wird:

- Bei **Suspensionsoperationen** (z. B. Kolposuspension nach Burch, Nadelsuspension nach Pereyra oder nach Stamey) wird die vordere Vaginalwand an den Bändern des knöchernen Beckens oder an der vorderen Bauchdecke aufgehängt. Dadurch werden die hintere Harnröhre und der Blasenhals auch unter Belastung nach kranial fixiert und die passive Drucktransmission verbessert. Suspensionsoperationen sind daher vor allem erfolgreich, wenn der urethrale Abdichtmechanismus intakt ist, aber seine Effektivität durch einen Deszensus aus dem abdominopelvinen Druckübertragungsbereich vermindert ist (normotone-hyporeaktive Urethra).

• Bei Läsionen des urethralen Abdichtmechanismus (hypotone Urethra) wird eine **Schlinge,** meist aus autologer Faszie, als Zügel unter Blasenhals und Urethra fixiert.

• Die **vordere vaginale Plastik** mit Raffung und Plikation der Fascia pubovesicocervicalis oder des Blasenhalses und der hinteren Harnröhre ist in erster Linie zur Therapie einer Zystozele und eines Genitaldeszensus geeignet, nicht aber als Methode der ersten Wahl zur Korrektur einer Harninkontinenz.

16.3.2 Blasenentleerungsstörungen

Blasenentleerungsstörungen

Ätiologie, Pathophysiologie: Ursachen von Blasenentleerungsstörungen können sein eine: *Blasenhyposensitivität, Detrusorhypokontraktilität, infravesikale Obstruktion* (s. Abb. 11-1, S. 170).

- **Blasenhyposensitivität**
- **Detrusorhypokontraktilität**
- **infravesikale Obstruktion**

• Eine **Detrusorhyposensitivität** (s. Abschn. 11.2, S. 171) kann durch periphere oder zentrale Neuropathien bedingt sein (z. B. Diabetes mellitus, Multiple Sklerose).

Detrusorhyposensitivität:
- periphere oder zentrale Neuropathien

Die **Ursache** einer Detrusorhypokontraktilität kann myogen oder neurogen begründet sein. *Myogene Schäden* als Folge einer chronischen Überdehnung oder Entzündung sind gekennzeichnet durch Degeneration der glatten Muskelzellen, vermehrte interstititielle Kollageneinlagerung und eine reduzierte myogene Erregungsübertragung. *Neurogene Schäden* bei Detrusorhypokontraktilität betreffen die parasympathische Innervation der Harnblase und können zentral lokalisiert sein, z. B. im Sinne eines Konus/Kauda-Syndroms (Trauma, Diskusprolaps, Multiple Sklerose) oder peripher am Plexus pelvicus (Schwangerschaft, Wertheim-Meigs-Operation, tiefe vordere Rektumresektion).

Detrusorhypokontraktilität:
- myogen
- Läsion des parasympathischen Motoneurons der Harnblase

Symptomatik: Blasenentleerungsstörungen führen durch eine Verminderung der funktionellen Blasenkapazität (= maximale Blasenkapazität minus Restharn) zu *Pollakisurie und Nykturie.* Der Restharn ist häufig Ursache *rezidivierender Harnwegsinfekte.* Wenn der intravesikale Druck den maximalen urethralen Verschlußdruck übersteigt, kann die Überfüllung der Harnblase unwillkürlichen Urinverlust *(Überlaufinkontinenz, Incontinentia paradoxa)* bedingen. Die behinderte Drainage des oberen Harntrakts kann zu *Stauungsnieren* und chronisch *postrenalem Nierenversagen* führen.

Symptomatik:

Folgen der Blasenentleerungsstörungen:
- **Inkontinenz**
- **rezidivierende Harnwegsinfekte**
- **postrenales Nierenversagen**

Diagnostik (s. Abschn. 11.3, S. 173): Die *Zystomanometrie* differenziert zwischen der Detrusorhyposensitivität mit vergrößerter Blasenkapazität bei verspätetem oder fehlendem Harndrang, aber erhaltener willkürlicher Detrusorkontraktilität und der Detrusorhypokontraktilität.

Diagnostik:
- **Zystomanometrie**

Die *Druck-Fluß-Messung* erkennt eine infravesikale Obstruktion durch Erhöhung des intravesikalen Drucks (> 75 cm H_2O) bei reduziertem Uroflow (< 15 ml/s).

- **Druck-Fluß-Messung**

Das *EMG* dient der Diagnostik eines spastischen Beckenbodens während der Miktion (Detrusor-Sphinkter-Dyssynergie, s. Abschn. 11.2.3, S. 171).

- **Beckenboden – EMG**

Therapie: Aufgrund der häufig unbekannten Ätiologie gelingt eine **kausale Therapie** einer Blasenentleerungsstörung selten (Beseitigung einer Kompressionsneuropraxie des Plexus pelvicus oder einer infravesikalen Obstruktion). Die Prognose einer frühzeitig behandelten akuten Blasenentleerungsstörung ist günstiger als nach chronischem Verlauf, währenddessen es bereits zu irreversiblen Schäden der glatten Muskelfasern des Detrusors und der intramuralen Innervation gekommen sein kann. Die **symptomatische Therapie** der Blasenentleerungsstörung zielt auf die *restharnfreie Blasenentleerung* mit niedrigem Miktionsdruck, wobei das erste therapeutische Ziel – insbesondere bei

Therapie:
- **primäres Ziel: Schutz des oberen Harntrakts**
- **sekundäres Ziel: Kontinenz**

- **symptomatisch:**
  - Blasenentleerungsmanöver
  - Elektrostimulation

- **Credé**: Gefährdung des oberen Harntrakts durch hohe Miktionsdrucke

neurogener Blase – der Schutz des oberen Harntrakts vor Stauung, Reflux und Infektion ist. Das therapeutische Spektrum umfaßt die *Blasenentleerungsmanöver* (Blasenexprimierung, Triggertechniken, sauberer Einmalkatheterismus), die *Pharmakotherapie* und die *Elektrostimulation*. Eine Blasenexprimierung durch Erhöhung des intraabdominellen und damit des intravesikalen Drucks insbesondere durch das Credé-Manöver birgt die Gefahr unkontrolliert hoher intravesikaler Miktionsdrucke.

- **Praxishinweis**: Selbstkatheterismus

Praxishinweis: Der saubere intermittierende **(Selbst-)Katheterismus** ist die *sicherste Form der Blasenentleerung* bei Blasenfunktionsstörungen.

- **Pharmakotherapie**: Reduzierung des Auslaßwiderstands und Stimulierung der Detrusorkontraktilität

Die *Pharmakotherapie* kann alleine oder in Kombination mit Blasenentleerungsmanövern angewandt werden. Der Tonus des Blasenhalses und der glattmuskulären Urethra kann durch Alpha-Blocker oder durch Antispastika reduziert werden, während die Kontraktilität des Detrusors durch systemische Applikation von direkten oder indirekten Cholinergika sowie durch intravesikale Instillation von Prostaglandinen (PGE_2, PGF_{2alfa}) positiv beeinflußt werden kann.

Eine bei der Frau seltene mechanische **infravesikale Obstruktion** durch eine Stenose des Meatus urethrae externus oder der distalen Harnröhre kann durch *Meatotomie* oder *Urethrotomie* behandelt werden.

Schwangerschaftspyelonephritis, Urolithiasis

16.4 Pyelonephritis, Urolithiasis in der Schwangerschaft

Schwangerschaft:
- **Diurese ↑, GFR ↑**
- **Relaxation der glatten Muskulatur mit Dilatation vorwiegend des rechten oberen Harntrakts**

Physiologische Veränderungen des Harntrakts. Die Schwangerschaft geht mit einer Polydipsie, einer erhöhten renalen Durchblutung und glomerulären Filtrationsrate sowie einer erhöhten Diurese einher. Als Folge kommt es zu einer Glukosurie und Albuminurie in einem alkalisierten Urin und zu einer Erniedrigung der Normalwerte für Kreatinin und Harnstoff im Serum.
Gegen Ende des ersten Trimenons sind bei 50–90 % der Schwangeren eine während des weiteren Schwangerschaftsverlaufes fortschreitende Ektasie des Nierenbeckenkelchsystems und des proximalen Harnleiters vorhanden. Ursache dieser Dilatation sind wahrscheinlich die während der Schwangerschaft erhöhte Diurese und eine hormonell (Progesteron) bedingte Relaxation der glatten Muskulatur sowie mechanische Faktoren im 3. Trimenon. Die **Prävalenz der rechten Seite** in fast 90 % der Fälle wird durch die Dilatation der rechten V. ovarica, die Rechtsrotation des Uterus und die Polsterung des linken Ureters durch das Sigma erklärt.

Pyelonephritis durch
- **veränderte Urinzusammensetzung**
- **Harnwegsdilatation**
- **Bakteriurie**

Ätiologie, Pathophysiologie: Die veränderte Zusammensetzung des Urins und die physiologische Dilatation der oberen Harnwege ist vor allem in Verbindung mit einer in 2–10 % während der Schwangerschaft auftretenden asymptomatischen Bakteriurie Prädisposition für eine **Schwangerschaftspyelonephritis.** Umgekehrt führt die unbehandelte asymptomatische Bakteriurie in 25–40 % zu einer Schwangerschaftspyelonephritis.

Harnsteine:
- **Symptomatik meist nach 20. SSW**

Die Häufigkeit eines **Harnsteinleidens** während der Schwangerschaft ist in etwa identisch mit der Inzidenz außerhalb der Schwangerschaft, wobei der Anteil der sog. Infektsteine mit ca. 13 % relativ höher ist. Eine Störung des Harntransports durch eine Urolithiasis wird meist nach der 20. Schwangerschaftswoche (SSW) beobachtet, wenn die physiologische Dilatation der Harnwege den Eintritt von Nierenbecken- und Kelchsteinen in den Harnleiter provoziert, wobei ca. 60 % aller Steine spontan abgehen.

Symptome:
- **Krankheitsgefühl**
- **Koliken**

Symptome: Der Verlauf einer **akuten Pyelonephritis** ist durch Flankenschmerzen, Fieber, Schüttelfrost, Algurie und Pollakisurie gekennzeichnet, chronische afebrile Erkrankungsformen sind durch Inappetenz, Abgeschlagenheit, Kopfschmerzen, allgemeines Krankheitsgefühl und Übelkeit gekennzeichnet.

Ein **Harnleiterstein** kann durch Koliken oder durch eine Pyelonephritis im Rahmen der Harntransportstörung symptomatisch werden.

Diagnostik: Eine der wichtigsten diagnostischen Aufgaben während der Schwangerschaft ist zwischen der „physiologischen" Weitstellung des Hohlsystems und einer pathologisch wirksamen Obstruktion durch Ureterkompression oder Ureterolithiasis zu unterscheiden. Anamnese (bekannte kongenitale Anomalien des Urogenitaltrakts, frühere Steinerkrankungen) und klinische Untersuchung werden in der Primärdiagnostik durch die *Sonographie* ergänzt. Erster Hinweis auf einen Harnleiterstein ist häufig eine *Mikro- oder Makrohämaturie*, wobei der sonografische Steinnachweis meist nur im oberen Drittel des Harnleiters gelingt.

Diagnose:
- **Anamnese**
- **Sonographie**
- **Differentialdiagnose:**
  - Pyelonephritis und physiologische Dilatation vs. Pyelonephritis und Obstruktion

Die Sicherung der Diagnose durch eine *Abdomenübersicht* oder ein eingeschränktes *i. v. Urogramm* (2. Aufnahme 20 min nach Kontrastmittelinfusion, ggf. Spätaufnahmen) wird nur bei vitaler Indikation durchgeführt.

Therapie: Zur systemischen **Analgesie** wird im ersten und zweiten Trimenon vorzugsweise *Azetylsalizylsäure* angewandt (kontraindiziert im 3. Trimenon) und im zweiten und dritten Trimenon *Paracetamol* (nur bei strenger Indikation im 1. Trimenon). Analgetika der zweiten Wahl für stärkere Schmerzen sind Metamizol und Pentazocin.
Da die Therapie einer **asymptomatischen Bakteriurie** die Inzidenz der Schwangerschaftspyelonephritis von 25–40 % auf 2–6 % reduziert, wird eine asymptomatische Bakteriurie durch eine Einzeldosis eines Breitspektrumpenizillins oder Cephalosporins behandelt. Zur Therapie einer symptomatischen Infektion der Harnwege wird die antibiotische Therapie über 7–14 Tage ausgedehnt. Zur *Rezidivprophylaxe* kann alternativ zu engmaschigen Kontrollen der Harnkultur eine Langzeit-Suppressionstherapie durchgeführt werden.
Die Beseitigung einer Harnabflußstörung in Verbindung mit einem fieberhaften oder septischen Harnwegsinfekt wird unter dem Gesichtspunkt der minimalen Invasivität durch eine *Doppel-J-Harnleiterschiene* (s. Abb. 5-22, S. 75) oder eine unter sonografischer Kontrolle angelegte perkutane Nephrostomie erzielt. Die kausale Therapie erfolgt erst post partum.

Therapie:
a) Analgetika:
- **Azetylsalizylsäure** (1., 2. Trimenon)
- **Paracetamol** (3. Trimenon)
- **Metamizol, Pentazocin**

die asymptomatische Bakteriurie in der Schwangerschaft ist behandlungsbedürftig
b) Antibiotika:
- **Penizilline**
- **Cephalosporine**

16.5 Harnröhrenerkrankungen: Karunkel, Polypen, Prolaps, Divertikel

- Bei der **Urethralkarunkel** handelt es sich um eine lokalisierte Epithelhyperplasie der Urethralschleimhaut auf dem Boden einer chronischen Entzündung der Skene-Drüsen, wobei es zur Formation eines gestielten Schleimhauttumors kommt, der aus dem Meatus urethrae externus prolabiert.

Urethralkarunkel
- **Epitheldysplasie**

- Als **Urethralpolyp** wird ein gutartiger Schleimhauttumor bezeichnet, der meist im dorsalen Blasenhalsbereich gestielt ist und ebenfalls aus dem Meatus urethrae externus prolabieren kann.

Urethralpolyp
- **Schleimhauttumor**

- Beim **Urethralprolaps** kommt es bei verminderter Gewebeelastizität in der Postmenopause insbesondere bei chronischen Blasenentleerungsstörungen mit Einsatz der akzessorischen Bauchpresse bei der Miktion zu einer zirkulären Protrusion des Urethraepithels durch den Meatus externus und sekundärer hämorrhagischer Infarzierung.

Symptomatik: Karunkel, Polypen und Prolaps der Urethra können zu Reizblasensymptomatik, Blasenentleerungsstörungen und Makrohämaturie führen.

Diagnostik, Therapie: Die Diagnose erfolgt durch *Inspektion* des äußeren Genitale und *Urethrozystoskopie (s. Abschn. 5.4.2.1, S. 67), die Therapie durch Elektrokoagulation* oder *Resektion*.

Urethralprolaps
- **Epithelprotrusion** → Infarzierung

Symptome:
- **Reizblase, Hämaturie**
- **Entleerungsstörungen**
- **Makrohämaturie**

Diagnostik:
- **Inspektion**
- **Urethrozystoskopie**

Therapie:
- **Koagulation/Resektion**

- **Harnröhrendivertikel** entstehen aus *paraurethralen Drüsen*, die sich aufgrund einer angeborenen oder erworbenen Verlegung des Ausführungsganges im Septum urethrovaginale dilatieren, wobei sich der Verbindungsgang (Divertikelhals) meist in dorsalen

Urethradivertikel

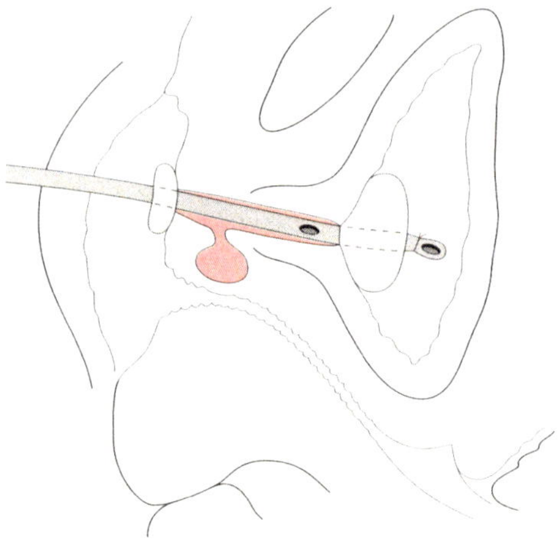

Abb. 16-2: Darstellung eines Urethradivertikels durch Urethrographie mittels Doppelballonkatheter

oder lateralen Segmenten der Urethra findet. Je nach Weite des Divertikelhalses und Größe des Divertikels kann sich das Divertikel während der Miktion auffüllen und die Urethra komprimieren bzw. können innerhalb des Divertikels Abszesse, Steine oder Divertikelkarzinome entstehen.

Symptome:
- **Entleerungsstörung**
- **Reizblase**

Diagnose:
- **vaginale Einstellung**
- **radiologisch**
- **endoskopisch**

Therapie:
- **Exzision**

Symptomatik: obstruktive Blasenentleerungsstörungen, Nachträufeln (Entleerung des Divertikels) oder irritative Symptome im Sinne einer Reizblase.

Die **Diagnose** erfolgt durch Inspektion und Palpation der Urethra (vaginale Einstellung), radiologisch (MCU, Doppelballonurethrographie) und endoskopisch (Abb. 16-2).

Therapie: Beim endoskopischen Vorgehen wird der Divertikelhals inzidiert und das Divertikel durch Resektion des Divertikeldaches breit mit der Harnröhre vereinigt. Bessere Ergebnisse werden durch die offene chirurgische Exzision erzielt, die meist transvaginal erfolgt.

16.6 Urologische Komplikationen bei gynäkologischen Erkrankungen

Extragenitale Endometriose

16.6.1 Extragenitale Endometriose

Lokalisation:
- **Peritoneum**
- **Darm**
- **Ureter**
- **Blase**

Leitsymptom:
- **zyklische Beschwerden mit Gipfel während der Menstruation**

⇨

Ätiologie, Pathophysiologie: Ortsfremdes Endometrium findet sich in weniger als 5 % in anderen Organen als in Uterus und Tuben, wobei die Mehrzahl dieser heterotopen Herde in Peritoneum, Darm, Ureter und Blase lokalisiert sind.

Symptome: Da auch die Proliferationsphasen des extragenitalen Endometriums von der endokrinen Funktion der Ovarien abhängig sind, wird eine Endometriose nur während der Geschlechtsreife, meist nach dem 35. Lebensjahr, symptomatisch. **Leitsymptom:** *Beschwerdegipfel während der Menstruation.* Bei einer Beteiligung des **Ureters** kann es neben einer intermittierenden Stauung des oberen Harntrakts mit Koliken zu einer zyklischen Hämaturie kommen. Eine **vesikale Endometriose** kann neben der *Hämaturie* zu *Reizblasenbeschwerden* mit Pollakisurie, Algurie und imperativem Harndrang führen.

Diagnostik:
- Endoskopie
- Biopsie, Histologie

Diagnostik: Die Diagnose wird makroskopisch und histologisch durch eine endoskopische Biopsie oder Resektion des Endometrioseherdes (Harnblase, interne Ureterendometriose) gestellt.

Therapie: Primäres therapeutisches Ziel ist die Entfernung ortsfremden Endometriums endoskopisch oder offen chirurgisch. Zur Rückentwicklung verbleibender oder multifokaler Endometrioseherde wird alternativ oder adjuvant eine hormonelle Therapie mit dem Antigonadotropin Danazol, mit LH-RH-Analoga oder mit gestagenbetonten Ovulationshemmern durchgeführt.

Therapie:
- endoskopisch, chirurgisch
- LH-RH-Analoga

16.6.2 Ureterläsionen, Blasenläsionen, Fisteln

Ureter-, Blasenläsionen

• **Ureter- und Blasenbeteiligungen** bei gynäkologischen Erkrankungen können durch *intraoperative Verletzungen* oder durch organüberschreitende *entzündliche oder tumoröse Veränderungen* des weiblichen Genitale begründet sein.

Ursachen:
- intraoperative Verletzungen
- Entzündungen
- Tumoren

Symptome: Intraoperativ nicht erkannte Läsionen können postoperativ durch Anurie (beidseitige Ureterligatur), Flankenschmerzen oder Fieber (Ureterligatur), freie Flüssigkeit im Abdomen (komplette Ureterdurchtrennung) oder Harnverlust durch die Scheide (Ureterscheidenfistel, Blasenscheidenfistel) imponieren.

Symptome:
- **postoperativ:**
  - Stauungsniere
  - Koliken

Diagnostik: Intraoperativ können fragliche Läsionen durch Farbstoffaustritt nach intravenöser Injektion von Methylenblau bestätigt werden.

Diagnostik:
- Farbstoffaustritt

Therapie: Idealerweise werden Läsionen der ableitenden Harnwege intraoperativ erkannt und **sofort versorgt.** Bei postoperativ diagnostizierten Läsionen führt die *Frühversorgung* innerhalb von 48 Stunden nach dem Ersteingriff zu besseren Resultaten als die *Spätversorgung*, die nach einem Intervall von 3–6 Wochen nach dem Ersteingriff durchgeführt wird. Im Intervall wird die Ableitung der Niere durch eine *perkutane Nephrostomie* (s. Abb. 5-24, S. 77) sichergestellt.

Therapie:
- **intraoperative Versorgung**
- **Frühversorgung**
- **Spätversorgung**

• **Urogenitale Fisteln** (urethrovaginal, vesikovaginal, -zervikal, ureterovaginal, Kloake) können Folge einer intraoperativen *Verletzung* der Harnwege bei gynäkologischen Eingriffen, von organüberschreitend *tumorösen Prozessen* des inneren Genitale oder einer *Radiatio* sein.

Fisteln
- **urethrovaginal**
- **vesikovaginal**
- **ureterovaginal**
- **vesikozervikal**
- **Kloake**

Symptome: Führendes Symptom der *Uretero-* und *Vesikovaginalfisteln* ist die **totale Inkontinenz** (tags und nachts, im Stehen und im Liegen) durch Urinverlust aus der Scheide. Kloaken (vesiko-vagino-intestinale Fisteln) sind durch Pneumaturie, Fäkalurie, Urin- und Stuhlverlust durch die Scheide oder Urinverlust per anum gekennzeichnet.

Leitsymptom:
totale Inkontinenz durch transvaginalen Urinverlust

Diagnostik: Der Verdacht auf eine urogenitale Fistel wird durch eine positive **„Blauprobe"** bestätigt. Als Nachweis einer *vesikovaginalen Fistel* färben sich die im hinteren Scheidengewölbe liegenden Tupfer bei austamponierter Vagina an, wenn die Blase mit Methylenblau aufgefüllt wird. Bei einer *ureterovaginalen Fistel* färben sich die Tupfer nicht nach Auffüllen der Blase mit Methylenblau, aber nach intravenöser Injektion von Methylenblau. Zystoskopie, retrograde Harnleiterdarstellung, Vaginoskopie und ggf. Rektoskopie klären Größe und Lage der Fistel(n).

Diagnose, Differentialdiagnose:
- Blauprobe

Therapie: *Ureterovaginalfisteln* werden je nach Lage und Substanzdefekt wie die oben beschriebenen Ureterläsionen versorgt. Unkomplizierte *Blasenscheidenfisteln* können von vaginal, sicherer aber abdominell-transvesikal versorgt werden, da die gute Exposition beim abdominellen Vorgehen die komplette Exzision des Fistelganges und die Interposition eines Peritonealpatches oder von Omentum majus in das Septum vesicovaginale ermöglicht. Therapeutisches Mittel der letzten Wahl für jede Art einer urogenitalen Fistel oder einer Kloakenbildung ist die *supravesikale Harnableitung*.

Therapie der Blasenscheidenfisteln:
- **Fistelexzision und Verschluß:**
  - von vaginal
  - transvesiko-transabdominal mit Interposition von Peritoneum oder Omentum
- **Mittel der letzten Wahl bei**
  - irreparabler Fistel
  - zerstörtem Kontinenzapparat

  → **supravesikale Harnableitung**

Tumoren

16.6.3 Gynäkologische Tumoren

Kollumkarzinom: postrenales Nierenversagen

Von dem inneren weiblichen Genitale ausgehende Tumoren können durch mechanische Kompression (Ovarialzyste) oder Infiltration (Kollumkarzinom) zu ureteralen *Harntransportstörungen, Stauungsnieren* und *postrenalem Nierenversagen* führen.

Symptome:
- Reizblase
- Stauungsniere, Urämie

Symptome: *Blasenreizungen* infolge einer mechanischen Imprimierung der Harnblase, Zeichen der *septischen Stauungsniere, Urämie* bei bilateralen Harnstauungsnieren.

Diagnostik:
- präoperativ immer AUG

Diagnostik: Bei onkologisch-chirurgischen Eingriffen im kleinen Becken ist das präoperative Urogramm (AUG) zum Ausschluß einer Harntransportstörung wichtig.

Therapie:
- **palliativ:** Harnableitung
  - Doppel-J-Ureterkatheter
  - perkutane Nephrostomie
  - Ileum-Conduit
- **kurativ:**
  - vordere, totale Exenteration, kombiniert mit Harnableitung

Therapie: Bei palliativen Indikationen (Lymphknotenmetastasen außerhalb des kleinen Beckens, Fernmetastasen) wird die Harnableitung durch einen internen Doppel-J-Ureterkatheter (s. Abb. 5-22, S. 75) oder eine perkutane Nephrostomie (s. Abb. 5-24, S. 77) sichergestellt, in seltenen Fällen durch supravesikale Harnableitung über ein *Conduit.*
Kurative ultraradikale chirurgische Maßnahmen schließen im Rahmen der totalen Exenteration (Entfernung aller Organe des kleinen Beckens) und der vorderen Exenteration (Entfernung aller Organe des kleinen Beckens bis auf das Rektum) die Zystourethrektomie mit inkontinenter oder kontinenter Harnableitung ein.

17. Operative Techniken in der Urologie

H. Riedmiller, E. Gerharz

Operative Techniken

Das breite operative Spektrum in der Urologie umfaßt *kinderurologische* und *plastisch-rekonstruktive Eingriffe, diagnostisch-interventionelle Verfahren, radikale* und *palliative Tumoroperationen*, die *gynäkologische Urologie* und *andrologische Operationen* ebenso wie die *endourologischen Techniken* (s. Abschn. 18, S. 304).
Das umfangreiche Schnittrepertoir erfordert eine exakte Kenntnis der topographischen und funktionellen Anatomie.
Die für die Ausbildung und *Praxis* wichtigen **Standardeingriffe** werden im folgenden besprochen.

Breites operatives Spektrum
- **Kinderurologie**
- **plastisch-rekonstruktive Eingriffe**
- **Tumorchirurgie**
- **gynäkologische Urologie**
- **operative Andrologie**
- **endourologische Techniken**

17.1 Äußeres männliches Genitale und Leistenkanal

Äußeres männliches Genitale und Leistenkanal

Der *optimale Zugang* zu Leistenkanal und den Skrotalfächern ist der **Suprainguinalschnitt.** Wesentlicher operativer Schritt zur topographischen Orientierung ist bei der Mehrzahl der unten beschriebenen Eingriffe die Darstellung des äußeren Leistenrings und der in ihm verlaufenden Samenstranggebilde. Der Funiculus spermaticus wird vor dem äußeren Leistenring unterfahren und angezügelt. Bei Bedarf kann der Leistenkanal durch Spalten der Externusaponeurose eröffnet und der Funiculus spermaticus je nach Operationsziel bis weit in den Retroperitonealraum verfolgt werden. Bei Präparation des Funiculus nach distal wird Zugang zum Skrotalfach gewonnen und bei Bedarf dessen Inhalt (Hoden, Nebenhoden und Hodenhüllen) aus dem Skrotum herausluxiert.

Am Ende des Eingriffs werden die Fasern des M. obliquus internus an das Leistenband geheftet und die Externusaponeurose unter Rekonstruktion des Leistenrings verschlossen.

Suprainguinalschnitt

- **Darstellung des äußeren Leistenrings und des Samenstrangs**

- **Eröffnung des Leistenkanals**
- **Zugang**
  - zum Funiculus spermaticus
  - zum Skrotalinhalt

17.1.1 Zirkumzision, Funikulolyse, Orchidopexie, Hodentorsion

17.1.1.1 Zirkumzision

Zirkumzision

> **Indikation:**
> - *rituelle Gründe* (z.B. Mohammedaner, Juden)
> - *hygienisch-prophylaktische Gesichtspunkte* (v.a. in den USA)
> - *medizinische Aspekte* (hochgradige oder narbige Phimose, rezidivierende Balanitiden, rezidivierende Paraphimose)

Indikation ⇦

Nach Lösen von Verklebungen der Glans mit dem inneren Vorhautblatt mit einer Knopfsonde *(Präputiolyse)* wird das äußere Blatt in ovalärer Schnittführung vom Dorsum penis aus entlang des Sulcus coronarius durchtrennt. Das

- **Lösung von Verklebungen mit Knopfsonde**
- **ovaläre Schnittführung**

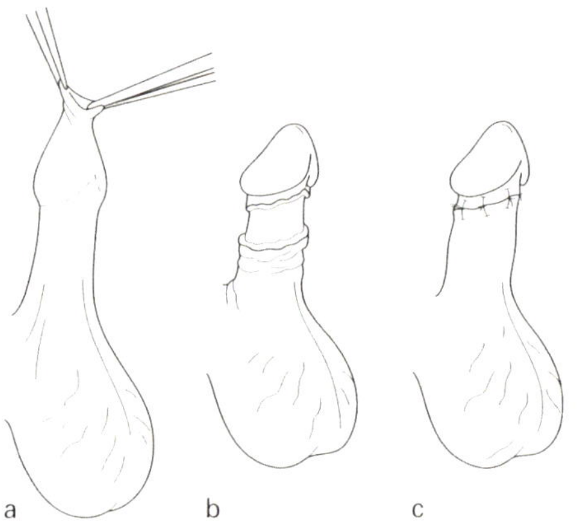

Abb. 17-1: Schnittführung (**a, b**) und Endzustand (**c**) bei Zirkumzision

- **Adaptation der Schnittränder der Vorhautblätter**

aufgespannte innere Vorhautblatt wird bis auf einen 1–2 mm breiten Rest am Sulcus coronarius reseziert. Nach der Rekonstruktion des Frenulums werden die Schnittränder der Vorhautblätter mit Einzelknopf-Nähten locker adaptiert (Abb. 17-1).

Funikulolyse und Orchidopexie

17.1.1.2 Funikulolyse und Orchidopexie

Indikation

⇨

Indikation:
- nicht palpable Abdominalhoden (*Kryptorchismus*, s. Abb. 18-4, S. 307)
- *fixierte Leistenhoden*
- *Gleithoden* nach Fehlschlagen einer Hormontherapie
- *Hodendystopien* mit begleitendem offenen Processus vaginalis.

Ziel: spannungsfreie Verlagerung des dystopen Hodens in das Skrotalfach

Ziel des Eingriffs ist die spannungsfreie Verlagerung des dystopen Hodens in das Skrotalfach und die Fixation (Pexie) des Hodens am tiefsten Punkt des Skrotums. Nach Darstellung des Hodens und Durchtrennung des Gubernaculum testis werden Kremaster- und Bindegewebsfasern durchtrennt. Nach Spalten der Externusaponeurose und Eröffnen des Leistenkanals erfolgt die ausgiebige Mobilisation des Ductus deferens und der Samenstranggefäße bis in den Retroperitonealraum hinein.

- **Mobilisierung Samenstranggefäße und Ductus deferens bis ins Retroperitoneum**
- **Verschluß eines offenen Proc. vaginalis peritonei (Leistenhernie)**
- **Durchtrennung der Kremasterfasern**

Wichtig ist das Erkennen eines **offenen Processus vaginalis peritonei** (Leistenhernien des Säuglings und Kleinkindes). Im letzteren Fall wird der Processus vom Funikulus separiert und auf Höhe des inneren Leistenrings verschlossen. Für die eigentliche **Orchidopexie** sind zahlreiche Varianten beschrieben worden:

Orchidopexie – Möglichkeiten:

- Befestigung im Skrotum

- Im einfachsten Fall wird der *Hoden* durch Naht an der *Innenseite des Skrotums befestigt* (Abb. 17-2)

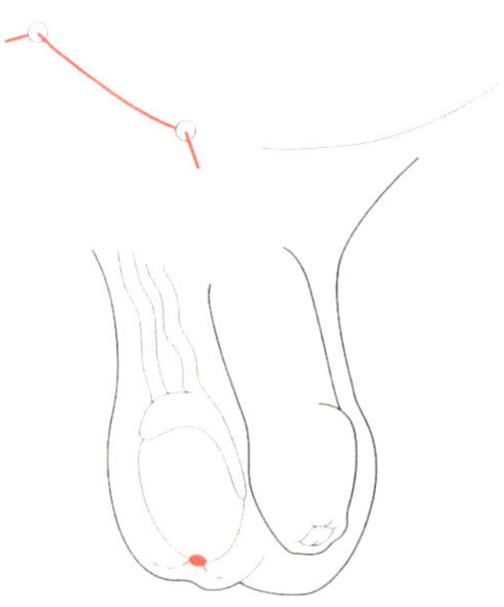

Abb. 17-2: Suprainguinalschnitt. Pexie des mobilisierten Hodens am tiefsten Punkt des Skrotums

- bei der *Operation nach Shoemaker* wird das Organ in eine Tasche zwischen Tunica dartos und Skrotalhaut gebracht und dort pexiert
- Bewährt hat sich auch die *transskrotale Orchidopexie*, bei der die durch den Unterpol des Hodens geführte Pexienaht am tiefsten Punkt des Skrotums durch die Haut herausgeleitet und extraskrotal über einem kleinen Tupfer geknotet wird.

- Op. nach Shoemaker
- transskrotale Orchidopexie

Bei **Abdominalhoden** mit zu kurzen Vasa spermatica ist eine zweizeitige Technik nach Fowler-Stephens indiziert, bei der in erster Sitzung die Vasa spermatica durchtrennt werden (die Versorgung des Hodens muß dabei über die unversehrte A. ductus deferentis gewährleistet sein) und in zweiter Sitzung die Verlagerung des Hodens in das Skrotum und die Pexie erfolgt.

- bei **Abdominalhoden** zweizeitige Technik (Fowler-Stephens)

17.1.1.3 Hodentorsion

Hodentorsion

- Bei **„akutem Skrotum"** (z. B. *Hodentorsion*) wird der betroffene Hoden unverzüglich freigelegt.

- **Sofortige Hodenfreilegung bei V. a. Torsion**

Im Kindesalter ist die Hodentorsion bei weitem die häufigste Ursache des „akuten Skrotums". Erfolgt die Detorquierung nicht innerhalb von 6–8 Stunden nach Torsion, so ist mit einer irreversiblen hämorrhagischen Infarzierung zu rechnen.

- **Pexie innerhalb 6–8 Stunden**

Nach Eröffnung der Tunica vaginalis wird der stielgedrehte Hoden detorquiert; bei guter arterieller Reperfusion und offensichtlicher Erholung des Organs wird der Hoden belassen und an der Tunica dartos *fixiert*. Bei irreversibler Infarzierung des Hodens erfolgt die *Ablatio testis*. Aufgrund des deutlich erhöhten Risikos für eine spätere kontralaterale Torsion ist eine *prophylaktische Orchidopexie* auf der Gegenseite indiziert.

- **bei irreversibel geschädigtem Hoden Ablatio testis**
- **prophylaktische Orchidopexie der Gegenseite**

Differentialdiagnostisch oft schwer von der Hodentorsion abzugrenzen ist die *Torsion einer Hydatide* (Appendix testis). Wird am freigelegten Hoden eine Hydatidentorsion angetroffen, wird die Hydatide abgetragen und gleichzeitig eine prophylaktische Orchidopexie durchgeführt.

DD: Hydatidentorsion → Abtragen der Hydatide

17.1.2 Hydrozelektomie, Semikastration, Varikozelektomie, Sterilisation

17.1.2.1 Hydrozelektomie

Hydrozelektomie

Indikation:
- kosmetische Aspekte bei kleinen und mittleren Hydrozelen
- Beschwerden bei Sitzen und Gehen bei großen Hydrozelen.

Indikation

Bei inguinalem Zugang wird der betroffene Hoden samt Hydrozele aus dem Skrotum luxiert. Nach vollständiger Darstellung wird die Hydrozele eröffnet.
- Bei großen und **dickwandigen Hydrozelen** empfiehlt sich die weitestgehende *Resektion der Zelenwände*. Zur Blutstillung werden die Resektionsränder mit fortlaufender Naht gesäumt (Op. nach v. Bergmann).
- Bei **kleinen Hydrozelen** ist eine *Vernähung* der umgestülpten Hydrozelenwand hinter dem Hoden ausreichend (Op. nach Winkelmann).

- **Resektion der Zelenwand** (große Hydrozele)
- **Vernähung der umgestülpten Zelenwand** (kleine Hydrozele)

Während bei Hydrozelen im *Kindesalter* der inguinale Zugangsweg zu bevorzugen ist (offener Proc. vaginalis peritonei), kann bei *Erwachsenen* auch der skrotale Zugangsweg gewählt werden.

- **beim Kind** (häufig offener Proc. vaginalis) → **inguinaler Zugang**
- **Erwachsener**: skrotaler Zugang

Die gelegentlich durchgeführte Punktion und Sklerosierung von Hydrozelen ist aufgrund der hohen Rezidivrate und des nicht unbeträchtlichen Infektrisikos obsolet.

- Punktion und Sklerosierung von Hydrozelen obsolet

17.1.2.2 Semikastration (Ablatio testis)

Semikastration

⇨

> • **Jeder unklare und tumorverdächtige Hodenbefund zwingt zur inguinalen Freilegung.**

• **Abklemmen der Samenstranggefäße**

• **Freilegung des Hodens und Ablatio bei Tumor**

• Biopsie des kontralateralen Hodens

Um eine mögliche Tumorzellaussaat zu vermeiden, wird der Samenstrang vor dem äußeren Leistenring mit einer weichen Darmklemme abgeklemmt. Anschließend wird der Skrotalinhalt hervorluxiert und das Gubernaculum durchtrennt. Bestätigt sich nach Eröffnen der Hodenhüllen der Tumor, erfolgt die Ablatio testis. Nach Eröffnen des Inguinalkanals werden Ductus deferens und die weiteren Gebilde des Funiculus spermaticus am inneren Leistenring durchtrennt und das Präparat entfernt.

• Bei dringendem Tumorverdacht kann vor der geplanten Semikastration der kontralaterale Hoden zum Ausschluß eines Carcinoma in situ freigelegt und biopsiert werden.

17.1.2.3 Varikozelektomie

Varikozelektomie

Indikation

⇨

> **Indikation:**
> • *massive Varikozele* (Reflux Grad III)
> • subjektive *Beschwerden* bei längerem Stehen und körperlicher Anstrengung
> • *Fertilitätsprophylaxe* bei Varikozelen von Adoleszenten.

1. chirurgisch
• **Ligatur und Resektion der V. testicularis**
- hohe Ligatur
- im Leistenkanal
- tiefe Ligatur (distal des Leistenkanals)
- laparoskopische Variozelenoperation (s. Abschn. 18.2.3, S. 308)

2. Sklerosierung
• **retrograd:**
- V. fem. → V. c. inf., → V. renalis → V. testicularis

• **antegrad:**
- direkte Sklerosierung des Venenkonvoluts

Operation. Die *Ligatur* und *Teilresektion* der ektatischen *V. testicularis* unter Schonung der A. testicularis kann erfolgen: suprainguinal retroperitoneal *(hohe Ligatur nach Bernardi)*, im Leistenkanal *(nach Ivanissevich)* oder distal davon *(tiefe Ligatur)* (Abb. 17-3). Der *inguinale Zugang* erlaubt neben der Isolation der varikös veränderten Venen auch die Unterbindung nach medial und lateral ziehender Kollateralgefäße, die nicht selten Ursache von Rezidiven sind.

Sklerosierung. Alternativ zur Schnittoperation besteht die Möglichkeit einer *radiologisch-interventionellen Sklerosierung* der Varikozele retrograd über eine Punktion der V. femoralis. Unter röntgenologischer Kontrolle wird ein Katheter über die V. cava inferior und V. renalis in die V. testicularis plaziert und das Verödungsmittel appliziert.

Eine Alternative dazu (mit deutlich geringerer Strahlenbelastung des Patienten) ist die *antegrade Sklerosierung*, bei der über einen Skrotalschnitt das ektatische Venenkonvolut aufgesucht und das Sklerosierungsmittel antegrad injiziert wird.

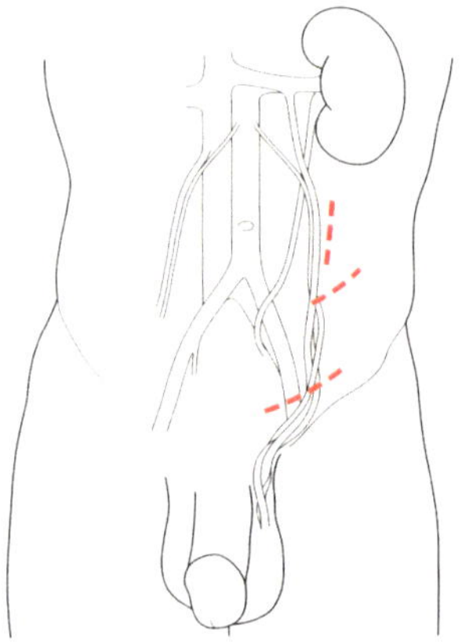

Abb. 17-3: Zugangswege zur Varikozelenligatur. Pararektalschnitt, Wechselschnitt und Suprainguinalschnitt (von oben nach unten)

17.1.2.4 Sterilisation des Mannes

Sterilisation des Mannes

- **Indikation:** Vasoresektion zur *Familienplanung.*

Indikation

⇦

Die an ihrer charakteristischen Konsistenz erkennbaren Ductus deferentes werden im oberen Anteil des Skrotalfachs palpatorisch geortet, zwischen Daumen und Zeigefinger isoliert und fixiert. Durch 2 kleine skrotale Inzisionen unmittelbar über den Ductus werden diese dargestellt und je ca. 1 cm reseziert (Abb. 17-4). Die Stümpfe werden ligiert. Der Eingriff wird in der Regel in Lokalanästhesie durchgeführt.

- **Resektion und Ligatur beider Samenleiter**

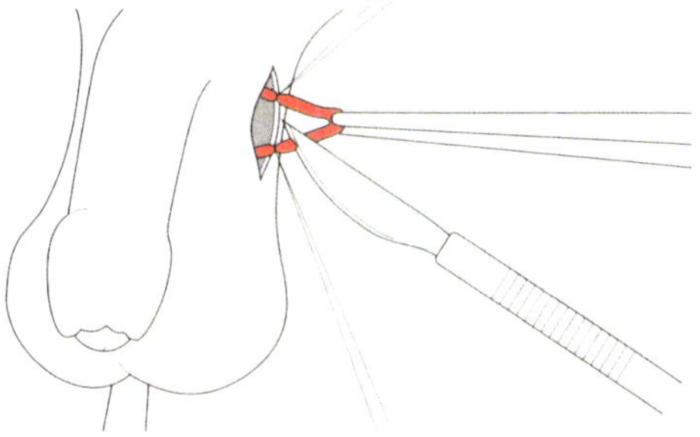

Abb. 17-4: Ligatur und Resektion des Ductus deferens

Die Indikation zur Vasoresektion muß streng gestellt werden und darf nur nach ausführlicher Aufklärung des Patienten erfolgen.

Gelegentlich bedingen spätere Meinungsänderungen des Patienten die **Refertilisierung** durch beidseitige Reanastomose der Ductus deferens-Stümpfe *(Vaso-Vasostomie).*

– Refertilisierung möglich

17.1.2.5 Plastische (subkapsuläre) Orchiektomie (Op. nach Riba)

Subkapsuläre Ochiektomie

- **Indikation:** Hormonentzug bei metastasiertem oder organüberschreitendem *Prostatakarzinom.*

Indikation

⇦

Im Gegensatz zur radikalen (Tumor-)Orchiektomie werden Samenstrang, Nebenhoden und Hodenhüllen belassen. Über eine kleine skrotale Inzision wird beidseits die Tunica albuginea der Hoden längs eröffnet. Das Hodenparenchym wird stumpf von der Tunica abgeschoben und mit dem Elektrokauter abgetrennt; das Gefäßnetz wird mit einer Durchstechungsligatur versorgt. Die Hodenhüllen werden mit fortlaufenden Nähten verschlossen.

Ausschälung des (hormonproduzierenden) Hodenparenchyms

17.2 Harnröhre und Prostata

17.2.1 Harnröhre

Urethra

17.2.1.1 Harnröhrenstrikturen

Harnröhrenstrikturen

- Harnröhrenstrikturen jeglicher Genese, die urodynamisch relevant sind (Restharnbildung, deutliche Erniedrigung des Uroflows) müssen behandelt werden.

Indikation

⇦

Während die überwiegende Zahl aller Harnröhrenstrikturen einer **endoskopischen Therapie** zugänglich ist (s. Abschn. 13), wird bei langstreckigen und kal-

- **meist endoskopische Op.**

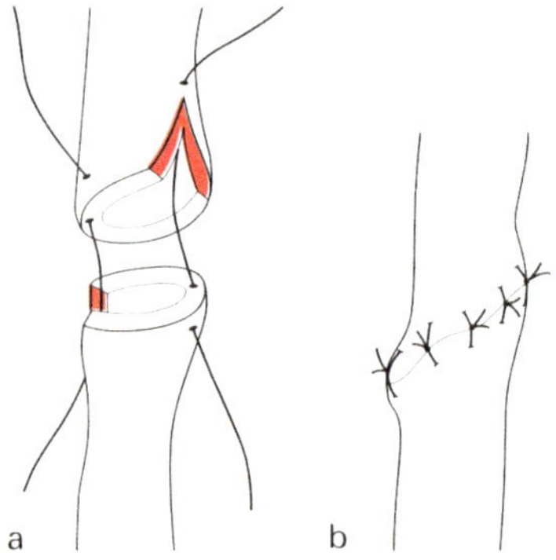

Abb. 17-5: End-zu-End-Anastomose der Urethra

- **offene Operation beim mehrfachen Rezidiv**
  - bei **kurzer Striktur**: End-zu-End-Anastomose
  - bei **langstreckigen Strikturen**: gestielte Hautlappen
  - evtl. zweizeitiges Vorgehen

lösen Strikturen sowie beim mehrfachen Rezidiv die **offene Operation** bevorzugt:

- Bei geplanter **End-zu-End-Anastomose,** die bei *kurzer Striktur* die Therapie der Wahl ist, wird die Urethra über einen perinealen Zugang freigelegt und das stenotische Segment reseziert. Die beiden Urethraenden werden nach ausreichender Mobilisation nach dem Prinzip der Querschnittsvergrößerung beider Urethralstümpfe gegensinnig längs inzidiert und End-zu-End miteinander anastomosiert (Abb. 17-5).
- Bei *langstreckigen Strikturen* wird das stenotische Areal der Urethra **reseziert** bzw. gespalten und mit einem gestielten **Hautlappen gedeckt.** Die gestielten und gut gefäßversorgten Hautlappen werden dabei aus dem Präputialbereich, der Penisschafthaut oder der wenig behaarten Haut des Perineums gebildet *(einzeitiges Vorgehen).* In der *zweizeitigen Technik* wird das stenotische Areal längs gespalten und die Harnröhrenränder an die Schnittränder der umgebenden Haut adaptiert. Nach abgeschlossener Wundheilung wird ca. 3 Monate nach der ersten Sitzung die offen liegende Urethra mit einem umgebenden Hautrand so umschnitten, daß sie spannungsfrei zum Rohr geschlossen werden kann. Die seitlich mobilisierten Hautränder werden über der rekonstruierten Harnröhre anastomosiert.

Urethrektomie

17.2.1.2 Urethrektomie

Indikation

⇨

Indikation:
- bei *primärem Urethrakarzinom* (selten!) erfolgt die Urethrektomie in Verbindung mit der Zystoprostatektomie
- bei blasenauslaßnahen *Urothelkarzinomen oder Carcinoma in situ* der Blase oder prostatischen Harnröhre sollte bei der *Zystoprostatektomie* mit kurativem Anspruch die Harnröhre primär bzw. sekundär entfernt werden.

- perineale Hautinzision
- Präparation des Corpus spongiosum

In Steinschnittlage erfolgt die Hautinzision im Bereich des Perineums. Nach Spaltung des M. bulbocavernosus und des M. transversus perinei superficialis wird das Corpus spongiosum urethrae freipräpariert und angezügelt. Bei der Dissektion des Corpus spongiosum nach distal samt Urethra wird der Penis zunehmend eingestülpt, bis die Urethra im Bereich der Fossa navicularis durchtrennt werden kann. Die anschließende Mobilisierung der proximalen Urethra reicht bis in das Diaphragma urogenitale.

Im Rahmen der Zystektomie bei der **Frau** (vordere Exenteration) wird die gesamte Urethra unter Mitnahme eines Teils der vorderen Vaginalwand exstirpiert.

17.2.1.3 Hypospadiekorrektur

Hypospadiekorrektur

Indikation:
- bei distalen Formen der Hypospadie vorwiegend *kosmetischer Aspekt*
- bei proximalen, schweren Hypospadieformen mit Gliedverkrümmung *funktioneller Aspekt.*

Indikation

Die Beschreibung von *mehr als 250 Techniken* zur Hypospadiekorrektur zeigt, daß es kein allgemein gültiges Verfahren gibt:

- Bei den einfachen, **distalen Hypospadieformen** ist die Verlagerung des hypospaden Meatus in Richtung Glansspitze therapeutisches Ziel.
- Die operative Korrektur der schweren **Hypospadien mit Gliedverkrümmung** umfaßt 3 Aspekte: *Aufrichtung* des verkrümmten Penis, Ersatz des fehlenden Anteils der Harnröhre durch eine *Neourethra* und *Korrektur* der fehlgebildeten *Glans penis.*

1. **distale H.**: Verlagerung der Harnröhrenmündung an die Glansspitze
2. **proximale H.:**
- **Penisaufrichtung**
- Ersatz des fehlenden Anteils der Harnröhre durch **Neourethra**
- **Korrektur der fehlgebildeten Glans**

Man unterscheidet einzeitige von zwei- und mehrzeitigen Verfahren, wobei der Zeitpunkt zur operativen Versorgung einer Hypospadie von den Größenverhältnissen im Bereich des äußeren Genitale und den lokalen Hautverhältnissen abhängig ist und heute – aus psychologischen Gründen – überwiegend in den Bereich der ersten *18 Lebensmonate* gelegt wird.
Zum Ersatz des fehlenden Anteils der Harnröhre werden neben umgebenden Hautanteilen vor allem gut vaskularisierte, gestielte Insellappen aus dem Präputium oder der Penisschafthaut sowie auch freie Transplantate (Blasen-, Mundschleimhaut) eingesetzt.

- Häufige **Komplikationen** der Hypospadiekorrekturen sind Stenosen des Neomeatus, Anastomosenstrikturen sowie die Ausbildung urethrokutaner Fisteln.

Komplikationen
- Strikturen
- Fisteln

17.2.2 Prostata

Prostata

17.2.2.1 Transvesikale Prostatektomie (TVP)

Transvesikale Prostatektomie

- **Indikation:** großes Prostataadenom mit Abflußbehinderung

Indikation

Bei sehr großen Vorsteherdrüsen (> 80–100 g) ist die offene operative Entfernung des Adenoms angezeigt, da in diesen Fällen die transurethrale Resektion aufgrund der bei langer Resektionsdauer möglicherweise auftretenden Probleme der belastendere Eingriff sein kann (z. B. Einschwemmphänomen). Der Zugang bei **TVP** erfolgt über eine mediane Unterbauchinzision. Die Blasenvorderwand wird freigelegt und eröffnet.
Unter Schonung der beiden Harnleiterostien wird die Blasenschleimhaut zirkulär um den endovesikal entwickelten Adenomanteil inzidiert.
Nach Sprengen der vorderen Prostatakommissur mit dem Finger wird das Adenom stumpf aus der *Prostataloge* enukleiert (Abb. 17-6, s. Abb. 12-8, S. 189).

- **stumpfes Ausschälen des Adenoms mit dem Finger**

- Da bei der suprapubischen transvesikalen Prostatektomie die „chirurgische Kapsel“ belassen wird, andererseits die Karzinome ihren Ausgang von der

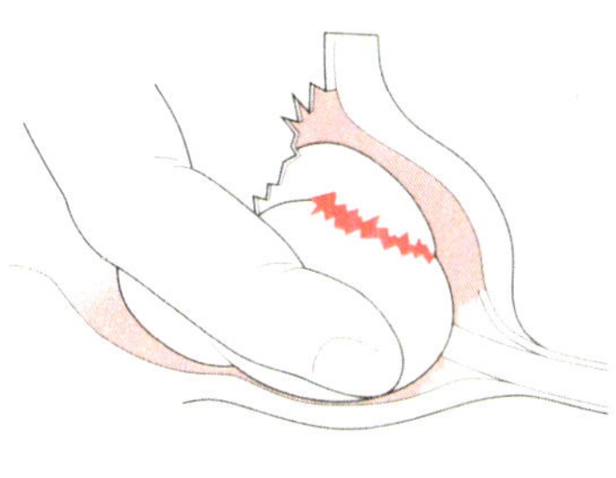

Abb. 17-6: Digitale Enukleation eines Prostataadenoms

Kapsel nehmen, sind bei diesen Patienten Krebsvorsorgeuntersuchungen grundsätzlich weiterhin angezeigt.

Radikale Prostatektomie

17.2.2.2 Radikale retropubische Prostatektomie mit pelviner Lymphadenektomie

Indikation

⇨

- **Indikation:** auf das Organ begrenztes Prostatakarzinom

Beim lokal begrenzten Prostatakarzinom ist die radikale Prostatektomie die Therapie der Wahl.

Einschränkungen sind gegeben bei älteren Patienten, deren Lebenserwartung aufgrund von Begleiterkrankungen nicht deutlich über 5 Jahren liegt, da das Tumorleiden in diesen Fällen über diesen Zeitraum auch mit weniger aggressiven Therapieverfahren beherrscht werden kann.

- **Entfernung der Prostata** mit
- chirurgischer Kapsel
- Samenblasen und
- Ampullae ductus deferentes

Im Gegensatz zur suprapubischen Prostatektomie beim Adenom wird bei der radikalen Prostatektomie die *komplette Vorsteherdrüse* mit *chirurgischer Kapsel, Samenblasen* und den *zentralen Abschnitten der Ductus deferentes* entfernt.

Der operative Zugang erfolgt über einen medianen Unterbauchschnitt. Der radikalen Prostatektomie vorangehend erfolgt die *pelvine Lymphadenektomie* (s. Abschn. 18.2.1, S. 306).

- deszendierende Technik
- Reanastomose zwischen membranöser Harnröhre und Blasenhals

• Bei der **deszendierenden radikalen Prostatektomie** wird der Blasenhals zirkulär eröffnet (Abb. 17-7a). Unter Anhebung der Blasenhinterwand werden die beidseitigen Samenblasen sowie die zentralen Anteile der Ductus deferentes freipräpariert, die beidseitigen Prostatapfeiler ligiert und durchtrennt und die Prostata bis zur membranösen Harnröhre mobilisiert. Distal des Apex prostatae erfolgt die Durchtrennung des dorsalen Venenplexus und der membranösen Harnröhre (Abb. 17-7b).
Nach Rekonstruktion und Einengen des inneren Blasenmundes erfolgt die Reanastomose zwischen membranöser Harnröhre und Blase über einem intraoperativ eingelegten transurethralen Verweilkatheter (Abb. 17-7c).

- aszendierende Technik

• Alternativ kann die radikale Prostatektomie auch auf umgekehrtem Wege in **aszendierender Technik** erfolgen. Hier wird zuerst die membranöse Harnröhre freipräpariert und durchtrennt und anschließend das tumortragende Organ kranialwärts vorgehend mobilisiert und exstirpiert.

- **potenzerhaltende Operation** (nervenschonende Technik)

• Bei frühen Stadien des Prostatakarzinoms (T_1, T_2) können u. U. die laterodorsal dicht an der Prostatakapsel verlaufenden Gefäß-Nerven-Bündel geschont werden. Die Indikation zu diesem **potenzerhaltenden Vorgehen** muß bei kapselnahen Karzinomen streng gestellt werden, um nicht die Radikalität des Eingriffs zu gefährden.

- **Komplikationen:**
- vorübergehende Streßinkontinenz

• Die Patienten müssen vor dem Eingriff darüber aufgeklärt werden, daß über eine geraume Zeit postoperativ eine **Streßinkontinenz** bestehen kann.

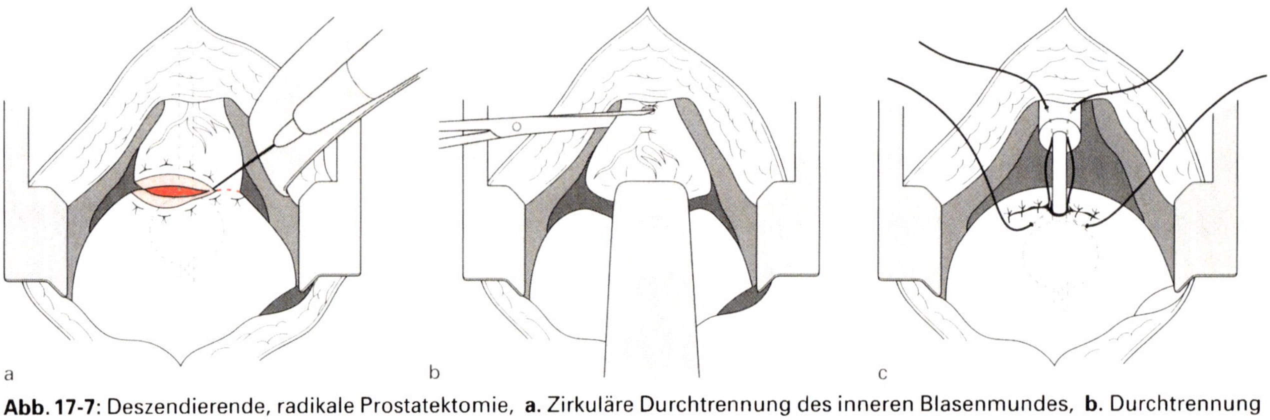

Abb. 17-7: Deszendierende, radikale Prostatektomie, **a.** Zirkuläre Durchtrennung des inneren Blasenmundes, **b.** Durchtrennung der puboprostatischen Bänder und der membranösen Harnröhre, **c.** Reanastomose zwischen Blase und Harnröhrenstumpf

17.3 Harnblase und Harnleiter

17.3.1 Harnblase

Harnblase

17.3.1.1 Sectio alta

Sectio alta

• **Indikation:** Blaseneröffnung zur *Stein- oder Fremdkörperentfernung*

Indikation

⇐

Die Bezeichnung Sectio alta umschreibt die Freilegung und Eröffnung der Blase über einen **suprapubischen Zugang** (Medianschnitt) unter Schonung des Peritonealsackes.

Der Zugang selber ist Bestandteil zahlreicher Operationen an der Blase wie z. B. der *transvesikalen Prostatektomie*, der *Divertikulektomie* oder auch mancher Techniken der *Ureterneueinpflanzung*.

• **suprapubischer Zugang** ist Bestandteil zahlreicher Operationen

17.3.1.2 Harnblasenerweiterung

Harnblasenaugmentation

• **Indikation:** Irreversibler Verlust der Speicherkapazität der Blase.

Indikation

⇐

Zur Augmentation empfiehlt sich meist die *subtotale Zystektomie mit Entfernung* der oft hochgradig veränderten, extrem verdickten *Blasenwand* unter *Belassung* des *trigonalen Blasenanteils*.
Man verwendet aus dem Darmverband ausgeschaltete Dünndarm-, Dickdarm- oder Dick- und Dünndarmsegmente (Ileozökalregion) (Abb. 17-8a). Um die im Darm durch Kontraktionen auftretenden Druckspitzen zu verhindern, werden die ausgeschalteten Darmsegmente vollständig antimesenterial eröffnet (Abb. 17-8b) und miteinander zu einer großen Darmplatte verbunden (Abb. 17-8c). Diese wird mit dem vorhandenen Blasenrest anastomosiert, so daß ein großvolumiges Niederdruckreservoir entsteht (Abb. 17-8d).
Wurden bei der subtotalen Zystektomie auch die Harnleiterostien mitreseziert, so ist die *Reimplantation der Harnleiter* in den Darmanteil der augmentierten Blase erforderlich.

• zunächst subtotale Zystektomie

• **Erweiterung durch Darmsegmente**
- Eröffnung der ausgeschalteten Darmsegmente antimesenterial mit Bildung einer „Darmplatte", aus der ein großvolumiges Niederdruckreservoir gebildet wird
- Harnleiterneuimplantation

Miktion. Da der zur aktiven Blasenentleerung erforderliche M. detrusor fehlt, erfolgt die Miktion durch Relaxieren des Beckenbodens und mit Hilfe der Bauchpresse, also passiv durch Erhöhen des intraabdominellen Drucks.
Komplikation. In der frühen postoperativen Phase stellt der von der Darmschleimhaut über geraume Zeit noch produzierte Mukus ein Problem dar und kann durch Schleimverstopfung der Urethra zur akuten Harnverhaltung führen. Bei größeren Schleimansammlungen in der Blase ist die intermittierende Spülung der Blase erforderlich.

• Miktion mit Hilfe der Bauchpresse (passiv)

• **Komplikation:**
- Mukusproduktion, -obstruktion der Urethra

17.3.1.3 Radikale Zystoprostatektomie, vordere Exenteration

Radikale Zystoprostatektomie

Indikation:
• *infiltrierendes Blasenkarzinom* und *therapieresistentes Carcinoma in situ* der Blase
• *multifokales*, ausgedehntes, oberflächliches *Blasenkarzinom*, das durch transurethrale Resektion nicht beherrschbar ist.

Indikation

⇐

Der Zugang zur radikalen Entfernung der Blase erfolgt über eine **mediane Laparotomie.** Vor der Entfernung der tumorbefallenen Blase erfolgt die *pelvine Lymphadenektomie* unter Mitnahme der beidseitigen obturatorischen und iliakalen Lymphknoten.
• Beim **Mann** wird die Blase zusammen mit den Samenblasen und der Prostata entfernt (Abb. 17-9). Ein Tumorbefall der prostatischen Harnröhre oder das

• **Laparotomie**
• **pelvine Lymphadenektomie**

- anschl. Entfernung der Blase, Samenblasen und Prostata, evtl. zusätzliche Urethrektomie

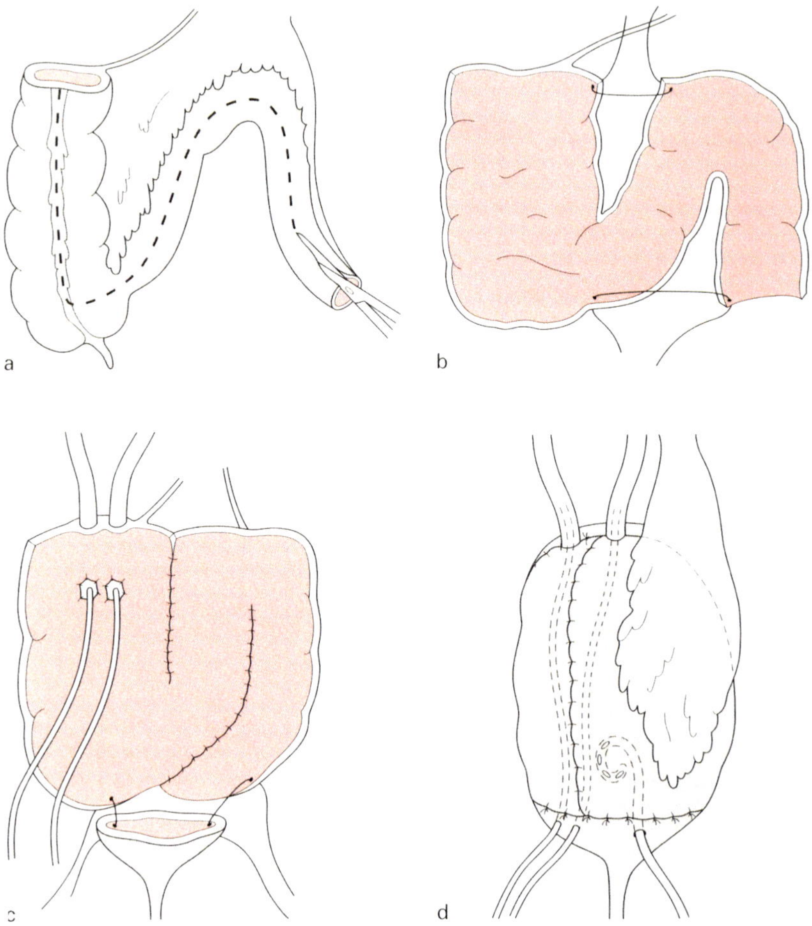

Abb. 17-8: Ileozökale Blasenaugmentation, **a**. Ausgeschaltetes Ileozökalsegment, **b**. Antimesenteriale Eröffnung, **c**. Bilden der Dickdarm-Dünndarm-Platte, submuköse Implantation der Ureteren, **d**. Anastomose mit dem Blasenrest

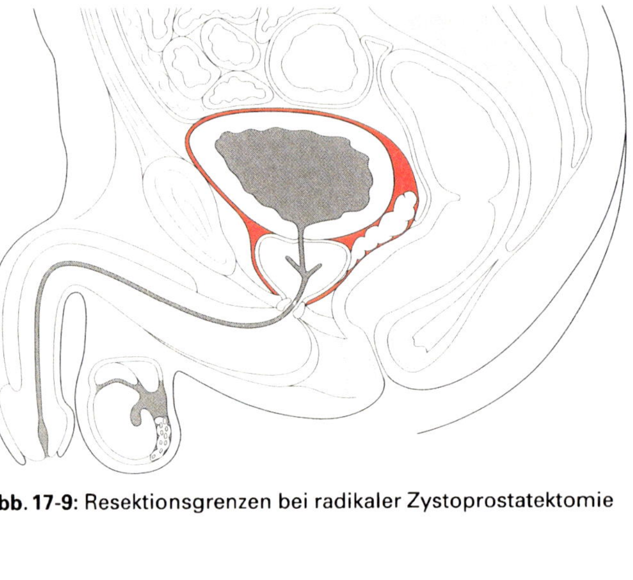

Abb. 17-9: Resektionsgrenzen bei radikaler Zystoprostatektomie

Vorliegen eines Carcinoma in situ können eine zusätzliche Urethrektomie erforderlich machen (Abschn. 17.2.1.2).

• Bei der **Frau** werden neben der Blase Uterus, Tuben und die Urethra unter Mitnahme eines Teils der vorderen Vaginalwand entfernt (vordere Exenteration).

– bei der Frau: vordere Exenteration

Die Entfernung des Speicherorgans Harnblase erfordert eine Harnab- bzw. Harnumleitung, für die zahlreiche Varianten zur Verfügung stehen (s. Abschn. 14.4.1.5, S. 220).

17.3.1.4 Blasenersatz

Blasenersatz

Nach radikaler Zystoprostatektomie kann die Blase durch ein aus Darm gebildetes *orthotopes Niederdruckreservoir* ersetzt werden. Die sphärische Ersatzblase wird an den belassenen Harnröhrenstumpf mit intaktem Sphinkter urethrae externus angeschlossen; die Harnleiter werden antirefluxiv in das Blasensubstitut implantiert (Abb. 17-10). Die Operationstechnik ist nahezu identisch zu der bei der Blasenaugmentation angewandten Methodik. Analog zur Ersatzblasenbildung aus dem Ileozökalbereich kann die Ersatzblase auch aus einem ca. 60 cm langen Ileumabschnitt gebildet werden (Ileum-Neoblase, s. Abschn. 14.4.1.5, S. 220). Aufgrund des Risikos eines urethralen Rezidivs bei Blasenkarzinom muß die Selektion der Patienten zur orthotopen Blasensubstitution streng erfolgen. Bei Patienten mit multifokalen und vor allem blasenauslaßnah gelegenen Tumoren sollte eine orthotope Blasensubstitution unter Belassung der Urethra ebensowenig durchgeführt werden wie bei Vorliegen eines Carcinoma in situ.

• **orthotopes Niederdruckreservoir**

Da bei **Frauen** der für die Kontinenz verantwortliche Urethralsphinkter bei der vorderen Exenteration nicht erhalten werden kann, ist die orthotope Blasensubstitution meist nur bei Männern möglich.

• orthotoper Blasenersatz nur bei Männern möglich

17.3.1.5 Harnableitung und Harnumleitung

Harnableitung und Harnumleitung

Kann nach Zystektomie ein Blasenersatz nicht vorgenommen werden, so ist eine *Harnab-* oder *Harnumleitung* erforderlich. Die klassische Variante der Harnumleitung stellt die **Ureterosigmoideostomie** dar, deren technische Wei-

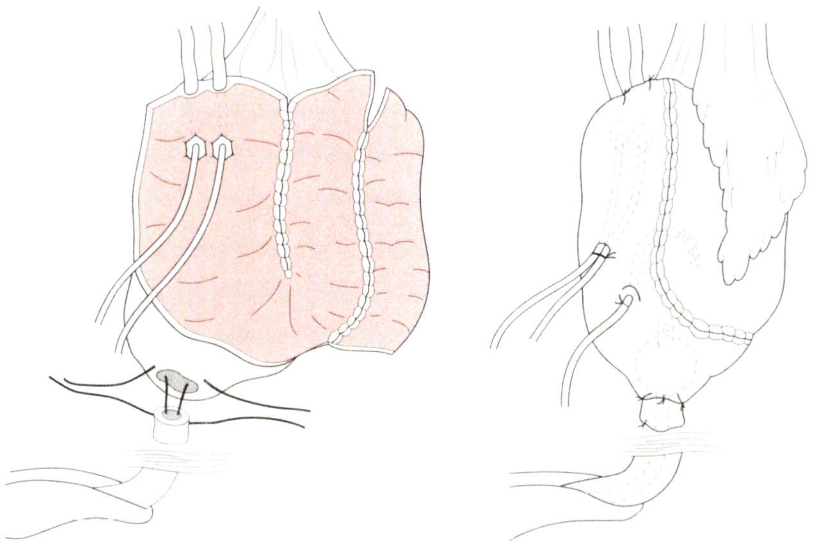

a b

Abb. 17-10: Orthotope Blasensubstitution mit Ileozökalpouch (**a, b**)

terentwicklung, der *Sigma-Rektum-Pouch* (Mainz-Pouch II) die häufige Urin- und Stuhlentleerung per Anum vermeiden hilft.

Urin wird durch Urostoma über die Haut nach außen geleitet

Unter dem Begriff Harnableitung werden alle Verfahren verstanden, bei denen der Urin über ein Urostoma (nasses oder kontinentes Stoma) nach außen geleitet wird.

Harnleiterdarmimplantation

17.3.1.6 Harnleiterdarmimplantation: Ureterosigmoideostomie, Sigma-Rektum-Pouch

1. Ureterosigmoideostomie

Die Harnleiterdarmimplantation **(Ureterosigmoideostomie)** ist die älteste Form einer Harnumleitung mit Erhaltung der Kontinenz.

- **Implantation der Harnleiter in das Sigma (antirefluxiv)**

Bei dieser *Operationstechnik* werden die Harnleiter in die Hinterwand des Sigmas implantiert (Abb. 17-11). Um einen Reflux des Urin-Stuhl-Gemisches in den oberen Harntrakt mit der Gefahr konsekutiver aszendierender Infektionen zu vermeiden, werden die Harnleiter unter Nutzung eines submukösen Tunnels antirefluxiv implantiert.

- **Voraussetzungen:**
- intakter Analsphinkter
- normale Nierenfunktion

Der Urin wird bei diesem Verfahren gemeinsam mit dem Stuhl in Rektum und Sigma gespeichert, die Kontinenz ist durch den Analsphinkter gewährleistet. Deshalb sollte bei diesen Patienten die *Sphinkterfunktion* vorher überprüft werden. Als Vorbedingung zur Anlage einer Ureterosigmoideostomie muß zudem eine *normale Nierenfunktion* gefordert werden, um die durch Rückresorption von Urinbestandteilen über die Darmschleimhaut auftretenden Verschiebungen des Säure-Basen-Haushaltes kompensieren zu können.

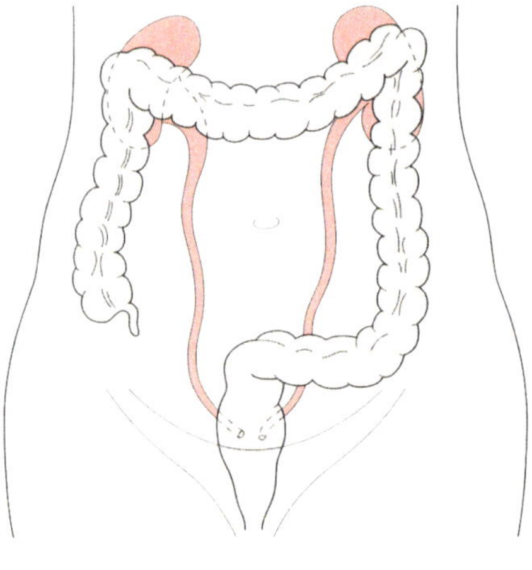

Abb. 17-11: Ureterosigmoidostomie

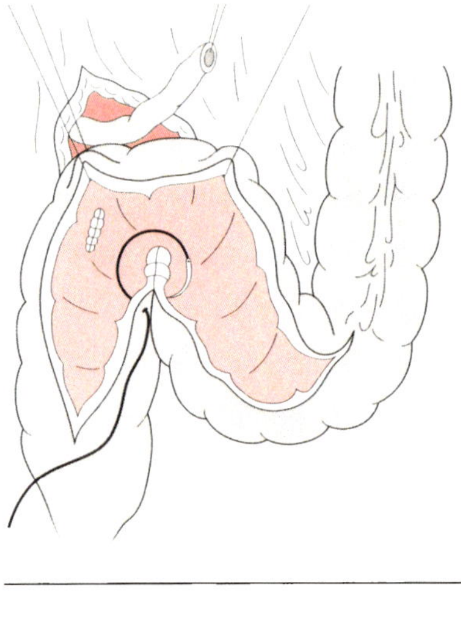

Abb. 17-12: Sigma-Rektum-Pouch (Mainz-Pouch II)

Als wesentliche Verbesserung wurde der **Sigma-Rektum-Pouch** entwickelt. Bei diesem Verfahren wird durch Bilden eines Pouches im Sigma, das in direkter Verbindung mit dem stuhlführenden Darm verbleibt, die Speicherkapazität des Darmes wesentlich erhöht und der Druck im speichernden Enddarm reduziert (Abb. 17-12). Die somit oft belastende hohe Entleerungsfrequenz bei Ureterosigmoideostomie wird drastisch verringert.

2. Rektum-Sigma-Pouch

- **größere Speicherkapazität**
- **Entleerungsfrequenz ↓**

17.3.1.7 Ileum- und Kolon-Conduit

Ileum- und Kolon-Conduit

- **Kurzes Darmsegment mit Herausleitung zur Bauchdecke**
- Klebebeutel erforderlich

Über viele Jahrzehnte stellte die Harnableitung über ein kurzes Darmsegment (Conduit) das gebräuchlichste Verfahren dar. Hierbei wird ein ca. 10–12 cm langes Darmsegment (Ileum oder Kolon) aus der Darmkontinuität ausgeschaltet und zum Transport des Urins nach außen genutzt. Die Harnleiter werden in den oralen Abschnitt des ausgeschalteten Darmsegmentes implantiert, das aborale Conduitende wird durch die Bauchdecken herausgeleitet und mit der Haut anastomosiert (Abb. 17-13). Der Urin fließt kontinuierlich über das Conduit nach außen ab, die Patienten verwenden zum Auffangen und Speichern extern zu applizierende Klebebeutel.

In den letzten 10 Jahren wurde dieses Verfahren der nassen, inkontinenten Harnableitung weitgehend von kontinenten Harnableitungen mit speicherfähigen Ersatzreservoirs verdrängt.

17.3.1.8 Kontinente Harnableitung

Kontinente Harnableitung

⇦

- **Reservoir mit Kontinenzmechanismus und katheterisierbarem Nabelstoma**

Alternative zur *orthotopen Blasensubstitution* ist heute die **kontinente Harnableitung** mit speicherfähiger Ersatzblase. Der *kontinente Pouch* besteht aus *Dick- und Dünndarmsegmenten* (Ileozökalregion, Mainz-Pouch I) (Abb. 17-14a). Diese ausgeschalteten Darmabschnitte werden antimesenterial eröffnet und zu einem kugelförmigen Reservoir (Pouch) anastomosiert, in das die Harnleiter antirefluxiv implantiert werden (Abb. 17-14b).

Eine tubularisiert verbliebene invaginierte Dünndarmschlinge (Abb. 17-14c) oder – sofern vorhanden – die submukös eingebettete in situ belassene Appendix bilden den Kontinenzmechanismus, der die Speicherfähigkeit des Reservoirs gewährleistet. Das freie Ende des Invaginationsnippels bzw. das freie Appendixende werden mit dem inneren Ende des eröffneten Nabeltrichters verbunden, um ein unsichtbares kontinentes Stoma zu bilden (Abb. 17-14d).

Die Entleerung der speicherfähigen Ersatzblase erfolgt 3- bis 4 mal täglich mittels sauberem *Einmalkatheterismus*.

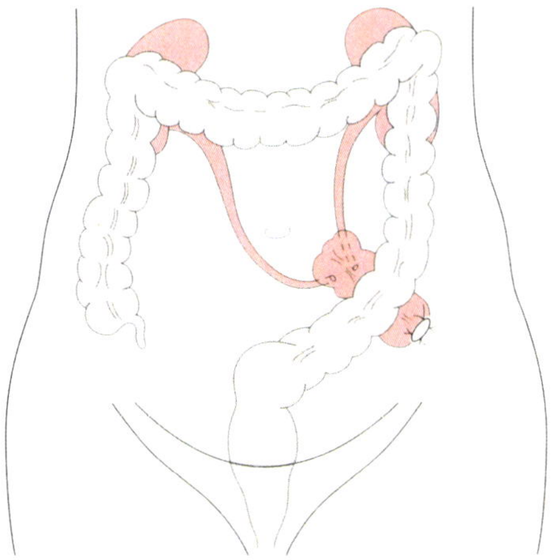

Abb. 17-13: Kolon-Conduit

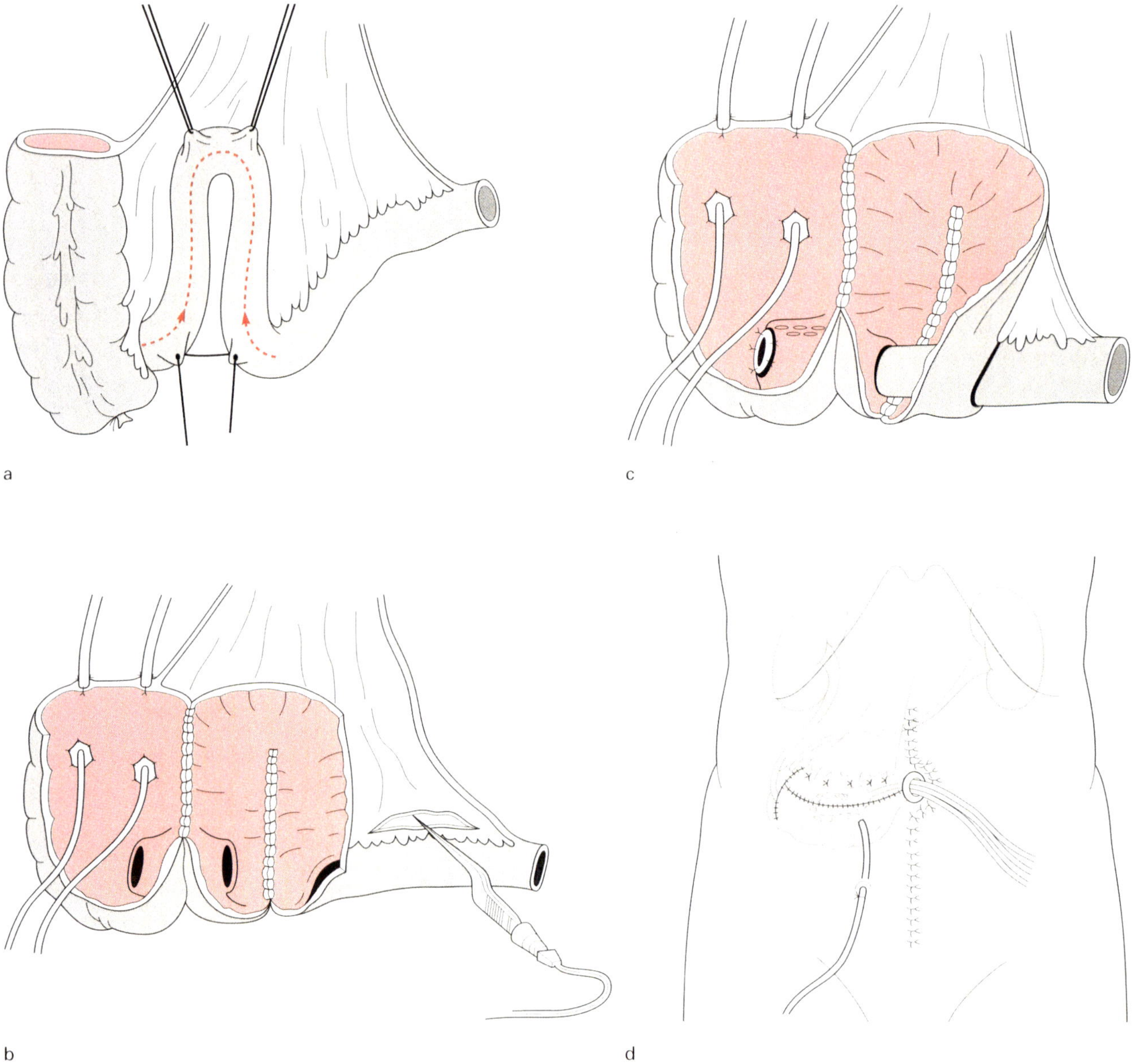

Abb. 17-14: Kontinenter Ileozökalpouch (Mainz-Pouch I), **a.** Ausgeschaltetes Ileozökalsegment, **b.** Dickdarm-Dünndarm-Platte mit antirefluxiver Implantation der Harnleiter, **c.** Ileum-Invaginationsnippel als Kontinenzorgan, **d.** Anschluß des Pouches mit „unsichtbarem" Stoma an die Innenseite des Nabeltrichters

Komplikationen
1. **Störungen im Säure-Basen-Haushalt**
2. **Neoplasieinduktion** → Kontrolluntersuchungen

Die Vielzahl der heute zur Verfügung stehenden Techniken der Harnum- und Harnableitung erfordert die Wahl eines *individuell abgestimmten Verfahrens.*

Komplikationen der Pouch-Techniken sind:
- Störungen des *Säure-Basen-* und *Elektrolythaushaltes*
- *Karzinominduktion* an der Ureterimplantationsstelle.

Langjährige Kontrollen sind erforderlich.

17.3.2 Harnleiter

17.3.2.1 Ureterreimplantation (Psoas-Hitch-Technik)

- **Indikation:** distale Harnleiterstenosen und -läsionen
- Reflux beim Erwachsenen und Adoleszenten, komplizierter Reflux im Kindesalter

Die Ureterreimplantation in die auf dem Psoasmuskel fixierte Blase ist aufgrund ihrer vielfältigen Anwendungsmöglichkeiten zu einer Standardtherapie geworden und soll hier beispielhaft für die Varianten der Ureterneuimplantation in die Blase dargestellt werden.

Die Blase wird halbseitig mobilisiert, bis sich ein Blasenzipfel spannungsfrei oberhalb der Iliakalgefäße auf den M. psoas bringen läßt, wo er mit Nähten fixiert wird. Der pexierte Blasenzipfel wird in Längsrichtung eröffnet. Im Bereich der Hinterwand dieses Blasenzipfels wird ein ca. 3–4 cm langer submuköser Tunnel gebildet, durch den der Harnleiter zum Refluxschutz hindurchgeführt und mit der Blasenmukosa anastomosiert wird (Abb. 17-15).

Ist der zu überbrückende Harnleiterdefekt so ausgedehnt, daß die Blase nicht ausreichend nach kranial gebracht werden kann, so wird aus der Blasenvorderwand ein U-förmiger, kranial gestielter Blasenlappen gebildet, der nach oben geschlagen am M. psoas pexiert und in den der Harnleiter implantiert wird (*Boari-Hitch-Technik*, Abb. 17-16).

Ureter

Ureterreimplantation

Indikation

- **Fixation der Harnblase am Psoasmuskel**

– direkte antirefluxive Ureterreimplantation

- **Neueinpflanzung des Ureters in einen gestielten Blasenlappen** (Boari-Hitch-Technik)

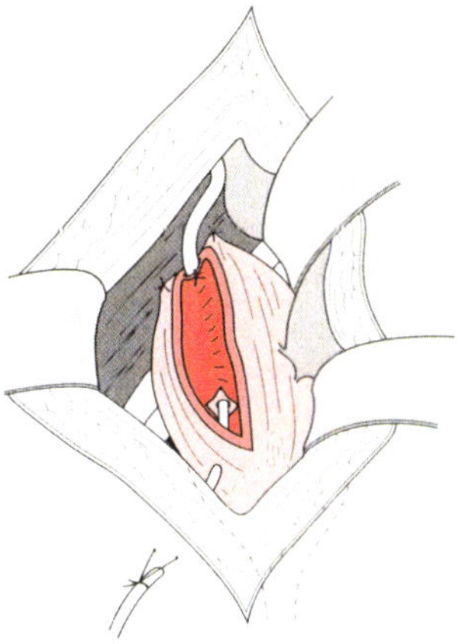

Abb. 17-15: Harnleiterreimplantation in Psoas-Hitch-Technik. Antirefluxive Implantation des Harnleiters

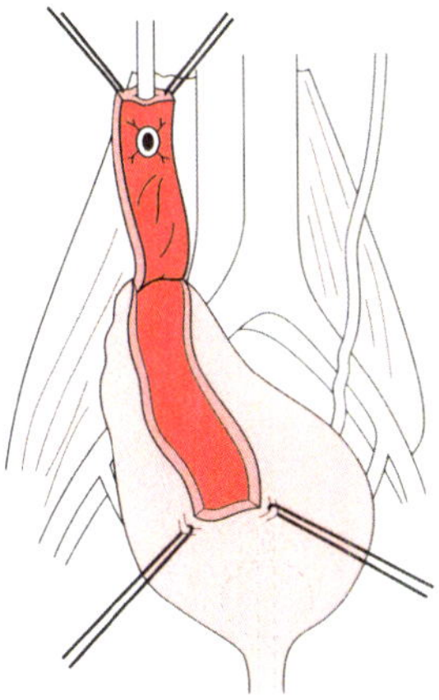

Abb. 17-16: Harnleiterreimplantation in Boari-Hitch-Technik

Antirefluxoperation

17.3.2.2 Antirefluxoperation

Indikation

⟹

- **Indikation:** vesikoureteraler Reflux

- **Ziel:** Stärkung des passiven Refluxschutzmechanismus durch Verlängerung der intramural verlaufenden Harnleiterstrecke

Grundprinzip der zahlreichen Varianten der operativen Refluxkorrektur ist die Stärkung des passiven Refluxschutzmechanismus durch Verlängerung des in der Blasenwand verlaufenden Harnleiterabschnittes. Bei zunehmender Füllung wird durch Erhöhung des intravesikalen Druckes der intramural verlaufende Harnleiter gegen das muskuläre Widerlager der Blasenwand gedrückt und somit passiv verschlossen. Diese Bedingungen werden von der extravesikalen *Operationstechnik nach Lich-Gregoir* erfüllt (Abb. 17-17 a, b).

1. Op. nach Lich-Gregoir

- Spalten des M. detrusor vesicae und submuköse Einbettung des Harnleiters

Nach Freilegung des distalen Harnleiters und der Blasenseitenwand wird parallel zum Harnleiterverlauf der M. detrusor vesicae auf einer Strecke von ca. 4–5 cm bis auf die Blasenmukosa gespalten (Abb. 17-17 a). In den so entstehenden „submukösen Tunnel" wird der Harnleiter eingebettet und der M. detrusor darüber wieder verschlossen. Auf diese Weise resultiert eine Verlängerung des intramuralen Harnleiteranteils (Abb. 17-17 b).

2. Op. nach Politano-Leadbetter

Alternativ kann auch die *Ureterreimplantation transvesikal* nach *Politano-Leadbetter* durchgeführt werden.

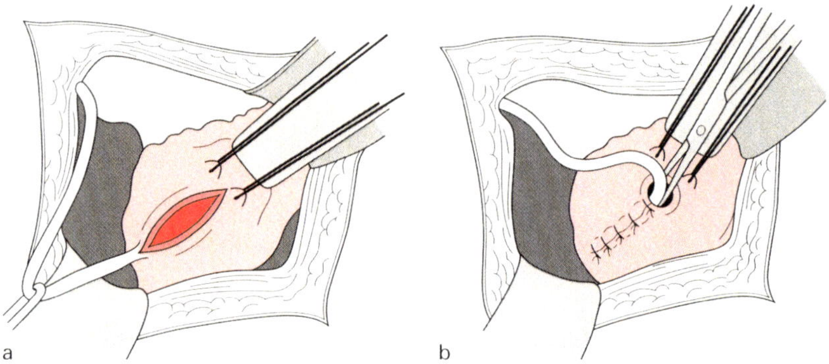

Abb. 17-17: Antirefluxoperation nach Lich-Gregoir, **a.** Durchtrennung des Detrusors **b.** Einbetten des Harnleiters und Verschluß des M. detrusor über dem Harnleiter

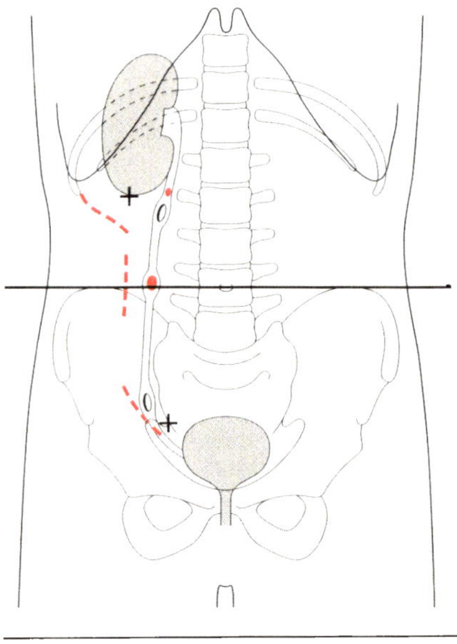

Abb. 17-18: Zugangswege zu Harnleitersteinen

17.3.2.3 Ureterolithotomie

Ureterolithotomie

- **Indikation:** Schnittoperative Entfernung großer *Harnleitersteine.*

Indikation

⇦

bei großen impaktierten Uretersteinen

Als früher häufig durchgeführte Standardoperation ist die Ureterolithotomie heute nur noch wenigen Indikationen, wie z. B. großen impaktierten Harnleitersteinen vorbehalten.

Je nach Lage des Steines erfolgt der Zugang über einen subkostalen (oberes Harnleiterdrittel), pararektalen (mittleres Drittel) oder suprainguinalen (unteres Harnleiterdrittel) Schnitt (Abb. 17-18). Nach Abschieben des Peritonealsackes nach medial wird der Harnleiter im Retroperitonealraum identifiziert und kranial sowie kaudal des Steines angezügelt. Über eine kleine Harnleiterinzision erfolgt die Extraktion des Steines mit anschließendem Verschluß der Ureterwand.

17.4 Niere und proximaler Harnleiter

Niere und proximaler Harnleiter

Zugangswege. Sowohl für die Nephrektomie wie auch für organerhaltende rekonstruktive Eingriffe an Niere und proximalem Harnleiter wird heute allgemein der in geknickter Seitlagerung durchgeführte *Schnitt im 11. Interkostalraum* (ICR) bevorzugt. Für Prozesse am Nierenoberpol bzw. Nebenniereneingriffe empfiehlt sich das Eingehen im *10. oder sogar 9. ICR.*
Zur Tumornephrektomie mit guter Exposition der Nierenstielgefäße sowie der großen Gefäße hat ein *Interkostalschnitt in Halbseitenlage* Vorteile (Abb. 17-19), da er bis zum Nabel oder darüber hinaus verlängert werden kann.

Zugang:

- **geknickte Seitenlagerung**
- **Flankenschnitt** (10. + 11. ICR)

Bei sehr großen Nebennierentumoren oder ausgedehnten Tumoren des Nierenoberpols ist bisweilen der *thorakoabdominale Zugangsweg* empfehlenswert.

- **thorakoabdominaler Zugang**

17.4.1 Nephrektomie, Nephroureterektomie

17.4.1.1 Nephrektomie

Nephrektomie

- **Indikation:** *funktionslose* oder *infizierte* Niere.

Indikation

⇦

Nach Zugang in den Retroperitonealraum über einen Interkostalschnitt wird die Gerota-Faszie und die Nierenfettkapsel gespalten und alsdann die gesamte Niere vollständig mobilisiert. Die isolierten Nierenstielgefäße werden li-

- **Zugang zum Retroperitoneum über Interkostalschnitt**

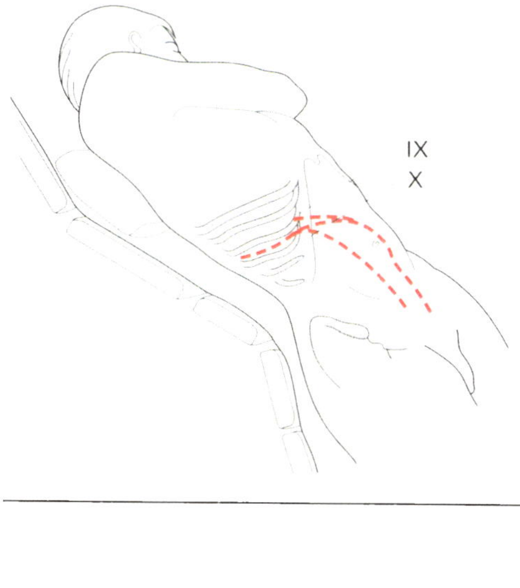

Abb. 17-19: Interkostalschnitt im 9. ICR in Halbseitlagerung

giert und durchtrennt und das Operationspräparat (Niere mit proximalem Harnleiteranteil) exstirpiert.

• **erhalten bleiben:**
- Fettkapsel
- Nebenniere

Bei der einfachen Nephrektomie werden üblicherweise sowohl *Nebenniere* als auch *Nierenfettkapsel* belassen. Bei septischen Nieren und auch längerer entzündlicher Vorgeschichte kann die Präparation des Organs erheblich erschwert sein.

Nephroureterektomie

17.4.1.2 Nephroureterektomie

Indikation

⇒

• **Indikation:** Urotheltumoren des oberen Harntraktes.

• Mitentfernung des Ureters inkl. Blasenmanschette

Bei Urotheltumoren des oberen Harntraktes muß aus Gründen der Radikalität neben der betroffenen Niere auch der Harnleiter (unter Mitnahme einer Blasenmanschette) um das Ureterostium herum entfernt werden. Dabei werden im ersten Operationsschritt in Seitlagerung Niere und proximaler sowie mittlerer Harnleiter exstirpiert. Nach Wundverschluß und Umlagern in Rükkenlage erfolgt über einen bogenförmigen Spurainguinalschnitt die Entfernung des unteren Harnleiteranteiles und der Blasenmanschette.

Im höheren Alter kann u. U. der distale Harnleiterstumpf belassen werden, muß aber im Rahmen der ohnehin obligaten vierteljährlichen Zystoskopie nachgesorgt werden (Risiko der Karzinomentstehung im Ureterstumpf bis zu 30 %).

17.4.2 Tumornephrektomie, -resektion, Nierenteilresektion

Tumornephrektomie

17.4.2.1 Tumornephrektomie

Indikation

⇒

• **Indikation:** Parenchymtumoren der Niere.

• **Entfernung der Niere mit Fettkapsel** und Nebenniere

Im Gegensatz zur einfachen Nephrektomie wird bei der Tumornephrektomie neben der befallenen Niere auch die *gesamte Fettkapsel,* die ipsilaterale Nebenniere sowie das *proximale Harnleiterdrittel* entfernt (Abb. 17-20).

Um eine Tumorzellaussaat auf dem Gefäßwege durch Manipulationen an der Niere zu vermeiden, sollte primär der Nierenstiel freipräpariert und Nierenarterie und -vene ligiert und durchtrennt werden, bevor mit der Mobilisation der tumortragenden Niere begonnen wird.

Die parakavale bzw. paraaortale *Lymphadenektomie* ist nach neueren Untersuchungen ohne therapeutischen Effekt.

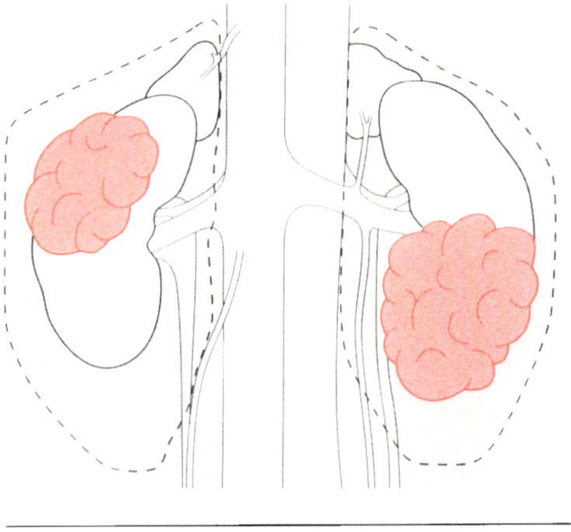

Abb. 17-20: Resektionsgrenzen bei Tumornephrektomie

17.4.2.2 Organerhaltende Tumorresektion

Organerhaltende Tumorresektion

Indikation:
- *elektiv:* peripher gelegene kleine Nierentumoren
- *imperativ:* Tumoren in Einzelnieren, bilaterale Nierentumoren *(Vermeidung* der postoperativen *Dialysepflicht).*

Indikation

Bei peripher gelegenen, gut abgekapselten Nierentumoren von nicht mehr als 4–5 cm Durchmesser kann anstelle der Tumornephrektomie auch eine organerhaltende Tumorresektion durchgeführt werden. Auch bei Tumoren in Einzelnieren oder bilateralen Tumoren sollte – sofern operationstechnisch möglich – eine organerhaltende Tumorresektion angestrebt werden.

evtl. temporäre Ischämie notwendig

Wie unter der einfachen Nephrektomie (Abschn. 17.4.1.1) angeführt, wird die befallene Niere freipräpariert, wobei jedoch die Nierenfettkapsel über dem die Nierenoberfläche überragenden Tumorknoten belassen wird. Besonders wichtig ist die Isolation der Nierenstielgefäße, um bei stärkeren Blutungen diese intermittierend abklemmen zu können.
Zirkulär um den palpablen Tumorknoten wird die Nierenkapsel inzidiert und der palpable Tumor stumpf unter Mitnahme eines ca. 2–3 mm breiten Saumes aus dem umgebenden Nierenparenchym reseziert (Abb. 17-21). Der zentrale gefäßführende Stiel des Tumors wird mit Durchstechungsligaturen versorgt.

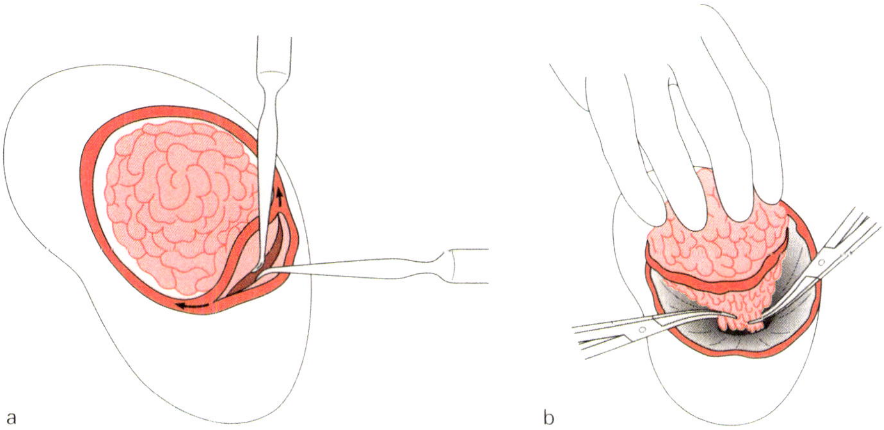

Abb. 17-21 a, b: Tumorentfernung durch Resektion des Tumorknotens

17.4.2.3 Nierenteilresektion

Nierenteilresektion

Indikation:
- *funktionsloser Doppelnierenanteil*
- *Tumoren* in Einzelnieren, bilaterale Tumoren
- ausgedehnte *Poldestruktionen.*

Indikation

Nach Freilegung der gesamten Niere mit Isolation der Nierenstielgefäße werden die den zu entfernenden Nierenanteil versorgenden Gefäße isoliert, ligiert und durchtrennt. Die Nierenkapsel wird so umschnitten, daß die nach Resektion des entsprechenden Nierenanteiles verbleibende Parenchymfläche mit der Kapsel gedeckt werden kann. Die Resektion des betroffenen Nierenanteils (meist Ober- bzw. Unterpol) erfolgt in üblicher Weise mit dem Elektrokauter oder Skalpell (Abb. 17-22 a). Nach Versorgung der spritzenden Gefäße im Bereich der Resektionsfläche erfolgen parenchymadaptierende Nähte sowie die Deckung der Resektionsfläche mit der zuvor erhaltenen Nierenkapsel (Abb. 17-22 b).

- **Isolierung der Gefäße**
- **Verschluß der Nierenkapsel**

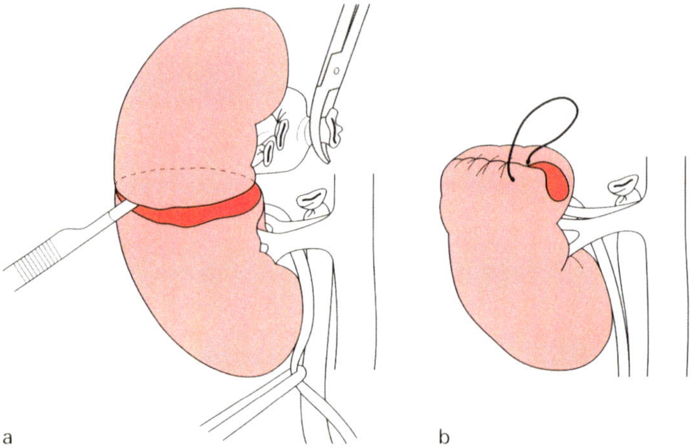

a b

Abb. 17-22: Nierenteilresektion (am Beispiel einer Doppelniere mit funktionslosem oberen Anteil), **a.** Resektion des betroffenen Nierenanteiles, **b.** Kapselverschluß über der Resektionsfläche

17.4.3 Steinoperationen und Nierenbeckenplastik

Steinoperationen

17.4.3.1 Steinoperationen

Indikationen

⟹

Indikation:
- ausgedehnte, peripher im *Nierenbeckenkelchsystem gelegene Steine*
- komplette korallenförmige *Nierenbeckenkelchausgußsteine.*

- **aufgrund moderner Techniken nur noch selten indiziert**

- erweiterte Pyelokalikotomie
- radiäre Nephrotomien

Offene Steinoperationen an der Niere sind heute aufgrund der Möglichkeiten der ESWL (s. Abschn. 10, S. 150) sowie endourologischer Techniken (perkutane Litholapaxie) nur noch selten indiziert.
Je nach Ausdehnung und Lage des Steines erfolgt der Zugang über eine Pyelotomie, *erweiterte Pyelokalikotomie* (Abb. 17-23) oder auch radiäre Nephrotomien, bei deren Anlage sich der intraoperative Einsatz von Doppler-Sonographie und Ultraschall zur Festlegung eines möglichst „avaskulären" transparenchymatösen Weges zum Stein als besonders hilfreich erwiesen hat.

Nierenbeckenplastik

17.4.3.2 Nierenbeckenplastik

Indikation

⟹

- **Indikation:** relevante Harntransportstörung bei Harnleiterabgangsenge.

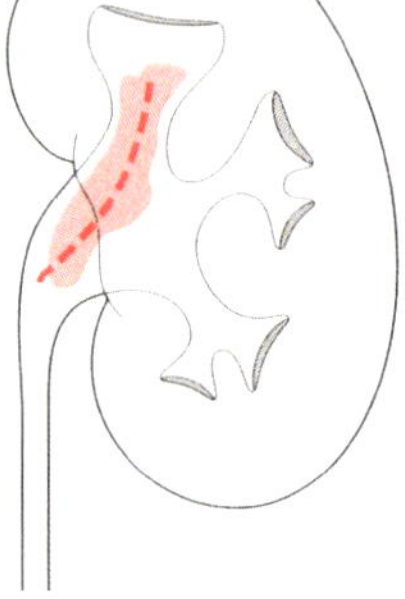

Abb. 17-23: Pyelokalikotomie

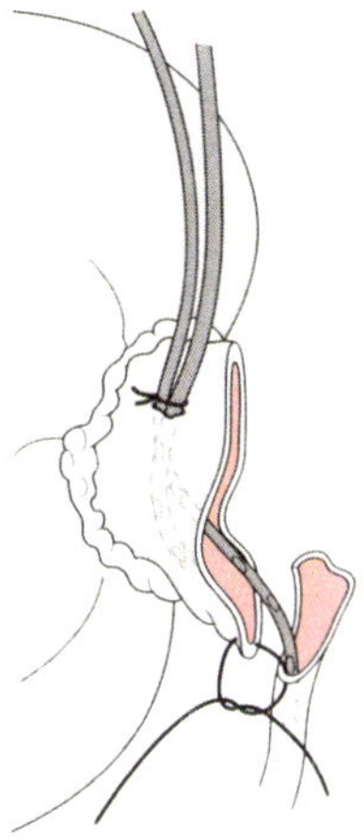

Abb. 17-24: Nierenbeckenplastik (Modifikation nach Sigel)

Nach Freilegen der Niere und des proximalen Harnleiters wird dieser im subpelvinen Bereich schräg durchtrennt und nach kaudal spatuliert. Durch eine entsprechende Inzision im Bereich der Nierenbeckenvorder- sowie -hinterwand wird der untere Anteil des Nierenbeckens nach kaudal geschlagen und mit dem spatulierten Harnleiter reanastomosiert (Abb. 17-24). Wesentlich dabei ist, daß die Anastomose in Höhe des tiefsten Punktes des Nierenbeckenkelchsystems zu liegen kommt, um eine wirkungsvolle Drainage des Hohlsystems zu gewährleisten.

- **Resektion des stenotischen Anteils**
- **Reanastomose** des spatulierten Harnleiters mit dem tiefsten Punkt des Nierenbeckens

17.5 Retroperitoneum

Retroperitoneum

17.5.1 Adrenalektomie

Adrenalektomie

- **Indikation:** primäres Nebennierenkarzinom, hormonaktive Nebennierentumoren, Nebennierenmetastasen.

Indikation ⇦

Voraussetzung zur erfolgreichen Nebennierenchirurgie ist eine **präzise Diagnostik** (s. Abschn. 20, S. 320).
Die Freilegung der Nebenniere erfolgt über einen Zugang im 10. oder 9. ICR. Bei sehr großer Nebennierenraumforderung mit zu erwartender Verschwartung zur Umgebung ist ein thorakoabdominaler Zugang besser.

17.5.2 Retroperitoneale Lymphadenektomie

Retroperitoneale LA

- **Indikation:** retroperitoneale Lymphknotenexstirpation bei – gemäß bildgebender Diagnostik – nicht metastasierten nichtseminomatösen Keimzelltumoren.

Indikation ⇦

Der Zugang zur retroperitonealen Lymphadenektomie erfolgt über einen medianen Laparotomieschnitt. Nach Eröffnen der Abdominalhöhle wird der Darm samt Mesenterium so weit mobilisiert, daß eine großzügige Exposition des gesamten Retroperitonealraumes und der großen Gefäße gegeben ist.
Die Resektionsgrenzen bei der Lymphknotenausräumung werden vorgegeben durch die Seitenlokalisation des primären Hodentumors sowie auch durch die Ausdehnung des Lymphknotenbefalls.

- **Exposition des Retroperitoneum und der großen Gefäße**

„modifizierte" Lymphadenektomie mit engeren Resektionsgrenzen

Werden bei den intraoperativen Schnellschnittuntersuchungen in der primären Lymphknotenstation (linksseitiger Infrahilärbereich) keine Metastasen vorgefunden, so können die Resektionsgrenzen im Sinne einer „modifizierten Lymphadenektomie" noch weiter begrenzt werden, um operatives Trauma und das Risiko einer späteren retrograden Ejakulation (Folge einer Sympathikusläsion) zu reduzieren (s. Abb. 14-22, S. 237).

In den letzten Jahren findet auch die „nervenschonende" Technik mit sorgfältiger Aussparung der Sympathikusfasern zunehmend Verbreitung.

Endourologie

17.6 Endourologie

Transurethrale Eingriffe

17.6.1 Transurethrale Eingriffe

- **viele Schnittoperationen wurden durch endourologische Verfahren ersetzt**

Kontinuierliche Weiterentwicklungen des endoskopischen Instrumentariums, dünnkalibrige und auch flexible Instrumente sowie der Einsatz verschiedener Energieformen (Strom, Laser, elektrohydraulische Stoßwelle) haben dazu geführt, daß manche früher weitverbreitete Schnittoperationen durch für den Patienten weniger invasive endourologische Verfahren ersetzt werden konnten.

- **Urethrozystoskopie**

Seit vielen Jahrzehnten ist die Abklärung morphologischer Veränderungen des *unteren Harntraktes* (Urethra, Blase) fast ausschließlich eine Domäne der **Urethrozystoskopie.**

Durch Einsatz eines entsprechenden Instrumentariums wie z. B. elektrische Schlingen, Messer, Zangen und Sonden zur Applikation elektrohydraulischer Stoßwellen oder Laserenergie, wird der Einsatz der Endoskopie zu therapeutischen Interventionen ermöglicht.
Entsprechend lange, sehr kleinkalibrige Instrumente erlauben auch therapeutische Maßnahmen im Bereich des gesamten Harnleiters und Nierenbeckens. Unter Ultraschall- und Bildwandlerkontrolle kann das *Hohlsystem der Niere perkutan* punktiert werden. Nach Aufdehnung des Punktionskanals kann ein endoskopisches Instrument (Nephroskop) in das Nierenbeckenkelchsystem eingeführt und für therapeutische Manipulationen im Hohlsystem benutzt werden.

Urethrotomie

17.6.1.1 Urethrotomie

Indikation

- **Indikation:** Harnröhrenstrikturen.

⇒

- **Schlitzung der Striktur mit endoskopischem Messer**

Unter endoskopischer Sicht wird mit einem Messer, das über den Arbeitskanal des Endoskops eingeführt und bewegt werden kann, der stenotische Harnröhrenanteil üblicherweise bei 12 Uhr, effizienter noch „mercedes-sternförmig" gespalten. Dabei muß meist die Schlitzung des narbigen Areals bis ins Corpus spongiosum urethrae durchgeführt werden, um eine entsprechende Weitung der Harnröhre zu erzielen.

TUR-B

17.6.1.2 Transurethrale Blasentumorresektion (TUR-B)

- **Indikation:** oberflächliche Blasentumoren.

Abtragung mit elektrischer Schlinge (Hochfrequenzstrom)

Durch das transurethral eingeführte Resektoskop wird mit Hilfe einer beweglichen, an Hochfrequenzstrom angeschlossenen Schlinge der Blasentumor schrittweise bis in die Muskelschicht der Blasenwand hinein abgetragen (Abb. 17-25). Die Blutstillung erfolgt ebenfalls mit Hochfrequenzstrom über die elektrische Schlinge.

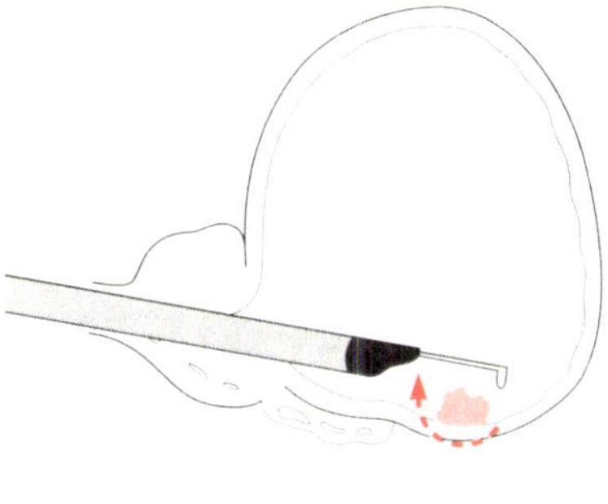

Abb. 17-25: Transurethrale Blasentumorresektion

17.6.1.3 Transurethrale Prostataresektion (TUR-P)

TUR-P

- **Indikation:** Prostatahyperplasie.

Indikation

Identisch zur transurethralen Blasentumorresektion erfolgt die endoskopische schichtweise Abtragung des Prostataadenoms bis auf die *chirurgische Kapsel* (Abb. 12-2, S. 183). Die Resektion reicht vom Blasenhals nach distal bis zum Colliculus seminalis, wobei insbesondere das parakollikuläre Adenomgewebe zur Gewährleistung einer freien postoperativen Miktion reseziert werden muß. Die Stillung der spritzenden Prostatagefäße erfolgt mittels Elektrokoagulation.
Nach dem endoskopischen Eingriff wird ein transurethraler Spülkatheter eingelegt.

- **Resektion des Adenoms bis auf die chirurgische Kapsel**

17.6.1.4 Lithotripsie

Lithotripsie

- **Indikation:** Steine im Bereich des unteren Harntraktes.

Unter endoskopischer Sicht können Steine des unteren Harntraktes mechanisch (Steinpunch) oder mit Hilfe von Ultraschall-, Laser- oder elektrohydraulischen Sonden zertrümmert werden. Die Fragmente werden über das Endoskop ausgespült.

17.6.1.5 Innere Harnableitung

Innere Harnableitung

- **Indikation:** postrenale supravesikale Obstruktion.

Indikation

Durch Zystoskopie wird das Harnleiterostium lokalisiert und über das Endoskop ein dünnkalibriger Ureterenkatheter in den Harnleiter eingeführt und bis ins Nierenbecken vorgeschoben.
Um die für den Patienten resultierende Unannehmlichkeit des transurethral nach außen geführten Ureterenkatheters zu vermeiden, kann auch ein sogenannter *Doppel-J-Katheter* eingeführt werden, dessen gebogenes distales Ende in der Blase verbleibt (Abb. 5-22, S. 75). Nachteil des Doppel-J-Katheters ist die Notwendigkeit zur nochmaligen Endoskopie zur Entfernung der Schiene sowie die fehlende Möglichkeit zur Bilanzierung der Urinproduktion der entlasteten Niere (s. Abschn. 5.5.1.4, S. 74).
Ist das Einlegen einer inneren Schiene aus anatomischen Gründen nicht möglich, so erfolgt die Ableitung über eine *perkutane Nephrostomie* (s. Abschn. 17.6.2.2).

- Einführen eines Ureterenkatheters über das Ostium in den Harnleiter bis ins Nierenbecken
- **Doppel-J-Katheter**
- **perkutane Nephrostomie**

Ureterorenoskopie

17.6.1.6 Ureterorenoskopie

Indikation

⇨

Indikation:
- *Diagnostik* im Bereich von Harnleiter und Nierenbecken
- *Lithotripsie* von Steinen im Ureter und Nierenbecken.

- **Lithotripsie und Entfernung von Uretersteinen über dünnes Endoskop**

Durch Einsatz dünner und langer Endoskope können Ureter und Nierenbekken auf transurethralem Wege untersucht werden. Neben dem reinen diagnostischen Einsatz dient die Ureterorenoskopie vornehmlich zur Therapie von Steinen im Harnleiter, die endoskopisch direkt extrahiert oder mit Hilfe von Ultraschall, elektrohydraulischer Stoßwelle oder Laserenergie fragmentiert und anschließend extrahiert werden.
Die endoskopische Therapie von Tumoren des Harnleiters und des Nierenbekkens hat vorwiegend palliativen Charakter.

Perkutane Eingriffe

17.6.2 Perkutane Eingriffe

Nephrostomie

17.6.2.1 Perkutane Nephrostomie

Indikation

⇨

- **Indikation:** postrenale supravesikale Obstruktion.

- **ersetzt die Nierenfreilegung bei (infizierten) Harnstauungsnieren**
- **Punktion des Nierenbeckens unter Ultraschallkontrolle**

Die Einführung der perkutanen Nephrostomie in den 70er Jahren bedeutete einen entscheidenden Fortschritt. Durch diese vergleichsweise einfache Maßnahme konnten zahlreiche, in der Regel notfallmäßig durchgeführte operative Nierenfreilegungen ersetzt werden.
Unter Ultraschallkontrolle wird das Nierenbeckenkelchsystem perkutan und transparenchymatös punktiert. Über die Punktionsnadel wird ein Führungsdraht in das Hohlsystem plaziert, über den der Punktionskanal aufgedehnt wird und letztlich ein Katheter zur temporären und in Einzelfällen auch permanenten Harnableitung eingelegt werden kann (Abb. 17-26 a).

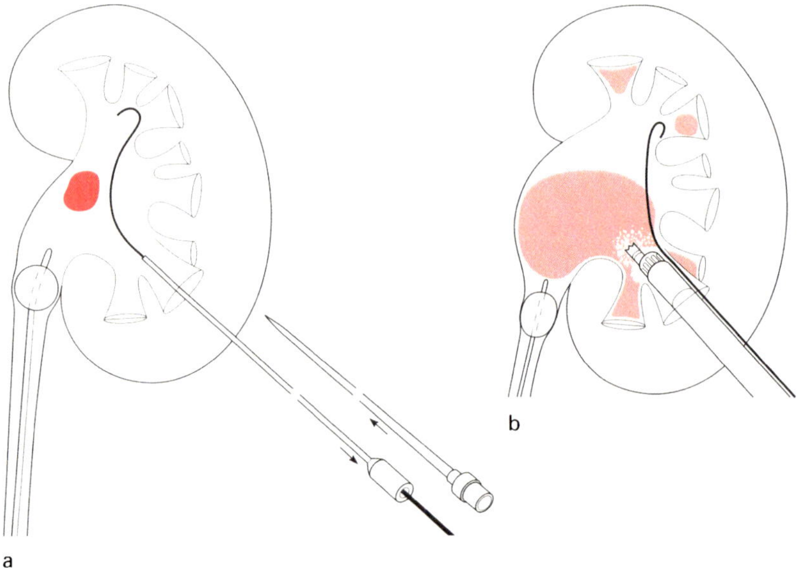

Abb. 17-26: a. Perkutane Nephrostomie, **b.** Perkutane Litholapaxie

17.6.2.2 Perkutane Nephrolitholapaxie (PNL)

PNL

Indikation:
- *Steine* im Bereich des Nierenbeckenkelchsystems
- in Einzelfällen *Steine des oberen Harnleiters.*

Indikation

⇦

Nach entsprechender Aufdehnung des im Rahmen der perkutanen Nephrostomie geschaffenen Kanals kann mit dem Nephroskop in das Nierenhohlsystem eingegangen werden. Unter endoskopischer und röntgenologischer Kontrolle können Steine im Hohlsystem sowie auch im proximalen Ureteranteil mechanisch, elektrohydraulisch, durch Ultraschall oder Laser zertrümmert und anschließend extrahiert werden (Abb. 17-26b).

- **Zertrümmerung von Steinen im Nierenhohlsystem:**
  - mechanisch
  - elektrohydraulisch
  - durch Ultraschall oder Laser

Der endoskopisch-perkutanen Therapie von Urotheltumoren des Nierenbeckenkelchsystems kommt in der Regel palliativer Charakter, der vereinzelt geübten endoskopischen Schlitzung von Stenosen des Ureterabgangs derzeit nur experimenteller Charakter zu.

Nach allen perkutanen Eingriffen am Nierenhohlsystem wird temporär für einige Tage ein Nephrostomiekatheter eingelegt.

Laparoskopische Operationen

18. Laparoskopische Operationen in der Urologie

F. Fahlenkamp, S. A. Loening

Vorteil: minimal invasiv
Nachteil: lange Einarbeitungszeit

Laparoskopische Operationsverfahren erleben derzeit eine stürmische Verbreitung. Die laparoskopische Appendektomie und mehr noch die Cholezystektomie haben zunehmend die offenen operativen Verfahren verdrängt.
Der große Vorteil der laparoskopischen Verfahren liegt vor allem in ihrer minimalen Invasivität gegenüber den offenen Operationen. Diese Voraussetzung sollte deshalb auch immer bei der Suche nach neuen Indikationen laparoskopischer Methoden im Vordergrund stehen.

Minimal invasive Techniken haben in der Urologie einen hohen Stellenwert. Insbesondere die zahlreichen *endourologischen Operationstechniken* und die *ESWL* seien an dieser Stelle genannt. Die laparoskopische Technik bedingt zunächst einen Zugang durch die offene Bauchhöhle. Der Retroperitonealraum wird somit über einen Umweg erreicht. Daneben sind längeres Einarbeiten und Gewöhnen an diese für den Urologen neue, monitorgesteuerte Operationstechnik nötig.

Grundlagen

18.1 Grundlagen laparoskopischer Eingriffe

18.1.1 Anästhesie, Instrumente

Anästhesie

18.1.1.1 Anästhesiologische Probleme

Pneumoperitoneum mit CO_2

Bedingt durch das zur Laparoskopie notwendige **Pneumoperitoneum** kommt es während der Operation zu einer Reihe pathophysiologischer Veränderungen.

→ pCO_2 ↑
→ HMV ↓

- **Intubationsnarkose mit kontrollierter Beatmung und Muskelrelaxation sind erforderlich**
- **intraoperative Kontrolle von:**
- EKG,
- Blutdruck,
- Pulsoximetrie,
- Kapnometrie

Wegen seiner guten Blutlöslichkeit und damit geringerer Emboliegefahr wird CO_2 als Medium verwendet. Eine Folge ist, daß der arterielle pCO_2 ansteigt. Dies führt über eine Reduktion der Compliance von Lungen und Thorax zu hämodynamischen Veränderungen, die eine Abnahme des Herzzeitvolumens zur Folge haben. Extreme Kopftieflage, lange Operationsdauer sowie ein Anstieg des intraabdominellen Druckes über 20 mm Hg können so zu schwerwiegenden Veränderungen führen. Die ausschließliche Verwendung der *Intubationsnarkose* mit kontrollierter Beatmung und Muskelrelaxation hilft, diese möglichen Veränderungen rechtzeitig zu erkennen und darauf zu reagieren.
Zum **intraoperativen Monitoring** sollte neben *EKG, Blutdruckmessung* und *Pulsoximetrie* unbedingt die *Kapnometrie* gehören.

Postoperativ muß eine sorgfältige Überwachung der Spontanatmung der Patienten gewährleistet sein. Auch nach Ablassen des Pneumoperitoneums am Ende der Operation verbleiben noch etwa 50 % des insufflierten CO_2 im Organismus. Die dadurch entstandene Hyperkapnie muß der Patient über eine kompensatorische Hyperventilation ausgleichen. Atemdepressive Pharmaka sind deshalb postoperativ zu vermeiden.

18.1.1.2 Laparoskopisches Instrumentarium

Instrumentarium

Folgende laparoskopische Grundausstattung an *Geräten* und *Instrumenten* ist notwendig:

- **Geräte:**
- CO_2-Insufflator mit automatischer Drucksteuerung zur Anlage des Pneumoperitoneums
- Videosystem mit Endokamera und Monitor
- Kaltlichtfontäne
- Spül-Saug-Apparat (Pelvi-Cleaner)
- Hochfrequenz-Generator mit Fußschalter
- **Operationsinstrumente** (Abb. 18.1)
- Veressnadel, Laparoskop (30-Grad-Optik)
- Trokare unterschiedlicher Durchmesser zum Einbringen der Instrumente (5 mm, 7 mm, 10 mm)
- Endoschere mit Koagulationsanschluß und -fasszange bzw. -dissektor mit Koagulationsanschluß
- Koagulationszange, Spül-Saug-Sonde, Clip-Applikator (7 mm, 10 mm)
- Löffelzange zur Entfernung von Lymphknoten und Gewebe, Taststab

18.1.2 Laparoskopische Technik

Laparoskopische Technik

Man operiert auf einem kipp- und drehbaren Op.-Tisch in Rückenlage. Der Patient sollte grundsätzlich wie zu einem offenen Eingriff vorbereitet werden. Das beinhaltet insbesondere eine suffiziente Darmvorbereitung und die Blasenentleerung. Letztere ist zumeist spontan unmittelbar präoperativ ausreichend. Nur bei Eingriffen, die länger als eine Stunde dauern, ist ein Blasenverweilkatheter notwendig.

- **monitorgesteuertes Operieren verlangt längeres Einarbeiten und spezielles Teamwork**

Der Operateur steht bei laparoskopischen Eingriffen immer auf der kontralateralen Seite des Operationsgebietes, der Assistent steht auf der Gegenseite (Abb. 18.2). Eine Aufgabe des Assistenten ist das Halten und ständige Positionieren der Kamera, ohne deren exakte Justierung die Operation unmöglich werden kann. Mit der zweiten Hand hilft der Assistent dem Operateur durch den Einsatz eines Instrumentes, z. B. einer Endozange oder der Spül-Saug-Sonde. Es erleichtert die Arbeit ganz erheblich, wenn 2 Monitore zur Beobachtung des Operationsgebietes zur Verfügung stehen.

- Op.-Vorbereitung am Pelvitrainer

Der Operateur arbeitet beidhändig mit Endoschere und Faßzange über 2 Arbeitstrokare. Beim laparoskopischen Operieren ist das *Miteinanderarbeiten* noch entscheidender als bei offenen chirurgischen Eingriffen. Unabdingbar sind gemeinsames Vorbereiten, Trainieren (Pelvitrainer) auf einen geplanten operativen Eingriff.

- Veress-Kanüle umbilikal plazieren

Nach **Einleitung der Intubationsnarkose** wird über eine infraumbilikale Inzision die Verres-Kanüle plaziert. Liegt die Nadel sicher, kann CO_2 bis zu einem intraabdominalen Druck von 15 mm Hg insuffliert werden. Über die gleiche Inzision wird dann der ge-

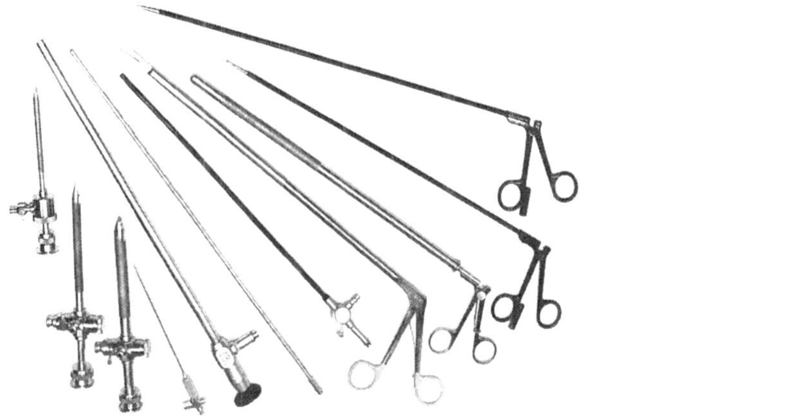

Abb. 18-1: Operationsinstrumente für laparoskopische Eingriffe

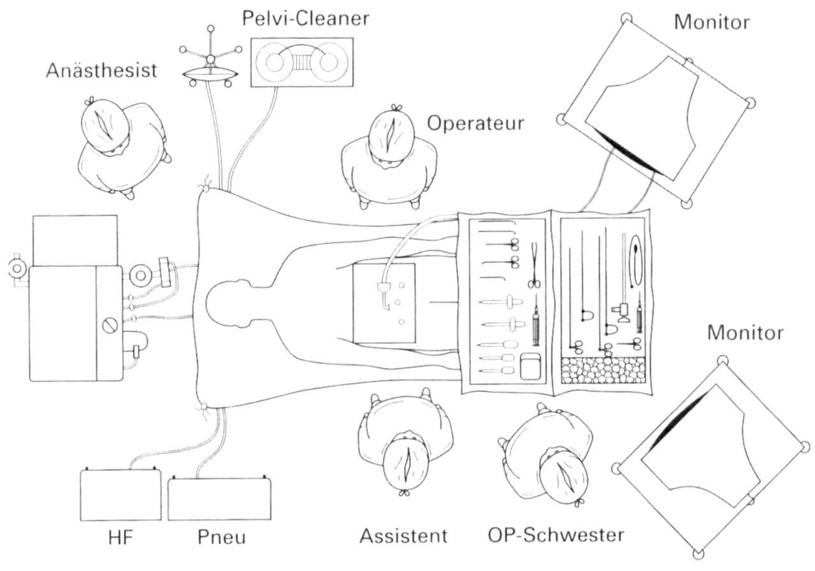

Abb. 18-2: Aufbau des Operationsraumes bei laparoskopischen Eingriffen

- über dieselbe Inzision kann das Optiktrokar eingeführt werden
- Druck des Pneumoperitoneums zwischen 10–12 mm Hg
- Zahl und Lokalisation der Arbeitstrokare sind vom geplanten Eingriff abhängig

wählte Trokar zur Aufnahme des Laparoskopes eingeführt. Bei *Kindern* ist in der Regel eine 5 mm starke Optik ausreichend, bei *Erwachsenen* wird je nach Art des Eingriffes ein 7- oder 10 mm-Laparoskop verwendet. Nunmehr kann der intraabdominale Druck auf etwa 10–12 mm Hg justiert werden, um die Hyperkapnie in Grenzen zu halten. Die Plazierung und die Größe der für die Aufnahme der Operationsinstrumente notwendigen Arbeitstrokare ist von der Art des Eingriffes abhängig. Diese Trokare werden unter direkter laparoskopischer Sicht unter Vermeidung von Gefäßläsionen durch die Bauchwand geführt. Es ist zumeist sehr hilfreich, wenn der Patient zur Operation in eine Kopf-Tief-Lage gekippt wird. Die zu operierende Seite kann so gedreht werden, daß der Darm aus dem Operationsfeld gleitet. Am **Ende der Operation** sollte der intraabdominelle Druck unter 10 mm Hg reduziert werden. Mögliche Blutungen aus kleineren Gefäßen können so besser identifiziert werden. Anschließend werden die Arbeitstrokare unter Sicht entfernt. Blutungen im Bereich der Trokarinzisionen können so gesehen und entsprechend versorgt werden. Bei kleineren Läsionen ist die Koagulation der Blutungsquelle ausreichend. Größere Gefäße können unter laparoskopischer Kontrolle umstochen werden.

Laparoskopische Eingriffe

18.2 Spezielle laparoskopische Eingriffe

Pelvine Staging-Lymphadenektomie

18.2.1 Pelvine Staging-Lymphadenektomie

beim lokalisierten Prostatakarzinom:

Die laparoskopische pelvine Staging-Lymphadenektomie wird beim **lokalisierten Prostatakarzinom** angewandt. Ziel ist die Entfernung der Lymphknoten der Fossa obturatoria und ggf. der Vasa iliaca externa.

- **diagnostische Lymphadenektomie:**
- obturatorische und ggf.
- iliakal-externe Lymphknoten

Benötigt werden neben dem umbilikalen Laparoskoptrokar 3 weitere Arbeitstrokare (Abb. 18-3): Jeweils ein 5 mm Trokar hoch inguinal rechts und links sowie ein 10 mm starker Trokar suprasymphysär zur Aufnahme eines dickerlumigen Instrumentes, mit dem die mobilisierten Lymphknoten entnommen werden können.
Zu Beginn der eigentlichen Präparation ist zunächst die laparoskopische Orientierung im kleinen Becken notwendig. Als zentrale Leitstrukturen dienen das Lig. umbilicale laterale, die Vasa iliaca externa, der Ductus deferens und der innere Leistenring. Das Peritoneum wird dann seitlich des Ligamentum umbilicale laterale etwa vom inneren Leistenring bis kurz distal der Bifurkation der Arteria iliaca communis inzidiert. Der Ductus deferens wird koaguliert und durchtrennt. Es gelingt dann meist leicht, den

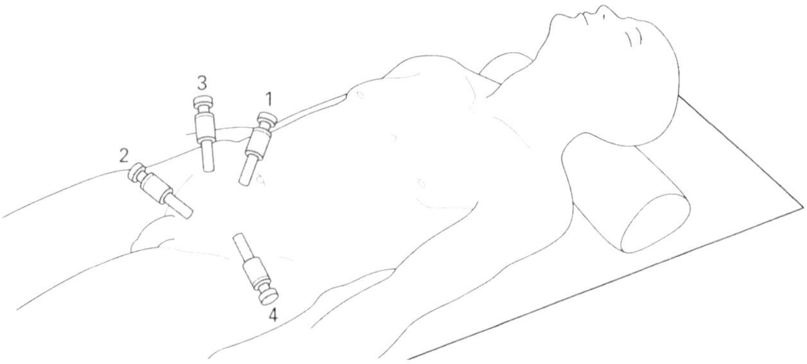

Abb. 18-3: Position der Trokare zur pelvinen Staging-Lymphadenektomie

medialen Rand der A. und V. iliaca externa freizupräparieren. Diese Strukturen stellen die laterale Begrenzung der Lymphadenektomie dar. Nach Lösung der Lymphknoten von den externen Iliakalgefäßen wird weiter nach distal bis zur Symphyse präpariert. Die Präparation des Lymphknotenpaketes erfolgt dann weiter nach medial und kaudal in die Fossa obturatoria unter Schonung der N. obturatorius. Die präparierten Lymphknoten sollten am besten in toto abgetrennt und entfernt werden. Zur Versorgung der durchtrennten Lymphbahnen ist zumeist die Hochfrequenzkoagulation ausreichend, größere Lymphgefäße sollten mit Endoclips verschlossen werden. Ein Verschluß des hinteren Peritonealblattes und eine Drainage des Operationsgebietes ist nicht erforderlich. Nach der Lymphadenektomie der kontralateralen Seite werden die Arbeitstrokare und das Laparoskop in oben angegebener Weise entfernt.

18.2.2 Laparoskopie bei Kryptorchismus

Laparoskopie beim Kryptorchismus

- **Bauchhoden:** kann sich entlang des Deszensusweges der Testikel vom inneren Leistenring bis zum unteren Nierenpol befinden

Bei Kryptorchismus – der Hoden ist nicht palpabel – klärt die Laparoskopie, ob ein **Bauchhoden** vorliegt (Abb. 18-4).

Zur diagnostischen Laparoskopie, zumal es sich meist um Kleinkinder handelt, sollte ein Kinderlaparoskop, Stärke 5 mm, verwendet werden. Bei einseitigem Kryptorchismus ist es zweckmäßig, zunächst mit dem Laparoskop die gesunde Seite einzustellen. Leistenring und Ductus deferens und die Testikulargefäße sind dort in der Regel leich-

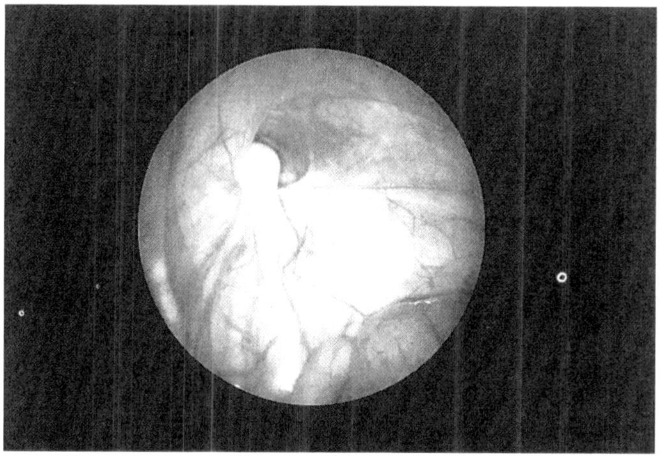

Abb. 18-4: Laparoskopisches Bild eines hypoplastischen Bauchhodens, der z. T. in den Leistenkanal eingetreten ist. Vom Leistenring nach medial (links) erkennbar der Ductus deferens, der sich am Leistenring mit dem testikulären Gefäßbündel v-förmig trifft

ter zu lokalisieren. Kurz vor dem Leistenring treffen die Testikulargefäße und der Ductus deferens V-förmig aufeinander und ziehen dann gemeinsam in den Leistenring. Auf der Seite des Kryptorchismus ist der Leistenring oft hypoplastischer ausgebildet, was seine Identifikation insbesondere dem Anfänger erschwert. Sind die Strukturen des Samenstranges im Leistenring zu sehen, ist ein Bauchhoden ausgeschlossen. Andernfalls muß nach diesen Strukturen entlang des Deszensusweges der Hoden, also vom unteren Nierenpol bis zum inneren Leistenring, gesucht werden.

- **hypoplastischer Bauchhoden** → laparoskopische Orchiektomie

Wird ein **hypoplastischer Bauchhoden** diagnostiziert, kann in gleicher Sitzung die *laparoskopische Orchiektomie* angeschlossen werden.

Dazu werden 2 weitere Trokare rechts und links inguinal eingebracht, über die die Operationsinstrumente eingeführt werden. Die Mobilisierung eines Bauchhodens ist mit Endozange und Schere zumeist keine schwierige Aufgabe. Die Testikulargefäße sollten mit einem Clip verschlossen werden. Der Hoden wird dann nach Trennung von seinen Gefäßen und dem Ductus deferens mit einer Faßzange entfernt. Paßt er nicht in toto durch den Trokar, kann er auch mit diesem zusammen aus der Wunde gezogen werden.

- **Erhaltung des Bauchhodens:** Mobilisation des retinierten Hodens: nachfolgende Op. wird dadurch erleichtert

Ist die **Erhaltung des Hodens** indiziert, kann entweder nach Mobilisierung des Hodens und Durchtrennung der Testikulargefäße einige Wochen später eine *Operation nach Fowler-Stephens* angeschlossen werden. Eine zweite Möglichkeit ist eine *Hodenautotransplantation,* die unmittelbar im Anschluß an die Laparoskopie erfolgen kann. Dabei werden die Testikulargefäße möglichst proximal durchtrennt und mit den Vasa epigastrica inferiora anastomosiert.

Varikozelenoperation

18.2.3 Laparoskopische Varikozelenoperation, Lymphozelendrainage

- **Prinzip der Op.: endoskopische Unterbindung der erweiterten Testikularvenen**

Das Prinzip der **laparoskopischen Varikozelenoperation** besteht im Verschluß und anschließender Durchtrennung der erweiterten Testikularvenen kurz oberhalb des inneren Leistenrings. Sie bietet sich als Alternative zu den *offenen operativen Verfahren* bzw. zu den interventionellen radiologischen Methoden an (Abb. 18-5).

Neben dem Laparoskoptrokar werden 2 weitere inguinal rechts und links plazierte Trokare benötigt. Auf der kontralateralen Seite der Varikozele sollte ein genügend großer Trokar (7 mm oder 10 mm) zur Aufnahme des Clip-Applikators eingesetzt werden.
1–2 cm proximal des inneren Leistenringes wird lateral und medial des testikulären Gefäßbündels das Peritoneum mit einer Endoschere etwa je 1,5 cm inzidiert. Die Gefäße

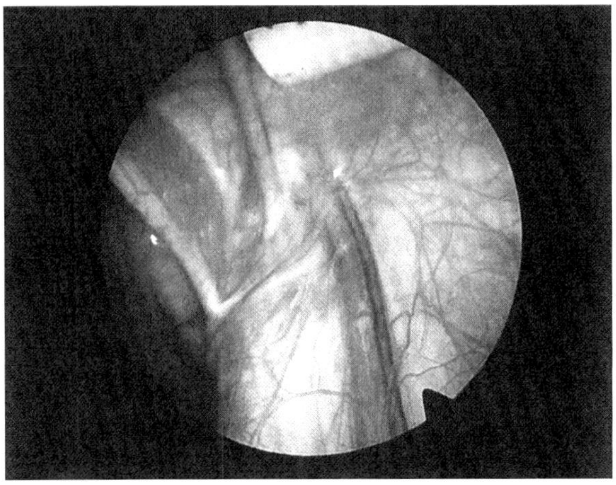

Abb. 18-5: Laparoskopisches Bild einer rechtsseitigen Varikozele. Bei 10 Uhr ist die Plica umbilicalis, bei 12 Uhr ein Arbeitstrokar, vom Mittelpunkt bis 6 Uhr das testikuläre Gefäßbündel erkennbar

können dann mit einer Dissektionsklemme mobilisiert und unterfahren werden. Je nach Zielstellung werden die Venen von der Arterie isoliert oder aber mit dieser zusammen mit Endoclips versorgt und durchtrennt. Kleinere Kollateralgefäße sollten koaguliert werden.

Lymphozelendrainage. Lymphozelen *nach operativen Eingriffen* im kleinen Becken werden behandelt, wenn sie zur Kompression bzw. Verdrängung anderer Organe oder der Beckengefäße führen. Insbesondere nach Nierentransplantationen ist relativ häufig mit Lymphozelen zu rechnen, die durch die Lage im kleinen Becken zur Harnstauung führen können.

Lymphozelendrainage

- **Prinzip der Op.: Drainage (Fensterung) der Lymphozele in den Peritonealraum**

Das Prinzip der laparoskopischen Lymphozelenoperation besteht in der Schaffung einer breiten Verbindung zwischen der Lymphozele und dem Peritonealraum. Die Lymphe kann so ungehindert abfließen und resorbiert werden. Nach laparoskopischer Orientierung im kleinen Becken werden wiederum 2 Arbeitstrokare inguinal eingeführt, deren genaue Lage durch die Lage und Größe der Lymphozele und des Nierentransplantats bestimmt werden. In die Lymphozelenwand wird mit der Endoschere ein 2–3 cm großes Fenster geschnitten. Der Rand des Fensters wird anschließend koaguliert.

18.2.4 Nephrektomie und weitere Eingriffe

Nephrektomie

Die **laparoskopische Nephrektomie** befindet sich derzeit noch im Stadium klinisch experimenteller Forschung. Die ersten Erfahrungen einiger Zentren lassen vor allem auf eine kürzere postoperative Krankenhausverweildauer und entsprechend schnellere Rekonvaleszenz der Patienten im Vergleich zur offenen Nephrektomie hoffen.

- **Indikation: kleine funktionslose Nieren**
  Die Patienten werden dabei in eine Seitenlagerung gebracht

Bei der laparoskopischen Nephrektomie, die vor allem bei sehr *kleinen funktionslosen Nieren* möglich ist, werden außer dem Laparoskoptrokar 2–4 weitere Zugänge für Instrumente benötigt. Zusätzlich wird der Patient in eine Seitenlagerung gebracht, um den retroperitonealen Zugang zu erleichtern. Die Zahl der Trokare richtet sich nach den Gewohnheiten des Operateurs. Zunächst wird laterokolisch das Peritoneum inzidiert, um den distalen Harnleiter aufzufinden. Dieser wird mit Endoclips versorgt und durchtrennt. Der proximale Harnleiterstumpf dient als Leitschiene der weiteren Mobilisation von Ureter und Niere. Die Nierenstielgefäße werden von distal und kranial freipräpariert und mit Clips bzw. einem Nahtklammergerät verschlossen.
Ein Problem kann bei größeren Nieren die Bergung sein. Zumeist wird so verfahren, daß die Niere in ein im Abdomen entfaltetes Plastiksäckchen gesteckt und dort manuell zerteilt wird. Anschließend erfolgt die stückweise Entfernung der Niere über einen großen Trokarport.
Weitere laparoskopische Eingriffe in der Urologie. Eine ständig größer werdende Anzahl offener urologischer Operationen sind schon laparoskopisch ausgeführt worden. Andere sind Gegenstand tierexperimenteller Untersuchungen bzw. befinden sich in klinischer Erprobung.

18.3 Komplikationen laparoskopischer Eingriffe

Komplikationen

Die typischen chirurgischen Komplikationen laparoskopischer Eingriffe sind **Blutungen und Verletzung der Abdominalorgane.** Sie sind, sorgfältiges Operieren vorausgesetzt, zum größten Teil vermeidbar.

- Werden *größere Blutgefäße verletzt*, muß schnell entschieden werden, ob laparotomiert werden muß, um die Blutung zu stillen. Blutungen im Bereich der Trokareingänge sind zumeist unter Sicht entweder mit einer Koagulationszange oder einer Umstechungsligatur zu versorgen.
- **Verletzungen** der *Iliakalgefäße* oder gar der *Aorta* verlangen eine *Notfall-Laparotomie.*

- **die häufigsten Komplikationen sind Blutungen und Verletzungen der Abdominalorgane.**
  Bei größeren Gefäßverletzungen muß jederzeit in eine offene Operation übergegangen werden können

Zur Verletzung der Abdominalorgane kann es vor allem beim Einführen der Trokare oder durch unbeabsichtigtes Koagulieren kommen. Sie sind, werden sie erkannt und kunstgerecht versorgt, zumeist kein Problem. Handelt es sich um größere Verletzungen von Darm, Blase oder Harnleiter, ist eine offene Versorgung nötig. Diese möglichen Komplikationen setzen voraus, daß die laparoskopischen Eingriffe in einem Operationssaal stattfinden, der den schnellen Übergang in einen offenen operativen Eingriff zuläßt.

Zukünftiger Stellenwert

18.4 Zukünftiger Stellenwert laparoskopischer Operationen

Prinzipiell vermag ein geübter Operateur einen großen Teil der urologischen Operationen laparoskopisch ausführen:

laparoskopische Eingriffe werden sich nur durchsetzen, wenn sie gegenüber den offenen Operationen Verbesserungen bringen.

- Die laparoskopischen Operationsverfahren werden sich aber auf Dauer nur durchsetzen, wenn sie gegenüber den vergleichbaren offenen Methoden *Verbesserungen* hinsichtlich *geringerer Komplikationen* und *schnellerer Erholung* bringen. Diese Vorteile dürfen jedoch nicht auf Kosten der Qualität des operativen Ergebnisses erhandelt werden.
- Ein begrenzender Faktor ist weiter die *relativ lange Lernphase* der laparoskopischen Operationstechnik. Das impliziert die Gefahr von Komplikationen in der Anfangsphase ihres klinischen Einsatzes.
- Letztlich gilt immer, daß sich eine neue Methode an den *Ergebnissen des alten Verfahrens* messen muß.

19. Nierentransplantation

K. Dreikorn

Nierentransplantation

Die Nierentransplantation stellt heute in Ergänzung zu den verschiedenen Formen der Dialysebehandlung (Hämo-, Peritonealdialyse) ein akzeptiertes Behandlungsverfahren der *chronischen (terminalen) Niereninsuffizienz* dar. Wegen der optimalen medizinischen, psychischen und sozialen Rehabilitationsmöglichkeiten gilt die Nierentransplantation insbesondere bei *Kindern* als die *bevorzugte Form der Nierenersatztherapie.*

akzeptiertes Behandlungsverfahren der chronischen Niereninsuffizienz, vor allem bei Kindern

Vor allem durch Fortschritte auf immunologischem Gebiet (*Gewebetypisierung*), die Entwicklung neuerer *Immunsuppressiva* (Ciclosporin, monoklonale Antikörper), zunehmende Erfahrungen bei der Patientenvorbereitung und *-nachsorge* und die *Standardisierung der Operationstechnik* konnten die Ergebnisse der Nierentransplantation in den letzten Jahrzehnten dramatisch verbessert werden.
• Die **Einjahres-Patienten-Überlebensrate** nach Leichennierentransplantation beträgt heute über 95 %, die **Einjahres-Transplantat-Funktionsrate** über 85 %.

⇦

Die meisten **Spendernieren** stammen von Patienten, bei denen in Folge akuter zerebraler Ereignisse (Trauma, Blutung, Hirntumor, Suizid) aufgrund einer kompletten und irreversiblen Hirnschädigung der Hirntod eintritt, während die Transplantation von Nieren verwandter Lebendspender (z.B. Eltern-Kind, Geschwister) zumindest in Deutschland nur einen geringen Teil (ca. 5 %) ausmacht.
Das größte Problem im Rahmen der Nierentransplantation stellt der anhaltende **Mangel an Spendernieren** dar, der zu einem kontinuierlichen Anstieg der Warteliste und Wartezeit führt (derzeitige Wartezeit ca. 2–3 Jahre).
Die Transplantation von Nieren nicht verwandter Lebendspender wird aus ethischen Gründen und wegen der Gefahr der Kommerzialisierung der Organtransplantation von den meisten Transplantationszentren abgelehnt.

Leichennierenspender: > 95 %
• **Hirntod nach**
- Trauma
- Blutung
- Suizid

Lebendspender: ~ 5 %

Probleme:
• **Mangel an Spendernieren**
• **Wartezeit 2–3 Jahre**

Wegen der derzeit unüberwindbaren immunologischen Barrieren hat die zeitweise versuchte Transplantation von Tiernieren **(Xenotransplantion)** keine Bedeutung.

Epidemiologie. Es wird damit gerechnet, daß ca. 40–50 Menschen/Mio. Einwohner jährlich in das Stadium der chronischen Niereninsuffizienz geraten. In Ländern mit ausreichender Versorgungskapazität werden derzeit ca. *500 Patienten/Mio. Einwohner* mit chronischem Nierenversagen behandelt. Häufigste **Ursache der Niereninsuffizienz** im Erwachsenenalter sind die Glomerulonephritis, die chronische Pyelo-/interstitielle Nephritis, renovaskuläre Erkrankungen, die diabetische Nephropathie und Zystennieren.
Bei **Kindern** überwiegen die Glomerulonephritis, Pyelonephritis und hereditäre Nephropathien.

Epidemiologie
• chronische Niereninsuffizienz in Deutschland: 500 Pat./Mio. Einwohner
• **häufigste Ursachen der chronischen Niereninsuffizienz:**
- Glomerulonephritiden
- chron. Pyelo-/interstitielle Nephritis
- renovaskuläre Erkrankungen
- Zystennieren
- diabetische Nephropathie

Der Anteil der Nierentransplantation an der Gesamtzahl der wegen chronischer Niereninsuffizienz behandelten Patienten ist in den einzelnen Ländern unterschiedlich: Deutschland 25 %, Dänemark 37 %, Österreich 42 %, Schweiz 49 % und Norwegen sogar 84 %. In den letztgenannten Ländern ist ein höherer Anteil an Lebendspendernierentransplantationen zu verzeichnen.

- **Nierentransplantation in Deutschland:**
  - derzeit: ca. 2500/Jahr
  - angestrebt: 3500–4000/Jahr

Die Anzahl der jährlich in Deutschland durchgeführten Nierentransplantationen liegt bei ca. 2500. Angestrebt werden ca. 3500–4000 Nierentransplantationen pro Jahr.

Patientenauswahl und Vorbereitung

19.1 Auswahl und Vorbereitung der Patienten

Indikationen erweitert: biologisches Alter wichtiger als chronologisches

Die **Indikationen** zur Nierentransplantation wurden in den letzten Jahren ständig erweitert. Dies gilt insbesondere für die untere und obere *Altersgrenze*. Auch Kleinkinder und über 70jährige Urämiker können erfolgreich transplantiert werden. Von größerer Bedeutung als das chronologische ist das biologische Alter. Für die Transplantation sind neben Risikofaktoren auch *relative* und *absolute Kontraindikationen* zu beachten.

absolute Kontraindikationen:
- nicht vertretbares Op.-Risiko
- Erkrankungen mit Verschlechterung durch Immunsuppression

Absolute Kontraindikationen sind:
- ein nicht vertretbares *Operationsrisiko* und *Erkrankungen*, die eine Verschlechterung unter der postoperativen Immunsuppression erwarten lassen. *Infektionsherde* müssen ausgeschlossen bzw. saniert werden (z. B. im Bereiche der Zähne, Nebenhöhlen, Tonsillen, Appendix, Gallenblase, Nieren und ableitenden Harnwege)

- irreversible Lebererkrankungen
- schwere Arteriosklerose
- akute und chronische Infektherde müssen saniert sein

- akute und schwere chronische *Lebererkrankungen* und schwere *arteriosklerotische Veränderungen*, insbesondere der Beckenarterien, die eine Anastomosierung der Empfängergefäße mit denen des Transplantates unmöglich machen

- positive Kreuzprobe
- inkurable maligne Erkrankungen

- positiver *T-Zell-Cross-Match* (s. u.)
- *maligne Erkrankungen* – die Immunsuppression begünstigt Wachstum und Ausbreitung maligner Tumoren

relative Kontraindikationen:
- **Systemerkrankungen**
  - Diabetes mellitus
  - Amyloidose, Kollagenosen
  - inaktive Tuberkulose
  - kardiale, pulmonale Zusatzerkrankungen

Relative Kontraindikationen sind:
- *Systemerkrankungen*, wie Diabetes mellitus, Amyloidose, Kollagenosen und inaktive Tuberkulose stellen individuell abzuschätzende Risikofaktoren dar, ebenso wie *kardiale* und *pulmonale Zusatzerkrankungen* (z. B. chronische Emphysembronchitis, Myokardinfarkt, Herzinsuffizienz)
- bei einigen seltenen Formen der *Glomerulonephritis* (membranoproliferative GN, IGA-Nephritis, nephrotisches Syndrom mit fokalsegmentaler Sklerose) besteht ein erhöhtes Risiko des Wiederauftretens im Transplantat.

Voraussetzung zur Transplantation:
- **anatomisch und funktionell intakte, nicht infizierte ableitende Harnwege**

Anatomisch und funktionell intakte, infektionsfreie Harnwege sind eine **Vorbedingung** für die Transplantation. *Miktionszystourethrographie* (s. Abschn. 5.5.1.2, S. 73) und *Uroflowmetrie* (s. Abschn. 5.7.1, S. 86) dienen zur Bestimmung der Blasenkapazität, zum Nachweis eines evtl. vesikoureteralen bzw. -renalen Refluxes und zum Ausschluß von mechanischen und neurogenen Blasenentleerungsstörungen, die durch spezielle und urodynamische Untersuchungsverfahren weiter abgeklärt werden müssen (s. Abschn. 5.7, S. 86). Auch die *Harnableitung* in eine Ersatzblase bzw. in ein Kolon- oder Ileumkonduit (s. Abschn. 17.3.1.4, S. 289) ist möglich.

Nephrektomie vor Transplant. bei:
- **aktiver Pyelonephritis**
- **Reflux mit Infekten**
- **Analgetikanephropathie**
- **evtl. Zystennieren**

Die **Entfernung der Eigennieren** des Transplantatempfängers ist nur bei spezieller Indikation erforderlich: Bei *aktiver Pyelonephritis*, *Reflux* mit rezidivierenden Infekten, bei *Analgetikanephropathie*, die häufiger in ein Urothelkarzinom übergeht sowie bei infizierten und blutenden *Zystennieren*. Bei Patienten mit *Nierentumoren*, die nach der Nephrektomie dialysepflichtig werden, ist ein 2jähriges metastasenfreies Intervall bis zur Transplantation abzuwarten.

19.2 Immunologische Voraussetzungen für die Transplantation

Immunologische Voraussetzungen

19.2.1 HLA-, ABO-System

HLA-, ABO-System

Von entscheidender Bedeutung für den Transplantationserfolg, insbesondere die Langzeitprognose des Transplantates, ist die genetisch gesteuerte Immunreaktivität des Empfängers, die in erster Linie von der Gewebeverträglichkeit zwischen Spender und Empfänger abhängt.

> Der **Grad der Histoinkompatibilität** bestimmt das Ausmaß der immunologischen Abwehrreaktionen des Empfängers gegenüber dem Transplantat, wobei der Immunsuppression ein modulierender Effekt zukommt, der im günstigsten Falle die potentiellen Abstoßungsvorgänge verhindert.

Transplantatprognose

⇐

Von eminenter Bedeutung zur Beurteilung der Gewebeverträglichkeit ist das **humane Leukozyten-Antigen-(HLA-) System,** wobei zwischen Klasse I- und II-Antigenen differenziert wird.

Histokompatibilität bestimmt durch:
1. HLA-System:
- **Klasse I- und II-Antigene:**

Die Transplantationsantigene befinden sich außer auf Erythrozyten auf fast allen Zellen im menschlichen Organismus und werden von einer Vielzahl von Genen kodiert, die auf dem kurzen Arm des 6. Chromosoms lokalisiert sind. Der jeweilige Genort, der die Gruppen der Membranantigene kodiert, wird als Locus bezeichnet (z. B. HLA-A-, -B-, -DR-Locus).
Derzeit sind über 20 verschiedene HLA-A-Antigene, über 50 -B-Antigene und eine Vielzahl von -C-, -D-, -DR-, -DQ- und -DP-Antigenen bekannt. Hinzu kommen Untergruppen („Splits"). Die HLA-Antigene werden kodominant exprimiert, so daß jeder Mensch jeweils zwei Allele eines Gens aufweist. Die Vererbungseinheit im HLA-System ist der Haplotyp, d.h. daß jeweils ein Allel eines Genortes vererbt wird. Der HLA-Phänotyp eines Individuums ist durch 2 Haplotypen bestimmt, wobei einer von der mütterlichen und der zweite von der väterlichen Seite vererbt wird.

- **Gene auf dem 6. Chromosom kodieren die Membranantigene des:**
  - HLA-A
  - HLA-B
  - HLA-DR Locus
- Vererbungseinheit im HLA-System: Haplotyp

Für die Nierentransplantation sind insbesondere die Antigene des **HLA-DR- und -B-Locus** von Bedeutung, weniger die Antigene des HLA-A- und -C-Locus. Prinzipiell sind die Ergebnisse nach der Transplantation um so besser, je mehr Antigene des HLA-Systems zwischen Spender und Empfänger übereinstimmen.
Außer dem HLA-Komplex sind einige weitere Systeme für die Transplantatprognose von Bedeutung. Die **Kompatibilität im Blutgruppen-AB0-System** stellt eine unerläßliche Voraussetzung für die Transplantation dar, während das *Rhesus-System* eine untergeordnete Rolle spielt.

- Kompatibilität der HLA-DR- und -B-Antigene zwischen Spender und Empfänger besonders wichtig

2. Kompatibilität im ABO-Blutgruppensystem ist absolute Voraussetzung

Auch auf **Endothelzellen und Monozyten** sind Antigensysteme vorhanden, die durch Auslösung von Antikörperbildungen zur Transplantatschädigung führen können.

3. auch andere Antigensysteme von Bedeutung (Endothelien, Monozyten)

> **Praxishinweis:** Klinisch wird aus logistischen Gründen derzeit nur das *ABO-Blutgruppen-* und *HLA-System* berücksichtigt.

- **Praxishinweis**

⇐

19.2.2 Gewebetypisierung

Gewebetypisierung

Die **HLA-Merkmale** eines potentiellen Transplantatempfängers werden vor der Anmeldung zur Nierentransplantation aus den *Lymphozyten* bestimmt. Beim Leichennierenspender erfolgt die Bestimmung der HLA-Antigene aus *Milzzellen.* Für eine zur Verfügung stehende Spenderniere wird jeweils der bezüglich der HLA-Übereinstimmung am besten passende Empfänger ausgewählt. Nichtübereinstimmungen von HLA-Antigenen werden als „*Mismatch*"

- HLA-Merkmale des Empfängers werden bestimmt aus:
  - Lymphozyten und
  - Milzzellen (Leichenspender)
- **Mismatch:** Nichtübereinstimmung von HLA-Ag

bezeichnet. Die Gewebetypisierungsmethoden konnten in den letzten Jahren erheblich verfeinert werden. Eine strikte Voraussetzung für die Nierentransplantation ist neben der Blutgruppenkompatibilität eine **negative Kreuzprobe** („Cross-Match").

- **negative Kreuzprobe ist Voraussetzung für die Transplantation**

Hierbei wird frisches Serum des potentiellen Empfängers mit Lymphozyten des Spenders inkubiert. Ein positiver T-Zell-Cross-Match aufgrund von präformierten Antikörpern stellt wegen der Gefahr einer therapierefraktären hyperakuten bzw. frühen akuten Abstoßungsreaktion eine absolute Kontraindikation für die Nierentransplantation dar.

- **Eurotransplant-(ET)-Organisation:**
  - Organvermittlungszentrale
  - Sitz: Leiden/Niederlande

Um angesichts des Polymorphismus des HLA-Systems von immunologischen Gesichtspunkten her eine rationelle Verteilung der Nieren Frischverstorbener mit bestmöglicher Transplantatprognose zu gewährleisten, haben sich 1967 die Nierentransplantationszentren der Beneluxländer, Deutschlands und Österreichs zur Eurotransplant- (ET) Organisation zusammengeschlossen.

- **Auswahl des Empfängers für eine Leichenniere aufgrund von:**
  - HLA-Kompatibilität
  - Dringlichkeit
  - Wartezeit

In der zentralen Organvermittlungsstelle (Sitz in Leiden/Niederlande) sind alle wichtigen klinischen und immunologischen Daten der zur Transplantation angemeldeten Patienten registriert. Stehen in einem Krankenhaus oder Transplantationszentrum Spendernieren zur Verfügung, werden die klinischen und immunologischen Daten des Spenders der ET-Zentrale mitgeteilt. Mittels Computer wird dann der geeignetste Empfänger ausgewählt, wobei zusätzlich zu den **immunologischen Daten** auch die **klinische Dringlichkeit** („Urgency") der Transplantation und die **Wartezeit** berücksichtigt werden. Die ET-Organisation kooperiert mit ähnlichen Organisationen anderer Länder.

19.3 Nierenspender

Lebendnierenspender

Lebendnierenspender. Bei guter Histokompatibilität sind die Ergebnisse der Lebendspendernierentransplantation vor allem langfristig besser als nach der Leichennierentransplantation. Darüber hinaus entfällt für den Empfänger die Wartezeit. Naturgemäß sind die Ergebnisse am besten bei der Transplantation zwischen *eineiigen Zwillingen* (keine Immunsuppression erforderlich!) und *HLA-identischen Geschwistern.*

- **Ergebnisse langfristig besser als nach Leichennierentransplantation**

Die Transplantation zwischen inkompatiblen Geschwistern bringt gegenüber der Leichennierentransplantation lediglich den Vorteil der unmittelbaren Verfügbarkeit des Spenderorgans.

- Transplantation zwischen histoinkompatiblen Geschwistern nicht günstiger als nach Leichennierentransplantation

Jeder potentielle Lebendnierenspender muß einer gründlichen allgemeinen, internistischen und nephrologisch-urologischen Untersuchung unterzogen werden. Normale Nierenfunktion, ein vertretbares Operationsrisiko, Freiheit von Infekten und Malignomen sind absolute Voraussetzungen für die Nierenspende. Die Auswahl der Spenderniere erfolgt in Abhängigkeit von der renalen Gefäßversorgung (Angiographie!). Die Entscheidung zur Lebendspende muß freiwillig und völlig unabhängig erfolgen.

- **Voraussetzungen für die Nierenspende:**
  - Freiwilligkeit
  - normale Nierenfunktion
  - vertretbares Operationsrisiko
  - keine Infekte od. maligne Tumoren

Leichennierenspender

- **Voraussetzungen:**
  - Hirntod
  - keine Infektionen (HIV, Hepatitis)
  - normale Nierenfunktion

Leichennierenspender. Die Spendernieren stammen überwiegend von Frischverstorbenen. *Voraussetzungen für die Organentnahme* sind der nachgewiesene Hirntod, der Ausschluß von Infektionen (einschließlich Hepatitis und HIV) und malignen Tumoren sowie der Nachweis einer normalen Nierenfunktion. Die Richtlinien zur Feststellung des Hirntodes sind standardisiert und festgelegt.

  - Organspendeausweis oder Einwilligung der Angehörigen

Nach der derzeitigen **Rechtslage** muß das Einverständnis der Angehörigen zur Organentnahme eingeholt werden, wenn der Verstorbene nicht zu Lebzeiten seine Spendebereitschaft mittels Organspendeausweis dokumentiert hat.

19.4 Nierenentnahme, -konservierung, Transplantation

• **Nierenentnahme bei Lebendspendern.** Unerläßlich ist ein präoperatives *Angiogramm*. Bei einseitig arterieller Mehrfachversorgung wird die kontralaterale Niere mit einfacher Gefäßversorgung bevorzugt, bei bilateraler einfacher Gefäßversorgung (wegen der längeren Nierenvene) die linke Niere.
Die Nierenentnahme erfolgt nach prä- und intraoperativer Hydrierung vom Flankenschnitt aus mit sauberer Präparation der Gefäße und Entnahme eines langen, gut vaskularisierten Ureteranteils. Die potentiellen Risiken der Organentnahme beim Lebendspender entsprechen denen nach Nephrektomie bei urologischen Patienten.

• **Nierenentnahme bei Leichennierenspendern.** Bei Verstorbenen wird die Niere *transperitoneal*, vorzugsweise „*en-bloc*", zusammen mit der Aorta und der V. cava entnommen. Bei der Trennung der Nieren ist auf eine ausreichende Manschette von V. cava und Aorta an den Nierengefäßen zu achten. Wegen der Gefahr der Ureternekrose darf keine hilusnahe Dissektion bzw. Skelettierung des Ureters erfolgen (Abb. 19-1).
• Ziel der **Nierenkonservierung** ist die sofortige Funktionsaufnahme der Spenderniere nach der Transplantation. Wichtig ist eine ausreichende Hydrierung des Spenders und die Minimierung der *warmen Ischämiezeit* (Nichtdurchblutung der Niere bei Körpertemperatur). Hierzu werden die Nieren mittels in-situ-Perfusion über die Aorta mit einer 4 °C kalten Konservierungslösung (Eurocollins, HTK-, UW-Lösung) abgekühlt und blutleer gespült. Die *kalte Ischämiezeit* (Lagerungszeit in der Konservierungslösung) sollte so kurz wie möglich sein und 36 Stunden nicht überschreiten. Bei längerer Konservierungszeit (> 24 Stunden) und vorgeschädigten Spendernieren muß mit einem akuten (meist reversiblen) Nierenversagen nach der Transplantation gerechnet werden.

Operative Techniken

1. **Nierenentnahme bei Lebendspendern**
• **Voraussetzungen:**
- präoperatives Renovasogramm
- prä- und intraoperative Hydrierung

2. **Nierenentnahme bei Leichennierenspendern**
• transperitoneale „en-bloc"-Entnahme mit Manschetten von Aorta und V. cava, keine Ureterskelettierung

Nierenkonservierung
• **Ziel: sofortige Funktionsaufnahme des Transplantates**
• **wichtig:**
- Hydrierung des Spenders
- kurze warme Ischämiezeit
- fachgerechte Organentnahme
- kurze kalte Ischämiezeit

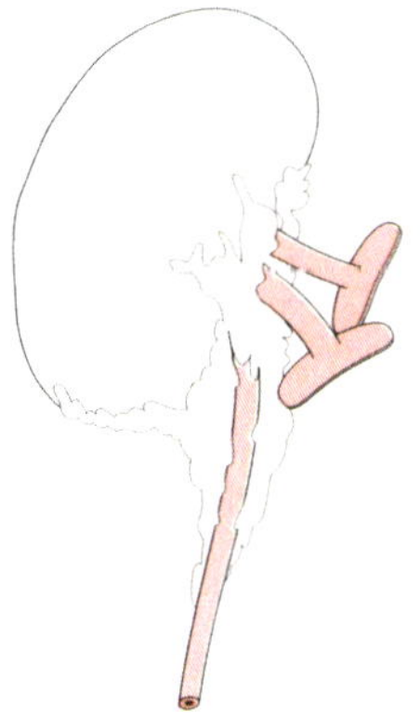

Abb. 19-1: Spenderniere mit Aorten- bzw. Cava-Manschette („Patch") an den Nierengefäßen

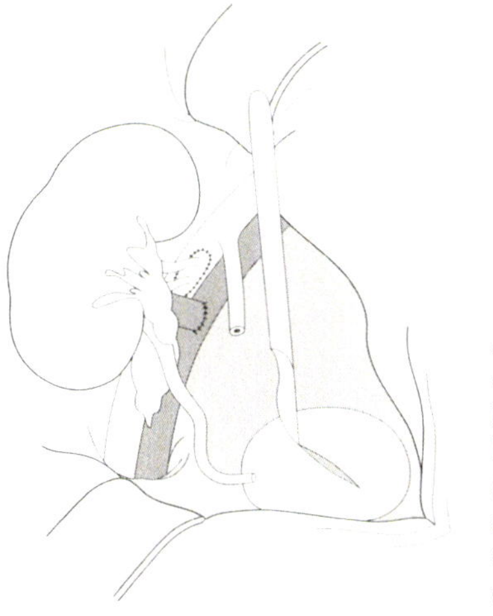

Abb. 19-2: Retroperitoneale Implantation einer linken Spenderniere in die rechte Fossa iliaca. Die Nierenvene ist End-zu-Seit mit der V. iliaca externa anastomosiert, der Aortenpatch mit zwei abgehenden Nierenarterien seitlich mit der A. iliaca externa. Anschließend erfolgt die Ureterozystoneostomie

Technik der Nierentransplantation

- **retroperitoneale Implantation in die Fossa iliaca**
- **Gefäßanastomosen:**
- **Arterie:** Anastomose des Aortenpatches mit der A. iliaca communis oder A. iliaca externa
- **Vene:** End-zu-Seit Anastomose der Nierenvene mit der V. iliaca communis oder V. iliaca externa.
- **Ureter:** antirefluxive extravesikale Ureterozystoneostomie

• **Operative Technik der Nierentransplantation.** Die Spenderniere wird *retroperitoneal* in die rechte oder linke Fossa iliaca implantiert, wobei die V. renalis End-zu-Seit mit der V. iliaca externa oder communis und die Nierenarterie(n) vorzugsweise unter Verwendung eines Aortensaumes seitlich mit der A. iliaca communis oder externa anastomosiert wird (Abb. 19-2).
Eine Alternative ist die End-zu-End-Anastomose der Nierenarterie mit der A. iliaca interna des Empfängers, sofern diese keine schweren arteriosklerotischen Veränderungen aufweist. Besteht bei Kindern ein Mißverhältnis zwischen der Größe der Spenderniere und den räumlichen Verhältnissen im kleinen Becken, wird die Niere retrozökal implantiert, wobei die Nierengefäße End-zu-Seit mit der V. cava bzw. Aorta anastomosiert werden. Die Wiederherstellung der ableitenden Harnwege erfolgt vorzugsweise mittels *Ureteroneozystostomie* (Einpflanzung des Harnleiters der Spenderniere in die Blase). Dabei hat sich gegenüber der intravesikalen vor allem die extravesikale Technik mit Bildung eines submukösen Tunnels zur Vermeidung eines Refluxes bewährt.

Immunsuppression

19.5 Immunsuppression, akute Abstoßungsreaktion

durch

- **Zweier-Kombination: Ciclosporin und Steroide** oder
- **„Triple-Therapie"**: Ciclosporin-Steroide-Azathioprin

• Zur Verhinderung von Abstoßungsreaktionen müssen die Transplantatempfänger **immunsupprimiert** werden.

Dazu stehen heute verschiedene Substanzen zur Verfügung, die in unterschiedlichen Kombinationen verabreicht werden können:
- *Kortikosteroide, Azathioprin, Ciclosporin*
- *Antiseren:* Antilymphozytenglobulin, Antithymozytenglobulin, monoklonale Antikörper (OKT3)
- *FK 506* und *Rapamycin*

Heute stellt die **Kombination von Ciclosporin mit Steroiden** in vielen Zentren die Standardimmunsuppression dar. Andere bevorzugen initial die **„Triple-Therapie"** (Ciclosporin + Steroide + Azathioprin).

- Langzeit-Ciclosporin-Monotherapie
- individuelle, „maßgeschneiderte" Immunsuppression möglich

Ciclosporin muß wegen seiner potentiellen *Nebenwirkungen* (Nephro-, Hepato-, Neurotoxizität) und der unterschiedlichen Resorption, Metabolisierung und Verträglichkeit individuell dosiert werden. Als Richtlinie für die *Dosierung* gilt der in regelmäßigen Abständen bestimmte Vollblutspiegel (angestrebte Spiegel 150–250 ng/ml postoperativ). **Steroide** werden unmittelbar nach der Transplantation zunächst in höherer, später in niedriger Dosis verabreicht. Mit zunehmendem Abstand nach der Transplantation reichen auch niedrigere Ciclosporinspiegel zur Verhinderung von Abstoßungsreaktionen aus.

Bei stabiler Nierenfunktion wird langfristig eine Ciclosporin-Monotherapie angestrebt.

Akute Abstoßungsreaktionen
- **Diagnostik** (Tab. 19-1)
  - Transplantatfunktion ↓
  - Hypertonie
  - Gewicht ↑
  - Biopsie, Sonographie, ING
  - Labor: Harnstoff-N ↑, Kreatinin ↑, Clearance ↓ u.a.
- **Differentialdiagnose (Tab. 19-2)**
- **Therapie:**
  - hohe Steroiddosen
  - ATG, ALG, monoklonale Antikörper (OKT3)

• **Akute Abstoßungsreaktionen,** die sich durch eine Verschlechterung der *Transplantatfunktion, Hypertonie, Gewichtszunahme* und seltener durch *Fieber* und *Schmerzen* im Transplantatbereich manifestieren, können durch Transplantatbiopsie, sonographische und nuklearmedizinische Untersuchungen von anderen Ursachen der Transplantatfunktionsverschlechterung (z.B. akutes Nierenversagen, postrenale Obstruktion) abgegrenzt werden (Tab. 19-1 und 2). Die **Behandlung** akuter Abstoßungsreaktionen besteht in einer *Intensivierung der Immunsuppression* durch die Erhöhung der Steroiddosis (einschließlich i.v.-Bolus), die vorübergehende Verabreichung von *Antilymphozytenglobulin* (ALG), *Antithymozytenglobulin* (ATG) oder *murine monoklonale Antikörper* (Orthoclone-OKT3).
Die Vielzahl der heute verfügbaren Immunsuppressiva und ihre unterschiedlichen Kombinationen ermöglichen sowohl bei der Prophylaxe als auch bei der Behandlung von Abstoßungsreaktionen eine individuelle „maßgeschneiderte" Immunsuppression.

Tab. 19-1: Häufigste Symptome und Befunde bei der akuten Abstoßungsreaktion

I. Klinische Befunde:
- Hypertonie, Oligurie, Gewichtszunahme
- allgemeines Krankheitsgefühl: Abgeschlagenheit, Fieber
- schmerzhafte Vergrößerung des Transplantats
- „Spannungsgefühl über dem Transplantat"
- Hautödem über dem Transplantat
- Bein- bzw. Skrotalschwellung auf der Transplantatseite

II. Sonographische Befunde:
- Vergrößerung der Niere
- Nierenrindenverbreiterung
- unscharfe Rindenmarkgrenze

III. Blutbefunde:
- Serumharnstoff ↑, -kreatinin ↑
- Leukozytose – Leukopenie
- Fibrinogen ↑, LDH ↑
- β_2-Mikroglobulin ↑

IV. Urinbefunde:
- Proteinurie, Lymphozyturie
- Osmolarität ↓
- Tubuluszellen, Fibrinspaltprodukte
- LDH ↑
- tubuläre Azidose
- CRP ↑

V. Funktionsuntersuchungen:
- Kreatinin-Clearance ↓
- verminderte Aufnahme und Exkretion von ^{123}J-Hippuran im Funktionsszintigramm
- Verschlechterung des Perfusionsszintigramms mit MAG3

VI. Weitere Methoden zur Diagnostik der akuten Abstoßungsreaktionen:
- Doppler-Sonographie
- Feinnadelaspirations-Zytologie
- Transplantatbiopsie

Im Gegensatz zu Abstoßungsreaktionen vom *hyperakuten* und *akuten* Typ, die sich im Interstitium abspielen, sind solche, die sich vorwiegend am Gefäßsystem manifestieren (Vaskulopathie) und Abstoßungen vom *chronischen* Typ mit Vaskulopathie (Intimafibrose) oder interstitieller Fibrose der Behandlung schwerer zugänglich. Bei chronisch progressivem Transplantatversagen kann dem Patienten frühzeitig eine *Retransplantation* angeboten werden. Akut abgestoßene Transplantate müssen in der Regel wegen der potentiellen Risiken (Ruptur, Sepsis, Nekrose, Schmerzen, Fieber) entfernt werden, während chronisch abgestoßene asymptomatische und kleine Transplantate belassen werden können, sofern nach Absetzen der Immunsuppression keine Komplikationen auftreten.

- **Formen der Abstoßungsreaktion (A)**
- hyperakute A.
- akute A.
- chronische A.
- histologische Erscheinungsformen: interstitielle A., vaskuläre A.

- **Retransplantation bei progressivem Transplantatversagen**
- **Entfernung des Transplantats nicht immer erforderlich**

19.6 Komplikationen nach Nierentransplantation

Komplikationen

Die Häufigkeit von Komplikationen konnte in den letzten Jahren durch eine optimierte Vorbereitung und Nachbehandlung der Nierentransplantierten reduziert werden. Allerdings hat sich auch das Spektrum der Komplikationen verändert. So sind insbesondere **Infektionen und Sepsis** durch *Viren, Bakte-*

- **Häufigkeit konnte reduziert werden**

1. **Infektionen:**
- Bakterien, Pilze, Viren

Tab. 19-2: Differentialdiagnose der akuten Abstoßungsreaktion

	Abklärung möglich durch
1. hyperakute Abstoßung	Überprüfung des Cross-Matches (Blutgruppenunverträglichkeit? präformierte Antikörper?) Doppler-Sonographie, Angiographie, Biopsie
2. akute Abstoßung	Klin. Befunde, Blut-Urin-Befunde, Sonographie, Biopsie, Zytologie usw. (s. Tab. 19-1)
3. Ciclosporin-Nephrotoxizität	Bestimmung des Blutciclosporinspiegels, Biopsie
4. akutes Nierenversagen (reversible Funktionseinschränkung)	Anamnese (lange warme bzw. kalte Ischämiezeit) Abgrenzung von der akuten Abstoßung oft schwierig, sicher nur durch Transplantatbiopsie möglich, evtl. durch Doppler-Sonographie oder Angiographie und nuklearmedizinische Untersuchungen
5. avitale Niere (irreversible Schädigung)	Anamnese (extrem lange warme bzw. kalte Ischämiezeit), Biopsie, Zytologie
6. Nierenarterienthrombose bzw. -stenose	Perfusionsszintigraphie, Doppler-Sonographie, Angiographie
7. Nierenvenenthrombose	Angiographie
8. Harnabflußstörung	Blasenkatheterisierung
a. infravesikal	Ausscheidungsurogramm, Sonographie
b. supravesikal	(Nachweis eines erweiterten Hohlraumsystems), retrograde Sondierung des Harnleiters Ausscheidungsurogramm,
9. Urinfisteln	Sonographie, Funktionsszintigraphie, retrograde Sondierung

rien und *Pilze*, die früher 30–50 % der Todesursache nach Nierentransplantation ausmachten, signifikant zurückgegangen.

- **CMV-Infektionen**

Problematisch sind jedoch immer noch **Zytomegalie-Virus-Infektionen** (Neuinfektionen durch CMV-positive Spendernieren oder Reinfektionen), die auch zu *Transplantatfunktionsverschlechterungen* führen können und oft sehr schwer von *Rejektionen* zu unterscheiden sind.

2. **kardiovaskuläre Komplikationen**
3. **maligne Tumoren**
4. **Steroidkomplikationen (dosisabhängig)**

Dagegen treten vor allem bei älteren Transplantatempfängern und Diabetikern **kardiovaskuläre Komplikationen** häufiger auf. Bei zunehmend längerer Transplantatfunktionsdauer entstehen häufiger maligne Tumoren. Durch die Reduktion der Steroiddosen sind Wachstums- und Entwicklungsstörungen bei Kindern seltener geworden, ebenso gastrointestinale Komplikationen (Ulzera, Pankreatitis) und andere **Steroidkomplikationen** (Cushing-Syndrom, Katarakt, Knochennekrosen, Steroiddiabetes, Psychosen). Die *Letalität* im ersten Jahr nach Transplantation beträgt derzeit trotz ansteigenden Empfängeralters lediglich 2–3 % und wird in erster Linie vom Zustand des Empfängers zum Zeitpunkt der Transplantation bestimmt.

5. **chirurgisch-urologische Komplikationen** < 2 %:

Die Frequenz **chirurgisch-urologischer Komplikationen,** die noch 1976 mit 25 % angegeben wurde, konnte durch verfeinerte Spendernierenentnahme- und -implantationstechniken auf ca. 1–2 % gesenkt werden:

- **Urinfisteln**
- Ureternekrose häufigste Ursache von Urinfisteln

- **Urinfisteln** manifestieren sich frühzeitig nach der Transplantation durch Sekretion aus der Wunde bzw. Entwicklung eines Urinoms und sind weniger auf operative Unzulänglichkeiten als auf eine Ureternekrose zurückzuführen, die als Folge einer Beeinträchtigung der ureteralen Blutversorgung durch unsachgemäße Spendernierenentnahme entstehen kann. Führt die temporäre transureterale Schienung oder perkutane Ableitung nicht zum Fistelverschluß, wird eine *Ureteroneozystostomie*, bei totaler Ureternekrose eine *Vesikopyelo-*

stomie oder Anastomose des Transplantatnierenbeckens mit einem Eigenureter durchgeführt.

• **Ureterstenosen** treten eher in der Spätphase auf und werden meist frühzeitig sonographisch diagnostiziert, bevor die Harnabflußstörung zur Nierenfunktionsverschlechterung führt. *Therapeutisch* haben sich die perkutane Dilatation von kurzstreckigen Stenosen und offene Korrekturen (Ureteroneozystostomie) bewährt.

• **Ureterstenosen**
– meist Spätkomplikation

• **Nierenarterienstenosen** (Häufigkeit 3–5 %), die zur Hypertonie und Nierenfunktionsverschlechterung führen können, werden *dilatiert* oder *offen chirurgisch korrigiert*. Bei arteriellen und venösen Thrombosen (Häufigkeit unter 1 %) ist das Transplantat meist verloren.

• **Nierenarterienstenose selten**

• Spontane **Transplantatrupturen** im Rahmen von Abstoßungsreaktionen mit den akuten Zeichen der retroperitonealen Blutung sind heute im Gegensatz zu früher selten. Bei reversibel erscheinenden Abstoßungsreaktionen ist ein organerhaltendes Vorgehen durch *Parenchymnaht* indiziert.

• Kleine symptomlose **Lymphozelen** werden sonographisch häufig beobachtet. Bei übermäßiger Dissektion der iliakalen paravaskulären Lymphbahnen können sie allerdings erhebliche Ausmaße annehmen und zur Kompression des Harnleiters oder der Blase führen. *Therapeutisch* ist die offene oder endoskopische intraperitoneale Marsupialisation der langfristigen Drainage bzw. rezidivierenden Punktionen wegen der damit verbundenen Infektionsgefahr vorzuziehen.

• **Lymphozelen**

Ausblick. Trotz der ansteigenden Transplantationsfrequenz in Deutschland stellt der **Mangel an Spenderorganen** immer noch ein ungelöstes Problem dar, da die Anzahl der auf eine Transplantation wartenden Patienten insbesondere angesichts der erweiterten Indikation zur Nierentransplantation viel rascher zunimmt als die Transplantationsfrequenz. Dieses führt auch zu einer Verlängerung der Wartezeit.

Auf ärztlichem Gebiet ist eine bessere **Zusammenarbeit** zwischen den *Transplantationszentren und den Krankenhäusern* erforderlich, in denen potentielle Organspender versterben.

Darüber hinaus ist eine noch intensivere **Öffentlichkeitsarbeit** erforderlich, um die Bevölkerung über die heutigen Moglichkeiten und die Notwendigkeit von Organtransplantationen aufzuklären und noch mehr Menschen für die *Organspende* zu motivieren.

Ausblick
• Mangel an Spendernieren!

• bessere Zusammenarbeit

• intensive Öffentlichkeitsarbeit

• Motivierung zur Organspende

20. Nebennierenerkrankungen

H. Neumann

chirurgisch zu behandeln: Tumoren
- **NNM**
  - Phäochromozytom
  - (Neuroblastom)
- **NNR:**
  - Conn-Syndrom
  - Cushing-Syndrom

Bei den *chirurgisch* behandelbaren Erkrankungen der Nebennieren handelt es sich fast ausschließlich um **Tumoren**, die allerdings selten sind. Voraussetzung für eine erfolgreiche Therapie ist eine optimale präoperative Diagnostik.
Man unterscheidet folgende *Raumforderungen:*
- *Nebennierenmark (NNM)*: Phäochromozytom, Neuroblastom
- *Nebennierenrinde (NNR)*: Conn-Syndrom: Adenom, Cushing-Syndrom: Adenom, Karzinom
- *seltene Raumforderungen:* Metastasen, Zysten, Myelolipom, Hämatom.

Phäochromozytom

20.1 Phäochromozytom

- **Marktumor**

Das Phäochromozytom ist der Tumor des Markes (Abb. 20-1). Der Name leitet sich von der charakteristischen Braunfärbung des Gewebes nach Zusatz von Chromsalzen ab. Die Seiten- und Geschlechtsverteilung ist ausgeglichen. Etwa 10 % der Tumoren kommen bilateral vor.

- 10 % bilateral
- 10 % extraadrenal

Gleichartige Veränderungen der **extraadrenalen Paraganglien** (Paragangliome, > 95 % retroperitoneal) werden in der Regel auch Phäochromozytome genannt (s. Abb. 20-2 a, b), machen etwa 10 % aus und verhalten sich klinisch und morphologisch gleich. Es erkranken vornehmlich Erwachsene zwischen 25 und 50 Jahren.

- 5 % maligne → Fernmetastasen

Etwa 5 % der Phäochromozytome sind maligne, was sich jedoch nicht an histologischen Zeichen wie Kernanaplasie, Gefäßinvasion oder lokaler Ausbreitung, sondern nur an *Fernmetastasen* zeigt.

Symptome
- **Trias:**
  - Kopfschmerzen
  - Herzklopfen
  - Schwitzattacken
- meist **paroxysmale Hypertonie**
- **Laborwerte** i. d. R. normal

Symptome. Unter den typischerweise „bunten" Symptomen dominieren *Kopfschmerzen, Palpitationen* und *Schwitzattacken;* richtungsweisender Befund ist eine *Hypertonie*, meist paroxysmal mit krisenartigen Spitzen.

EKG und Routine-Labor sind praktisch immer normal, woraus sich erklärt, daß die Patienten oft und lange unter Fehldiagnosen geführt werden. Bisweilen treten Hypoglykämien auf. Bei **Kindern** gelten *Sehstörungen* als typisch.

Diagnostik
- **Sammelurin:**
  - Noradrenalin
  - Adrenalin
  - VMS

Diagnostik. Wird ein Phäochromozytom vermutet, gelingt der Nachweis meist rasch durch kombinierte endokrinologische und radiologische Diagnostik. Wegen unvorhersehbarer phasenhafter Aktivität ist der Plasmauntersuchung die Analyse des *24-Stunden-Urins* vorzuziehen, wobei immer sowohl *Noradrenalin* als auch *Adrenalin* und *Vanillinmandelsäure* zu bestimmen ist. Eine nicht tumorbedingte, leichte Erhöhung von Plasmaspiegeln und Ausscheidung der Katecholamine läßt sich durch Clonidin unterdrücken (Tab. 20-1).

- **Sonographie**: 50 % sensitiv
- **CT**: für extraadrenale Tumoren zu aufwendig

Die *Sonographie* ist nur verwertbar im Falle der Tumordarstellung – etwa 50 % werden hierbei übersehen (Abb. 20-1 a). Die *CT* liefert nur Transversalschnitte; sie eignet sich deshalb nur zur Untersuchung der Nebennieren und ist für den Nachweis extraadrenaler Tumoren zu aufwendig (Abb. 20-1 c).

- **MRT**: sehr geeignet

Die *MRT* liefert bei T2-Gewichtung charakteristische Bilder und ist wegen der Möglichkeit der coronaren (frontalen) Projektion mit Darstellung des gesamten Retroperitoneums der CT überlegen (Abb. 20-1 d, e).

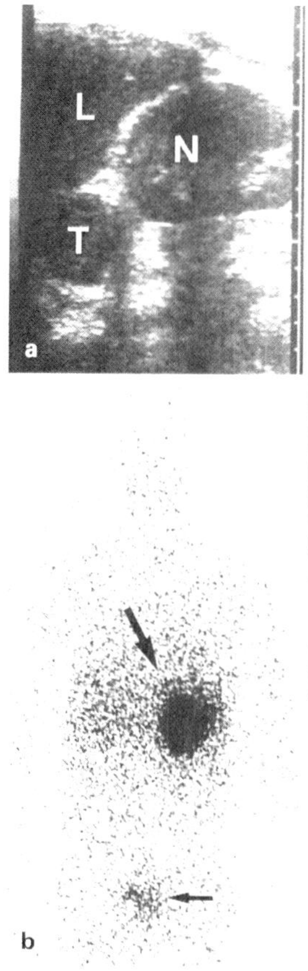

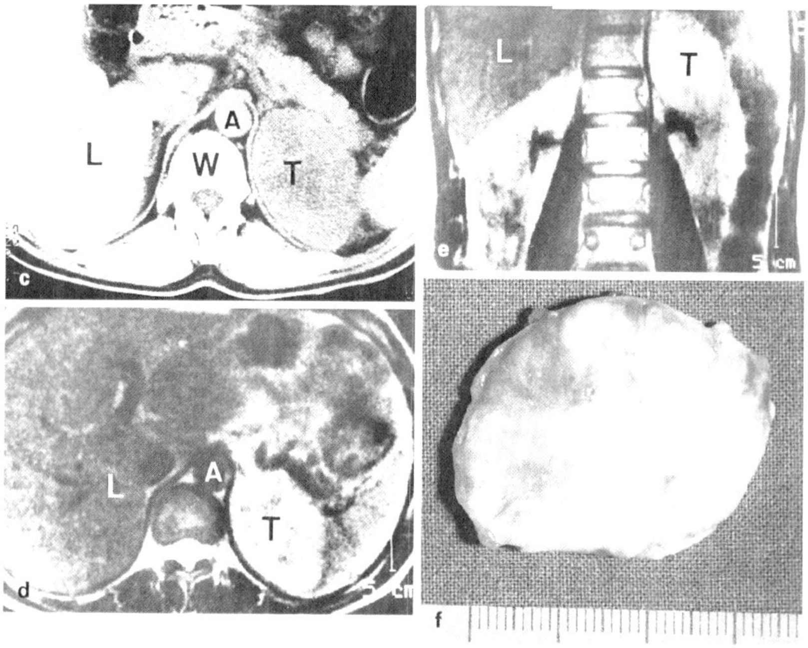

Abb. 20-1: Adrenales Phäochromozytom, **a.** Sonogramm (Sagittalschnitt), **b.** MIBG-Szintigraphie. Großer Pfeil: Tumor, kleiner Pfeil: Ausscheidung des Radiopharmakons durch die Blase, **c.** CT. **d.** MRT, T_2 gewichtet, transversal und (**e**) coronar, **f.** Operationspräparat
T = Tumor, L = Leber, N = Niere, A = Aorta, W = Wirbelsäule Die **Abb. a.** zeigt einen Tumor eines 19jährigen Mannes rechts, **b. bis f.** stellen einen Tumor links eines 34jährigen Mannes mit MEN-Typ II a dar.

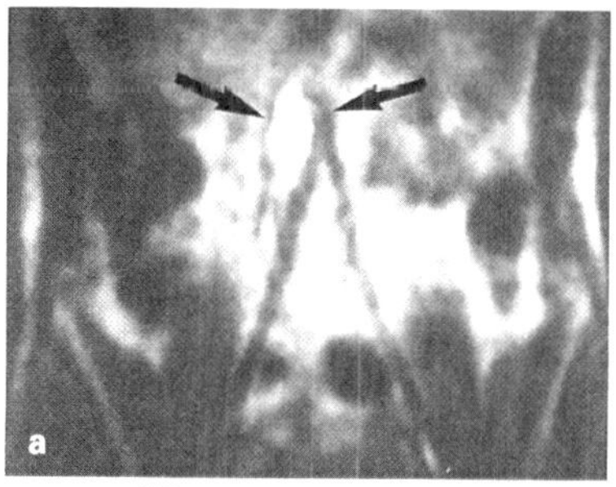

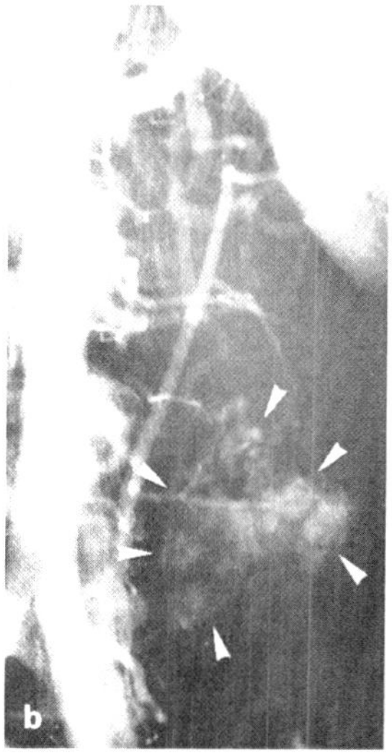

Abb. 20-2: Extraadrenale Phäochromozytome, **a.** Coronare MRT, T_2 gewichtet. Tumor des Zuckerkandl-Organs (Pfeile) eines 19jährigen Mannes mit Hippel-Lindau-Syndrom, **b.** Angiographie mit Darstellung von Aorta, A. renalis, Niere und infrarenalem Phäochromozytom (Pfeile). Beachte das geschlängelte, von der A. renalis nach kaudal ziehende, den Tumor versorgende Gefäß des 18jährigen Patienten

- **Praxishinweis: MIBG-Szintigraphie**

Praxishinweis: Die *nuklearmedizinische Diagnostik* mit Jod-markiertem Metajodobenzylguanidin (MIBG) nutzt dessen Einschleusung in den Katecholaminstoffwechsel und erlaubt somit sowohl den Tumornachweis (auch multipler Tumoren) als auch die endokrinologische Zuordnung (Abb. 20-1 b). Die Methode ist die derzeit verläßlichste zum Phäochromozytomnachweis und -ausschluß.

- **diagnostischer Stufenplan**

Tab. 1: Stufenplan zur Phäochromozytom-Diagnostik

1. Stufe:	*Anamnese, Klinik, Befund*
• Basisuntersuchungen	*Katecholaminbestimmung + Sonographie*
• gering erhöhte Katecholamine	*Clonidin-Hemmtest*
2. Stufe: Sicherung/Ausschluß/ multiple Tumoren?	*MIBG-Szintigraphie*
3. Stufe: Op.-Planung	*Computertomographie/MRT*
4. Problemfälle	*Angiographie*

Therapie

- **Alpha- u. Beta-Rezeptorenblockade präoperativ**
- **Enukleation**
- **bei Malignität:** adjuvante MIBG-Therapie

Die **Therapie** erfordert zunächst eine Blutdruck- und Kreislaufnormalisierung mit Alpha- und Beta-Blockade.
Für die Operation kann ein transabdomineller oder lumbaler Zugang gewählt werden. Wegen des im Einzelfall schwer abschätzbaren Risikos für bilaterale und multiple Tumoren ist die organerhaltende Tumorenukleation anzustreben (Abb. 20-1 f). Bei den seltenen malignen Tumoren kann MIBG in hohen Dosen verwendet werden.

- **Differentialdiagnose:**
1. MEN II
2. v. Hippel-Lindau Syndrom

Differentialdiagnose: Ist ein Phäochromozytom festgestellt, müssen (besonders bei jungen Erwachsenen und Kindern) 2 **hereditäre Erkrankungen,** bei denen diese Tumoren vorkommen, aus vorsorgemedizinischen Gründen ausgeschlossen werden:
- *multiple endokrine Neoplasie (MEN) Typ II* (mit zusätzlichem medullärem Schilddrüsenkarzinom und Hyperparathyreoidismus) und
- *v. Hippel-Lindau Syndrom* (mit Angiomatosis retinae, Hämangioblastom des ZNS, Nierenzysten und -karzinom, Pankreaszysten, Nebenhodenzystadenom).

Conn-Syndrom

20.2 Conn-Syndrom, Nebennierenrindenhyperplasie

- **Rindentumor**
- ♀:♂ = 2:1

Das Conn-Syndrom wird durch einen aldosteronproduzierenden Tumor (Adenom) der Nebennierenrinde (Zona glomerulosa = Syntheseort von Aldosteron) verursacht (Abb. 20-3). Frauen erkranken doppelt so häufig wie Männer.

Klinik
- **Hypertonie obligat**
- **Hypokaliämie**
- **metabolische Alkalose**

Klinik, Diagnostik. Die Patienten sind meist 30–50 Jahre alt und zeigen eine *Hypertonie.* Typische Symptome sind *Kopfschmerzen, Muskelschwäche* und *Polyurie.* Im Routinelabor fällt eine *Hypokaliämie* auf; sie ist diagnoseweisend, wenn Diuretika mit kaliuretischem Effekt mindestens 7 Tage nicht mehr verabreicht wurden. Die Blutgasanalyse zeigt eine *metabolische Alkalose.* Je nach Erkrankungsdauer und Ausmaß der Hypokaliämie finden sich im EKG Hypertrophiezeichen, U-Welle und Arrhythmie.

- **Aldosteron ↑**
- **Renin-Aktivität ↓**
- **Tumornachweis schwierig:**
- CT
- MRT
- Angiogramm

Im Plasma findet sich eine *Aldosteronerhöhung* bei Suppression der Reninaktivität, wodurch der primäre Aldosteronismus vom sekundären abgegrenzt wird. Die meist kleinen Adenome sind radiologisch nicht einfach nachweisbar und erfordern eine *CT* mit dünnen Schichten (Abb. 20-3 a, b). Die *Kernspintomographie* ist etwa gleich aussagekräftig. Die *Angiographie* eignet sich ebenfalls

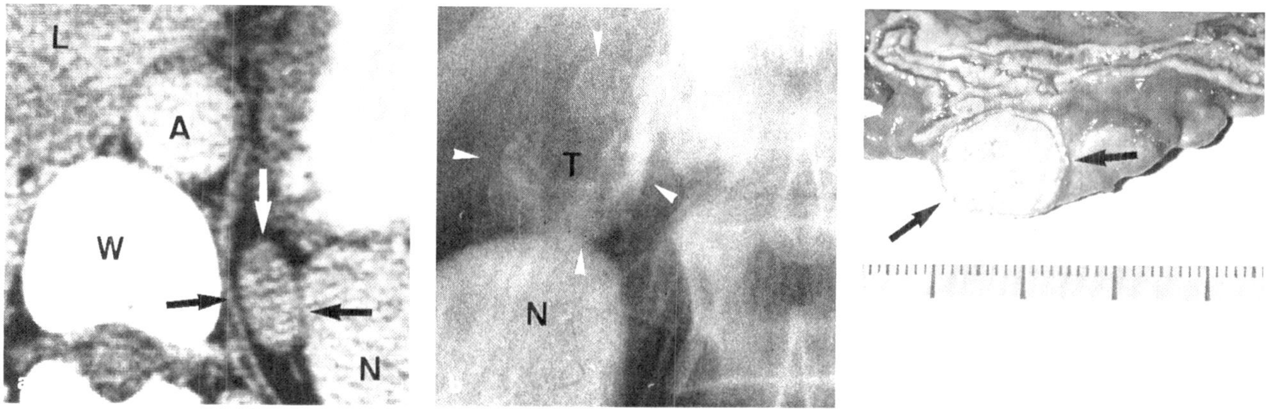

Abb. 20-3: Conn-Syndrom, **a.** CT (Pfeile: Tumor, N = oberer Nierenpol, A = Aorta), **b.** Angiogramm, **c.** Operationspräparat. Die **Abb. a. und c.** zeigen den Befund einer 42jährigen Frau, **b.** den einer 34jährigen. In beiden Fällen bestand seit Jahren eine Hypertonie und zum Zeitpunkt der Aufnahmen eine hypokaliämische Alkalose

zur Darstellung. Seitengetrennte Aldosteronmessungen nach Nebennierenvenenkatheterismus können in Zweifelsfällen zur Lokalisation beitragen.

Therapie. Nach Blockade mit Spironolacton erfolgt die Adrenalektomie (Abb. 20-3 c).

Therapie:
- **Adrenalektomie**

Dieselben klinischen Symptome können auch durch eine **bilaterale Nebennierenrindenhyperplasie** bedingt sein. Die Laborbefunde sind identisch, aber der Tumornachweis gelingt nicht. Im Nebennierenvenenblut ist beidseits der Aldosteronspiegel erhöht. Therapeutisch wird Spironolacton eingesetzt, wodurch sich Blutdruck und Folgezeichen (Kalium etc.), nicht jedoch die Aldosteronproduktion normalisieren lassen. Nebenwirkungen (gastrointestinale Beschwerden, Gynäkomastie, Libidoverlust, Impotentia coeundi und Menstruationsstörungen) können eine bilaterale Adrenalektomie erforderlich machen.

Bilaterale Nebennierenrindenhyperplasie
Bilaterale Hyperplasie verursacht ähnliche Symptome wie Conn-Syndrom
Therapie: Spironolacton

Extrem selten ist das reine Conn-Syndrom auch durch ein **Nebennierenrindenkarzinom** bedingt.

- Nebennierenrindenkarzinom selten

20.3 Cushing-Syndrom

Cushing-Syndrom

Als Cushing-Syndrom wird das klinische Bild (Abb. 20-4) eines Glukokortikoidüberangebotes gleich welcher Genese bezeichnet. Ursächlich kommen in Frage:

- in 70–80 % *zentrales, hypothalamisches Cushing-Syndrom* (bei Nachweis eines Hypophysenadenoms spricht man vom „M. Cushing"),
- in 10-20 % *adrenale Tumoren* (Adenome und Karzinome), sehr selten bilaterale adrenale *Hyperplasie* (Zona reticularis = Syntheseort von Kortison) und
- in ca. 10 % *nichtendokrine Tumoren* mit ektoper ACTH- oder extrem selten ektoper Kortikotropinreleasing-Hormon- (CRH-) Produktion sowie exogen-iatrogener Applikation.

- **Rindentumor:**
  - 10–20 %: adrenales Cushing-Syndrom
- ♀:♂ = 4 : 1

Männer und Frauen sind im Verhältnis 1 : 3 bis 1 : 4 betroffen. Der Altersgipfel liegt in der 3. und 4. Dekade. Adenome und Karzinome sind etwa gleich häufig.

- Adenom: Karzinom = 1:1

Klinik/Diagnostik. Leitsymptome beim Cushing-Syndrom sind *Adipositas* und *Hypertonie*. Weitere typische Zeichen sind eine abnorme Fettverteilung

Klinik
- **Hypertonie**

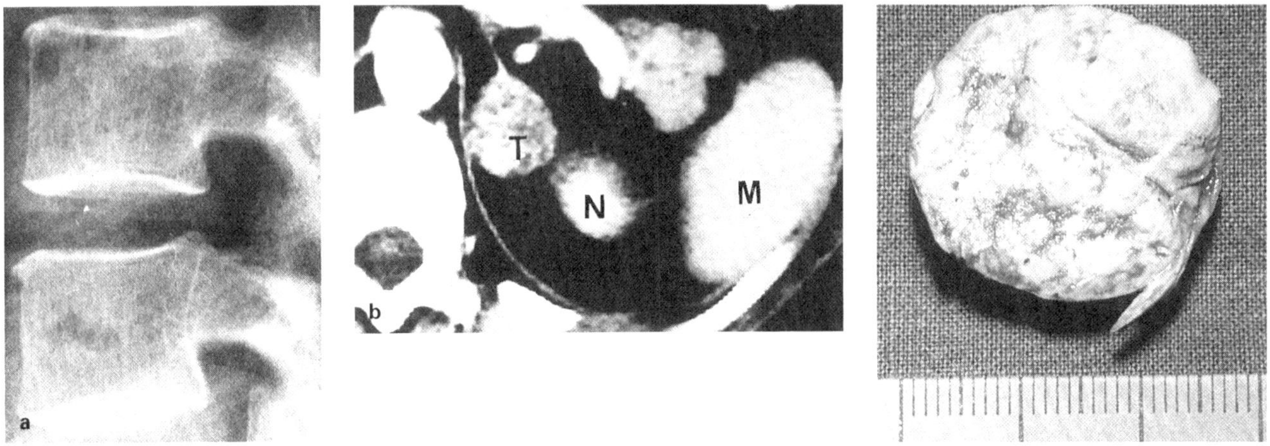

Abb. 20-4: Cushing-Syndrom einer 42jährigen Patientin mit Osteoporose (**a**) bei strähniger (kranio-kaudaler) Wirbelkörperzeichnung, **b**. CT: T = Tumor, N = oberer Nierenpol, M = Milz, **c**. Operationspräparat

- **Stammfettsucht**
- **Akne, Striae rubrae**

(Stammfettsucht), Hirsutismus, Akne, Striae rubrae, Myopathie, Ekchymosen, Amenorrhoe und Impotenz. Im Routinelabor findet sich meist eine *Hypokaliämie* mit metabolischer Alkalose. Häufig ist eine *Osteoporose* nachweisbar (Abb. 20-4 a).

Diagnostik
- **Urin:**
- freies Kortisol ↑
- Plasmakortisol ↑
- Plasma-ACTH ↓

- **Dexamethason-Test**

Therapie: Adrenalektomie

Ein Cushing-Syndrom wird durch den pathologischen Ausfall des Dexamethason-Kurztests und eine erhöhte Ausscheidung des freien Kortisols gesichert. Ein primärer adrenaler Prozeß wird durch niedrige ACTH-Spiegel, die im CRH-Test nicht stimulierbar sind, und fehlende Supprimierbarkeit von Plasmakortisol und Kortisolausscheidung unter höheren Dexamethasondosen bewiesen.
Die Tumorgröße ist zwar kein sicheres Kriterium zur Differenzierung von Adenom und Karzinom. In der Regel sind jedoch Tumoren > 5 cm malignitätsverdächtig. Die bildgebende Diagnostik entspricht dem Vorgehen bei Conn-Syndrom, gelingt jedoch leichter, da die Tumoren meist größer sind. **Therapie** der Wahl ist die *Adrenalektomie* (Abb. 20-4 c).

Seltene Nebennierenerkrankungen

20.4 Seltene Erkrankungen, Nachsorge

- **Neuroblastom:** typischer Marktumor beim Kind
- Metastasen, Hämangiom, Myelolipom bei Erwachsenen

Seltene chirurgisch behandelbare Erkrankungen für das **Kindesalter** sind
- *Neuroblastom* und die histologisch verwandten Formen *Ganglioneuroblastom* und *Ganglioneurom*
- im Erwachsenenalter: *Metastasen, Hämangiom* und *Myelolipom.*

Sehr seltener Anlaß operativer Eingriffe sind weiterhin *Zysten* (echte, Pseudo-, epitheliale, lymphangiomatöse und Echinokokkus-Zysten) und *traumatische Blutungen.*

Nachsorge
- **Kreislaufüberwachung**
- **Serumelektrolyte**
- **Glukose**
- **Substitution bei bilateraler Operation**

Nachsorge. Patienten mit Phäochromozytom und Conn-Syndrom entwickeln nach partieller oder totaler einseitiger Adrenalektomie erfahrungsgemäß keine Nebenniereninsuffizienz und bedürfen nur der üblichen Überwachung, während beim Cushing-Syndrom in ca. 50 % eine Nebenniereninsuffizienz eintritt. Bei bilateraler Adrenalektomie ist schon während der Operation mit einer Substitutionstherapie zu beginnen.

21 Hauterkrankungen des Genitale

H. Wokalek

Der Urologe wird häufig auch mit dermatologischen Erkrankungen konfrontiert. Gelegentlich bilden diese sogar den Anlaß zur Konsultation, besonders wenn sie am Penis oder am Skrotum lokalisiert sind.

21.1 Genitalekzeme, Psoriasis vulgaris

21.1.1 Ekzeme

Genitalekzeme

In ätiologischer Hinsicht unterscheidet man folgende **Ekzemformen:** *Kontaktekzem, seborrhoisches Ekzem, Neurodermitis constitutionalis, mikrobielles Ekzem* mit bakteriellem und mykotischem Ekzem.

- Kontaktekzem
- seborrhoisches Ekzem
- Neurodermitis
- mikrobielles Ekzem

In dieses Schema lassen sich die Ekzeme am Genitale, dazu gehören besonders das Inguinal-, Skrotal- und Penis- bzw. Vulvaekzem, nicht befriedigend einordnen. Eine topologische Ekzemklassifizierung wird den Besonderheiten eines Ekzems in der Genital- und Perigenitalregion besser gerecht als die o.g. ätiopathogenetische Klassifizierung, welche die Besonderheit der Lokalisation unberücksichtigt läßt.

• **Klinik.** Das *akute Ekzem* ist durch Rötung, Bläschenbildung und starken Juckreiz gekennzeichnet, das **chronische Ekzem** durch entzündliche Verdikkung der Haut mit vergröberten Hautfeldern und vertieften Hautfurchen (Lichenifikation). Typisch für das subakute und das chronische Ekzem ist die Schuppung der Haut.
Die meisten Ekzemerkrankungen am Penis und an der Vulva sind *allergische Kontaktekzeme* (Abb. 21-1). Hierbei ist an Substanzen zu denken, die im Kondomgummi, in Intimsprays, in vaginal anzuwendenden Kontrazeptiva oder in ähnlichen Gegenständen des intimen Gebrauchs vorkommen. Die Diagnose wird durch die Begrenzung des ekzematösen Geschehens auf die Kontaktstelle am Genitale und durch die Anamnese (zeitlicher Zusammenhang mit der Anwendung) gestützt. Durch Epikutanteste und Abheilen des Ekzems bei Vermeidung der Kontaktnoxe wird die Diagnose bestätigt.

Klinik:
- • **akutes Ekzem:**
- Rötung
- Bläschenbildung
- Juckreiz
- • **chronisches Ekzem:**
- Hautverdickung
- Lichenifikation
- Schuppung
- • **allergisches Kontaktekzem an Penis und Vulva**
- Kondome
- Intimsprays

Im **Inguinalekzem** kann oft die sekundäre Ekzematisation einer Pilzinfektion (Epidermophytie) beobachtet werden (Abb. 21-2). Lichenifizierte Hauterscheinungen und Pilznachweis führen zur Diagnose.
Differentialdiagnose: inguinale Candidamykose, Erythrasma.

- • **Inguinalekzem** häufig Folge einer Pilzinfektion

Das Ekzem der **Skrotalhaut** muß – bedingt durch die besondere Anatomie – in mehrfacher Hinsicht als Sonderform des Ekzems herausgestellt werden. Für das Ekzem der Skrotalhaut ist bedeutungsvoll, daß es sich in einem besonderen „Mikroklima" mit erhöhter Hauttemperatur, abnormer Feuchtigkeit bei geringer Wärmekonvektion abspielt. Der Verlauf ist oft langwierig, chronisch, häufig von neuen Schüben gekennzeichnet und therapeutisch hartnäckig.
Klinisch fallen auf: bräunlichrote schuppende Erytheme, die isoliert auf die typisch gefältelte Skrotalhaut beschränkt bleiben mit weitgehend verstrichener Fältelung, die scharf gegen die nicht erkrankte, normal gefältelte Skrotalhaut abgesetzt ist.

- • **Ekzem der Skrotalhaut**
- Mikroklima mit erhöhter Hauttemperatur und Feuchtigkeit
- schuppende Erytheme

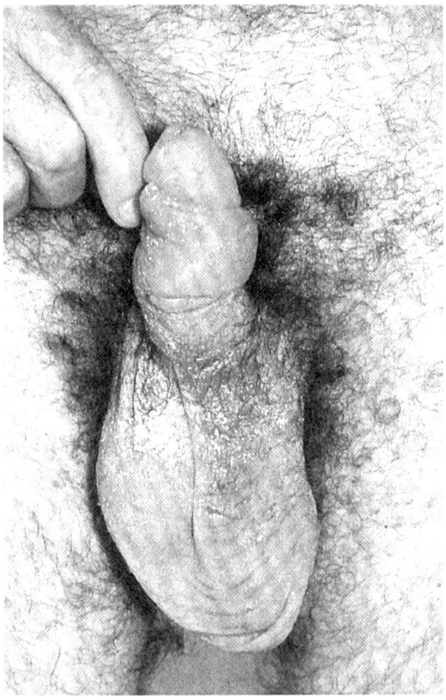

Abb. 21-1: Akutes allergisches Kontaktekzem von Penisschaft und Skrotum

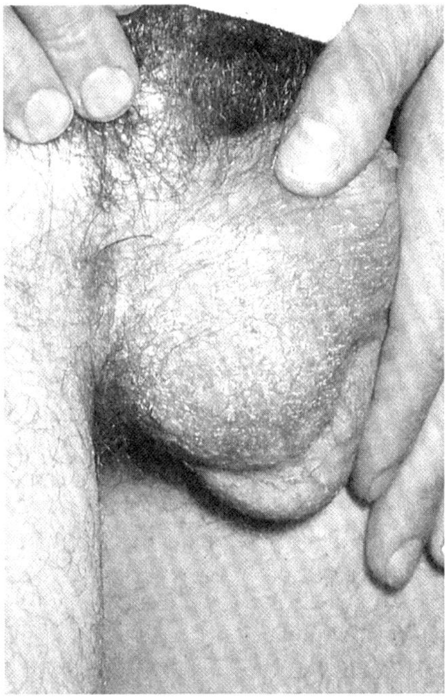

Abb. 21-2: Inguinalekzem mit Beteiligung der anliegenden Skrotalfläche

Therapie:
- **Ausschaltung der Noxe**

- **antiekzematöse und antimikrobielle Therapie**
  - Farblösungen
  - Polyvidon-Jod

• **Therapie.** Wichtigste Maßnahme ist die Identifizierung und Elimination einer allergischen Kontaktnoxe. Ferner sollte in jedem Fall sehr sorgfältig nach einer Candidabesiedlung gesucht werden.

Jedes Genital- und Skrotalekzem muß nicht nur *antiekzematös*, sondern auch *antimikrobiell* behandelt werden.

Zur lokalen **antimikrobiellen Behandlung** eignen sich *Farblösungen*, z. B. Brillantgrün und Solutio Pyoktanini (die wäßrigen Lösungen dieser beiden Farbstoffe nicht höher als in der Konzentration von 0,5 % anwenden). Auch *Polyvidon-Jod* hat sich in unverdünnter oder auch in 1:3 bis 1:5 verdünnter Lösung bewährt.

Es wird eine sog. lokale *3-Schichten-Behandlung* empfohlen:
Zunächst Einpinseln mit Farbstoff- oder Polyvidonjod; nach dem Antrocknen wird als zweite Schicht die Creme eines potenten Lokalkortikoids aufgetragen.
Als dritte Schicht empfiehlt sich schließlich die Anwendung von Zinköl oder einer weichen Zinkpaste, der Xeroform in 3%iger Konzentration zugefügt wurde.
Zusätzlich wird empfohlen, eine hochdosierte Vitamin B-Behandlung zu versuchen.

- 3-Schichten-Behandlung

21.1.2 Psoriasis vulgaris

Psoriasis vulgaris

Die Psoriasis vulgaris ist eine häufige (1–2% der Bevölkerung) erythematosquamöse Hauterkrankung mit variabler Ausprägung und genetisch gegebener Disposition.

• **Ätiologisch** liegt eine permanent gesteigerte Epidermopoese zugrunde. Eine zusätzliche Steigerung führt zu sichtbaren Hauterscheinungen. Als Provokationsfaktoren werden exogene Noxen (isomorpher Reizeffekt, Köbner-Phänomen) und endogene Faktoren, z. B. Infektionskrankheiten, Medikamente, Streß, Alkoholismus diskutiert.

- Provokation durch exogene Noxen und endogene Faktoren

• **Klinik.** Die Erkrankung manifestiert sich als ein scharf begrenztes und leicht infiltriertes Erythem, welches sich flächenhaft ausbreitet und meist multipel vorliegt. Typisch ist eine silbrige parakeratotische Hyperkeratose. Juckreiz ist selten.
Prädiliktionsstellen sind die Extremitäten-Streckseiten (Ellenbogen, Knie), das Capillitium, intertriginöse Räume und die Nägel. Eine besondere Lokalisation ist die Psoriasis am Penis. Hier finden sich trockene, scharf begrenzte Erytheme, insbesondere an der Glans (Abb. 21-3).
Die Psoriasis vulgaris findet sich aber auch gelegentlich am Penisschaft. Das Skrotum ist seltener befallen. *Differentialdiagnostisch* kommen Ekzeme und Balanitiden in Betracht.

• **scharf begrenztes Erythem mit silbriger Hyperkeratose**
- Ellenbogen, Knie
- Capillitium, Nägel
- Penis

• Die **Therapie** ist prinzipiell antipsoriatisch, wobei die Besonderheit der Lokalisation eher den Einsatz von milden Lokalkortikoiden und salizylsäurehaltigen Salben (z. B. 3% Salizyl-Vaseline) erfordert.

Therapie:
• **Kortikoide**
• **Salizylsäure**

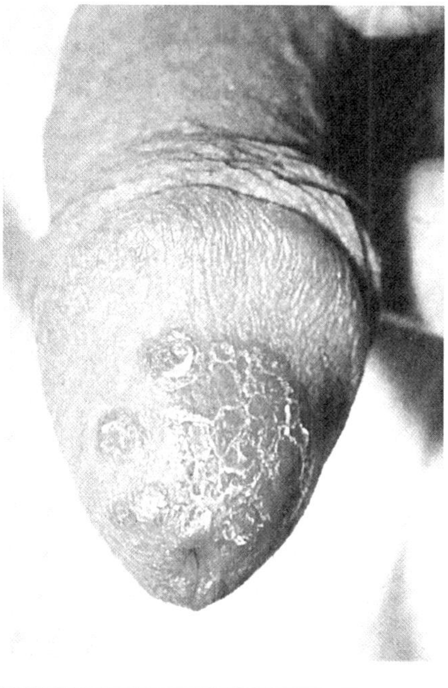

Abb. 21-3: Psoriasis vulgaris der Glans penis

Lichen sclerosus et atrophicus, Balanitis xerotica obliterans, Craurosis penis

21.2 Lichen sclerosus et atrophicus penis, Balanitis xerotica obliterans, Craurosis penis

Heute besteht die Auffassung, daß es sich bei der **Balanitis xerotica obliterans** nur um das Durchgangsstadium einer entzündlichen progredienten atrophisierenden Balanitis handelt, die schließlich in die Craurosis penis einmündet.

- **Balanitiden, die in sklerosierende Atrophie übergehen**

Die Ätiologie ist unklar. In der Pathogenese müssen entzündliche Veränderungen, wie unbemerkt ablaufende Balanitiden, angenommen werden, die in eine sklerosierende Atrophie übergehen.

- **L. sclerosus et atrophicus**

Das Vollbild des *Lichen sclerosus et atrophicus* kommt bei Männern und bei Frauen, vor allem um die Menopause, aber auch bei Kindern vor.

- Atrophie und Schrumpfung der Haut im Bereich der Labia majora sowie des Orificium urethrae

Ätiopathogenetisch wird ein erniedrigter Testosteronspiegel durch eine abnorme enzymatische Aktivität im Gewebe diskutiert. Komplikationen sind stärkere Atrophie und Schrumpfung im Ano-Genitalbereich, im Bereich der Labia majora et minora sowie des Orificium urethrae zu nennen.

Seltene maligne Transformationen sind vermutlich durch die chronische Entzündung bedingt.

- bläulich-weiße Verfärbung der Eichel
- teils Erosionen
- narbige Atrophie mit Meatusstenose

- **Klinik.** Das klinische Bild des *Lichen sclerosus et atrophicus* zeichnet sich beim Mann durch eine bläulich-weiße Verfärbung der Eicheloberfläche mit pergamentartiger Beschaffenheit des Epithels aus (Abb. 21-4a, b). Mitunter entwickeln sich erosive Veränderungen teilweise aber auch umschriebene Epidermisverdickungen. Endzustand ist eine narbige Atrophie, die auch auf die Harnröhrenmündung übergreifen und zur Stenose der Urethra mit nachfolgenden Miktionsstörungen führen kann. Subjektiv bestehen brennende Schmerzen, Spannungsgefühl und ausgesprochene Schmerzhaftigkeit bei der Erektion.

Differentialdiagnostisch müssen eine Leukoplakie, eine zirkumskripte Sklerodermie sowie nicht progrediente sklerotische Narben nach Balanitiden abgegrenzt werden.

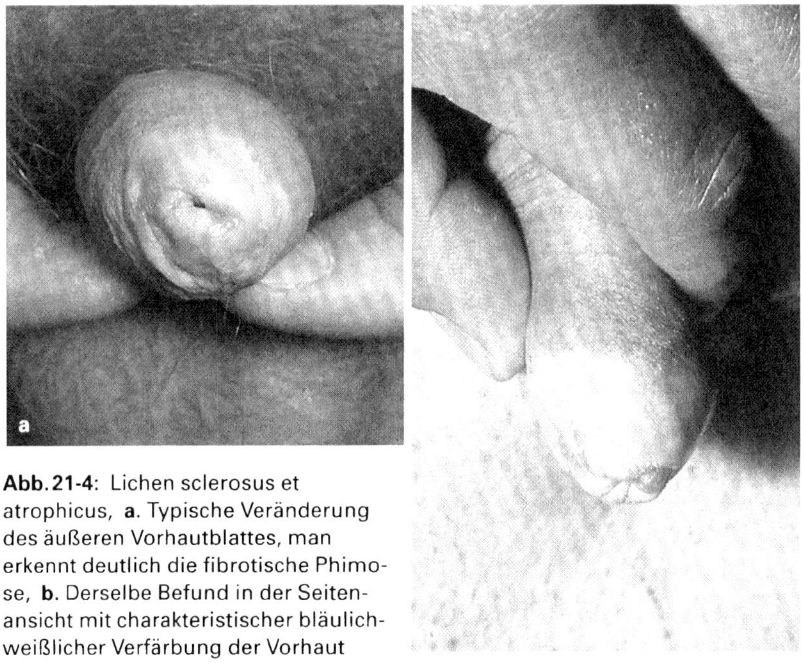

Abb. 21-4: Lichen sclerosus et atrophicus, **a**. Typische Veränderung des äußeren Vorhautblattes, man erkennt deutlich die fibrotische Phimose, **b**. Derselbe Befund in der Seitenansicht mit charakteristischer bläulich-weißlicher Verfärbung der Vorhaut

• **Therapie.** Die möglichst frühzeitige Anwendung potenter Lokalkortikoide hat sich bewährt. Gelegentlich läßt sich das Krankheitsbild auch durch Testosteron-Propionat-Salben-Behandlung (2 %ig) günstig beeinflussen.
Gelingt es nicht, eine Stenose der Urethralöffnung zu verhindern, so wird die operative Erweiterung der Harnröhrenöffnung durch eine „Meatotomie" notwendig. Eine Erweiterung durch Bougierung ist unzweckmäßig.
Die Craurosis penis et vulvae ist als Präkanzerose anzusehen, die Patienten müssen daher fortlaufend überwacht werden.

Therapie:
• **Lokalkortikoide**
• **Testosteron-Salbe**
• **evtl. Meatotomie**

Craurosis penis et vulvae = Präkanzerose

21.3 Mykosen im Genital- und Perigenitalbereich

Mykosen

21.3.1 Epidermophytia inguinalis

1. Epidermophytia inguinalis

Die Fadenpilzerkrankung (Epidermophytie) kommt perigenital besonders in der *Genitokruralfalte* und ihrer Nachbarschaft (Skrotum, Oberschenkelinnenseite) wie auch in der *Rima ani* häufig vor. In Mitteleuropa sind Trichophyton rubrum Castellani und Trichophyton mentagrophytes die häufigsten Fadenpilze.

– Genitokruralfalte, Skrotum und Rima ani

• **Klinik.** Scheibenförmige Herde mit rotem, mitunter schuppendem, meist scharf begrenztem Rand, die sich oft bogenförmig oder serpiginös zentrifugal ausbreiten. Die randständigen Primäreffloreszenzen bestehen aus Vesikeln, die schnell eintrocknen und sich selten zu Pusteln weiterentwickeln. Das Zentrum der Herde kann geringere entzündliche Intensität aufweisen und eine teilweise Abheilung vortäuschen (Abb. 21-5). Die **Diagnose** wird durch den mikroskopischen und kulturellen Nachweis von Pilzelementen (Myzel) in abgeschabten Hautschuppen gesichert.

Klinik:
• scheibenförmige Herde mit schuppendem, scharf begrenztem Rand

• Die **Therapie** besteht in der äußeren Anwendung von *Antimykotika* in Salbenform oder in verdünntem *Alkohol* als Vehikel (zusätzlich austrocknende Wirkung). Bewährt sind auch *Farbstoffe:* 0,5–1 %ige Pyoktaninlösung, 1 %ige Brilliantgrünlösung und Solutio Castellani.

Therapie:
• **lokal:**
– Antimykotika
– Farbstofflösungen

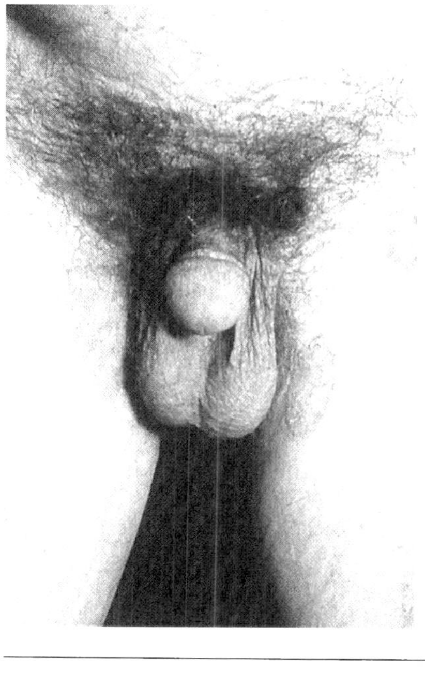

Abb. 21-5: Epidermophytia inguinalis mit den randbetonten scheibenförmigen Herden an der Schenkelinnenseite. Typisch auch der feine Schuppensaum

Die Epidermophytia inguinalis spricht auch auf eine systemische Behandlung mit den gegen Fadenpilze wirksamen Chemotherapeutika an. In der Regel ist aber eine lokale Therapie ausreichend.

2. Erythrasma

21.3.2 Erythrasma

• **bakterielle Erkrankung**

Das Erythrasma ist eine bakterielle Erkrankung der Genitokruralfalten, die nahezu ausschließlich beim Mann vorkommt.

Aus differentialdiagnostischen Gründen ist es sinnvoll, an dieser Stelle das Erythrasma zu besprechen, obwohl sein Erreger (das Corynebacterium minutissimum) nicht zu den Pilzen gehört.

Klinik:
• plane, rötliche und später bräunliche, stark schuppende Herde

• **Klinik.** Zunächst erscheinen plan in der Haut liegende rötliche Herde, die sich später etwas bräunlich einfärben und stark schuppen. Sie sind ähnlich wie bei der Epidermophytia inguinalis, vorzugsweise an der Innenseite der Oberschenkel gegenüber dem Skrotum und in den Leistenbeugen lokalisiert.

Therapie:
- Antibiotika
- Solutio Castellani

• **Therapie.** Das Corynebacterium minutissimum spricht auf Antibiotika wie Erythromycin, Tetrazyklin usw. an. Es kommt aber sehr leicht zur Reinfektion durch Kleidungsstücke; daher ist der Erfolg einer ausschließlich systemischen Behandlung fraglich. Durch die Behandlung mit Solutio Castellani farblos und Desinfizientien ist die Erkrankung gut zu beherrschen. Oft genügt schon regelmäßiges sorgfältiges Reinigen mit Seife.

3. Candidamykose

21.3.3 Candidamykose

• **STD**

Die Infektion mit Sproßpilzen der Candida-Spezies (Hauptvertreter: Candida albicans) ist eine der *häufigsten Infektionen.* Die genitale Candidamykose wird zu den STD (= sexually transmitted diseases) gezählt.
Die Candidabesiedlung des weiblichen Genitale wird häufig übersehen, der Mann steckt sich erfahrungsgemäß häufiger bei der Frau an als umgekehrt. **Prädisponierende Faktoren** sind *Diabetes mellitus* und *Immunschwäche.*

Klinik:
• häufig mit Soor, Paronychien und intertriginösem Befall kombiniert

• **Klinik.** Beim Vorliegen prädisponierender Faktoren findet man neben der Besiedlung des Genitale typische Candidamanifestationen an anderen Körperstellen wie Soor, Paronychien, interdigitale Erosionen und Candidamykosen in intertriginösem Bereich (Axillen, Nabelgegend, Bauchfalten adipöser Patienten). Die Candidamykose des männlichen Genitale manifestiert sich an der Urethra, ferner an Glans, Penis und Präputium sowie in den Genitokruralfalten und schließlich auch im Analtrichter.

1. **Candida-Urethritis**

Klinik:
• Juckreiz am Orificium und entlang der Urethra

Die an sich seltene **Candida-Urethritis (Urethritis candidamycetica)** wird weniger durch prädisponierende Faktoren als vielmehr durch häufige Kontamination, d.h. durch Geschlechtsverkehr, unterhalten. Die Krankheitserscheinungen sind relativ milde und äußern sich vor allem als Juckreiz am Orificium externum und entlang der Urethra. Der eitrige Ausfluß ist gegenüber anderen Urethritiden relativ gering und besonders morgens nachweisbar.

Die **Diagnose** ist mit dem Kalilaugenfrischpräparat aus dem eitrigen Ausfluß möglich. Für einen sicheren Nachweis ist das Kulturverfahren erforderlich.

Therapie:
• Nystatin lokal und systemisch

• Die **Therapie** besteht in der Instillation handelsüblicher Nystatin-Präparate in die vordere Harnröhre. Gleichzeitig sollte Nystatin auch systemisch zur Sanierung des Magen-Darm-Traktes gegeben werden, und zwar in der Dosierung von 3 × täglich 500000 bis 1 Mega.

2. **Balanoposthitis candidamycetica**

Die **Balanoposthitis candidamycetica** entsteht in der Regel nur beim Zusammentreffen mehrerer Faktoren: Langes Präputium, Diabetes, Kortikoid- oder

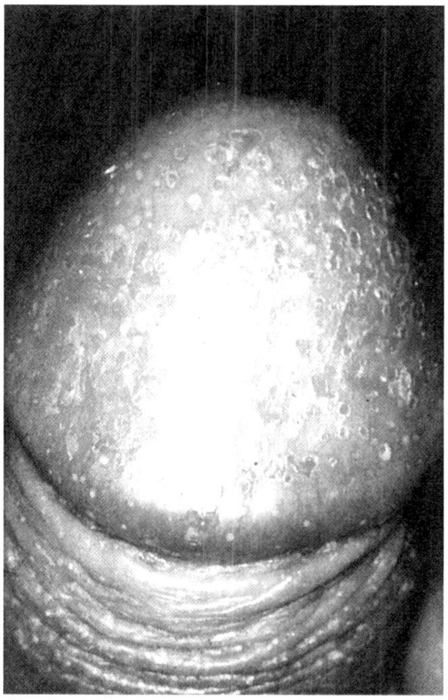

Abb. 21-6: Candida-Balanitis mit umschrieben erosiven Veränderungen

Antibiotikabehandlung, häufige und intensive Kontamination durch die Sexualpartnerin.

Die häufigsten Symptome sind Schmerzhaftigkeit an der Penisspitze, verbunden mit Juckreiz und eitrigem Ausfluß, der unter der Vorhaut hervorquillt.

Klinik:
- schmerzhafte Penisspitze, Juckreiz, Ausfluß

• Das **klinische Bild** der Balanoposthitis candidamycetica kann lediglich in erythematösen Erscheinungen bestehen; es kann aber auch zu erosiven Veränderungen, membranösen Auflagerungen und zu kleinen Pusteln kommen (Abb. 21-6). Erosive Veränderungen sind häufig von einem Ödem des Präputiums begleitet. Zur Sicherung der **Diagnose** ist eine Pilzkultur aus dem Eiter oder den weißlichen Auflagerungen erforderlich.

Die **Basisbehandlung** besteht in täglich 2maligem sorgfältigen Waschen des Genitale mit desinfizierender Seife und der Anwendung antimykotischer Salben (Nystatinsalbe). Auch antimykotische Präparate wie Clotrimazol oder Miconazol sind geeignet. Eine Simultanbehandlung der Sexualpartner ist auch hier notwendig.

Therapie:
- **desinfizierende Seife**
- **antimykotische Salben**
- **Hygiene**

21.4 Condylomata acuminata

Condylomata acuminata

Die Condylomata acuminata werden auch „Feigwarzen", „Feuchtwarzen" oder „spitze Kondylome" genannt. Das für die Entstehung entscheidende Humanpapillomavirus (HPV) (Typ 6, 11) gelangt durch Inokulation über kleinste Läsionen in die Haut. Es wird in der Regel durch Geschlechtsverkehr übertragen.

- **Synonyme: Feigwarzen, spitze Kondylome**
- **Erreger:** HPV

• **Klinik.** Klinisch imponieren die Condylomata acuminata anfangs als kleine warzenförmige Papeln. Durch Vergrößerung und Vermehrung bilden sich Furchen, so daß blumenkohlähnliche Tumoren auftreten können. Ihre Konsistenz ist weich. Erst nach längerem Bestand kann eine an der Oberfläche zunehmende Verhornung auftreten (Abb. 21-7).

Klinik:
- warzenförmige Papeln bis blumenkohlähnliche Tumoren mit oberflächlicher Verhornung

Condylomata acuminata entstehen bevorzugt in pathologisch feuchtem Milieu. Der Sitz im Präputialsack oder an der Urethra kann ein Hinweis auf einen Urethralfluor sein. Im

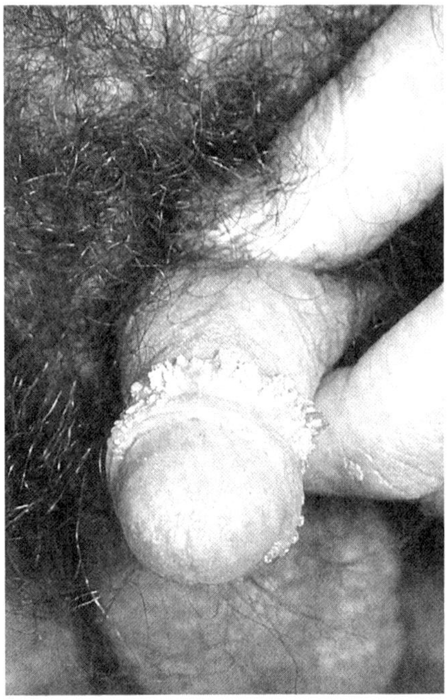

Abb. 21-7: Condylomata acuminata am inneren Vorhautblatt

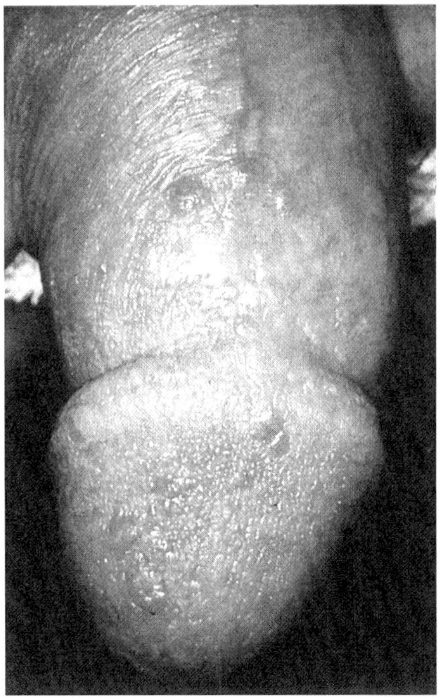

Abb. 21-8: Bowenoide Papulose

Bereich der Rima ani weisen Condylomata acuminata auf innere Hämorrhoiden bzw. auf eine pathologische Sekretion im Bereich des Enddarmes hin.

Differentialdiagnose:
- **bowenoide Papulose** (Carcinoma in situ!)

Differentialdiagnostisch ist die **bowenoide Papulose** (Abb. 21-8) zu erwähnen. Es handelt sich um eine Genitalerkrankung besonders jüngerer Erwachsener mit dem histologischen Bild eines *Morbus Bowen*. Hierbei handelt es sich um eine wahrscheinlich durch Papillomaviren (Typ 11, 18) bedingte persistierende Dermatose bei vermutlich spezifischer Abwehrschwäche. Typisch dafür sind multiple bräunliche Papeln und flache Plaques, die zum Teil konfluieren, im Bereich des Präputiums oder der Labia majora et minora. Bemerkenswert ist, daß sich hier histologisch das Bild eines Carcinoma in situ mit Dyskeratosen und vereinzelten Zellatypien zeigt.

Die differentialdiagnostische Abgrenzung gegenüber **Condylomata lata,** den breiten nässenden Papeln der Lues II ist relativ leicht, da diese aus rundlichen, durchwegs nur flach erhabenen, oberflächlich stets nässenden Einzelherden bestehen.

- **Condylomata lata bei Lues II**

Die Differentialdiagnose gegenüber einem **Peniskarzinom** kann schwierig sein. Die meist glattere Oberfläche, die Neigung zur Ulzeration und die wesentlich geringere Wachstumsgeschwindigkeit sprechen für das Karzinom. Wichtig ist auch die differentialdiagnostische Abgrenzung gegenüber der harmlosen sog. **Papillomatosis penis.**

- **Peniskarzinom**
- **Papillomatosis penis**

Die Frage einer möglichen Entartung spitzer Kondylome wurde immer wieder diskutiert. Dies ist umso verständlicher, als eine Ihrer Spielarten, der Buschke-Löwenstein-Tumor infiltrierend wächst.

- **Buschke-Löwenstein-Tumor**

• Die **Therapie** der Condylomata acuminata erfolgt *operativ* mit der Diathermieschlinge oder besser mit Laser.
Kleine Kondylome können einer Ätzbehandlung mit 20 %iger alkoholischer *Podophyllin-Lösung* unterzogen werden.

Therapie:
- operative Entfernung oder Laser
- Podophyllin-Lösung

Die Anwendung von Podophyllin-Lösung empfiehlt sich aber nur bei guter Compliance, da es durch zu lange und zu intensive Anwendung zu Nekrosen kommen kann.

21.5 Primäraffekt bei Syphilis – Ulcus durum

Primäreffekt bei Syphilis

Bei allen erosiven und ulzerösen Affektionen am Genitale muß man, besonders wenn sie in der Einzahl vorkommen, auch an den Primäraffekt der Syphilis (Ulcus durum, harter Schanker, Initialsklerose) und auch an ein Ulcus molle denken.

- **harter Schanker**

• **Klinik.** 90–95 % aller Primäraffekte entwickeln sich im Genitalbereich. Beim **Mann** liegen die **Prädilektionsstellen** am *inneren Vorhautblatt*, an der *Glans*, im *Sulcus coronarius*, nicht selten am *Frenulum* und etwas seltener am *Penisschaft*, bei der **Frau** in der *Vagina*, an der *Klitoris* und an der *Portio*. Ein Primäraffekt kann aber auch an jeder anderen Stelle des Genitale oder Perigenitale vorkommen.

Klinik, Prädilektionsstellen

Der **Primäraffekt** ist die erste klinisch manifeste Erscheinung einer syphilitischen Infektion. Er tritt etwa 2–4 Wochen, meist jedoch recht exakt 3 Wochen nach der Infektion auf und entwickelt sich an der Inokulationsstelle des Erregers an der Haut oder Schleimhaut (Abb. 21-9). Der Primäraffekt ist im Verhältnis zu seiner entzündlichen Rötung wenig schmerzhaft.
Der Primäraffekt kann Reiskorn- bis Bohnengröße erreichen. Der Herd besitzt meist die Konsistenz eines Pergamentblattes. Die Oberfläche kann nahezu intakt sein und dann einen fettigen firnisartigen oder lackartigen Glanz haben. Der Primäraffekt kann aber auch erodiert sein oder einen flachen, ein wenig kraterartigen ulcerösen Defekt aufweisen oder sogar gangränös verändert sein. Niemals finden sich jedoch unterminierte Ränder. Die Basis und der wallartige Ulkusrand sind derb infiltriert.

- **Primäraffekt**
  - erste manifeste Erscheinung einer syphilitischen Infektion
  - tritt 3 Wochen nach Infektion auf
  - derb infiltrierter Ulkusrand

Primärkomplex. Der weitere Verlauf ist dadurch charakterisiert, daß ungefähr 3 Wochen nach dem ersten Auftreten des Primäraffektes eine *regionäre Lymphknotenschwellung* tastbar wird *(Primärkomplex)*. Bei einem Primäraffekt am Penis wird das einseitige, selten ein doppelseitiges Anschwellen der Inguinallymphknoten beobachtet. Die Schwellung kann geringfügig, aber auch stark ausgeprägt sein. Charakteristisch ist ferner, daß sich mit der regionären

- **Primärkomplex:**
  - zusätzliche regionäre Lymphknotenschwellung

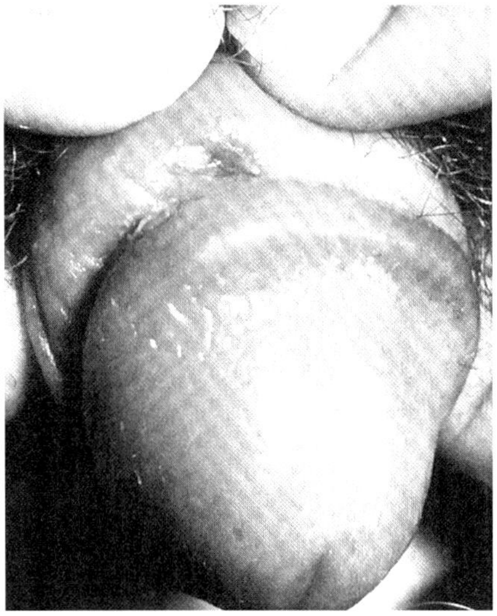

Abb. 21-9: Primäraffekt bei Syphilis, schmierig belegtes Ulkus im Sulcus coronarius

- Primäreffekt heilt ohne Narben ab

• **sekundäre Syphilis:**
- Exanthem
- generalisierte Lymphknotenschwellung
- Condylomata lata

Diagnostik:
- Spirochätennachweis mikroskopisch
- Lues-Serologie

⟹

• **meldepflichtige Geschlechtskrankheit!**

Therapie:
• **Penizillin**

Lymphknotenschwellung der Primäraffekt zurückbildet, wobei erosive Primäraffekte folgenlos abheilen.
Mit dem Auftreten der **sekundären Syphilis** (Exanthem, generalisierte Lymphknotenschwellung, Condylomata lata, Plaque muqueuse opaline der Mundschleimhaut) kann eine erneute bindegewebige und leicht ödematöse Induration am Orte des abgeheilten Primäraffektes auftreten. Diese sog. Reinduration ist pathognomonisch für die sekundäre Syphilis.
Die **Diagnose** Primäraffekt ergibt sich aus dem Lokalbefund, sowie aus der Sexualanamnese mit einem sexuellen Fremdkontakt 2–4 Wochen vor Auftreten des Herdes.

> Jede **Erosion** am Genitale ist suspekt, ein *Primäraffekt* zu sein. Die Sicherung der Diagnose erfolgt durch **Spirochätennachweis** aus dem sog. „Reizserum" mit der Dunkelfeldmikroskopie. Auch eine **serologische Bestätigung** ist mit den modernen Luesreaktionen bereits wenige Tage nach Auftreten des Primäraffektes möglich.

Sowohl der treponemenspezifische *TPHA-Test* als auch der *FTA-Abs-Test* (Fluoreszenz-Treponema-Pallidum-Absorbenstest) werden nach 3–4 Wochen, der 19-S-IgM-Test wird etwa 2 Wochen nach der Infektion reaktiv.

Der Primäraffekt unterliegt den gesetzlichen Regelungen und Vorschriften einer *meldepflichtigen Geschlechtskrankheit.*
• **Therapie** der Wahl ist Penizillin (über 2 Wochen 1 Mega pro Tag). Alternativ können Cephalosporine, Tetrazykline oder Erythromycin angewandt werden.
Das Tertiärstadium (Spätsyphilis) und Quartärstadium (Neurosyphilis) sind heute Raritäten.

22. Sexuelle Funktionsstörungen des Mannes

U. Wetterauer

Sexuelle Funktionsstörungen des Mannes

22.1 Erektionsstörungen

Erektionsstörungen

Eine Darstellung der Erektionsstörungen aus der Sicht des Urologen, die sich nur mit dem Mann beschäftigt, muß die zu einer gestörten Sexualität des Mannes führenden Phänomene notwendigerweise aus dem Zusammenhang reißen. Der Begriff *„Störung der Beischlaffähigkeit des Mannes"* suggeriert lediglich die Beeinträchtigung der physischen, rein somatischen Seite des Problems. Dabei kommen Aspekte wie fehlende Glücksempfindung oder Partnerschaftsprobleme, die auch in Beziehung zu einer Potenzstörung stehen, nicht zum Ausdruck.
Das in seiner Sexualität beeinträchtigte Individuum empfindet sich in seinen Lebenswerten eingeschränkt. Es ist weniger belastungsfähig und psychisch und somatisch leichter anfällig. Die leidvoll erfahrene Impotenz erfüllt als regelwidriger Zustand alle Kriterien einer echten Krankheit. Unter diesem Gesichtspunkt wird auch die Behandlungswürdigkeit männlicher Potenzstörungen durch die Krankenkassen bejaht.

In den letzten Jahren sind bei der Diagnostik, Therapie und Grundlagenforschung der erektilen Dysfunktion richtungsweisende Fortschritte erzielt worden. Während in der Vergangenheit die Psychotherapie von Erektionsstörungen im Vordergrund stand, bestimmen heute zunehmend unsere Kenntnisse von der Physiologie und Pathophysiologie der Erektion die Therapie.

> Neue diagnostische Methoden und ihre standardisierte Anwendung konnten aufzeigen, daß einem Großteil aller Erektionsstörungen ein **organisches Korrelat** zugrundeliegt.

- **häufig durch organische Ursachen bedingt**

An der **Inzidenz** der erektilen Dysfunktion kann man abschätzen, welche Bedeutung dieses Krankheitsbild in Zukunft einnehmen wird. Nach Schätzungen leiden allein in Deutschland etwa 5 Millionen Männer an diesem Krankheitsbild. Diese Zahl übersteigt bei weitem jene der koronaren Herzerkrankung.

- Inzidenz der erektilen Dysfunktion höher als die der KHK

22.1.1 Anatomie des Penis und Physiologie der Erektion

Anatomie des Penis und Physiologie der Erektion

Anatomie. Der Penis wird aus den beiden Schwellkörpern *(Corpora cavernosa)*, dem die Harnröhre umgebenden *Corpus spongiosum* und der *Glans penis* gebildet. Die Glans penis steht anatomisch und funktionell mit dem Harnröhrenschwellkörper in Verbindung und reicht kappenförmig über die Spitzen der Corpora cavernosa. Die Haut des Penisschaftes bedeckt in der Regel die Glans und ist im Bereich des Sulcus coronarius fixiert. Beide Penisschwellkörper stehen über ein inkomplettes Septum miteinander in Verbindung und werden von der derben *Tunica albuginea* umgeben. Zwischen Tunica albuginea und der auch den Harnröhrenschwellkörper umgebenden Buck-Faszie verlaufen an der Dorsalseite die V. dorsalis penis profunda und die paarig angeordneten Aa., Nn. dorsales penis (Abb. 22-1). Die **Corpora cavernosa** bestehen aus einem Netzwerk von glatter Muskulatur und Bindegewebe, die blutgefüllte Hohlräume (kavernöse Räume) umschließen. Die **Tunica albuginea** besteht aus kollagenen Fasern, die maschenartig angeordnet sind. Sie kann sich bei einer Erektion sowohl in Längsrichtung erheblich dehnen als auch an Umfang zunehmen. Ab einem gewissen Grad ist kei-

- Penis:
Corpus spongiosum, Glans penis
Corpora cavernosa

- **beide Penisschwellkörper** bilden funktionelle Einheit
  - Netzwerk aus glatter Muskulatur und Bindegewebe

- **Tunica albuginea**
  - kollagene Fasern

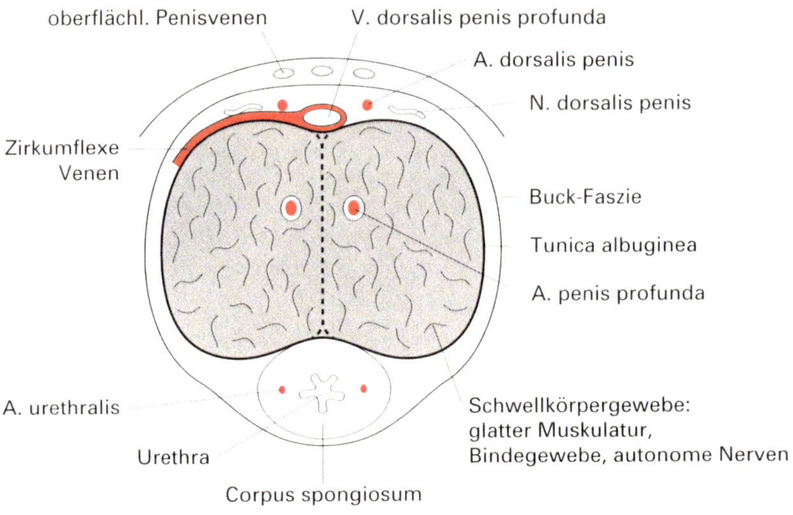

Abb. 22-1: Querschnitt durch den Penis

- begrenzte Dehnungsfähigkeit
- **paarig angelegte tiefe Penisarterie**
- **venöser Abfluß** über tiefe dorsale Penisvene
- **autonome Innervation** des erektilen Gewebes über
  - N. cavernosus (parasymp.)
  - N. hypogastricus (sympathisch)

ne weitere Größenzunahme mehr möglich, wobei dann eine weitere Druckerhöhung im Schwellkörper zur Rigidität führt.
Die **arterielle Versorgung** des Schwellkörpers erfolgt über die paarig angelegten tiefen Penisarterien, die sich in Arteriolen verzweigen und als sog. Rankenarterien die kavernösen Hohlräume erreichen. Der **venöse Abfluß** aus dem Schwellkörper erfolgt über die die Tunica albuginea durchbohrenden Emissarvenen, die in die zirkumflexen Penisvenen münden. Diese umgreifen zirkulär das Corpus cavernosum und münden in die tiefe dorsale Penisvene, die wiederum mit den oberflächlichen Penisvenen Verbindung hat. Die **autonome Innervation** des erektilen Gewebes erfolgt über parasympathische Fasern der Nn. cavernosi sowie über sympathische Nervenfasern, die im Plexus hypogastricus umgeschaltet werden. Über die Nn. dorsales penis werden afferente Reize von der Glans penis und vom Penisschaft zum sakralen Erektionszentrum weitergeleitet.

Erektionsauslösung durch
- psychogene Stimuli oder
- reflektorisch
- **Relaxation der glatten Schwellkörpermuskulatur**
- **Dilatation der Arterien**
- **Drosselung des venösen Abflusses**

Erektion. Sowohl psychogene Stimuli als auch sensorische Reize über die Nn. dorsales penis lösen eine Erektion aus. Parasympathisch gesteuert kommt es zu einer Relaxation der glatten Muskulatur im Corpus cavernosum und einer gleichzeitigen Dilatation der Penisarterien. Gegenüber dem Ruhezustand wird bei einer Erektion der Blutfluß um das 20–40fache gesteigert. Die aktive Erweiterung der kavernösen Hohlräume führt zu einer Kompression der den Schwellkörper drainierenden Venen unterhalb der Tunica albuginea und damit zu einer Drosselung des venösen Abflusses. Eine zusätzliche Aktivierung der somatisch innervierten Mm. ischiocavernosi führt zur *vollständigen Rigidität* des Penis mit intrakavernösen Druckwerten bis 800 mmHg.

Gegenstand der derzeitigen Forschung sind die bei der parasympathisch vermittelten Erektionsauslösung beteiligten überwiegend peptidergen Neurotransmitter. Endothelzellen, welche die Sinusoide säumen, bewirken durch die Freisetzung von EDRF (endothelium derived relaxing factor) eine Relaxation der glatten Schwellkörpermuskulatur. EDRF ist mit Stickoxid (NO) identisch und kann möglicherweise auch therapeutisch eingesetzt werden.

Ätiopathogenese, Risikofaktoren

22.1.2 Ätiopathogenese und Risikofaktoren

Ursachen

1. **arteriell bedingte Dysfunktion**
2. **neurogene Dysfunktion**

Ätiopathogenetisch wird die organisch bedingte **erektile Dysfunktion** unterteilt in
- *arteriell bedingte Dysfunktion* (arteriosklerotische Gefäßveränderungen, Diabetes mellitus)
- *neurogene Dysfunktion* (z. B. nach Operationen im kleinen Becken)

• *kavernöse/venöse Dysfunktion* (z.B. Degeneration und fibrotische Umwandlung der Schwellkörpermuskulatur bei verschiedenen Ursachen).
Die durch **arterielle Durchblutungsstörungen** hervorgerufenen Erektionsstörungen sind mit Abstand *am häufigsten.*

3. kavernöse/venöse Dysfunktion

> Die erektile Dysfunktion wird durch 4 **Risikofaktoren** gefördert oder ausgelöst: *Diabetes mellitus, Hyperlipidämie, Hypertonie, Nikotinabusus.*

Risikofaktoren

⟸

Ob beim **Diabetes mellitus** primär eine *Mikroangiopathie* mit Degeneration der glatten Muskulatur im Schwellkörper oder eine Störung der autonomen Innervation *(Polyneuropathie)* im Vordergrund steht, ist nicht eindeutig geklärt. Wahrscheinlich greifen beide Mechanismen ineinander und sind dafür verantwortlich, daß fast alle Männer mit insulinpflichtigem Diabetes mellitus früher oder später an Erektionsstörungen leiden. Eine **Hyperlipidämie** führt zu *Fettablagerungen* und *Verkalkungen* subendothelial im Bereich der Rankenarterien und kavernösen Räume. **Nikotin** kann in höherer Dosis als *Ganglienblocker* zu einer vorübergehenden Unterbrechung der efferenten parasympathischen Impulse und langfristig zu Gefäßschäden führen.

• **Diabetes m.:**
- Mikroangiopathie
- Polyneuropathie

• **Hyperlipidämie:**
- Fettablagerung
- Verkalkung

• **Nikotin:**
- Ganglienblocker

→ Nikotin meiden!

Ein nicht unerheblicher Teil von Erektionsstörungen entsteht mit durch eigenes Verschulden. Im Sinne einer Gesundheitserziehung muß diese Gruppe von Patienten davon überzeugt werden, die schädigende Noxe abzubauen. Nicht selten kann beobachtet werden, daß sich nach einem *nikotinfreien Intervall* von 3 Monaten oder nach einer *Gewichtsreduktion* und *Normalisierung der Blutfette* wieder eine normale erektile Potenz einstellt.

22.1.3 Diagnostik der erektilen Dysfunktion

Diagnostik der erektilen Dysfunktion

Die Diagnostik zielt in erster Linie darauf ab, eine klare Abgrenzung der *organischen* von der *psychisch* bedingten *Impotenz* vorzunehmen. Dies wird oft dadurch erschwert, daß jede organisch verursachte Erektionsstörung sekundär auch zu einer psychischen Beeinträchtigung führt. Die zweite Aufgabe der Diagnostik besteht darin, *Art und Ort der Störung* herauszufinden, um diese dann gezielt behandeln zu können.

• Abgrenzung der **organisch** bedingten von der **psychogenen Impotenz**

22.1.3.1 Anamnese und Sexualanamnese

Sexualanamnese

Bei der Erhebung der Sexualanamnese muß auf folgende Punkte geachtet werden:

Fragen zu:

• *Libido,* sexuelles Interesse, d.h. der Wunsch nach sexueller Kontaktaufnahme im weitesten Sinn

1. Libido

• *Erektionen:* morgendliche Spontanerektionen, Erektionen bei sexueller Kontaktaufnahme und bei visueller Stimulation, nächtliche Erektionen

2. Erektionen

• *sexuelle Aktivität nach Häufigkeit und Modalität.* Häufig müssen in einem Gespräch auch Fehlvorstellungen über die Penisgröße, über die sexuelle durchschnittliche Leistungsfähigkeit und die normale Häufigkeit sexueller Aktivität korrigiert werden

3. sexuelle Aktivität

• Abklärung der *psychosexuellen Entwicklung* in der Kindheit und Jugend (soweit möglich)

4. psychosexuelle Entwicklung

• *Verlauf der Pubertätsentwicklung:* erste Pollutionen, Beginn und Häufigkeit von Onanie, sexuelle Phantasien, Partnerbeziehungen

5. Pubertätsentwicklung

• Fragen nach *abgebrochenen sexuellen Kontakten* und nach mißglücktem Geschlechtsverkehr

6. mißglückter GV?

• Frage nach *Risikofaktoren* (s.o.) und *Medikamentenanamnese:* Eine Reihe von Medikamenten wie Antihypertensiva, Lipidsenker, Neuroleptika, Antidepressiva oder Hormone wie Antiandrogene oder Östrogene können für Erektionsstörungen verantwortlich sein.

7. Risikofaktoren

8. Medikamentenanamnese

Labordiagnostik

umfaßt:
- **Hormone:** Testosteron und Prolaktin
- **Blutfette**
- **Blutzucker**

22.1.3.2 Labordiagnostik

Man bestimmt die *Blutfette*, den *Blutzuckerspiegel* und *Hormonwerte:* Testosteron und Prolaktin.

Überraschenderweise liegt lediglich bei 1–5 % aller Patienten mit erektiler Dysfunktion eine hormonelle Störung vor. Die heute immer noch weit verbreitete **Testosteron-Medikation** kann deshalb lediglich einen *Placebo-Effekt* haben.

Nächtliche Tumeszenzmessung

- eingeschränkte Aussage, da Tumeszenz ≠ Rigidität

22.1.3.3 Nächtliche Tumeszenzmessung

Nächtliche Gliedversteifungen treten in der Regel *alle 90–120 Minuten* auf und sind mit *REM-Phasen* kombiniert. Die Tumeszenzmessung wird zur Unterscheidung einer organisch von einer psychisch bedingten Impotenz eingesetzt. Zur Messung werden über Nacht *Dehnungsmeßstreifen* um den Penis gelegt und an einen Monitor angeschlossen. Die Tumeszenzwerte sind für die Impotenzdiagnostik allerdings von eingeschränktem Wert, da der größte Umfang des Penis erreicht wird, lange bevor die für die Durchführung eines Geschlechtsverkehrs notwendige *Rigidität* eintritt.

Doppler- bzw. Duplex-Sonographie

- **arterielle Durchblutungsstörungen**

⇒

- **aussagekräftig nur nach pharmakologischer Stimulation**

22.1.3.4 Doppler- bzw. Duplex-Sonographie der Penisarterien

> Die Registrierung der Strömungsgeräusche bzw. die Messung des Blutflusses in den *Aa. penis profundae* ist die *wichtigste Untersuchung* für die klinische Diagnostik einer arteriellen Durchblutungsstörung.

Mit einfachen Doppler-Geräten gelingt es, Seitendifferenzen zu erkennen. Quantitative Messungen können zuverlässig mit der (farbkodierten) Duplex-Sonographie erfolgen (Abb. 22-2).
Von großer praktischer Bedeutung ist es, die Doppler-Untersuchung etwa 5 Min. nach *intrakavernöser Injektion gefäßwirksamer Substanzen* durchzuführen, wobei dann ein maximaler und gegenüber der Ruhedurchblutung deutlich höherer Bluteinstrom vorherrscht. Im **Stadium der Tumeszenz** können dann bei maximalen Flußraten leicht *Seitendifferenzen* oder eine *Abschwächung* gegenüber Normalbefunden festgestellt werden.

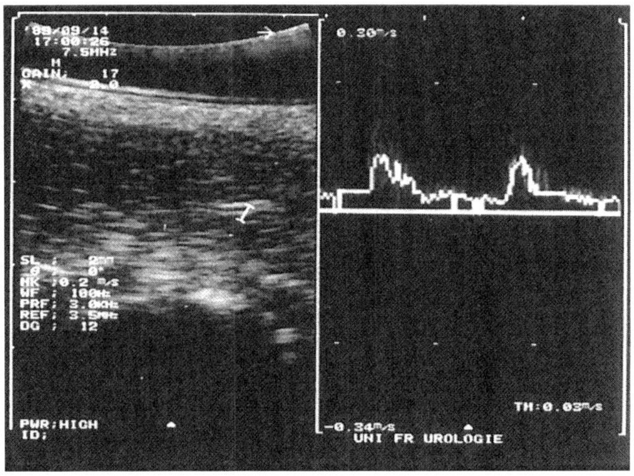

Abb. 22-2: Duplex-Sonographie der tiefen Penisarterie. Im Ultraschallbild läßt sich die Arterie genau orten. Der Blutfluß wird mit dem gepulsten Doppler erfaßt und aufgezeichnet

22.1.3.5 Neurologische Diagnostik

Neurologische Diagnostik

Die klinische und apparative neurologische Diagnostik mit Auslösung des Bulbokavernosus-Reflexes oder des Analreflexes bzw. der Messung der Bulbokavernosus-Reflex-Latenzzeit kann lediglich die Integrität benachbarter Reflexbögen feststellen.

- **Reflexauslösung**

Möglicherweise gelingt es in Zukunft, durch die Ableitung elektrischer Potentiale der Schwellkörpermuskulatur die Funktion der kavernösen Nerven direkt zu untersuchen und somit die autonome Innervation des Schwellkörpers zu prüfen.

– „Penis-EMG"

22.1.3.6 Intrakavernöse Pharmako-Testung

Intrakavernöse Pharmako-Testung

> Einen **zentralen Stellenwert** bei der Diagnostik der erektilen Dysfunktion nimmt die intrakavernöse Pharmako-Testung mit vasoaktiven Substanzen ein. Sie erlaubt häufig eine **ätiologische Klassifizierung** und kann damit einen Teil der aufwendigen und invasiven Diagnostik ersetzen.

- **wichtigste diagnostische Maßnahme**

⇦

Für diesen Test haben sich Pharmaka bewährt, die heute auch für die *Schwellkörper-Autoinjektionstherapie* (SKAT) eingesetzt werden. Es handelt sich um eine Mischung aus *Papaverin* und *Phentolamin* oder *Prostaglandin* E_1. **Papaverin** wirkt direkt relaxierend auf die glatte Muskulatur; **Phentolamin** beeinflußt über die Alpha-Rezeptoren die penile Hämodynamik und schaltet hemmende Sympathikuseinflüsse aus. **Prostaglandin** $\mathbf{E_1}$ hat einen ähnlichen Effekt.

Pharmaka:

- **Papaverin/Phentolamin**
- **PGE$_1$**

Bei der intrakavernösen Pharmako-Testung wird zunächst eine geringe Ausgangsdosis injiziert, die solange verdoppelt wird, bis eine volle Tumeszenz und Rigidität erreicht wird. Aus der hierzu erforderlichen Dosis kann eine Unterscheidung in *nichtvaskuläre Dysfunktion* (neurogen, psychogen, hormonell), in *arteriell-vaskuläre Dysfunktion* und in die *kavernöse/venöse Dysfunktion* vorgenommen werden.

Unterscheidung in
- nichtvaskuläre Dysfunktion
- arteriell-vaskuläre D.
- kavernöse/venöse D.

22.1.3.7 Penisarteriographie

Penisarteriographie

Die Penisarteriographie kann den gesamten Gefäßverlauf der Penisarterien aufzeigen. Diese Untersuchung wird ebenso wie die Doppler-Untersuchung nach intrakavernöser Injektion vasoaktiver Substanzen, also im Zustand der Tumeszenz, durchgeführt (Abb. 22-3). Die Arteriographie ist allerdings heute weitgehend durch Doppler- und Duplex-Sonographie ersetzt worden und ist nur noch vor einer geplanten arteriellen Revaskularisation indiziert.

– weitgehend durch Duplex-Sonographie ersetzt

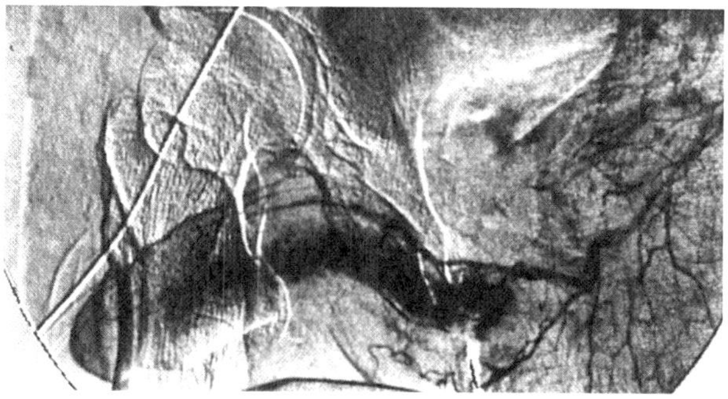

Abb. 22-3: Arteriographie des Penis. Die A. pudenda teilt sich nach Abgabe von Ästen zum Bulbus des Corpus spongiosum in die am Penisrücken sichtbare dorsale Penisarterie und die den Schwellkörper versorgende tiefe Penisarterie auf. Normalbefund

Kavernosometrie, -graphie

22.1.3.8 Kavernosometrie und Kavernosographie

prüft Integrität des venösen/kavernösen Verschlußmechanismus
- Schwellkörperinsuffizienz in 20–30%

Die Erektion ist nicht nur ein Resultat des arteriellen Bluteinstroms, sondern auch der Drosselung bzw. Absperrung des venösen Abflusses. *20–30%* aller Erektionsstörungen sind durch eine *Schwellkörperinsuffizienz* oder eine *pathologische venöse Drainage* bedingt. Wie morphologische und elektronenmikroskopische Untersuchungen zeigen konnten, ist ein vermehrter kavernöser Abstrom nicht durch eine Texturstörung der Tunica albuginea, sondern vielmehr durch eine gestörte Innervation oder Muskeldegeneration im Schwellkörper mit ausbleibender venöser Restriktion bedingt.

- **Kavernosometrie:** Druckmessung im Schwellkörper und Bestimmung des Maintenance-Flow

Die **Prüfung des venösen Schenkels** erfolgt durch die Kavernosometrie und Kavernosographie. Unter *Kavernosometrie* versteht man die Druckmessung im Schwellkörper und die Bestimmung der Flußrate (Maintenance-Flow), die zur Aufrechterhaltung einer Erektion notwendig ist. Sie liegt unter 10 ml/min. Bei einer fehlenden venösen Restriktion können selbst Flußwerte von über 300 ml/min nicht zur Aufrechterhaltung einer Erektion ausreichen.

- **Kavernosographie:** Röntgendarstellung des Schwellkörpers und seiner Abflußwege mit Kontrastmittel

Die *Cavernosographie* ist die Röntgendarstellung des Corpus cavernosum und seiner Abflußwege mit Kontrastmittel und dient der Lokalisation eines cavernösen Lecks (Abb. 22-4).

Kavernosometrie und Kavernosographie müssen stets in artifizieller Erektion durchgeführt werden. Hierbei sind normalerweise die Abflußwege verschlossen, so daß nur ein pathologischer Abfluß erfaßt wird. In der Regel wird die Untersuchung ebenfalls nach vorheriger Relaxation der kavernösen Räume durch Injektion vasoaktiver Pharmaka durchgeführt.

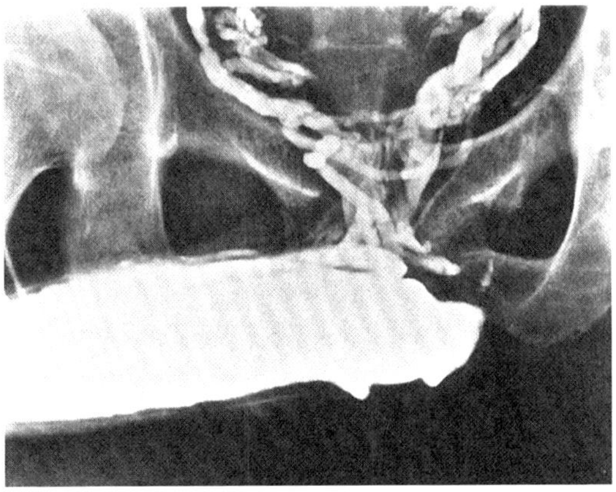

Abb. 22-4: Kavernosographie (Röntgendarstellung des Schwellkörpers und seiner Abflußwege): venöses Leck über die tiefe dorsale Penisvene mit KM-Abfluß über den Plexus vesicoprostaticus

Psychosexuelle Störungen

22.1.3.9 Psychogene Dysfunktion

Die Diagnose *„psychogene Impotenz"* ergibt sich aus der psychosexuellen Exploration und dem Ausschluß organischer Ursachen. Hinweise auf eine psychogene Erektionsstörung können ein situationsbedingter Erektionsverlust mit Versagensängsten oder Partnerschaftsprobleme geben.

- **Abklärung durch Psychologen oder Sexualtherapeuten**

Nach Ausschluß von organischen Störungen oder deutlichen anamnestischen Hinweisen auf psychogene Ursachen einer erektilen Dysfunktion sollte der Patient an einen sexualtherapeutisch erfahrenen *Psychiater* oder *Psychotherapeuten* überwiesen werden. Vielfach ist eine *Paartherapie* notwendig.

22.1.4 Therapie der organisch bedingten erektilen Dysfunktion

Therapie

22.1.4.1 Intrakavernöse Pharmakotherapie

Intrakavernöse Pharmakotherapie

Mit der intrakavernösen Applikation von vasoaktiven Substanzen wird trotz Störungen des arteriellen Blutflusses oder der Innervation eine Erektion erzeugt. Die Veränderungen der **penilen Hämodynamik** basieren auf der *Relaxation* der glatten *Schwellkörpermuskulatur,* auf einer *Zunahme* des *arteriellen Blutflusses* in die Schwellkörper und einer *Restriktion* des *venösen Abflusses.*

- **Beeinflussung der penilen Hämodynamik:**
  - C. cavernosum-Relaxation
  - arterieller Zufluß ↑
  - venöser Abfluß ↓

Untersuchungen über die Pharmakokinetik intrakavernös applizierter Pharmaka haben gezeigt, daß das Corpus cavernosum pharmakologisch ein separates Kompartiment darstellt. Es können dort sehr hohe Konzentrationen der Pharmaka erreicht werden, ohne daß systemische Nebenwirkungen nach der Verteilung dieser Medikamente im Blutkreislauf auftreten.

- Corpus cavernosum ist pharmakologisch separates Kompartiment → geringe systemische Medikamentenwirkung

Die Schwellkörper-Autoinjektionstherapie (SKAT) ermöglicht die Auslösung einer Erektion, wenn sie erwünscht ist.

- **SKAT** ⇐

Im Rahmen der Diagnostik erfolgt eine exakte *Ermittlung der Dosis* und die Erlernung der Selbstinjektion durch den Patienten.

- Dosisermittlung bei der Diagnostik

Nachdem in früheren Jahren *Papaverin* als Monotherapie in Dosen bis 80 mg intrakavernös appliziert wurde, hat sich in den letzten Jahren die Kombination von *Papaverin und Phentolamin* durchgesetzt. Hiermit konnte Papaverin deutlich reduziert und Schwellkörperfibrosen in ihrer Häufigkeit seltener werden.

- Papaverin
- Papaverin/Phentolamin

Prostaglandin E_1 führt nur selten zu prolongierten Erektionen und Schwellkörperfibrosen und ist in der Langzeittherapie der Mischung aus Papaverin-Phentolamin zumindest gleichwertig.

- Prostaglandin E_1

Praxishinweis. In größeren Patientenkollektiven beträgt die mittlere Dosis des **Papaverin-Phentolamin-Gemisches** bei der *Selbstinjektion* ca. 15 mg Papaverin und 0,5 mg Phentolamin; bei **Prostaglandin** $\mathbf{E_1}$ werden durchschnittlich 15 µg injiziert.

- **Praxishinweis** ⇐

Komplikationen der intrakavernösen Pharmakotherapie. Systemische *Nebenwirkungen* wie Kreislaufreaktion oder Veränderungen der Leberwerte sind bei der intrakavernösen Pharmakotherapie extrem selten.

Komplikationen:

- Pharmakologisch induzierte **prolongierte Erektionen** sind dagegen mit 2–10 % während der Phase der Dosisanpassung relativ häufig. Während der Behandlungsphase sinkt die Rate prolongierter Erektionen allerdings in den Promillebereich.

1. prolongierte Erektionen

Tritt eine prolongierte Erektion auf, so ist eine frühzeitige Intervention notwendig, um Folgeschäden mit Gewebsuntergang und nachfolgender Schwellkörperfibrose zu vermeiden. Als **Antidot** eignen sich *Alpha-Sympathomimetika* wie *Metaraminol* (2 mg), *Epinephrin* (0,03 mg) und *Etilefrin* (5–20 mg), die, intrakavernös injiziert, in den meisten Fällen zu einer raschen Detumeszenz führen.

- **Antidot:** Alpha-Sympathomimetikum

- Eine weitere Nebenwirkung ist die Entwicklung einer **Schwellkörperfibrose** und knotenförmiger **Verdickungen in der Tunica albuginea,** insbesondere an der Injektionsstelle. Diese Veränderungen sind teilweise reversibel, erfordern jedoch immer ein Aussetzen der intrakavernösen Pharmakotherapie.

2. Schwellkörperfibrose

3. lokale Verdickung der T. albuginea

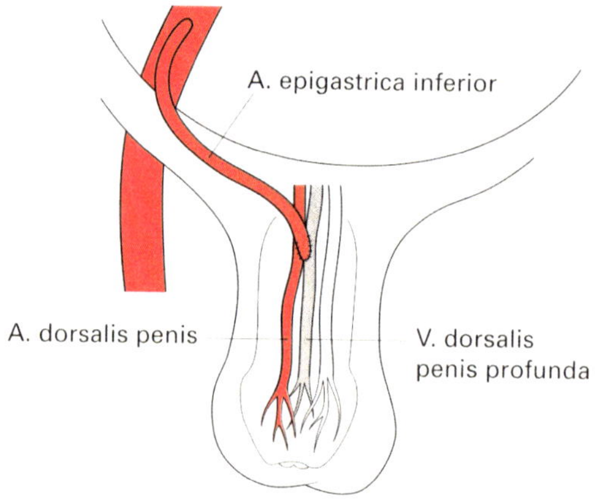

Abb. 22-5: Revaskularisierung des Schwellkörpers nach Hauri. Die A. epigastrica inferior wird mit der A. dorsalis penis anastomosiert und gleichzeitig ein Shunt zur V. dorsalis penis profunda angelegt

Vakuumsysteme

- **Erektion durch Unterdruck, Verhinderung des Blutabflusses durch Gummiring**

22.1.4.2 Vakuumsysteme

Eine konservative Behandlungsmöglichkeit bei Erektionsstörungen – unabhängig von der Ätiologie – stellen sog. Vakuumsysteme zur artifiziellen Erektionsauslösung dar. Zur Erzeugung einer Erektion wird ein Plastikzylinder über das Glied gestülpt und durch ein Vakuum eine Expansion erreicht. Anschließend wird durch Anlegen eines straffen Gummirings um die Penisbasis ein Abfließen des Blutes aus dem Schwellkörper verhindert. Die Akzeptanz dieser Methode liegt bei 50–75 %.

Arterielle Revaskularisation

- **Anastomose zwischen A. epigastrica inf. und Penisgefäßen,** evtl. mit AV-Shunt (Op. nach Hauri)
- **Indikation:**
  - arterielle Durchblutungsstörungen

22.1.4.3 Arterielle Revaskularisation

Das Prinzip aller Revaskularisierungsoperationen ist eine *Anastomose der Penisgefäße mit der A. epigastrica inferior.* Sie führt in vielen Fällen zu einer Verbesserung der Hämodynamik.

Bei der am häufigsten durchgeführten **Operation nach Hauri** wird zusätzlich zur Anastomose der epigastrischen Arterie mit einer dorsalen Penisarterie ein Shunt zur tiefen dorsalen Penisvene angelegt (Abb. 22-5). Dieser AV-Shunt schafft high-flow-Bedingungen und dadurch eine geringe Rate von Restenosierungen oder einem thrombotischen Verschluß der Anastomose. **Indikationen** zur arteriellen Revaskularisierung sind arterielle Durchblutungsstörungen bei jüngeren Männern. Die anfänglichen Erfolgsraten über einen Zeitraum von 1–2 Jahren werden mit 60 bis 80 % angegeben.

Penisvenenchirurgie

- **Ligatur bzw. Resektion der tiefen und oberflächlichen Penisvenen** → Drosselung des venösen Abstroms

22.1.4.4 Penisvenenchirurgie

Bei Patienten mit nachgewiesener kavernöser/venöser Insuffizienz kann durch die *Ligatur der V. dorsalis penis profunda* und der *oberflächlichen Penisvenen* eine Drosselung des venösen Abstroms erfolgen. Es handelt sich hierbei jedoch um eine rein symptomatische Maßnahme, da die Ursache der venösen/kavernösen Insuffizienz im Schwellkörper selbst liegt und durch eine Degeneration der glatten Muskulatur oder Störung der autonomen Schwellkörperinnervation bedingt ist. Kurzfristig können hiermit gute Resultate erzielt werden, die jedoch im Laufe weniger Jahre durch Ausbildung von Kollateralen rasch abnehmen. Nach 3 Jahren berichten noch knapp 20 % der Patienten über Spontanerektionen. Bei 30 % können durch eine zusätzliche Schwellkörperinjektionstherapie Erektionen ausgelöst werden.

Praxishinweis. Die Penisvenenligatur sollte nur noch bei Patienten mit **normalen arteriellen Durchblutungsverhältnissen des Schwellkörpers** (unauffälligem Doppler) und einem kavernosographisch nachgewiesenen **dorsalen „Leck"** durchgeführt werden.

- **Praxishinweis**

⇦

- längerfristig nur mäßige Erfolgsraten

22.1.4.5 Schwellkörperimplantate (Penisimplantationsprothesen)

Schwellkörperimplantate

Penisprothesen werden heute in der Regel nach dem Versagen anderer, weniger invasiver Maßnahmen implantiert. Sie treten an die Stelle des Schwellkörpergewebes und bewirken so eine Gliedversteifung. Man verwendet 2 *Typen* von Penisprothesen: das *semirigide* oder *biegbare Implantat* und das *hydraulische Implantat.*

2 Typen:
- **semirigide/biegbare Prothesen**
- **hydraulische Prothesen**

- Die **semirigiden Implantate** bestehen aus *Silikonzylindern,* die in das rechte und linke Corpus cavernosum eingesetzt werden. Sie führen zu einer Elongation des Penis, was eine gewisse kosmetische Beeinträchtigung mit sich bringt. Eine Weiterentwicklung ist die biegbare Penisprothese, die im Ruhezustand abgebogen werden kann.

Silikonzylinder ersetzen das Schwellkörpergewebe

- Die **hydraulische Penisprothese** (Abb. 22-6) ermöglicht die Erzeugung einer Erektion bei Bedarf. Neben den in die Corpora cavernosa implantierten aufpumpbaren Zylindern ist ein Flüssigkeitsreservoir im Unterbauch und eine Pumpe zur Aktivierung und Deaktivierung der Prothese im Skrotum notwendig. Im Ruhezustand sind die Zylinder leer, der Penis hängt nach unten. Bei Betätigung der Pumpe wird aus dem Reservoir Flüssigkeit in den Zylinder gefüllt und damit eine Erektion ausgelöst. Neuere Modelle erlauben neben einer *Breiten-* auch eine *Längenausdehnung des Penis.*

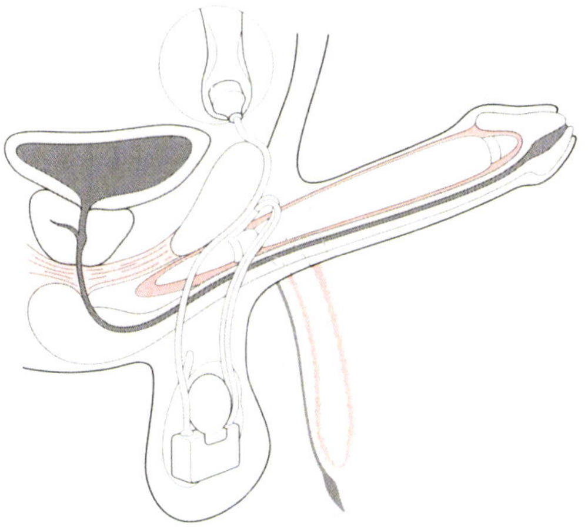

Abb. 22-6: Hydraulische Penisimplantationsprothese. Durch die Betätigung der Pumpe im Skrotum wird aus dem Reservoir Flüssigkeit in die Silikonzylinder gepumpt und eine Gliedversteifung ausgelöst

22.2 Ejakulationsstörungen

Ejakulationsstörungen

22.2.1 Anejakulation (Aspermie) und retrograde Ejakulation

Anejakulation (Aspermie), retrograde Ejakulation

Tumorchirurgische Eingriffe führen beim Mann nicht selten zu einer Beeinträchtigung von Erektion oder Ejakulation, wenn die autonomen Ganglien des sympathischen Grenzstrangs oder der Plexus bzw. N. hypogastricus entfernt oder geschädigt wurden.

- **bei Op. mit Schädigung der sympathischen Innervation:**

- retroperitoneale Lymphadenektomie
- abdominoperineale Rektumamputation
- aorto-iliakaler Bypass

Störungen der Ejakulation werden verursacht:
- **neurogen:** Trauma, diabetische Neuropathie, multiple Sklerose; *postoperativ:* Rektumamputation, retroperitoneale Lymphadenektomie, aorto-iliakaler Bypass
- **medikamentös:** α-Rezeptoren-Blocker
- **anatomisch:** nach Prostata- oder Blasenhalsresektion.

Im *urologischen Bereich* ist dies in erster Linie die retroperitoneale Lymphadenektomie, die jahrzehntelang das Standardverfahren in der Therapie des lymphogen metastasierten Hodentumors war. Ejakulationsstörungen finden sich aber auch nach *abdominosakraler Rektumamputation* und nach *gefäßchirurgischen Eingriffen* (aorto-iliakaler Bypass).
Bei einer Unterbrechung des für die Ejakulation verantwortlichen Reflexbogens können *2 Formen der Ejakulationsstörungen* auftreten:

1. Anejakulation
- kein Spermientransport

- Bei der **Anejakulation** (Aspermie) bzw. dem **Emissionsverlust** *unterbleiben Transport der Spermien* und Emission der Samenflüssigkeit in die hintere Harnröhre.

2. retrograde Ejakulation:
- bei **Störung** des adrenerg gesteuerten **Blasenhalsverschlusses** (funktionell)

- Bei der **retrograden Ejakulation** ist die Emission des Samens in die Urethra zwar ungestört, es unterbleibt jedoch der *adrenerg gesteuerte Blasenhalsverschluß,* so daß die Samenflüssigkeit retrograd in die Blase befördert wird. Die Patienten bemerken einen *„trockenen Orgasmus"* und entleeren das Sperma mit der nächsten Miktion.

- nach **Prostata- oder Blasenhalsresektion** (mechanisch)

Ein ähnliches Phänomen wird sehr häufig nach *Prostata- und Blasenhalsresektionen* beobachtet, bei denen es aus mechanischen Gründen nicht mehr zur Abdichtung des Blasenhalses bei der Ejakulation kommen kann. Die Folge ist eine retrograde Ejakulation, bei der jedoch die Orgasmusfähigkeit i. d. R. erhalten ist.

Differentialdiagnose:
- mikroskopische Untersuchung des Urins nach Orgasmus

Differentialdiagnose. Die Unterscheidung zwischen *Anejakulation* und *retrograder Ejakulation* gelingt durch die **mikroskopische Untersuchung** einer Urinprobe nach einem Orgasmus. Finden sich hierbei Spermien, so handelt es sich um eine retrograde Ejakulation. Ist die Urinprobe spermienfrei, liegt eine Aspermie vor.

Therapie:
- Sympathomimetika
- Elektrostimulation

Therapeutisch werden bei bestehendem Kinderwunsch Sympathomimetika zur Tonisierung des Blasenhalses und zur Stimulation des Samentransports eingesetzt. Bei Patienten mit einem Emissionsverlust hat sich insbesondere bei Querschnittgelähmten die Elektrostimulation als erfolgreich herausgestellt.
Da jedoch in aller Regel die Orgasmusfähigkeit erhalten ist, kommen diese technisch aufwendigen Verfahren lediglich bei bestehendem Kinderwunsch zur Anwendung.

Ejaculatio praecox

22.2.2 Ejaculatio praecox

- **vorzeitiger Samenerguß**

Bei einem *vorzeitigen Samenerguß* erlebt der Mann zwar einen Orgasmus, da die Ejakulation jedoch regelmäßig zu früh eintritt, ist eine befriedigende sexuelle Reaktion bei der Frau meist nicht möglich. Die Folge ist, daß die Frau beim Geschlechtsverkehr praktisch nie zum Orgasmus kommt und den Mann als impotent empfindet.
Charakteristisch für die Ejaculatio praecox ist, daß der Ejakulationsablauf vom Mann nicht willkürlich kontrolliert werden kann.

- **Therapie:** Squeeze-Technik

Therapie der Wahl bei vorzeitigem Samenerguß ist die von Masters und Johnson entwickelte sog. *Squeeze-Technik.* Ziel ist, beim Mann einen bestimmten Grad sexueller Erregung aufrecht zu erhalten, ohne ejakulieren zu müssen, also den Ejakulationsprozeß zu kontrollieren.

22.3 Orgasmusstörungen

Orgasmusstörungen

Bei der normalen sexuellen Reaktion des Mannes ist die Ejakulation mit dem Orgasmus gesetzmäßig gekoppelt. Unter pathologischen Bedingungen kann jedoch eine Dissoziation zwischen Ejakulation und Orgasmus auftreten. Kommt es zu einer Ejakulation ohne Orgasmus, liegt eine **Anorgasmie** (orgastische Impotenz) vor.

- **Dissoziation zwischen Ejakulation und Orgasmus**

Eine *primäre Anorgasmie* ist die Unfähigkeit, überhaupt jemals einen Orgasmus durch Masturbation, Petting oder Koitus zu erreichen. Bei der *sekundären Anorgasmie* war vor dem Auftreten der Störung eine normale Orgasmusfähigkeit gegeben.

- primäre Anorgasmie
- sekundäre A.

Psychogene Ursachen stehen bei der Anorgasmie im Vordergrund. Häufig finden sich ausgeprägte Mutterbindungen oder Kastrationsängste. Erfolgversprechend zur Behandlung einer Anorgasmie ist eine *Psychotherapie* bzw. eine konditionierende *Paartherapie*.

- **Ursachen:**
- psychogen
- **Therapie:**
- Psychotherapie bzw. konditionierende Paartherapie

Fertilitätsstörungen des Mannes

23. Fertilitätsstörungen des Mannes

B. Leibundgut

- **Epidemiologie**

⟹

> Jede sechste Ehe oder Partnerschaft ist ungewollt kinderlos. Bei etwa 30 % liegt die Ursache dafür ausschließlich beim Mann, bei weiteren 20 % ist der Mann als „Kofaktor" an der Kinderlosigkeit mitbeteiligt.

23.1 Physiologie der Reproduktion, Fertilitätsdiagnostik

Physiologie der Reproduktion

23.1.1 Physiologie der Reproduktion

- **Hypothalamus-Hypophysen-Gonaden-Achse**

- **Hodenfunktion**
- exkretorisch: Spermatogenese
- inkretorisch: Testosteronproduktion

pulsatile GnRH-Sekretion:
- **LH ↑**
- **FSH ↑**

- Leydig-Zwischenzellen
- Sertolizellen

Die Steuerung der Reproduktion erfolgt durch die Hypothalamus-Hypophysen-Gonaden-Achse nach dem Prinzip des Feedback-Mechanismus. Die **Hauptfunktionen** der Hoden sind die Synthese und *Sekretion von Steroidhormonen* wie auch die *Spermatogenese.*
Die durch den Hypothalamus bewirkte pulsatile Freisetzung von *Gonadotropin-Releasing-Hormon (GnRH)* in einem Rhythmus von 8 Impulsen pro Tag unterhält die fortlaufende Sekretion von *luteinisierendem Hormon (LH)* und *follikelstimulierendem Hormon (FSH)* durch die Hypophyse.
LH stimuliert die Testosteronsynthese und -sekretion in den Leydig-Zwischenzellen. Ein Teil des Testosterons wird in der Peripherie zu Östradiol umgewandelt, welches über ein negatives Feedback die LH-Sekretion steuert. Die Sertolizellen setzen Inhibin frei und regulieren damit die Freisetzung von FSH aus der Hypophyse. Bei Schädigung der Sertolizellen kommt es zu einem **Anstieg des FSH** im Blut.
Prolaktin kann ebenfalls bei Störungen der männlichen Reproduktionsfähigkeit eine Rolle spielen. Es unterliegt der inhibitorischen Steuerung durch den Hypothalamus.

- **Diagnostik**

⟹

> Als Funktionsparameter der Hypothalamus-Hypophysen-Gonaden-Achse werden üblicherweise **FSH, LH, Testosteron** und **Prolaktin im Serum** bestimmt.
> Ein weiterer Grundpfeiler der andrologischen Diagnostik ist die Ejakulatuntersuchung **(Spermiogramm).**

Die Untersuchung des Ejakulates muß unter standardisierten Voraussetzungen erfolgen. Nach einer sexuellen Karenz von 3–4 Tagen werden *Spermienzahl, Motilität, Vitalität* und *Fehlformrate* erfaßt.
Einer Spermiogenesestörung kann einerseits eine exokrin-tubuläre, andererseits eine inkretorische Hodeninsuffizienz mit unzureichender Testosteronproduktion durch die Leydig-Zellen zu Grunde liegen.

- **primärer Hypogonadismus:** Störung im Hoden selbst
- **sekundärer Hypogonadismus:** Störung übergeordneter Zentren

Bei primären Hodenerkrankungen spricht man von einem *primären Hypogonadismus.* Unter *sekundärem Hypogonadismus* versteht man eine Hodeninsuffizienz als Folge einer Funktionsstörung übergeordneter Zentren wie Hypophyse und Hypothalamus.

23.1.2 Fertilitätsdiagnostik

Fertilitätsdiagnostik

23.1.2.1 Anamnese, klinische Untersuchung

Anamnese

Die **Anamnese**erhebung bei Fertilitätsstörungen umfaßt:

- **Familienanamnese.** Bei der Erhebung der Familienanamnese soll auf *Erbkrankheiten* wie *Diabetes mellitus* u.a. geachtet werden. Das *Alter* der Mutter und des Vaters bei der Geburt sollte ebenso wie die *Zahl der Geschwister* festgehalten werden.
- **Eigenanamnese.** Durchgemachte Kinderkrankheiten wie *Parotitis epidemica* (Mumpsorchitis) sowie Stoffwechselerkrankungen wie *Diabetes mellitus* oder *neurologische Krankheiten* (multiple Sklerose, eventuelle Rückenmarkserkrankungen) sollten erfragt werden. Verletzungen oder Operationen im kleinen Becken, im Retroperitoneum oder am Genitale sind festzuhalten. Auf im Kindesalter normal *deszendierte Hoden* ist zu achten. Frage nach urologischen Infektionen, die zu Hämospermie, zu Ausfluß aus der Harnröhre oder zu Entzündungen am Hoden oder Nebenhoden führten.
- **Allgemeine und soziale Anamnese.** Einnahme von Medikamenten wie Antibiotika, Chemotherapeutika, Hormone, Antihypertensiva, Cortison. Alkoholkonsum. Nikotinkonsum. Berufliche Exposition gegenüber chemischen (Chemiearbeiter) und physikalischen Noxen (z.B. Hitze bei Koch, Schmied, Hochofenarbeiter).
- **Spezielle andrologische Fragen.** Dauer des unerfüllten Kinderwunsches. Wie lange wird ungeschützter Geschlechtsverkehr (GV) praktiziert. Häufigkeit sexueller Kontakte, entsprechend dem weiblichen Zyklus. Normale Libido mit ungestörter Erektion und Ejakulation beim GV.
- **Partnerin.** Zahl der Geburten, evtl. Aborte erfragen. Messung der Basaltemperatur. Nachweis von Zyklusunregelmäßigkeiten. Festhalten von gynäkologischen Erkrankungen, Operationen.

1. **Familienanamnese**
   - Erbkrankheiten
   - Alter von Mutter, Vater bei Geburt
   - Geschwisterzahl
2. **Eigenanamnese**
   - Kinder-, Stoffwechselkrankheiten
   - neurologische Krankheiten
   - Becken-/Genitalverletzungen
   - Hodenhochstand
   - Operationen
   - urogenitale Infektionen
3. **ergänzende Anamnese**
   - Medikamente
   - Nikotin
   - Berufsexpositionen
4. **spezielle andrologische Gesichtspunkte**
   - Beginn Pubertät, Dauer des unerfüllten Kinderwunsches
   - Häufigkeit sexueller Kontakte
   - Libido, Erektion, Ejakulation
5. **Partnerin**
   - Geburten/Aborte, gynäkologische Erkrankungen
   - Zyklusunregelmäßigkeit, Basaltemperatur

Klinische Untersuchung:

Klinische Untersuchung

Bei der Inspektion und Palpation der Genitalorgane muß auch der Gesamthabitus mitberücksichtigt werden; der Patient sollte in unbekleidetem Zustand untersucht werden.

- **Inspektion.** Betrachtung des Genitale bezüglich Form und Größe, Behaarungstyp mit Begrenzung der Schamhaare, der Axillarbehaarung und des Bartwuchses. Anatomische Veränderungen oder Fehlbildungen (Mikrophallus, Phimose, Hypo- ev. Epispadie)? Operationsnarben aufsuchen, regionäre Lymphknoten palpieren, auf eine Gynäkomastie achten.
- **Palpation des äußeren Genitale und Skrotum.** Nach Verhärtungen in den Schwellkörpern des Penis tasten (Induratio penis plastica). Läßt sich die Vorhaut hinter die Eichel zurückschieben, besteht eine Phimose?

Es folgt die **Palpation des Skrotalinhaltes.** Ist das Skrotum evtl. leer? Beurteilung der Hoden in Form, Lage und Größe. Das Volumen ist mit einem Orchidometer (z.B. nach Prader) oder durch eine Hodensonographie zu bestimmen und beträgt durchschnittlich 18 ml. Der Nebenhoden ist auf Indurationen oder Zystenbildungen abzutasten.

Bei der Beurteilung des Samenstrangs wird der Samenleiter gesucht. Ist er palpabel, fehlt er oder sind Narben sichtbar?

Die Gefäße des Plexus pampiniformis werden im Stehen und Liegen untersucht. Auf **Venektasien (Varikozele)** ist besonders zu achten. Die Venektasie kann durch eine intraperitoneale Druckerhöhung (Valsalvamanöver) verstärkt werden. Eine **Dopplersonographie** kann den venösen Reflux dokumentieren.

- **Inspektion und Palpation der Analregion und der Prostata.** Der Anus ist auf Hämorrhoiden, Rhagaden, ev. Kondylome zu untersuchen.

Bei der Palpation der Prostata sind Größe, Konsistenz, Abgrenzbarkeit und Druckempfindlichkeit, sowie die Verschieblichkeit der Rektalschleimhaut zu beachten. Die **Bläschendrüsen** können normalerweise nicht getastet werden. Mit transrektalem Ultraschall lassen sie sich jedoch gut beurteilen.

1. **Inspektion der Genitalorgane**
   - Behaarungstyp, Fehlbildungen
   - Operationsnarben
   - regionäre Lymphknoten
   - Gynäkomastie
2. **Palpation äußeres Genitale und Skrotum**
   - Phimose, Hypo- oder Epispadie
   - Induratio penis plastica
   - Palpation des Skrotalinhaltes
   - Hoden: Lage, Form, Konsistenz und Größe (Volumen)
   - Nebenhoden
   - Samenstrang: Samenleiter palpabel oder fehlend
   - Plexus pampiniformis
3. **Inspektion und Palpation der Analregion und der Prostata**
   - digitale Untersuchung der Prostata

Spermiogramm

23.1.2.2 Spermiogramm

mikroskopische Untersuchung

Die Ejakulatuntersuchung hat eine zentrale Bedeutung in der andrologischen Diagnostik. Die Qualität wird nach den Kriterien der WHO beurteilt. In der Regel erfolgen 2 Untersuchungen innerhalb von 2 Wochen, beide nach einer 3–4tägigen Sexualkarenz. **Die mikroskopische Ejakulatuntersuchung** erfaßt die klassischen Spermiogramm-Parameter: *Spermienzahl, Spermienbeweglichkeit* und *Morphologie.*

1. Spermiendichte

• **Spermiendichte:** Man unterscheidet die Gesamtzahl der Spermatozoen im Ejakulat und ihre Konzentration pro ml (= Spermiendichte).

Die Bestimmung der Spermiendichte erfolgt durch direkte Auszählung unter dem Mikroskop in einer Zählkammer (z. B. Fuchs-Rosenthal- oder Makler-Kammer).

- Normozoospermie 20–250 Mio./ml
- Oligozoospermie < 20 Mio./ml
- Azoospermie = keine Spermien im Zentrifugat

⇨

Dazu gelten folgende Eckwerte:

Oligozoospermie: < 20, *Normozoospermie:* 20–250, *Hyper- (Poly-) zoospermie:* > 250 Mio./ml

2. Spermienbeweglichkeit

• **Motilität:** Abschätzen der Beweglichkeit im Nativpräparat und Bestimmung in der Zählkammer.

Eine genauere Analyse erlaubt die sog. multiple-exposure-Photographie (MEP), bei der Bewegungsstrecke und -art durch kurz aufeinander folgende Belichtungen unter dem Mikroskop dokumentiert bzw. computergesteuert ausgewertet werden.

- > 50 % beweglich (Zählkammer, MEP)

Normal: > 30 % progressiv lebhaft beweglich, > 20 % progressiv mäßig beweglich, < 50 % ortsständig beweglich oder unbeweglich.

3. Spermienmorphologie

- > 30 % normal geformt (gefärbtes Ausstrichpräparat)

• **Morphologie:** HE-Färbung des Ejakulatausstriches (oder nach Papanicolaou). Nachweis von „Rundzellen", Spermatogenesezellen, Kopf- und Schwanzdeformitäten (Abb. 23-1).

- **OAT-Syndrom** (Oligo-Astheno-Teratozoospermie)

Bei gleichzeitigem Vorhandensein von morphologischen Abnormitäten sowie Oligo- und Asthenozoospermie spricht man von einem **OAT-Syndrom** (Oligo-Astheno-Teratozoospermie-Syndrom).

Protokoll erfaßt:

Ein Protokoll zur Beurteilung des Ejakulats erfaßt die folgenden Daten:

- Zeitpunkt der Ejakulation, Farbe
- Verflüssigungszeitpunkt (10–30 Minuten)
- Volumen (2–6 ml)
- pH (7,2–8,0)

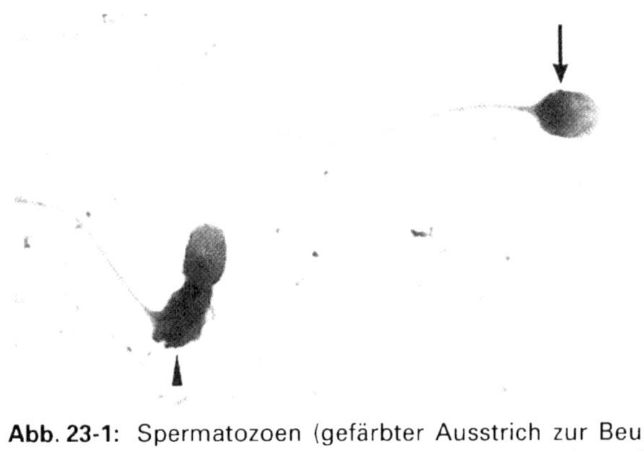

Abb. 23-1: Spermatozoen (gefärbter Ausstrich zur Beurteilung der Morphologie). —▶ normal konfiguriertes Spermatozoon mit ovalem Kopf und gestrecktem Schwanz, ▶ Spermatozoon mit Zytoplasmatropfen im Bereich des Mittelstücks

Spermiendichte/Spermienzahl
x 10^6 Spermien pro ml (20 Mio.–250 Mio. Spermien pro ml)
Rundzellen weniger als 2×10^6 pro ml
Motilität
....% lebhaft bewegliche Spermatozoen (> 30 %)
....% mäßig bewegliche Spermatozoen (> 20 %)
....% unbewegliche Spermatozoen (< 50 %)
Morphologie
....% normal geformter Spermatozoen (> 30 %)
....% abnorm geformter Spermatozoen
....% Kopfdeformitäten
Mittelstückdeformitäten
Schwanzdeformitäten
Bestimmung von Leukozyten, evtl. Germinalzellen
Vitalität (Eosintest) ....% lebende Spermien (> 60 %)
Fruktose ....ng/ml (über 1200 ng/ml bzw. 1,2 g/l)

- **Spermiendichte**
- **Motilität**
- **Morphologie**
- **Vitalität**
- **Fruktose**

23.1.2.3 Spermienfunktionstests

Spermienfunktionstests

Eosin-Test: Vitalitätsprüfung der Spermien. Hiermit ist eine Unterscheidung „toter" = membrangeschädigter (Anfärbung mit Eosin) von unbeweglichen Spermien möglich.

- **Vitalitätsprüfung mit Eosin-Test**

Antikörper-Suchtest: Der MAR-Test (mixed antiglobulin reaction) bringt unspezifische Antikörper gegen Spermatozoen zur Darstellung.
Spermatozoen besitzen antigene Eigenschaften, die eine Autoantikörper-Bildung auslösen können. Diese können bei einer Fertilitätsstörung mitbeteiligt sein.

- **Antikörper-Suchtest (MAR-Test)**
  - bei Asthenospermie

Er ist besonders nützlich bei der Abklärung einer Asthenospermie und kann Antikörper auf Spermatozoenmembranen für IgA und IgG aufdecken.

Penetrationstest: Die Beurteilung der Penetrationsfähigkeit der Spermatozoen durch den Zervikalmukus wurde früher postkoital (z. B. nach Sims-Huhner) vorgenommen. Heute steht hierfür ein standardisierter boviner Mukus-Penetrationstest (Penetrak®-Test) zur Verfügung. Er erlaubt, die Fähigkeit der Spermatozoen zur Penetration des Zervikalschleims und ihre Beweglichkeit in diesem Milieu zu überprüfen.

- **Penetrationstest**
  - Penetrationsfähigkeit der Spermatozoen im Zervikalmukus

23.1.2.4 Bläschendrüsen, Nebenhoden, Prostata

Sekretionsleistung

Die **Sekretionsleistung** der Drüsen wird anhand der Meßwerte für Zink, Zitronensäure, Fruktose und Carnitin wie auch für die saure Phosphatase im Ejakulat beurteilt.
Parameter zur Beurteilung der Sekretionsleistung akzessorischer Drüsen sind: Bläschendrüse: **Fruktose,** Prostata: **Zitrat, saure Phosphatase, Zink,** Nebenhoden: **Carnitin.**

Bläschendrüsen/Nebenhoden/Prostata
- Zink, Zitronensäure (Prostata)
- Fruktose (Bläschendrüse)
- Carnitin (Nebenhoden)

23.1.2.5 Spermaaufbereitung

Spermaaufbereitung

In der Reproduktionsmedizin erfordern verbesserte **Insemination**stechniken, wie auch die **In-vitro-Fertilisation,** eine Optimierung der Spermaqualität.
Es besteht eine direkte Beziehung zwischen schnell beweglichen, normal geformten Spermatozoen und der Chance für eine Konzeption.
In andrologischen Speziallaboratorien werden die Ejakulate aufbereitet in der Absicht, eine Selektion hochmotiler, normal geformter Spermatozoen zu erhalten, die sich für die homologe Insemination oder die In-vitro-Fertilisation besonders eignen.

für
- **Insemination** oder
- **In-vitro-Fertilisation**

Dazu wird das **Sperma gewaschen** und das Seminalplasma abpipettiert. Die gewaschenen Spermatozoen werden mit einem besonderen Medium überschichtet. Durch ein sog. **Swim-up-Verfahren** werden bewegliche Spermien isoliert, aufgefangen und zur Insemination vorbereitet.

– „Swim-up"-Verfahren

In-vitro-Fertilisation
nach Ausschöpfung der klassischen therapeutischen Verfahren

In-vitro-Fertilisation (IVF)
Die IVF ist bei männlicher Subfertilität dann gerechtfertigt, wenn die klassischen therapeutischen Verfahren (mögliche kausale Therapie oder Therapie der Frau mit ovarieller Überstimulation oder homologer Insemination) ausgeschöpft sind. In diesen Fällen besteht eine 10 %ige Chance auf eine Schwangerschaft.

Mindestanforderungen für IVF

Zur IVF sind folgende *Mindestanforderungen* notwendig:
- 1 ml Ejakulatvolumen und $1{,}5 \times 10^6$ progressiv motile Spermien
- 5 Mio./ml Spermiendichte und 30 % progressiv motile Spermien
- 30 % normalkonfigurierte Spermatozoen.

ICSI (intracytoplasmatische Spermieninjektion)

Neue Perspektiven eröffnet die intracytoplasmatische Spermieninjektion **(ICSI)**, bei der in vitro ein Spermatozoon direkt in die Eizelle implantiert wird. Nach der bisherigen Erfahrung sind hiermit selbst bei schwerer Oligoasthenoteratozoospermie oder mit einzelnen aus dem Nebenhoden bzw. Hodentubuli gewonnenen Spermatozoen in einem hohen Prozentsatz Schwangerschaften und Geburten zu erzielen.

Genetische Untersuchungen

23.1.2.6 Genetische Untersuchungen

Chromosomenaberrationen bei Infertilität

Bei ca. 10 % der infertilen Männer finden sich *Chromosomenaberrationen*. Bei Patienten mit Azoospermie werden sie in 15 % diagnostiziert, bei Oligozoospermie mit einer stark erniedrigten Spermiendichte von < 5 Mio./ml in 5–7 %.

1. Klinefelter-Syndrom: 47, XXY

- Ein **Klinefelter-Syndrom** 47, XXY kommt bei 2 % der männlichen Gesamtbevölkerung vor. Der Nachweis erfolgt anhand kultivierter Lymphozyten aus dem Serum, anhand einer Hodenbiopsie oder durch eine Meiose-Chromosomenuntersuchung im Ejakulat.

– Azoospermie
– Hodenhypoplasie
– Gynäkomastie
– erniedrigtes Testosteron

Das Klinefelter-Syndrom zeichnet sich durch eine doppelseitige Hodenhypoplasie mit Azoospermie und Gynäkomastie aus. Endokrinologisch werden erhöhte Gonadotropine sowie eine Verminderung des Testosteron-Spiegels beobachtet. Zur Vermeidung einer Osteoporose wird mit Testosteron substituiert.

2. Sertoli-cell-only-Syndrom

– normaler männl. Habitus

- Beim **Sertoli-cell-only-Syndrom** wird eine Azoospermie beobachtet. Der Körperhabitus ist normal, insbesondere sind die Hoden palpatorisch bezüglich Größe und Konsistenz meist unauffällig. Die Diagnose wird anhand der Hodenhistologie gestellt, meist fehlt das Keimepithel oder es sind nur Residuen vorhanden. Die Leydig-Zwischenzellen können vermehrt sein.

3. Turner-Syndrom: 45, XO

- Beim **Turner-Syndrom** besteht ein 45, XO Chromosomenmuster mit meist infantilem Phänotypus. Vielfältige Mißbildungen werden beobachtet, wie Mongolenfalten, Pterygium colli, Cubitus valgus, angeborene Herzvitien. Die Gonaden können fehlen oder sie sind rudimentär angelegt.

Endokrine Diagnostik

23.1.2.7 Endokrine Diagnostik

Die exokrine und endokrine Hodenfunktion, d.h. die Spermatogenese und Steroidproduktion wird durch einen hormonellen Steuermechanismus unterhalten, die Hypothalamus-Hypophysen-Gonadenachse. Als Basisinformation sollte bei jedem subfertilen Mann ein **Hormonstatus** mit Bestimmung des *FSH, LH-, Prolaktin-* und *Testosteronspiegels im Plasma*, möglichst am Vormittag, durchgeführt werden.

1. Hormonstatus
- **FSH**
- **LH**
- **Prolaktin**
- **Testosteron**

Bei **Azoospermie** und ausgeprägter **Oligozoospermie** wird der Regelmechanismus der *Hypothalamus-Hypophysen-Gonadenachse* wie folgt untersucht:

• **Tamoxifen-/Clomifen-Test.** Eine *hypothalamische Störung* wird mit Tamoxifen, einem Antiöstrogen, nachgewiesen.

Dazu werden 5 Tage lang jeweils 100 mg Tamoxifen pro Tag per os verabreicht und täglich (evtl. jeden 2. Tag) Bestimmungen des LH und FSH im Serum durchgeführt.

Ein *fehlender Anstieg* der Gonadotropine spricht für eine Hypothalamusstörung. Ein *Anstieg* der Gonadotropine weist auf eine Störung im Rückkoppelungsmechanismus hin. Normalerweise wird durch Tamoxifen der Hypothalamus stimuliert, LH-RH zu sezernieren. Letzteres stimuliert die Hypophyse, Gonadotropine auszuschütten. Tamoxifen blockiert den Rückkoppelungsmechanismus für Androgene im Hypothalamus. Daraus resultiert eine vermehrte Sekretion von LH-RH.

2. diagnostische Tests bei Azoo- oder Oligozoospermie:
a) Tamoxifen-/Clomifen-Test
• hypothalamische Störung

• Der **LH-RH-Test** ermöglicht die *funktionelle Beurteilung der Hypophyse.*
Nach Verabreichung von 1000 ng LH-RH i. m. oder i. v. sollte nach 15, 30, 90 und 120 Minuten der Serumwert für LH und FSH gegenüber dem Ausgangswert auf das **2 bis 3fache** ansteigen.
Fehlt der Gonadotropinanstieg, so läßt das auf eine hypophysäre Funktionsstörung im Sinne eines primären Hypogonadismus schließen.
Werte, die mehr als 3fach über dem Basiswert liegen, sprechen für einen hypergonadotropen Hypogonadismus.

b) LH-RH-Test
• funktionelle Beurteilung der Hypophyse
– hypergonadotroper Hypogonadismus

• **HCG-Test.** Humanes Choriongonadotropin (bzw. ein Analogon) stimuliert die Leydig-Zwischenzellen zur Testosteronproduktion.

Dosierung: 5000 IE HCG i. m. jeden 5. Tag während 3 Wochen

Bei normaler Leydig-Funktion resultiert eine Testosteronerhöhung im Serum. Keine oder nur eine geringe Stimulation deutet auf einen primären Hypogonadismus hin. Hohe Werte nach Stimulation sind ein Hinweis auf sekundären Hypogonadismus.

c) HCG-Test
• Funktion der Leydig-Zwischenzellen
– primärer oder sekundärer Hypogonadismus

23.1.2.8 Hodenbiopsie

Hodenbiopsie

Indikationen zur Biopsie sind:
• Azoospermie bei normalem Hodenvolumen und normalem FSH im Serum
• schwere Oligozoospermie (weniger als 2 Mio. Spermien pro ml)
• evtl. bei einer Varikozelenoperation, Beurteilung der Spermiogenese und der Leydig-Zellen

Indikationen:
– Azoospermie, Oligozoospermie (< 2 Mio./ml)
– Varikozelen-Op.

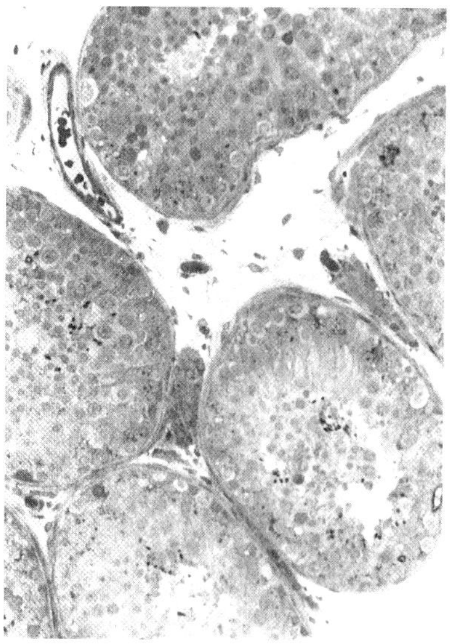

Abb. 23-2: Hodenbiopsie. Leicht verminderte Spermiogenese bei normal weiten Tubuli seminiferi und unauffälligen Leydig-Zwischenzellen

- Kryptorchismus
- Hodentorsion

- **Histologie:**
- Fixationstechnik: Glutaraldehyd (Semidünnschnitt)
- Sertoli-, Leydig-Zellen beurteilbar
- Spermiohistogenese
- Carcinoma in situ

- Kryptorchismus (uni- oder bilateral): prognostische Bedeutung im Kindesalter
- Hodentorsion, Ausmaß der Parenchymschädigung.

Eine reiskorngroße Biopsie erlaubt es, die Funktionen des Gesamthodens zu beurteilen. Die Fixation in 2%iger *Glutaraldehydlösung* erlaubt die histologische Untersuchung mit der Semidünnschnitt-Technik. Diese gestattet eine Aussage über die *Sertoli- und Leydig-Zellen* und eine Beurteilung der *Spermiohistogenese* (Abb. 23-2). Zusätzlich kann ein *Carcinoma in situ* diagnostiziert werden.

Entzündungen der männlichen Adnexe

Epididymitis, Prostatitis, Vesikulitis

- **Ätiologie:**
- bei jüngeren Männern: häufig Chlamydien, Mykoplasmen
- bei älteren Männern: Harnwegsinfektion mit gramnegativen Bakterien

- akute Prostatitis
- chronische Prostatitis

23.2 Entzündungen der männlichen Adnexe

Epididymitis, Prostatitis und Vesikulitis können zur Infertilität führen. Die Epididymitis entsteht in der Regel *kanalikulär* durch aszendierende Infektionen aus Harnröhre, Prostata oder Blase.

Bei jüngeren Männern unter 30 Jahren sind die Erreger oft *Chlamydien und Mykoplasmen,* die gleichzeitig eine unspezifische Prostatitis oder Urethritis hervorrufen. *Virusinfekte* können zu einer **Orchitis** führen mit Schädigung des Keimepithels *(Mumpsorchitis).* Bei älteren Männern mit Harnabflußstörungen, z. B. durch Prostatahyperplasie ist oft eine *Harnwegsinfektion* mit *gramnegativen Bakterien* vorhanden.

Alle **entzündlichen Nebenhodenaffektionen** können zum narbigen *Verschluß des Nebenhodenganges* führen und damit eine Sterilität verursachen.

Eine *Prostatitis* kann akut entzündlich oder mit geringer Symptomatik chronisch verlaufen. Sie kann an einer Fertilitätsstörung mitbeteiligt sein. Die Symptomatik einer **akuten Prostatitis** ist eindrucksvoll mit hohem Fieber und Schmerzen im Dammbereich sowie mit Miktions- und Defäkationsbeschwerden.

Die **chronische Prostatitis** zeigt weniger typische Symptome: unbestimmte genitale Beschwerden wie Druck über der Symphyse, im Damm- und im Hodenbereich. Die Drüse ist palpatorisch nicht vergrößert, jedoch ist die Konsistenz gelegentlich vermehrt. Sie geht mit einer Einschränkung der sekretorischen Funktion der Prostata einher.

Kryptorchismus

Häufigkeit:

- **3–6% bei Neugeborenen**
- **bei 1–2% nach dem ersten Lebensjahr**
- 70% unilateral
- 30% bilateral

Ätiologie

- **hypogonadotroper Hypogonadismus**

23.3 Kryptorchismus (Hodenhochstand)

Bei 3%–6% der neugeborenen Knaben besteht ein ein- oder beidseitiger Hodenhochstand oder Kryptorchismus. Im ersten Lebensjahr kann noch ein Spontandeszensus erfolgen. Primär nicht palpable oder hochinguinal gelegene Hoden haben wenig Chancen für einen Spontandeszensus. Insgesamt muß nach dem ersten Lebensjahr mit einer Kryptorchismushäufigkeit von 1% bis 2% gerechnet werden; dabei ist ein unilateraler Kryptorchismus häufiger (ca. 70%).

Ätiologie. Kryptorchismus ist nach heutiger Auffassung keine Mißbildung der Gonade selbst, sondern die Folge eines *hypogonadotropen Hypogonadismus.* Die Ursache des Maldeszensus scheint in einer Hypothalamus-Hypophysen-Gonadendysfunktion zu liegen.

Unter Zufuhr von HCG oder LH-RH deszendieren viele kryptorche Hoden, was eine endokrine Dysregulation bestätigt. Je tiefer die Gonadotropinwerte im Serum sind, desto niedriger ist die Zahl der Geschlechtszellen im Hodengewebe.

Hormontherapie

- **Spätergebnisse**

Hormontherapie. Nach hormoneller Therapie des *unilateralen Kryptorchismus* findet man in 64% ein normales Spermiogramm, bei 36% besteht eine Oligo- bis Azoospermie. Bei hormonell behandeltem bilateralem *Kryptorchismus* erreicht man noch in 50 % ein normales Spermiogramm, 50 % zeigen eine Oligozoospermie unter 20 Mio./ml.

⇦

- **HCG-Therapieschema** *nach WHO (1975):*

Durchführung:
3.–12. Monat 250 E i. m. 2 ×, 1.–6. Jahr 500 E und über 6 Jahre 1000 E wöchentlich für die Dauer von 5 Wochen.
Die *Erfolgsrate* dieser Therapie wird mit 30–40 % angegeben.

- Therapieschemata:

1. HCG-Therapie

Unter der Behandlung kann es zu einem vorübergehenden Wachstum des Penis und aggressiven psychischen Verhalten kommen.

- **LH-RH-Therapie:** Die LH-RH-Behandlung induziert über eine LH-Stimulation die Entwicklung der Leydig-Zellen und erhöht das intratestikuläre Testosteron. Diese Testosteronerhöhung beeinflußt die Reifung und Differenzierung des Nebenhodens und damit den Hodendeszensus.

2. LH-RH-Therapie
- Leydigzell-Stimulation
- Testosteron ↑

Dosierung: 1,2 mg LH-RH/die für 28 Tage

3. Kombination HCG mit LH-RH

Bleibt der Erfolg aus, so kann HCG mit LH-RH kombiniert werden.
Eine **Orchidopexie** sollte erst nach definitiv erfolgloser medikamentöser Therapie erfolgen, außer namentlich bei Vorliegen einer echten Hodenektopie.

Indikation zur Orchidopexie ist die erfolglose medikamentöse Therapie

Praxishinweis: Die **konservativ-medikamentöse Therapie** sollte bis zum **2. Lebensjahr** abgeschlossen sein. Bei therapierefraktärem Kryptorchismus muß die **Operation** spätestens zu diesem Zeitpunkt erfolgen, da sonst irreversible Schäden in den Hodentubuli drohen.

- **Praxishinweis**

⇦

23.4 Varikozele

Varikozele

Eine Varikozele *(Venektasie des Plexus pampiniformis)* wird in ca. 20 % der männlichen Bevölkerung beobachtet. In einem Kollektiv infertiler Männer wird sie in 40 % diagnostiziert. In 80–95 % ist sie linksseitig lokalisiert, rechtsseitig in 2 %, bilateral in bis zu 20 %.

- **kommt gehäuft bei infertilen Männern vor**

23.4.1 Ätiologie

Ätiologie

Inkompletter Klappenverschluß im Bereich der Nierenvenen begünstigt den venösen Reflux in die V. testicularis. Die Länge der Vene im Retroperitoneum begünstigt eine Stase des Venenblutes. Daraus resultiert eine *Temperatursteigerung* im Plexus pampiniformis und weiter eine *Verminderung des Sauerstoffpartialdruckes.*
Die Hodentemperatur beträgt 35 °C. Sie ist 2 °C tiefer als die Körpertemperatur. Bei Varikozelenträgern wird die Temperaturdifferenz auf 0,8 °C reduziert.
Im **Spermiogramm** wird meist eine Beeinträchtigung der Dichte, Beweglichkeit und Morphologie, im Sinne einer Oligo-Astheno-Teratozoospermie, beobachtet (OAT-Syndrom).
Die **Spermiogenese** wird durch eine Minderdurchblutung des Hodengewebes, evtl. auch durch Reflux von Katecholaminen (aus dem Nebennierenblut) beeinträchtigt.

- **Temperatursteigerung** im Plexus pampiniformis und Hoden sowie **Minderdurchblutung**
  - pO_2 ↓
- **Temperaturdifferenz** zwischen Körper- und Hodentemperatur ≤ 0,8 °C (normal: 2 °C)
- Spermiogramm: OAT-Syndrom
- **Spermiogenese** ↓
  - Katecholaminreflux?

Durch Kompression der V. renalis zwischen Aorta und A. mesenterica superior wird der hydrostatische Druck in der V. renalis erhöht und ein Rückfluß in die Testikularisgefäße begünstigt (Nußknackerphänomen). Der Hoden der Gegenseite kann durch eine gekreuzte Blutzirkulation via Plexus pampiniformis oder auf der Ebene der Venen im Bereiche des kleinen Beckens ebenfalls beeinträchtigt werden.

Klinische Untersuchung

23.4.2 Klinische Untersuchung, Diagnostik, Therapie

- Hodenpalpation
- Inspektion (liegend und stehend)

Inspektion und Palpation des Hodens (Plexus pampiniformis) in liegender und aufrechter Körperhaltung. Wichtig ist die Untersuchung des Hodens im Stehen. Durch Erhöhung des intraabdominellen Druckes mittels eines *Valsalva-Versuchs* wird die Venenektasie besser zur Darstellung gebracht (Abb. 23-3).

- **3 Venektasiegrade** (Valsalva-Versuch)
  - Grad 1
  - Grad 2
  - Grad 3

Es werden *3 Schweregrade* beobachtet:

- *Grad 1:* palpable Venen werden erst durch ein Valsalvamanöver verstärkt sichtbar gemacht
- *Grad 2:* palpable Venenkonvolute sind bereits ohne Valsalvamanöver erkennbar
- *Grad 3:* im Stehen und Liegen gut sichtbare Venenkonvolute.

Diagnostik
apparative Diagnostik:
- Doppler-Sonographie
- Duplex-Sonographie

Adjuvante apparative Diagnostik: Mit Hilfe der *Doppler-Sonographie* läßt sich beim Valsalva-Versuch ein Reflux nachweisen und semiquantitativ erfassen. Die farbcodierte Duplex-Sonographie erlaubt eine funktionelle Gefäßdarstellung.

- Phlebographie

Phlebographie: Darstellung der Vene in ihrem gesamten Verlauf, insbesondere im Zusammenhang mit einer Sklerosierungstherapie der V. testicularis.

Therapie
- **Ziel**

⇨

Therapieziel ist die Verhinderung des venösen Rückflusses in die V. testicularis.

- **Operation**
  - Unterbindung der V. testicularis
- **Sklerosierungstherapie**

- **Operation.** Bei der hohen Ligatur der Vene wird die Testikularvene auf Höhe des mittleren Ureters durchtrennt. Die A. testicularis wird meist geschont, da sie ursächlich am Leiden nicht mitbeteiligt ist.
- Alternative zu den chirurgischen Methoden ist die angiologische **Sklerosierungstherapie** nach einer Phlebographie. Sie ist besonders bei Rezidiv bzw. Persistenz einer Varikozele zu empfehlen.

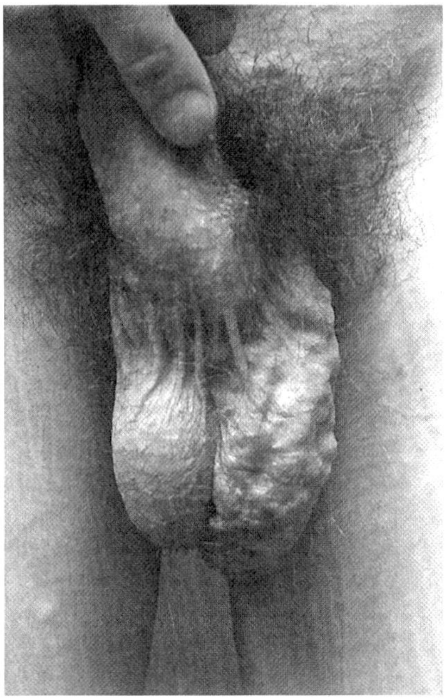

Abb. 23-3: Linksseitige Varicocele testis

Bei beiden therapeutischen Verfahren wird eine Schwangerschaftsrate von ca. 10–40 % angegeben. Sie liegt damit nicht oder nur unwesentlich höher als die spontane Schwangerschaftsrate ohne Therapie. Die Notwendigkeit einer Behandlung zur Verbesserung der Fertilität wird derzeit kontrovers diskutiert und kann nicht uneingeschränkt empfohlen werden.

23.5 Therapie der Verschluß-Azoospermie

Verschluß-Azoospermie

• Die **Vasoresektion** als männlicher Beitrag zur Fertilitätskontrolle erfreut sich heute dank ihrer Einfachheit und ihres hohen Sicherheitsgrades zunehmender Beliebtheit.

Vasoresektion:
- einfache und sichere Maßnahme, Infertilität zu erreichen

In den USA werden ca. 2 Mio. Sterilisationsoperationen pro Jahr ausgeführt.

Die zunehmende Scheidungsrate und der Wunsch, in einer neuen Partnerschaft wieder zeugungsfähig zu sein, erklärt den Wunsch nach **Refertilisierungsoperationen.**

Refertilisierungs-Operationen:

Die Rekonstruktion der Samenwege bei Azoospermie, angeboren oder erworben, hat sich in den letzten Jahren technisch von der einschichtigen **Vaso-Vasostomie,** mit einer Schienung des Lumens, zur mikrochirurgischen zweischichtigen Nahttechnik ohne Splint verfeinert. Auffallend ist bei allen Ergebnisberichten die Diskrepanz zwischen der Durchgängigkeitsrate der Anastomosen und der wesentlich niedrigeren Fertilitätsrate.

1. Nach Vasoresektion
- **Vaso-Vasostomie:**
  - zweischichtig ohne Splint
  - meist mikrochirurgisch

Praxishinweis: Der zeitliche Abstand zwischen der Vasoresektion und der Rekonstruktion beeinflußt die Fertilitätsrate *negativ.*
Bei der mikrochirurgischen Rekonstruktion der Samenwege ist eine **Durchgängigkeitsrate** von > 90 % und eine **Schwangerschaftsrate** von 50–60 % zu erwarten.

• **Praxishinweis: Operationserfolge**

⇦

Intervalle zwischen *Vasoresektion* und *Rekonstruktion* von mehr als 15 Jahren sind mit deutlich schlechteren Ergebnissen verbunden.
Einerseits führt die Okklusion der Samenwege zu einem Überdruck im Nebenhoden mit Rupturen im Bereiche des Ductus epididymidis, die die Entstehung von *Spermagranulomen* begünstigen. Daneben werden immunologische Faktoren diskutiert, da nach Vasektomie gehäuft zirkulierende Spermaantikörper nachweisbar sind.

- biologische Veränderungen nach Vasektomie:
  - Spermagranulome
  - Sperma-AK

Die Behandlung einer **angeborenen oder erworbenen Verschluß-Azoospermie** ist in Bezug auf die Erfolgsrate wesentlich ungünstiger.

2. bei angeborener oder erworbener Verschluß-Azoospermie

⇦

Die Azoospermie geht mit erniedrigtem *Carnitin*- aber normalem Fruktosegehalt einher. Die Hormonanalyse zeigt normale Werte für FSH, LH und Testosteron.

- Carnitin ↓

In einer *Hodenbiopsie,* die vor jeder aufwendigen Refertilisierung durchgeführt werden sollte, muß eine ungestörte Spermiohistogenese vorliegen.

- Hodenbiopsie

In diesen Fällen muß eine Okklusion des Nebenhodens oder des Ductus deferens angenommen werden. Bei unklaren Fällen kann eine *intraoperative Vasographie* mit einem wasserlöslichen Kontrastmittel die Blockade radiologisch zur Darstellung bringen.

- intraoperative Vasographie:
  - nur in Ausnahmefällen

Mikrochirurgisch werden Inzisionen im Bereiche des Nebenhodens, beginnend im Schwanzbereich aufsteigend bis zum Nebenhodenkopf vorgenommen, bis bewegliche Spermien gefunden werden.

Bei positivem Spermiennachweis erfolgt eine **mikrochirurgische Vaso-Epididymostomie.** Die Erfolgschancen liegen bei einer Durchgängigkeitsrate von 50–60 % und einer Schwangerschaftsrate zwischen 20 und 40 %.

• **mikrochirurgische Vaso-Epididymostomie**

3. doppelseitige Samenleiteragenesie

In 3–8 % aller Patienten mit Azoospermie wird eine meist **doppelseitige Samenleiteragenesie** vorgefunden.

Oft ist dies mit einem Fehlen der Bläschendrüsen vergesellschaftet. Eine transrektale Ultraschalluntersuchung kann diese Mißbildung bestätigen. Im Spermaplasma fehlen Fruktose und Carnitin.

- alloplastische Spermatozele

Die therapeutischen Möglichkeiten sind hier sehr beschränkt. Die Implantation einer **alloplastischen Spermatozele** im Bereiche des Nebenhodens zur anschließenden Entnahme von Sperma zur homologen Insemination hat weitgehend fehlgeschlagen.

- **mikrochirurgische Aspiration von Spermien aus dem Nebenhoden** (MESA)
- erfolgversprechend in Kombination mit ICSI

In letzter Zeit hat die **mikrochirurgische Aspiration** von Spermatozoen aus dem Nebenhoden (MESA = mikrochirurgische epididymale Spermien-Aspiration) neue Hoffnung gebracht. Motile Spermien werden aus dem Nebenhodenkopf mikrochirurgisch aspiriert. Es erfolgt eine In-vitro-Fertilisation mit Embryotransfer in die Tuben. Die Schwangerschaftsrate wird mit ca. 10 % angegeben. Wesentlich bessere Ergebnisse werden in Kombination mit der intracytoplasmatischen Spermatozoen-Injektion (ICSI) erzielt.

Medikamentöse Therapie

23.6 Medikamentöse Therapie männlicher Fertilitätsstörungen

- überwiegend empirische Therapie
- Behandlungsdauer mindestens 3 Monate (≙ Spermatogenesezyklus)

Je subtiler die Abklärung erfolgt, desto spezifischer und erfolgversprechender sind die Therapiemöglichkeiten. Trotz zahlreicher Untersuchungen bleibt die medikamentöse Therapie männlicher Fertilitätsstörungen in der Mehrzahl der Fälle empirisch.

Jeder Behandlungsversuch sollte mindestens 3 Monate dauern, da der Spermatogenesezyklus über diesen Zeitraum abläuft. Eine Spermakontrolle ist also erst nach Ablauf dieser 3 Monate sinnvoll.

Spezifische Therapie

23.6.1 Spezifische Therapie

bei

- Beim **hypergonadotropen Hypogonadismus** bestehen praktisch keine sinnvollen therapeutischen Möglichkeiten. Ursache ist meist ein primärer Hodenschaden.

1. hypogonadotropem Hypogonadismus (sekundärem Hodenschaden)
- Substitution mit HCG und HMG
- evtl. pulsatile LH-RH-Therapie

- Hingegen bestehen gute Therapiechancen bei **hypogonadotropem Hypogonadismus,** d.h. bei Patienten mit einem sekundären Hodenschaden aufgrund verminderter Hypophysen-Hypothalamus-Funktion. Es wird eine Substitution mit humanem Choriongonadotropin **(HCG)** und humanem Menopausengonadotropin (Urogonadotropin, **HMG**) durchgeführt, die in ca. 60 % zu einer Verbesserung des Spermiogramms führt.

Bei normaler Hypophysen-Funktion werden mittels **pulsatiler LH-RH-Therapie** vermehrt therapeutische Erfolge verzeichnet.

- Bei **normogonadotropem Hypogonadismus** existiert kein eigentliches Therapiekonzept. Empirisch werden gelegentlich Hormone wie HCG und HMG, Antiöstrogene, Kallikrein oder Pentoxifyllin eingesetzt.

2. Hyperprolaktinämie
- Bromocriptin

- **Hyperprolaktinämie:** Mittel der Wahl ist *Bromocriptin,* ein Dopamin-Antagonist (2,5 mg täglich).

Wichtig ist der klinische Ausschluß eines Prolaktinoms, vor allem bei hohen Prolaktinwerten.

3. Asthenozoospermie mit Spermienantikörpern
- Steroide

- **Asthenozoospermie mit Spermienantikörpernachweis.** Diese Formen entstehen durch Schädigung der Blut-Hoden-Schranke, besonders nach Hodentrauma, -torsion, -tumor oder nach Genitalinfektionen.

Eventuell ist ein *Therapie-Versuch* mit *Steroiden* hilfreich.

Zusätzlich kann eine *IVF* versucht werden.

• Eine **retrograde Ejakulation** ist die Folge eines unvollständigen Verschlusses des Blasenhalses bei der Ejakulation (s. Abschn. 22.2, S. 343).

4. retrograder Ejakulation
– meist postoperativ

Diese kommt zustande durch eine Läsion sympathischer Afferenzen z. B. nach retroperitonealer Lymphadenektomie bei Hodentumor, bei diabetischer Neuropathie, sowie natürlich auch nach Operationen am Blasenhals (Prostataoperationen).

Therapeutisch kommen *Sympathikomimetika* oder *Imipramin* zum Einsatz. Das Orgasmusgefühl wird durch eine retrograde Ejakulation nicht beeinträchtigt. Eine Behandlungsbedürftigkeit besteht nur bei Kinderwunsch.

– Sympathikomimetika

• Eine **Prostatitis** kann durch einen pH-Anstieg sowie tiefe Werte für Zink und Zitronensäure im Sperma die Fertilität in Mitleidenschaft ziehen. Gramnegative Infektionen führen häufig zu einer Motilitätsstörung der Spermatozoen.

5. Prostatitis

Therapie: *Antibiotika* (s. Abschn. 8.3.3, S. 128).

– antibiotische Therapie

23.6.2 Unspezifische Therapie

Unspezifische Therapie

Bei 25 % der männlichen Fertilitätsstörungen findet sich keine faßbare Ursache. Man spricht dann von idiopathischer Infertilität. Die in der Praxis häufig durchgeführten **empirischen Therapieversuche sind von fraglichem Nutzen:**

• ist von fraglichem Nutzen:

• **Antiöstrogene** (Clomifen, Tamoxifen) blockieren den Feedback-Mechanismus, dadurch steigen FSH und LH an, was therapeutisch ausgenützt wird.

– Antiöstrogene

• Eine **Therapie mit Gonadotropinen** wie HCG und HMG bei normogonadotroper Hormonlage bringt nur geringe Schwangerschaftsraten von ca. 17 %. Der Einsatz von LH-RH-Analoga hat bis jetzt keine besseren Resultate gezeigt.

– Gonadotropine

• Die **Androgen-Therapie** beinhaltet die Gefahr einer Überdosierung mit einer „Down-Regulation", d. h. eine negative Beeinflussung der Spermiogenese. Zur Erreichung eines wirksamen intratestikulären Testosteronspiegels sind sehr hohe Testosteronwerte im Serum notwendig, die therapeutisch nicht erreicht werden.

– Androgen-Therapie

• **Kallikrein** kann über eine Kinin-Freisetzung die Spermienmotilität erhöhen und soll bei längerdauernder Anwendung die Spermiendichte positiv beeinflussen. **Pentoxifyllin** wird eine durchblutungsfördernde Wirkung im Hoden zugeschrieben. In placebokontrollierten Studien konnte jedoch mit keinem der Medikamente die Schwangerschaftsrate erhöht werden.

– Kallikrein, Pentoxifyllin

Urologische Notfälle

24. Urologische Notfälle im Überblick

U. Wetterauer

Notfälle sind:
- Traumata
- Anurie, Harnverhalt
- Makrohämaturie
- Steinkoliken
- Hodentorsion
- Urosepsis
- Paraphimose
- Priapismus

Zu den urologischen Notfallsituationen zählen:
- Traumata von Niere, Harnblase und äußerem Genitale
- Anurie (postrenal), Harnverhalt
- Makrohämaturie und Blasentamponade
- Steinkoliken, Hodentorsion, Urosepsis, Paraphimose, Priapismus.

Verletzungen

24.1 Verletzungen von Niere, Harnblase und äußerem Genitale

Verletzungen der Urogenitalorgane werden in Abschn. 15 im Detail besprochen.

- **Verletzungen der Harnwege meist Teil eines Polytraumas**

Bezogen auf die Gesamtzahl der Unfallverletzungen sind traumatische Schäden am Urogenitalsystem mit einer Häufigkeit von 2 % relativ gering. Verletzungen der Harnwege sind in der Regel Teil eines Polytraumas. Wichtig ist in diesem Zusammenhang ein Stufenplan zur interdisziplinären Versorgung des Patienten.

- **Praxishinweis: Leitsymptom Hämaturie**

> Ein *Leitsymptom* für eine Beteiligung des Harntraktes ist die **Makrohämaturie.** Der *erste diagnostische Schritt* ist die orientierende **Ultraschalluntersuchung** des Harntrakts. Sie wird ergänzt durch die **Ausscheidungsurographie** und ggf. CT.

1. Nierenverletzungen
- **leichte Nierenverletzungen:**
  - konservative Therapie
- **schwere Nierenverletzungen:**
  - konservativ oder operativ
- **bedrohliche Nierenverletzungen:**
  - operativ nach initialer Schocktherapie

Nierentrauma. *Leichte Nierenverletzungen* (Stadium I) werden immer konservativ behandelt. Auch bei *schweren Nierenverletzungen* hat sich in den letzten Jahren zunehmend eine konservative Haltung durchgesetzt.
Bei *ausgedehnten Parenchymrupturen* mit Verletzung des Hohlsystems, bei denen eine operative Revision unumgänglich ist, hat eine operative Intervention mit aufgeschobener Dringlichkeit Vorteile. Bei *bedrohlichen Nierenverletzungen* (Stadium III) ist eine operative Revision nach initialer Schocktherapie unumgänglich. Häufig ist hierbei eine Nephrektomie nicht zu vermeiden.

2. Harnblasenrupturen
- **intraperitoneal** → operativer Verschluß
- **extraperitoneal** → Op. oder evtl. suprapubische Harnableitung

Intraperitoneale **Harnblasenrupturen** erfordern immer einen operativen Verschluß. Kleinere extraperitoneale Rupturen verschließen sich meist spontan unter einer suprapubischen Harnableitung. Bei einer instabilen Beckenringfraktur werden sie jedoch simultan mit der Osteosynthese zur Stabilisierung des Beckenrings operativ verschlossen.
Wird eine Harnröhrenverletzung vermutet, sollte jeder Katheterisierungsversuch unterbleiben.

Insbesondere bei *Beckenringfrakturen* muß mit einer Harnröhrenruptur oder einem Harnröhrenabriß gerechnet werden!

- **Praxishinweis:** Kein Katheterisierungsversuch

> Bei *Beckenringfraktur* ist primär ein **transurethraler Katheterismus kontraindiziert.** Zunächst muß durch ein retrogrades Urethro-Zystogramm eine *Harnröhrenruptur* ausgeschlossen werden.

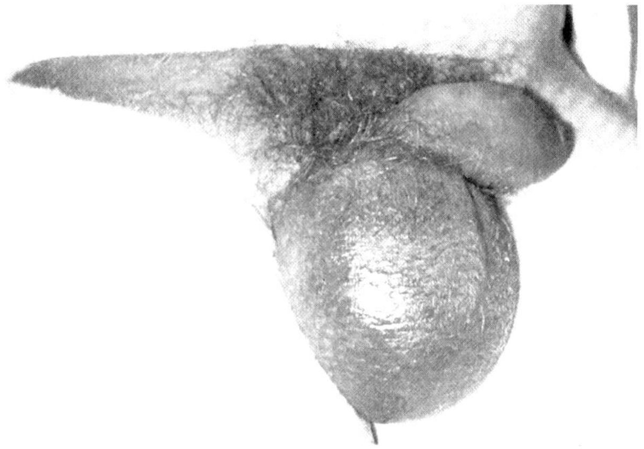

Abb. 24-1: Stumpfes Hodentrauma. Ausgedehntes Hämatom im Bereich von Skrotum, Penis und Teilen des Unterbauchs

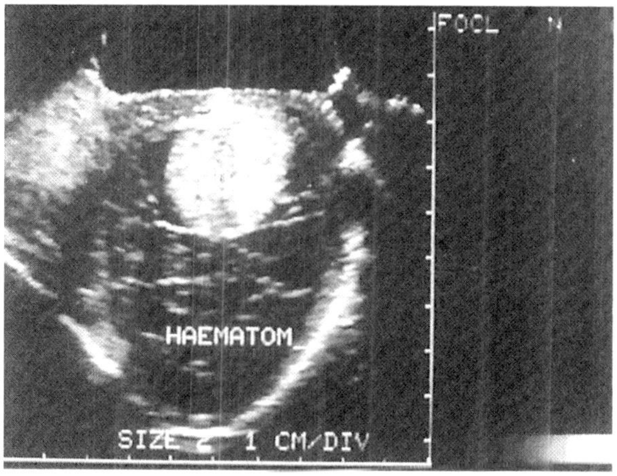

Abb. 24-2: Sonographie bei einem Hodentrauma. Großes peritestikuläres Hämatom bei weitgehend erhaltener Kontur des Hodens

Stumpfe Traumata des **äußeren Genitale** führen oft zu ausgedehnten Hämatomen (Abb. 24-1). Diese werden meist spontan innerhalb weniger Tage resorbiert. Die Ultraschalluntersuchung dient zum Nachweis bzw. Ausschluß einer *Hodenruptur* und zur Feststellung des Ausmaßes der Parenchymschädigung (Abb. 24-2). In Abhängigkeit hiervon erfolgt eine konservative Therapie oder eine operative Revision mit Naht der Tunica albuginea bzw. Orchiektomie.

3. Genitalverletzungen:
- oft ausgedehnte Hämatome bei stumpfen Verletzungen
- Sonographie

Eine **Penisfraktur** mit Einriß der Tunica albuginea entsteht durch Gewalteinwirkung auf den erigierten Penis und stellt eine typische Kohabitationsverletzung dar (s. Abb. 15-13, S. 263). Die Verletzung wird meist als „Krachen", begleitet von einem heftigen lokalen Schmerz, wahrgenommen. Therapie der Wahl ist die sofortige operative Versorgung mit Naht der Tunica albuginea. Eine konservative Behandlung ist ebenfalls möglich, führt jedoch häufiger zu Vernarbungen mit Deviationen und Erektionsstörungen.

• **Penisfraktur:**
- Kohabitationsverletzung
- **Therapie:** operativ (konservativ)

24.2 Anurie, Harnverhalt

Anurie, Harnverhalt

• Eine **Anurie** liegt vor, wenn die Urinproduktion unter 100 ml/24 h beträgt. Unbehandelt führt dies zu einer Retention harnpflichtiger Substanzen, einer Elektrolytverschiebung und innerhalb weniger Tage zur Urämie.

1. Anurie: Urinausscheidung < **100 ml/24 h**

- prärenal
- renal
- postrenal

Pathophysiologisch unterscheidet man die *prärenale*, die *renale* und die *postrenale* Anurie (s. Abschn. 2.2.1, S. 22). Eine **prärenale Anurie** wird im urologischen Bereich meist durch einen Volumenmangel hervorgerufen. Dieser wird einerseits durch hohe *Blutverluste* bei Unfällen oder Operationen, andererseits aber auch durch die Vasodilatation bei einer *Urosepsis* ausgelöst.
Ursache des **renalen** akuten **Nierenversagens** ist eine akute *Tubulusnekrose*, die zirkulatorisch (hämorrhagischer oder septischer Schock), toxisch oder durch renale Erkrankungen (z. B. akute Glomerulonephritis) bedingt ist.

postrenale Anurie
- **Steine** oder **Tumoren** im Bereich der Harnleiter oder Nierenbecken mit **Harnabflußstörung**

Bei der **postrenalen Anurie** liegt eine Harnabflußstörung im Bereich des oberen Harntrakts vor (s. Abschn. 3, S. 28). Ursachen sind Steine oder Tumoren im Bereich des Ureterabgangs oder im -verlauf bzw. große Blasentumoren, die zu einer Obstruktion der Harnleiter im Bereich der Ostien führen. Häufig führen auch gynäkologische Tumoren (Zervix-, Ovarialkarzinom) zu einer Kompression der Ureteren.

- **Notfalltherapie**:
- perkutane Nephrostomie oder
- retrograde Einlage von Harnleiterschienen

Die *Notfalltherapie* einer supravesikalen Harnstauung besteht in der retrograden Sondierung der Ureteren mit Einlage von Harnleiterschienen bzw. in der Anlage einer perkutanen Nephrostomie (s. Abschn. 5.5, S. 72).

- (kompensatorische) Polyurie nach Entlastung

In der Regel tritt nach der Entlastung einer obstruktiven Anurie eine *Polyurie* auf, die eine entsprechende Überwachung und Flüssigkeitssubstitution erforderlich macht.

2. Harnverhalt
- **infravesikale Obstruktion**
- meist durch benigne Prostatahyperplasie

- Im Gegensatz zur Anurie besteht beim **Harnverhalt** (Ischurie) eine unbeeinträchtigte Nierenfunktion und freie Durchgängigkeit der Ureteren. Häufigste *Ursache* des Harnverhalts, bei dem die volle Blase plötzlich nicht mehr entleert werden kann, ist eine infravesikale Obstruktion (s. Abschn. 12.3, S. 185). Im Vordergrund steht hierbei die *benigne Prostatahyperplasie*, seltener sind Prostatakarzinom, Urethrastriktur, Tumoren oder Fremdkörper in der Harnröhre.

Ebenfalls seltener sind neurogene Ursachen mit peripheren oder zentralen Nervenläsionen und ein Harnverhalt durch Pharmaka mit parasympatholytischer bzw. sympathomimetischer Wirkung.

Klinisch findet man eine prall gefüllte, meist schmerzhafte Blase bei frustranem Harndrang. Bei der Inspektion sieht man eine Vorwölbung des Unterbauchs; die Palpation zeigt einen prallelastischen Unterbauchtumor, die Perkussion eine Schalldämpfung.

- **Praxishinweis: DD**

⇨

Die **Sonographie** ist die wichtigste Untersuchungsmethode zur *Differentialdiagnose:* bei Anurie ist die **Harnblase leer, beim Harnverhalt prall gefüllt.**
Bei bereits länger bestehender subvesikaler Obstruktion können zusätzlich Harnstauungsnieren vorliegen.

- **Notfalltherapie**:
- transurethrale Katheterisierung oder
- suprapubischer Blasenkatheter

Die *Notfalltherapie* besteht in einer sofortigen Entlastung der Harnblase durch einen sterilen *transurethralen Katheterismus* oder der Einlage eines suprapubischen Blasenkatheters *(Zystostomie)*. Um eine spontane Blutung e vacuo aus komprimierten Blasenvenen bei der Entlastung der Blase zu vermeiden, sollte der Urin fraktioniert abgelassen werden (s. Abschn. 5.4.6, S. 70).

Makrohämaturie, Blasentamponade

24.3 Makrohämaturie und Blasentamponade

1. Makrohämaturie

Als **Makrohämaturie** bezeichnet man sichtbare Blutbeimengungen zum Urin.

Sie hat vielfältige *Ursachen* und kann durch gut- und bösartige Erkrankungen aller Abschnitte des Harntrakts auftreten (s. Abschn. 4.2, S. 36).

2. Blasentamponade

Bei einer massiven Makrohämaturie kann es zu einer Koagelbildung und zur **Blasentamponade** kommen. Hierbei ist das Harnblasenlumen mit Blutkoa-

geln ausgefüllt, die häufig durch die Verlegung des Blasenauslasses zu einem Harnverhalt führen. Häufige *Ursachen* einer Blasentamponade sind Blutungen aus varikös erweiterten Venen bei einer Prostatahyperplasie, Blutungen aus Blasentumoren und strahlengeschädigten Blasen sowie postoperativ nach Prostata- und Blasenoperationen.
Klinisch findet man einen tastbaren Unterbauchtumor und häufig eine Reduktion des Allgemeinzustandes durch den mit der Blasentamponade verbundenen Schmerz und Blutverlust.

- **Makrohämaturie mit Koagelbildung und Verlegung des Blasenauslasses**
  - spontan bei BPH und Blasentumoren
  - postoperativ nach Prostata- und Blasenoperationen

Therapie. Die Blasentamponade wird notfallmäßig über einen großlumigen Blasenkatheter ausgespült oder über ein Zystoskop ausgeräumt. Bei der instrumentellen Ausräumung kann ggf. gleichzeitig die Blutungsquelle kauterisiert werden. Zur Vermeidung einer erneuten Koagelbildung erfolgt dann eine Dauerspülung der Blase mit physiologischer Kochsalzlösung oder verschiedenen Spüllösungen über einen Dreiwegekatheter.

- **Therapie**
  - Ausspülung über Blasenkatheter oder
  - Ausräumung über Zystoskop, evtl. mit gleichzeitiger Kauterisation der Blutungsquelle
  - Dauerspülung über Dreiwegekatheter

24.4 Steinkoliken

Steinkoliken

Der Kolikschmerz (Nierenkolik, Ureterkolik, Steinkolik) tritt akut ohne Prodromalsymptom auf und wird vom Patienten als wellenförmig verlaufender, vernichtender Schmerz beschrieben. Er geht häufig mit Allgemeinsymptomen einher (s. Abschn. 4.3.2, S. 38). Zur Schmerzprojektion s. Abb. 4-2, S. 39.

- **wellenförmig verlaufender Schmerz**

Die **Notfalldiagnostik** schließt folgende Untersuchungen ein:
- klinische Untersuchung: klopfschmerzhaftes Nierenlager bzw. druckschmerzhafter Ureterverlauf
- Urinuntersuchung: Hämaturie
- Sonographie: dilatiertes Nierenhohlsystem
- Nierenleeraufnahme: kalkdichte Verschattung in Projektion auf den Harnleiterverlauf

- **Notfalldiagnostik:**
  - klin. Untersuchung
  - Urinuntersuchung
  - Sonographie
  - Nierenleeraufnahme

Soforttherapie mit Spasmoanalgetika (Abschn. 25.5 S. 371). Die intravenöse spasmoanalgetische Therapie kann nach Kupierung oder Durchbrechung des Status colicus als bedarfsgesteuerte Infusion und in Form von Suppositorien fortgesetzt werden.

- **Therapie:**
  - Spasmoanalgetika

24.5 Hodentorsion, Hydatidentorsion

Hodentorsion

Anlagebedingt kann es spontan, durch Kremasterkontraktionen oder durch plötzliche Bewegungen zu einer Torsion des Samenstrangs kommen. In Abhängigkeit vom Ausmaß der Torsion kommt es zu einer Unterbrechung des venösen Abflusses und der arteriellen Perfusion. Typischerweise kommt es zu einer hämorrhagischen Infarzierung des Hodengewebes (Abb. 24-3).
Eine **Häufung der Hodentorsion** findet man im *Säuglingsalter*, wobei hier supravaginale Torsionen außerhalb der Tunica vaginalis überwiegen. Ein zweiter Häufigkeitsgipfel findet sich in der *Pubertät*, wobei hier, ebenso wie beim Erwachsenen, in der Regel Torsionen des Samenstrangs innerhalb der Tunica vaginalis vorliegen.

- **hämorrhagische Infarzierung des Hodengewebes**
- **Häufung:**
  - Säuglingsalter und
  - Pubertät

Klinik: Typisch ist ein plötzlich auftretender, heftiger einseitiger Hodenschmerz mit Schmerzausstrahlung in die Leiste und den Unterbauch. Häufig besteht eine abdominale Symptomatik mit Übelkeit und, seltener, Erbrechen.
In der Frühphase kann man einen extrem druckschmerzhaften und hochstehenden Hoden palpieren. Innerhalb von wenigen Stunden kommt es zu einer massiven Skrotalschwellung und -rötung, die die Differentialdiagnose erschwert (s. Abschn. 4.3.4, S. 40 und Abb. 4.3, S. 40).

- **Klinik:**
  - Hoden druckschmerzhaft und hochstehend
  - Skrotalschwellung

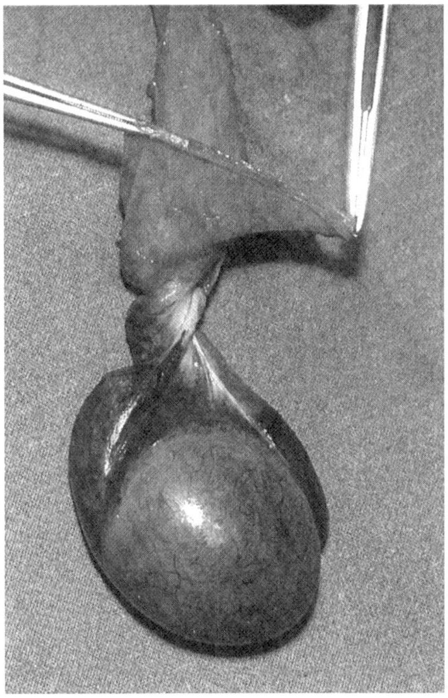

Abb. 24-3: Samenstrangtorsion mit hämorrhagischer Infarzierung von Hoden und Nebenhoden. Die Hodenhüllen sind eröffnet; der Torsionsring (360 °) ist erkennbar

- **Praxishinweis**

⇨

> Jede akute Hodenschwellung erfordert eine notfallmäßige Diagnostik und Therapie: Nur eine Operation innerhalb weniger Stunden kann das Organ retten.

- **Diagnostik:**
- Anamnese
- Inspektion, Palpation
- Kremasterreflex fehlt

Bei der **Diagnostik** kommt der Anamnese eine wichtige Bedeutung zu. Art und Ausstrahlung des Schmerzes sowie das plötzliche Auftreten und das Fehlen von Miktionsbeschwerden (Differentialdiagnose: Epididymitis) lassen eine Hodentorsion vermuten. Die Inspektion des Skrotum und Palpation des Skrotalinhaltes können im Anfangsstadium richtungsweisend sein, machen jedoch im fortgeschrittenen Stadium die Differentialdiagnose schwierig. In der Regel ist bei einer Torsion auf der ipsilateralen Seite der Kremasterreflex nicht auslösbar. Das Prehn-Zeichen ist unsicher: Anheben des Hodens verstärkt bei Torsion den Schmerz.

- diagnostisch wegweisend

⇨

> Dagegen ist die *Dopplersonographie* bzw. die *Duplexsonographie* bei der Differentialdiagnose einer Hodentorsion eine der verläßlichsten Untersuchungsmethoden. Bei der Torsion stellt man einen **Abbruch der Durchblutung** distal des Torsionsbereiches fest.

- **Therapie:**
- sofortige operative Hodenfreilegung
- Detorquierung und Pexie
- kontralaterale Orchidopexie

Therapeutisch wird beim Nachweis einer Hodentorsion bzw. bei fehlendem Ausschluß einer Torsion der Hoden sofort operativ freigelegt. Dies kann durch einen Skrotalschnitt oder eine inguinale Freilegung (beim Säugling obligat) erfolgen. Es gilt die Regel, daß innerhalb der ersten 6 Stunden der Hoden erhalten werden kann; nach dieser Zeit sind irreversible Schäden am Keimepithel zu erwarten.

Nach der Detorquierung erfolgt die Orchidopexie mit Fixierung der Tunica albuginea an den Hodenhüllen. Gleichzeitig sollte der kontralaterale Hoden pexiert werden, da dieser meist auch eine abnorme Mobilität und mögliche Torsionsbereitschaft hat.

Hydatidentorsion
- Torquierung rudimentärer Anteile des Müller-Ganges (Appendix testis)

Von der Hodentorsion abzugrenzen ist die **Hydatidentorsion** (Abb. 24-4), die meist nur von einer kurzen Schmerzattacke begleitet wird, jedoch auch das Bild einer Hodentorsion vortäuschen kann. Es handelt sich hierbei um eine Torquierung von rudimentären Anteilen des Müller-Ganges am Hoden (Ap-

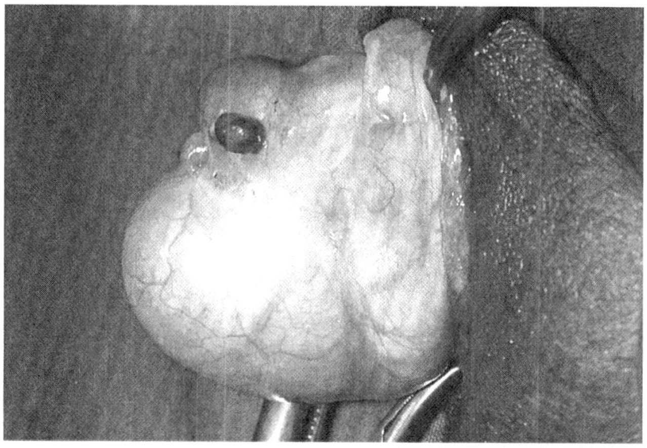

Abb. 24-4: Hydatidentorsion: Torquierung von rudimentären Anteilen des Müller-Gangs an Hoden oder Nebenhoden (Appendix testis bzw. epididymidis)

pendix testis) bzw. Nebenhoden. Die Hydatidentorsion tritt meist im *Kindesalter* auf. Gelegentlich kann eine stielgedrehte Hydatide als dunkelblauer Fleck durch die Skrotalhaut erkennbar sein (blue dot).
In der Regel erfolgt die Abtragung der Hydatide bei Hodenfreilegung.

- meist im Kindesalter
- wichtige Differentialdiagnose zur Hodentorsion

Ist die Hydatidentorsion sicher zu diagnostizieren, kann konservativ (Analgetika für wenige Tage) vorgegangen werden.

- **Therapie:**
  - Operative Abtragung
  - konservativ

24.6 Urosepsis und septischer Schock

Urosepsis, septischer Schock

Krankheitsbild, Pathogenese und Therapie sind im Abschn. 8.3.7, S. 134 beschrieben.

Unter **Urosepsis** versteht man eine von den Harnwegen ausgehende Septikämie: Allgemeinreaktionen durch die Einschwemmung von Bakterien und deren Toxinen ins Blut. Die Urosepsis wird vom zeitlichen Ablauf her in eine *hyperdyname Frühphase* und eine *späte Schockphase* unterteilt.
Voraussetzung für eine Urosepsis ist häufig eine obstruktive Harnwegserkrankung: infizierte Harnstauungsniere, Pyelonephritis bei obstruktivem Ureterstein oder Harnaufstau mit Infektion bei Papillenabstoßung des Diabetikers.

- **von den Harnwegen ausgehende Septikämie**
- hyperdyname Frühphase
- späte Schockphase

> Die Urosepsis erfordert ein sofortiges Handeln. Die Mortalität beim septischen Schock liegt bei über 50 %.

- **hohe Mortalität**

⇦

Therapie. Neben einer breiten *antibiotischen Therapie* muß notfallmäßig der Sepsisherd angegangen werden. Liegt z.B. eine infizierte Harnstauungsniere vor, erfolgt die Entlastung durch eine perkutane Nephrostomie bzw. eine retrograd eingelegte Ureterschiene. Die Verbrauchskoagulopathie, Oligo-/Anurie, Hypotension und Azidose erfordern eine intensivmedizinische Behandlung.

- **Therapie:**
  - antibiotische Behandlung
  - Entlastung Harnstauungsniere (perkutane Nephrostomie)
  - intensivmedizinische Betreuung

24.7 Paraphimose

Paraphimose

Bei bestehender Phimose kann es bei zurückgestreifter Vorhaut zu einer Paraphimose kommen. Durch diesen hinter die Glans penis gezogenen Schnürring kommt es zu einem massiven Ödem des inneren Präputialblattes und der

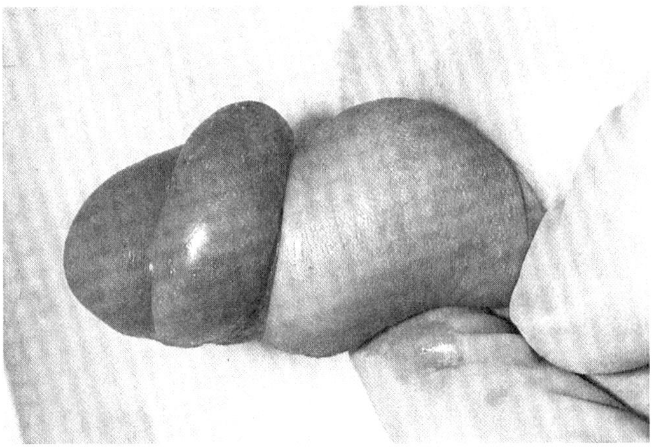

Abb. 24-5: Paraphimose eines 6jährigen Jungen

- **Ödem**
  - des inneren Vorhautblattes und
  - der Glans penis durch Schnürring

Glans durch eine oberflächliche venöse Abflußstörung. Bei Fortbestehen des Schnürrings und Zunahme des Ödems resultiert zusätzlich eine arterielle Durchblutungsstörung, ggf. mit Gangrän der Glans penis.

- **Therapie**:
  - Repositionsversuch
  - Inzision Schnürring
  - sekundär Zirkumzision

Therapie. Zunächst sollte immer ein *Repositionsversuch* nach Kompression der Glans penis durchgeführt werden (Abb. 24-5). Evtl. ist eine Lokalanästhesie (Peniswurzelblock) notwendig. Bleibt dieser konservative Behandlungsversuch erfolglos, ist eine dorsale Inzision des Schnürrings erforderlich. Sekundär sollte eine *Zirkumzision* erfolgen.

Priapismus

24.8 Priapismus, prolongierte Erektion durch Pharmaka

- **schmerzhafte Dauererektion ohne sexuelle Stimulation**

Unter **Priapismus** versteht man eine über 2 Stunden anhaltende schmerzhafte Dauererektion der Corpora cavernosa ohne sexuelle Stimulation. Typischerweise sind Corpus spongiosum und Glans penis schlaff. Anamnestisch gehen häufig frühere Episoden verlängerter Erektionen voraus.

- **Ursachen**:
  - meist idiopathisch

Häufig läßt sich **keine Ursache** für den Priapismus finden (idiopathischer Priapismus).

Bekannte Ursachen sind:

- *Blutkrankheiten* mit Erhöhung der korpuskulären Anteile (Sichelzellanämie, myeloische und lymphatische Leukämie)
- direkte Reizung des spinalen Erektionszentrums bzw. der peripheren Nervenbahnen durch *Rückenmarkserkrankungen*, Traumen, Prostatitis
- *thrombotische Verschlüsse* im Bereich der Peniswurzel oder des kleinen Beckens
- *medikamentös* induziert durch Sympatholytika, Psychopharmaka, Heparin (Dialyse).

- **Pathophysiologie**:
  - initial Trabekelödem
  - Fibrose (Spätfolge)

Pathophysiologisch überschreitet bei einem Priapismus der arterielle Zufluß den venösen Abfluß. Durch ein Ödem der Trabekel wird die Blutzirkulation gestört, was eine Abnahme der O_2-Spannung und eine Azidose zur Folge hat. Nach ca. 48 Stunden beginnt eine Fibrosierung der Schwellkörpertrabekel, was letztlich zu einer *erektilen Impotenz* führt.

Pharmakologisch induzierte prolongierte Erektion

Abzugrenzen vom Priapismus ist die **pharmakologisch induzierte prolongierte Erektion** (s. Abschn. 22.1.4, S. 341). Diese wird durch intrakavernös injizierte gefäßwirksame Pharmaka ausgelöst, die im Rahmen der *Schwellkörper-Autoinjektionstherapie* bei erektiler Dysfunktion angewendet werden. Bei der pharmakologisch induzierten Restriktion des venösen Abflusses bei gleichzeitig unverminderter arterieller Perfusion (High Flow-Priapismus) verbleibt das injizierte Medikament über mehrere Stunden im Schwellkörper und unterhält die Erektion. Auch dies führt nach 5–8 Stunden zu einem Abfall der O_2-Spannung, einer Azidose, einem Trabekelödem und geht damit in einen Priapismus über.

- **häufigste Nebenwirkung der Schwellkörper-Injektionstherapie bei erektiler Dysfunktion**

Therapie: Priapismus und prolongierte Erektion werden innerhalb von 12 Stunden mit **Sympathomimetika intracavernös** behandelt (s. Abschn. 22.1.4.1, S. 341).

- **Therapie:**
  - Sympathomimetika intracavernös

In der Regel tritt eine rasche Detumeszenz ein.

Führt diese Maßnahme nicht zum Erfolg, ist die Anlage eines kavernoglandulären Shunts (Winter, Al Ghorab), eines kavernospongiösen Shunts an der Penisbasis (Quakkels) oder eine Shuntverbindung zwischen Corpus cavernosum und der V. saphena magna (Grayhack) möglich. Da es in vielen Fällen allerdings bereits zu irreversiblen Schäden der Schwellkörpermuskulatur gekommen ist, können derartige Shunts lediglich in etwa der Hälfte der Fälle eine Potenzerhaltung bewirken.

  - operativ: Shunt zwischen Corpus cavernosum und Glans, Corpus spongiosum oder V. saphena magna

25. Urologische Arzneimitteltherapie

O. Hakenberg

25.1 Infektionen und Antibiotikatherapie

Grundsätzlich sollte vor Einleitung einer Antibiotikatherapie ein *Erreger nachgewiesen* werden. Eine „blinde" antibiotische Behandlung ist dagegen sinnvoll bei typischen klinischen Zeichen einer Infektion mit vorhersehbarem Erregerspektrum (z. B. akuter Harnwegsinfekt) sowie bei schweren infektiösen Krankheitsbildern (z. B. fieberhafte Pyelonephritis).

In jedem Fall ist vor Therapiebeginn die Gewinnung von Material zum späteren **mikrobiologischen Erregernachweis** erforderlich *(Urin- und Blutkultur)*.

Kombinationen von Antibiotika sind nur indiziert:
- zur breiten Abdeckung bis zum Erregernachweis *(Urosepsis)*
- bei Erregern mit *rascher Resistenzentwicklung* unter Monotherapie (Tuberkulose)
- bei *Mehrfachinfektionen* mit multirestistenten Keimen oder zur Ausnutzung von synergistischen Effekten (z. B. Cotrimoxazol).

Bei Erkrankungen des **harnableitenden Hohlsystems** (Zystitis) kommen *Antibiotika mit hohen Urinspiegeln* zur Anwendung, bei der Therapie und *Prophylaxe* von chronischen oder rezidivierenden Infekten auch sog. Harnwegsdesinfizientien. Entzündungen **parenchymatöser Organe** (Pyelonephritis) erfordern *Antibiotika mit hohen Gewebespiegeln;* nur wenige Antibiotika erreichen ausreichende Gewebespiegel in der Prostata.

25.1.1 Penizilline

Penizilline sind gut verträgliche Antibiotika, die die Synthese der bakteriellen Zellwand hemmen.

Ursprünglich aus Schimmelpilzkulturen gewonnen, tragen alle Penizilline die 6-Aminopenicillansäure mit dem β-Lactamring.

Wichtigste **Nebenwirkung** sind allergische Reaktionen (5 %); wegen des hohen Allergisierungsrisikos dürfen Penizilline nicht lokal angewendet werden. Sekretion im proximalen Tubulus führt zur raschen renalen Elimination ($t_{1/2}$ = 30–60 Min.). Penizilline erreichen hohe Urin- und Gewebespiegel (mit Ausnahme der Prostata).

Für das ursprüngliche **Penizillin G** gibt es wegen der schlechten oralen Verfügbarkeit (Säurelabilität), seines eingeschränkten antibakteriellen Spektrums und seiner Labilität gegenüber bakteriellen β-Laktamasen nur noch wenige Indikationen: Als i. m. injizierbares Depotpräparat (Procain-Penizillin) zur Therapie der *Syphilis,* evtl. auch der *Gonorrhoe* (in Kombination mit Probenecid zur Ausscheidungsverzögerung).

Die **Breitspektrumpenizilline** (Ampicillin, Amoxicillin) sind wirksam gegen viele gramnegative Erreger von Harnwegsinfekten und säurestabil, jedoch nicht β-laktamasefest. Die Kombination mit Laktamase-Hemmstoffen (Clavulansäure, Sulbactam) ist möglich. *Amoxicillin* wird oral gut resorbiert, *Ampicillin* nur zu 50 % (mit der Folge der Schädigung der Darmflora) und sollte parenteral gegeben werden.
Anwendung: Unkomplizierte Harnwegsinfektionen, wobei mit Resistenzen gerechnet werden muß.
Die **Acylaminopenizilline** (z. B. Piperacillin) sind weder säurestabil noch lactamasefest, besitzen aber ein deutlich erweitertes antibakterielles Spektrum: Pseudomonas, Enterobacter, Proteus.
Anwendung: parenteral bei fieberhafter Pyelonephritis oder Urosepsis mit nachgewiesener Erregersensitivität.

25.1.2 Cephalosporine

Cephalosporine sind **β-Laktam-Antibiotika,** haben den gleichen Wirkmechanismus wie Penizilline und sind ebenfalls Pilzprodukte. Durch Strukturmodifikationen wurden eine Vielzahl neuer Cephalosporine („der 1., 2. und 3. Generation") synthetisiert, mit Veränderungen des antibakteriellen Spektrums und der pharmakokinetischen Eigenschaften.

Cephalosporine sind gut verträglich (häufigste *Nebenwirkung sind Allergien*), säurestabil, aber oft schlecht resorbierbar, so daß viele nur parenteral wirksam sind. Vielfach sind Cephalosporine resistent gegen penizillininaktivierende β-Laktamasen. Fast alle Cephalosporine werden ausschließlich renal durch tubuläre Sekretion ausgeschieden und erreichen *hohe Urinkonzentrationen.*

Anwendung: parenteral bei *fieberhafter Pyelonephritis;* in *Kombination mit Aminoglykosiden* als breite antibiotische Abdeckung bei Urosepsis mit unbekanntem Erreger oder Problemkeimen (z.B. Cefotaxim, Cefotiam). Nach klinischer Besserung kann eine Cephalosporintherapie ohne wesentliche Nachteile durch Substanzwechsel mit **Oralcephalosporinen** weitergeführt werden (Cefaclor, Cefuroxim/Axetil).

25.1.3 Sulfonamide und Trimethoprim

Sulfonamide waren die ersten, synthetischen antibakteriell wirksamen Substanzen („Chemotherapeutika"), sie hemmen die bakterielle Folsäuresynthese und wirken bakteriostatisch. Anwendung finden die Sulfonamide heute nur noch in Kombination mit Trimethoprim, das die Tetrahydrofolsäuresynthese hemmt (additive Wirkung).

Cotrimoxazol ist die fixe Kombination von *Sulfamethoxazol* und *Trimethoprim* (im Verhältnis 5:1). Die vorwiegend renale Ausscheidung führt zu *hohen Urinspiegeln*. Das antibakterielle Spektrum ist breit, erfaßt jedoch nicht Pseudomonas und Bacteroides. Die *Resistenzentwicklung* ist durch die Kombination zweier Wirkstoffe mit unterschiedlichem Wirkmechanismus gering. Cotrimoxazol kann oral und parenteral gegeben werden; hohe Gewebespiegel werden auch in der Prostata erreicht. **Nebenwirkungen** (5%) betreffen meist die Haut, selten kommt es zu reversiblen Hämatopoesestörungen. Nephrotoxizität ist möglich, besonders bei bereits reduzierter Nierenfunktion.

Anwendung: akute und rezidivierende Harnwegsinfekte, Langzeitprophylaxe bei rezidivierenden Harnwegsinfekten, fieberhafte Pyelonephritis, Epididymitis beim älteren Mann, akute Prostatitis.

25.1.4 Aminoglykoside

Aminoglykoside sind Aminozucker bakterieller Herkunft, die die Proteinsynthese hemmen und bakterizid wirken. Sie sind enteral *schwer resorbierbar, ototoxisch* (Vestibularisschädigung) und *nephrotoxisch* (Akkumulation in der proximalen Tubuluszelle). Sie werden deshalb nur zur intravenösen Behandlung schwerer Erkrankungen verwandt. Die Ausscheidung erfolgt rasch renal ($t_{1/2}$ = 2–3 Stunden), dadurch werden *hohe Urinkonzentrationen* erreicht. Das antibakterielle Spektrum umfaßt nur aerobe gramnegative Keime.

Anwendung: *(Gentamicin, Tobramycin):* fieberhafte Pyelonephritis, Urosepsis zur breiten Abdeckung bei unbekanntem Erreger in Kombination mit einem β-Laktam-Antibiotikum, und bei Pseudomonas-Infektionen.

Bei Sensitivität des Erregers gegen weniger toxische Antibiotika sollten Aminoglykoside abgesetzt werden.

25.1.5 Tetracycline

Tetracycline (z.B. Doxycyclin) hemmen die bakterielle Proteinsynthese, wirken bakteriostatisch und haben ein breites Wirkungsspektrum. Vermutlich aufgrund der massenhaften Anwendung in der Tierhaltung haben sich jedoch zahlreiche Resistenzen entwickelt.

Im Gegensatz zu vielen anderen Antibiotika sind sie wirksam gegen Mycoplasmen, Chlamydien und Ureaplasma urealyticum.

Die enterale Resorption ist unterschiedlich, alle Tetracycline werden größtenteils renal mit langen Halbwertszeiten eliminiert (6–18 Stunden).

Anwendung: Doxycyclin bei Infektionen mit Chlamydien, Mycoplasmen oder Ureaplasmen: Urethritis, Epididymitis; bei Penizillinresistenz der Erreger auch bei Gonorrhoe.

25.1.6 Erythromycin und andere Makrolide

Erythromycin wirkt bakteriostatisch und deckt das gramnegative Spektrum ab, die Resorption ist ausreichend gut, die Ausscheidung vorwiegend hepatisch, so daß zwar hohe Gewebespiegel (auch in der Prostata), aber nicht ausreichende Urinspiegel erreicht werden. Schwerwiegende **Nebenwirkungen** sind selten. Die $t_{1/2}$ ist jedoch sehr kurz. Andere Makrolid-Antibiotika **(Chlarithromycin, Roxithromycin)** unterscheiden sich von Erythromycin bei gleichem Wirkungsspektrum durch *längere Halbwertszeiten*.

Anwendung: Infektionen mit Chlamydien (Urethritis, Epididymitis), Harnwegsinfekte durch Staphylococcus aureus, Alternative bei Gonorrhoe (Resistenzbestimmung).

25.1.7 Quinolone (Chinolone, Gyrasehemmstoffe)

Gyrasehemmer, synthetische Chemotherapeutika, hemmen die bakterielle Topoisomerase (Gyrase) und damit die Verknüpfung und Faltung der bakteriellen DNS. *Nalidixinsäure* ist als Harnwegsantibiotikum für gramnegative Keime seit langem in Gebrauch, erreicht sehr hohe Urinspiegel, aber keine ausreichenden Gewebespiegel. Die neueren **Fluorquinolone** *(Norfloxacin, Ciprofloxacin, Ofloxacin, Enoxacin)* haben ein erweitertes Spektrum und erreichen mit Ausnahme von Norfloxacin neben hohen Urinspiegeln auch hohe Gewebespiegel. Alle Quinolone sind gut verträglich, Resistenzen entwickeln sich relativ langsam. Die Ausscheidung erfolgt vorwiegend renal, so daß bei eingeschränkter Nierenfunktion eine Kumulationsneigung besteht.

Anwendung: Nalidixinsäure bei Harnwegsinfekten mit nachgewiesener Sensitivität, Norfloxacin bei unkomplizierten Harnwegsinfekten, Ciprofloxacin und Ofloxacin bei komplizierten Harnwegsinfekten und Prostatitis.

25.1.8 Harnwegsantiseptika

Hierunter versteht man antibakteriell wirksame Substanzen, die bei oraler Gabe durch rasche Konzentration in den Nierentubuli und hohe Urinspiegel ausschließlich zur Therapie und Prophylaxe von Hohlrauminfektionen geeignet sind. Hierzu zählen Nitrofurantoin, Nitroxolin und Methenamin sowie der Gyrasehemmer Nalidixinsäure.

- **Nitrofurantoin** wird in Mikroorganismen zur zytotoxischen Wirkform reduziert und ist wirksam gegen E. coli und Enterokokken, nicht gegen Pseudomonas und Proteus. Die Wirkung ist bei alkalischem Urin-pH vermindert. An **Nebenwirkungen** treten leichtere gastrointestinale Beschwerden häufig auf.
- **Nitroxolin** ist ein Oxychinolinderivat mit antimykotischer und breiter antibakterieller Wirksamkeit im gramnegativen Bereich und guter enteraler Resorption.
- **Methenamine** wird im Urin pH-abhängig zu Formaldehyd abgebaut, das bei ausreichender Konzentration bakterizid wirkt. Da die Umwandlung langsam erfolgt und nicht bei pH-Werten über 6, wird systemisch kein Formaldehyd freigesetzt. Es ist wirksam bei E. coli und Staphylokokken. Eine gleichzeitige Urinansäuerung ist erforderlich, daher die Anwendung von Methenamin-Salzen (Methenaminmandelat, -hippurat).

Kontraindiziert ist die Gabe wegen der Ammoniakfreisetzung bei Lebererkrankungen, bei Nierenfunktionsstörungen wegen der Säurebelastung. Eine Reizung der Blasenschleimhaut kann bei längerer Gabe auftreten.

Anwendung: Langzeitprophylaxe und -therapie von Infekten der unteren Harnwege, *Nalidixinsäure* und *Nitrofurantoin* sind auch zur Behandlung akuter Infektionen geeignet.

25.1.9 Desinfektionsmittel bei Katheterträgern

Um ein Aufsteigen von Keimen entlang des Katheters bei dauerkatheterisierten Patienten zu vermindern, kann **Chlorhexidin**, ein Biguanid mit breiter bakterizider und antimykotischer Wirkung, als 5 %ige Lösung in die Urinbeutel gegeben werden; die Wirksamkeit dieser Anwendung ist umstritten. Eine Instillation der Blase mit 0,02 %iger Lösung ist auch möglich. Alternativ können Ethacridin oder Polyvidon-Jod angewandt werden.

25.1.10 Antibiotika in der Schwangerschaft

In der Schwangerschaft sind **viele Antibiotika** wegen potentieller Teratogenität **kontraindiziert:** Nitrofurantoin, Tetracycline und Gyrasehemmer, für Cotrimoxazol gilt dies nur im letzten Trimenon. Diese Einschränkungen beziehen sich zum Teil auch auf die Stillzeit.

> Unbedenklich in Schwangerschaft und Stillperiode sind alle **Penizilline** und **Cephalosporine** sowie **Erythromycin.**

25.1.11 Nephrotoxizität und Nierenversagen

Viele Antibiotika müssen bei eingeschränkter Nierenfunktion wegen der *Kumulationsgefahr* dosisreduziert gegeben werden: Aminoglykoside, Cotrimoxazol, Tetracycline (mit der Ausnahme von Doxycyclin) und einige Cephalosporine. Penicilline, Quinolone und Nitrofurantoin sollten im Hinblick auf andere Nebenwirkungen ebenfalls dosisreduziert werden.

- *Erythromycin* kumuliert bei gestörter Nierenfunktion nicht.
- *Cotrimoxazol* führt zu einer reversiblen Einschränkung der Tubulusfunktion, bei bereits vorgeschädigter Nierenfunktion jedoch zu irreversiblen weiteren Schäden.
- Obwohl die meisten *Cephalosporine* wenig nephrotoxisch sind, sollte eine Dosisreduktion bei verminderter Nierenfunktion erfolgen.

> **Praxishinweis:** Grundsätzlich sollte die antibiotische Therapie auch bei eingeschränkter Nierenfunktion mit einer Standarddosis begonnen werden, um rasch ausreichende Wirkspiegel zu erreichen. Danach kann entweder eine reduzierte Erhaltungsdosis gegeben oder bei gleicher Erhaltungsdosis ein verlängertes Dosierungsintervall gewählt werden.

Das Maß der Reduktion der Gesamtdosis ist abhängig vom Ausmaß der Nierenschädigung (Abschätzung der glomerulären Filtrationsrate anhand des Serum-Kreatininwertes).

25.1.12 Tuberkulostatika

Die Behandlung der *Urotuberkulose* erfolgt nach den gleichen Prinzipien wie die Behandlung anderer tuberkulöser Erkrankungen. Wegen der Fähigkeit der Mykobakterien zur raschen Resistenzentwicklung ist immer eine **Kombinationstherapie** mit 2 oder 3 Substanzen erforderlich. Mittel der Wahl sind **Isoniazid**, **Rifampicin**, **Ethambutol**, **Streptomycin** und **Pyrazinamid**.

Die gegenwärtige WHO-Empfehlung sieht eine 2monatige *Dreierkombination*, gefolgt von einer 4monatigen *Zweierkombination* vor.

25.1.13 Therapiedauer

• Akute **unkomplizierte Harnwegsinfektionen** werden in der Regel *3 Tage* lang therapiert. Die *Ein-Tages-Therapie* hat eine deutlich höhere Rezidivrate.

• **Rezidivierende Harnwegsinfekte** können mit einer Breitspektrum-Langzeitprophylaxe behandelt werden (ein Viertel der normalen Tagesdosis abends); dadurch wird eine Reduktion uropathogener Keimbesiedlung erreicht. Alternativ kann eine **Patienten-initiierte Bedarfstherapie** (Selbstmedikation bei Auftreten von typischen Beschwerden) oder **Bedarfsprophylaxe** (Einmaldosis postkoital) angewendet werden.

• **Chronische Infektionen** der oberen Harnwege bedürfen einer *mehrwöchigen* antibiotischen Behandlung mit gleichzeitiger Sanierung von Infektfoci.

• **Fieberhafte** parenchymatöse **Infektionen** der Urogenitalorgane sollen 3–5 Tage über die Entfieberung hinaus behandelt werden.

• **Entzündungen des männlichen Genitale** erfordern wegen der hohen Rezidivneigung immer eine längere Therapiedauer (akute Prostatitis und Epididymitis über 3 Wochen). Die akute **nicht-gonorrhoische Urethritis** wird 7 Tage behandelt, die akute unkomplizierte **Gonorrhoe** mit einer Einmaldosis. Eine Partnertherapie ist bei allen sexuell übertragbaren Infektionen obligat.

25.2 Medikamentöse Therapie bei Steinerkrankungen

• **Urinansäuerung**
Bei Harnwegsinfektionen mit ureasepositiven Keimen und bei Struvitsteinen ist eine Harnansäuerung durch organische Säuren (Ascorbinsäure), Ammoniumchlorid oder **L-Methionin**, einer schwefelhaltigen Aminosäure, sinnvoll.

• **Urinalkalisierung:** Bei Harnsäurelithiasis und Zystinurie ist eine Urinalkalisierung durch schwache organische Säuren möglich, die bei Urin-pH-Werten unterhalb ihres pKa-Wertes als schwache Basen Protonen binden **(Zitronensäure als K- oder Na-Citrat)**. Alternativ kann Bikarbonat als basische Verbindung gegeben werden **(Na- oder K-Bikarbonat)**. Na-Bikarbonat führt neben einer Zufuhr von basischen Valenzen zu einer äquimolaren Natriumbelastung, so daß die Anwendung bei Hypertonie und Herzinsuffizienz kontraindiziert sein kann. **Acetazolamid** *(Carboanhydrase-Hemmung)* kann ebenfalls eingesetzt werden.

Bei der *Harnsäurelitholyse* soll der Urin-pH in einen schwach sauren Bereich (pH 6.5–7), bei der *Zystinurie* bis zum schwach alkalischen Bereich (pH 7.5) angehoben werden.

• **Hyperurikämie/Hyperurikosurie:** Beim Steinbildner sollte eine Hyperurikämie behandelt werden. *Urikosurika* sind bei der Urolithiasis *kontraindiziert*, da sie eine Hyperurikosurie verstärken. Neben diätetischer Reduktion der Proteinzufuhr kann die Xanthin-Oxidase-Hemmung durch **Allopurinol** die Harnsäureproduktion senken. Als Endprodukte des Purinstoffwechsels werden unter Allopurinolgabe vermehrt die besser löslichen Vorstufen Hypoxanthin und Xanthin ausgeschieden. Allopurinol muß in 2–3 Tagesdosen zugeführt werden, um ausreichende Wirkspiegel zu erreichen.

• **Hyperoxalurie:** Da nur ionisiertes Oxalat aus dem Darm resorbiert wird, kann bei der sekundären Hyperoxalurie (z. B. bei chronischen Darmerkrankungen) die Oxalatresorption medikamentös reduziert werden. **Cholestyramin**, **Cholestipol** und **DEAE-Zellulose** sind enteral nichtresorbierbare Anionen-Austauscherharze; Cholestyramin und Cholestipol, sonst zur Therapie der Hypercholinesterämie eingesetzt, hemmen die Gallensäureresorption und vermindern damit auch die Ca-Resorption, so daß vermehrt nicht resorbierbares Ca-Oxalat im Darmlumen gebildet wird. Aluminiumhaltige Antazida **(Aluminium-Hydroxid)** reduzieren bei einer sekundären Hyperoxalurie ebenfalls die Resorption von Calcium und Phosphat. DEAE-Zellulose bindet Oxalat-Ionen im Darmlumen.

• **Hyperkalzurie:** Die enterale Calciumresorption kann durch die orale Gabe von Phosphaten **(Orthophosphate)** oder von nichtresorbierbaren **Ionenaustauschern** (Na-Zellulose-Phosphat, Polystyrolbenzolsulfonsäure), die Ca- und Mg-Ionen im Darmlumen binden, gesenkt werden.
Thiaziddiuretika: Benzothiadiazine *(Hydrochlorothiazid)* hemmen die Na- und Cl-Rückresorption im distalen Tubulus und erhöhen gleichzeitig die Ca-Rückresorption. Die Wirkdauer beträgt 8–12 Stunden, so daß 2–3 Tagesdosen notwendig sind. In der Regel tritt eine Hypokaliämie auf.

• **Zystinurie:** Eine Verbesserung der Löslichkeit des renal ausgeschiedenen Zystins ist möglich durch die Umwandlung in Zystein oder durch Bildung besser wasserlöslicher gemischter Disulfide.

Ascorbinsäure spaltet reduktiv Zystin zu Zystein und muß hierzu in großen Mengen (über 5 g/Tag) und als Brausetablette über lange Zeit zugeführt werden. Das in Brausetabletten enthaltene **Natriumbikarbonat** führt dabei gleichzeitig zu der nötigen Urinalkalisierung. Die Anwendung ist gut verträglich, jedoch nicht bei allen Zystinurikern allein ausreichend.
Thiole: D-Penicillamin, α-Mercaptopropionylglyzin (MPG) und Azetylzystein sind Thiole, die sich mit L-Zystin zu wasserlöslichen Disulfiden verbinden. Bei **D-Penicillamin** sind Nebenwir-

kungen häufig (Allergien, Schleimhautreaktionen, Nierenschädigung). **α-Mercaptopropionylglycin** und **Azetylzystein** sind bei höherer Löslichkeitskapazität für Zystin wesentlich besser verträglich. Die Dosierung orientiert sich wie beim Penicillamin an der Zystinausscheidung im Urin, die unter 100 mg/Tag gebracht werden sollte. Bewährt hat sich die Kombination mit Ascorbinsäure.

• **Lokale Steinlyse:** Eine Auflösung von Steinen kann durch lokale Spülbehandlung mit **Na-Bikarbonat** (Uratsteine der Blase) und bei Struvitsteinen mit sauergepufferten Lösungen über Blasenspülkatheter oder Nierenfisteln erreicht werden. Die Spülung mit Na-Bikarbonat sollte zweimal täglich mit verdünnter Lösung (1,8 %) erfolgen.
Zur Spülung bei Struvitsteinen sind verschiedene Spüllösungen beschrieben (z. B. **Renacidin**), die alle im sauren Bereich gepufferte Lösungen sind. Die Spülung bei Restkonkrementen muß über eine Nephrostomie kontinuierlich über Tage erfolgen, wichtig ist eine gleichzeitige Harndilution.

25.3 Benigne Prostatahyperplasie (BPH)

25.3.1 Phytopharmaka

Phytopharmaka haben ihren Stellenwert in der Behandlung chronischer, funktioneller oder psychosomatischer Störungen, dies beinhaltet auch einen Placebo-Effekt. Sie sind in der Regel alkoholische Pflanzenextrakte mit zahlreichen, z. T. nicht definierten Inhaltsstoffen in niedriger und nicht konstanter Dosierung. Bei der Behandlung der BPH wird den Phytopharmaka eine *antiphlogistische* und *antiödematöse Wirkung* zugeschrieben, die nicht eindeutig belegt ist.

> Das Bundesgesundheitsamt hat 3 Phytotherapeutika für die Indikation BPH positiv bewertet: *Kürbissamen, Brennesselwurzel* und *Sägepalmenfrüchte.*

• **Kürbissamen** (Cucurbita pepo): Delta-7-Sterole werden als wesentliche Inhaltsstoffe angesehen; diese sollen die Dihydrotestosteronbindung im Prostatagewebe erniedrigen.

• **Brennesselwurzel** (Urtica dioica): zahlreiche Inhaltsstoffe, darunter Sterole, Isolektine und das Cumarin Scopolectin; die Androgen-Bindungskapazität des sexualhormonbindenden Globulins (SHBG) soll beeinflußt werden.

• **Sägepalmenfrüchte** (amerikanische Serenoa repens): Zahlreiche Inhaltsstoffe (Sterole, Polysaccharide) sollen eine Hemmung der 5-alpha-Reduktase sowie der Dihydrotestosteronbindung bewirken.

• **β-Sitosterin** (Phytosterolgemisch der südafrikanischen Hypox rooperi): Angegeben wird eine Hemmung der Prostaglandinsynthese und eine Reduktion des Cholesteringehaltes der Prostata.

25.3.2 Alpharezeptorblocker

Am Blasenhals und in der Prostata können Alpharezeptoren nachgewiesen werden. Eine Reduktion von Restharn und eine Verbesserung des Harnflusses bei BPH ist nachgewiesen.

• Bei **Phenoxybenzamin** als einem unspezifischen Alphablocker können *Nebenwirkungen* durch ungehemmte Noradrenalinfreisetzung auftreten: Tachykardie, Rhythmusstörungen, orthostatischer Kollaps, auch retrograde Ejakulation.

• **Prazosin** ist ein selektiver Alpha-1-Blocker, eine ungehemmte Noradrenalinfreisetzung tritt nicht auf, die Verträglichkeit ist besser.
Die $t_{1/2}$ liegt bei 3 Stunden, so daß Prazosin dreimal täglich eingenommen werden muß. Neuere Alpha-1-Blocker **(Terazosin, Doxazosin)** haben wesentlich längere $t_{1/2}$ und wegen der langsameren An- und Abflutung weniger orthostatische Nebenwirkungen.

25.3.3 5-Alpha-Reduktase-Hemmer

Die selektive Blockade der 5-Alpha-Reduktase hemmt die Umwandlung von Testosteron in Dihydrotestosteron in allen Körpergeweben. Das Azasteroid **Finasterid** ist ein bei oraler Gabe wirksamer, kompetitiver Inhibitor der 5-Alpha-Reduktase; die Dihydrotestosteronkonzentration wird im Plasma und in der Prostata deutlich abgesenkt. Objektiv nachweisbare Effekte bei der Therapie der BPH sind eine Reduktion der Prostatagröße und eine Verbesserung des Harnflusses. *Nebenwirkungen* sind selten: verminderte Libido, Ejakulations- und Potenzstörungen.

25.4 Blasenentleerungsstörungen

Die komplexe Innervation des unteren Harntraktes erschwert eine rationale Pharmakotherapie der Blasenentleerungsstörungen. Die Detrusorkontraktion wird vorwiegend cholinerg stimuliert, der Blasenverschluß sympathisch durch alphaadrenerge Neurone in Blasenhals und Prostata. Der externe Sphinkterverschluß wird durch den Tonus der quergestreiften Skeletmuskulatur des Beckenbodens aufrechterhalten.

25.4.1 Detrusorstörungen

> Ein **hyperaktiver Detrusor** kann durch spasmolytische *Anticholinergika,* eine **Detrusorschwäche** durch *Cholinomimetika* gebessert werden.

Anticholinergika: *Methantelin, Oxybutinin, Emepronium, Trospium, Flavoxat, Dicycloverin und Butylscopolamin* sind schwache Cholinolytika, die durch Blockade am Muscarin-Rezeptor und z.T. auch direkte Wirkung an der glatten Muskulatur den Detrusortonus senken können. Auch schmerzhafte Detrusorspasmen können gelindert werden. **Emepronium** passiert als quartäre Ammoniumverbindung nicht die Blut-Hirn-Schranke; zentrale Nebenwirkungen treten nicht auf. Bei **Flavoxat, Oxybutinin** und **Butylscopolamin** steht der spasmolytische Effekt im Vordergrund. Alle genannten Substanzen sind oral wirksam und müssen 2- bis 3mal pro Tag appliziert werden. Die Dosierung richtet sich nach dem Effekt und den atropinartigen *Nebenwirkungen:* Mundtrockenheit, Obstipation. Bei der **kindlichen Enuresis nocturna** und der funktionellen Reizblase kann das zentral wirksame trizyklische Antidepressivum **Imipramin** gegeben werden, dessen Effekt der anticholinergen Wirkkomponente zugeschrieben wird. Die Dosierung muß wegen der anfänglich auftretenden Sedierung einschleichend und mit der Hauptdosis zur Nacht erfolgen.

Cholinomimetika: Carbachol und **Distigminbromid** können diagnostisch *(Carbachol-Test)* und therapeutisch zur Behandlung einer Blasenatonie eingesetzt werden; der Detrusortonus wird gesteigert. Cholinomimetische Effekte an anderen Organsystemen können auftreten (Bradykardie, Hypotonie, Darmspasmen).

25.4.2 Sphinkterstörungen

Bei hypertonen Zuständen der Beckenbodenmuskulatur (z.B. bei Querschnittslähmung) werden **periphere Myotonolytika** eingesetzt:

- **Dantamacrin** hemmt die sarkoplasmatische Ca-Ionen-Freisetzung im Skeletmuskel und bessert schmerzhafte spastische Zustände. Die Dosierung muß individuell und einschleichend erfolgen. Zentralnervöse Symptome und Leberfunktionsstörungen können auftreten.
- **Baclofen,** ein Agonist am GABA-Rezeptor im ZNS, hemmt die interneuronale Impulsausbreitung auf Rükkenmarksebene, der Skeletmuskeltonus wird herabgesetzt.

25.5 Therapie der Nierenkolik

Die Therapie der akuten Kolik soll Schmerzfreiheit erreichen und die initiale ureterale Hyperperistaltik dämpfen. Anschließend kann die Passage kleiner Harnleitersteine durch spasmolytisch-analgetische Medikation erleichtert werden.

25.5.1 Akute Nierenkolik

> Das **Analgetikum** der Wahl ist das Pyrazolonderivat **Metamizol**.

Es wirkt *analgetisch, antipyretisch* und *antiphlogistisch.* Im Gegensatz zu anderen Pyrazolonen ist es auch bei viszeralen Schmerzen wirksam; eine spasmolytische Wirkung ist fraglich. Es ist oral und parenteral rasch wirksam, wobei die Wirkung etwa 6 Stunden anhält.

Nebenwirkungen: *allergische Reaktionen* können auftreten, sehr selten *Agranulozytosen.* Bei rascher parenteraler Gabe können *schockartige Zustände* durch Blutdruckabfall auftreten. Metamizol ist deshalb nur als Akutmedikation anzuwenden.
Als stärker wirksame Analgetika können trotz der spastischen Wirkkomponente **Opioide** eingesetzt werden, z.B. *Pentazocin,* das zentral analgetisch wirkt und ein geringeres Suchtpotential als andere Opioide besitzt.

Spasmolytika: N-Butylscopolamin ist ein Derivat des Anticholinergikums Scopolamin mit deutlich verminderter Affinität zum Muscarin-Rezeptor und direkt spasmolytischer Wirkung. Dies erklärt die gute klinische Wirksamkeit bei der Nierenkolik trotz fehlenden Nachweises einer cholinergen Innervation des Ureters. Anticholinerg bedingte Nebenwirkungen treten jedoch auf (Obstipation, Mundtrockenheit).

Benzodiazepine: Gelegentlich kann eine zentrale Anxiolyse und Sedierung bei ängstlichen Kolikpatienten hilfreich sein. **Diazepam** parenteral gegeben ist rasch wirksam, insbesondere tritt die gewünschte anxiolytische Wirkung sofort ein.

25.5.2 Steinpassage

Nach Beherrschung der akuten Kolikschmerzen kann die Steinpassage bei Ureterkonkrementen durch eine antiphlogistisch-analgetische Medikation erleichtert werden (z.B. **Diclofenac**). Durch die antiphlogistische Wirkung wird der Bildung eines Schleimhautödems im Ureter entgegengewirkt.

25.6 Urologische Onkologie

25.6.1 Intravesikale Immun- und Chemotherapie

Bei der Rezidivprophylaxe des oberflächlichen **Urothelkarzinoms der Harnblase** kommen die intravesikale Immuntherapie (BCG, Zytokine) und die intravesikale topische Chemotherapie (Doxorubicin, Mitomycin) zur Anwendung.

• **Intravesikale Immuntherapie:** Die Instillationstherapie mit **BCG** (Bacille-Calmette-Guerin-Stämme, attenuierte vitale Mycobacterium bovis-Keime) induziert über fibronectinvermittelte Urotheladhärenz eine Reaktion immunkompententer Zellen und die Freisetzung von Zytokinen in der Blasenwand. Es resultiert ein antiproliferativer Effekt, der erfolgreich zur Therapie des *Carcinoma in situ* und zur *Rezidivprophylaxe* nichtinvasiver Urothelkarzinome angewandt werden kann.
Ein *Therapiezyklus* beinhaltet die wöchentliche Instillation für 1–2 Stunden über 6 Wochen. Fast immer kommt es zu einer symptomatischen Zystitis, in 1–3 % zu fieberhaften Reaktionen. Diese Nebenwirkungen sprechen in der Regel auf eine antipyretische Behandlung über 48 Stunden gut an.
Zytokine: Die intravesikale Instillation mit rekombinantem *Interferon alpha-2b* über 3 Monate zeigt ähnliche Resultate wie die BCG-Therapie, ist allerdings deutlich teurer. Langzeitbeobachtungen liegen hierzu noch nicht vor.

• **Intravesikale Chemotherapie:** Die Instillation mit Zytostatika **(Thiotepa, Doxorubicin, Mitomycin)** ist ebenfalls von nachgewiesener Effektivität. Die systemische Resorptionsrate ist gering (unter 1 %).

25.6.2 Systemische Therapie des Prostatakarzinoms

25.6.2.1 GnRH-Analoga

Eine effektive Hemmung der Testosteronsynthese wird durch die kontinuierliche Applikation von Gonadotropin-Releasing Hormon (GnRH) oder einem Analogon („Super-Agonisten") erreicht. Es kommt zum Abfall der Serumspiegel von LH und Testosteron (medikamentöse Kastration). GnRH und seine Analoga sind Dekapeptide, werden schlecht resorbiert und müssen daher parenteral gegeben werden.

• **GnRH-Agonisten** *(Buserelin, Goserelin, Triptorelin)* führen bei pulsatiler Gabe zur vermehrten Freisetzung der Gonadotropine LH und FSH. Bei kontinuierlicher Gabe resultiert eine initial erhöhte Gonadotropinfreisetzung, die nach Tagen bis Wochen durch eine Rezeptor-Desensibilisierung zum kompletten Abfall der Gonadotropinproduktion führt; als Folge erlischt die Testosteronproduktion. Bei Therapieeinleitung ist wegen der *initial erhöhten Testosteronproduktion* (u. U. Zunahme der Knochenschmerzen beim metastasierten Prostatakarzinom) die Kombination mit einem Androgenrezeptorblocker notwendig.

• **GnRH-Antagonisten** *(Leuprorelin)* supprimieren als kompetitive Rezeptorblocker die Testosteronproduktion ohne initialen Gonadotropinanstieg. Die Androgensuppression kann zu Libidoverlust, Potenzstörungen und schmerzhafter Gynäkomastie führen.

25.6.2.2 Androgen-Antagonisten

Als spezifische, kompetitive Antagonisten blockieren sie die Bindung von Testosteron und Dihydrotestosteron am Androgenrezeptor.

• **Cyproteronacetat** ist ein vom Progesteron abgeleitetes Steroid mit intrinsischer gestagener Wirkung und *hemmt die Freisetzung der Gonadotropine*. Es interferiert mit der Produktion von Testosteron und dessen Bindung; daraus resultiert ein Abfall von LH, FSH und Testosteron im Serum. Es kann oral gegeben oder als Depotpräparat injiziert werden, Leberfunktionsstörungen können auftreten.
• **Flutamid** ist ein oral wirksamer, nichtsteroidaler *Androgenrezeptorblocker* ohne intrinsische Aktivität. Da die inhibitorische Rückkopplung des Testosterons auf die LH-Produktion auch blockiert wird, kommt es zu einem Anstieg von LH und Testosteron. Der systemische antiandrogene Effekt wird durch die reaktive Erhöhung des Testosterons teilweise aufgehoben, die Wirkung auf die Prostatazelle jedoch nicht beeinträchtigt. Die Anwendung beim Prostatakarzinom erfolgt also am besten in Kombination mit GnRH-Analoga oder Orchiektomie *(komplette Androgenblockade)*. Die Nebenwirkungen sind ähnlich wie bei GnRH-Analoga.

25.6.2.3 Östrogene

Die alleinige Therapie des Prostatakarzinoms mit Östrogenen ist wegen der Nebenwirkungen (Thromboembolierisiko) verlassen worden.

Die Kombination eines Östrogens mit einem Zytostatikum, **Estramustinphosphat**, kann bei zunehmender Entdifferenzierung und Testosteronunabhängigkeit eines fortgeschrittenen Prostatakarzinoms palliativ eingesetzt werden. Neben der antiandrogenen Wirkung ergibt sich ein zytostatischer, stickstofflostartiger Effekt.

25.6.2.4 Chemotherapie

Die zytostatische Chemotherapie des Prostatakarzinoms ist rein palliativ und ohne nennenswerte Lebensverlängerung. Sie wird überwiegend zur *Schmerztherapie* im Finalstadium eingesetzt.

25.6.3 Zytokintherapie beim Nierenzellkarzinom

Beim metastasierten Nierenzellkarzinom kann eine systemische Zytokintherapie (Interleukine, Interferone) in 20–30 % eine Teilremission erzielen, Vollremissionen nur in 1–3 %. Das Ansprechen ist am ehesten bei der rein *pulmonalen Metastasierung* zu erwarten.

Das leukozytäre Interferon-Alpha wird aus genetisch manipulierten E. coli-Stämmen gewonnen. Interleukin 2 ist ein T-Zell-Wachstumsfaktor. Die Anwendung erfolgt als parenterale Mono- oder Kombinationstherapie.

Nebenwirkungen: Fieber, Hautschädigungen, Wassereinlagerungen.

25.6.4 Schmerztherapie bei Tumoren

Bei der Schmerztherapie fortgeschrittener maligner Tumoren ist eine Stufentherapie sinnvoll.

> **Praxishinweis:** Mit stark wirksamen Analgetika soll bei inkurablen Erkrankungen nicht gespart werden. Wichtig ist die **konsequente Dauermedikation** bei ausreichend kleinen Dosierungsintervallen, damit eine Daueranalgesie erreicht wird. Eine *Bedarfsmedikation* ist *nicht sinnvoll.*

• **Stufe 1: periphere Analgetika** peroral: *Paracetamol, Azetylsalizylsäure.*

• **Stufe 2:** Wie Stufe 1, **zusätzlich** ein **schwaches Opioid** (zentrales Analgetikum): *Codein, Dihydrocodein* oder *Tramadol.* Tramadol verursacht deutich weniger Obstipation und Atemdepression als andere Opiate.

• **Stufe 3:** Wie Stufe 1, jedoch Gabe eines **stark wirksamen Opioids:** *Morphin.* Die Morphindosierung muß nach Effekt erfolgen, eine Gewöhnung kann eintreten. Bei der oralen Gabe von Morphinsulfat sind Abhängigkeiten bisher nicht beschrieben.

Bei Versagen dieser Maßnahmen muß eine parenterale oder peridurale Opiatgabe erfolgen. Zusätzlich ist oft ein antiemetisch und antidepressiv wirkendes Pharmakon sinnvoll, z.B. ein Butyrophenon *(Haloperidol)* oder ein trizyklisches Antidepressivum (z.B. *Imipramin*) als **Co-Analgetikum.**

25.6.5 Prophylaxe bei systemischer Chemotherapie

Alkylierende Zytostatika wie *Cyclophosphamid* und *Ifosfamid* haben sekundäre karzinogene Effekte; der Metabolit *Acrolein* kann ein sekundäres Blasenkarzinom nach Chemotherapie eines anderen malignen Tumors induzieren. **Mesna** (Na-mercaptoethansulfonat) wirkt bei gleichzeitiger Gabe mit Alkylantien uroprotektiv: es wird durch rasche renale Elimination im Urin angereichert und bindet aufgrund seiner freien Sulfhydrylgruppen Acrolein und andere karzinogene Metabolite; diese werden durch die Bindung inaktiviert. Mesna kann oral und parenteral gegeben werden.

25.7 Therapie der erektilen Dysfunktion

Eine orale Testosterongabe ist ohne nachgewiesenes Androgendefizit *kontraindiziert!*

Yohimbin, ein schwacher kompetitiver Alpha-Blocker und Serotonin-Antagonist, gilt seit langer Zeit als Potenzmittel, mit jedoch nur fraglicher Wirkung am Menschen.

Zur **Schwellkörperinjektion** werden **Papaverin**, ein Alkaloid aus Rohopium mit muskulotrop spasmolytischer Wirkung, **Phentolamin**, ein unspezifischer Alpha-Blocker, und das vasodilatierend wirkende **Prostaglandin E_1** angewandt. Systemische Wirkungen treten nicht auf; die Schwellkörper stellen bei Erektion ein separates pharmakokinetisches Kompartiment dar. Lokale Nebenwirkungen (schmerzhafte Injektion, Fibrosen) können auftreten.

Zur Therapie der *prolongierten Erektion* wie auch des *Priapismus* kann das direkt und indirekt wirkende Alpha- und Betasympathomimetikum **Metaraminol** oder auch andere Sympathomimetika (Epinephrin, Etilefrin) intrakavernös injiziert werden (s. Abschn. 22.1.4.1). Hierbei können durch systemische Resorption schwere Kreislaufreaktionen (Tachykardie, hypertone Krisen) ausgelöst werden.

25.8 Hormonsubstitution

Beim gesunden Mann liegt die tägliche Produktion an Testosteron bei 5–10 mg, der Serumspiegel bei 300–1000 ng/dl. Testosteron ist oral nicht wirksam, da es bei hoher hepatischer Extraktion rasch inaktiviert wird.

• Die Säureester **Testosteronpropionat** und **-enantat** können aufgrund ihrer ausgeprägten Hydrophobie als Depotpräparat (ölige Lösung) i.m. injiziert werden. Die Testosteronfreisetzung erfolgt kontinuierlich über Tage (-propionat) bis Wochen (-enantat).

• **Methylierte Testosteronderivate** (Methyltestosteron, Mesterolon) sind oral wirksam, da sie langsamer hepatisch metabolisiert werden.

• Ebenfalls per os wirksam ist **Testosteron-Undecanoat,** das als Fettsäureester so lipophil ist, daß es aus dem Darm lymphatisch resorbiert wird und die präsystemische Leberpassage umgangen wird.

Die Dosierung richtet sich nach dem klinischen Effekt (Erhalt von sekundären Geschlechtsmerkmalen, Libido und Potenz) und der verwendeten Substanz; orale Gabe bis zu dreimal täglich, injizierbare Präparate 3×/Woche (T.-propionat) bzw. einmal alle 2–3 Wochen (T.-enantat). Die injizierbaren Testosteronester werden im Plasma hydrolysiert, so daß die Therpie durch Testosteron-Serumspiegel kontrolliert werden kann.

Weiterführende Literatur

1. Anatomie und Embryologie des Urogenitalsystems

Allan, F. D.: Essentials of human embryology. Oxford University Press 1960.

Corliss, C. E.: Patten's human embryology, 4. Auflage, McGraw-Hill 1976.

Tanagho, E. A.: Anatomy of the lower urinary tract. In: P. G. Walsh et al. (Hrsg.), Campbell's Urology, 6. Auflage, Saunders 1992.

2. Nephrologische Erkrankungen

Franz, H. E., T. Risler: Klinische Nephrologie. Ecomed-Verlag, Landsberg 1993.

Girndt, J.: Nieren- und Hochdruckkrankheiten. Schattauer, Stuttgart – New York 1990.

Kuhlmann, U., D. Walb: Nephrologie. Thieme, Stuttgart – New York 1987.

Sarre, H., U. Gessler, D. Seybold (Hrsg): Nierenkrankheiten. Thieme, Stuttgart – New York 1988.

3. Harnabflußstörungen

Gillenwater, J. Y.: The pathophysiology of urinary obstruction. In: Campbell's Urology, 6. Auflage. WB Saunders Co. 1992.

Tanagho, E.: Harnabflußstörungen und Harnstauung. In: Smiths Urology. Springer-Verlag 1992.

4. Leitsymptome urologischer Erkrankungen

Carlton, C. E., P. T. Scardino: Initial evaluation, including history, physical examination and urinalysis. In: Campbell's Urology. S. 276–285. W. B. Saunders, Philadelphia ^{5}/1986.

McAninch, J. W.: Krankheitssymptome des Urogenitaltraktes. In: Tanagho, E. A., J. W. McAninch, Smiths Urology, S. 33–43. Springer-Verlag, Berlin – Heidelberg 1992.

5. Urologische Diagnostik

Abrams, P., R. Feneley, M. Torrens: Urodynamik in Klinik und Praxis. Springer, Berlin 1987.

Becht, E. W., G. Hutschenreiter, K. Klose: Urologische Diagnostik mit bildgebenden Verfahren. G. Thieme, Stuttgart – New York 1988.

Eisenberger, F., K. Miller: Urologische Steintherapie. Thieme, Stuttgart – New York 1987.

Free, A. H., H. M. Free: Urinalysis, critical discipline of clinical science. Crit Rev Clin Lab Sci **3:** 481–531, 1972.

Hegglin, J.: Chirurgische Untersuchung. G. Thieme Verlag, Stuttgart 1988.

Jonas, U., H. Heidler, J. Thüroff: Urodynamik. Enke-Verlag, Stuttgart 1980.

Jünemann, K. P., W. H. Weiske, (Hrsg.): Dopplersonographie in der Urologie. VCH, Weinheim 1991.

Leens, E. K.: Percutaneous and Interventional Urology and Radiology. Springer, Berlin – Heidelberg 1986.

Ludwig, G., J. Frick: Praxis der Spermatologie. Springer, Berlin – Heidelberg – New York – Tokyo 1987.

Moser, E.: Nephrourologie. In: Klinische Nuklearmedizin, U. Bull, G. Hör, (Hrsg.), VCH, Weinheim 1987.

O'Reilly, P. H., R. A. Shields, H. J. Testa: Nuclear Medicine in Urology and Nephrology, Butterworths London ^{2}/1986.

Palmtag, H.: Praktische Urodynamik. G. Fischer-Verlag, Stuttgart 1988.

Rathert, P., St. Roth: Urinzytologie. Praxis und Atlas. Springer, Berlin – Heidelberg – New York – Tokyo, ^{2}/1991.

Roth, St., A. Semjonow, P. Rathert: Klinische Urologie. Vom Befund zur Therapie. Springer, Berlin – Heidelberg – New York – Tokyo 1993.

Sampaio, F., R. Uflacker: Renal Anatomy Applied to Urology, Endourology and Interventional Radiology. Thieme, New York – Stuttgart 1993.

Sapira, J. D.: The Art and Science of Bedside Diagnosis. Urban und Schwarzenberg, München – Baltimore 1980.

Schild, H. H., F. J. Schweden, E. K. Lang: Computed Tomography in Urology. G. Thieme, Stuttgart – New York 1982.

Smith, A. D., W. R. Castaneda-Zuniga, J. G. Bronson: Endourology: Principles and Practice. Thieme, Stuttgart – New York 1986.

Steg, A.: Urinary Incontinence. Societé Internationale d'Urologie Reports. Churchill Livingstone, Edinburgh 1992.

Torrens, M., J. F. B. Morrison: The Physiology of the Lower Urinary Tract. Springer, London 1987.

Walz, P. H.: Ultraschalldiagnostik in der Urologie. VCH, Weinheim 1988.

Whitfield H. N.: Genitourinary Surgery Vol. 3: Endoscopic Procedures. In: Rob & Smith's Operative Surgery. Butterworth-Heinemann, Oxford – London 1993.

6. Fehlbildungen

Johnston, J. H.: The genital aspects of exstrophy. J. Urol. **113** (1975) 701–705.

Retik, A. B., J. Cukier: Pediatric Urology. Vol. 14: Internat. Perspectives in Urology. Williams and Wilkins, Baltimore 1987.

Sigel, A.: Kinderurologie. Springer, Berlin 1993.

Smellie, J., Members of the Intern. Reflux Study Group in Children: Five-year study of medical or surgical treatment in children with severe reflux. Pediatr. Nephrol. **6** (1992) 223–230.

Smellie, J. M., P. G. Ransley, I. C. S. Normand, et al.: Development of new renal scars: A collaborative study. Brit. Med. J. **290** (1985) 1957–1960.
Tanagho, E. A.: Embryologic basis for lower ureteral anomalies: A hypothesis. Urology **7** (1976) 451.

7. Kinderurologie

Hohenfellner, R., J. W. Thüroff, H. Schulte-Wissermann (Hrsg.): Kinderurologie in Klinik und Praxis. Georg Thieme, Stuttgart – New York 1986.
Horton, C. E. (Ed.): Plastic and reconstructive surgery of the genital area. Little Brown & Co. Boston, 1973.
Ringert, R. H., D. Kröpfl: Behandlung der Blasenekstrophie. Urologe A **31** (1992) 342–346.
Stephens, F. D.: Congenital malformation of the urinary tract. Praeger Scientific. New York, 1983.
Walter, P. C., D. Lamm, G. W. Kaplan: Pediatric urolithiasis: a ten-year review. Pediatrics **65** (1980) 1068.

8. Unspezifische urogenitale Entzündungen

Simon, C., W. Stille: Antibiotika-Therapie in Klinik und Praxis. Schattauer, Stuttgart [8]/1993.
Weidner, W., P. O. Madsen, H. G. Schiefer: Prostatitis. Springer, Berlin 1994.

9. Spezifische Entzündungen des Urogenitalsystems

Rodeck, G.: Spezifische Entzündungen des Urogenitaltraktes. In: R. Hohenfellner, E. J. Zingg (Hrsg.): Urologie in Klinik und Praxis, S. 416. Thieme, Stuttgart 1982.

10. Urolithiasis

Eisenberger, F.: Urologische Steintherapie. Thieme, Stuttgart 1987.
Schneider, H. J.: Urolithiasis. Handbuch der Urologie, Band 17. Springer, Berlin 1985.

11. Harnblasenentleerungsstörungen

Krane, R. J., M. B. Siroky (Eds.): Clinical Neuro-Urology. Little, Brown & Co. Boston – Toronto – London 1991.
Stöhrer, M., H. Palmtag, H. Madersbacher (Hrsg.): Blasenlähmung. Sexualität und Blasenfuktion bei Rückenmarkverletzten und Erkrankungen des Nervensystems. Georg Thieme, Stuttgart – New York 1984.

12. Benigne Prostatahyperplasie (BPH)

Blandy, J. P., R. G. Notley: Transurethral Resection. Butterworth – Heinemann, Oxford [3]/1993.
Chapple, C. R. (Ed.): Prostatic Obstruction – Pathogenesis and Treatment. Springer, 1994.
Hinman, F.: Benign Prostatic Hypertrophy. Springer, New York 1983.
Jakse, G., C. Bouffioux, J. de Leval, R. A. Janknegt (Eds.): Benign Prostatic Hyperplasia – Conservative and Operative Management. Springer, Berlin 1992.

13. Urethrastrikturen

Devine, Ch. J., G. H. Jordan: Strictures of the anterior urethra, part I and II. Lessons 25/26 Vol. 9, AUA Update Series. American Urological Association, Office of Education, Houston 1990.
McAninch, J. W.: Harnröhrenstrikturen. In: E. A. Tanagho, J. M. McAninch (Eds): Smiths Urology, pp. 708–711. Springer 1992.
Pierce, J. M.: Disruptions of the anterior urethra. Urol. Clinics N.A. **16** (1989) 329–334.

14. Urogenitale Tumoren

Ackermann, R., J. E. Altwein, P. Faul (Hrsg.): Aktuelle Therapie des Prostatakarzinoms. Springer, Berlin – Heidelberg – New York 1991.
Bracken, R. B., R. Henry, N. Ordonez: Primary carcinoma of the male urethra. South. Med. J. **73** (1980) 1003.
Bruce, A. W., J. Trachtenberg (Eds.): Adenocarcinoma of the prostate. Springer, 1987.
Brühl, P.: Das Peniskarzinom. Urologe B, **27** (1987) 3–7.
Catalona, W. J.: Urothelial Tumors of the Renal Pelvis and Ureter. In: Walsh, Retik, Stamey, Vaughan (Eds.): Campbell's Urology. p. p. 1137–1158. W. B. Saunders Comp., Philadelphia [6]/1992.
Coffey, D. S.: Prostate Cancer. Cancer (Suppl.) **71** (1993) 880–886.
Donohue, J. P., R. S. Foster, R. G. Rowland et al.: Nerve-sparing retroperitoneal lymphadenectomy with preservation of ejaculation. J. Urol., **144** (1990) 287.
Duckett, Th., R. A. Figlin, A. Belldegrun: Biological response modifiers in metastatic renal carcinoma. Current opinion in urology **2** (1992) 339–343.
Gerber, W. L.: Scrotal malignancies: The University of Iowa experience and a review of the literature. Urology **26/4** (1985) 337.
Giuliani, L., A. Curotto: Radical surgery for renal cell carcinoma. Current opinion in urology **1** (1991) 34–37.
Hedinger, C. E.: Pathologie des Hodens. Kapitel G. Tumoren von Rete testis, Epididymis, Samenstrang, Hodenhüllen und Hodenanhängen. In: W. Doerr, G. Seifert, E. Uehlinger: Spezielle Pathologie Bd 21, S. 399 ff. Springer, Heidelberg 1991.
Helpap, B.: Pathologie der ableitenden Harnwege und der Prostata. Springer, Berlin – Heidelberg – New York 1989.
Hohenfellner, R., R. Wammack: Continent Urinary Diversion. Societé Internationale d'Urologie Reports. Churchill Livingstone, Edinburgh 1992.
Horenblas, S., H. v. Tinteren, J. F. M. Delemarre, et al.: Squamous cell carcinoma of the penis: accuracy of tumor, nodes and metastases, classification system, and role of lymphangiography, computerized tomography scan and fine needle aspiration cytology. J. Urol. **146** (1991) 1279–1283.
Javadpour, N.: Principles and Management of Testicular Cancer. G. Thieme, New York 1986.
Jesper, C.: Drug-resistance patterns assessed from tumor marker analysis. J. Natl. Cancer Inst. **81** (1989) 1631–1639.
Johnson, D. E., J. R. O'Connell, L. Delclos: Cancer of the urethra. In: N. Javadpour (Ed): Principles and Management of Urologic Cancer. Williams and Wilkins, [2]/1983.
Johnson, D. E., R. K. Lo: Tumors of the penis, urethra, and scrotum. In: J. B. Dekernion, D. F. Paulson (Eds.): Geni-

tourinary cancer management, S. 219 ff. Lea & Febiger, Philadelphia 1987.
Klein, E. A., R. Kay: Testis cancer in adults and children. Urol. Clin. N. America, **20** (1993).
Licht, M. R., A. C. Novick: Nephron sparing surgery for renal cell carcinoma. J. Urol. **149** (1993) 1–7.
Lopez-Beltran, A. et al.: Prognostic factors in survival of bladder cancer. Cancer **70** (1992) 799–807.
Mickisch, G. H., P. M. Alken: Chemoresistance of renal carcinoma. Current opinion in urology **2** (1992) 336–338.
Mostofi, F. K., Ch. J. Davis, J. A. Sesterhenn: Pathology of Tumors of the Urinary Tract. In: D. G. Skinner, G. Lieskovsky, (Eds): Diagnosis and Management of Genitourinary Cancer, pp. 93–117. Saunders Comp., Philadelphia 1988.
Murphy, G., S. Khoury: Therapeutic Progress in Urological Cancers. PCBR 303, A. R. Liss Inc., New York 1989.
Norpoth, K.: Grundlagen der Prävention bösartiger Urotheltumoren. In: K. H. Bichler, R. Harzmann (Hrsg.): Das Harnblasenkarzinom, S. 1–9, Springer, Berlin – Heidelberg 1984.
Petersen, R. O.: Urologic pathology. Lippincott, Philadelphia 1986.
Rosemberg, S. K., G. Herman, E. Elfont: Sexually transmitted papillomaviral infection in the male. Urology **37** (1991) 437–440.
Roth, St., P. Rathert: Chemotherapie des Peniskarzinoms. Urologe A, **30** (1991) 10–16.
Rübben, H., W. Lutzeyer, D. M. Wallace: The epidemiology and etiology of bladder cancer. In: E. Zingg, D. M. Wallace (Eds): Clinical Practice in Urology Series, pp. 1–21. Springer, New York 1985.
Schmoll, H. J., L. Weißbach (Hrsg.): Diagnostik und Therapie von Hodentumoren. Springer, 1988.
Torti, F. M., Lum, B. L.: The Biology and Treatment of Superficial Bladder Cancer. J. Clin. Oncology **2** (1984) 505–531.
Weißbach, L., R. Bussar-Maatz: Hodentumoren. In: Rübben, R. (Hrsg.): Uroonkologie. Springer, Berlin 1993.

15. Traumatologie der Harnwege und Genitalorgane

Lutzeyer, W.: Traumatologie des Urogenitaltraktes. Springer, Berlin 1981.
Mc Aninch, J. W.: Urogenital Trauma. Thieme, Stuttgart – New York 1985.

16. Gynäkologische Urologie

Kursh, E. D., E. J. McGuire: Female Urology. Lippincott, Philadelphia 1994.
Stanton, S. L., E. A. Tanagho: Surgery of Female Incontinence. Springer, New York 1986.

17. Operative Techniken in der Urologie

Bartsch, G., S. Poisel: Operative Zugangswege in der Urologie. Thieme, 1994.
Hinman, F. jr.: Atlas of Urologic Surgery. W. B. Saunders, Philadelphia 1989.
Hinman, F. jr.: Atlas of Urosurgical Anatomy. Saunders, Philadelphia 1993.
Hohenfellner, R.: Ausgewählte urologische OP-Techniken. Thieme, Stuttgart – New York 1994.

18. Laparoskopische Operationen in der Urologie

Fahlenkamp, D., S. A. Loening: Laparoskopische Urologie. Blackwell-Wissenschaft, Berlin 1993.
Götz, F., A. Pier, E. Schippers: Laparoskopische Chirurgie. Georg Thieme, Stuttgart – New York 1993.
Winfield, H. N., W. A. See, J. F. Donovan et al.: Laparoscopic Pelvic Lymph Node Dissection for Genitourinary Malignancies: Indications, Techniques and Results. J. Endourol. **6** (1992) 13–111.

19. Nierentransplantation

Pichlmayr, R.: Transplantationschirurgie. Springer, Berlin – Heidelberg – New York 1981.
Toledo-Pereyra, L. H.: Kidney Transplantation. F. A. Davis Company, Philadelphia 1988.
Wüthrich, R. P.: Nierentransplantation. Springer, Berlin – Heidelberg – New York 1991.

20. Nebennierenerkrankungen

Hesch, H. D. (Hrg.): Endokrinologie. Urban und Schwarzenberg, München – Wien – Baltimore 1989.
Neumann, H. P. H.: Aktuelle Diagnostik des Phäochromozytoms. Nieren- und Hochdruckkrankheiten. **20** (1991) 343–350.
Orth, D. N.: Differential diagnosis of Cushing's syndrome. New England Journal of Medicine **325** (1991) 957–959.
Ziegler, R. (Hrg.): Hormon- und stoffwechselbedingte Erkrankungen in der Praxis. Edition Medizin, VCH, Weinheim 1987.

21. Hauterkrankungen des Genitale

Braun-Falco, O., G. Plewig, H. Wolff, R. K. Winkelmann: Dermatology. Springer, Heidelberg – Berlin 1991.
Heite, H. J., H. Wokalek: Männerheilkunde – Andrologie. G. Fischer, Stuttgart 1980.

22. Sexuelle Funktionsstörungen des Mannes

Jonas, U., W. F. Thon, C. G. Stief: Erectile dysfunction. Springer, Berlin – Heidelberg 1991.
Lechtenberg, R., D. Ohl: Sexual Dysfunction. Lea and Febiger, Philadelphia 1994.
Montague, D. K.: Disorders of male sexual function. Year Book Medical Publishers, Chicago 1988.
Wetterauer, U., C. G. Stief: Diagnostik und Therapie der erektilen Dysfunktion mit vasoaktiven Substanzen. de Gruyter, Berlin 1990.

23. Fertilitätsstörungen des Mannes

Heite, H. J., H. Wokalek: Männerheilkunde, Andrologie. Gustav Fischer, Stuttgart – New York 1980.
Lipshultz, L. I., S. Howards: Infertility in the Male. Mosby, 1991.
Ludwig, G., J. Frick: Praxis der Spermatologie. Springer, 1987.

Whitehead, E.D., H.M.Nagler: Management of Impotence and Infertility. Lippincott, Philadelphia 1994.

24. Urologische Notfälle im Überblick

Mc Aninch, J.W.: Urogenital Trauma – Thieme, Stuttgart – New York 1985.
Walz, P.H.: Ultraschalldiagnostik in der Urologie. Edition medizin, VCH Weinheim 1988.

25. Urologische Arzneimitteltherapie

Bochner, F., G.Caruthers: Handbook of Clinical Pharmacology. Little, Brown and Co., Boston 1988.
Dölle, W. (Hrsg.): Grundlagen der Arzneimitteltherapie. B.J.Wissenschaftsverlag, Mannheim – Wien 1986.
Goodman and Gilman's: The Pharmacological Basis of Therapeutics. Mc Graw Hill, New York [8]/1991.

Sachverzeichnis

Hauptfundstellen erscheinen im Fettdruck. Abbildungshinweise sind durch „Abb." gekennzeichnet. Eigenschaftswörter sind nachgestellt außer bei englischsprachigen Begriffen oder Eigennamen.

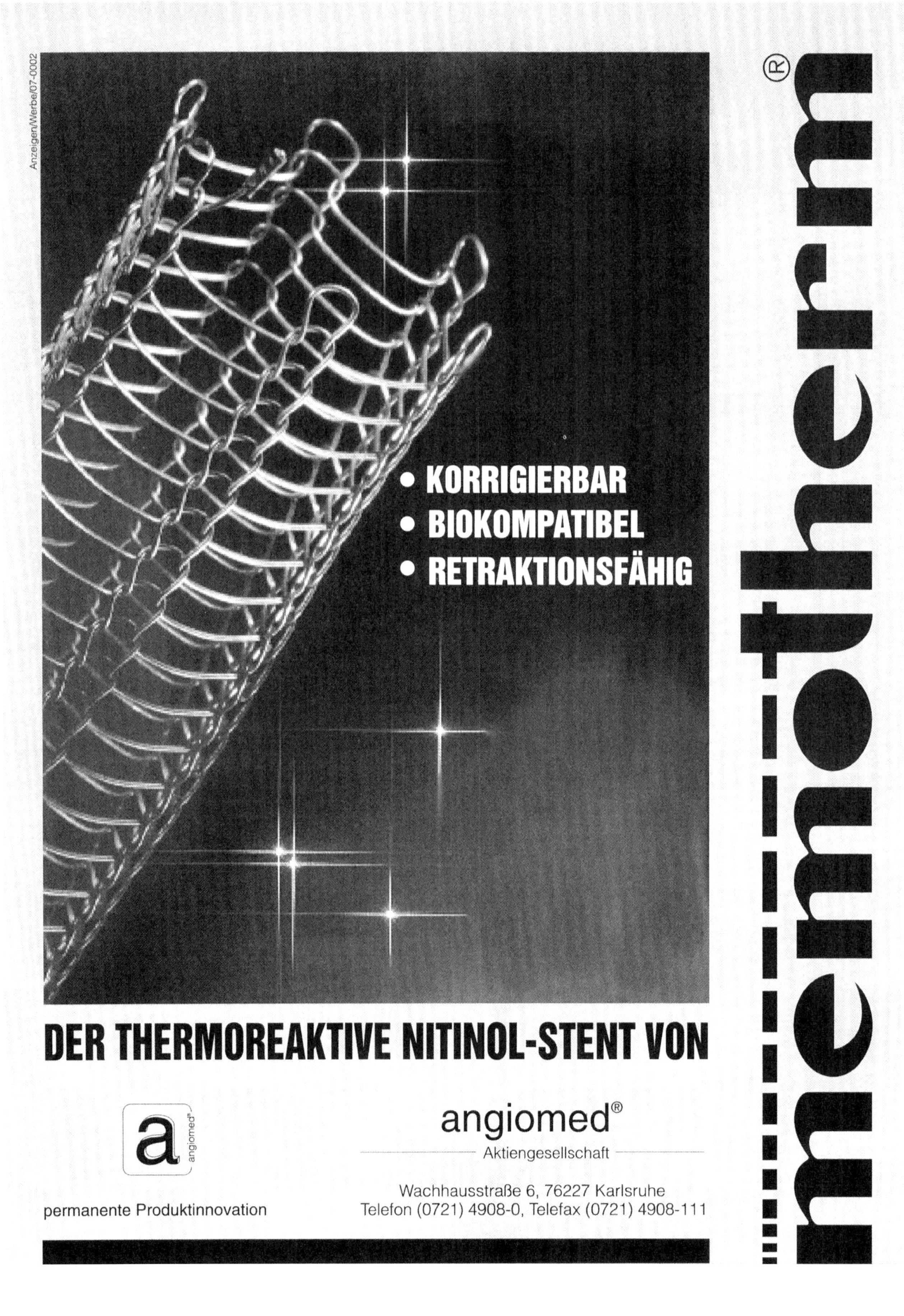
Anzeigen/Werbe/07-0002
• KORRIGIERBAR
• BIOKOMPATIBEL
• RETRAKTIONSFÄHIG
DER THERMOREAKTIVE NITINOL-STENT VON
memotherm®
a angiomed®
angiomed®
Aktiengesellschaft
Wachhausstraße 6, 76227 Karlsruhe
Telefon (0721) 4908-0, Telefax (0721) 4908-111
permanente Produktinnovation

FSC
www.fsc.org
MIX
Papier | Fördert gute Waldnutzung
FSC® C083411

Kolibri 360 GmbH
Ferdinand-Jühlke-Straße 7
99095 Erfurt, Deutschland
produktsicherheit@kolibri360.de